U0235514

国家科学技术学术著作出版基金资助出版

呼吸系统
疑难病例诊疗辨析

ORPHAN AND COMPLICATED CASES IN PULMONOLOGY:
DISCUSSION AND ANALYSIS

主　编／高占成　蔡后荣　徐作军
副主编／吴　琦　冯瑞娥　王　琪　孙德俊

人民卫生出版社

图书在版编目（CIP）数据

呼吸系统疑难病例诊疗辨析 / 高占成，蔡后荣，徐作军
主编 . —北京：人民卫生出版社，2018
ISBN 978-7-117-26415-0

Ⅰ . ①呼… Ⅱ . ①高… ②蔡… ③徐… Ⅲ . ①呼
吸系统疾病 – 疑难病 – 诊疗 Ⅳ . ① R56

中国版本图书馆 CIP 数据核字（2018）第 079488 号

| 人卫智网 | www.ipmph.com | 医学教育、学术、考试、健康，购书智慧智能综合服务平台 |
| 人卫官网 | www.pmph.com | 人卫官方资讯发布平台 |

呼吸系统疑难病例诊疗辨析

主　　编：高占成　　蔡后荣　　徐作军
出版发行：人民卫生出版社（中继线 010-59780011）
地　　址：北京市朝阳区潘家园南里 19 号
邮　　编：100021
E - mail：pmph @ pmph.com
购书热线：010-59787592　010-59787584　010-65264830
印　　刷：北京盛通印刷股份有限公司
经　　销：新华书店
开　　本：889×1194　1/16　　印张：40
字　　数：1267 千字
版　　次：2018 年 5 月第 1 版　　2018 年 5 月第 1 版第 1 次印刷
标准书号：ISBN 978-7-117-26415-0/R・26416
定　　价：298.00 元

打击盗版举报电话：010-59787491　E-mail：WQ @ pmph.com
（凡属印装质量问题请与本社市场营销中心联系退换）

前言

临床医学是一门以实践为主的学科，同时也是需要终身学习的学科。随着科学技术的进步，检查手段不断更新，人们对疾病的认识不断深入，有些方面甚至发生了质的改变，这就需要临床医师与时俱进，不断学习，吐故纳新。对于临床医师来说，一些少见病、新发病患者的就诊是可遇而不可求的，要想提高对此类疾病的辨识水平，仅依赖自身经验的积累和沉淀是远远不够的，还需要经常研读其他病例资料。

呼吸系统疾病患病率高，涉及全身多系统，疑难病例较为多见，诊断过程颇为曲折，为此，笔者组织全国多家医院、多位临床专家共同编写了《呼吸系统疑难病例诊治辨析》一书，分享疑难病例诊治经验，并希望能够从理论水平、实践经验和临床思维三个方面给读者带来益处。

全书共 8 章。第一章概述了呼吸系统疾病诊治常用工具的临床应用（包括呼吸生理、影像、介入和病理 4 个方面），讲解临床病例分析过程中需要的基本理论、基本知识和基本技能，使读者能够结合临床病例切实掌握这些工具。这对于建立合理的临床思维大有裨益。第二章至第八章按病种分类，详细介绍了 69 例疑难 / 少见病例，其中涉及感染相关疾病、间质性肺疾病、肿瘤性肺疾病、气道相关疾病、肺血管及肺免疫相关疾病、胸膜相关疾病等。其中，感染相关疾病章节展示了细菌、病毒、真菌、寄生虫等常见或少见病原在临床上所呈现的特殊感染路径和方式。例如，侵袭性肺炎克雷伯菌在短期内迅速引起肝脓肿、化脓性关节炎、化脓性眼内炎和多发肺脓肿等多系统感染；又如，鼻病毒导致重症肺炎、急性呼吸窘迫综合征等；再如，少见病原（诺卡菌、放线菌、马红球菌、马尔尼菲青霉菌、组织胞浆菌和肺吸虫等）导致肺炎或胸腔感染等。间质性肺疾病章节介绍了巨细胞性间质性肺炎、弥漫性肺淋巴管瘤病以及普通变异型免疫缺陷病等引起肺组织病理改变的某些特殊形式。肿瘤性肺疾病章节中，既包括肺癌在肺内表现的特殊性，又有支气管错构瘤、肺畸胎瘤、肺上皮样血管内皮细胞瘤和子宫平滑肌转移瘤等少见肺肿瘤性疾病。气道相关疾病章节介绍了常见气道疾病不常见的临床表征，如重症支气管哮喘并发的甲状腺功能亢进危象、重症肌无力、肌溶解等临床危重症等。此外，书中还介绍了 IgG4 相关性肺损伤、脓毒肺栓塞和 Chiari 畸形致慢性呼吸衰竭等少见疾病。书中对于每一个病例，都按入院疑诊、诊治过程、临床确诊三部分，清晰地记述了完整的诊疗过程，并结合临床 - 放射 - 病理和（或）微生物等翔实的资料，在每一部分展开讨论、分析，使读者能清晰地理解作者思路，参与到分析、思考过程中，通过初步诊断、鉴别诊断、确定诊断三个步骤，了解具体病例情况，并在临床思维上得到启发。

感谢各位编委在繁忙的临床工作之余，收集、整理这些珍贵的病例资料，并将多年的临床实践经验和心得融入病例的解析中，从而为读者提供了这部内容丰富、含金量颇高的作品。希望本书不仅能够为读者提供精彩的病例分享，更能为临床医师开拓疾病辨析思路提供一些帮助，从而在临床工作中尽可能地缩短诊断周期，实现疾病的早诊断、早干预。

　　由于编写时间仓促，书中难免有错漏不当之处，希望读者予以指正，以便我们再版时修正。临床实践中总会存在很多遗憾，不断有新发疾病、疑难病例等着我们去攻克，也希望有更多的同仁加入到我们的队伍中，奉献出更多的精彩病例让我们共同探讨，共同提高。

高占成　蔡后荣　徐作军

2018 年 5 月

目录

第一章　临床诊断工具

第一节 | 呼吸系统生理学

一、基础知识

肺的主要功能是进行气体交换，即吸入氧气（O_2 载运）、呼出二氧化碳（CO_2 释放）。这一过程看似简单，却涵盖了通气和换气的复杂过程（经肺组织进行的通气与换气又称为外呼吸）。实现这些功能主要取决于肺的解剖结构特点。

（一）通气

通气即将空气自外界吸入肺泡，同时将代谢产生的 CO_2 自肺泡呼出的过程。与通气过程相关的解剖结构主要包括通气泵动力系统（呼吸肌）、通气管道系统（气道）和通气控制系统（呼吸中枢）。

1. 呼吸肌

（1）吸气肌

膈肌：是最重要的吸气肌，为穹隆状薄肌肉层，边缘附着于肋骨下缘和脊柱。膈肌由两支源于颈3、颈 4、颈 5 的膈神经支配，如果其中一支膈神经受损，则其对应的一侧膈肌功能受损，吸气时由于胸腔内压下降，瘫痪侧膈肌向上运动而不是向下运动（称为矛盾运动）。

肋间外肌：连接两根相邻肋骨，向前下走行。当其收缩时，肋骨向上、向前移动，增加胸腔前后径和左右径。肋间肌肉由肋间神经（源自同水平脊髓）支配。单纯肋间肌瘫痪对呼吸的影响并不严重。

此外，还有吸气辅助呼吸肌，包括颈部斜方肌（收缩时可以抬起前第 1、2 肋）、胸锁乳突肌（可以使胸骨上抬）。人在平静呼吸时，一般不需要这些肌肉活动。

（2）呼气肌：肺和胸壁是有弹性的，吸气扩张后倾向于回到原有的平衡位置。因此，人在平静呼吸时，呼气是一个被动过程。但在剧烈运动时，呼气是一个主动过程。

腹壁肌肉是最重要的呼气肌，包括腹直肌和腹横肌等。当这些肌肉收缩时，腹内压增高，膈肌被推向上运动。这些肌肉在咳嗽、呕吐和排便时也会收缩。

肋间内肌通过牵拉肋骨向下、向内运动，辅助主动呼气，其运动方向与肋间外肌相反，使肋间隙变窄，胸廓缩小，以减少胸腔容积。

2. 气道　分胸腔外和胸腔内两个部分。胸外气道由口、鼻、咽、喉和颈段气管等部分组成。胸内气道由气管、左右主支气管及其远端一系列不断分支的叶、段、亚段支气管，直至终末细支气管、呼吸性细支气管、肺泡管和肺泡等组成。其中，气管至终末细支气管之间无肺泡结构（称为传导气道），不参与气体交换，为解剖无效腔，其总容积约为 150ml。呼吸性细支气管至肺泡囊为实现气体交换的肺组织区域。终末细支气管远端所属的呼吸区组成了肺腺泡结构。肺呼吸区域构成肺的大部分，静息状态下容积为 2.5～3L。

在吸气相，一方面由于膈肌收缩导致横膈下降，另一方面由于肋间肌收缩，肋骨上抬，胸腔横截面积增加，胸腔容积增加，产生胸内负压，气体经气道进入肺。在平静呼气时，由于胸廓、膈肌和肺的弹性功能，肺被动回到吸气前的容积。

肺非常容易扩张，要达到正常呼吸容积（约500ml），所需扩张压力低于3cmH₂O。气体在气道内流动需要的压力也很小。正常吸气时，产生1L/s气流速度所需气道内的压力差仅为2cmH₂O。

3. 呼吸中枢 对通气的调控主要通过代谢的负反馈调节和高级中枢神经系统的前反馈调节。

（1）代谢的负反馈调节：动脉血气的异常通过中枢和外周化学感受器反馈到脑干呼吸中枢，刺激脑干呼吸中枢，以达到调节的目的。这种调节的特点是：先有动脉血二氧化碳分压（partial pressure of carbon dioxide in artery，$PaCO_2$）、动脉血氧分压（partial pressure of oxygen，PaO_2）和pH等代谢变化，然后才有通气的改变（图1-1-1）。

（2）高级中枢神经系统的前反馈调节：指伴随机体活动所发生的通气变化，下丘脑、大脑边缘系统和大脑皮质参与调节，在血气出现异常而引起负反馈调节之前预见性地改变通气，从而避免异常的出现。

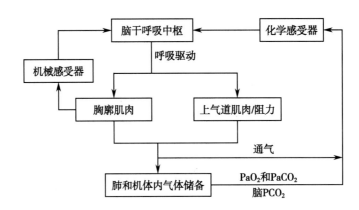

图1-1-1 | 中枢神经系统进行通气控制的机制
体内血气及pH改变通过化学感受器进行负反馈调节

（二）换气（弥散）

换气主要是肺泡内气体与流经肺脏的血液内气体进行交换的过程。氧气（O_2）和二氧化碳（CO_2）通过单纯弥散作用在肺泡和血液中进行交换（从分压高的区域转移到分压低的区域）。

1. 血气屏障 指换气过程中气体需要穿越的屏障，由肺泡表面液体层、肺泡上皮细胞层、上皮基膜、间质层、毛细血管内皮基膜和内皮细胞层等组成。这一屏障非常薄，有利于气体快速弥散通过。肺大约有5亿个肺泡，每个肺泡直径约1/3mm，形态近似球体，肺泡膜总弥散面积为50～100m²，在正常状态下能够保证吸入和呼出气体在肺泡腔和毛细血管之间进行有效交换。

另外，肺泡通过表面活性物质降低表面张力，维持吸气相和呼气相肺泡形态结构相对稳定，使血气屏障厚度无明显变化。

2. 血管和血流 肺动脉和支气管一起走行，到达肺周边形成毛细血管，充分包绕肺泡囊和肺泡，之后汇集逐渐形成肺静脉系统。静脉血经肺动脉到达肺毛细血管，进行气体交换，形成动脉血，然后通过肺静脉系统经左心房进入体循环。毛细血管的直径为7～10μm，仅容单个红细胞通过，可使红细胞与毛细血管的接触面积达到最大化，有利于与肺泡内气体的交换。

肺动脉接受整个右心室输出的血液，静息时血流速度为5～6L/min，运动时可以增加至25L/min左右。肺循环阻力非常小，6L/min血流速度需要的平均肺动脉压力约为20cmH₂O（约15mmHg）。肺泡-毛细血管气体交换非常高效，可以在很短时间内完成毛细血管血流和肺泡内气体之间的O_2和CO_2交换（每个红细胞在毛细血管网中通过时间约为0.75秒，期间可穿越2～3个肺泡）。

肺还有额外的血流供应，即体循环的支气管动脉，主要供血给直至终末支气管在内的传导气道。该循环中，血液部分流入肺静脉，部分进入体循环。

3. 弥散 气体通过血气屏障的主要机制是弥散，遵循Fick法则。这一法则是指气体穿越一层组织的速率与两侧气体的分压差呈正比（P_1-P_2），与组织厚度（T）呈反比。另外，气体交换效率与弥散常数（D）呈正比。弥散常数是由组织特点和气体种类所决定的，与气体溶解度成正比，与气体分子量的平方根呈反比。CO_2 比 O_2 的溶解度高而分子量相差不大，在组织层的弥散速度是 O_2 的 20 倍。

　　静息状态下，肺毛细血管内的血氧分压约为 40mmHg，而肺泡内的血氧分压约为 100mmHg，氧气顺着这一压力梯度进入毛细血管中，毛细血管中的血氧分压迅速升高（大约经过 0.25 秒就可以达到与肺泡氧分压平衡的水平），氧的摄取量主要取决于经过肺泡的血流量。若因疾病导致血气屏障增厚，弥散水平就会下降。

二、呼吸生理状态评估

　　目前评估呼吸生理状态最常用和最重要的两项检查是肺功能和血气分析测定。前者主要通过对肺容积、弥散功能、气道反应性、气道阻力以及肺顺应性的测定，从生理功能角度评估呼吸系统的通气及换气状态，为疾病诊断、鉴别诊断及治疗提供思路；后者反映被测者某一时刻呼吸生理活动的结果，包括动脉血氧及二氧化碳水平，以及由此带来的酸碱平衡变化，可为呼吸功能紊乱尤其是呼吸衰竭分型提供依据，如果结合病变部位及影像学特点，还可为病变诊断和病情评估提供重要线索。另外，这些检查经常是呼吸系统慢性疾病患者长期随访项目，用于评估病情进展以及治疗效果。需要注意一点：因为同一种肺功能损伤往往可以由不同疾病引起，所以在很多时候，肺功能和血气分析测定对于疾病的病因学诊断并不是关键因素。

（一）肺功能检查

　　肺功能检查主要包括对肺容积、弥散功能、气道反应性（支气管激发试验和支气管舒张试验）、气道阻力以及肺顺应性方面的检查，用以评估肺通气和换气功能。虽然肺功能异常往往缺乏特异性，但它在慢性阻塞性肺疾病和支气管哮喘的诊断中有关键性作用，并且在肺间质疾病和呼吸相关神经肌肉疾病的病情评估、外科手术风险评估以及劳动能力或伤残鉴定中有重要意义。另外，肺功能检查中部分简单的测试还被用于职业风险评估调查或社区疾病流行病学调查。

　　1. 常规检查项目

　　（1）通气功能

　　1）用力肺活量（forced vital capacity，FVC）：也称用力呼气量（forced expiratory volume，FEV），是临床上最重要的通气功能评估指标，指最大吸气（至肺总量位）后，做最大努力、最快速度的呼气，直至残气量位所呼出的气量。

　　2）时间肺活量：指用力呼气时，单位时间内所呼出的气量。t 秒用力呼气容积（FEV_t）是指完全吸气至肺总量后在 t 秒内的快速用力呼气量，如 FEV_1、FEV_2、FEV_3、FEV_6 分别表示完全吸气后 1、2、3 和 6 秒的用力呼气量，其中 FEV_1 是临床上最常用的时间肺活量。由于气流流速是由肺的弹性回缩压力和闭合点上游气道阻力所决定的，与气道闭合点下游阻力无关，且呼气之初闭合点位于大气道，所以气道阻力增加和肺回缩力下降都是导致 FEV_1 下降的重要因素。

　　3）一秒率（FEV_1/FVC）：是 FEV_1 与 FVC 的比值（常用百分数表示），是判断有无气流阻塞的主要指标。气流阻塞不严重时，若给予充足的呼气时间，受试者可充分呼出气体，FVC 可基本正常或轻度下降，但由于呼气速度减慢，FEV_1/FVC 会下降。随着阻塞程度加重，FEV_1/FVC 进一步下降，当严重气流阻塞时，受试者难以完成充分呼气，FVC 也明显下降，FEV_1/FVC 反而有所升高。因此，FEV_1/FVC 可反映气流阻塞的存在，但不能准确反映阻塞的程度。在严重气流阻塞的情况下，受试者完成 FVC 的时间显著延长，因受试者难以耐受呼气时间过长，此时推荐以 FEV_1/VC、FEV_1/FEV_6 取代一秒率来评价气流阻塞程度。

　　4）最大呼气中期流量（maximal midexpiratory flow，MMEF）：指用力呼出气量为 25%～75% 肺活量的平均呼气流量，亦可表示为用力呼气中期流速（forced midexpiratory flow rate，$FEF_{25\%\sim75\%}$）。最大呼气中段曲线处于 FVC 非用力依赖部分，流量受小气道直径所影响，流量下降反映小气道阻塞。

　　5）呼气峰值流量（peak expiratory flow，PEF）：指用力呼气时的最高气体流量，是反映气道通畅性及呼吸肌力量的一个重要指标。

6）潮气量（tidal volume, Vt）：指平静呼吸时每次吸入或呼出的气量，与年龄、性别、体表面积、呼吸习惯、机体新陈代谢水平有关。正常 Vt 值为 400～500ml 或 10ml/kg。

7）深吸气量（inspiratory capacity, IC）：指平静呼气末做最大吸气时所能吸入的气量，相当于潮气量和补吸气量之和，是衡量最大通气潜力的一个重要指标。

8）功能残气量（functional residual capacity, FRC）：指平静呼气后肺内残留的气量，是残气量与补呼气量的和。FRC 具有稳定肺泡气体分压的缓冲作用，可减少通气间歇对肺泡内气体交换的影响。

9）残气量（residual volume, RV）：指深呼气后肺内剩余的气量，反映肺泡静态膨胀度，具有稳定肺泡气体分压的作用，可减少通气间歇对肺泡内气体分压的影响。正常成年人残气量为 1000～1500ml。

10）肺总量（total lung capacity, TLC）：指最大吸气终末时肺内气体总容积，代表肺所能容纳的最大气体量。成年男性 TLC 平均约为 5000ml，成年女性 TLC 平均约为 3500ml。

11）最大自主通气量（maximal voluntary ventilation, MVV）：指 1 分钟内以尽可能快的速度和尽可能深的幅度重复最大自主努力呼吸所得到的通气量，即潮气量与呼吸频率的乘积。MVV 的大小与呼吸肌力量、胸廓弹性、肺组织弹性和气道阻力均相关，是一项综合评价肺通气功能储备量的指标。

（2）换气功能：即弥散功能，通常应用一氧化碳（carbon monoxide, CO）一口气弥散法测定一氧化碳弥散功能（diffusing capacity of carbon monoxide, DL_{CO}）以反映肺换气功能。其操作方法是让受试者用力呼气至残气位，然后吸入含有 0.3%CO、10% 氦气（He）、20% 氧气（O_2）以及氮气（N_2）的混合气体至肺总量位，屏气 10 秒后呼气。在受试者呼气过程中，连续测定其呼出气的 CO 及 He 浓度，然后通过公式计算出屏气阶段 CO 弥散量。

通过 He 浓度可以估算总肺泡容积（alveolar volume, V_A）。DL_{CO} 除以肺泡容积即得到比弥散率（DL_{CO}/V_A），可以用于不同个体之间比较。在一定程度上，在同一个体，DL_{CO} 与吸入气体量直接相关。吸入气体量少，DL_{CO} 降低，而比弥散率变化很小。

1）DL_{CO} 正常值：DL_{CO} 的平均正常值是 20～30ml/（min·mmHg），即每分钟 1mmHg CO 驱动压力差下有 20～30ml CO 被转运到毛细血管内。DL_{CO} 正常值受年龄、性别、体形影响。

2）引起 DL_{CO} 增高的原因：①仰卧位：可以增加肺上叶灌注量，从而使 DL_{CO} 增高；②活动：由于肺血流量增加，引起 DL_{CO} 增高；③哮喘：患者症状好转后可以出现 DL_{CO} 增高，可能是由于肺内血流量分布更加均一；④肥胖：可能是肺部血流量增加所致；⑤红细胞增多症：由于毛细血管中红细胞增多，引起弥散增加；⑥肺泡内出血：肺泡内的血红蛋白可以结合 CO，引起 CO 摄取增加，DL_{CO} 增高；⑦左向右心内分流：因增加肺毛细血管血容量而增加了弥散所致。

3）引起 DL_{CO} 降低的原因：任何减少弥散面积或增厚肺 - 毛细血管膜的病变均可以引起 DL_{CO} 降低。

可引起弥散面积减少的疾病：①肺气肿：肺泡壁和毛细血管被破坏，因此弥散总面积减少。明显气道阻塞患者若出现 DL_{CO} 降低，强烈提示可能合并肺气肿。②肺切除：如果仅有小部分肺切除，换气面积损失相对较少，剩余正常肺毛细血管可以代偿并维持正常 DL_{CO}；但如果换气面积损失较多，如肺叶切除，肺毛细血管代偿不足以弥补，则会出现 DL_{CO} 下降。③支气管阻塞：例如，肿瘤阻塞支气管，导致大面积肺不张，可明显减少交换面积和肺容积，导致 DL_{CO} 下降（此时 DL_{CO}/V_A 可能正常）。④多发性肺栓塞：通过阻碍肺泡毛细血管的灌注，减少换气面积从而导致 DL_{CO} 下降。⑤贫血：血红蛋白减少，相当于减少毛细血管血容量，进而引起 DL_{CO} 下降。

可以增加肺泡 - 毛细血管交换膜厚度的疾病：①各种特发或继发性肺间质病变：如特发性肺纤维化、石棉肺、结节病、药物引起的肺纤维化或肺泡炎、过敏性肺炎、组织细胞增生症 X 和肺泡蛋白沉积症等，可造成肺泡与毛细血管膜的血气屏障厚度增加，肺容积减少；②充血性心力衰竭：渗出液渗出到间质内或肺泡中，造成弥散距离增加；③胶原血管病：如硬皮病和系统性红斑狼疮，可能使毛细血管壁增厚或毛细血管内皮细胞间隙闭塞，增加弥散屏障厚度。

一般来说，单纯的 DL_{CO} 下降可见于轻度肺气肿、轻度肺纤维化、原发性肺动脉高压、复发性肺栓塞或闭塞性血管病。

（3）支气管激发试验：是检测气道高反应性最常用、最准确的临床检查方法，通过化学、物理或生物等人工刺激因子诱发气道平滑肌收缩，并借助肺功能指标改变来判断支气管是否缩窄及其程度。组胺和醋甲胆碱（乙酰甲胆碱）是目前最常用的激发药物。

（4）支气管舒张试验：亦称支气管扩张试验，通过给予支气管舒张药物，观察阻塞气道舒缓反应。

（5）气道阻力：指气道内单位流量所产生的压力差，通常用"（气道口腔压－肺泡压）÷流量"来计算，以每秒通气量为1L时的压力差来表示。气道阻力增高可见于各种阻塞性通气功能障碍性疾病。机械通气患者需常规监测气道阻力。

（6）肺顺应性：指单位压力改变所引起的肺容积改变，反映胸腔压力改变对肺容积的影响。肺顺应性又可分为静态肺顺应性（static compliance, Cst）和动态肺顺应性（dynamic lung compliance, Cdyn）。Cst指在呼吸周期中，气流暂时阻断时测得的肺顺应性，反映肺组织的弹力；Cdyn指在呼吸周期中，气流未阻断时测得的肺顺应性，反映受气道阻力的影响。小气道阻塞患者，Cdyn随呼吸频率增加而降低，Cst随肺组织弹力减弱而升高。

2. 流量 - 容积曲线　在解读肺功能检查结果的过程中，不仅需要注意上述不同项目的数值，流量 - 容积（flow-volume, F-V）曲线的形状也同样重要。F-V曲线反映了呼吸气体流量随肺容积变化的关系。曲线形状和指标大小取决于呼气力量、胸肺弹性、肺容积及气道阻力对呼气流量的综合影响。

在F-V曲线的起始部分，呼气肌的长度最长，收缩力最大，呼气流量也最大，图形上表现为流量迅速增至峰值，其值与受试者的用力程度有关，故称为用力依赖部分。在曲线的终末部分，呼吸肌长度显著缩短，收缩力显著降低，呼气流量与用力程度无关，而与小气道通畅程度密切相关，故称为非用力依赖部分。对比实测曲线和预计曲线的形状及大小，可以明确受试者有无通气功能障碍，以及是限制性还是阻塞性通气功能障碍。阻塞性通气功能障碍者的F-V曲线往往表现为勺型凹陷，相同肺容积下呼气流速明显下降。限制性通气功能障碍者最大呼气流量与肺总量同时下降，呼气的后半部流速异常增大，这可能与肺的弹性回缩力增加有关，往往表现为曲线整体缩小。

3. 肺功能检查结果的解读（推荐顺序）

第一步，观察F-V曲线：与正常预计曲线对比，如果曲线没有缺失，提示F-V曲线正常，FVC正常，即为正常结果；如果曲线有缺失，则提示FVC下降，若一秒率正常，提示限制性、隐性哮喘或非特异性异常，应该测定肺总量加以鉴别；如果曲线凹陷（呈勺状）伴流量下降，往往是阻塞性通气功能异常，偶尔为混合性；如果F-V曲线坡度增加，往往提示肺实质疾病导致的限制性通气功能障碍，多伴有FVC、TLC和DL_{CO}不同程度的降低（图1-1-2）。

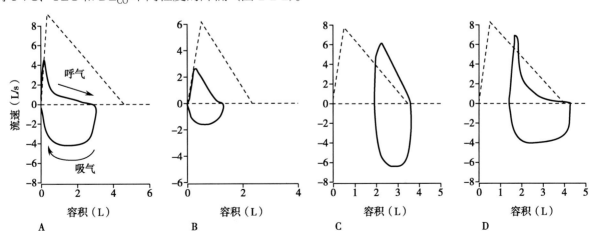

图 1-1-2 | F-V 曲线示例

A、B为阻塞型肺功能不全的F-V曲线，其中A为典型阻塞性通气功能障碍表现，曲线凹陷（呈勺状）伴流量下降；C为典型限制性通气功能障碍表现，肺总量下降但流量高于相应肺容积时的预计值；D为混合性通气功能障碍表现，肺总量和一秒率均下降，可见曲线呈勺状凹陷如果 F-V 曲线环出现如下形态，往往提示主气道病变：同时出现呼吸双相曲线低平，提示上气道固定病变；吸气曲线低平而呼气曲线基本正常，提示典型可变胸外型病变；呼气曲线低平而吸气曲线正常，提示可变胸内型病变（图 1-1-3）。

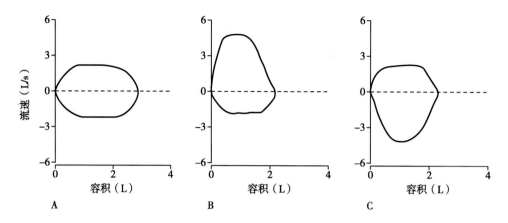

图 1-1-3｜主气道阻塞的典型表现
A. 固定型阻塞；B. 可变胸外型阻塞；C. 可变胸内型阻塞

第二步，观察 FEV_1：正常情况下 $FEV_1 > 80\%$ 预计值，如果 $< 80\%$ 预计值，提示通气功能异常。其中，$> 70\%$ 预计值为轻度，$60\% \sim 69\%$ 预计值为中度，$50\% \sim 59\%$ 为中重度，$35\% \sim 49\%$ 为重度，$< 35\%$ 为极重度。如果 FEV_1 正常，可基本排除阻塞或限制性通气功能异常，但在临近正常值时需警惕相关疾病的早期改变。当然也有例外，例如有可变胸外型气道阻塞病变时，尽管存在吸气阻塞，但 FEV_1 可以正常，MVV 减少；又如呼吸肌无力患者，最初出现呼吸困难时，FEV_1 可以正常。FEV_1 低于正常值最常见于气道阻塞，也可以由限制性病变引起，此时需要参考 FEV_1/FVC，FEV_1/FVC 下降则提示气道阻塞。同时，可参考 TLC 进行鉴别，TLC 增高 15% 以上提示阻塞性病变，TLC 降低至 80% 预计值以下提示限制性病变。但须注意，TLC 正常也可以见于少见的阻塞 - 限制混合病变。

第三步，观察 FEV_1/FVC：目前以 92% 预计值作为界值，FEV_1/FVC 低于该值提示存在阻塞性病变，高于该值基本可以排除阻塞性病变。但是，对于慢性阻塞性肺疾病，临床仍以 $FEV_1/FVC < 70\%$ 预计值作为诊断标准。对于 FVC、FEV_1 下降，而 FEV_1/FVC、F-V 曲线和 TLC 正常的非特异性通气受限，行支气管舒张试验或支气管激发试验经常可以发现潜在哮喘（气道阻力增加提示潜在哮喘）。

FEV_1/FVC 正常或增加可以见于单纯限制性异常。FVC、FEV_1 下降，FEV_1/FVC 正常或增高，对支气管扩张药物反应正常，提示可能为限制性通气障碍，如果 TLC、DL_{CO} 降低，可进一步确定限制性通气功能障碍的判断。如果没有条件测定 TLC，可以通过观察 X 线胸片寻找限制性病变的证据，或通过放射学方法估计 TLC。

第四步，观察呼气流速：用力呼气中期流速经常与 FEV_1 变化趋势一致，对检测早期气道阻塞更加敏感。FVC、FEV_1 和 MVV 正常而呼气中期流速下降多见于病变早期，临床上多不伴有症状。呼气容积至 25%、50%、75% 时的流速变化趋势与 FEV_1 和呼气中期流速变化趋势一致，可用于发现气道早期病变。

第五步，观察 MVV：部分患者 MVV 变化方式与 FEV_1 一致。正常 MVV 是 $FEV_1 \times 40$，正常下限是 $FEV_1 \times 30$；阻塞性病变中 FEV_1 下降，MVV 也随之下降；限制性病变中 FEV_1 下降，MVV 也减少，但并不像 FEV_1 减少那样明显。如果 FEV_1 正常但是 MVV 降低，应考虑如下可能：①患者配合不佳或虚弱、乏力、咳嗽或不愿意尽最大努力；②神经肌肉疾病：MVV 通常是最常出现异常的指标，可以进一步进行最高呼吸压力测定；③大气道病变：结合 F-V 曲线可确定；④重度肥胖：患者 MVV 往往在 FEV_1 之前出现下降。

第六步，观察气道反应性：对于基础肺功能 $FEV_1 > 70\%$ 预计值的受检者，使用标准剂量乙酰甲胆碱或组胺后，FEV_1 或 PEF 自基线降低 $\geqslant 20\%$，为支气管激发试验阳性；对于基础肺功能

$FEV_1 < 70\%$ 预计值的受检者，给予沙丁胺醇 400μg 或其他等效剂量药物 15 分钟后，FEV_1 自基线增加 > 12% 且绝对值增加 > 200ml，为支气管舒张试验阳性。以上结果均提示存在气道高反应性，应考虑支气管哮喘的可能，但要排除患者配合不佳所导致的假阳性。

第七步，观察 DL_{CO}：$DL_{CO} > 80\%$ 预计值提示弥散功能正常，< 80% 预计值提示弥散功能下降（其中，> 60% 预计值为轻度，40%~60% 预计值为中度，< 40% 预计值为重度）。DL_{CO} 正常可见于正常肺、慢性支气管炎、哮喘、主气道病变、神经肌肉疾病和肥胖。DL_{CO} 降低可见于肺实质病变导致的限制性通气功能异常，也可见于肺气肿、肺血管疾病以及慢性支气管炎、重症哮喘、心力衰竭和化疗药物肺损伤。单纯 DL_{CO} 降低应该考虑肺血管疾病，如硬皮病、原发肺动脉高压、肺栓塞和血管炎。DL_{CO} 增高可见于少数哮喘恢复期、肺泡出血、红细胞增多症、先天性心脏病左向右分流。

第八步，观察其他检查结果，进一步协助明确诊断。

上述对于肺功能参数解读，判断通气功能障碍分型及原因的流程可简化为图 1-1-4。

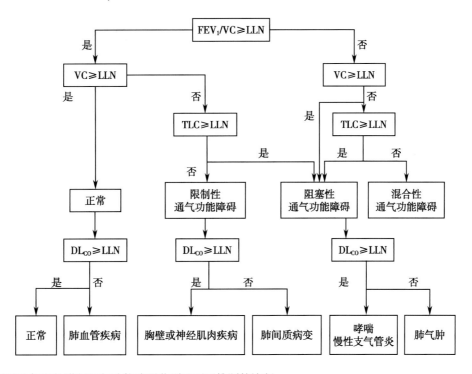

图 1-1-4 | 根据肺功能参数进行通气功能障碍分型及原因推断的流程
FEV_1：1 秒用力呼气量（forced expiratory volume in the first second）；VC：肺活量（vital capacity）；LLN：正常值下限（lower limit of normal）；TLC：肺总量；DL_{CO}：一氧化碳肺弥散功能

（二）血气分析

动脉血气测定获取动脉血氧分压、二氧化碳分压、pH、碳酸氢根等指标，可以评估通气及换气是否正常，有无 CO_2 潴留、低氧血症，血氧饱和度是否随运动下降以及酸碱状态。

在进行血气评估时首先要核实如下情况：动脉血标本抽取是否合格，运送过程中是否密封；标本采集时患者的吸氧条件；患者的取血体位（坐位动脉血氧分压要高于仰卧位）；取血时患者应避免过度通气或屏气。

血气分析中最重要的就是对氧分压、二氧化碳分压和酸碱平衡的评价。

1. 动脉血氧分压（PaO_2） 完成氧气交换需要如下 4 个主要环节：适当的肺泡通气；肺泡内气体与肺毛细血管中的静脉血接触，即有匹配的通气 / 血流比；氧气从肺泡到红细胞中血红蛋白的弥散；氧合血红蛋白通过心血管系统运送到外周组织。

PaO_2 反映人体是否能从室内空气中获取足够的氧气。在海平面水平，正常成年人 PaO_2 为

$85\sim100\text{mmHg}$。这一数值随着年龄增长而轻度下降，在 70 岁约为 80mmHg。PaO_2 低于正常水平为低氧血症。氧解离曲线对于评估低氧血症程度很重要。在 $PaO_2 < 40\text{mmHg}$ 时，氧解离曲线变化陡峭，氧分压的变化可以产生氧含量和氧饱和度的剧烈变化；而在 $60\sim70\text{mmHg}$ 或以上时，氧分压的明显变化只能引起相对较小的饱和度变化。

吸入正常氧分压气体时发生低氧血症的常见 4 个原因包括：肺泡低通气、通气 / 灌注（$\dot{V}/Q$）比例失调、分流和弥散受损。

（1）肺泡低通气

1）特点：①伴有 $PaCO_2$ 增高：动脉血二氧化碳分压（$PaCO_2$）取决于肺泡通气量（V_A）和机体 CO_2 产生量（VCO_2）：$PaCO_2 = k \times VCO_2/V_A$（其中 K 是常数）。如果机体产生 CO_2 的量是一定的，当肺泡通气量减少时，$PaCO_2$ 一定会增高；如果肺泡通气量是一定的，机体产生 CO_2 的量增加时，$PaCO_2$ 也会增高。另外，当通气量减少或无效通气腔比例增加时，肺泡通气量也可降低，并进而引起 $PaCO_2$ 升高。无效通气腔包括上气道、气管、支气管和无灌注肺泡，这部分腔内气体未参与气体有效交换。正常情况下，无效腔容积很小，但在肺气肿和慢性支气管炎等疾病情况下，无效腔容积会增加。肺泡通气量是总通气量与无效腔通气量的差值。②所致低氧血症可以通过增加吸入气氧浓度纠正：吸入气氧分压每增加 1mmHg 可以使 PaO_2 增加 1mmHg。吸入气氧分压可以提高数百毫米汞柱，因此低氧血症很容易就可以纠正。

2）常见原因：包括药物、麻醉或甲状腺功能减低所致的中枢神经系统抑制，外伤、出血、脑炎、休克和肿瘤导致的延髓呼吸中枢异常，睡眠呼吸暂停或肥胖低通气综合征导致的呼吸控制异常，胸部创伤导致的连枷胸、脊柱侧弯或胸廓畸形，神经肌肉疾病影响传出神经、神经肌肉接头和呼吸肌肉。上述病因可引起呼吸泵和（或）呼吸中枢调节功能异常，导致肺泡通气下降。

3）肺泡动脉氧分压差：正常情况下，年轻人肺泡动脉氧分压差 $< 10\text{mmHg}$，老年人肺泡动脉氧分压差 $< 20\text{mmHg}$，如果该值正常，低氧是由低通气或吸入氧流量降低引起的，如果该值增高，低氧可能由通气 / 灌注比例失调、分流或弥散异常引起。计算公式如下：

$$P_AO_2 = (P_{atm} - P_{H2O}) \times FiO_2 - (P_ACO_2/RQ)$$
$$P_{(A-a)}O_2 = P_AO_2 - PaO_2$$

其中，P_AO_2（alveolar oxygen partial pressure）为肺泡氧分压，PaO_2 为动脉氧分压，P_{atm}（atmospheric pressure）为大气压，P_{H2O} 为水蒸气压力（在 1 个标准大气压下，海平面水平，37℃ 时饱和水蒸气所产生的压力为 47mmHg），FiO_2（fractional concentration of inspired oxygen）为吸氧浓度分数，P_ACO_2（alveolar partial pressure of carbon dioxide）为肺泡二氧化碳分压，RQ（respiratory quotient）为呼吸商，$P_{(A-a)}O_2$ 为肺泡动脉氧分压差。

（2）通气 / 灌注比例失调：正常情况下通气、血流的量基本相等，疾病状态下有可能出现二者的不匹配，血流增加而相应肺泡通气减少，或通气增加而相应区域的血流减少。通气 / 灌注比例失调可损害肺对所有气体的交换效率。此种情况下，增加肺泡通气量可以增加 CO_2 的清除，但很难纠正低氧状态，后者可以通过提高吸入气氧浓度改善或纠正。

通气 / 灌注失调是低氧血症常见的病因，可见于慢性支气管炎、肺气肿、哮喘、间质性肺疾病和肺水肿。临床上估计通气 / 灌注比例失调的程度是很复杂的，肺泡动脉氧分压差的增高经常提示低通气 / 灌注比例区域的存在，即灌注超过通气。通气的生理无效腔可以估计，无效腔增加提示存在高通气 / 灌注比例区域。

（3）肺内或心内右向左分流：指一部分静脉血流完全通过旁路绕过肺泡，未经气体交换回到左心。分流有可能存在于心脏内（如法洛四联症）或肺（如肺动静脉瘘）。血液流经完全实变或不张的肺也会导致右向左分流的效果。分流所导致的低氧血症无法通过提高吸氧浓度改善。

（4）弥散功能受损：任何减少弥散面积或增厚肺泡 - 毛细血管膜的病变均可以引起弥散功能受损。由弥散异常引起的低氧血症可以通过吸入高浓度氧气纠正。

上述导致低氧血症的不同机制可以同时出现于某种疾病中，如慢性阻塞性肺疾病和肺炎患者可同时存在通气/灌注比例失调和右向左分流，肺纤维化患者同时存在弥散功能损害和通气/血流比例失调。

2. 动脉血二氧化碳分压（$PaCO_2$）　正常值为 35～45mmHg，并且不受年龄影响。CO_2 解离曲线无平台期，血中 CO_2 容积与 CO_2 分压呈正比，而后者与肺泡通气量呈反比。高碳酸血症（即 $PaCO_2$ 升高）可以由两种机制引起：一是肺泡低通气；二是严重通气/灌注比例失调。

3. 动脉血 pH　即酸碱平衡的评估。

pH 是血中氢离子浓度的负 log 值，正常范围为 7.35～7.45。

$$pH = pK + log([HCO_3^-]/0.03\ PaCO_2)$$

pK 为碳酸解离常数。

pH 受呼吸和代谢两方面的影响和调节，疾病状态下二者可以互为代偿。呼吸对酸碱状态的改变主要是由于呼出 CO_2 从而影响血中 pH 水平。相对于机体的需求而言，通气过度可导致 CO_2 呼出过多，引起呼吸性碱中毒；通气不足可导致 CO_2 呼出减少，引起呼吸性酸中毒。代谢异常可使细胞外液的固定酸或碳酸氢根增加或减少。代谢异常引起的酸碱失衡可以很快通过呼吸，增加通气、降低 CO_2，进行代偿，随后通过肾缓慢排除过多的酸或碱。而呼吸疾病引起的呼吸性酸碱失衡可以通过肾增加排除 H^+ 或 HCO_3^- 进行代偿，但是肾代偿作用缓慢，大约需要 72 小时方能达到代谢性代偿的最大值。

（三）肺功能检查和血气分析的临床应用

在临床上，肺功能检查和血气分析对肺部疾病诊断都有重要的参考价值，不能互相替代。肺功能检查能够提示患者有无通气及换气功能障碍、有无气道高反应性，对慢性阻塞性肺疾病、支气管哮喘的诊断有重要价值，还可用于慢性阻塞性肺疾病、支气管哮喘、肺间质纤维化、闭塞性细支气管炎综合征的病情评估。根据血气分析可以判断患者有无低氧血症、CO_2 潴留、呼吸衰竭和酸碱平衡紊乱。但是这两种检查手段对于疾病病因诊断的价值相对较低，很多时候需要综合临床表现、放射学检查或其他实验室检查才能做出判断。

特定疾病（如阻塞性、限制性和混合性通气功能障碍）可有不同的肺功能异常模式。

1. 阻塞性通气功能障碍相关性疾病

肺气肿：单纯肺气肿表现为过度充气和肺弹性降低，由于肺泡的破坏经常伴有肺弥散功能下降。除非病情加重，静息状态下 PaO_2 和 $PaCO_2$ 通常正常。

慢性支气管炎：患者肺顺应性通常正常，但可发生 PaO_2 降低，伴或不伴 CO_2 潴留。

慢性阻塞性肺疾病：患者往往同时存在肺气肿和慢性支气管炎。肺功能同时有两种疾病的特征，如过度通气比慢性支气管炎明显，可不出现 CO_2 潴留。

支气管哮喘：在两次发作间期肺功能正常，中度以上发作时肺功能变化类似于慢性阻塞性肺疾病，易出现过度通气和呼吸性碱中毒。对支气管舒张剂反应明显，DL_{CO} 经常增高，偶可见残气量/肺总量比值轻度增高。症状缓解后，上述指标均可恢复正常。

2. 限制性通气功能障碍疾病　可见于肺实质疾病和肺外疾病。

（1）肺实质病变：特发性肺间质纤维化是最经典的肺内限制性病变，其他肺间质疾病（如结节病、机化性肺炎等）、肺不张、肺炎和肺切除也可以导致限制性通气功能障碍。呼气峰流速正常或降低，弥散功能、肺总量、肺顺应性通常下降，F-V 曲线坡度陡。血气分析多表现为不同程度的 PaO_2 降低，$PaCO_2$ 多为正常。

（2）肺外病变：主要表现为肺通气量下降，而气体交换正常。DL_{CO} 依赖通气量，因此可能弥散功能下降而比弥散率正常。常见疾病包括脊柱侧弯、胸廓畸形、神经肌肉疾病和充血性心力衰竭。其中，充血性心力衰竭主要表现为 PaO_2 下降，其他疾病引起者可伴有 $PaCO_2$ 增高。

脊柱侧弯和胸廓畸形：因胸肺扩张受限引起通气不足。

神经肌肉疾病：最常见于肌萎缩侧索硬化症、重症肌无力、多发性肌炎。疾病进展的标志是出现呼气肌肌力下降，主要表现为最大呼气压和最大吸气压下降。在这个阶段，所有指标都可以是正常的，但患者主诉劳力性呼吸困难。随着病情进展，最大自主通气量逐渐下降，并出现 FVC 和 TLC 下降伴换气功能障碍，最终表现为典型的肺外限制性通气功能障碍。

充血性心力衰竭：左心衰竭时，由于心脏扩大和肺淤血，有些患者可表现为 FEV_1/FVC 正常的限制性通气功能障碍，呼气流速与 FVC 呈比例下降，F-V 曲线坡度正常。

3. 混合性通气功能障碍疾病　同时兼有阻塞性及限制性通气功能障碍两种表现，可能是两种疾病合并存在，也有可能是某种疾病同时导致阻塞性和限制性通气功能障碍。例如，部分充血性心力衰竭患者可表现为混合性通气功能异常，呼气流速下降幅度大于容积下降，FEV_1/FVC 下降，F-V 曲线坡度减小，由于支气管周围水肿，使得气道狭窄产生心源性哮喘，并出现乙酰甲胆碱激发试验阳性。

（公丕花　陈燕文）

参考文献

1. Pellegrino R, Viegi G, Brusasco V, et al. Interpretative strategies for lung function tests. Eur Respir J, 2005, 26: 948-968.
2. 中华医学会呼吸病学分会肺功能专业组. 肺功能检查指南（第二部分）——肺量计检查. 中华结核和呼吸杂志, 2014, 37（7）: 481-486.
3. Alfred P. Fishman, Jack A. Elias, Jay A. Fishman, et al. Fishman's pulmonary diseases and disorders. Fifth edition. New York : The McGraw-Hill Education, 2015.

第二节 | 呼吸系统影像学

呼吸系统疾病在我国属于常见疾病，其他各系统疾病也经常累及肺部。影像学检查不仅能反映患者呼吸系统的形态学改变，也能反映其功能变化。无论是在临床诊疗过程还是科学研究中，影像学均发挥着极为重要的作用。

本节主要介绍各种影像学检查方法的特点、X 线胸片及计算机断层扫描（computed tomography，CT）的主要征象以及影像分析思路。而对于胸部正常影像解剖和呼吸系统具体疾病的影像学表现不在此赘述。

一、影像检查方法及特点

（一）胸部 X 线摄影

胸部 X 线摄影一直是呼吸系统疾病影像诊断中最常用，也是最基本的检查方法。胸部 X 线摄影常规需投照正、侧位像，以比较准确地定位病变之所在。X 线胸片结合详细的临床资料，能够帮助临床医师对大多数呼吸系统疾病做出诊断或缩小鉴别诊断的范围。然而，X 线胸片也存在明显不足：①密度分辨率仍较低，故对纵隔及胸壁病变只有在轮廓或形态有明显变化时才能显示；②由于前后组织结构互相重叠，使肺门区、纵隔旁、心后和近横膈区等部位的病变难于显示；③对弥漫性病变诊断的敏感性及准确性较低。

（二）胸部 CT 和 HRCT

常规 CT 具有良好的密度分辨率和横断图像无组织结构重叠的优点。高分辨率 CT（high resolution computed tomography，HRCT）技术的应用，使 CT 能更清晰地显示肺组织结构的细节，已达到或接近大体标本的分辨能力，显著地提高对肺部病变的诊断和鉴别诊断价值。近年来，多层螺旋 CT 技术的广泛运用，特别是 64 排或以上 CT 设备，能实现通过一次屏气在几秒内用 < 1mm 准直扫描整个胸腔，获得真正的全胸部容积数据，实现在任意平面观察图像，并且重建任意平面的最大密度、最

小密度投影，以及三维成像。随着计算机硬件和软件迅速发展，CT 成像各种后处理技术日臻完善，使得对呼吸系统结构和病变进行定量观察成为可能。另外，功能性检查和能谱成像的运用，使 CT 不仅能显示形态学变化，还可以进行功能性检查，甚至分子成像，为开展呼吸系统精准诊疗发挥作用。

肺部 HRCT 的基本条件是薄层扫描（0.5～1.25mm）和图像重建使用高空间频率算法。多层 CT 采集数据后，可直接重建出连续薄层图像，无须单独进行扫描。对于大多数呼吸系统疾病的胸部 CT 检查，采用平扫基本可以满足临床诊断。CT 增强扫描主要用于纵隔病变和肺局灶性病变，特别是怀疑有大血管病变时，如检查是否有肺动脉栓塞等。

（三）磁共振成像

磁共振成像具有无创、无放射性损伤的特点，同时具有判断组织化学特性的潜力，能提供软组织和肺内含水程度，以及组织血流等的定量和定性信息，并具有直接多层面扫描方式等优点。然而，影响磁共振在呼吸系统疾病诊断上广泛运用的因素也比较明显，主要包括：①仍然难以解决因心脏搏动和呼吸所产生的运动伪影；②充气肺组织内，含水肺组织结构和循环血只占全肺容积的 10%～20%，通常无法提供足够的诊断信息；③肺内存在无数气体与软组织介面，使磁场不均匀，信号丢失；④肺组织本身 T2 弛豫时间短，降低了所获得信号的质量。

总体上，目前磁共振成像在呼吸系统疾病影像检查中运用的广泛性及重要性仍远不及 CT，仅作为二线检查方法，补充解决一些临床问题。随着磁共振技术的发展，结合其本身特性，希望在未来发挥更重要的作用。

（四）核素检查和 PET/CT

核素检查在呼吸系统疾病诊断中运用不多，对于怀疑肺动脉栓塞的患者，进行核素通气 / 灌注扫描曾经是首选影像学检查方法，但随着多层 CT 的广泛运用，该技术已逐渐被 CT 肺动脉造影（computed tomography pulmonary angiography，CTPA）所替代，目前主要适用于检查可疑肺栓塞但对碘造影剂过敏患者、孕妇或肾功能不全患者。

正电子发射型计算机断层扫描显像（positron emission tomography/computed tomography，PET/CT）能评价胸部病变的代谢状态，目前常用于肿瘤性病变的诊断和鉴别诊断，尤其对肿瘤分期和疗效评价具有较高价值，但是由于费用较高，同时存在一些假阳性和假阴性，在一定程度上限制了该技术的广泛运用。

二、呼吸系统疾病的主要影像学征象

（一）实变影

从病理学角度来看，肺实变是肺泡腔内气体被液体、蛋白、组织细胞或其他物质所替代。其影像学表现特征如下。

X 线胸片：显示为肺内组织密度增高，边缘清楚或模糊，肺野内可伴或不伴充气支气管征，局部肺体积无明显缩小（图 1-2-1）。判断肺体积缩小的征象主要包括叶间裂移位、纵隔和肺门向患侧移位，患侧膈肌上升。

CT：斑状或片状密度增高影，边缘模糊，当实变影蔓延至叶间胸膜时可形成锐利边缘，受累

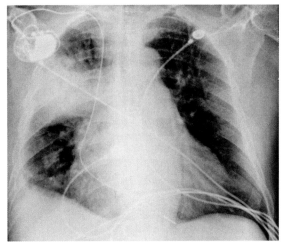

图 1-2-1 | 右上叶大叶性肺炎 X 线胸片表现

男性患者，86 岁，发热 5 天。X 线胸片显示右上叶大片实变影，上缘模糊，下缘平水平裂，边界清楚，水平裂未见明显移位，右肋膈角钝，右膈肌外侧升高（胸膜粘连所致）

肺叶体积正常或可有轻微改变，在 CT 平扫时病灶掩盖其中的肺血管，常可见支气管充气征（图 1-2-2）。增强 CT 扫描时可见病灶内血管影且分布正常。

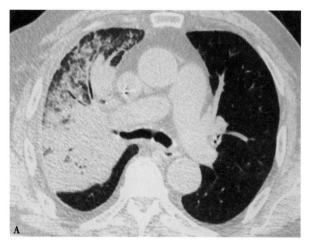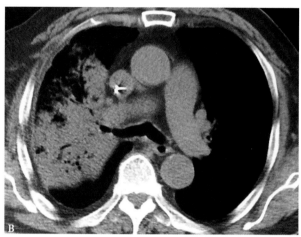

图 1-2-2 | 右上叶大叶性肺炎胸部 CT 平扫

与图 1-2-1 相同患者。胸部 CT 肺窗（A）显示右上叶大部分实变，内见充气支气管征，右上叶支气管未见阻塞；纵隔窗（B）显示右上叶实变呈软组织密度，未见明确坏死灶

　　肺实质出现实变影可有两种主要形式：①单发或多发局灶性实变影；②弥漫性实变影。

　　1. 单发或多发局灶性实变影　是感染性炎症最常见的表现，病因很多，主要包括细菌性肺炎、支原体肺炎、机化性肺炎、放射性肺炎、肺出血、肺腺癌、血管炎和肺梗死，单纯依据影像学表现不易直接进行诊断和鉴别诊断。如果病变边缘模糊，多考虑急性炎症、肺出血或血管炎；如果边界较清楚，多考虑相对慢性的病变，如机化性肺炎、肺腺癌、原发性肺淋巴瘤，在随诊观察中显示病灶变化较缓；如果肺叶实变影以叶间裂为边界，伴叶间裂膨隆，考虑为肺炎克雷伯菌所致肺炎可能较大（须注意，这一征象在 X 线胸片有一定提示价值，但不适合于 CT）；如果实变影内出现液化坏死病灶，应考虑坏死性炎症的可能，如金黄色葡萄球菌性肺炎、军团菌或厌氧菌感染；如果下肺胸膜下出现楔形影，尖端指向肺门区，应考虑肺梗死可能。临床表现和一些实验室检查对于临床诊断有时具有决定性作用，如咯血对诊断肺出血有明确价值。局灶性实变影的一个特殊形式是实变影呈球形，边缘通常较模糊（图 1-2-3），最常见于球形肺炎，也可见于局灶性机化性肺炎或肺梗死。多灶性实变影多见于小叶性肺炎、真菌性感染和吸入性肺炎，偶尔也可见于肉芽肿性多血管炎（旧称韦格纳肉芽肿）和肺腺癌（图 1-2-4）。

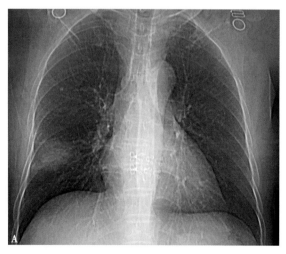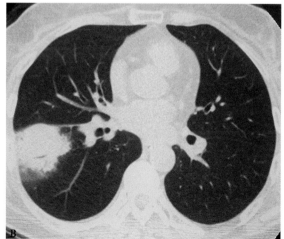

图 1-2-3 | 右下叶球形肺炎 X 线胸片和胸部 CT 平扫

女性患者，60 岁，咳嗽、发热 3 天。X 线胸片（A）显示右下肺类圆形密度增高影，边界较模糊；胸部 CT 肺窗（B）显示右下叶前基底段类圆形实变影，内见充气支气管征，病变边缘模糊，部分可见磨玻璃影

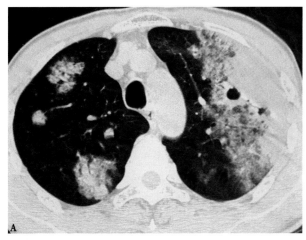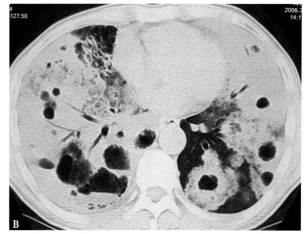

图 1-2-4 | 两侧黏液腺癌胸部 CT 平扫

男性患者，63 岁，主诉憋气。胸部 CT 显示两肺大片状及类圆形实变影，边界模糊，内见充气支气管征，部分可见含气空腔

2. 广泛或弥漫性实变影 可见于多种疾病，包括各种原因引起的重症肺炎、过敏性肺炎（hypersensitivity pneumonitis, HP）、放射性肺炎（radiation pneumonitis, RP）、肺水肿（pulmonary edema, PE）、急性呼吸窘迫综合征（acute respiratory distress syndrom, ARDS）、弥漫性肺泡出血、隐源性机化性肺炎、肺泡蛋白沉积症、淋巴瘤和肺腺癌等。对于这类疾病，病变的分布对鉴别诊断有一定价值。例如，不对称性广泛实变影最常见于重症肺炎、过敏性肺炎和肺腺癌，而典型的肺水肿（图 1-2-5）、ARDS、隐源性机化性肺炎和淋巴瘤肺浸润的肺实变影常呈对称性分布趋势；心源性肺水肿通常显示实变影以两肺门周围和下叶背段分布为主，X 线胸片上呈典型的蝶翼征，CT 表现常伴小叶间隔增厚及少量胸腔积液；ARDS的影像学表现可以与心源性肺水肿相似，但相当部分患者的实变影呈离心性分布，因此当两肺实变影呈离心性分布时更倾向于 ARDS；当病变以两下肺胸膜下分布为主时，首先考虑隐源性机化性肺炎；放射性肺炎的影像学表现主要与放疗照射野有关，与肺叶或肺段无关，纵隔病变接受放射治疗后可表现为两侧纵隔旁对称性实变影，但是对于同步放化疗患者，放疗后出现的肺内实变影不典型，常可出现于放射野外。

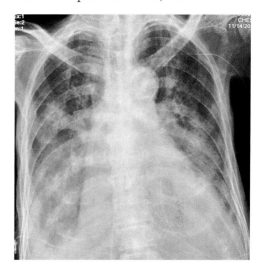

图 1-2-5 | 肺水肿 X 线胸片表现

床旁 X 线胸片显示两肺广泛实变影，以中下肺及肺门周围为著，右下肺野外侧带状致密影及肋膈角消失（提示右侧胸腔积液），心影增大

（二）磨玻璃影

磨玻璃影（ground-glass opacity, GGO）是常见的胸部影像征象，表现为肺内密度增高，但不掩盖其内的血管和支气管影。在 X 线胸片上，磨玻璃影表现为肺密度增高，呈云雾状，通常较广泛，常伴肺纹理模糊，由于病变与正常肺组织前后重叠，常不易与肺实变影区别。而 CT 能明确区分磨玻璃影与实变影。磨玻璃影是一个非特异术语，一般用于 HRCT 描述，因为常规厚层 CT 图像上，容积效应也可使大片实变影边缘、小实变影或实性结节影呈磨玻璃密度，甚至小钙化灶表现为磨玻璃影。

磨玻璃影的辨认基于肺密度改变。CT 上肺衰减值直接反映肺组织密度，但受其他诸多因素的影响。例如，肺窗条件常规使用 1500HU（窗宽）和 –700HU～–600HU（窗位），如果使用窄的窗宽和较低的窗位，可能出现假磨玻璃影；显示的磨玻璃影以薄层（0.5~1.5mm）为准，因为厚层CT可能因容积效应而遗漏小磨玻璃影，也可能把其他病变误认为磨玻璃影，如盘状肺不张；辨认磨玻璃影通常以深吸气末扫描为准，而呼气时肺密度增加，可形成假磨玻璃影；由于重力作用和下垂部分肺组织相对膨胀不全，可使该部分肺密度增加，易误认为磨玻璃影［深吸气或改变体位（如俯卧位扫描）时消失可排除磨玻璃影］；扫描时呼吸运动或心脏搏动可形成运动伪影，也可误认为磨玻璃影，但叶间裂出现双裂征或血管影呈星芒状有助于辨别运动伪影。

磨玻璃影的病理学基础是肺泡内气体减少或框架结构增厚，包括肺泡腔部分填充、肺泡间质增厚（液体、细胞或纤维化）、肺泡部分萎陷、毛细血管容量增加等。因此可以看出，磨玻璃影同样也是一个非特异性征象，须根据病灶的形态、范围和分布进行鉴别。磨玻璃影可根据病变范围，分为局灶性及弥漫性两大类。

1. 局灶性磨玻璃影　常见原因包括炎症、出血和肿瘤。在局灶性磨玻璃影的诊断过程中，首先须确定病灶是一过性还是持续性的。判断是否为一过性局灶性磨玻璃影，须短期内（1~3个月）复查。如果短期复查显示病灶明显缩小或消失，提示为一过性病变，一过性病变的可能原因为灶性炎症、灶性出血和灶性水肿。如果病灶无明确变化，则提示为持续性病变。对于持续性病变，应区分是纯磨玻璃影还是混合性磨玻璃影（即部分磨玻璃和部分实性高密度病变）。

磨玻璃结节（ground glass nodules, GGN）：是局灶性磨玻璃影的一个特殊形式，即边界较清楚的球形或类球形磨玻璃影。持续存在的纯磨玻璃结节或混合密度结节是局灶性磨玻璃影中常见且较值得关注的形式。近几年来，由于低剂量CT肺癌筛查和肺部CT的广泛应用，磨玻璃密度结节检出率逐渐增多，对磨玻璃结节的诊断策略和方案已经比较成熟。对于持续存在的纯磨玻璃结节需考虑肺腺癌、非典型腺瘤样增生和局灶性纤维化。鉴别诊断原则是：直径＜5mm纯磨玻璃结节考虑为非典型性腺瘤样增生为主；少数纯磨玻璃结节可能为局灶性纤维化，长期随访无变化；如果磨玻璃结节直径＞5mm（图1-2-6），则有肺腺癌（原位腺癌、微浸润性腺癌或浸润性腺癌）可能，需密切观察，但纯磨玻璃结节相对生长速度很慢，通常需几年才显示有明确变化，倍增时间可超过800天；直径＞10mm磨玻璃结节或复查时见病变明确增大，提示需进一步处理（穿刺活检或手术干预）；对于混合密度结节（图1-2-7），如果短期内复查没有明显缩小，通常提示为恶性病变（混合密度结节的增长速度相对快于纯磨玻璃结节的增长速度，通常需要进行临床干预）。在肺癌筛查中发现多发磨玻璃结节并不少见，应按上述原则分别考虑，临床处理应重点关注主要病变，即病灶直径最大（＞10mm）、实性成分比例最多（尤其是实性部分＞5mm）者。注意，同一患者可以同时存在非典型腺瘤样增生、原位腺癌和浸润性腺癌不同病灶。

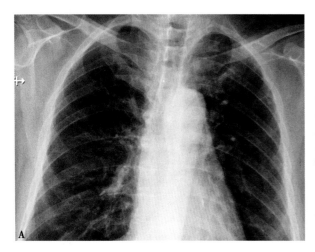
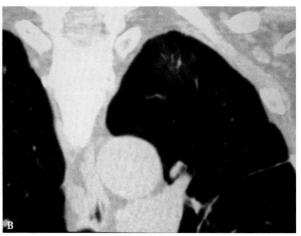

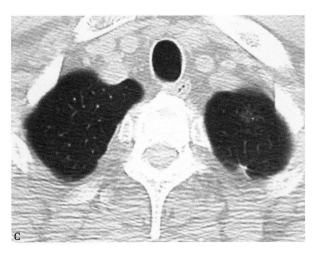
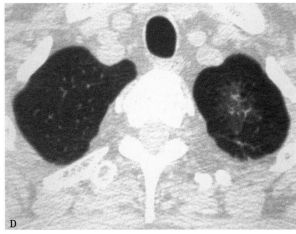

图 1-2-6｜原位腺癌影像学表现

男性患者，76 岁。X 线平片（A）显示左肺尖隐约密度增高；CT 冠状位重组像（B）显示左肺尖类圆形磨玻璃影，边缘不规则；CT 轴位肺窗显示本次（D）左肺尖磨玻璃密度影与 10 年前（C）同层病灶对比有明显增大

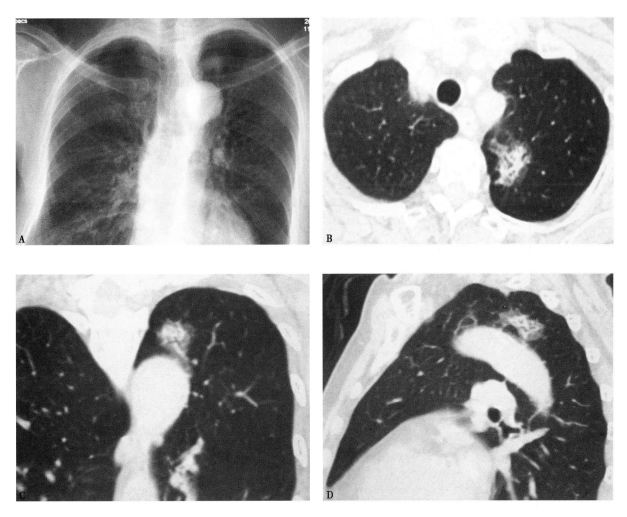

图 1-2-7｜左上肺浸润性腺癌影像学表现

男性患者，72 岁，体检发现肺内病变。X 线胸片（A）显示左肺尖小斑状密度增高影，于第三后肋内侧重叠；CT 轴位肺窗（B）显示左肺尖混合磨玻璃结节，边缘较清楚，其内实性病变直径＞5mm；CT 冠状位（C）及矢状位（D）重组像显示病变形态及其与主动脉弓的关系

晕征和反晕征：也是局灶性磨玻璃影的特殊形式，通常单独存在，有时可同时并存。晕征在 CT 上表现为类圆形实性阴影周围被磨玻璃影环绕，主要见于真菌（如曲霉菌、毛霉菌、隐球菌）感染，非真菌（如病毒、分枝杆菌、诺卡菌、放射线菌或寄生虫等）感染以及肺腺癌、肉芽肿性多血管炎和结节病等非感染性疾病有时也可出现晕征（图 1-2-8）。由此可见，晕征并非特异性 CT 征象。免疫抑制患者出现晕征，可首先考虑血管侵袭性真菌（尤其是曲霉菌）感染；如若患者无免疫功能受损，则考虑为出血性病变可能。反晕征在 CT 上呈局灶性圆形磨玻璃影被或多或少的实变环所包绕。反晕征最初被认为是隐源性机化性肺炎（cryptogenic organizing pneumonia, COP）的特征性表现，目前认为是一个非特异性征象，可见于感染性疾病（如毛霉菌、曲霉菌、结核和副球孢子菌感染）和非感染性疾病（如机化性肺炎或隐源性机化性肺炎、结节病、肺梗死和血管炎等）。临床上，对于免疫抑制患者，出现反晕征，可首先考虑真菌感染，尤其是毛霉菌感染；而对于临床考虑非感染性病变者，首先考虑 COP，其他感染性疾病中结核相对常见，但其反晕征多为许多细小结节影（图 1-2-9），由非典型实变影和磨玻璃影组成。

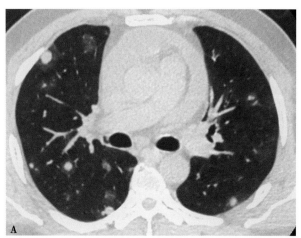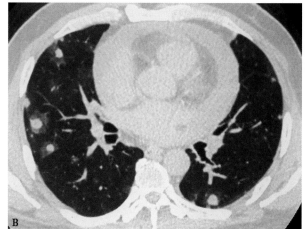

图 1-2-8│两肺转移瘤胸部 CT 表现

男性患者，53 岁，咯血。胸部 CT 显示两肺多发结节伴晕征，弥散分布，并见心包积液

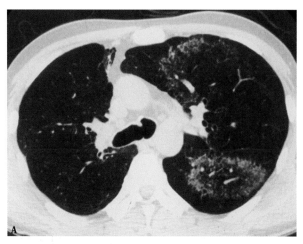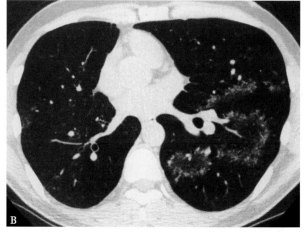

图 1-2-9│肺结核胸部 CT 表现

男性患者，43 岁，有慢性咳嗽。胸部 CT 显示左肺可见多发反晕征，由许多细小点状高密度影组成

2. 弥漫性磨玻璃影 多累及双侧大部分或全部肺叶，既可以是肺实质病变，也可以是间质病变，但通常提示为活动性病变。可以产生弥漫性磨玻璃影的肺部疾病有很多，其影像学鉴别诊断相当困难。

根据 HRCT 所示形态特点，可将弥漫性磨玻璃影分为 3 个亚型：小叶中心磨玻璃影、弥漫性片状磨玻璃影和碎石路征。

（1）小叶中心磨玻璃影：病灶较小，主要分布于小叶中心，通常提示疾病与气道有关，如呼吸性细支气管炎、亚急性过敏性肺炎、肺尘埃沉着病（尘肺）和慢性吸入性细支气管炎。呼吸性细支气管炎通常见于吸烟者，病灶较小且密度较低，主要分布于中上肺。亚急性过敏性肺炎病灶较明显，呈弥漫分布，病变与胸膜无直接接触（图 1-2-10）。慢性吸入性细支气管炎的病变主要分布于两肺中下叶。尘肺急性期可表现为两肺弥漫小叶中心磨玻璃影或小结节影。

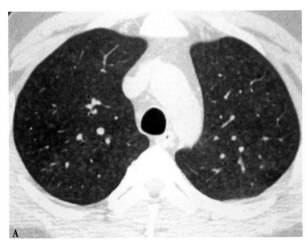
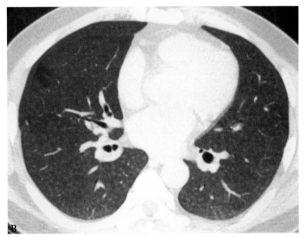
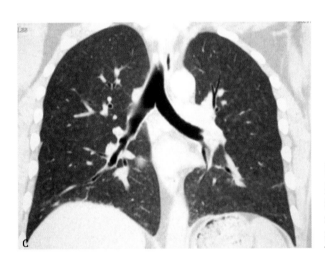

图 1-2-10 │ 过敏性肺炎胸部 CT 表现

男性患者，32 岁，咳嗽 3 周。胸部 CT（A、B）显示两肺弥漫小磨玻璃影，位于小叶中心，叶间胸膜及胸膜下未受累，右中叶外侧段可见小马赛克征；冠状重组像（C）显示病变呈弥漫分布，无明确分布区别

（2）弥漫性片状磨玻璃影：两肺广泛斑片状磨玻璃影或呈均匀磨玻璃高密度影，可对称或不对称分布。临床上，不同疾病的影像学表现可以完全一样，因此这类影像相关疾病的鉴别诊断主要依靠临床病史，病变分布也有一定参考价值。根据临床特点，弥漫性片状磨玻璃影相关疾病可分为急性或慢性两大类。急性病变包括肺水肿、肺出血（图 1-2-11）、病毒性肺炎（或肺孢子菌肺炎）、吸入性肺炎、急性呼吸窘迫综合征、急性嗜酸细胞性肺炎。慢性病变包括非特异性间质性肺炎（nonspecific interstitial pneumonia，NSIP）、胶原血管性肺疾病、药物性肺损伤（drug induced lung injury，DILI）、脱屑性间质性肺炎（desquamative interstitial pneumonia，DIP）、肺泡蛋白沉积症和肺腺癌（既往称为细支气管肺泡细胞癌）。对于急性病变，更多依赖临床表现进行鉴别。而对于慢性病变，病变分布

有一定指导价值，如磨玻璃影主要分布于两下肺胸膜下，伴或不伴牵引性支气管扩张，提示 NSIP 可能性较大（图 1-2-12）。DIP 在临床上罕见，磨玻璃影分布更弥漫。肺泡蛋白沉积症及肺腺癌可呈广泛磨玻璃影，但通常不对称，尤其是肺腺癌。

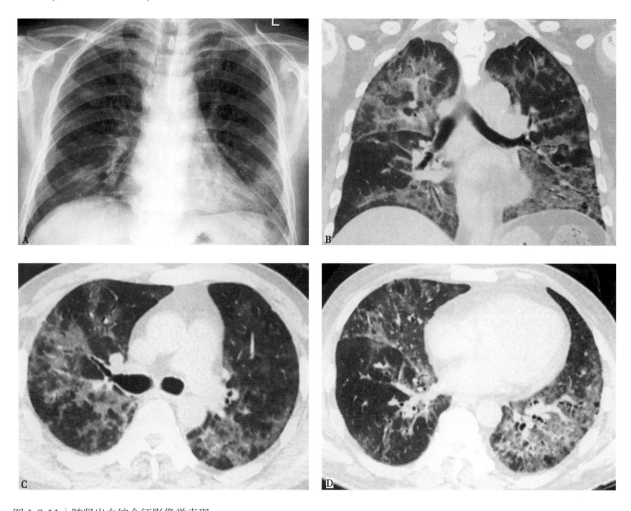

图 1-2-11 │肺肾出血综合征影像学表现

男性患者，58 岁，患肾炎。X 线胸片（A）显示两肺野透亮度降低，隐约可见斑片状模糊影；CT 冠状重组像（B）显示两肺广泛斑片状磨玻璃影，较对称；CT 肺窗轴位像（C、D）显示两侧各肺叶均可见斑片状磨玻璃影，边界不清

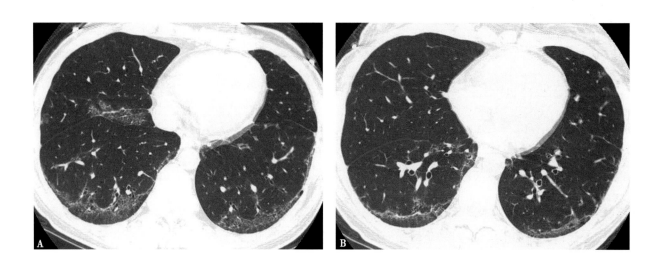

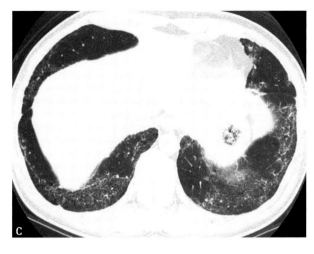

图 1-2-12│NSIP 胸部 CT 表现

胸部 CT 显示两肺磨玻璃影，以胸膜下及下肺分布为著，伴胸膜下线和条状影

（3）碎石路征：是一种特殊形式的磨玻璃影，HRCT 特点为在磨玻璃影背景上重叠小叶间隔增厚及小叶内线状影，病变通常呈地图状分布，有正常肺相邻，且边界锐利。可出现碎石路征的肺部疾病包括肺水肿、肺孢子菌肺炎、黏液性肺腺癌、肺泡蛋白沉积症（图 1-2-13）、结节病、非特异性间质性肺炎、机化性肺炎、外源性类脂性肺炎、急性呼吸窘迫综合征和肺出血综合征等。

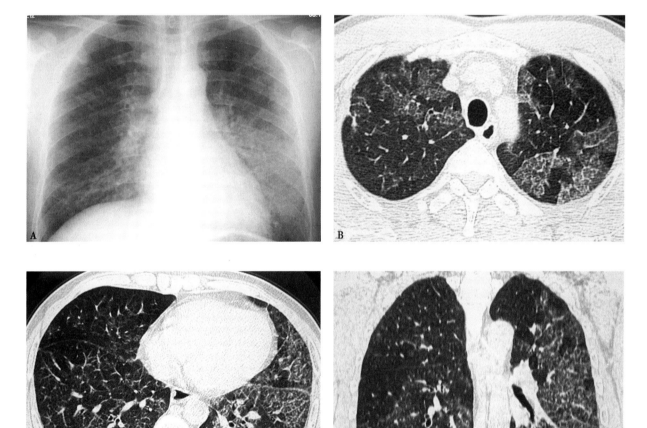

图 1-2-13│肺泡蛋白沉积症胸部影像学表现

男性患者，35 岁。X 线胸片（A）显示右下肺及左中下肺野密度增高，边缘模糊；轴位 CT（B、C）显示两肺广泛碎石路征，以左下叶为著，部分呈地图状分布；CT 冠状重组像（D）显示两肺碎石路征，以左肺及右下肺为著

对弥漫性磨玻璃影相关疾病的诊断和鉴别诊断应结合其形态、分布、伴随征象、病变的动态变化以及临床资料等因素综合考虑。对于其影像学表现，尤其是需要注意病变分布特点（中央性或外周性）和伴随征象（如小叶间隔增厚、牵引性支气管扩张、胸腔积液等），由于不同疾病谱影像学表现不同，所以病变的动态变化不仅有助于区别疾病的急性或慢性过程，而且其临床特点对鉴别诊断也十分重要，如肺水肿、肺出血和肺泡蛋白沉积症这3种疾病的影像学表现可以非常相似，但临床表现却完全不同。

（三）肺不张

肺内大片致密阴影伴所在肺体积缩小时应考虑为肺不张。胸部X线正侧位像通常可以直接诊断肺不张并准确定位（肺叶水平），但胸片无法判断引起肺不张的原因，常需进一步CT检查。CT的主要价值在于进一步观察所在肺叶支气管是否阻塞（图1-2-14），以判断肺不张原因。引起肺不张的常见原因为支气管管腔内阻塞或外部压迫，包括良恶性肿瘤、支气管结核、异物和黏液等。肺不张可分为单侧肺不张、肺叶肺不张和盘状肺不张。单侧肺不张影像显示患侧肺野致密变，患侧胸廓塌陷，纵隔及气管向患侧移位。不同肺叶肺不张在X线胸片上可呈不同形态，但基本病变相似。盘状肺不张在常规厚层CT可被误认为磨玻璃影而诊断为炎症（图1-2-15），薄层呈带状致密影有助于避免误诊。

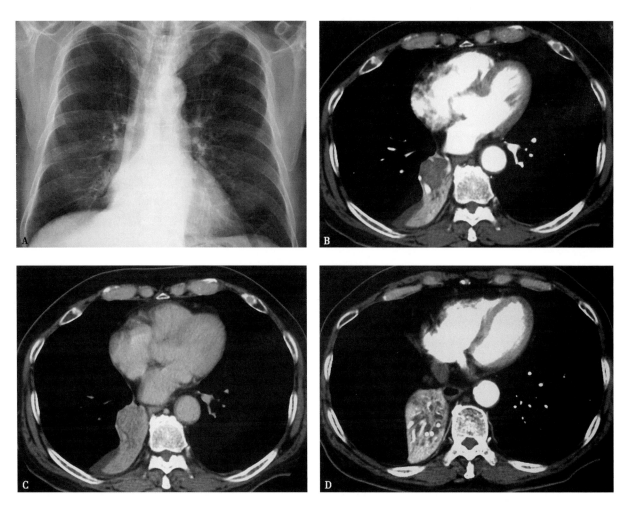

图1-2-14 右下叶肺癌并肺不张胸部影像学表现

男性患者，76岁。X线胸片（A）显示右肺容积缩小，右肺门及水平裂下移，气管右移；增强CT纵隔窗动脉期像（B）显示右下叶支气管阻塞，局部可见未强化肿块影，其后方为不张肺组织；延迟扫描像（C）显示肿块影强化，密度与不张肺组织接近；肿块远端层面像（D）显示不张肺组织内血管聚拢，支气管内黏液潴留

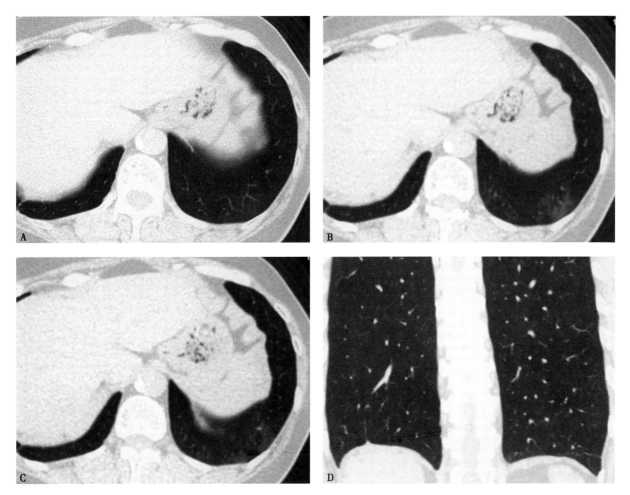

图 1-2-15｜左下叶盘状肺不张胸部影像学表现

女性患者，69 岁。常规轴位 CT 肺窗（A）显示左下叶后基底段隐约可见斑片状淡模糊影；HRCT 肺窗（B、C）显示左下叶后基底段磨玻璃影；冠状重组像（D）显示左下叶后基底段横行条状影

（四）钙化

发现钙化是诊断和鉴别诊断胸部疾病的重要依据，钙化常发生于退行性变或坏死组织内。X 线片上，钙化灶呈肺野内高密度影。较大的钙化在 X 线平片上容易辨认，其密度与骨皮质相似。直径为 5mm 甚至更小的类圆形影，通常提示为小钙化灶。CT 比 X 线胸片有更高的密度分辨率，达 10 倍以上，CT 平扫纵隔窗上，钙化灶呈高密度白色影，容易辨认。在平扫 CT 上，CT 值 > 200HU 可考虑为钙化灶。薄层（< 1mm）CT 扫描是检出钙化灶最敏感的方法，常规扫描可能遗漏小钙化灶。

X 线胸片上显示钙化，通常提示为良性病变，特别是位于肺尖或两上肺时，通常提示为陈旧结核灶。X 线胸片所见结节或肿块内发现钙化，多提示为良性病变，恶性病变概率不超过 1%。CT 不仅能准确检出钙化，还能显示钙化灶的形态、分布以及含量。通过 CT 在恶性结节内发现钙化的概率大于 13%。

肺内单纯钙化灶直接提示为陈旧性病变，无须进一步检查或随访。若为软组织病灶内含钙化灶时，则须进一步诊断和鉴别诊断。肺内病灶中的钙化形态对鉴别诊断有重要价值。例如，若结节中的钙化呈靶心状（图 1-2-16）、层状、爆米花样及弥漫性，病变多为良性，如结核球和错构瘤。成骨肉瘤和黏液腺癌的肺转移病灶也可呈弥漫钙化或爆米花状钙化，但通常为多发性且有明确病史以供鉴别。若出现偏心性点状或不规则状细小钙化，应考虑恶性可能。

CT 上显示两肺弥漫性钙化灶的疾病不多，主要见于转移性钙化和肺泡微石症。肺转移性钙化发生于钙磷代谢异常所致的高钙血症，常见疾病为慢性肾衰竭和继发性甲状旁腺功能亢进，CT 表现为两肺大量小叶中心结节状致密影或磨玻璃影，内含点状钙化，临床结合血钙升高，可直接做出诊断。肺泡微石症是一种罕见疾病，影像表现为两肺弥漫点状钙化，以后部及两下肺分布为主，在胸膜下及支气管血管束旁明显，容易诊断（图 1-2-17）。

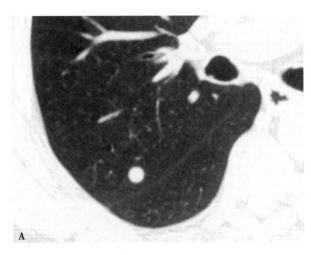
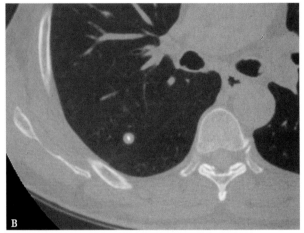

图 1-2-16 右上叶小结节内靶心钙化

CT 肺窗（A）显示右上叶后段小圆形影，边缘光滑；CT 骨窗（B）显示右上叶小结节内中心小钙化点

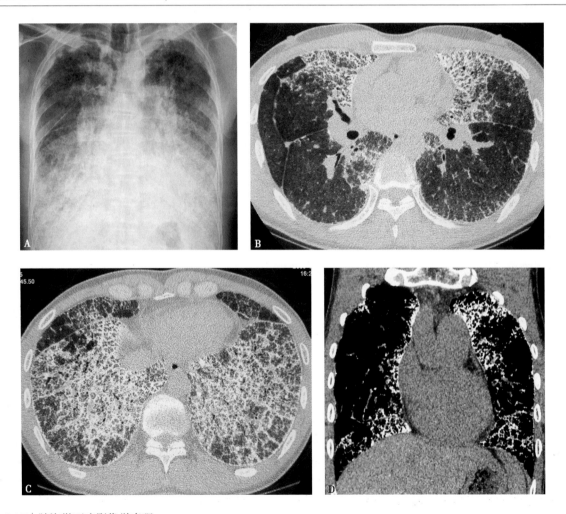

图 1-2-17 肺泡微石症影像学表现

男性患者，41 岁。X 线胸片（A）显示两肺野透亮度明显降低，两中下肺野致密，心影不清，内见弥漫点状高密度影；胸部 CT（B、C）显示双肺磨玻璃影和网状钙化影，类似碎石路征；CT 纵隔窗冠状位重组像（D）显示两肺广泛点状及网状钙化影，较对称

（五）肿块或结节

结节和肿块的影像学表现为肺内球形和类球形病变，以长径≥3cm 为肿块，长径<3cm 为结节。肿块的恶性可能性相对更大，但当肿块直径>10cm 时，良性病变的比例增大。

1. 孤立性肺结节　表现为肺实质内单个球形或类球形密度增高影，长径<3cm，病变内可有钙化或空洞，不伴有肺门或纵隔淋巴结肿大、肺不张和肺炎。

形成孤立性结节的原因很多，包括肿瘤性、炎症性、先天性等，鉴别诊断有一定难度。肿瘤性病变包括支气管肺癌、转移瘤、原发肺淋巴瘤、错构瘤、硬化性血管瘤、结缔组织和神经肿瘤（脂肪瘤、纤维瘤、软骨瘤、神经纤维瘤和肉瘤）等。炎症性又分感染性和非感染性：感染性炎症包括肉芽肿（结核和真菌性）、球形肺炎（急性或慢性）、肺脓肿和寄生虫病等；非感染性炎症包括类风湿性关节炎、肉芽肿性多血管炎、淋巴瘤样肉芽肿、结节病、类脂性肺炎和白塞病等。先天性病变包括动静脉畸形、肺囊肿、肺隔离症、支气管闭锁并黏液嵌塞。其他原因还有机化性肺炎、肺梗死、球形肺不张、肺内淋巴结肿大、黏液嵌塞、肺动脉瘤或静脉曲张等。

鉴别结节或肿块的影像学表现，首先是要判断其良、恶性，然后才是诊断疾病。鉴别诊断主要根据病灶大小、形态、边缘、其内密度、与周围血管或胸膜的关系。另外，还可以通过增强扫描，根据结节或肿块强化的方式和程度进行鉴别。

判断结节和肿块的主要征象包括：毛刺征、分叶征、胸膜凹陷征、血管集中征、彗星尾征、晕征、支气管充气征、空泡征、空洞、空气新月征、纯磨玻璃密度、混合磨玻璃密度、钙化、脂肪、星系征和卫星灶等，其良、恶性鉴别需综合上述多种征象进行判断。例如，肺内良性肿瘤表现为边缘锐利、光滑，生长缓慢；而恶性结节常表现为边缘不规则、呈分叶状（图 1-2-18）或可见脐样切迹、短细毛刺或胸膜凹陷征等。值得注意的是，这些病变征象与病灶大小有一定关系，直径<1cm 恶性结节的表现可类似良性结节。上述征象中最具诊断价值是结节内脂肪密度，结节内显示有脂肪密度（−120～−40HU），多数为良性病变，如果边界清楚且较光滑，考虑为肺错构瘤（图 1-2-19），如果病灶边缘不规则，可能为类脂性肺炎。其次是钙化，CT 主要观察钙化的类型，针尖状钙化或偏心性钙化可能为恶性病变（图 1-2-20），弥漫钙化、靶心钙化、葱皮样钙化和爆米花状钙化考虑为良性病变。相对有价值的征象包括：毛刺征和分叶征提示为恶性病变的可能性较大；彗星尾征提示可能为球形肺不张；晕征提示病灶周围有出血；空气新月征提示为真菌性感染（图 1-2-21）；星系征提示结节病的可能；结节或肿块周围出现卫星灶提示结核可能性较大。

对于大多数孤立性肺结节，通过上述影像学分析，可以做出诊断，增强扫描有助于增加诊断的准确性。值得注意的是，对于增强扫描，单纯动脉期扫描价值有限，因此必须进行双期扫描（即动脉期和延迟期）。肺结节增强扫描密度与平扫密度相比，如果没有增加（变化<10HU），通常提示为良性；如果有轻到中度增加（增加 20～60HU），提示有恶性可能；如果明显增高（>60HU），提示良性可能性大。另外，如果增强扫面见结节呈环状强化（图 1-2-22），提示为炎性（结核球或脓肿）。

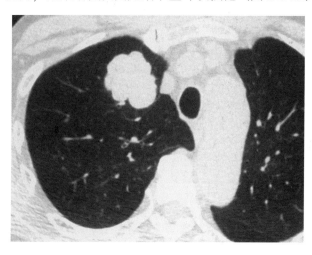

图 1-2-18｜右上叶肺转移瘤 CT 表现
男性患者，84 岁，结肠癌晚期。CT 肺窗显示右上叶肿块影，边缘呈分叶状及脐凹征

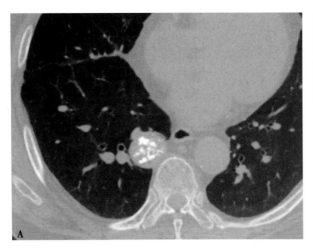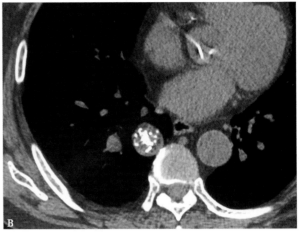

图 1-2-19 | 右下叶肺错构瘤 CT 表现

男性患者，73 岁。CT 骨窗（A）显示右下叶椎体旁结节影，内见爆米花状钙化；CT 纵隔窗（B）显示结节内除大量钙化灶外，周边可见些小的低密度脂肪灶（与胸壁皮下脂肪相似）

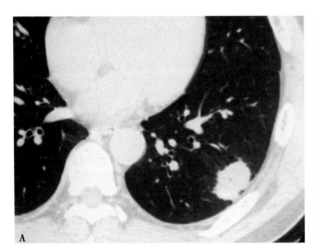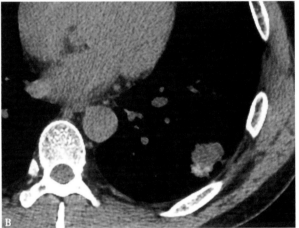

图 1-2-20 | 左下叶肺癌结节 CT 表现

CT 肺窗（A）显示左下叶胸膜下结节影，边缘不规则，可见短毛刺，内见小空泡征；纵隔窗（B）显示结节影内偏心、不规则钙化影

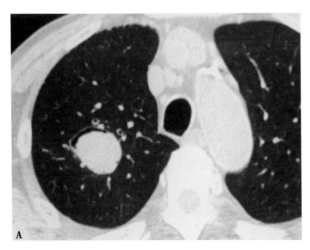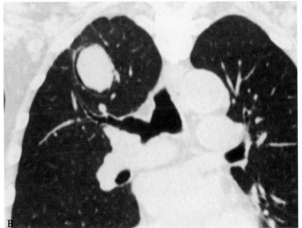

图 1-2-21 | 右上叶霉菌球 CT 表现

CT 肺窗（A）显示右上叶圆形影，其前缘可见新月形含气影；冠状重组像（B）显示右上叶新月形空洞

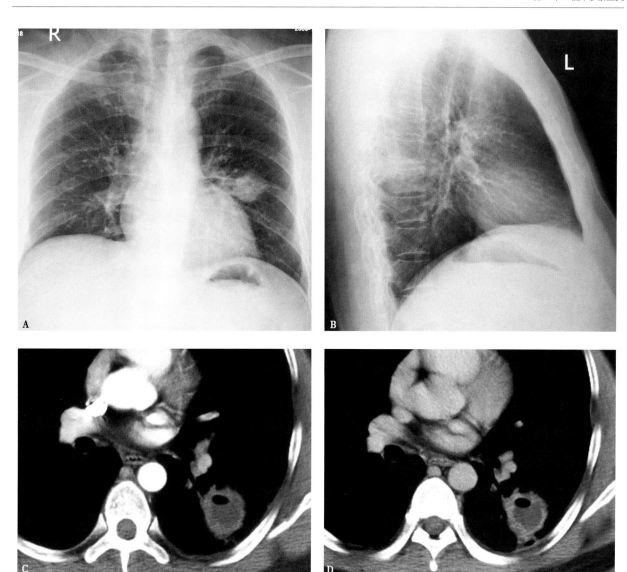

图 1-2-22 左下叶肺脓肿影像学表现

男性患者，37 岁，发热 1 周。胸部 X 线正位像（A）显示左下叶背段肿块影；胸部 X 线侧位像（B）显示病灶边缘不清；胸部增强 CT（C、D）显示左下叶肿块影内大部分呈液性密度，伴气液平面，周边可见环状强化

2. 弥漫性肺结节 目前一般认为，直径＜1cm 为小结节，直径≤3cm 为大结节。大结节有两类：一类为肺浸润性结节，最常见于血行转移瘤，其他还有弥漫性肺腺癌、肉芽肿性多血管炎、淋巴瘤和感染等；另一类是肺内融合结节，主要见于结节病、硅沉着病（矽肺）和煤工肺等。典型的血行转移瘤容易诊断，影像学表现为两肺散在分布大小不等的结节，边缘光滑，呈软组织密度，通常略有两下肺及后部分布倾向性（图 1-2-23）。少数转移瘤影像学表现可以出现空洞（图 1-2-24）、钙化或边缘不规则。肉芽肿性多血管炎影像学表现为结节数量通常不多，并且较大结节容易出现空洞。感染性结节多为播散性感染，如

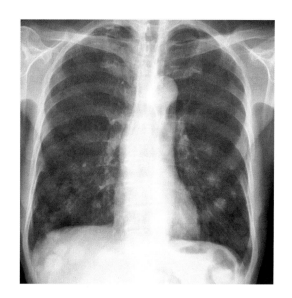

图 1-2-23 结肠癌两肺转移瘤胸部 X 线表现

男性患者，80 岁。胸部 X 线正位像显示两肺多发结节影，大小不等，以中下肺分布为著

结核及真菌感染，影像学表现通常为结节边缘不光滑，如果出现晕征，有助于真菌性感染的诊断。融合结节也称星云征，其结节影其实是由无数细小结节堆积而成的，中央较致密，以双上肺多见，主要见于尘肺和少数结节病。

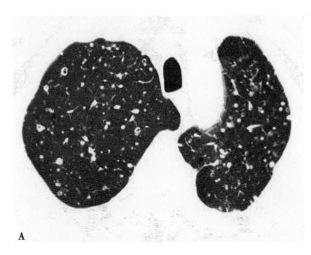 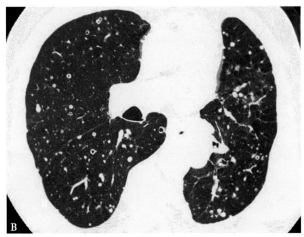

图 1-2-24 | 左下叶肺腺癌术后两肺转移瘤 CT 表现
CT 显示两肺弥漫结节影，呈弥散分布，部分结节内有小空洞形成

对于小结节，可根据结节的密度以及与小叶结构的关系进行鉴别。首先，判断小结节影是否有钙化，出现钙化小结节，主要考虑陈旧性肉芽肿病变（如肺结核）、含钙化的血行转移瘤（如成骨肉瘤和消化道黏液腺癌）等。对于弥漫性小结节影，根据小结节与小叶结构的关系，可分为弥散随机分布、淋巴道周围分布和小叶中心分布。出现弥散随机分布小结节最典型的疾病是粟粒性肺结核（图 1-2-25），其他还有血行肺转移瘤和一些真菌感染，偶可见于尘肺和结节病。沿淋巴道周围分布的小结节主要位于支气管血管束周边、小叶间隔、胸膜下和小叶中心间质等部位，常见于结节病（图 1-2-26）和癌性淋巴管转移，也可见于尘肺和一些淋巴增生性疾病。小叶中心分布的小结节可能与支气管有关，也可与血管有关，因此其所涉及的病变较广泛，但以过敏性肺炎及细支气管炎常见。

树芽征是小结节影呈小叶中心分布的一种特殊表现，反映细支气管扩张，腔内充满黏液、液体或脓液等，通常合并有细支气管周围炎症。在 HRCT 上，其典型表现是小叶中心的分支影末端膨大或见小结节而呈类似树发芽改变。由于小叶中心的立体结构与 HRCT 层面的关系，树芽征可以有其他不同表现，如距胸膜面数毫米处见簇状微结节，甚至在肺底部可见孤立的小叶中心微结节。采用最大密度投影（maximum intensity projection，MIP）后处理技术可以更好显示树芽征（图 1-2-27）。

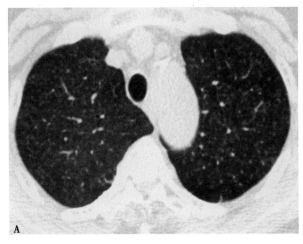 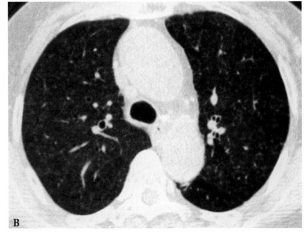

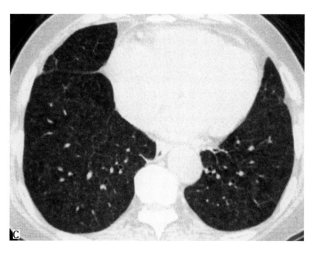
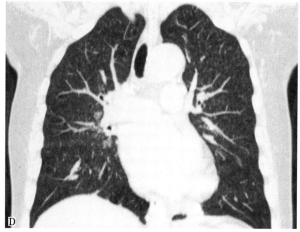

图 1-2-25 | **粟粒性肺结核胸部 CT 表现**

女性患者，70 岁。CT 轴位肺窗（A～C）显示两肺弥漫小点状影，大小相似，呈随机均匀分布；冠状位重组像（D）显示两肺粟粒结节影呈弥漫分布，无上下肺野分布区别

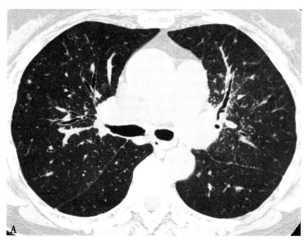
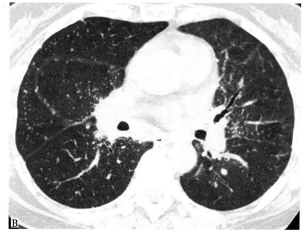

图 1-2-26 | **结节病胸部 CT 表现**

CT 肺窗显示两肺弥漫细小结节影，沿叶间裂、肋胸膜及肺门周围血管缘分布，呈典型的淋巴道分布

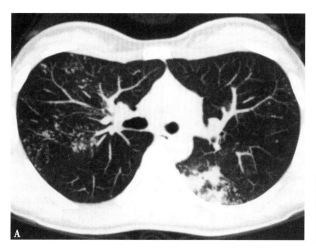
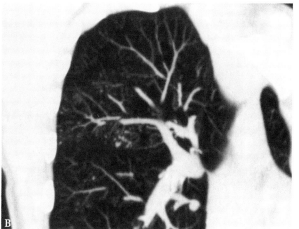

图 1-2-27 | **肺结核胸部 CT 表现**

CT 轴位肺窗（A）显示右上叶沿支气管分布的小点状影，左上叶后胸膜下斑片状实变影及小点状影；冠状 MIP 重组像（B）能更好地显示小点状影与支气管的关系，树芽征更为清晰

树芽征是鉴别诊断中相当有价值的征象，常见于结核支气管播散、感染性细支气管炎、各种原因支气管扩张并感染、弥漫性泛细支气管炎和囊性纤维化。结核支气管播散的树芽征常沿支气管血管束分布，如同时发现有空洞影或大支气管增厚、狭窄，提示结核可能性大；感染性细支气管炎的树芽征通常呈肺叶或肺段性分布，短期复查可见明显变化；弥漫性泛细支气管炎的树芽征表现为两肺较对称，以两下肺为主，可伴相对较轻的支气管扩张。如果树芽征是由支气管扩张所致，则支气管扩张范围明显大于树芽征的范围。囊性纤维化影像表现类似弥漫性泛细支气管炎，但支气管扩张改变更为明显，且该病在亚洲人群中非常罕见。

（六）空洞

空洞是肺内病变发生组织坏死、液化，并经支气管引流排出而形成的，如结核灶发生干酪样坏死、肺脓肿或肺癌的液化坏死等。空洞性病变与局灶性病变中有空洞形成的区别在于后者为病灶内有小空洞，而前者则空洞占病灶大部分。

引起肺内空洞病变的疾病主要包括恶性肿瘤（肺癌和转移瘤）、感染（脓肿或坏死性肺炎、结核、脓毒血症、气管支气管乳头状瘤病、肺真菌病）、非感染性炎症（结节病、肉芽肿性多血管炎和类风湿结节）和其他（肺隔离症、肺挫裂伤和肺梗死后等）。

影像学对肺内空洞性病变的鉴别诊断主要是通过观察壁的厚薄（壁厚≤3mm为薄壁，≥5mm为厚壁）、内壁光滑或不规则（的影像学分析与孤立性肺结节相似）、有无壁结节、中央性或偏心性空洞等确定其良、恶性。在CT显示为薄壁且内壁光滑者几乎均为良性。对于厚壁空洞，即

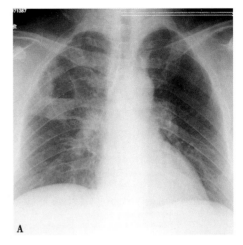

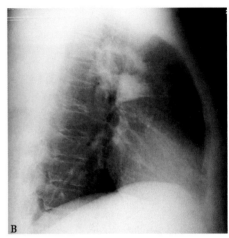

图 1-2-28 │ 右上叶肺脓肿 X 线胸片表现
男性患者，32 岁。胸部 X 线正、侧位片显示右上叶空洞影，内见气液平面，外缘模糊

使 CT 显示内壁不光滑也不一定是恶性结节，须结合空洞外缘的影像特点综合考虑（图 1-2-28）。但是，如果壁厚＞15mm 且内壁不规则，通常提示为恶性病变（图 1-2-29）。

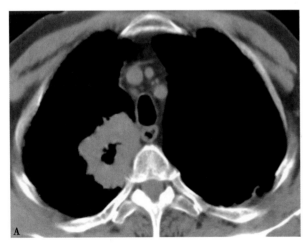

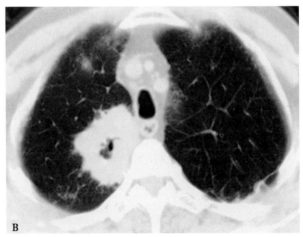

图 1-2-29 │ 右上叶肺癌 CT 表现
CT 纵隔窗（A）显示右上叶后壁空洞影，内壁不光滑；CT 肺窗（B）显示病灶边缘不规则，可见毛刺

（七）肺囊状影

肺囊状影指肺内原有含气腔隙异常扩大。囊壁通常由成纤维细胞或上皮细胞组成。在 HRCT 上，肺囊状影指肺内薄壁（通常＜2mm）、边缘清楚锐利的含气腔，多不伴有肺内纤维化。囊状影的直径差异较大，与病程有密切关系。在病变早期，囊腔直径较小，可以仅为数毫米，而在病变晚期则可达数厘米。

肺囊状影须与其他含气间隙，如肺大疱、胸膜下肺小疱和肺气肿等区别。后几种含气腔隙都无明确囊壁，不是真正的肺囊状影。有时，较大的肺大疱可压迫周围肺组织或合并感染而形成假壁。一般说来，肺囊状影直径多＜3cm，而可见假壁肺大疱的直径往往＞3cm，甚至＞10cm。

HRCT 显示广泛、多发的肺囊状影，一般提示为肺淋巴管平滑肌瘤病或肺朗格汉斯细胞组织细胞增生症。前者见于育龄期女性，囊状影呈两肺弥漫、对称分布（图 1-2-30），无上肺或下肺分布区别；后者多见于吸烟男性，囊状影以两上肺分布为主（图 1-2-31），肺底部几乎正常，并且形状不规则，可呈多种奇怪形状。其他表现为肺囊状影的疾病还有淋巴细胞性间质性肺炎（lymphocytic interstitial pneumonia, LIP）和肺孢子菌肺炎（pneumocystis carinii pneumonia, PCP）等。LIP 的囊状影多出现在胸膜下和支气管血管束周围（图 1-2-32），且多见于干燥综合征患者。肺孢子菌肺炎的囊状影通常以上肺较多见，并且多伴广泛磨玻璃影。

囊状支气管扩张是囊状影的一种特殊形式，可呈多发囊状影，常呈沿支气管血管束的肺叶或肺段分布，典型者可呈葡萄串状，少数患者可累及多个肺叶但仍沿支气管血管束分布，且连续薄层 CT 图像可显示囊状影与支气管相通，其囊壁常较厚，囊内可见气液平面（图 1-2-33）。囊状支气管扩张在 X 线胸片上不易显示，目前 HRCT 是支气管扩张最敏感的无创性诊断方法。

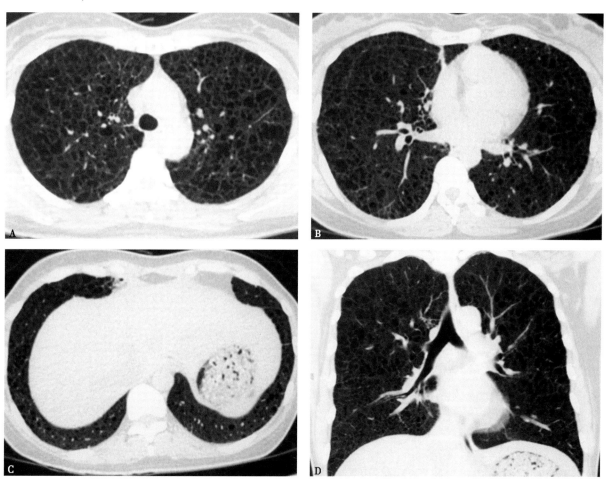

图 1-2-30｜肺淋巴管平滑肌瘤病胸部 CT 表现

女性患者，33 岁。CT 轴位肺窗（A～C）显示两肺弥漫薄壁囊状影，两侧对称，囊状影之间的肺组织基本正常；冠状重组像（D）显示两肺弥漫囊状影，上肺病变较重

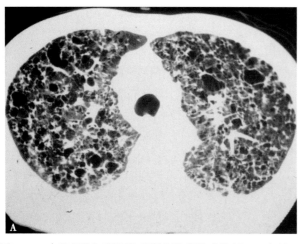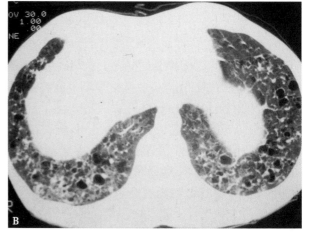

图 1-2-31│肺朗格汉斯细胞组织细胞增生症胸部 CT 表现

男性患者，48 岁。CT 肺窗显示两肺广泛囊状影，较大囊状影呈不规则或奇怪形状，肺底部囊状影明显减少

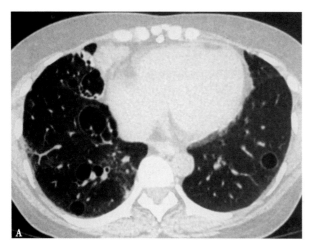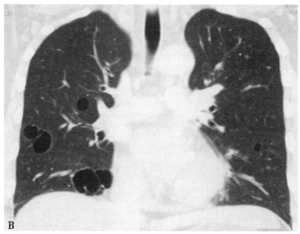

图 1-2-32│LIP 胸部 CT 表现

女性患者，40 岁，患干燥综合征。CT 肺窗（A）显示两肺多发囊状影，血管周围及胸膜下分布为主；CT 冠状重组像（B）显示多发囊状影，下肺较多

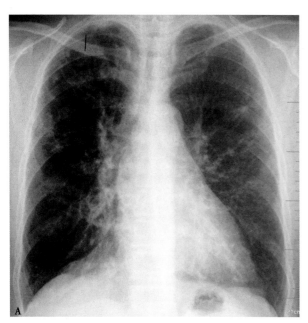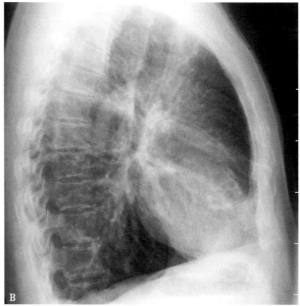

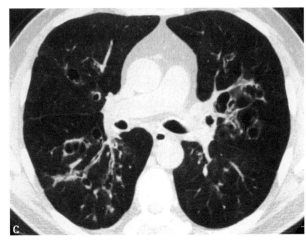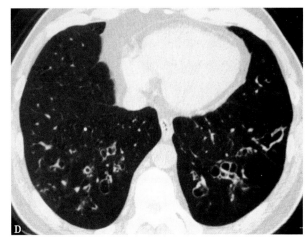

图 1-2-33 | 支气管扩张影像学表现

男性患者，59 岁。胸部 X 线正位像（A）显示两肺支气管壁增厚，右中肺野可疑囊状影；胸部 X 线侧位像（B）显示相当于中叶处可见多发囊状影；CT 轴位肺窗（C、D）显示两肺多囊状影，沿支气管血管束成簇分布

（八）线状或网格状影

HRCT 上，肺内线状或（和）网格状影是肺间质性疾病的最常见表现。根据病灶累及肺小叶的结构和位置，影像学改变主要包括小叶间隔增厚、小叶中央异常、网状影、蜂窝影、胸膜下线影、界面征、支气管血管束周围增厚和不规则线状影等。小叶间隔增厚、网状影和蜂窝影有助于间质性肺疾病的诊断，其他线状或网格状影通常是伴随阴影。

1. 小叶间隔增厚　正常人的小叶间隔厚度约为 0.1mm，很难在 HRCT 中直接显示，偶尔隐约可见垂直于胸膜面、长约 1cm 的细线状影。如果在 HRCT 上较多或广泛地显示小叶间隔线，提示为间质异常。HRCT 上，增厚的小叶间隔可长达 1～2.5cm，位于肺外周，直达胸膜面，相邻小叶间隔可围成一个多边形结构，之中见分叉状或点状的小叶中心动脉。

小叶间隔增厚可以是间质液体成分增多、细胞浸润或纤维化等因素所致，相关疾病主要包括肺水肿、癌性淋巴道转移、普通型间质性肺炎（usual interstitial pneumonia, UIP）、结节病、肺静脉狭窄、肺泡蛋白沉积症、静脉闭塞性疾病等。若患者肺部 HRCT 表现为小叶间隔增厚，应首先区分光滑增厚、结节状或不规则状增厚。如果小叶间隔光滑增厚，且两侧对称分布，上肺或外周性分布为主，可考虑为间质性肺水肿（图 1-2-34），以心源性肺水肿最常见（如同时可见两侧少量胸腔积液、心影增大，更有助于诊断）；如果小叶间隔光滑性增厚，但不对称，部分呈结节状小叶间隔增厚，应考虑癌性淋巴道转移（图 1-2-35）或结节病（如果有同侧肺癌病灶或已知有肺外恶性肿瘤病变，应考虑前者；如果伴纵隔及两肺门广泛淋巴结增大，临床症状不明显，可考虑结节病的可能）；如果小叶间隔光滑增厚，伴磨玻璃影，且以地图状分布，首先考虑肺泡蛋白沉积症；如果两侧肺广泛小叶间隔光滑增厚，同时伴主肺动脉及两侧肺动脉增粗，应考虑肺静脉闭塞性疾病（这是一种罕见疾病，为肺动脉高压罕见病因之一）；对于以结节状或串珠状小叶间隔增厚为主者，首先考虑癌性淋巴道转移，其他可见于结节病和尘肺等（结合病史容易鉴别）；小叶间隔呈不规则状，多提示为间质性纤维化，但通常伴网状影或蜂窝影等改变，且主要见于远离网状影和蜂窝影的区域。

2. 网状影　CT 可见肺内细线状影交织，与渔网相似，网内为肺实质密度而非空气密度，通常提示间质性纤维化，主要病因包括特发性肺纤维化（idiopathic pulmonary fibrosis, IPF）、非特异性间质性肺炎（NSIP）、结缔组织疾病（connective tissue disease, CTD）、慢性过敏性肺炎、结节病、石棉肺和药物性肺损伤。鉴别诊断时，首先观察网状影的分布：如果表现为两下肺外周性分布，伴蜂窝影，考虑为普通型间质性肺炎（UIP）；如果不伴蜂窝影，可能为 NSIP、IPF 或结缔组织疾病等（图 1-2-36）；慢性过敏性肺炎也可表现为两肺网状影，但主要分布于两中上肺野；结节病的网状影主要以中上肺及肺门周围分布为主；石棉肺的网状影与 IPF 相似，同时两侧肋胸膜及膈肌胸膜有胸膜斑和钙化有助于鉴别诊断（图 1-2-37）。

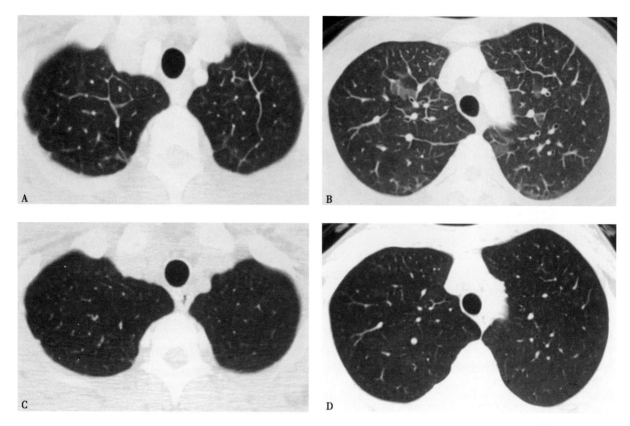

图 1-2-34 间质性肺水肿影像学表现

CT 轴位肺窗（A、B）显示两上肺小叶间隔光滑增厚，中间可见小斑状磨玻璃影；抗心力衰竭治疗后 CT 轴位像（C、D）显示原两上肺小叶间隔增厚及磨玻璃影完全消失

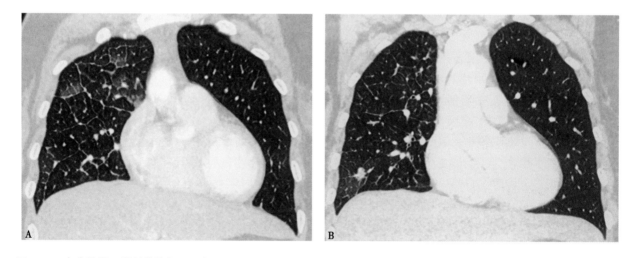

图 1-2-35 癌性淋巴道转移胸部 CT 表现

女性患者，42 岁。CT 冠状重组像显示右肺广泛小叶间隔增厚及小叶内磨玻璃影，左侧基本正常，右下肺可见结节影（原发肺腺癌）

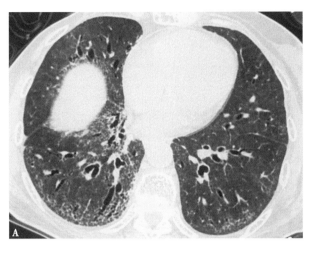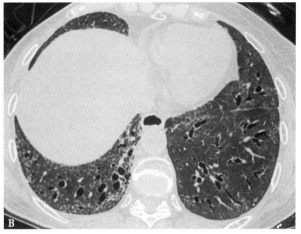

图 1-2-36 | 系统性硬化症胸部 CT 表现

女性患者，45 岁。CT 肺窗显示两肺胸膜下细网状影，伴牵引性支气管扩张

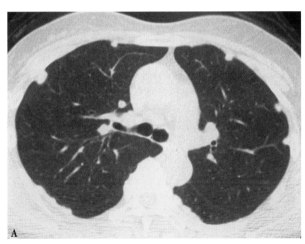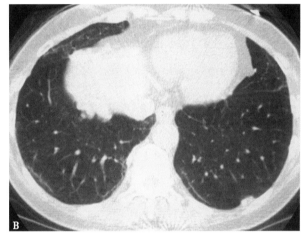

图 1-2-37 | 石棉肺胸部 CT 表现

CT 肺窗显示两侧肋胸膜及右膈肌多发胸膜斑，两下肺胸膜下可见胸膜下线及条网状影

3. 蜂窝影　是具有特征性诊断价值的一个 HRCT 征象——发现肺内蜂窝影，即可诊断肺间质纤维化，而且通常提示为肺纤维化末期，治疗难以逆转，主要见于普通型间质性肺炎（UIP）、石棉肺，少见疾病包括结节病和急性间质性肺炎的慢性期。HRCT 显示为成簇囊性气腔，直径通常为 3～10mm，偶尔可达 25mm，通常在胸膜下分布，且有明确、清楚的囊壁（图 1-2-38），少数可呈较广泛分布或灶性分布。X 线胸片检出蜂窝影的敏感性和特异性均低，显示为环状影，典型呈直径 3～10mm，壁厚 1～3mm，呈蜂窝样改变，提示末期肺部疾病。

蜂窝影通常被认为是 UIP 的特征性改变，因此这一定义必须谨慎使用。根据 2011 年《特发性肺纤维化诊治指南》，当影像学表现为两侧网状影、蜂窝影，病变在肺基底部和外周分布，而无其他不符合 UIP 的表现（两肺广泛磨玻璃影、实变影、结节影、囊状影或马赛克征等）时，考虑为典型 UIP。结合临床，若无其他引起 UIP 的原因，无须病理活检即可直接诊断 IPF。如果无蜂窝影的上述 HRCT 特征，只能考虑为"可能 UIP 表现"，通常建议进行肺活检以确诊。

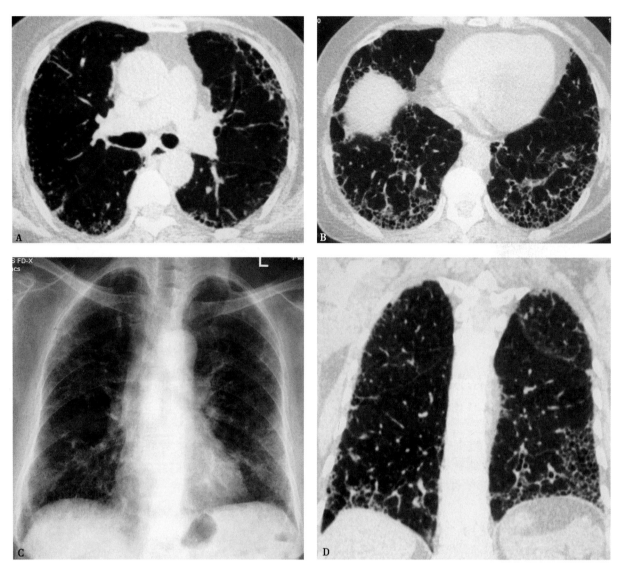

图 1-2-38 | 特发性肺纤维化胸部 CT 表现

CT 轴位肺窗（A、B）显示两肺胸膜下蜂窝影，以下肺分布为主；X 线胸片（C）显示两肺网状影，以外带及两下肺分布为主；冠状 CT 重组像（D）清晰显示蜂窝影及网状影

（九）肺气肿

肺气肿是一病理学定义，指终末细支气管远端气腔持久性异常增大，累及气腔壁破坏，但无明显肺纤维化。HRCT 是目前诊断肺气肿最敏感的无创性检查方法。当使用适当低窗位（-800～-600HU），配合窄窗宽（800～1000HU）时，肺气肿的低密度透亮区很容易与周围正常肺的稍高密度相区别。采用计算机辅助诊断（computer aided diagnosis，CAD）方法可以定量肺气肿的程度，且与肺功能检查有较好的相关性。

肺气肿可分为 4 个亚型，即小叶中心型肺气肿、全小叶型肺气肿、间隔旁型肺气肿、瘢痕旁型肺气肿。

小叶中心型肺气肿：是最常见的类型，与吸烟有明显关系。HRCT 显示为肺野内出现散在分布的小圆形、无壁、低密度区（图 1-2-39），直径为 2～10mm，位于肺小叶中央，这些小透亮灶的边缘通常不清楚，但当直径＞1cm 时，部分边缘变得较锐利，可能是周围的小叶间隔或血管影。病变分布以两上肺较明显，下肺相对较轻。肺气肿的低密度灶与肺囊状影不同，缺乏明确且较完整的壁。随着病变进展，小叶中心病灶融合成较大范围的低密度区时，易与全小叶型肺气肿相混淆，但可根据病变分布特点及其他部位残留的小灶性无壁透亮区进行鉴别。

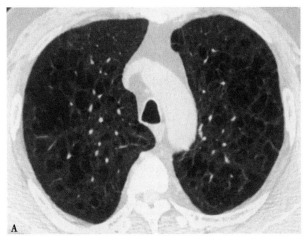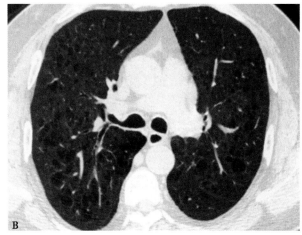

图 1-2-39 | 小叶中心型肺气肿胸部 CT 表现

男性患者，57 岁。CT 显示两肺弥漫低密度透亮灶，部分融合，大多数无明确壁，上肺野比中肺野明显

全小叶型肺气肿：CT 特点是小叶内较均匀的破坏而形成较大范围的低密度区，无明显边界，病变区内血管纹理明显减少。病变分布特点为两肺内弥漫分布但不均匀，通常以下叶及前部为重。病理上重度肺气肿与全小叶型肺气肿有时无法鉴别，但病变的分布特点有助于鉴别。

间隔旁型肺气肿：CT 特点为胸膜下小透亮灶，通常呈单行排列（图 1-2-40）。病变分布以两上肺，尤其是肺尖部为主，也常见于奇静脉食管隐窝。

瘢痕旁型肺气肿：CT 可见肺内纤维灶周围小透亮灶，容易诊断。

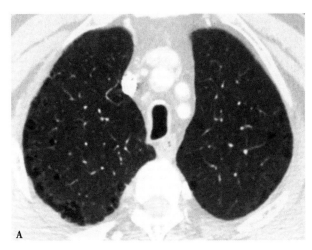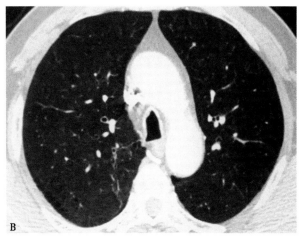

图 1-2-40 | 间隔旁型肺气肿胸部 CT 表现

男性患者，59 岁。胸部 CT 显示两上肺胸膜下小透亮灶，无明确囊壁，呈单层排列，右肺较明显

肺大疱是肺气肿的一种特殊表现，即透亮区直径＞1cm，边缘锐利，且壁厚≤1mm，HRCT 能做出正确诊断。一般说来，肺大疱作为肺气肿的唯一征象是极为少见的，除了少数间隔旁型肺气肿患者仅表现为肺尖部肺大疱，通常肺大疱多合并其他型肺气肿，特别是小叶中心型肺气肿。在 HRCT 上，肺大疱直径多为 2～8cm，最大可达 20cm，单发或多发，分布常呈不对称，多见于胸膜下区。如果肺部病变以多个巨大肺大疱为主，也可称为大疱性肺气肿（图 1-2-41）。

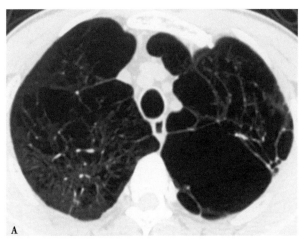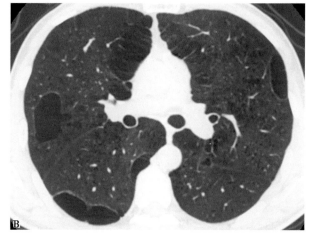

图 1-2-41 | 大疱性肺气肿胸部 CT 表现

男性患者，46 岁。胸部 CT 显示两肺多发大小不等透亮灶，无完整壁，最大的肺大疱位于左上肺，直径＞ 10cm

（十）马赛克征象及气体陷闭

影像学所见肺实质密度是肺内含气量、血流灌注量、血管外液量和肺组织密度的综合反映，正常约 80% 为气体、10% 为液体、10% 为组织结构。任何原因引起的局部肺气体量增多或液体量和组织结构成分减少，均可产生肺低密度影。

由于气道疾病或肺血管性疾病引起相邻肺区血液灌注差别，可在 HRCT 显现不均匀肺密度，常呈斑片状分布，形似建材中的马赛克，故称马赛克征（图 1-2-42）。

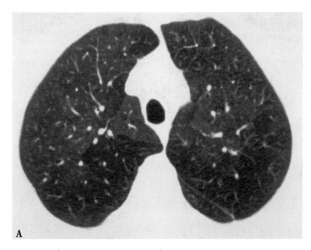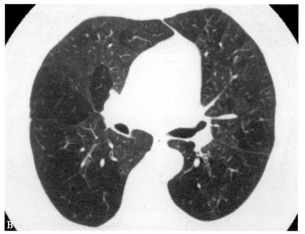

图 1-2-42 | 马赛克征胸部 CT 表现

女性患者，72 岁，患哮喘。CT 肺窗显示两侧肺实质通气血流灌注不一，边界清晰，两侧支气管管腔变细

气体陷闭是指在呼气相的不同阶段，CT 肺窗显示肺野局限性、不均一性空气滞留的征象，即在呼气相 CT 中出现的马赛克征。气体陷闭是由于小气道病变导致通气不良的结果。正常人吸气时气道扩张，呼气时气道回缩；当病变使气道变窄时，容易导致气道在呼吸过程中呈活瓣状，使远端肺泡内有过多的气体潴留。引起气体陷闭的原因多样，如肺气肿、哮喘、慢性阻塞性肺疾病（慢阻肺）及各种原因所致的缩窄性细支气管炎，支气管扩张的远端肺组织也常见气体陷闭。有些血管性病变可引起马赛克征象，如慢性肺血栓栓塞征，但并非特征性征象，当临床有怀疑时，须行肺动脉 CT 造影以明确诊断。

单侧透明肺（Swyer-James 综合征）（图 1-2-43）表现为一侧肺过度充气伴血管稀疏，往往是婴幼儿期重症肺部感染后患侧肺毁损或发育不良伴缩窄性细支气管炎（或闭塞性细支气管炎）的一种特殊情况。

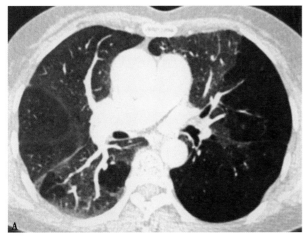
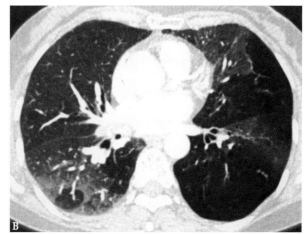
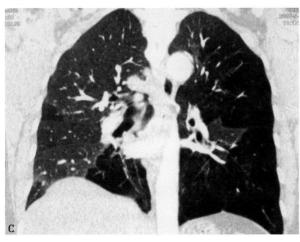

图 1-2-43 │ 单侧透明肺胸部 CT 表现

CT 轴位肺窗（A、B）显示左侧肺实质大部分透亮度明显增高，其内血管影稀疏、纤细，右肺可见少许空气潴留改变；CT 冠状重组像（C）显示两肺网状影，以外带及两下肺分布为主

（十一）支气管病变

1. 支气管壁增厚　可见于多种累及支气管的疾病，主要包括支气管扩张、支气管哮喘、下呼吸道病毒性感染和慢性支气管炎等，也可见于一些无症状吸烟者。对于支气管壁增厚，目前尚无统一评价标准，多根据主观视觉评价，与观察者经验有很大关系。一般而言，支气管壁厚至少 2 倍于同级正常支气管壁厚度即为支气管壁增厚，但是这一标准只有在与正常支气管比较后才成立。值得注意的是，支气管壁厚度的测量结果与扫描时患者吸气程度以及评价时所用窗条件（显示支气管壁的理想窗条件为窗宽 1000HU、窗位 −700HU）有关。在鉴别诊断中，支气管壁增厚本身意义不大，多须结合其他伴随征象。例如，支气管壁增厚伴支气管扩张，考虑为支气管扩张症；伴支气管管腔明显变细，考虑可能为支气管哮喘；下呼吸道病毒感染和慢性支气管炎也可出现支气管壁增厚（图 1-2-44），主要根据临床病史（急性或慢性）加以鉴别。

2. 支气管扩张　目前，HRCT 是诊断支气管扩张最敏感和最有效的无创性检查方法。其直接征象包括：①支气管内径大于相邻肺动脉管径（图 1-2-45），单个轴位层面支气管内径大于伴随肺动脉 1.5 倍，典型扩张支气管环状透亮影与相伴管径较小的肺动脉影可形成特征性的印戒征；②正常支气管管径逐渐变细的征象消失，即远段支气管

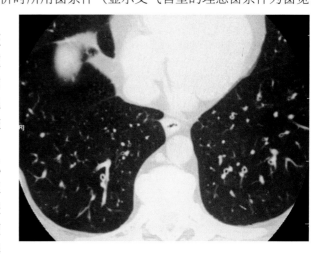

图 1-2-44 │ 支气管炎胸部 CT 表现

CT 肺窗显示两下叶支气管壁明显增厚，管腔稍变细

管径等于或大于近段支气管管径（图 1-2-46）；③距肋胸膜 1cm 内可见支气管。诊断时要注意如下几点：①当 CT 层面上支气管和伴随肺动脉呈卵圆形时，应测量其短径。②长期居住高海拔者的肺动脉通常较细，在正常状态下支气管内径也可大于伴随的肺动脉。③当肺血流减少使相应肺动脉管径变细时，相对于正常大小的支气管可形成假印戒征。如果肺血流减少为区域性或单侧性的，与对侧相比较可以发现两侧支气管内径相似而血管影有明显差别；如果两侧肺血流均减少，通过远段支气管管径是否呈逐渐变细加以判断。④在一些左向右分流的心脏病患者中，由于肺灌注增多导致肺动脉管径增大，也可出现假阴性可能。总之，在诊断支气管扩张时。除了观察支气管与伴随肺动脉的管径外，还需结合支气管管腔是否逐渐变细这一征象进行判断。

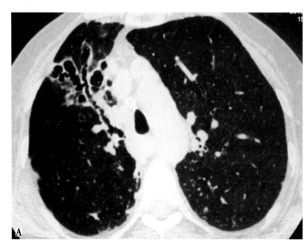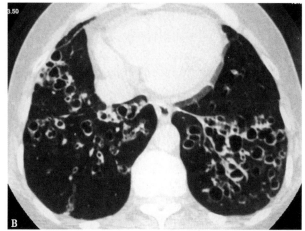

图 1-2-45 | 支气管扩张胸部 CT 表现
CT 肺窗（A）显示右上叶前段支气管管腔不规则，远端明显扩张；下肺层面（B）显示两下叶多发支气管扩张呈囊状改变

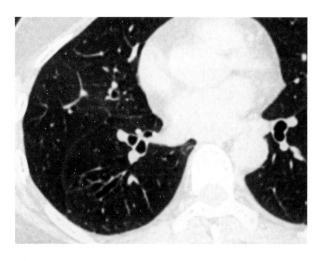

图 1-2-46 | 柱状支气管胸部 CT 表现
CT 肺窗显示右下叶支气管扩张，呈双轨征，远端支气管管腔不呈逐渐变细

支气管扩张在形态上分 4 个亚型，即柱状、囊状、曲张性和混合性。支气管扩张的病因多种多样，最常见的为感染，少见的包括过敏性支气管肺曲霉菌病（allergic broncho pulmonary aspergillosis, ABPA）、纤毛不动综合征、免疫抑制、黄指甲综合征等。ABPA 支气管扩张多为中心型，以肺门周围明显，常伴黏液潴留，可见气液平面，临床有哮喘表现；纤毛不动综合征者，支气管扩张位于中下叶，常伴内脏转位和鼻窦炎（即 Kartagener 综合征）（图 1-2-47）。而牵拉性支气管扩张继发于肺纤维化，管壁不规则，通常不含黏液，与上述支气管扩张在形成机制上有本质的不同。

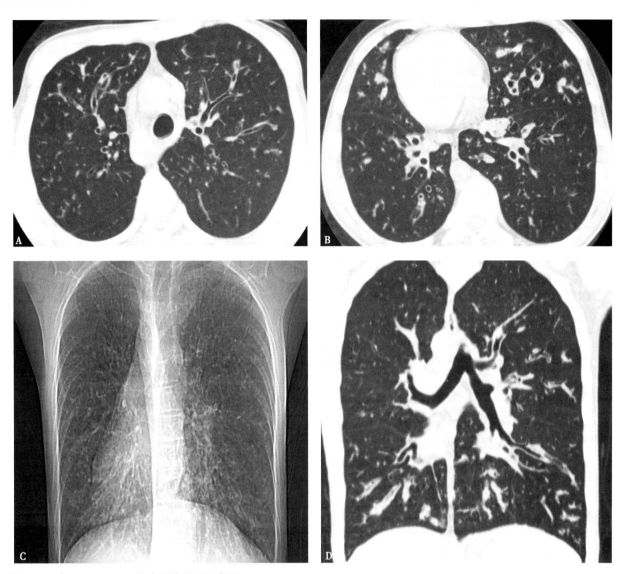

图 1-2-47 ｜ Kartagener 综合征胸部 CT 表现

CT 轴位肺窗（A、B）显示两肺多发支气管扩张，部分内含黏液；X 线胸片（C）显示心影位于右侧，两肺纹理明显增粗；冠状 CT 重组像（D）显示两肺支气管扩张，右下叶可见支气管内黏液栓，主动脉结位于纵隔右侧，中央支气管分支呈镜像分支（即左侧上叶支气管分支近气管分叉，而右侧主支气管较长

（十二）纵隔及肺门淋巴结肿大

X 线胸片仅可检出明显肺门淋巴结肿大，但是难与其他肺门肿块相鉴别，对于检出纵隔淋巴结肿大的敏感性较低，除非明显超出纵隔轮廓，并且也无法与其他纵隔肿块相鉴别。CT 能准确发现纵隔和肺门淋巴结增大，增强扫描能更容易区别血管或淋巴结，当然也能显示增大淋巴结的强化特点，有助于鉴别诊断。在 CT 上，目前比较通用的判断标准是淋巴结短径＞1cm 时考虑淋巴结增大，对于隆嵴下淋巴结的判断可适当放宽标准，而对于主动脉弓和主肺动脉旁区、内乳淋巴结和心周淋巴结，即使接近 1cm，也应视为异常。

引起纵隔和肺门淋巴结肿大的常见疾病包括恶性肿瘤淋巴结转移、淋巴瘤、结核性淋巴结肿大、结节病、Castleman 病（巨大淋巴结增生症）和淋巴结反应性增生。单发巨大淋巴结增大多考虑 Castleman 病（多位于右侧气管旁）和淋巴瘤（多位于前纵隔）（图 1-2-48）。两侧肺门及纵隔多发淋巴结增大首先考虑结节病（图 1-2-49）。结核性淋巴结肿大多位于气管右旁。转移性淋巴结增大的分布主要与原发病灶位置有关。例如，原发性肺癌则多为同侧肺门及纵隔淋巴结增大（图 1-2-50），对侧肺门淋巴结增大罕见；胸外原发性恶性肿瘤则以纵隔淋巴结增大为主，偶可见单侧肺门淋巴结增大。反应性淋巴结增生通常呈淋巴结轻度增大。增强扫描对于增大淋巴结的鉴别有重要价值。例如，CT 值超过 100HU 且为单发巨大淋巴结增大时，首先考虑 Castleman 病；典型结核性淋巴结增大呈环形强化，中央无强化（图 1-2-51）；多发淋巴结增大且强化明显时，考虑结节病和某些转移性淋巴结增大（如肾癌、甲状腺癌和黑色素瘤）。淋巴结增大且钙化主要考虑结节病、尘肺、某些恶性肿瘤转移（消化道黏液腺癌、成骨肿瘤等）。

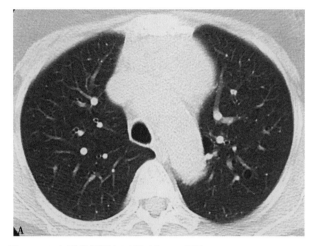
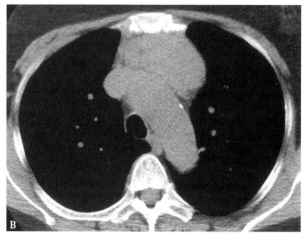

图 1-2-48│前纵隔淋巴瘤胸部 CT 表现
CT 轴位肺窗（A）显示前纵隔增宽；CT 平扫纵隔窗（B）显示血管前区肿块影，与主动脉弓分界较清

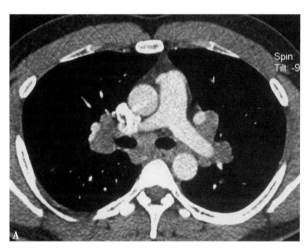
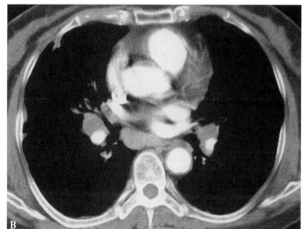

图 1-2-49│结节病 CT 表现
CT 增强扫描纵隔窗显示纵隔及两肺门多发淋巴结肿大，两侧对称

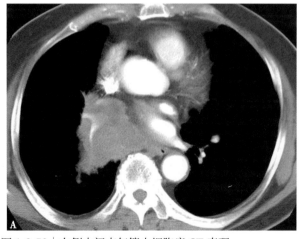
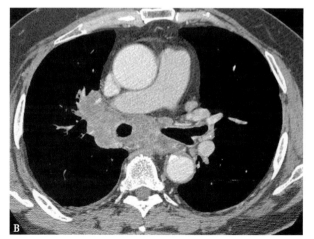

图 1-2-50│右侧中间支气管小细胞癌 CT 表现
CT 增强扫描纵隔窗（A）显示右下肺门肿块影，中间支气管阻塞；较高层面（B）显示右肺门及隆嵴下淋巴结肿大

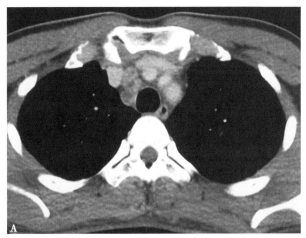
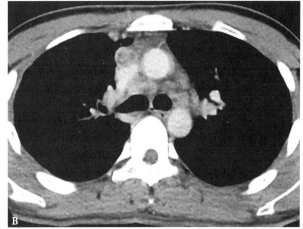

图 1-2-51 | 纵隔淋巴结核 CT 表现
CT 增强扫描纵隔窗显示气管右旁及上腔静脉前方淋巴结增大，中央呈低密度，边缘呈环形强化

三、呼吸系统疾病的影像诊断思维

在临床诊断过程，如何解读胸部影像并无统一模式。有经验的医师会根据自身经验积累和所掌握的知识形成自身的习惯进行解读。对于年轻医师，建立和培养一种良好的影像分析思路，并且不断实践，无疑将有助于逐步提高诊断水平。在此介绍一种比较通用的影像诊断分析思路，主要步骤包括：①发现异常影像征象；②分析各种异常征象并找出一个或一组主要的影像表现；③提出若干可能的疾病（包括常见、少见和罕见疾病）并进行鉴别；④最后结合临床资料提出影像诊断。这种诊断思维模式可能与临床医师熟悉的模式不同，因为临床医师更多是以临床特点主导，再结合影像特点进行诊断，虽然简便有效，但容易受先入为主的临床表现影响而出现诊断偏差，另外在患者临床表现无特点时则会有无从入手的感觉。上述介绍影像分析思路以影像征象入手，减少了临床因素干扰，有助于更客观地进行分析。采用这一方法对以临床为主的思维模式进行补充，相当于换一种角度思维，也符合在呼吸系统疾病诊断中强调的临床-影像-病理多学科协作理念。具体方法如下：

1. 发现异常影像征象是影像诊断的基础，因此首先要仔细观察，正确识别各种异常征象，包括病变位置和分布特点。对于弥漫性病变，主要征象的分布特点尤其重要，包括两侧对称或不对称（甚至单侧性）、上肺分布或下肺分布、中央性分布或外周性分布；对于在小叶内结构的分布，分为小叶中心分布、淋巴道分布或弥散随机型分布。

2. 不同患者的影像检查可显示一个或多个异常征象。对于单一征象，需要知道这一征象可见于哪些疾病，包括常见、不常见或罕见疾病。同时有多种征象时，则需要选择其中一种作为患者的主要征象，以便列出可能疾病供进一步鉴别。对单一征象或主要征象能列出多少种疾病，与每个解读者的知识和经验密切相关。

3. 对已经列出的可能疾病，根据已知的主要异常征象、其他次要征象以及病变的分布特点逐一进行鉴别，缩小诊断范围或提出较明确的诊断。在此特别强调，应注意患者病变的动态变化，如果有可能，尽量获得患者以前所做的相关影像学检查。有时，动态变化可以在诊断中起决定性作用。

4. 上述诊断过程，除一些有明确特征或以形态学诊断为主的疾病外，对于大多数患者主要是缩小诊断范围。结合临床相关检查资料将有助于进一步缩小诊断范围，甚至做出诊断。

（陈起航）

参考文献

1. Hansell DM, Bankier AA, MacMahon H, et al. Fleischner Society : glossary of terms for thoracic imaging. Radiology, 2008, 246（3）: 697-722.

2. Lee HJ, Lee CH, Jeong YJ, et al. IASLC/ATS/ERS International Multidisciplinary Classification of Lung Adenocarcinoma : novel concepts and radiologic implications. J Thorac Imaging, 2012, 27（6）: 340-53.

3. Webb WR. Radiologic evaluation of the solitary pulmonary nodule. Am J Roentgenol, 1990, 154（4）: 701-708.

4. Rossi SE, Erasmus JJ, Volpacchio M, et al. "Crazy-paving" pattern at thin-section CT of the lungs : radiologic-pathologic overview. Radiographics, 2003, 23（6）: 1509-1519.

5. Raoof S, Amchentsev A, Vlahos I, et al. Pictorial essay : multinodular disease : a high-resolution CT scan diagnostic algorithm. Chest, 2006, 129（3）: 805-815.

6. American Thoracic Society, European Respiratory Society. International Multidisciplinary Consenus: Classification of the Idiopathic Interstitial Pneumonias. Am J Respir Crit Care Med, 2002, 165: 277-304.

7. Raghu G, Collard HR, Egan JJ, et al. An official ATS/ERS/JRS/ALAT statement : idiopathic pulmonary fibrosis : evidence-based guidelines for diagnosis and management. Am J Respir Crit Care Med, 2011, 183（6）: 788-824.

8. 刘士远, 陈起航, 吴宁. 实用胸部影像诊断学. 北京: 人民军医出版社, 2012.

第三节 | 介入技术在呼吸系统疾病诊断中的应用

介入呼吸病学是近年来呼吸病学中快速发展起来的一个新领域, 主要是采用先进的支气管镜和胸膜腔镜技术对呼吸系统疾病进行诊断和治疗。常用的诊断技术除了常规支气管镜检查外, 还包括支气管肺泡灌洗 (bronchoalveolar lavage, BAL)、经支气管肺活检 (transbronchial lung biopsy, TBLB)、经支气管针吸活检 (transbronchial needle aspiration, TBNA)、超细支气管镜、超声支气管镜、自发荧光和窄谱成像支气管镜、电磁导航支气管镜、虚拟支气管镜以及内科胸腔镜等。随着技术的进步和对疾病无创、微创诊断需求的增长, 一些光学成像技术, 如光学相干断层扫描 (optical coherence tomography, OCT)、共聚焦显微内镜、拉曼成像以及分子生物学技术等也应用于介入呼吸病学领域。

一、可弯曲支气管镜

20 世纪 60 年代, 日本的池田茂人医师最早报道了可弯曲支气管镜。近年来, 随着内镜技术的发展, 可弯曲支气管镜在可操作性、图像清晰度和数字化等方面不断改进, 并融入了光学相干成像、共聚焦显微内镜、拉曼成像等光学成像技术, 出现了自发荧光支气管镜、窄谱成像支气管镜、超声支气管镜等。这使得可弯曲支气管镜在呼吸系统诊断领域的应用越来越广, 已成为呼吸科医师不可缺少的工具。

诊断性可弯曲支气管镜除了用于检查气道壁和气道管腔结构并评价其功能、检查气道黏膜、发现肉眼可见病变和出血等外, 还可进行气道黏膜和肺实质组织活检, 采用支气管冲洗和支气管肺泡灌洗方法获取气道和肺泡固体和可溶性成分标本对感染性疾病进行病原学诊断定性和定量, 以及利用穿刺针进行纵隔和肺门淋巴结活检; 与超声、OCT 等成像技术结合, 还可进行气道深层和周围结构评价、活检以及肺癌的分期; 与自发荧光、窄谱成像 (narrow band imaging, NBI) 和 OCT、共聚焦显微镜、拉曼成像等光学成像技术结合，可进行肺癌早期诊断等。临床实践中，可弯曲支气管镜可用于咯血、弥漫性间质性肺疾病、肺小结节或肿物、纵隔淋巴结肿大、反复发生的或难治性肺部感染、肺不张、不明原因咳嗽和喘鸣等几乎所有呼吸系统疾病和症状的辅助诊断或鉴别诊断，以及肺癌的早期诊断、分期和风险预测等。

支气管肺泡灌洗（BAL）是用生理盐水对支气管及其所属肺泡区域（肺段或亚肺段水平）反复灌注和回收，从而获取肺组织深部细胞和可溶性物质标本的方法。灌入液体量一般为 100～300ml，回吸收负压一般≤100mmHg。回收的液体称为支气管肺泡灌洗液（bronchoalveolar lavage fluid，BALF），回收量应大于注入量的 30%。合格的 BALF 要求无大气道分泌物混入，存活细胞占＞95%，红细胞少于细胞总数的 10%，上皮细胞少于总数 3%，涂片细胞形态完整，无变形，分布均匀。一般情况下，健康非吸烟者 BALF 标本含肺泡巨噬细胞 85%、淋巴细胞 10%～15%、中性粒细胞（neutrophil granulocyte，N）＜3%、嗜酸性粒细胞＜1%、鳞状/纤毛柱状上皮细胞＜5%。异常 BALF 细胞分类中，淋巴细胞＞15%，称为淋巴细胞为主型，提示结节病、非特异性间质性肺炎（NSIP）、过敏性肺炎、隐源性机化性肺炎（COP）、药物性间质性肺损伤等；中性粒细胞＞3%，称为中性粒细胞为主型，可见于特发性肺纤维化、吸入性肺炎、肺部细菌或真菌感染、急性呼吸窘迫综合征（ARDS）及弥漫性肺泡损伤（diffuse alveolar damage，DAD）等；嗜酸性粒细胞＞3%，称为嗜酸性粒细胞为主型，指示嗜酸性粒细胞性肺炎、药物性间质性肺损伤、哮喘、变应性肉芽肿性血管炎以及过敏性支气管肺曲霉菌病等。BALF 还可用于淋巴细胞亚群分类：在其他炎症细胞成分无变化时，$CD4^+/CD8^+$＞4 强烈提示结节病。检测分析 BALF 中可溶性成分或特殊物质（如半乳甘露聚糖等），也可为临床诊断提供有益的线索。BALF 是诊断弥漫性肺疾病和明确肺部感染病原学的可靠途径。BALF 诊断肺炎的准确率在 30%～75%，诊断结核或非结核分枝杆菌感染的阳性率在 70% 左右。

经支气管肺活检（TBLB）是经过支气管镜活检通道，透过支气管壁实施肺组织活检。它是诊断弥漫性肺疾病的重要方法之一，也可用于肺结节、肿块以及肺部感染等疾病诊断。联合应用 TBLB 与 BALF 分析，可将免疫正常患者肺部感染的病原学诊断率提高至 70% 左右。

经过可弯曲支气管镜还可对纵隔和肺门淋巴结和肿块进行穿刺活检，如经支气管针吸活检（TBNA）。TBNA 是肺癌分期诊断的重要方法，对制订肺癌治疗方案具有重要指导意义。传统 TBNA 要求操作人员熟悉胸部解剖和 CT 扫描知识，具有熟练的支气管镜操作技巧，并需要训练有素的助手协助。由于各医疗机构条件不同，通过 TBNA 对纵隔肿瘤的诊断率差异比较大。据文献报道，TBNA 对纵隔恶性肿瘤的诊断率一般在 40%～80%。为确定穿刺取材是否满意，有条件的医院可采用快速现场细胞学检查（rapid on-site evaluation，ROSE）进行评价（但也有临床研究表明，是否使用 ROSE 在标本足够率、诊断阳性率、每例患者穿刺部位数、影响临床决定等方面并无显著差异）。

可弯曲支气管镜检查是比较安全的检查方法，没有绝对禁忌证。相对禁忌证包括：①心、肺功能状态不稳定，如急性心肌梗死急性期、不稳定心绞痛或心律失常、严重心肺衰竭等；②对镇静、麻醉药物过敏；③惊厥、颅内压升高、严重激惹状态；④严重出血倾向；⑤传染性疾病等。随着消毒、麻醉、输血以及心肺支持技术的不断提高，这些相对禁忌证变得越来越少，并发症发生率也越来越低。较轻微的并发症包括：①低氧血症：支气管镜检查时平均血氧降低 10%～20%。②出血：一般比较轻微，可以自行止血，严重出血者非常少见，一般也能很快止血。术前需要注意检查患者凝血功能状态以及抗凝或抗血小板药物（如氯吡格雷等）使用情况。③发热：16% 患者术后可能出现轻微发热，一般一天内可自行缓解。④需要处理的感染：一般少见。较严重并发症发生率很低，包括心脏并发症（如严重心律失常）、支气管痉挛发作、气胸需要置管引流、麻醉药物过敏，甚至死亡。支气管镜引起的死亡率低于万分之一，一般发生于高危患者。因此，术前要注意患者的呼吸状态以及是否存在低氧血症、心脏疾病或严重肺气肿等影响肺功能的弥漫性肺疾病。如果需要，有时可先行气管插管以策安全。

二、支气管内超声

超声诊断技术用于呼吸道检查开始于 20 世纪 90 年代。目前有两类支气管内超声（endobronchial

ultrasound, EBUS): 1992 年最早报道的是使用辐状扫描超声探头, 2004 年又开发了一种可以时实引导穿刺的凸面超声探头。目前后者的应用更广泛。

(一) 辐状探头支气管内超声

辐状探头支气管内超声 (radial probe endobronchial ultrasound, RP-EBUS) 是一个可通过可弯曲支气管镜工作通道的超声探头, 通过前端旋转传感器可 360°扫描支气管周围结构, 可用于研究气道壁结构、评价肿瘤对支气管壁的浸润程度、引导纵隔病变透支气管壁活检、诊断肺外周病变并引导活检。辐状探头扫描的频率范围为 20～30MHz。20MHz 探头扫描的穿透深度最大可达 5cm, 可通过直径 2.8mm 支气管镜工作通道, 也有更小的探头可进入直径 2.0mm 工作通道以探查肺野更外周病变。在探查较大气道时, 一般需在探头上加装一个充水球囊, 使探头和气道壁之间紧密接触, 以避免空气干扰, 取得清晰超声图像。对肺野外周病变进行探查和活检时, 在探头上套一个导引鞘 (guide sheath, GS), 在超声探头确定病变位置后, 将超声探头抽出, 导引鞘留在原位, 沿导引鞘将活检器械 (活检钳、毛刷等) 送至超声确定的病灶部位进行活检或刷检。

RP-EBUS 最早用于描述中心气道壁结构。通过分别比较正常支气管组织标本、侵犯气道肺癌标本的病理和 EBUS 表现证明, 正常支气管壁结构的组织学和 EBUS 特征相关性很好, 肿瘤诊断的相关性可达 93%～95%。有作者比较了胸部肿瘤侵犯支气管壁 CT 表现与 EBUS 表现, 并将结果与病理结果对照, 发现 RP-EBUS 对评价肿瘤侵犯支气管壁的敏感性、特异性和准确性显著优于 CT (分别为 100% 和 28%、89% 和 75%、94% 和 51%)。确定肿瘤是否侵犯支气管或气管壁有助于明确治疗决策和早期肿瘤分期: 如果病变未超过软骨层, 可采用局部治疗 (如光动力治疗), 否则需手术或放疗。

RP-EBUS 也可用于引导纵隔淋巴结或肿瘤 TBNA。采用 RP-EBUS 引导纵隔或肺门淋巴结活检可显著提高淋巴结活检阳性率 (EBUS 阳性率 84%～86%, 传统方法阳性率 58%～74%), 所需的穿刺数也较低。将 RP-EBUS 与经食管内镜超声 (endoscopic ultrasonography, EUS) 结合, 对纵隔淋巴结肿大的诊断率可与纵隔镜结果相似。由于凸面探头支气管内超声的广泛应用, RP-EBUS 现在已很少用于纵隔、肺门淋巴结活检而更常应用于肺外周病变活检。

RP-EBUS 探头较细, 可以深入到更细的支气管, 因此可探及传统支气管镜无法探及的肺外周病灶 (图 1-3-1)。在超声探头下, 支气管周围充气的正常肺组织显示为均匀的线条和圆圈的形状 (暴风雪样), 而病变会破坏这种结构, 显示为有边界的低回声区。

EBUS-GS 对肺外周病变的诊断率可达 70%～80%。比较 EBUS-GS 与透视引导下经支气管活检肺外周病变, EBUS-GS 阳性率比非 EBUS-GS 高 1.46～1.63 倍。对 X 线透视无法发现的小灶病变, EBUS-GS 更是透视引导经支气管活检无法比拟的。是否能取得较高的阳性率关键是超声探头是否能探及病灶并探入病变内部, 探头能探入病变内部时其诊断阳性率 (87%) 显著高于探头靠近病变 (42%) 和未探及病变。

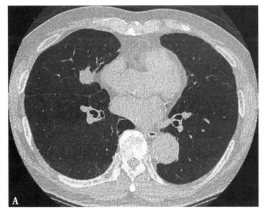
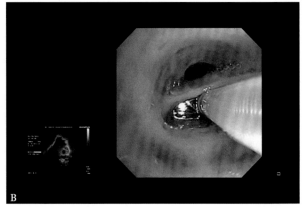

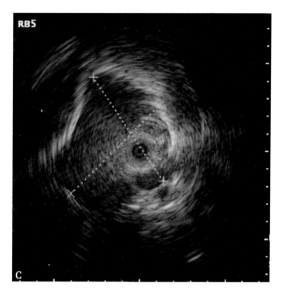

图 1-3-1 | RP-EBUS 发现肺内结节

A. CT 发现肺内结节；B. 支气管镜下探入超声探头发现肺内结节；C. 肺内结节超声图像

关于 EBUS-GS 与 CT 引导肺穿刺对肺外周病变诊断孰优孰劣的问题尚无明确答案。一项荟萃分析对 39 项研究中涉及的 3052 个病灶进行了总结，多数研究结果仍支持经胸肺穿刺活检的诊断准确性较高。但与 CT 引导肺活检相比，RP-EBUS 并发症的发生率显著降低。

RP-EBUS 有时还可用于其他用途，如评价哮喘患者气道壁厚度以发现疾病进展的严重患者、评价复发性多软骨炎患者气道软骨损害状态等。

（二）凸面探头实时超声支气管镜

凸面探头实时超声支气管镜（curvilinear probe real time endobronchial ultrasound，CP-EBUS）是一个可弯曲成一定角度的曲面探头，固定在支气管镜插入部前端，探头通常成 30°～40°，可以探查 90°范围的图像。在探头上可以套一个充水球囊使之与气道壁更好接触以便图像质量更好。超声探头具有多普勒模式，可以更好地区分血管和其他不同结构。通过支气管镜活检通道进入的穿刺针可被探头探及，发现目标淋巴结或病变后，穿刺针可在超声实时引导下插入病变内吸取标本（图 1-3-2）。穿刺针进入病变和在病变内来回抽动取得针吸标本的过程可以在超声图像下实时监控，使得取材更准确，并发症更少。

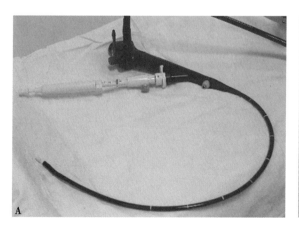

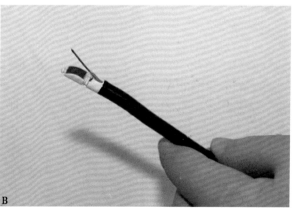

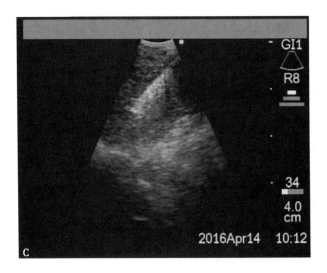

图 1-3-2 │ CP-EBUS

A. 凸面探头超声支气管镜; B. 穿刺针由支气管镜前探出; C. 在超声时实监视下进行纵隔淋巴结穿刺

CP-EBUS 用于纵隔病变和中央气道周围肿物或淋巴结活检，最常用于恶性肿瘤诊断和肺癌分期。CP-EBUS 鉴别纵隔和肺门淋巴结病变良恶性的敏感性和特异性可达到 90%～95% 和 97%～99%，用于肺癌分期时的灵敏度为 93%，特异性为 100%。与纵隔镜相比，两种方法敏感性和特异性相似，但并发症发生率显著低于纵隔镜。在确定不能手术肺癌患者方面，CP-EBUS 引导 TBNA 和正电子发射计算机断层显像（positron emission tomography-CT，PET-CT）敏感性相似，二者均显著高于 CT，但 CP-EBUS 引导 TBNA 比 PET-CT 特异性更高（100% 和 70%），费用更低。

CP-EBUS 也常用于诊断结节病和结核等慢性感染性疾病。虽然 CP-EBUS 穿刺针常较常规盲法 TBNA 穿刺针细，但诊断结节病的敏感性和特异性仍可达 83% 和 100%，优于常规支气管镜下盲法穿刺。

有研究者试图用 CP-EBUS 图像判断纵隔淋巴结的性质。他们根据淋巴结内血管形态将淋巴结分成四级：0 级表示没有血流或只有少量血流；Ⅰ级可见少量较大血管由肺门流向淋巴结中心；Ⅱ级可见少量点状或棒状血流信号或少量血管呈弯曲长条状；Ⅲ级血流丰富，可见多于 4 条不同直径的血管。多普勒可发现支气管动脉血流向淋巴结，可作为一个独立的特点：诊断恶性淋巴结的敏感性、特异性和准确性分别为 87.7%、69.6% 和 78.0%（将 0 级和Ⅰ级定义为良性，Ⅱ级和Ⅲ级定义为恶性）；预测转移性病灶的准确性为 80.3%。

EBUS 相对安全，并发症的发生率与常规可弯曲支气管镜相似。据报道，EBUS-TBNA 并发症的总发生率为 1.23%，其中最常见的为出血。与 CT 引导经胸肺穿刺相比，RP-EBUS 气胸发生率是 1%，而 CT 引导肺穿刺为 15%。但有些医院进行 EBUS 操作一般在全麻下进行，可能会增加麻醉相关并发症风险。

三、电磁导航支气管镜

电磁导航支气管镜（electromagnetic navigational bronchoscopy，ENB）是为解决常规支气管镜无法探及的肺外周病变活检难题而开发的，原理与全球定位系统（global positioning system，GPS）导航有些类似，可以帮助医师在支气管镜操作中定位肺外周病灶，从而进行活检。具体操作为：将患者的胸部 CT 图像载入电脑程序，形成三维模型，然后将患者胸部置于一个三维电磁场中，与电脑形成的三维模型进行拟合，即可在三维电脑模型中定位患者胸部病灶。将一个可调节方向的定位探头通过支气管镜工作孔道插入气道，利用电磁场确定定位探头在体内的三维位置，显示在电脑三维模型上，通过操作支气管镜和探头，在电脑模型的引导下，将探头插到病变位置，然后将探头撤出，通过留置的导鞘放入活检钳、穿刺针或细胞刷等活检器材进行活检。

ENB 适应证是活检常规支气管镜无法观察到的肺外周病变。采用 ENB 进行肺外周结节活检，诊断阳性率在 59%～77%，与 RB-EBUS 相似；两种方法结合可显著提高诊断的准确性。在 CT 上可观察到支气管充气征（即有支气管通向病灶）以及结节较大（>3cm）时，诊断的阳性率显著较高。主要并发症为气胸，发生率为3.1%。虽然还没有直接比较 CT 引导经胸肺穿刺和 ENB 的研究，但一般认为前者诊断肺外周结节的诊断阳性率还是高于 ENB。

ENB 设备和一次性使用探头非常昂贵，成本较高，而且建立电脑模型、标注和定位等操作加上活检的总时间需要数小时，明显延长了支气管镜的操作时间。这些缺点限制了这一方法的广泛应用。另外，在操作时患者的呼吸动作可能造成病灶位置改变，影响诊断准确性。在 ENB 定位后，使用 RP-EBUS 可证实探头是否准确到达病灶。因此，常将 ENB 与 RP-EBUS 结合，以提高诊断阳性率。

四、虚拟支气管镜技术

虚拟支气管镜技术是利用计算机技术，用高分辨 CT 图像建立气管支气管树三维立体图像，以指导肺外周病灶活检的技术（图1-3-3）。利用高分辨 CT 图像重建的气管、支气管树三维图像经过计算机处理，以模拟支气管镜检查的图像形式显示通向病灶的路径，医师在操作时将虚拟支气管镜图像与真实的支气管镜图像进行同步，通过虚拟支气管镜指示的路径将支气管镜和活检器械送达外周病灶以取样进行活检。由虚拟支气管镜定位病灶后，常需要证实活检器械确实达到了病灶，因此虚拟支气管镜常和超细支气管镜、透视或 RP-EBUS 联合使用（图1-3-4）。利用虚拟支气管镜技术进行肺外周病灶活检的诊断阳性率最高可达80%。由于 CT 扫描分辨率的限制，虚拟支气管镜段以下的支气管常不能正确地显示，造成三维重建的模型与实际解剖结构不一致，很多病灶不能定位。另外，操作医师的经验也影响检查结果。笔者经验认为，虚拟支气管镜对初学支气管镜的医师很有帮助，但对于已经熟练掌握 CT 读片技巧和丰富支气管镜操作经验的医师似乎并不能显著提高诊断的准确性。

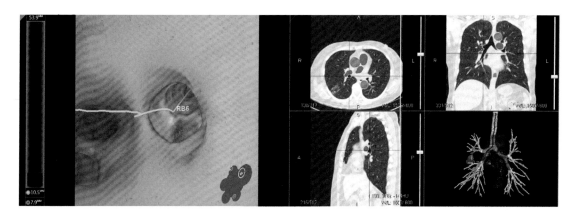

图1-3-3 | 虚拟导航支气管镜图像
右侧为患者的三维 CT 扫描重建图像，左侧为虚拟支气管镜图像，指示病变位于 RB6 支气管，并提示活检路径

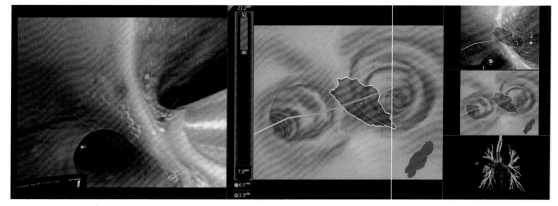

图1-3-4 | 虚拟支气管镜图像与支气管镜图像同步以指导活检
左侧为支气管镜图像，右侧为虚拟支气管镜图像，指导支气管镜活检路径

应用计算机体绘制的方法，虚拟支气管镜还可显示气道狭窄远端的结构以及壁外结构，用于评价气道狭窄、气管损伤、支气管内肿瘤、儿童气道病变、气道异物以及手术后支气管并发症等。

五、自发荧光支气管镜

支气管黏膜在一定波长光激发下会产生一定颜色的荧光，存在黏膜不典型增生和原位癌时，聚集在支气管黏膜内的荧光物质浓度发生改变，黏膜发出的荧光颜色会发生改变（图 1-3-5）。自发荧光支气管镜（autoflurescence bronchoscopy，AFB）就是利用这一原理，用特殊波长的光代替普通白光进行支气管镜检查，根据支气管黏膜发出荧光颜色变化诊断支气管黏膜不典型增生和早期肺癌。正常情况下，支气管黏膜在自发荧光支气管镜图像中显示示绿色，当黏膜异常时显示为红色或红棕色（图 1-3-6）。自发荧光支气管镜自 20 世纪 90 年代早期发明以来，经过了许多技术改进。现在，自发荧光支气管镜系统可以随时在自发荧光和普通白光之间切换，采用反射光加强图像方法使图像更清晰，同时显示白光和自发荧光图像。

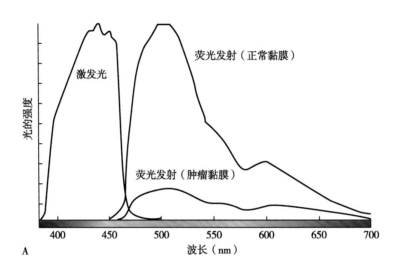

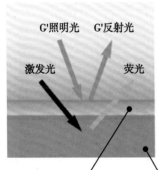

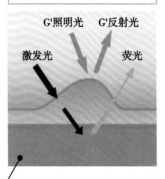

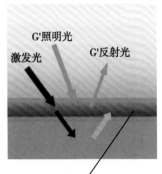

图 1-3-5 | 自发荧光支气管镜成像原理图

A. 光波长度与光波强度在不同组织之间的相关性；B. 自发荧光支气管镜在不同组织中的成像效应（图片由奥林巴斯公司提供）

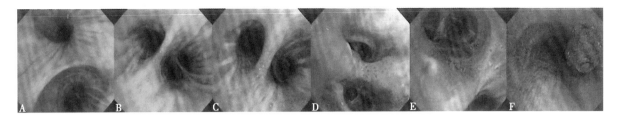

图 1-3-6 | 荧光支气管镜图像

A. 正常支气管黏膜；B. 支气管炎；C. 黏膜不典型增生；D. 原位癌；E. 微小浸润癌；F. 浸润癌（图片由奥林巴斯公司提供）

自发荧光支气管镜主要用于发现支气管管腔内病变，特别是黏膜不典型增生等癌前病变。一项大型荟萃分析显示，自发荧光支气管镜发现肺癌和癌前病变的总体敏感性和特异性分别为 90% 和 56%，较白光支气管镜对鉴别不典型增生、原位癌和微小浸润癌的敏感性高 2 倍。由于不同地区肺癌发病率和所用筛查方案不同，自发荧光支气管镜诊断癌前病变和肺癌在不同研究中的特异度不同，但均明显低于白光支气管镜（可达 90%）。如果在检查时定量红色和绿色荧光比（R/G），特异性可增高至 80%；结合R/G 比和光学评分，特异性可增高至 88%。自发荧光支气管镜用于随访肺癌切除术后手术边缘复发时特异性较好。

采用自发荧光支气管镜诊断进行早期肺癌筛查仍存在一定缺陷，因为支气管上皮不典型增生的自然病程仍不明确，只有少部分不典型增生病变会进展为原位癌或浸润性癌，因此很难将这一技术作为临床常规检查。美国胸科医师协会只推荐将自发荧光支气管镜检查用于痰细胞学检查阳性患者、考虑进行支气管内原位癌局部治疗的患者，或有已知中心气道严重不典型增生或原位癌病史的患者。

六、窄谱成像支气管镜

普通白光支气管镜使用的照明光由红（red, R）、绿（green, G）、蓝（blue, B）3 种光组成（RGB）。蓝光波长范围为 400~500nm，绿光为 500~600nm，红光为 600~700nm；窄谱成像支气管镜采用波长范围较窄的光线（蓝光波长范围为 400~430nm、绿光波长范围为 400~480nm、红光波长范围为 520~560nm）。由于氧合血红蛋白最易吸收的光线波长接近 415nm，与窄谱成像（NBI）支气管镜的照明光波长接近，在窄谱光照射时，照明光线被血红蛋白吸收，支气管黏膜下的微血管床即可被强化和更详细地显示出来（图 1-3-7）。因为支气管黏膜上皮不典型增生病变时，血管生成增加，所以应用窄谱成像技术可以发现早期不典型增生。用这一技术可以显示黏膜下血管正常或异常的不同模

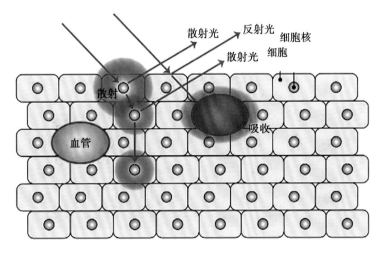

图 1-3-7 | 窄谱成像原理图

当照射光的中心波长为 415nm 时，照射到血管的光线被血红蛋白吸收，几乎不返回到黏膜表面，但照射到周围组织的光线几乎全部作为反射或散射光返回，因此可以观察到非常清晰的血管结构（图片由奥林巴斯公司提供）

式，有些异常模式（如大量点状、大小不等的螺旋状和螺丝状血管结构等）与有临床意义的病理改变具有良好的相关性。有研究者验证了窄谱成像支气管镜检查在发现癌前病变——血管增生性鳞状上皮不典型增生中的作用。在一组包括许多痰细胞学筛查恶性细胞阳性的重度吸烟者中，NBI 发现异常图像模式与血管增生性鳞状上皮不典型增生具有很好的相关性。Herth 等比较单用 NBI 与联合应用常规白光支气管镜和自发荧光支气管镜对早期肺癌的诊断效率显示，NBI 敏感性与自发荧光支气管镜相似，高于白光支气管镜，但特异性高于自发荧光支气管镜。

由此可见，窄谱成像技术目前主要用于发现支气管黏膜早期不典型增生。与自发荧光支气管镜一样，因为尚不清楚支气管上皮不典型增生的自然病程，应在多大范围内应用这一技术尚需研究。

七、内科胸腔镜

内科胸腔镜是呼吸内科医师诊断和治疗胸膜疾病的重要工具，因此又称为胸膜镜。虽然都称为"胸腔镜"，但内科胸腔镜与外科胸腔镜有很大不同。内科胸腔镜一般是内科医师采用介入操作技术诊断胸膜疾病时使用。内科胸腔镜检查可在有无菌操作条件的内镜室内，清醒镇静、局部麻醉条件下进行，一般只需一个进入点，操作也相对容易，所需设备简单，费用低。人们常说的外科胸腔镜是指电视辅助胸腔镜手术（video-assisted thoracosopic surgery，VATS），即外科医师借助胸腔镜帮助进行微创胸外科手术。VATS 须在手术室，使用双腔气管插管、单肺通气、全身麻醉条件下，借助复杂的手术设备进行，需多个胸腔进入点，有时尚需辅以小切口取出切除的组织，费用较高。

进行内科胸腔镜操作前，一般需提前建立人工气胸，使胸壁和肺充分分离，以便于操作。操作时，一般让患者取侧卧位，患侧朝上，选择腋中线第 3～8 肋间作为穿刺点。在局部麻醉下切开皮肤，钝性分离皮下组织及肋间肌肉组织至胸膜腔，插入套管，使胸腔镜经套管进入胸膜腔进行检查。操作完成后，一般需要放置胸腔引流管以引流进入胸腔的空气使肺复张。单纯进行胸膜活检的患者一般当天可以出院。

经典的内科胸腔镜检查是用特制的硬质胸腔镜进行的（图 1-3-8）。有些研究者试用了其他内镜，如关节镜、硬质支气管镜、膀胱镜，甚至可弯曲支气管镜等可弯曲设备代替胸腔镜进行检查，也取得了不错的诊断效果。从 1998 年起开始应用插入部近端硬质、远端可弯曲的半可弯曲式内科胸腔镜（图 1-3-9），该设备兼备了硬质和软质两种类型胸腔镜的优点，具有视野广、容易观察、患者痛苦小、符合呼吸内镜医师操作习惯等优点，并且诊断效果与硬质胸腔镜相当。同时，它可与支气管镜、胃镜等内镜的主机兼容，大大降低了医院购置费用，因此应用越来越多。

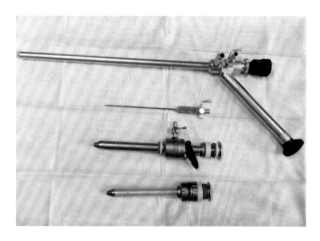

图 1-3-8 | 硬质内科胸腔镜

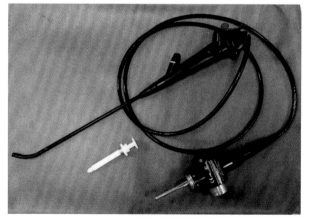

图 1-3-9 | 可弯曲胸腔镜
可弯曲胸腔镜的插入部前端可弯曲，其余部分为硬质，同时具有硬质镜的支撑性和可弯曲镜的灵活性

内科胸腔镜检查适应证包括不明原因胸腔积液、胸膜占位性病变、气胸、感染性胸膜疾病、弥漫性肺部疾病、肺外周病变的诊断以及肺癌分期。其中，不明原因胸腔积液一直是内科胸腔镜最主要的适应证，检查时医师应用内科胸膜镜，可以在直视下进行多点活检，较盲式胸膜活检有明显优势。内科胸腔镜诊断不明原因胸腔积液的准确性一般为 60%～90%；诊断恶性胸腔积液的准确性多在 70%～100%，大部分报道其准确性高于 90%，与外科胸腔镜相似，高于单用胸腔积液细胞学检查的效率（60%）。内科胸腔镜诊断结核性胸膜炎的敏感性可接近 100%。有研究者对间质性肺疾病患者经透壁肺活检和支气管肺泡灌洗后进行了胸膜镜引导的肺活检，有部分患者明确了诊断，但这一应用尚需进行更多研究。

内科胸腔镜检查的主要禁忌证是胸膜严重粘连以致胸腔镜不能进入胸膜腔，原因不明低氧血症或不能耐受侧卧体位的，以及存在不适合有创操作情况（如有严重出血倾向或血流动力学不稳定等）的患者也不适合内科胸腔镜检查。

内科胸腔镜检查比较安全。主要并发症包括出血、感染和术后发热、持续漏气、皮下气肿、一过性心律失常和低血压，以及肿瘤在穿刺点种植转移等。并发症总体发生率约为 2.1%，多数并发症的发生与操作者经验不足有关。内科胸腔镜检查致死非常罕见，硬质胸膜镜检查的死亡率为 0.09%～0.24%，尚无可弯曲胸膜镜检查死亡报道。

总之，介入技术的进步有助于更早和更准确地诊断肺部疾病，明显提高了呼吸系统疾病的诊断效率，缩短了诊断周期，减轻了医疗负担。

（章　巍）

参考文献

1. American Thoracic Society Committee on BAL in Interstitial Lung Disease. An official American Thoracic Society clinical practice guideline : the clinical utility of bronchoalveolar lavage cellular analysis in interstitial lung disease. Am J Respir Crit Care Med, 2012, 185(9): 1004-1014.

2. Jain P, Sandur S, Meli Y, et al. Role of flexible bronchoscopy in immunocompromised patients with lung infiltrates. Chest, 2004, 125: 712-722.

3. Yarmus L, Van der Kloot T, Lechtzin N, et al. A Randomized Prospective Trial of the Utility of Rapid On-Site Evaluation of Transbronchial Needle Aspirate Specimens. Bronchology Interv Pulmonol, 2011, 18 (2): 121-127.

4. Herth FJ, Lunn W, Eberhardt R, et al. Transbronchial versus transesophageal ultrasound-guided aspiration of enlarged mediastinal lymph nodes. Am J Respir Crit Care Med, 2005, 171: 1164-1167.

5. Ishida M, Suzuki M, Furumoto A, et al. Transbronchial Biopsy Using Endobronchial Ultrasonography with a Guide Sheath Increased the Diagnostic Yield of Peripheral Pulmonary Lesions. Intern Med, 2012, 51 (5): 455-460.

6. Kurimoto N, Miyazawa T, Okimasa S, et al. Endobronchial ultrasonography using a guide sheath increases the ability to diagnose peripheral pulmonary lesions endoscopically. Chest, 2004, 126: 959-965.

7. Czarnecka K, Yasufuku K. Interventional pulmonology : Focus on pulmonary diagnostics. Respirology, 2013, 18: 47-60.

8. Dong X, Qiu X, Liu Q, et al. Endobronchial ultrasound-guided transbronchial needle aspiration in the mediastinal staging of non-small cell lung cancer : A meta-analysis. Ann

Thorac Surg, 2013, 96: 1502-1507.

9. Fritscher-Ravens A, Davidson BL, Hauber HP, et al. Endoscopic ultrasound, positron emission tomography, and computerized tomography for lung cancer. Am J Respir Crit Care Med, 2003, 168: 1293-1297.

10. Tremblay A, Stather DR, Maceachern P, et al. A randomized controlled trial of standard vs endobronchial ultrasonography-guided transbronchial needle aspiration in patients with suspected sarcoidosis. Chest, 2009, 136: 340-346.

11. Nakajima T, Anayama T, Shingyoji M, et al. Vascular Image Patterns of Lymph Nodes for the Prediction Staging of Lung Cancer. J Thorac Oncol, 2012, 7: 1009-1014.

12. Asano F, Aoe M, Ohsaki Y, et al. Complications associated with endobronchial ultrasound-guided transbronchial needle aspiration : A nationwide survey by the Japan Society for Respiratory Endoscopy. Respir Res, 2013, 14: 50.

13. Gex G, Pralong JA, Combescure C, et al. Diagnostic yield and safety of electromagnetic navigation bronchoscopy for lung nodules : A systematic review and meta-analysis. Respiration, 2014, 87: 165-176.

14. Asano F. Virtual bronchoscopic navigation. Clin Chest Med, 2010, 31: 75-85.

15. Amorico MG, Drago A, Vetruccio E, et al. Tracheobronchial stenosis : Role of virtual endoscopy in diagnosis and follow-up after therapy. Radiol Med, 2006, 111: 1064-1077.

16. Zaric B, Perin B, Becker HD, et al. Autofluorescence imaging videobronchoscopy in the detection of lung cancer : From research tool to everyday procedure. Expert Rev Med Devices, 2011, 8: 167-172.

17. Chen W, Gao X, Tian Q, et al. A comparison of autofluorescence bronchoscopy and white light bronchoscopy in detection of lung cancer and preneoplastic lesions : A meta-analysis. Lung Cancer, 2011, 73: 183-188.

18. Breuer RH, Pasic A, Smit EF, et al. The natural course of preneoplastic lesions in bronchial epithelium. Clin Cancer Res, 2005, 11: 537-543.

19. Kennedy TC, McWilliams A, Edell E, et al. Bronchial intraepithelial neoplasia/early central airways lung cancer : ACCP evidence-based clinical practice guidelines (2nd edition). Chest, 2007, 132: 221S-233.

20. Shibuya K, Nakajima T, Fujiwara T, et al. Narrow band imaging with high-resolution bronchovideoscopy : A new approach for visualizing angiogenesis in squamous cell carcinoma of the lung. Lung Cancer, 2010, 69: 194-202.

21. Shibuya K, Hoshino H, Chiyo M, et al. High magnification bronchovideoscopy combined with narrow band imaging could detect capillary loops of angiogenic squamous dysplasia in heavy smokers at high risk for lung cancer. Thorax, 2003, 58: 989-595.

22. Herth FJ, Eberhardt R, Anantham D, et al. Narrow-band imaging bronchoscopy increases the specificity of bronchoscopic early lung cancer detection. J Thorac Oncol, 2009, 4: 1060-1065.

23. Bhatnagar R, Maskell NA. Medical pleuroscopy. Clin Chest Med, 2013, 34: 487-500.

24. Brims FJ, Arif M, Chauhan AJ. Outcomes and complications following medical thoracoscopy. Clin Respir J, 2012, 6: 144-149.

25. Metintas M, Ak G, Yildirim H, et al. The safety of medical thoracoscopy in a group at high risk for complications. J Bronchology Interv Pulmonol, 2013, 20: 224-231aa.

第四节 | 呼吸系统病理学

一、病理标本的留取、存放及送检

病理标本的正确留取、存放及送检对病理诊断非常重要，高质量切片是病理诊断的基础，而处理病理标本的每一步都关系到制片成败，必须引起每一个病理医师及临床医师重视。临床上，依据患者病变部位、疾病类型及患者自身状况的不同，呼吸系统疾病有不同的活检及切除方式，包括支气管镜下黏膜活检、经支气管镜透壁肺活检、CT引导下经皮肺穿刺活检、电视辅助胸腔镜肺活检、开胸肺活检、肺段/肺叶/全肺切除术等，因此，呼吸系统有多种类型的病理标本。根据大小及形态，可以将呼吸系统病理标本大致分为4类：①内科肺活检小标本，包括支气管镜下黏膜活检标本、经支气管镜透壁肺活检标本及经皮肺穿刺标本；②外科肺活检标本：有电视辅助胸腔镜肺活检或开胸肺活检标本；③肺段/肺叶/全肺切除标本；④细胞学标本：包括痰、支气管刷片、支气管冲洗液、支气管肺泡灌洗液及细针穿刺细胞学标本。以下就4类病理标本的留取、存放及送检的操作及注意事项做一概述。

（一）内科肺活检小标本

1. 支气管镜下黏膜活检标本、经支气管镜透壁肺活检标本　纤维支气管镜检查是呼吸系统疾病常规检查之一，不仅可以观察各级支气管黏膜及管腔状况，还可进行支气管肺泡灌洗、可疑病变支气管黏膜钳夹组织活检或透壁肺组织活检，以及支气管刷片。支气管黏膜活检/经支气管肺活检对肺部肿瘤性病变、结节病、结核、肺淀粉样变、肺泡蛋白沉积症、肺淋巴管平滑肌瘤病等疾病有较高的诊断及鉴别诊断价值。

注意事项：①支气管黏膜活检及经支气管镜透壁肺活检标本一般体积较小（直径为2～3mm），应及时固定——立即放置于术前准备好的10%中性甲醛溶液（福尔马林）中，并轻轻摇动固定液中的标本，帮助肺组织扩展，避免塌陷；②根据活检钳体积，钳取适当体积的组织（钳取组织过大，反而容易造成组织挤压，影响镜下观察和诊断）；③活检块数越多，获取到病变诊断的概率越大（一般夹取3～4块）；④固定液体积要不少于活检组织体积的10～15倍；⑤最理想的固定时间应根据取材大小、厚度，以在常温下8～24小时为宜，不宜太短（<30分钟）或太长（>24小时）；⑥操作过程中注意避免挤压组织；⑦临床疑似感染性疾病或存在免疫抑制因素时，应同时留取无菌标本，进行组织培养。

病理医师要在病理报告中详细描述组织的数量、大小、颜色，全部取材，常规固定、脱水、包埋及切片。

2. 经皮肺穿刺标本　对于肺野周围分布病变，经支气管镜往往不能到达病变部位，需要在CT引导下进行经皮肺穿刺活检。经皮肺穿刺常用于诊断不能切除的肿瘤/非肿瘤性病变或术前判断肿瘤类型，以便于决定治疗方案。细针穿刺标本可以直接涂片，进行细胞学检测，冲洗液可用于液基制片或制作细胞学蜡块，进行免疫组化及分子生物学检测。粗针穿刺可用于穿刺肺组织条，进行病理组织学检查。肺穿刺组织一般长1～2cm，直径1～2mm，穿刺组织应及时放入10%中性福尔马林溶液中固定。固定液体积应不少于活检组织体积的10～15倍。

（二）外科肺活检标本

外科肺活检标本包括电视辅助胸腔镜肺活检或开胸肺活检标本，常用于切除肺周围性局灶性占位性病变，或用于诊断弥漫性肺疾病。对于弥漫性间质肺疾病，需要多肺叶、多部位活检（一般需要活检2～3个部位）。活检术前需要对照胸部HRCT，选择中度及轻度病变区域，避免活检蜂窝肺及重度纤维化区域。电视辅助胸腔镜肺活检或开胸肺活检标本常呈楔形，表面被覆胸膜，切缘为外科缝合钢钉。处理此类标本时应首先要观察胸膜表面情况，紧贴肺组织去除缝合钢钉（注意不要去除太多肺组织），用墨水标记肺实质切缘。

　　胸腔镜肺活检或开胸肺活检标本有两种取材方式：一种是垂直于肺组织长轴书页状切开，常用于局灶性实性占位性病变及肿瘤性病变；另一种为平行于组织长轴，最大面积剖开，常用于弥漫性肺疾病，能更好地在显微镜下显示小气道、血管及次级肺小叶的关系。不论采取哪种取材方式，均应用锐利的新刀片，每刀从切缘一侧开始，切向胸膜方向，以最大限度地避免组织挤压（因为胸膜相对于肺组织韧性较大）。弥漫性肺疾病的胸腔镜肺活检或开胸肺活检标本要全部取材，包埋制片。

（三）肺段 / 肺叶 / 全肺切除标本

　　对于肺段 / 肺叶 / 全肺切除标本，在进行病理取材前，首先要观察标本表面情况，记录标本形状、大小及胸膜状况，有无胸膜皱缩。临床可疑感染性疾病或存在免疫损伤（抑制）因素时，需要在无菌状态下获取新鲜组织进行微生物培养。然后对标本进行简单触诊，了解病变范围、质地及硬度、大小、数量和边界，以便决定取材方式。对于肺组织，有多种不同的取材方式，通常由病变性质及大小决定。原则上，取材要能够最大限度地展示病变及其与气道、胸膜、肺部血管、肺实质及切缘的关系。

　　对于肺叶及全肺切除标本，首先要对标本进行定位，查找及观察肺门结构（左侧肺动脉位于气道上方，右侧肺动脉位于气道前方）。留取支气管及血管切缘，查找肺门淋巴结，记录其大小、性质并取材。对于近气道的病变或肿瘤，最好是沿气道打开肺组织——首先将探针放入气道，利用探针引导解剖刀打开气道及肺组织，其余肺组织以 1~2cm 的间隔平行打开，这种方式可以很好地显示病变与气道及肺实质的关系。详细观察及记录病变或肿瘤性质、大小、边界及其与气道、胸膜、血管及肺实质的关系，测量病变与胸膜及支气管切缘的距离，切取肿瘤，并尽量选取肿瘤边缘与肺实质交界部位及非肿瘤肺组织进行包埋制片。

　　对于肺野外周病变与气道的关系，肉眼常无法辨认，此时可以在病变与气道最近处，垂直于气道及病变切开并取材，以便于显微镜下观察。

　　如果有胸膜皱缩，应在病变中心，垂直于胸膜打开肺组织，并注意观察胸膜皱缩下方肺组织（病变常位于皱缩胸膜下方），记录病变性质、大小、边界及其与胸膜和周围肺组织的关系，并分别取材，包埋制片。

（四）呼吸系统细胞学标本

　　呼吸系统细胞学标本包括痰、支气管刷片、支气管冲洗液、支气管肺泡灌洗液及细针穿刺细胞学等标本。

　　1. 痰　含有气道分泌物、黏液及脱落的上皮细胞等成分。取样时，令患者晨起清洁口腔后，用力咳嗽，收集其咳出的痰液（留取下呼吸道深部痰），置干净容器内，立即送检。如果不能即刻送检，需要将标本放在冷藏环境下（4℃）保存。痰液内含有一定数量巨噬细胞标志为合格标本。

　　2. 支气管刷片及冲洗液　行支气管镜检查时，检查医师可以用支气管刷，对观察到的可疑病变直接刷片，进行细胞学检查。将毛刷上的细胞直接涂于灭菌载玻片上，然后立即将载玻片放入 95% 乙醇（酒精）固定液中，送病理科检查。还可将支气管刷置于生理盐水或其他细胞保存液内，进行液基细胞学检查。用生理盐水冲洗支气管表面，回抽冲洗液（内含较多脱落细胞），也可用离心后沉渣直接涂片或进行液基制片。

　　3. 细针穿刺细胞学检查　对于细针穿刺物，可以直接涂片或制备液基细胞学玻片。

　　（1）制备细胞学涂片：将少量穿刺液滴于数片（一般 3 片以上）载玻片上，快速涂片，然后立即将载玻片放入 95% 酒精固定液中，送病理科检查。

　　（2）液基细胞学检查：用穿刺针内芯将穿刺针内的组织标本排挤到细胞学保存液瓶内，用 5ml 无菌生理盐水冲洗穿刺针，空针 3 次，排净穿刺针内的液体。如果有必要，可再次穿刺。将标本管或瓶内穿刺组织及细胞学标本充分振荡 5 分钟，离心 1000rpm×5min，将上清液取出，移到液基细胞标本管，制备液基细胞学玻片。准备好滤纸，将标本管内的沉淀物吸附于滤纸上，制备细胞学蜡块，做常规 HE 染色及进一步免疫组化及分子生物学检查。

为了及时判断细针穿刺是否成功及评价是否有足量细胞用于诊断，快速现场细胞学检查（rapid on-site evaluation，ROSE）开始应用于临床。ROSE 是在细针穿刺同时，由细胞病理学家现场对穿刺标本进行即刻制片和染色，并进行快速评价，如果发现涂片中无诊断细胞或诊断细胞过少，马上进行再次穿刺。

4. 支气管肺泡灌洗液　可用做细胞计数及分类、查找肿瘤细胞、病原微生物、石棉小体等，还可用于肺泡蛋白沉积症的诊断及治疗。回收的液体（常规需要 10～20ml 或以上）收集于塑料或硅化注射器或容器内，防止巨噬细胞附着，并且最好 1 小时内送检（4℃保存）。

通过支气管肺泡灌洗液查找肿瘤细胞与肺泡蛋白沉积症的病理制片操作方式不同：在制作肿瘤细胞学玻片时，重叠的细胞或细胞团块会影响病理医师观察细胞核及细胞质微细结构，不利于肿瘤诊断，因此需要利用振荡或搅拌，把细胞分散开；而诊断肺泡蛋白沉积症需要看到支气管肺泡灌洗液中团块状的磷脂蛋白样物质，因此不能振荡或搅拌。因此，临床医师必须在病理申请单上注明检测目的，是需要查找肿瘤细胞，还是进行肺泡蛋白沉积症病理诊断。

肺泡蛋白沉积症支气管肺泡灌洗液检测：支气管肺泡灌洗是诊断和治疗肺泡蛋白沉积症的有效方法。病理医师应观察送检支气管肺泡灌洗液的状态及颜色——在肺泡蛋白沉积症时，支气管肺泡灌洗呈乳白色牛奶状或泥浆状。将灌洗液离心（切忌振荡或搅拌），沉渣固定于 95% 酒精中，常规石蜡包埋，切片，做 HE 染色及组织化学（PAS、淀粉酶消化后 -PAS 及黏液卡红）染色。

二、标本常规染色方法及其意义

（一）苏木素 - 伊红染色

苏木素 - 伊红（hematoxylin-eosin，HE）染色是病理科的常规染色方法，所有送检的病理标本均要首先进行 HE 染色，进行初步显微镜下观察和诊断。在此基础上，根据不同病变特点和临床需要，可再进一步加做特殊染色、免疫组化染色、原位杂交或基因重排等检测。

（二）组织化学染色

1. 抗酸（Ziehl-Neelsen）染色　主要用于分枝杆菌病理检测。结核分枝杆菌、非结核分枝杆菌、麻风杆菌抗酸染色呈玫瑰红色（阳性）。

2. 六胺银（Grocott's gomorimethenamine silver，GMS）染色　阳性呈棕黑色，可以显示真菌、组织网状纤维，常用于真菌诊断。

3. 过碘酸盐希夫（periodic acid-Schiff，PAS）染色　阳性呈紫红色，用于肺泡蛋白沉积症、真菌诊断。组织内多种成分，如黏多糖（糖蛋白）、中性黏液（黏蛋白）、脂多糖（脂蛋白）、基底膜及软骨物质，可以 PAS 阳性。在诊断肺泡蛋白沉积症时，必须联合应用 PAS、淀粉酶消化后 -PAS 及黏液卡红染色（或其他黏液染色方法），以便于区别脂蛋白与其他 PAS 阳性物质。

4. 黏液卡红染色　主要显示组织内中性黏液物质。黏液阳性呈红色。

5. Masson 染色　是一种结缔组织多色染色方法，以红、蓝（绿）、黑分别显示结缔组织不同成分（其中胶原纤维呈蓝色或绿色，肌纤维呈红色，细胞核呈黑色），常用于显示肺纤维化性疾病的诊断。

6. 弹力纤维染色　正常肺较大血管壁弹力纤维含量较多，胸膜、支气管壁及肺间质有少许弹力纤维。在肺血管性疾病，血管壁弹力纤维会受到破坏甚至断裂；胸膜肺弹力纤维增生症时，病变区有显著弹力纤维增生。由于弹力纤维在 HE 染色不易识别，对于以上疾病，需要进行切片弹力纤维染色以辅助诊断。

7. 刚果红染色　需要在偏光显微镜下观察，用于诊断肺淀粉样变。淀粉样变物质在偏光显微镜下具有双折光性，即在明视野下呈橘红色，在偏光暗视野下呈苹果绿色。

8. 普鲁士蓝染色　常用于证实组织内是否存在含铁血黄素或其他铁元素，诊断慢性肺出血及呼吸性细支气管炎。

（三）免疫组化染色

免疫组化染色是利用抗原 - 抗体特异性结合原理，对组织及细胞内特异性抗原进行识别和定位的染色方法，已广泛用于病理诊断工作中。在实际临床病理诊断及鉴别诊断工作中，常需要联合应用几种免疫组化抗体。呼吸系统常用免疫组化抗体包括以下几类：

1. 肺癌　甲状腺转录因子 -1（thyroid transcription factor-1，TTF-1）、Napsin A、ALK-D5F3、P63、P40 和 CK5/6 等。

2. 肺神经内分泌癌　神经元特异性烯醇化酶（neuron-specific enolase，NSE）、嗜铬素 A（chromogranin A，CgA）、突触素（synaptophysin，Syn）、CD56、Leu7 及蛋白基因产物 9.5（protein gene product 9.5，PGP 9.5）、TTF-1 等。

3. 肺肉瘤　Vimentin、CD34、Desmin、Myoglobin、S-100 和 SMA。

4. 肺淋巴管平滑肌瘤病　HMB45、SMA、ER 和 PR 等。

5. 肺朗格汉斯细胞组织细胞增生症　S-100、CD1a 和 CD68 等。

6. 肺淋巴瘤　CD20、CD3、CD30、CD15、CD21、CD5、CD4、CD8、BCL-2、BCL-6、CD10、Mum-1、CD79a、PAX-5 等。

三、典型病变病理特征及其意义

（一）弥漫性肺泡损伤

弥漫性肺泡损伤（DAD）是一种重度急性肺损伤，病理组织学上以肺透明膜形成为特点。肺透明膜在显微镜下表现为肺泡上皮损伤脱落，肺泡壁表面被覆一层均质红染的无结构物质，其成分主要为渗出血浆蛋白、纤维素及细胞碎片。其病程可分为急性期、增生（机化）及纤维化期。急性期发生在病变早期（发病后 1～7 天），以渗出为主，也称为渗出期，显微镜下主要表现为肺水肿、充血及肺出血、肺泡上皮损伤脱落、透明膜形成；增生期及纤维化期，一般开始于发病后 1 周左右，Ⅱ型肺泡上皮增生，透明膜逐渐降解减少，肺泡间隔成纤维细胞增生及机化，最后肺组织弥漫性纤维化，可形成蜂窝肺。弥漫性肺泡损伤可由多种病因引起，如重度感染、吸入有毒物质、药物损伤、休克、放射性肺损伤等。少数患者找不到任何致病因素，称为特发性弥漫性肺泡损伤，即急性间质性肺炎。

（二）机化性肺炎

机化性肺炎（organizing pneumonia，OP）在病理组织学上表现为肺泡管、肺泡和细支气管内疏松纤维组织息肉样增生（图 1-4-1），其疏松纤维组织主要由成纤维细胞和蓝染的黏液样基质构成。机化性肺炎可为特发性或继发性。

特发性机化性肺炎为隐源性机化性肺炎（COP），其病变时相均一，保留肺泡结构，间质可有少许炎性细胞浸润。病变内缺乏明显的间质的纤维化，无明显中性粒细胞和嗜酸性粒细胞浸润，无肉芽肿和血管炎。COP 不形成蜂窝肺。

继发性机化性肺炎可见于感染性疾病、有毒物吸入、药物反应（胺碘酮、硫氮磺胺吡啶等）、结缔组织疾病肺累及（类风湿性关节炎、红斑狼疮、多发性肌炎等）。另外，肺肿瘤、肺肉芽肿病、血

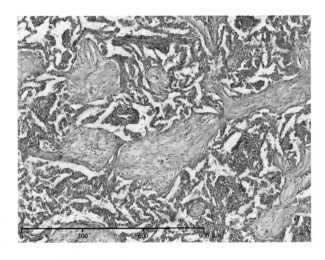

图 1-4-1 | 机化性肺炎
肺泡腔内息肉样增生疏松纤维组织（HE 染色，100×）

管炎、嗜酸性肺炎、过敏性肺组织炎、非特异性间质肺炎等肺部病变中有时存在少量的肺泡腔机化。

对于任何机化性肺炎的病理诊断，临床医师都必须结合临床和实验室检查区别特发性和继发性，特别是感染后机化性肺炎。

（三）弥漫性纤维化性疾病

1. 特发性肺纤维化（IPF）　是一种不明原因的慢性进展性纤维化性间质性肺炎，其病理组织学表现为普通型间质性肺炎（UIP）。UIP 大体表现为双肺体积缩小，重量增加，质地较硬，脏层胸膜有局灶性瘢痕形成。切面可见双肺斑片状实变，以双肺下叶周边部和胸膜下为重，病变轻重不一，较轻的部分尚存在较正常的肺结构，严重受累处被厚层纤维性囊壁分隔形成多房囊状结构，即蜂窝肺改变。镜下可见最显著的特点是病变呈斑片状纤维化，分布不一致，常位于双肺周边部或胸膜下（图 1-4-2），致密的纤维化引起肺结构的重建常伴有蜂窝肺形成。纤维化区可有大量增生的平滑肌束，即所谓"肌硬

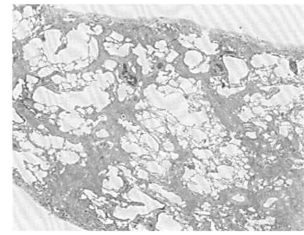

图 1-4-2 ｜ 普通型间质性肺炎病理改变
肺周边部或胸膜下斑片状分布的纤维化，之间可见正常肺组织（HE 染色，40×）

化"。病变时相不一，新老病变并存，病变中可见大量胶原纤维沉着和成纤维细胞灶。成纤维细胞灶为黏液样蓝染基质内有成束成纤维细胞，这些细胞与肺泡间隔长轴平行排列。纤维化区与正常肺泡组织交错分布，成纤维细胞灶常位于纤维化与正常肺组织交接处。总之，UIP 病理组织学特点可归纳为病变斑片状，轻重不一，新老病变并存以及有纤维化母细胞灶和蜂窝肺形成。UIP 样病理改变，除了可见于 IPF 外，也可见于胶原血管性疾病肺累及、肺粉尘沉着病、某些药物反应、慢性外源性过敏性肺炎等。

2. 非特异性间质性肺炎（NSIP）　是弥漫性间质性肺炎常见病理类型。

根据发病原因，NSIP 可为特发性或继发性。其常见继发因素有结缔组织疾病（系统性红斑狼疮、多发性肌炎、皮肌炎、硬皮病、干燥综合征、类风湿性关节炎等）、药物反应（如胺碘酮）、有机粉尘吸入等。

根据病理组织学特征，NSIP 可分为富细胞型和纤维化型。富细胞型 NSIP 主要组织学特征为肺泡间隔增宽，间质轻、中度炎症细胞浸润（主要为小淋巴细胞，偶见浆细胞），病变呈片状或弥漫分布，间质淋巴细胞聚集和生发中心形成，肺泡 II 型上皮增生，近半数病例有灶性闭塞性细支气管炎伴机化性肺炎（bronchiolitis obliterans and organizing pneumonia，BOOP）改变，但在整个病变中所占比例很小。纤维化型 NSIP 主要组织学特征为间质纤维化，病变时相一致，经常保留肺结构，缺乏 UIP 的新老斑病变并存特征，大约 20% 病例可以有成纤维细胞灶，但数量较少。

类似的弥漫性间质纤维化表现还可见于慢性过敏性肺炎、胶原血管性疾病继发纤维化性间质性肺炎、结节病、肺粉尘沉着病、肺朗格汉斯细胞组织细胞增生症纤维化期等。

（四）肉芽肿性疾病

1. 结节病　是一种原因不明、常累及多系统的肉芽肿性疾病，病理组织学上以肺间质内形成非坏死性上皮样细胞肉芽肿为其病变特点（图 1-4-3），病变常沿淋巴管分布，即分布在支气管血管束、

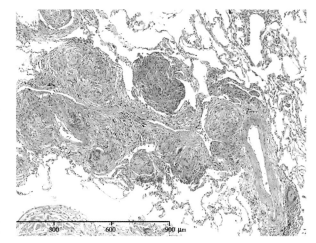

图 1-4-3 ｜ 结节病病理表现
肺结节病中沿淋巴管分布非坏死性上皮样细胞肉芽肿（HE 染色，100×）

小叶间隔、叶间裂及胸膜下，偶有少许纤维素样坏死。其上皮样细胞紧密排列，常伴有多核巨细胞，结节周边有显著纤维组织增生及玻璃样变，可见多种包涵体，如星状小体、Schaumann 小体（同心板层状钙化小体，可见于 70% 患者）、草酸钙结晶等。

2. 过敏性肺炎（HP） 也称为外源性过敏性肺泡炎（extrinsic allergic alveolitis, EAA），是一种肺对吸入的有机性或无机性抗原的变态反应性疾病。其过敏原非常广泛，包括细菌、真菌、动植物蛋白、昆虫、阿米巴原虫及化学物质等。临床上，过敏性肺炎可根据病程分为急性、亚急性和慢性。对于急性过敏性肺炎，很少进行病理组织学检查。据报道，过敏性肺炎急性期表现为肺泡腔内急性炎症细胞浸润和坏死。亚急性过敏性肺炎表现为细支气管炎、以细支气管为中心的富细胞性间质性肺炎、非坏死性松散的肉芽肿结节以及小灶状肺泡腔内机化。其病变组织内主要是淋巴细胞和浆细胞浸润，一般无明显嗜酸性粒细胞；肉芽肿结节呈散在分布，上皮样组织细胞排列松散，不伴有坏死，有时仅见间质中散在多核巨细胞（图 1-4-4）。慢性过敏性肺炎起病隐匿，肺组织内出现明显纤维化（可呈 NSIP

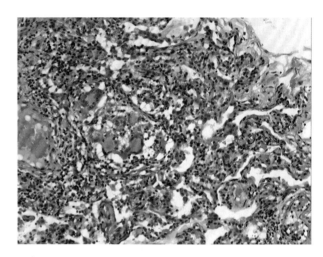

图 1-4-4 | 过敏性肺炎病理表现
过敏性肺炎的肉芽肿结节呈散在分布，上皮样组织细胞排列松散，不伴有坏死（HE 染色，200×）

或 UIP 样纤维化），并且纤维化常同时分布在细支气管周围及胸膜下，两者可相交联，形成桥状纤维化。

3. 结核及非结核分枝杆菌感染 是肺部常见的肉芽肿性炎性病变。病变为坏死性肉芽肿性炎，常伴有不同数量非坏死性肉芽肿（特别是增殖性结核）。肉芽肿由上皮样细胞及朗格汉斯多核巨细胞组成，中心为干酪样坏死，外周有纤维结缔组织及慢性炎症细胞浸润。诊断结核及非结核分枝杆菌感染需要在病变区查找病原菌。病原菌常在坏死区中心或坏死区与上皮样肉芽肿交界处。通常用抗酸染色（Ziehl-Neelsen 染色），可见玫瑰红色、两端钝圆稍弯曲的细杆菌。

4. 肺真菌感染 除了分枝杆菌感染外，另一大类肺感染性肉芽肿是真菌性肉芽肿。引起肺感染的常见真菌有曲霉菌、隐球菌、组织胞浆菌、毛霉菌、芽生菌和球孢子菌等。这些真菌有时在 HE 染色常规切片就可以看到，进一步识别常需要加做组织化学染色，如 GMS 染色、PAS 染色、Fontana-Masson 染色、黏液卡红染色、奥辛蓝-PAS 染色等。诊断肺真菌感染需要在病变中查找真菌（不同真菌菌体形态不同）。

（1）肺曲霉菌病：按发病机制不同，可分为以下几种类型：①曲霉菌定植，如肺曲霉菌球；②曲霉菌过敏性疾病，如过敏性支气管肺曲霉菌病及外源性过敏性肺炎；③曲霉菌感染，如急性侵袭型肺曲霉菌病、坏死性假膜性支气管炎及慢性坏死性肺曲霉菌病。曲霉菌菌丝粗细较一致（直径为 5~7μm），有许多横膈（分节），有锐角（约 45°）分支，且定向排列（毛刷状）（图 1-4-5），可有小圆形孢子。

（2）肺毛霉菌病：是一种少见的条件致病性侵袭性真菌感染，主要发生在免疫防御机制受损者，如糖尿病酮症酸中毒、慢性代谢性疾病、中性粒细胞缺乏、糖皮质激素和免疫抑制剂治疗、白血

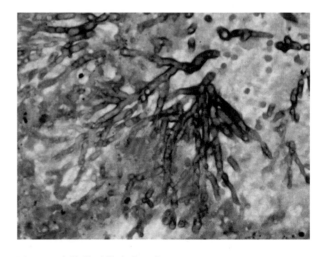

图 1-4-5 | 肺曲霉菌病病理表现
曲霉菌菌丝粗细一致（直径为 5~7μm），有横膈及锐角分支，定向排列（PAS 染色，400×）

病、器官移植、人类免疫缺陷病毒（human immunodeficiency virus, HIV）感染。表现为肉芽肿性炎，伴大片凝固性坏死，常侵犯周围血管，导致真菌性栓塞及梗死。毛霉菌菌丝较宽、不规则，直径为10~15μm，最大可达20μm，少见分隔（分节），分支不规则而无固定角度，排列无定向，孢子少见（图1-4-6）。

（3）肺隐球菌病：主要为新型隐球菌和格特隐球菌，可感染健康个体、免疫功能受损或其他严重疾病（血液系统疾病、长期使用激素治疗、结节病、糖尿病以及HIV感染等）患者，可表现为播散性隐球菌病。隐球菌为孢子菌属酵母菌样真菌，菌体呈圆形及椭圆形，淡蓝或灰色，大小不等（直径为2~15μm，平均4~7μm），周围形成透明的空隙（这是菌体厚层夹膜收缩形成的人为改变）。隐球菌菌体有一层含黏多糖的厚膜，黏液卡红染色时呈鲜红色（图1-4-7）。其他真菌无黏多糖膜，因此黏液卡红染色对隐球菌具有特征性诊断意义。

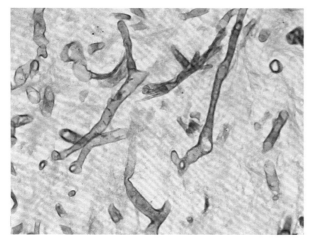

图1-4-6 | 肺毛霉菌病病理表现

毛霉菌菌丝较宽、不规则，少见分隔，分支不规则而无固定角度，菌丝排列无定向（PAS染色，400×）

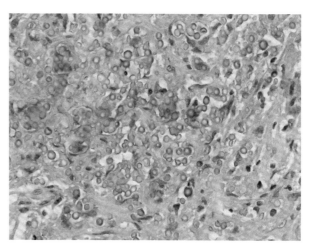

图1-4-7 | 肺隐球菌病病理表现

隐球菌菌体鲜红色的含黏多糖夹膜（黏液卡红染色，400×）

（4）肺组织胞浆菌病：可有多种不同的组织反应形式，表现为急性纤维素性肺炎、坏死性肉芽肿性炎、局灶性纤维素样干酪性肉芽肿（或称组织胞浆菌瘤）、慢性纤维化性肺炎和播散性组织胞浆菌病。组织胞浆菌菌体小（直径为1~5μm），为卵圆或圆形单个芽生细胞，常成簇状分布在组织细胞中，部分菌体可见暗染圆点。

此外，肺肉芽肿性疾病还可见于肉芽肿性多血管炎、嗜酸性肉芽肿性多血管炎、坏死性结节病样肉芽肿病、铍肺、滑石肺、吸入性肺炎、类风湿结节等。

5. 肺寄生虫性肉芽肿　常见的为血吸虫、肺吸虫及细粒棘球绦虫或多房棘球绦虫的幼虫感染引起。

（五）肺组织细胞增生性疾病

1. 脱屑性间质性肺炎（desquamative interstitial pneumonia, DIP）　病理组织学上，病变弥漫分布，肺泡腔内有大量巨噬细胞聚集（图1-4-8）。巨噬细胞胞质丰富，多数为单核，偶见多核。肺泡间隔增宽，其内散在炎症细胞浸润及纤维组织增生。肺泡Ⅱ型上皮增生。免疫组化显示：肺泡腔内聚集的巨噬细胞CK阴性，CD68阳性。

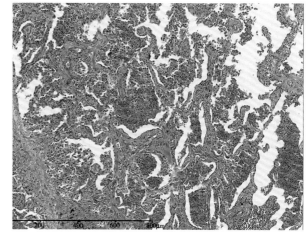

图1-4-8 | 脱屑性间质性肺炎肺组织胞浆菌

病变弥漫分布，肺泡腔内有大量巨噬细胞聚集（HE染色，100×）

2. 呼吸性细支气管炎伴间质性肺疾病（respiratory bronchiolitis-interstitial lung disease, RB-ILD） 病变呈斑片状分布，以细支气管中心性，末梢和呼吸细支气管壁有慢性炎症细胞浸润，与 RB 类似，但在终末细支气管和临近肺泡管和腔隙内聚集的巨噬细胞量更多，此外，相邻肺泡间隔轻度增宽（即纤维化较明显）。聚集的巨噬细胞含棕色色素，胞质内吞噬有微细的烟尘颗粒。

3. 肺朗格汉斯细胞组织细胞增生症（pulmonary Langerhans cell histiocytosis, PLCH） 是一种原因不明的朗格汉斯组织细胞增生性病变。病变内见较多朗格汉斯细胞，伴有不等量嗜酸性粒细胞浸润及囊肿形成（图 1-4-9）。朗格汉斯细胞的细胞核呈咖啡豆样、椭圆形、有核沟，免疫组化染色呈 S-100 蛋白及 CD1a 阳性表达。电镜观察朗格汉斯细胞可见沟状核，以及细胞质内单一棒状和网球拍状颗粒。PLCH 病程分为早期（富细胞期）、增生期和纤维化期。早期病变表现为病灶局部由朗格汉斯细胞、嗜酸性粒细胞、淋巴细胞、浆细胞和少量中性粒细胞组成的肉芽肿改变；增生期表现为上述细胞于肺小气道周边形成结节性病变，周边有囊腔形成；纤维化期表现为朗格汉斯细胞减少，形成星芒状纤维组织增生结节。

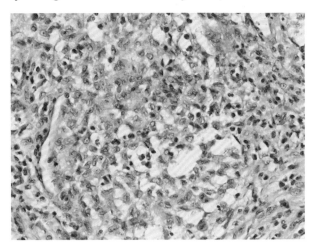

图 1-4-9 | 肺朗格汉斯细胞组织细胞增生症病理表现

病变内见较多朗格汉斯细胞（细胞核呈咖啡豆样、椭圆形、有核沟），伴有少量嗜酸性粒细胞浸润（HE 染色，400×）

此外，肺的组织细胞增生性疾病主要包括 Rosai-Dorfman 病、Erdheim-Chest 病、脂质性肺炎、慢性肺出血等。

（六）淋巴组织增生性疾病

1. 淋巴细胞性间质性肺炎（lymphoid interstitial pneumonia, LIP） 是一种少见的弥漫性间质性肺疾病，可为特发性或继发性。特发性 LIP 极罕见。继发性 LIP 常见于结缔组织疾病及自身免疫性疾病，如干燥综合征、类风湿性关节炎、系统性红斑狼疮、桥本甲状腺炎、恶性贫血、自家免疫性溶血性贫血、低 γ 球蛋白血症、原发性胆汁性肝硬化、重症肌无力、HIV 感染等。淋巴细胞性间质性肺炎在显微镜下可见病变呈弥漫性分布，肺泡间隔显著增宽，其内较多成熟小淋巴细胞、浆细胞和组织细胞浸润，常有淋巴滤泡及生发中心形成（图 1-4-10），免疫组化显示有 T、B 细胞混合性浸润，多克隆性，免疫球蛋白及 T 细胞受体基因重排均为阴性。

2. 肺结节性淋巴组织增生 是一种良性淋巴组织增生性疾病，为局灶结节状病变，一般直径为 2～4cm。显微镜下由密集增生的淋巴组织构成，可见较多伴有生发中心的淋巴滤泡，滤泡分布稀疏，大小不等，明暗区分级明显。滤泡之间主要为小淋巴细胞、浆细胞及少量组织细胞，一般无坏死，部分保存肺泡结构。

3. 淋巴瘤样肉芽肿病 是一种伴有明显反应性 T 细胞，Epstein-Barr 病毒（EB 病毒，Epstein-Barr virus, EBV）感染相关的 B 细胞增生性疾病，具有显著的血管中心性及血管破坏性，其组织形态、侵袭性和预后都呈现从低到高的连续谱系，具有不同程度的恶变成淋巴瘤的倾向（部分

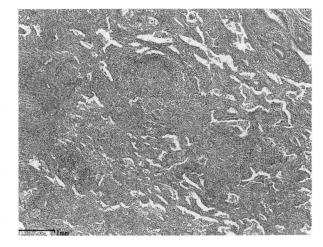

图 1-4-10 | 淋巴细胞性间质性肺炎病理表现

显微镜下可见，病变呈弥漫性分布，肺泡间隔显著增宽，其内较多成熟小淋巴细胞、浆细胞浸润，有淋巴滤泡及生发中心形成（HE 染色，50×）

病例已经为弥漫性大 B 细胞淋巴瘤）。显微镜下可见病变有显著的血管中心性和血管破坏性分布特点，主要累及肌性动、静脉，血管壁全层有较多淋巴细胞浸润，内膜显著增厚，管腔狭窄，甚至闭塞，但管壁完整，除大片坏死区外，无灶状管壁坏死和肌层断裂，甚至在大片坏死区仅见残留病变血管结构。淋巴瘤样肉芽肿病的浸润细胞呈现多样性，有较多小淋巴细胞，少许组织细胞、浆细胞和数量不等的不典型淋巴细胞。不典型淋巴细胞体积较大，核空泡状，可有双核或多核，核仁明显。在不同病例中，不典型淋巴细胞的数量不等，在有些病例几乎找不到，在有些病例则非常明显，数量很多，成片出现。尽管称为淋巴瘤样肉芽肿病，但病变中一般无明显上皮样细胞肉芽肿和多核组织细胞。淋巴瘤样肉芽肿病分级与预后明确相关，病变中不典型淋巴细胞数量越多，预后越差。据此，有学者提出了一个根据不典型淋巴细胞数量多少的 3 级分级系统。①1 级：细胞成分多样，主要由小淋巴细胞、组织细胞、浆细胞构成，不典型大淋巴细胞数量少，< 1%，无坏死或有小灶坏死；②2 级：不典型大淋巴细胞数量增多，但仍散在分布；③3 级：病变体积明显增大，不典型大淋巴细胞数量明显增多，常有大片坏死。

4. 肺淋巴瘤 肺部淋巴瘤性病变可为原发于肺内淋巴组织（肺原发性淋巴瘤）或继发于全身性淋巴瘤肺累及。前者较少见，仅占全部淋巴瘤的 0.4%，结外淋巴瘤的 3.6%。

诊断肺原发性淋巴瘤需要符合以下条件：①既往无恶性淋巴瘤病史；②病变局限于脏层胸膜或肺及局部区域淋巴结；③排除纵隔向肺内浸润；④确诊 3 个月内未发现胸腔外淋巴瘤。

肺黏膜相关淋巴组织边缘区 B 细胞淋巴瘤是肺原发性淋巴瘤中最常见的一种（占 70%～90%），有时可见弥漫大 B 细胞淋巴瘤、外周 T 细胞非霍奇金淋巴瘤及霍奇金淋巴瘤。肺黏膜相关淋巴组织边缘区 B 细胞淋巴瘤是起源于支气管黏膜相关淋巴组织的低度恶性结外 B 细胞淋巴瘤。大体常呈弥漫性或结节状实变。镜下可见肺组织实变，其内见密集淋巴组织增生及浸润，主要有小淋巴细胞、中心细胞样淋巴细胞及单核样 B 细胞组成，可伴有少许散在中心母细胞及免疫母细胞，常伴有浆细胞样分化，可见 Dutcher 小体。淋巴细胞侵犯支气管、细支气管及肺泡上皮细胞，形成淋巴上皮样病变（图 1-4-11）。淋巴上皮样病变是肺黏膜相关淋巴组织边缘区 B 细胞淋巴瘤的特征性病变，具有诊断价值。病变区域内常存在反应性淋巴滤泡。病变周边部淋巴细胞沿支气管血管束及肺间质呈小结节及条索状扩散。免疫组化显示，B 淋巴细胞标志物 CD20、CD79a 阳性，BCL-2、CD43 阳性，CD5、CD10、CD23、Bcl-6 均为阴性，Ki-67 阳性率较低（通常 < 10%），可有不等量反应性 T 细胞。分子遗传学检测显示，有免疫球蛋白基因克隆性重排，50%～60% 有 T（11，18）（q21；q21）易位。

此外，肺淋巴组织增生性疾病还有滤泡性支气管 / 细支气管炎、良性淋巴细胞性血管炎和肉芽肿病、Castleman 病以及移植后淋巴组织增生性疾病等。

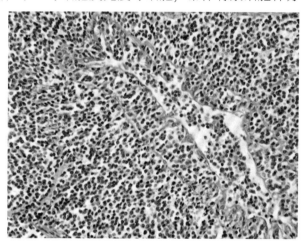

图 1-4-11 肺黏膜相关淋巴组织边缘区 B 细胞淋巴瘤病理表现

图中心显示淋巴上皮样病变，支气管黏膜上皮内淋巴瘤细胞浸润，上皮细胞层明显增宽（HE 染色，200×）

（七）肺血管炎性疾病

1. 肉芽肿性多血管炎（granulomatosis with polyangiitis，GPA） 过去也称韦格纳肉芽肿（Wegener's granulomatosis，WG），是一种原因不明的系统性血管炎性疾病，最常累及上呼吸道、肺和肾。其大体表现为双肺多发性实变结节，呈灰黄色，常有坏死及空洞形成。镜下可见肉芽肿性炎症、坏死和血管炎（三联征）。

坏死：典型 GPA 表现为多发嗜碱性地图状坏死及点状坏死。地图状坏死指坏死的形状不规则，周边凹凸不平（图 1-4-12）。坏死区域内可见较多中性粒细胞及碎裂的细胞核，因此 HE 染色呈蓝色，也称嗜碱性坏死。其坏死比较完全，其内看不到残留的肺部结构支架影。

肉芽肿：GPA 病变内多核巨细胞分散存在，一般不出现紧密排列的结节病样上皮样细胞肉芽肿结节。其病变中浸润的炎症细胞成分混杂，可见中性粒细胞、淋巴细胞、浆细胞、组织细胞及嗜酸性粒细胞。

血管炎：GPA 血管炎主要累及小动脉和静脉，有时可见毛细血管炎，甚至以毛细血管炎为主。血管壁有中性粒细胞、慢性炎症细胞浸润，坏死性或非坏死性肉芽肿及多核巨细胞，常有纤维素样坏死和管壁破坏，弹力纤维断裂。治疗后病变血管出现纤维化及管腔狭窄或闭塞。除了以上典型病理组织学表现外，GPA 可以有特殊或少见类型，如表现为弥漫性肺出血、机化性肺炎、间质纤维化、脂质性肺炎、显著嗜酸性粒细胞浸润及淋巴组织增生，有时以上病变为主要改变。

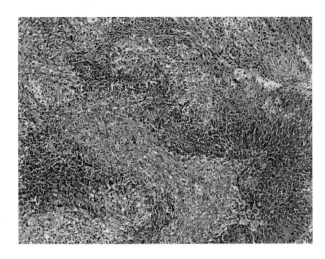

图 1-4-12 | 肉芽肿性多血管炎病理表现

肺组织内嗜碱性地图状坏死及点状坏死，坏死的形状不规则，周边凹凸不平，其内含较多中性粒细胞碎片（HE 染色，100×）

2. 嗜酸粒细胞性肉芽肿性多血管炎 过去也称为 Churg-Strauss 综合征、变应性血管炎肉芽肿病，是一种少见的抗中性粒细胞胞质抗体（antineutrophil cytoplasmic antibodies，ANCA）相关性血管炎性疾病。其临床表现为慢性哮喘、外周血嗜酸性粒细胞增高及系统性血管炎三联症。病理组织学表现为哮喘性支气管炎、嗜酸细胞性肺炎、血管炎和血管外肉芽肿病变。其病变血管可以为中等大小的肌性动静脉、小动脉、小静脉或毛细血管，血管壁可见较多嗜酸性粒细胞、淋巴细胞、上皮样细胞及多核巨细胞浸润，常见纤维素性坏死。血管外可见栅栏状组织细胞及多核巨细胞组成的肉芽肿病变，肉芽肿中心部可见坏死，坏死物中可见丰富的嗜酸性粒细胞及嗜酸性粒细胞核碎裂。这种病理改变也称变应性肉芽肿。

3. 显微镜下多血管炎 病理组织学表现为肺出血、肺泡腔内含铁血黄素沉着及中性粒细胞血管炎。病变局限于小动脉、小静脉和毛细血管。病变区肺泡间隔增宽，间隔内可见较多中性粒细胞聚集、毛细血管纤维素性坏死和中性粒细胞浸润。

4. 坏死性结节病样肉芽肿病 是一种少见的主要累及肺部的肉芽肿性疾病，其病理组织学表现为丰富的非坏死性上皮样细胞肉芽肿结节，大片凝固性坏死及血管炎。其肉芽肿结节与结节病的肉芽肿结节形态相似，表现为单个非坏死性肉芽肿及由其聚集而成的病灶取代大片肺实质。肉芽肿可围绕并破坏支气管，肉芽肿周围可见淋巴细胞和浆细胞。形状不规则的灶性坏死区域散在于肉芽肿之间。坏死性结节病样肉芽肿病的血管炎表现多样，特征性表现为非坏死性肉芽肿浸润血管壁，压迫并堵塞其管腔。另一种表现类似巨细胞动脉炎改变，血管壁中见大量多核巨细胞浸润，也可以表现为血管壁的慢性炎症细胞浸润。血管病变可伴有管壁纤维化和管腔闭塞，坏死较少见。

此外，结节性多动脉炎、Behcet 综合征血管炎及巨细胞性动脉炎均可累及肺部。肺血管炎还可继发于多种疾病，如感染、结缔组织疾病、淋巴瘤样肉芽肿病、支气管中心性肉芽肿病、IgG 相关性肺疾病、肺动脉高压、药物性损伤及放疗后肺部改变等。

（八）小气道疾病

1. 滤泡性细支气管炎 是肺内支气管黏膜相关淋巴组织增生性疾病，来源于肺内黏膜相关淋巴组织。光镜下可见滤泡性细支气管炎特点，病理组织学表现为细支气管壁周边淋巴组织聚集增生，可见淋巴滤泡形成，气腔可以受压和狭窄，其细支气管周围邻近的间质亦可见淋巴组织增生。部分患者原因不明，也可继发于胶原血管性疾病，特别是类风湿性关节炎、干燥综合征、感染、免疫缺陷性疾病等。

2. 弥漫性泛细支气管炎（diffuse panbronchiolitis，DPB） 是一种特殊类型的细支气管炎性病变。病理组织学表现为以呼吸性细支气管为中心的细支气管炎及细支气管周围炎，病变支气管壁及肺泡间隔中可见成堆吞噬脂质的泡沫细胞为特征（图1-4-13），此外尚有淋巴细胞、浆细胞和组织细胞浸润，细支气管管腔内有黏液和中性粒细胞聚集。

3. 呼吸性细支气管炎　是一种与吸烟密切相关的小气道疾病。尸检常发现吸烟患者有呼吸性细支气管炎，另外，肺癌伴严重吸烟者肺切除标本亦会有呼吸性细支气管炎改变，因此该病亦称吸烟者细支气管炎。病理组织学表现为斑片状病变，细支气管和周围肺泡腔内有巨噬细胞聚集，巨噬细胞质内含棕色细颗粒状物，普鲁蓝染色呈阳性。患者一般没有症状。

4. 缩窄闭塞性细支气管炎（constrictive obliterans bronchiolitis, COB）　是闭塞性细支气管炎的一种少见类型，以细支气管上皮下管壁发生纤维化，致管壁增厚，从而导致管腔狭窄甚至完全阻塞为特征的细支气管病变。很多原因可以引起缩窄性细支气管炎，如感染（特别是腺病毒感染）、吸入有毒气体、器官移植后、结缔组织疾病、药物反应、炎症性肠病、支气管周内分泌细胞增生等，不明原因者为特发性。

（九）嗜酸细胞浸润性疾病

嗜酸细胞肺炎：根据临床特征，分为4种类型：单纯性嗜酸性肺炎（Löffler综合征）、热带嗜酸性肺炎、急性嗜酸性肺炎及慢性嗜酸性肺炎。病理组织学表现为肺泡腔内大量嗜酸性粒细胞聚集（图1-4-14），肺泡间隔增宽，间质嗜酸性粒细胞、淋巴细胞和浆细胞浸润，在远离病灶的肺组织可见代偿性肺气肿。

除嗜酸细胞肺炎外，肺嗜酸细胞浸润性疾病还可见于肉芽肿性多血管炎、嗜酸性肉芽肿性血管炎、过敏性支气管肺真菌病、哮喘、感染（真菌、寄生虫）、药物及CTD肺累及等。

（十）其他非肿瘤疾病

1. 肺泡蛋白沉积症（pulmonary alveolar proteinosis, PAP）　是一种以肺泡腔内不可溶性磷脂蛋白样物质沉积为特点的弥漫性肺疾病，可为特发性或继发于感染、造血系统肿瘤（白血病、骨髓异常增殖症）或粉尘沉着病（矽肺、铝尘暴露）。显微镜下，肺泡腔充满粉染颗粒状脂蛋白沉积，其中有针状裂隙及泡沫细胞（图1-4-15）。病变区无明显淋巴细胞、中性粒细胞等炎症细胞浸润。远离病变部位的肺组织有不同程度代偿性肺气肿。电镜

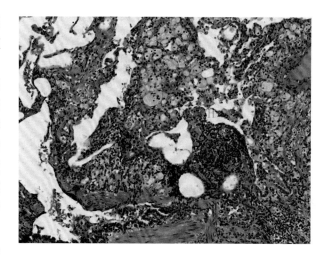

图 1-4-13 ｜ 弥漫性泛细支气管炎病理表现

病变的呼吸性支气管壁见较多吞噬脂质的泡沫细胞（HE染色，200×）

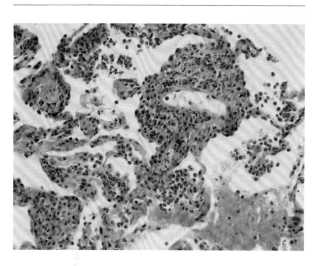

图 1-4-14 ｜ 嗜酸细胞肺炎病理表现

肺泡腔内大量嗜酸性粒细胞聚集（HE染色，400×）

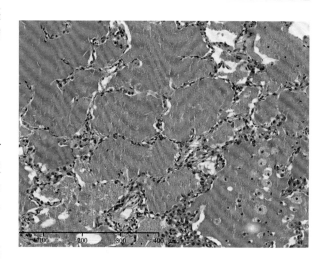

图 1-4-15 ｜ 肺泡蛋白沉积症

肺泡腔充满粉染颗粒状脂蛋白沉积，其中有针状裂隙（HE染色，200×）

下可见肺泡内蛋白物质有嗜锇板层小体。组织化学染色可见肺泡内脂蛋白样物质呈 PAS 阳性、淀粉酶消化后 -PAS 阳性、黏液卡红阴性。须注意，由于糖蛋白、脂蛋白及黏液 PAS 均呈阳性，诊断肺泡蛋白沉积症时必须联合应用 PAS、淀粉酶消化后 -PAS 及黏液卡红染色（或其他黏液染色方法）。单用 PAS 染色呈阳性反应，不能诊断为 PAP。黏液卡红染色，黏液呈阳性，脂蛋白阴性。淀粉酶消化后 -PAS 染色，糖蛋白阴性，脂蛋白阳性。支气管肺泡灌洗液石蜡包埋切片做 HE 染色和组织化学染色，蛋白性物质 PAS 染色阳性、淀粉酶消化后 -PAS 染色阳性、黏液卡红染色阴性符合 PAP 诊断。

2. 肺淀粉样变及肺轻链沉积病　淀粉样变亦称肺淀粉样物质沉积症，可为原发（病因不明）或继发于慢性疾病，如结核、结缔组织疾病、肿瘤或浆细胞骨髓瘤等。根据累及部位，淀粉样变又分为系统性淀粉样变（累及多个器官系统）和局限性淀粉样变（病变局限于单个器官）。肺淀粉样变常表现为气管 - 支气管黏膜淀粉样变、肺内局灶性（结节性）或弥漫性（间质性）淀粉样变。显微镜下，病变由致密、无定形、云絮状红染物质聚集在黏膜上皮下、肺间质，呈片状分布（图 1-4-16），其周围可见浆细胞和淋巴细胞或有异物巨细胞围绕，有时有钙化、骨化和软骨化等。刚果红染色，偏光显微镜下可见致密云絮状无结构红染物质具有双折光性，即在明视野下为橘红色，在偏光暗视野下，淀粉样物呈苹果绿色（图 1-4-17）。在刚果红染色前用过锰酸钾处理，如果淀粉样物质仍具有双折光性，表明含免疫球蛋白轻链，此型常发生在原发性淀粉样变，多数肺淀粉样物质沉积症属于此类。

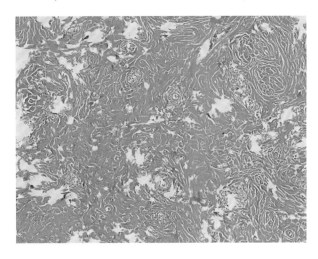

图 1-4-16 | 肺淀粉样变病理表现
肺组织内片状致密云絮状红染物质沉积（HE 染色，50×）

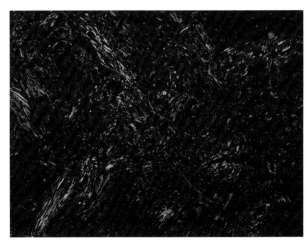

图 1-4-17 | 肺淀粉样变病理表现
在偏光暗视野下，淀粉样物呈苹果绿色（刚果红染色，50×）

此外，HE 染色中有红染无定性物质，刚果红染色在偏光显微镜下观察，明视野显深橘黄色，而暗视野不呈现苹果绿色（无双折光性），为肺轻链沉积疾病，需要与淀粉样变鉴别。

3. 肺淋巴管平滑肌瘤病（pulmonary lymphangiomyomatosis, PLAM）　是一种具有血管周上皮样细胞分化的肿瘤性肺疾病，属于血管周上皮样细胞瘤（perivascular epithelioid cell tumor, PEComas）家族成员。病灶在双肺弥漫性分布，病理组织学上以肺间质淋巴管、血管和小气道周围簇状梭形细胞增生为特征，周边囊腔形成（图 1-4-18）。梭形细胞胞质红染，免疫组化染色同时表达黑色素及平滑肌标志物，人类黑色素瘤单克隆抗体（human melanin black-45, HMB45）、

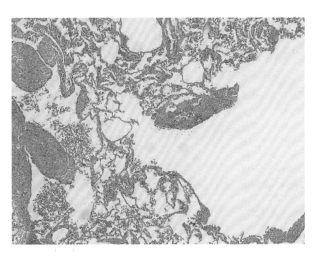

图 1-4-18 | 肺淋巴管平滑肌瘤病病理表现
肺组织内簇状梭形细胞增生，周边囊腔形成（HE 染色，50×）

平滑肌动蛋白（smooth muscle actin，SMA）、孕激素受体（progesterone receptor，PR）和雌激素受体（estrogen receptor，ER）均呈阳性表达。

（十一）肺癌

肺癌在病理组织学上，主要分为腺癌、鳞状细胞癌、神经内分泌癌、大细胞癌、腺鳞癌、涎腺来源肿瘤及肉瘤样癌等类型，其中以前 4 种较为常见。

1. 肺腺癌　是一类肿瘤细胞具有腺管状分化或有黏液产生，或肺上皮免疫组化标志阳性（如 CK7、TTF-1 和 napsin A）的恶性上皮样肿瘤。2011 年国际肺癌研究学会 / 美洲胸科学会 / 欧洲呼吸学会联合发布了关于肺腺癌的国际多学科分类。在这一新分类中，摒弃了"细支气管肺泡癌"这一名称，首次提出了原位腺癌、微小浸润性腺癌，并把浸润性腺癌分为贴壁状、腺泡状、乳头状及微乳头状 4 大主要类型及其变异型。2015 年发表的第四版世界卫生组织关于肺、胸膜、胸腺及心脏肿瘤分类中，完全采纳了上述 2011 年肺腺癌的国际多学科分类原则。

原位腺癌：肿瘤直径≤ 3mm，贴壁状生长，呈无乳头、微乳头及肺泡腔内生长方式，无间质、血管及胸膜浸润，主要为非黏液性，少数为黏液性。胸部 HRCT 常见磨玻璃状阴影。病灶切除后，5 年生存率达 100%。如果病变直径＜ 3mm，则为不典型腺瘤状增生——肺腺癌的癌前病变。

微小浸润性腺癌：肿瘤直径≤ 3mm，贴壁状生长，伴有直径≤ 0.5mm 小浸润灶，无血管及胸膜浸润。胸部 HRCT 常见磨玻璃状阴影或有小灶实变。5 年生存率接近 100%。

浸润性腺癌：病理类型主要包括贴壁状（直径＞ 3mm 或浸润＞ 5mm）、腺泡状、乳头状、微乳头状、实性 4 大主要类型，以及浸润性黏液腺癌、胶样腺癌、胎儿型腺癌和肠型腺癌 4 大变异类型。

2. 鳞状细胞癌　是一种肿瘤细胞具有角化或有细胞间桥，或免疫组化显示鳞状细胞标志物［P63、P40 及高分子量角蛋白（CK17、CK4、CK5/6、CK14、34βE12）］阳性的恶性上皮来源肿瘤，主要分为角化性鳞状细胞癌、非角化性鳞状细胞癌和基底样鳞状细胞癌（基底细胞＞ 50%）。

3. 神经内分泌肿瘤　包括类癌、不典型类癌、小细胞癌和大细胞神经内分泌癌 4 种类型。免疫组化染色均显示神经内分泌标志物阳性，如神经元特异性烯醇化酶（NSE）、嗜铬素 A（CgA）、突触素（Syn）、CD56、Leu7 及蛋白基因产物（PGP 9.5）等。电镜下，瘤细胞内可见一定量神经分泌颗粒。类癌和不典型类癌为低级别神经内分泌癌，小细胞癌和大细胞神经内分泌癌为高级别神经内分泌癌。

类癌：癌细胞的大小和形态基本一致，通常排列成实性片块、条索、小梁状及菊形团样。间质毛细血管丰富，分裂象罕见（＜ 2/10HPF），一般无坏死。

不典型类癌：与典型类癌相比，肿瘤细胞大小稍有不等，核分裂象 2～10/10HPF，有灶性坏死。

小细胞癌：癌细胞体积较小，约为淋巴细胞的 2 倍，染色质细而弥散呈粉尘状，核仁不清，胞质稀少或呈裸核状，核分裂象多见，每高倍视野可超过 10 个，坏死常见且较广泛。

大细胞神经内分泌癌：癌细胞体积较大，相当于 3 个静止期淋巴细胞体积总和，呈多角形，胞质丰富，可见嗜酸性颗粒，核染色质细或呈空泡状，核仁常见，核分裂象多见（每高倍视野下可超过 10 个）。细胞呈小梁状、片块状、栅栏状排列，有时可见菊形团样结构，常伴广泛坏死。

4. 大细胞癌　是一种未分化癌，缺乏鳞癌、腺癌或小细胞癌的结构特点及免疫组化表达。癌细胞较大，核仁明显、细胞质丰富，核分裂象易见。

（冯瑞娥）

参考文献

1. Leslie KO, Gruden JF, Parish JM. Transbronchial biopsy interpretation in the patient with diffuse parenchymal lung disease. Arch Pathol Lab Med, 2007, 131（3）: 407-423.

2. 施举红, 许文兵, 刘鸿瑞, 等. 经支气管镜肺活检对弥漫性肺实质疾病的诊断价值. 中华结核和呼吸杂志, 2008, 31 (1): 22-25.

3. 黄慧, 李珊, 张婷婷, 等. 胸腔镜及开胸肺活检在弥漫性间质性肺疾病诊断中的临床价值分析. 中华结核和呼吸杂志, 2014, 37 (9): 659-663.

4. Davenport RD. Rapid on-site evaluation of transbronchial aspirates. Chest, 1990, 98 (1): 59-61.

5. An Official American Thoracic Society/European Respiratory Society statement. Update of the international multidisciplinary classification of the idiopathic interstitial pneumonias. Am J Respir Crit Care Med, 2013, 188: 733-748.

6. Churg A, Muller NL, Flint J, et al. Chronic hypersensitivity pneumonitis. Am J Surg Pathol, 2006, 30 (2): 201-208.

7. 冯瑞娥, 施举红, 肖雨, 等. 慢性过敏性肺炎引起弥漫性肺间质纤维化的病理特征. 中华病理学杂志, 2009, 38 (2): 86-90.

8. 冯瑞娥, 刘鸿瑞, 刘彤华, 等. 肺淋巴瘤样肉芽肿病的免疫表型及基因重排研究. 中华病理学杂志, 2011, 40 (7): 460-464

9. Ferraro P, Trastek VF, Adlakha H, et al. Primary non-Hodgkin's lymphoma of the lung. Thorac Surg, 2000, 69: 993-997.

10. Kurtin PJ, Myers JL, Adlakha H, et al. Pathologic and clinical features of primary pulmonary extranodal marginal zone B-cell lymphoma of MALT type. Am Surg Pathol, 2001, 25: 997-1008.

11. 冯瑞娥, 田欣伦, 刘鸿瑞, 等. 肺黏膜相关淋巴组织边缘区 B 细胞淋巴瘤及良性淋巴组织增生性疾病的临床病理分析. 中华病理学杂志, 2008, 37 (3): 155-159.

12. 冯瑞娥, 刘鸿瑞, 梁智勇, 等. Churg-strauss 综合征的肺部病理形态观察. 中华病理学杂志, 2008, 37: 114-117.

13. 李霁, 刘鸿瑞. 坏死性结节病样肉芽肿病一例. 中华病理学杂志, 2006, 35: 509.

14. Koss MN, Hochholzer L, Feigin DS, et al. Necrotizing sarcoid-like granulomatosis: Clinical pathologic and immunopathologic findings. Hum Pathol, 1980, 11S: 510-519.

15. 孟芝兰, 刘鸿瑞, 梁智勇, 等. 肺泡蛋白沉积症的病理学特点与诊断. 中华病理学杂志, 2005, 34 (9): 575-578.

16. Berk JL, O'Regan A, Skinner M. Pulmonary and tracheobronchial amyloidosis. Semin Respir Med, 2002, 23: 155.

17. Bhargava P, Rushin JM, Rusnock EJ, et al. Pulmonary Light Chain Deposition Disease Report of Five Cases and Review of the Literature. J Surg Pathol, 2007, 31: 273.

18. Travis WD, Brambilla E, Noguchi M, et al. The new IASLC/ATS/ERS international multidisciplinary lung adenocarcinoma classification. J Thoracic Oncol, 2011, 6: 244-285.

19. Travis WD, Brambilla E, Burke AP, et al. WHO Classification of Tumours of the Lung, Pleura, Thymus and Heart. Lyon: International Agency for Research on Cancer, 2015: 26-48.

第二章　感染相关肺疾病

第一节 | 肺结核

病例 1　高热伴肺脓肿

一、入院疑诊

（一）病例信息

【病史】

男性患者，17 岁，26 天前，受凉后出现发热，最高体温为 39.5℃，伴干咳，于当地诊所就诊，考虑为肺炎。发病第 10 天，X 线胸片证实左下肺肺炎样改变。其间先后给予左氧氟沙星、头孢曲松、头孢哌酮 / 舒巴坦、利巴韦林（病毒唑）治疗 14 天，效果不佳，患者仍发热、咳嗽。发病第 14 天转诊至上级医院，胸部 CT 提示肺脓肿，抗菌药物先后改用庆大霉素、奥硝唑、阿奇霉素、头孢他啶及阿莫西林钠克拉维酸钾，治疗 9 天，体温较前升高，最高达 40.2℃，服用解热镇痛药对症降体温。患者自发病以来，有腹泻，每天 3~4 次，为黄色水样便，偶有恶心、呕吐，无腹痛、头痛、头晕、咳脓痰、咯血、关节肿痛等不适。食欲尚可，小便无异常，体重无明显变化。

患者既往身体健康，否认犬类、牛羊等动物接触史，偶尔吸烟，不饮酒。

【体格检查】

体温 40.1℃，心率 120 次 / 分，呼吸 22 次 / 分，血压 115/80mmHg。急性病容，颜面潮红。左下肺语颤消失，叩诊实音，可闻及湿啰音；右肺呼吸音清，无啰音；无胸膜摩擦音。心律齐，未闻明显病理性杂音。腹部未见明显异常。双侧下肢无水肿。

【实验室检查】

血常规：白细胞（white blood cell，WBC）10.57×10^9/L，血红蛋白（hemoglobin，Hb）152g/L，血小板（blood platelet，PLT）157×10^9/L。

尿常规：尿蛋白（＋）。

生化：丙氨酸转氨酶（alanine aminotransferase，ALT）52U/L，肌酐（creatinine，Cr）61μmol/L。

红细胞沉降率（erythrocyte sedimentation tate，ESR，简称血沉）：29mm/1h。

【影像学检查】

X 线胸片（发病第 10 天）：左下肺可见大片高密度影（图 2-1-1-1）。

胸部 CT（发病第 14 天）：左肺下叶高密度影，边界欠清晰，其间可见多发囊性病变（图 2-1-1-2）。

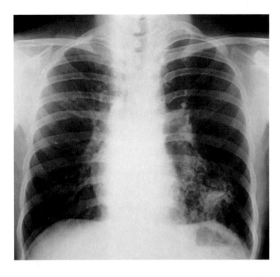

图 2-1-1-1｜发病第 10 天 X 线胸片表现

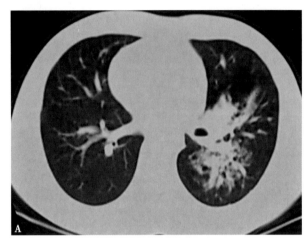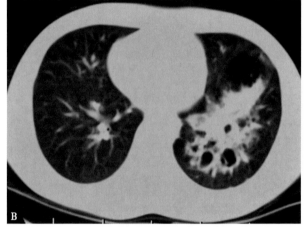

图 2-1-1-2｜发病第 14 天胸部 CT 表现

（二）临床思辨

【临床特点】

1. 患者为青年男性，起病急。

2. 主要症状和体征为高热、干咳，时有腹泻，左下肺可闻湿啰音。

3. 实验室检查显示外周血白细胞略高，尿蛋白（＋），血沉略增快，肝功能有轻度异常。

4. 影像学检查显示肺斑片状渗出影，实变演变为囊性空洞形成，病灶进展快。

5. 发病 26 天过程中，患者先后接受多种抗感染药物治疗（氟喹诺酮类、三代头孢类、大环内酯类、庆大霉素和奥硝唑等），仍高热，而且肺内病变有加重趋势，治疗无效。

【思辨要点】

肺部疾病的常见症状和体征包括咳嗽、咳痰、胸痛、呼吸困难、肺内湿啰音或哮鸣音，但这些表现并无病因特异性，许多原因均可表现为同样的症状和体征。对疑似感染性肺疾病患者，在确立诊断的过程中首先需要明确以下问题。

1. 患者所患是否为感染性肺部疾病？

对于本例患者的病因究竟是不是感染，首先要排除风湿免疫病和肿瘤等非感染性疾病。风湿免疫病的临床表现除了发热外，往往伴有肾、关节、皮肤、肌肉和血液等多系统损伤，单一累及肺组织者少见。当累及肺组织时，大多是双肺弥漫性间质损伤或弥漫性肺泡出血（图2-1-1-3），很少是单一肺叶受累；另外，在短期内，肺部高密度影浸润病灶发展为肺空洞或囊样病变的风湿免疫病多见于韦格纳肉芽肿（图2-1-1-4）。这一疾病多合并耳眼鼻喉等上呼吸道关联器官和（或）肾损伤，肺内病灶表现为多变、多形、多样，固定性肺内病灶的演变则较为少见。本例患者未有上述类似关联病症，仅单一肺叶段受累进行性加重，故发生风湿免疫病性肺损伤的可能性不大，但仍需进一步检查相应临床指标以排除。

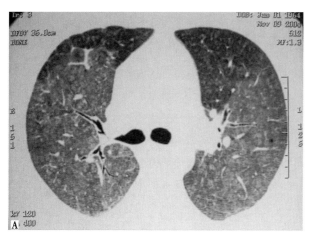 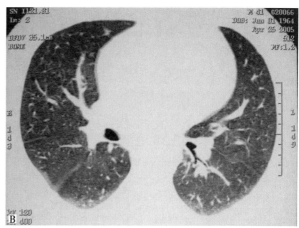

图 2-1-1-3 | 肺 - 肾出血综合征治疗前后影像改变

男性患者，40岁，发热、咯血1周，伴呼吸困难。胸部CT可见：发病时（A）双肺弥漫磨玻璃高密度影，治疗1年后随访时（B）肺内病变吸收好转。临床诊断为肺 - 肾出血综合征

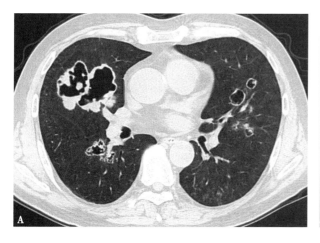 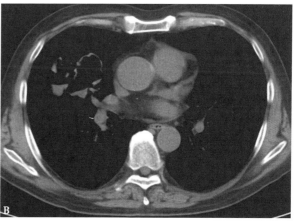

图 2-1-1-4 | 韦格纳肉芽肿胸部 CT 表现

胸部CT平扫可见双肺多发空洞性改变，个别空洞伴液平（蔡后荣教授提供）

另外，发热伴肺部病变还有可能发生于肿瘤性肺疾病，如原发性非霍奇金肺淋巴瘤和中心性肺癌导致阻塞性肺炎伴空洞等。肺淋巴瘤往往表现为肺实变，进展程度依据个体差异而有不同，病理改变为淋巴瘤细胞浸润（图2-1-1-5），一般不呈现空洞性改变，更罕见肺气囊样病灶。

对于肺癌本身癌性空洞或中心性肺癌所导致的阻塞性肺炎合并肺脓肿（图2-1-1-6），经支气管镜和胸部CT检查大多可明确，临床确诊较为容易。本例患者胸部CT未见左下肺叶段支气管内阻塞迹象，且年仅17岁，发生肺癌的可能性较小，但仍需行支气管镜检查予以排除。

由此可见，本例患者除了"干咳，无脓性痰液排出，肺内病灶进展为囊样改变"与常见肺部感染存在很大不同，总体临床过程仍以感染可能性最大。轻度肝功能异常（小于正常值的2倍）和少量蛋白尿可能与高热相关。血沉为非特异性指标，略增快也可能与感染有关。

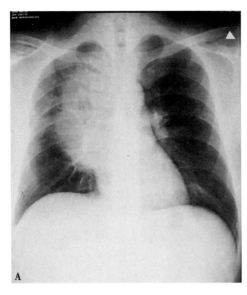
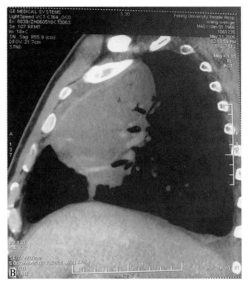

图 2-1-1-5 | 肺淋巴瘤胸部影像学表现

男性患者，44 岁，间断发热 9 个月，痰中带血 1 个月。胸部 X 线片（A）可见右中上纵隔旁肺野大片高密度影，CT（B）可见右上叶前段和中叶大片实变影，并见支气管充气征。病理诊断为肺淋巴瘤

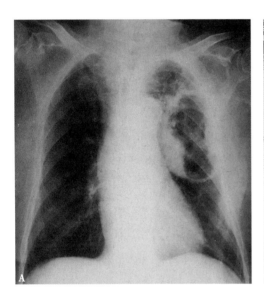
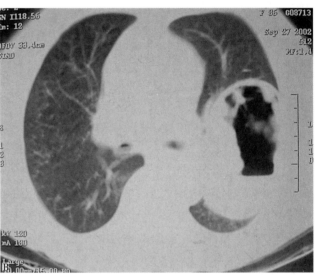

图 2-1-1-6 | 肺鳞癌胸部影像学表现

女性患者，86 岁，痰中带血 5 个月。胸部 X 线片（A）可见左上叶巨大厚壁空洞，内壁凸凹不平，CT（B）可见左上叶巨大厚壁空洞，内壁凸凹不平，并见液平。病理诊断为肺鳞癌

2. 患者可能患哪种类型感染？病原可能是什么？

本例患者的临床诊断既然倾向于感染，那会是哪一类感染呢？

肺炎依据感染获得的场所和病原学特点不同而分为：①社区获得性肺炎（community acquired pneumonia，CAP），常见革兰阳性球菌、非典型病原体、普通病毒等病原感染；②早期院内获得性肺炎，感染病原体同 CAP；③晚期院内获得性肺炎，常见革兰阴性杆菌、肠球菌、耐甲氧西林金黄色葡萄球菌、多耐药 / 广泛耐药 / 全耐药菌等感染；④免疫功能低下时肺炎，多为机会型感染，如巨细胞病毒（cytomegalovirus，CMV）、肺孢子菌（pneumocystis carinii，PC）等感染；⑤吸入性肺炎，多为口腔厌氧菌或化学吸入性肺损伤（Mendelson 综合征）（图 2-1-1-7）。按感染病原，可分为普通感染（常见病原有细菌、病毒和真菌）和特殊感染（主要病原包括结核分枝杆菌、非结核分枝杆菌和诺卡菌等）。

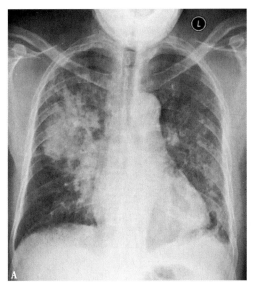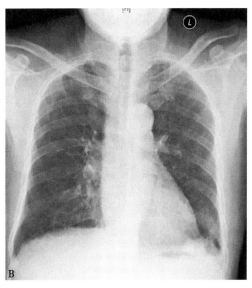

图 2-1-1-7 | Mendelson 综合征 X 线胸片表现

男性患者，72 岁，脑梗死后发生呕吐、呼吸窘迫，伴 I 型呼吸衰竭，X 线胸片可见双肺弥漫高密度影（A），经糖皮质激素治疗 5 天后，肺内病变明显吸收（B）

　　本例患者为青年男性，平时身体健康，如果病因是感染，临床上多属于 CAP。多种抗感染规律治疗无效的 CAP 称为无反应性肺炎。其发生原因包括：①抗感染药物未覆盖感染病原（包括细菌、病毒和真菌）；②感染病原对抗菌药物产生耐药；③感染病原转变为原生质菌，对抗菌药物无应答；④初始阶段治疗有效，新发感染病原使病情反复。

　　由于本例患者平素身体健康，无结构性肺病等慢性病病史，原发于非发酵菌（铜绿假单胞菌、鲍曼不动杆菌和嗜麦芽窄食单胞菌等）感染的可能性小，也不存在合并新发感染病原、产生广泛耐药或全耐药病菌和原生质菌等状况，最可能的原因是抗感染药物未覆盖感染病原。本例患者曾使用氟喹诺酮类、三代头孢类、大环内酯类、庆大霉素和奥硝唑等抗感染药物，所覆盖的抗感染病原包括肺炎链球菌、流感嗜血杆菌、非典型病原（肺炎支原体、肺炎衣原体和军团杆菌）、常见革兰阴性菌（肺炎克雷伯菌等）和厌氧菌等。未覆盖的普通病原包括病毒、真菌和个别细菌（包括金黄色葡萄球菌和结核分枝杆菌等一些特殊感染致病菌）。

　　金黄色葡萄球菌包括甲氧西林敏感性金黄色葡萄球菌（methicillin-sensitive staphylococcus aureus，MSSA）和甲氧西林耐药金黄色葡萄球菌（methicillin-resistant staphylococcus aureus，MRSA），均可引起社区获得性感染。MRSA 所致感染发展迅速，临床表现较重（图 2-1-1-8），应该有咳脓痰的症状，本例患者现有临床资料并不能完全排除之。

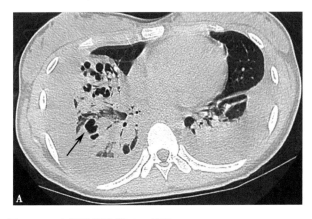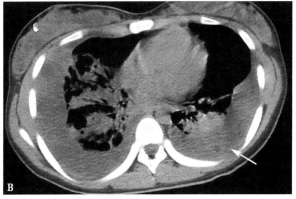

图 2-1-1-8 | 肺脓肿胸部 CT 表现

女性患者，15 岁，发热、咳嗽 5 天，出现进行性呼吸困难；发病 8 天后出现多发肺脓肿，伴双侧胸腔积液（佘丹阳教授提供）

　　病毒性肺炎也是导致成年人社区获得性肺炎的一种常见病原。在成年人中，巨细胞病毒和 EB 病毒感染多发生于无免疫功能低下者，并且进展迅速（图 2-1-1-9）。本例患者无类似病史，基本可以排除。流感病毒、鼻病毒、腺病毒和偏肺病毒等引起的感染，多表现为外周血白细胞正常或降低。病毒性肺炎可以从初始的单叶段病灶很快发展为多叶段受累，并且很少发生肺组织坏死和气囊样改变（图 2-1-1-10）。此外，病毒性肺炎要么短期内迅速加重，发展为重症肺炎，甚至急性呼吸窘迫综合征（ARDS），要么呈自限性，逐渐好转，很少呈迁延状态或亚急性过程。可见，本例患者由病毒引起肺部感染的可能性很小。

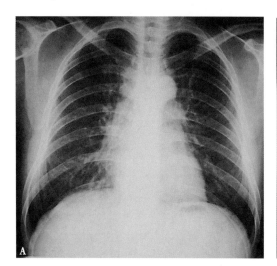
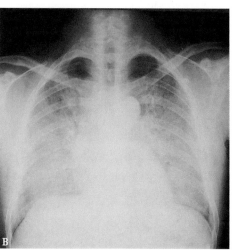

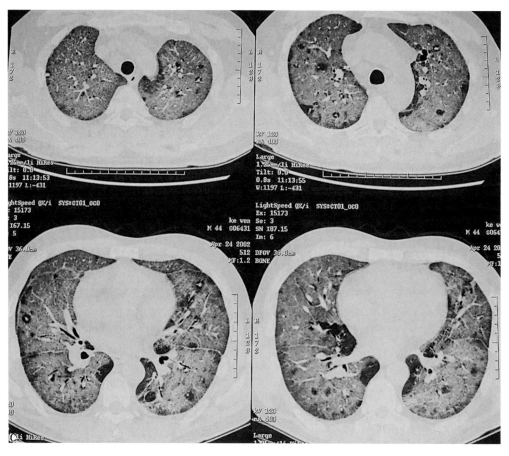

图 2-1-1-9 | 巨细胞病毒性肺炎影像学表现

男性患者，44 岁，肾移植术后 3 个月，发热 4 天，呼吸困难 1 天。发病前胸部 X 线片（A）未见肺内活动性病变；发病后第 4 天胸部 X 线片（B）可见双肺弥漫性磨玻璃样改变，未见双侧胸腔积液；发病后第 4 天胸部 CT（C）可见双肺弥漫性磨玻璃样高密度影，其间可见散在马赛克征（以小叶中央性为主，考虑为闭塞性细支气管炎）。诊断为巨细胞病毒性肺炎

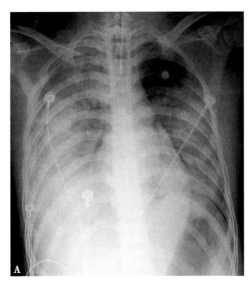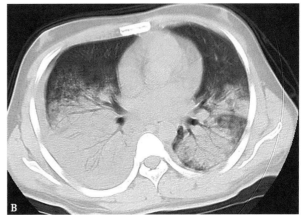

图 2-1-1-10 | 腺病毒肺炎影像学表现

男性患者，22 岁，发热、咳嗽 1 周，呼吸困难 3 天。胸部 X 线片（A）可见双肺中下肺野为主高密度实变影，双侧肋膈角消失，右侧尤著；胸部 CT（B）可见以双下肺为主的弥漫高密度实变影伴支气管充气征，并见双侧胸腔积液。诊断为腺病毒肺炎（贺蓓教授供稿）

真菌感染常继发于免疫功能低下和粒细胞缺乏状态，主要为曲霉菌和肺孢子菌感染两种类型。典型的肺曲霉菌感染影像学表现为晕征和新月征，也可见巨大空洞，但难见液平（图 2-1-1-11）。肺孢子菌肺炎（PCP）主要表现为双肺弥漫间实质性肺病伴小叶间隔增厚。当然，个别人在免疫功能正常状态下，

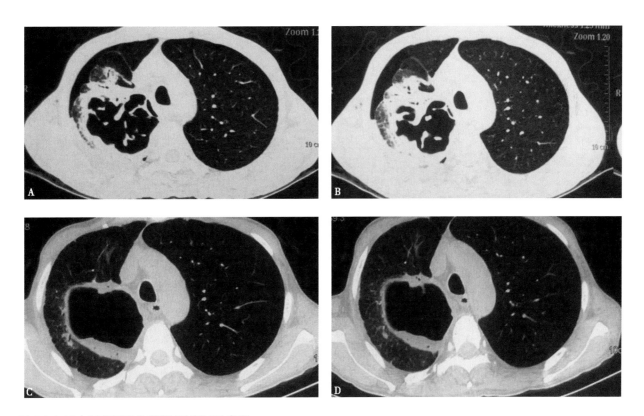

图 2-1-1-11 | 侵袭型肺曲霉菌病胸部 CT 表现

男性患者，49 岁，肾移植术后 14 年，发热、咳嗽、咳痰 1 个月余，胸部 CT 可见右上肺侵袭性肺曲霉菌病致肺内巨型空洞（A、B）；经伊曲康唑治疗后，右上肺巨型空洞壁变薄，周边浸润肺组织吸收好转（C、D）。诊断为侵袭型肺曲霉菌病

也可原发肺曲霉菌病和 PCP 感染。念珠菌所致肺部感染发生概率很低，诊断较困难，多为导管相关性或抗菌药物所致二重感染，罕见原发感染。本例患者的临床过程和胸部影像学表现与之相距甚远，基本可以排除真菌感染的可能。

　　综上所述，对于普通感染而言，由其他细菌、病毒和真菌引起感染的概率很小，但尚不能排除金黄色葡萄球菌感染的可能。对于本病例是否为结核分枝杆菌、非结核分枝杆菌或诺卡菌等特殊病原菌引起的感染，院前应用的抗感染药物对之作用有限，经验治疗的依据不足，现有临床检查资料难以确定。此外，对于本病例，还需要完善相关检查，进一步排除非感染性因素可能导致的病变。

二、诊治过程

（一）临床信息

【实验室检查】

　　1. 一般检查

　　（1）血常规（多次检查）：WBC（8.20～11.28）×10⁹/L，中性粒细胞百分比（N%）80%～83.6%，Hb、PLT 均正常。

　　（2）ESR：62mm/L。

　　（3）肝功能：①入院时，ALT 61U/L，天冬氨酸转氨酶（aspartate aminotransferase，AST）44U/L，白蛋白（albumin，ALB）30.5g/L，Cr 65μmol/L；②保肝治疗后，ALT 30U/L，AST 18U/L，ALB 32.3g/L。

　　2. 免疫相关检查　自身抗体（包括抗核抗体、抗 dsDNA、Sm 抗体、抗线粒体抗体等）检查均为阴性。

　　3. 感染相关检查

　　（1）降钙素原（procalcitonin，PCT）0.32μg/ml，C 反应蛋白（C-reactive protein，CRP）132mg/L。

　　（2）结核菌素纯蛋白衍化物（purified protein derivative tuberculin，PPD）试验、T 淋巴细胞刺激 γ- 干扰素释放试验（T lymphocyte stimulation interferon gamma release test，T-SPOT）均为阴性。

　　（3）血清病原抗体：梅毒螺旋体、结核分枝杆菌、肺炎支原体、肺炎衣原体、军团杆菌、包虫等血清抗体检测均阴性。

　　（4）血真菌检测：1,3-β-D 葡聚糖（1,3-β-D glucan，G）试验和半乳甘露聚糖（galactomannan，GM）试验均阴性。

　　（5）支气管肺泡灌洗液（BALF）：病毒核酸检测（包括流感病毒、腺病毒、呼吸道合胞病毒感染、偏肺病毒、鼻病毒等 15 种）均为阴性。

　　（6）血培养 2 次，均为阴性。

　　（7）痰病原检测：包括普通细菌、真菌、抗酸染色和寄生虫检测，5 次均阴性。

　　（8）大便抗酸染色和寄生虫检测均为阴性。

【支气管镜检查】

　　共进行支气管镜检查 3 次，均见双肺各叶段支气管通畅（图 2-1-1-12），未见气管、支气管内明显异常。BALF 细胞总数 0.39×10⁶/ml，巨噬细胞百分比 14.5%，中性粒细胞百分比 82.5%，淋巴细胞百分比 3%。

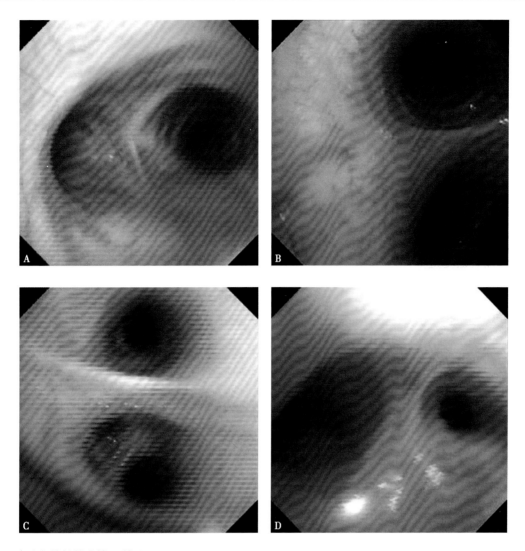

图 2-1-1-12 │ 支气管镜检查镜下所见

A. 气管隆嵴；B. 中间段支气管；C、D. 左下叶支气管

【影像学检查】

胸部 CT：左肺下叶病灶边界较为清楚，表现为实变、空洞，空腔病灶内有液平（图 2-1-1-13），其脓液界面呈类蜂窝状气囊影改变。

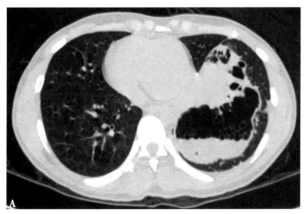
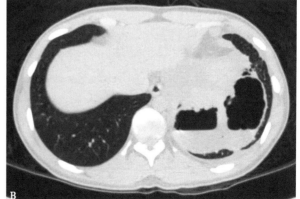

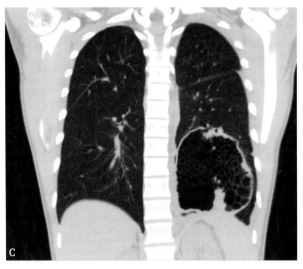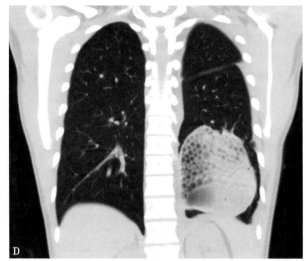

图 2-1-1-13 | 入院后胸部 CT 表现（发病后 37 天）

（二）临床思辨

患者入院后所做系列检查显示：①血沉较入院前明显增快，提示原有病变仍在加重；②自身抗体均阴性，结合临床表现，基本可以排除风湿免疫病；③多次支气管镜检查均见肺内气道通畅，未见任何阻塞征象，故基本可以排除因阻塞性原因导致的阻塞性肺炎，但 BALF 炎性细胞分类中性粒细胞明显增高仍提示细菌感染的可能；④胸部 CT 可见病灶转变过程为"渗出实变→囊性病灶融合→坏死液化→脓肿液平形成"；⑤常规病原学检查均阴性。这些结果支持本例患者有感染性疾病的可能。此时，还需要思考以下问题：

1. 如果本病例病因是感染，是否需要继续经验治疗？是否有必要鉴定感染病原？

对普通细菌感染而言，本例患者在经验治疗方面，未使用针对 MRSA 作用的糖肽类抗生素（万古霉素、替考拉宁）以及噁唑烷酮类抗菌药物（利奈唑胺），可以考虑继续给予相应经验治疗。但患者在入院前病程已近 4 周，期间比较规范地应用了抗感染药物，未见任何疗效，且病情有加重趋势。入院后的系列检查结果仍符合感染的发病过程，同时，肺脓肿液平的影像学表现呈特殊的蜂窝样间隔气影，而支气管镜检查又证实为非阻塞性肺内感染。因此，有必要积极鉴定感染病原，尽快实现目标性抗感染治疗。

本例患者应用万古霉素 7 天，体温反而升高（高达 40.2℃），病情又有进一步加重，静息状态下，动脉血气呈现低氧血症（FiO$_2$ 21%，PaO$_2$ 70mmHg）。由此可见，本病例可能是由一些特殊病原引起的感染。

2. 如何鉴定病原？如何选择鉴定病原的最佳方法？

确定感染病原，可通过无创和有创手段获得标本，进行相关检测。

（1）通过无创手段获得标本可进行病原培养（外周血、呼吸道分泌物和 BALF 等）、分子生物学核酸检测［聚合酶链反应（polymerase chain reaction，PCR）、环引物介导的等温扩增和实时定量 PCR 等］、抗原检测（咽拭子、血标本、尿液对病原体抗原直接或间接免疫荧光）、抗体检测（血清抗体酶联免疫吸附法）和机体病原免疫反应检测（PPD、T-SPOT 等）等检测。本病例应用这些方法进行一系列检测，均无阳性发现。

（2）通过有创手段获取标本，包括 CT 引导下穿刺、B 超引导下穿刺、气道超声内镜引导下穿刺和外科胸腔镜手术等。由于本例患者胸部影像学的脓肿表现为张力性改变，如果进行穿刺获取标本，不能保证取材满意，并且存在产生脓胸的极大可能性，故不建议实施穿刺活检或引流。而且，肺脓肿累及范围接近全部左下肺叶，应用外科胸腔镜也无法实施小病灶的楔形切除获取标本。因此，对于本病例，只能选择左下肺叶切除，对病灶进行病理和病原学深入检查，以探究病因。

三、临床确诊

（一）临床信息

经与胸外科专家会诊讨论、患者本人和家属同意，对患者成功实施了左下叶肺切除术。术后对病灶解剖，进一步证实左下叶各段和亚段支气管通畅，气道无阻塞性病变，但病变张力大，呈球状，经穿刺排气后，剖开病灶，见其内填充大量脓性坏死组织。病理检查见大量干酪样坏死性肉芽肿结节（图 2-1-1-14），脓液涂片抗酸染色发现大量抗酸杆菌（图 2-1-1-15）。脓液培养发现阳性菌落，经鉴定为结核分枝杆菌，未发现包括厌氧菌在内的其他细菌培养阳性。

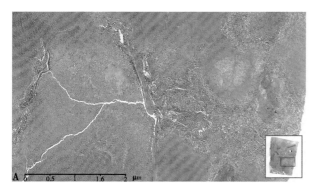
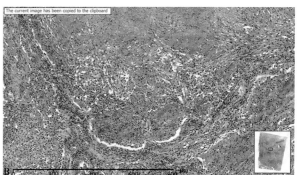

图 2-1-1-14 | 病理检查见大量干酪样坏死性肉芽肿结节
A．HE 染色，100×；B．HE 染色，200×

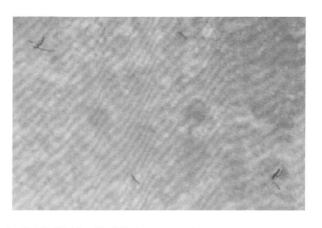

图 2-1-1-15 | 脓液涂片抗酸染色可见抗酸杆菌（抗酸染色，1000×）

最后诊断：左下肺结核性肺脓肿。
术后，患者体温明显下降，经抗结核治疗，维持临床稳定，逐渐康复。

（二）临床思辨

通过一系列经验的、循证的临床证据分析，患者肺内病变的性质终于水落石出，诊断为结核性肺脓肿，这也就可以解释为何普通经验性抗感染治疗对本例患者无效。

由于结核分枝杆菌增殖缓慢，需要 16～18 小时分裂一次，病理检查往往可见渗出、变性和增殖 3 种病理类型同时存在。成年人肺内结核病均为继发性肺结核，绝大多呈慢性和亚急性经过。临床表现为急性病理过程的肺结核主要是血行播散型肺结核（急性粟粒型肺结核）和干酪性肺炎两种类型。前者可出现急性发热，普通抗感染治疗无效，肺内出现密度、大小和分布"三均匀"的粟粒性结节，可发展为ARDS；后者的病变多局限于一个或多个叶段，影像学表现为实变或沿气道播散病灶，大多可见树芽征，有时也会出现肺内空洞（表现为无壁、薄壁和厚壁空洞）（图 2-1-1-16），但罕有肺内脓性改变和空洞内脓性液平。

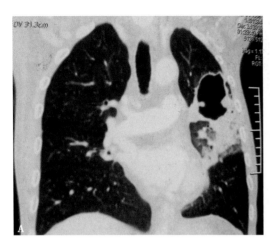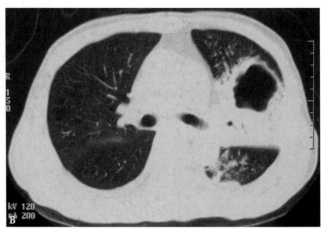

图 2-1-1-16 | 肺结核伴空洞胸部 CT 表现
男性患者，72 岁，发热、咳嗽 2 个月，诊断为肺结核伴空洞

此时还应思考以下问题：

1. 本例患者的发病过程为何如此迅速？如何形成张力性化脓性病灶的？

本例年轻患者肺内病灶在发病后短期内由实变影发展为多发囊性病变，进而融合形成肺脓肿，整个过程很难用肺结核常见的病理改变解释，其发生可能与患者机体的免疫状态密切相关。因为 PPD 和 T-SPOT 主要是检测机体的细胞免疫功能，但本例患者在发病 4 周后仍未见阳性反应，说明其细胞免疫应答能力较为低下，机体对结核分枝杆菌感染所导致的迟发型过敏反应未完全建立，促使病灶迅速进展。

短期内迅速形成结核性化脓性病灶，可能是由于在疾病早期阶段，病灶炎性坏死物阻塞远端细小支气管，形成单相活瓣，导致气道闭塞，气体在感染肺组织内滞留，使其在短期内发生变性、坏死和脓肿形成。

2. 本例患者胸部 CT 所示结核性肺脓肿表面为何出现蜂窝样囊性改变？

解剖左下肺切除病灶发现，结核性肺脓肿腔内气体与大量黏稠脓液和坏死组织在脓液界面之间形成数个张力性小气泡，遂在脓液层面形成类蜂窝样气囊的特殊影像特征。

精要回顾与启示

高热伴肺脓肿样病变是呼吸系统疾病常见的临床表现，对于出现此类表现的患者，如果诊断为普通细菌或厌氧菌感染所致的肺脓肿，在大多数情况下可能是正确的，治疗上实施经验性抗感染策略也会获得理想的结果，达到临床治愈。但有些情况下，诸多非感染性疾病也可导致相似的临床表现，给诊断和治疗带来一定难度，此时需要临床医师依据临床线索，抽丝剥茧，层层深入，寻根探究。

急性发生的结核性肺脓肿在临床上很少见，发生类似本例患者这种张力性脓肿的病理改变则更少见，而且下肺也不是肺结核的好发部位，尤其是影像学检查显示在脓肿液平的气液交界层面表现为蜂窝样囊气泡，使病原学诊断更加扑朔迷离。本病例手术切除左下肺病灶后，对脓液进行病原染色、培养和病理检查，均证实为结核分枝杆菌感染。其结果说明：①肺结核的表现呈多样性、复杂性，大大增加了临床确诊难度；②建立类似疾病有序合理的临床路径十分重要，对特殊临床情形，有必要及时进行有创干预。

诊断流程

"发热伴肺部化脓性病灶"病因学临床诊断和鉴别诊断流程可参考图 2-1-1-17。

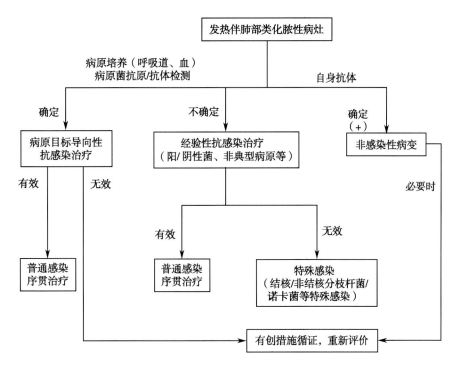

图 2-1-1-17 "发热伴肺部化脓性病灶"病因学临床诊断和鉴别诊断流程

（公丕花 高占成）

参考文献

1. Chen J, Luo Y, Zhang S, et al. Community-acquired necrotizing pneumonia caused by methicillin-resistant Staphylococcus aureus producing Panton-Valentine leukocidin in a Chinese teenager : case report and literature review. Int J Infect Dis, 2014, 26: 17-21.
2. Sridhar V, Rajagopalan N, Shivaprasad C, et al. Acute community acquired Aspergillus pneumonia in a presumed immunocompetent host. BMJ Case Rep, 2012, 2012. pii : bcr0920114866. doi : 10.1136/bcr.09.2011.4866.

病例 2 双肺弥漫性病变地图状分布

一、入院疑诊

（一）临床信息

【病史】

男性患者，24 岁，1 年前常规体检胸部 X 线片示异常，进一步检查胸部 CT 示双肺弥漫性增密影，呈铺路石样改变。起病初，患者无发热、咳嗽、咳痰及呼吸困难等症状。血常规、CRP、ESR、肺炎支原体抗体、3 次痰找抗酸杆菌和肺肿瘤标志物均未见异常。1 年来逐渐出现阵发性咳嗽，伴少量白痰。

在外院行支气管镜检查，未见腔内异常，分别于肺右上叶和左下叶行支气管肺泡灌洗，灌洗液病理检查可见炎性细胞伴少量无形变性物，PAS 阳性，结合临床表现判断符合肺泡蛋白沉积症。2 周后患者来我院门诊就医，再次行支气管镜检查，支气管肺泡灌洗液涂片病理诊断示见多量纤毛柱状上皮细胞及少许组织细胞，组织细胞内似有蛋白性物，PAS 染色为弱阳性。门诊以肺泡蛋白沉积症收入院。病程中，患者无心悸及胸前区疼痛，无腹泻、腹痛，无关节肿痛，无光过敏，无雷诺现象，无头晕、头痛，大小便正常，饮食及睡眠可，体重无明显增减。

患者既往身体健康，否认饲鸽以及动物接触史，否认烟酒嗜好以及药物过敏、长期药物服用史。

【体格检查】

体温 36.8℃，心率 100 次 / 分，呼吸 20 次 / 分，血压 135/78mmHg，动脉血氧饱和度（pulse oxygen saturation，SpO_2）99%。神清、精神可，营养状况中等。气管居中，双肺呼吸音清，未闻明显干湿啰音。心律齐，未闻明显病理性杂音。腹软。全腹无明显压痛、反跳痛。双下肢无水肿。

【实验室检查】

血常规：WBC 12.3×10^9/L，N% 85%，Hb150g/L，PLT 291×10^9/L；ESR 21mm/1h。

血气分析（吸氧 3L/min）：pH 7.45，动脉血氧饱和度（arterial oxygen saturation，SaO_2）99%，PaO_2 142mmHg，$PaCO_2$ 31mmHg。

凝血及生化检查未见异常。

【影像学检查】

HRCT 检查提示弥漫性簇性微结节聚集征以及广泛树芽征，呈地图状分布，纵隔淋巴结肿大（图 2-1-2-1）。

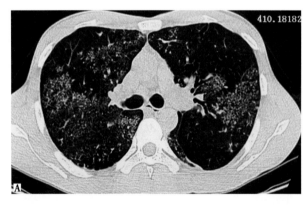
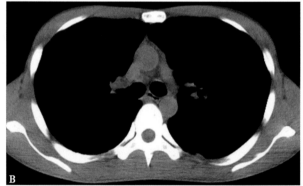
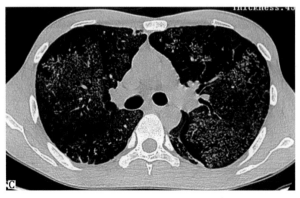

图 2-1-2-1 | 不同病程阶段胸部 HRCT 表现

HRCT 可见双肺弥漫性簇性微结节聚集征以及广泛树芽征，呈地图状分布（A），纵隔淋巴结肿大（B），并且随病程延长（10 个月后）肺内类似病变有增多趋势（C）

（二）临床思辨

【临床特点】

1. 患者为青年男性，病程 1 年余。

2. 主要症状为渐进性干咳及气促，无明显阳性体征。

3. 实验室检查显示血沉稍快，白细胞升高，中性粒系胞比例升高，其余无明显异常。支气管镜检查 BALF 病原学阴性，抗酸染色阴性；病理结果均提示 PAS 弱阳性。

4. 影像学检查显示双肺弥漫性簇状分布微结节聚集，广泛树芽征形成，呈地图样分布，未受病变累及部位肺组织完全正常。

【思辨要点】

本例患者所患是感染性疾病还是非感染性疾病？

本病例影像学表现有两个特点：①双肺弥漫性微 - 小结节以及广泛树芽征形成；②病变未累及部位肺组织完全正常，病灶呈地图状分布。根据这两个特征，需要分析患者所患是感染性疾病还是非感染性疾病：患者病程 1 年余，为慢性过程。病灶呈缓慢增加，且临床症状渐显，表现为干咳和进行性气促。实验室检查结果提示白细胞升高、血沉稍快，结合影像学表现，首先要排除肺泡蛋白沉积症、弥漫性泛细支气管炎、结节病、尘肺、肺泡细胞癌等非感染性疾病。其次，依据病程长短考虑潜在感染性疾病：本病例表现难以用急性感染性疾病解释，如病毒性感染、真菌感染和吸入性感染等，可以排除此类感染性疾病，但不排除特殊病原体的感染。

因此，依据临床特点和影像学表现，对于本病例的诊断和鉴别诊断，需要排除或考虑以下疾病。

（1）肺泡蛋白沉积症（PAP）：是以肺泡及终末呼吸性细支气管内沉积富含脂蛋白样物质为特点的少见肺部疾病。依据其病因，可分为先天性、特发性和继发性。其中，90% 以上 PAP 为特发性，且绝大多数患者体内存在抗粒细胞 - 巨噬细胞集落刺激因子（granulocyte-macrophage colony-stimulating factor，GM-CSF）自身抗体，导致肺泡巨噬细胞成熟障碍，对表面活性物质的清除能力下降，使得表面活性物质在肺泡内积聚过多，发生肺泡蛋白沉积症。继发性 PAP 常见于职业粉尘吸入以及合并血液病患者。PAP 临床症状包括咳嗽、咳痰、活动后气促，易合并感染。典型 PAP 的 HRCT 表现为磨玻璃影背景下，小叶间隔增厚交织形成铺路石样改变，或在肺泡实变与正常肺实质之间出现很明显的分界线，形成地图样分布（图 2-1-2-2）。一旦根据临床和影像学资料，考虑 PAP 可能，需要依靠组织病理学活检和（或）支气管肺泡灌洗（BAL）确诊。75% 临床怀疑为 PAP 者，可通过 BAL 检查确定诊断。病理检查发现肺泡腔内充满颗粒状或块状嗜伊红物质，PAS 染色呈阳性，是确定 PAP 诊断的可靠方法。本例患者，HRCT 表现病变呈地图样分布，广泛小结节状影以及树芽征，虽然两次支镜检查均有 PAS 染色异常，但肺活检组织病理不支持肺泡蛋白沉积症诊断。

（2）弥漫性泛细支气管炎（DPB）：是一种病因与发病机制不明的疾病，与呼吸性细支气管和鼻旁窦慢性炎症相关，组织学特征为大量泡沫状巨噬细胞聚集于细支气管和肺泡管内。DPB 几乎只发生在亚洲，尤其是东北亚，如日本和我国。平均发病年龄在 40 岁左右，男女比例为 2∶1。DPB 临床症状包括咳嗽、咳痰和进行性气短，70% 患者伴有慢性鼻旁窦炎。其 HRCT 表现包括以双肺中下肺分布为主的小叶中心结节影和树芽

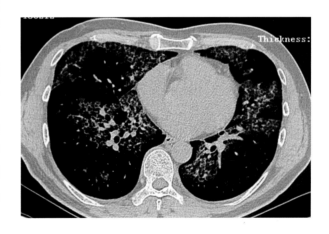

图 2-1-2-2 | 肺泡蛋白沉积症胸部 CT 表现

男性患者，55 岁，因活动后胸闷、气喘 5 年入院。胸部 CT 示两肺多发磨玻璃影，地图样分布，其内见铺路石征。行支气管镜检查，支气管肺泡灌洗液及病理符合 PAP

征，细支气管 - 支气管扩张，肺实质密度减低和血管减少（图 2-1-2-3）。DBP 在不同阶段，HRCT 表现不同，疾病初期为微结节，逐步发展为细支气管扩张，晚期表现为囊状支气管扩张。依据典型的临床症状、体征以及影像学、阻塞为主的混合性通气功能障碍、鼻旁窦侵犯以及冷凝集试验阳性等证据，常可获得临床诊断。确诊依据组织病理。DPB 典型病理表现为呼吸性细支气管内和小叶中心附近区域淋巴细胞和浆细胞聚集，泡沫样巨噬细胞在呼吸性细支气管壁、肺泡管附近和肺泡内沉积，同时可见淋巴组织细胞。本病例虽然表现为广泛微 - 小结节以及树芽征，但缺乏 DPB 阻塞性特征表现（如肺过度充气），而且患者也无鼻旁窦炎表现及咳嗽、咳痰和进行性气短，因此临床诊断 DPB 证据不足。

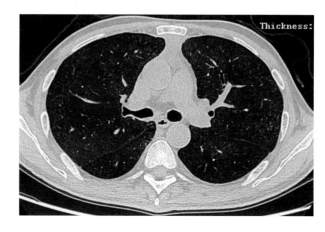

图 2-1-2-3 | 弥漫性泛细支气管炎胸部 CT 表现

男性患者，58 岁，因间断发热伴腹泻 2 个月余入院，既往有胸腺瘤手术史。胸部 CT 提示弥漫性小叶中心型结节影以及磨玻璃影。肺功能检测提示轻度混合性通气功能障碍

（3）肺结节病：是一种病因不明且影响多个器官的全身性炎症性疾病，表现为非干酪样肉芽肿。90% 以上病例有肺部累及，30%～50% 患者可无症状，因常规体检发现肺门淋巴结肿大而就诊。最常见的临床主诉是呼吸困难、咳嗽、胸痛。全身症状包括乏力、消瘦以及虚弱不适等。约 90% 结节病患者在 CT 上可见肺门和纵隔淋巴结肿大。淋巴结钙化相对常见，可见于 40%～50% 持续性结节病患者。钙化常为局灶性分布，但也可弥漫分布或呈蛋壳样。肺内结节病 HRCT 显示，肺内小结节影主要分布在淋巴管周围，与支气管和肺动静脉毗邻，沿小叶间隔、叶间裂、胸膜下区分布（图 2-1-2-4）。结节病是一种排除性诊断疾病，结合病理表现，需排除结核以及其他肉芽肿性疾病。依据临床及影像学改变，本例仍不能排除结节病诊断，但两次纤支镜检查结果未能提供诊断依据。

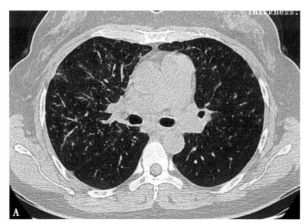
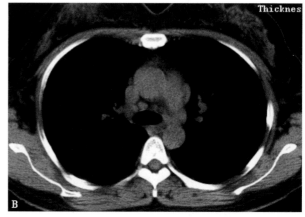

图 2-1-2-4 | 结节病胸部 CT 表现

女性患者，45 岁，因活动后气喘 1 年余入院。胸部 CT 提示沿淋巴管分布的小结节影累及叶间裂，小叶间隔增厚（A）；纵隔淋巴结肿大且不具有融合倾向（B）。肺功能检查示通气功能基本正常，弥散功能轻至中度降低。支气管镜检查右肺支气管黏膜以及中叶 TBLB 病理示支气管黏膜组织部分区见上皮样肉芽肿形成，并可见多核巨细胞反应、肉芽肿性病变，抗酸染色、GMS 染色、PAS 染色均阴性

（4）矽肺（硅沉着病）：是持续暴露于大量可吸入性二氧化硅而引起的疾病，即可吸入的结晶硅酸盐进入肺部，导致肉芽肿和纤维化。矽肺的临床表现主要有三个类型，急性矽肺、速发型矽肺和典型矽肺，其临床表现取决于二氧化硅暴露的时间和浓度。急性矽肺是一种急性和渐进性矽肺，患者经常因呼吸衰竭而死亡。速发型矽肺病程相对较长，一般在 5 年内死亡。典型矽肺是最常见的表现形式，患者长期暴露于低浓度二氧化硅引起双肺缓慢的渐进性结节状浸润，主要分布于上肺。一般，患者持

续暴露于硅尘 10～20 年才出现临床症状。与其他吸入性职业性肺病不同，矽肺患者的肺部病灶在其离开暴露环境后依然进展。矽肺是发生慢性炎症的结果，其机制涉及肺泡和巨噬细胞对吸入矽尘的吞噬作用及矽尘在肺间质中沉积。影像学可表现为大小不同的小结节，乃至大块纤维灶形成，即进行性巨块型纤维化（progressive massive fibrosis, PMF）。单纯矽肺小结节影通常边界清楚，直径为 1～10mm，主要分布于肺上叶，常伴有钙化（图 2-1-2-5）。大块纤维化灶常见于上肺区，边界光滑或不规则。另外一个较具特征性的影像学改变为淋巴结呈蛋壳样钙化。总的来说，诊断矽肺需具有明显二氧化硅接触或暴露史，并出现典型弥漫小结节等影像学表现。本例患者无相关的接触史，诊断依据不足，可排除该疾病。

（5）细支气管肺泡细胞癌（bronchioloalveolar carcinoma, BAC）：为腺癌的一个亚型。2004 年世界卫生组织（World Health Organization, WHO）明确提出其诊断条件为肿瘤细胞沿着肺泡贴壁生长并且无间质、血管或胸膜浸润证据。2011 年，国际肺癌研究协会（International Association for the Study of Lung Cancer, IASLC）/美国胸科学会（American Thoracic Society, ATS）/欧洲呼吸学会（European Respiratory Society, ERS）联合发布了关于肺腺癌的国际多学科分类新标准，废除了 BAC 这一诊断名称，而将其以微浸润腺癌和原位腺癌替代。但由于其相对独特的影像学表现，本书仍以 BAC 代表该诊断。BAC 的临床常进展较慢，多有黏液分泌亢进，咳大量白色泡沫痰。其影像学可表现为 4 类：单发结节型、多发结节型、单发实变型和多叶实变型。其中多发结节型可表现为双肺弥漫性大小不等的结节影，呈随机性分布（图 2-1-2-6），须与本例相鉴别。本例患者影像学表现与 BAC 有较大区别，且临床症状为干咳、气促，故暂不考虑 BAC 诊断。

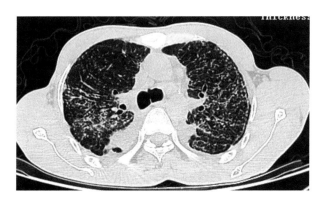

图 2-1-2-5 │ 矽肺胸部 CT 表现
男性患者，43 岁，从事大理石加工工作约 4 年，因咳嗽、渐进性气喘 8 个月入院。胸部 CT 显示两肺沿淋巴管分布的小结节影、胸膜下线、小叶间隔增厚等；肺功能示中度限制性通气功能障碍和弥散功能障碍；经支气管肺活检见矽肺结节

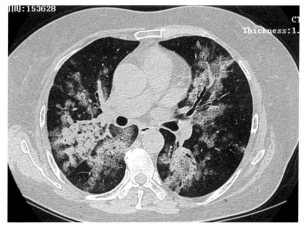

图 2-1-2-6 │ 肺黏液腺癌胸部 CT 表现
女性患者，63 岁，因咳嗽、咳白色泡沫痰 1 个月余入院。胸部 CT 示沿支气管血管束分布的磨玻璃密度结节影，部分融合实变，在磨玻璃密度区域尚可见铺路石样改变。病理示黏液腺癌

（6）肺结核：是由结核分枝杆菌引起的慢性传染性疾病。结核分枝杆菌是一种需氧不运动的无芽孢棒状杆菌，并对干燥、酸及乙醇有很强的抵抗力，在人群中主要通过患者咳嗽时产生的飞沫传播。活动性肺结核在细胞免疫低下人群（包括年幼或高龄者、营养不良者、肿瘤患者、使用免疫抑制剂治疗患者、HIV 感染者、终末期肾病患者以及糖尿病患者等）发病率明显增加，临床表现从无症状到轻微症状（如干咳）或严重症状（如发热、体重减轻、咯血等）。结核典型的组织学表现为上皮样肉芽肿性炎，常有干酪样坏死，可见朗格汉斯巨细胞。结核的影像学表现多样，不典型病例影像学常给临床诊断带来困难。典型的结核影像学表现为在结核好发部位（如上叶尖后段、下叶背段）局灶性或斑片状不规则实变影，可合并空洞、钙化等改变。粟粒性肺结核与本例患者表现接近，表现为大小均一随机性分布的小结节影，沿支气管播散病灶形成小叶中心结节影。本例患者发病 10 个月，病灶进行性增多，症状隐袭，

以小叶中心结节影和树芽征为表现，因此目前不能排除结核分枝杆菌感染。

二、诊治过程及确诊

（一）临床信息

根据临床资料和对疾病的深入分析，对本例患者的诊断主要在于鉴别肺泡蛋白沉积症和肺结核。再次支气管镜检查病理结果仍提示 PAS 染色弱阳性，并可见慢性炎症改变，难以确诊，但患者拒绝电子胸腔镜肺活检和试验性抗结核治疗，要求定期随诊观察。

在随访中，患者渐渐出现临床症状，表现为干咳伴活动后轻度气促，无明显咳痰，无发热，无明显胸痛，无咯血及痰中带血。

鉴于患者胸部影像学表现有明显进展（图 2-1-2-1C），行电视辅助胸腔镜检查，分别钳取右肺上、下叶组织各一块，送病理检查。肺组织病理示细支气管黏膜下形成良好的上皮肉芽肿，朗格汉斯巨细胞包绕，中心有干酪样坏死（图 2-1-2-7）；组织抗酸染色阳性（图 2-1-2-8）。病理确诊为肺结核。

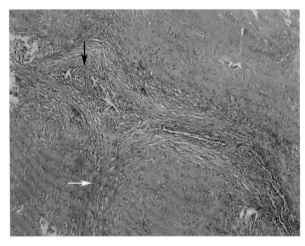

图 2-1-2-7 | 肺组织病理表现
胸腔镜术后病理提示沿细支气管黏膜下（黑色箭头）分布多灶肉芽肿性结构（白色箭头），可见多核巨细胞反应，以及中心性干酪样坏死（HE 染色，100×）

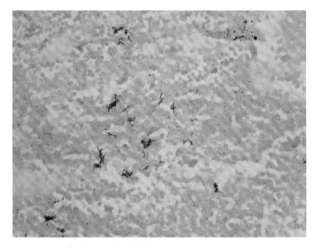

图 2-1-2-8 | 肺组织抗酸染色呈
组织中可见抗酸染色阳性杆菌聚集（抗酸染色，1000×）

最后诊断：双肺结核。

患者在明确诊断肺结核后，转至当地胸科医院行抗结核治疗。电话随访，经 6 个月短程治疗后患者临床症状完全消失，影像学显示病变吸收。

（二）临床思辨

对于本例患者，在起病初，由于检查结果干扰（PAS 染色异常）以及患者选择，酌情选择观察而非进一步检查以明确诊断，10 个月后才经电视辅助胸腔镜检查获得确诊。

在我国，结核病是呼吸系统常见病。典型病例（如具有典型临床表现以及典型影像学表现的临床疑诊患者）常可得到明确诊断，但本例患者的临床表现以及影像学均不典型，给诊断带来难度，极易漏诊和误诊。

1. 对于抗酸染色阴性者，有无其他病原学诊断措施？

患者在门诊以及纤支镜检查过程中，多次行不同标本的抗酸杆菌染色，均呈阴性，这是其未能及时确诊的原因之一。痰涂片显微镜检查以及痰和分泌物培养是诊断肺结核的常用工具，但结核分枝杆菌培养通常需要 6～8 周得到结果，限制了其作为第一线诊断工具的价值。在英国，约 70% 肺结核患者痰培养可得到阳性培养结果。我国的资料显示肺结核患者痰培养阳性结果为 37.7%。因此，抗酸杆菌染色仍是最常用并且能有效诊断肺结核的工具。

我国是结核病高发国家，而等待结核分枝杆菌培养时间相对长，可能导致菌阳肺结核扩散等严重后果。因此，按照原国家卫生部结核规范诊疗程序，如果一个患者因临床症状和（或）影像学疑诊肺结核时，至少应进行 3 次以上包括清晨第一口痰在内的痰抗酸杆菌涂片检查。可以明确诊断肺结核的条件包括以下之一：①至少两次抗酸杆菌染色阳性；②痰培养阳性伴或不伴一次抗酸染色阳性；③病理诊断肺结核确立。本例患者最终经病理诊断，明确为肺结核。

有研究显示，原发性肺结核和继发性肺结核在病理表现上存在一定的区别。Hunter 等人曾报道，原发性肺结核病灶结节中心由粉红色干酪样坏死聚集形成，高倍放大镜下可见坏死由类上皮样巨噬细胞和多核巨细胞包绕，边缘为淋巴细胞。而继发性肺结核的病理表现为中心为干酪样脂质坏死性肺炎，并且最终形成空洞。虽然原发性肺结核在健康成年人的发病率低至 5%～10%，但是本例患者不能排除原发性肺结核的可能——其在长达 1 年之久的病程中，并未形成空洞性病灶。而且就传播速度而言，原发性肺结核较缓慢，也符合本例患者的临床特征。

2. 本例"簇性微小结节聚集征"影像学表现是否有例可循？

树芽征由终末细支气管单个分叉起源的多个管道线性结构病变以及与之相连的小叶中心结节所组成，最初在肺结核患者的胸部 CT 中发现，现在已被认为可见于多种疾病的 CT 表现。根据 Devaconda 等描述，HRCT 主要表现为树芽征的疾病包括感染性细支气管炎、广泛吸入性细支气管炎、弥漫性泛细支气管炎和一些先天性疾病（如肺囊性纤维化）等。最近，Miller 等报道，仅有 40.9%HRCT 所见树芽征可找寻到病因，其中 72% 为感染性病因（如细菌和病毒）所致，肺结核是导致树芽征的最常见病因。结核性树芽征主要是由结核分枝杆菌沿气道感染播散形成，常伴随支气管壁增厚以及支气管扩张、小叶中心结节、实变、空洞以及胸腔积液形成等。本例肺结核患者呈现的影像学表现较为特殊，以簇性微结节聚集征为主，伴有纵隔淋巴结肿大。簇性微结节聚集征与树芽征的影像组成基本相似。树芽征为一个管道线性结构受累导致与之相连的两个小叶内间质受累，形成类似树芽状改变。簇性微结节聚集征则可能是由于终末细支气管所属更广泛的管道线性结构受累，导致其以下各分支因阻塞、液体潴留或炎性物质填充等。

2005 年，Heo 等在肺结核 HRCT 中描述了一种独特的影像学特征，类似于结节病的星云征，定义为"小结节聚集征"。结核病灶呈小结节聚集、融合，形成一个较大结节或实变样改变，可合并支气管壁增厚、树芽征等表现。本例患者所见微结节聚集更广泛、更清晰，呈现两肺弥漫性改变。2011 年，Marchiori 等人综述了 HRCT 上非典型分布的小结节表型以及鉴别，其中 1 例明确诊断为肺结核患者的 HRCT 表现为两下肺分布的非融合性微结节聚集影像，定义为"结节聚集征"。本例患者与其极为类似，但分布更为广泛，两肺肺叶分布无倾向性。"结节聚集征"作为 HRCT 表征描述，难以区分结节病和肺结核，但结核病结节聚集征无沿淋巴管分布特征，因此 Marchiori 等总结，对于出现非淋巴管分布的结节聚集征且纵隔淋巴结不大者，倾向于诊断肺结核，这与本例患者情况相似。因此，对于本病例，笔者初步描述为"簇性微小结节聚集征"。

3. 为何本例患者会出现支气管肺泡灌洗液和组织 PAS 染色异常？

据文献报道，病理表现为肉芽肿的患者，其致病菌不限于结核，也可为真菌（占 5%～20.4%），表现 PAS 染色阳性。真菌感染发生 PAS 反应阳性的原因是细胞壁中有富多糖物质，多糖也是结核分枝杆菌的重要组成，因此可能存在着一定的交叉反应。

精要回顾与启示

本例患者以渐进性咳嗽、咳痰、气短为临床表现，符合常见的间质性疾病表现。然而，仔细阅读患者胸部 CT，发现有两个主要改变：①双肺弥漫性微－小结节以及广泛树芽征形成；②病变未累及部位肺组织完全正常，病灶呈地图状分布。树芽征可见于多种疾病，包括肺部感染性病变、吸入性病变、肺小血管性病变和细支气管病变等。感染性病变以及间质性病变均可有类似表现，某些征象有助于鉴别：例如，弥漫性泛细支气管炎除了树芽征以外尚有阻塞性肺疾病的肺功能表现，且伴有小叶中心型结节影，合并鼻窦炎等肺外表现；而感染性病灶，病程较急，伴有发热等表现。

　　不典型肺结核临床表现呈多样性、异质性，对临床有很大的挑战，由于诊断时间延长，可能会导致感染扩散，影响患者预后。因此，对于某些不典型病例，有必要采用侵袭性手段进一步探索病因。

（李　慧　蔡后荣）

参考文献

1. Borie R, Danel C, Debray MP, et al. Pulmonary alveolar proteinosis. Eur Respir Rev, 2011, 120: 98-107.

2. Fahim A, Mann JS. Pulmonary sarcoidosis : diagnostic and treatment update. Expert Rev Respir Med, 2014, 4: 493-501.

3. Leung CC, Yu IT, Chen W. Silicosis. Lancet, 2012, 379: 2008-2018.

4. Kerr KM. Clinical relevance of the new IASLC/ERS/ATS adenocarcinoma classification. J Clin Pathol, 2013, 66（10）: 832-838.

5. Gardiner N, Jogai S, Wallis A. The revised lung adenocarcinoma classification-an imaging guide. J Thorac Dis, 2014, Suppl 5: S537-546.

6. Wang L, Zhang H, Ruan Y, et al. Tuberculosis prevalence in China, 1990-2010, a longitudinal analysis of national survey data. Lancet, 2014, 383: 2057-2064.

7. Heo JN, Choi YW, Jeon SC, et al. Pulmonary tuberculosis : another disease showing clusters of small nodules. AJR Am J Roentgenol, 2005, 184: 639-642.

8. Marchiori E, Zanetti G, Barreto MM, et al. Atypical distribution of small nodules on high resolution CT studies : patterns and differentials. Respir Med, 2011, 105: 1263-1267.

9. 卫生部疾病预防控制局，卫生部医政司，中国疾病预防控制中心. 中国结核病防治规划实施工作指南（2008年版）. 北京：中国协和医科大学出版社，2008.

10. Van Deun A, Portaels F. Limitations and requirements for quality control of sputum smear microscopy for acid-fast bacilli. Int J Tuberc Lung Dis, 1998, 2: 756-65.

11. Leahy AU, Lipman M, Hetzel M, et al. Do we need bacteriological confirmation of cure in uncomplicated tuberculosis ? Eur Respir J, 2013, 42: 860-863.

12. Zhu C, Cui Z, Zheng R, et al. A multi-center study to evaluate the performance of phage amplified biologically assay for detecting TB in sputum in the pulmonary TB patients. PLoS One, 2011, 6: e24435.

13. Rossi SE, Franquet T, Volpacchio M, et al.Tree-in-bud pattern at thin-section CT of the lungs : radiologic-pathologic overview. Radiographics, 2005, 25: 789-801.

14. Devakonda A, Raoof S, Sung A, et al. Brochilolar disorders : A clinical-radiological diagnostic algorithm. Chest, 2010, 137: 938-951.

15. Miller WT Jr, Panosian JS. Causes and imaging patterns of tree-in-bud opacities . Chest, 2013, 144: 1883-1892.

16. Im JG, Itoh H, Shim YS, et al. Pulmonary tuberculosis : CT findings-early active disease and sequential change with antituberculous therapy. Radiology, 1993, 186: 653-660.

17. Herráez Ortega I, Alonso Orcajo N, López González L. The "sarcoid cluster sign". A new sign in high resolution chest CT. Radiologia, 2009, 51: 495e9.

18. Tack D, Nollevaux MC, Gevenois PA. Tree-in-bud pattern in neoplastic pulmonary emboli. AJR Am J Roentgenol, 2001, 176: 1421-1422.

19. Franquet T, Giménez A, Prats R, et al. Thrombotic microangiopathy of pulmonary tumors: A vascular cause of tree-in-bud pattern on CT. AJR Am J Roentgenol, 2002, 179: 897-899.

20. Majeed MM, Bukhari MH. Evaluation for granulomatous inflammation on fine needle aspiration cytology using special stains. Patholog Res Int, 2011: 851524.

病例 3　双肺多发结节及肿块

一、入院疑诊

（一）病例信息

【病史】

女性患者，61 岁，2 个月前无诱因出现阵发性咳嗽，咳少量白痰，无发热，无胸痛、咯血、气促，无夜间盗汗、食欲减退，起初未在意，未诊治，症状逐渐加重，2 天前就诊于当地医院，查胸部 CT 示双肺多发结节影，考虑双肺多发转移瘤，双侧少量胸腔积液。为进一步诊治收住院。自发病以来，患者精神、食欲尚可，大小便正常，体重无明显变化。

患者 6 年前因甲状腺结节于当地医院行手术治疗（考虑良性肿瘤，具体病理不详）；患高血压病 2 年，服用苯磺酸氨氯地平（安内真），血压控制良好；无烟酒史；否认家族遗传性疾病病史。

【体格检查】

体温 36.3℃，血压 122/75mmHg，心率 78 次 / 分，呼吸 18 次 / 分。神志清楚，全身浅表淋巴结未触及，口唇无发绀；胸廓无畸形；双肺呼吸音清晰，未闻干湿啰音；心律齐，未闻病理性杂音；腹部查体无异常；无杵状指（趾），双下肢无水肿。

【实验室检查】

血常规正常。

CRP 21.40mg/L；ESR 55mm/1h。

血气分析（未吸氧）: pH 7.393，$PaCO_2$ 35.3mmHg，PaO_2 69.1mmHg，SaO_2 92.9%，HCO_3^- 22.6mmol/L。

肿瘤标志物：癌胚抗原（carcino-embryonic antigen, CEA）、甲胎蛋白（α-fetoprotein, AFP）正常。

甲状腺功能正常。

血糖：空腹血糖 8.02mmol/L，餐后 2 小时血糖 16.26mmol/L；糖化血红蛋白（glycosylated hemoglobin A1c, HbA1c）10.2%。

痰培养未检出致病菌，多次痰涂片未检出抗酸杆菌。

PPD 试验阴性。

【影像学检查】

胸部 CT 平扫和增强扫描示：双肺多发结节及肿块高密度影；纵隔内可见淋巴结轻度增大，无融合趋势（图 2-1-3-1）。

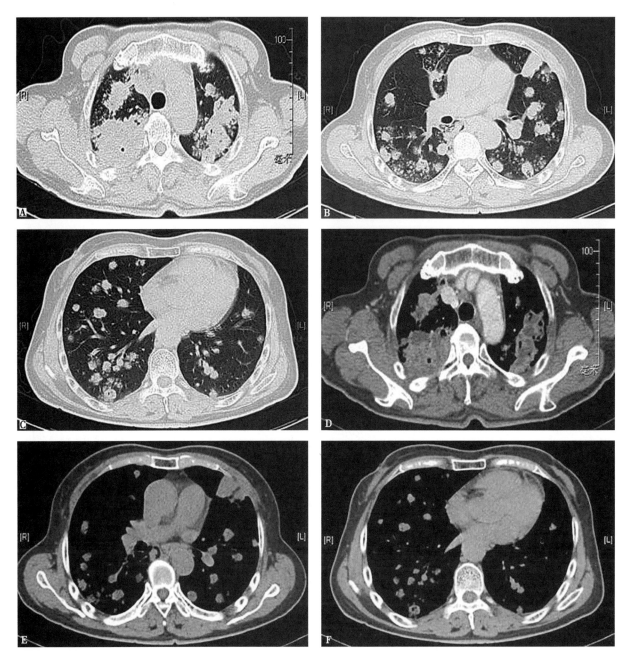

图 2-1-3-1 | 胸部 CT 平扫和增强影像
双肺弥漫多发结节及肿块高密度影（A~F）；纵隔内部分淋巴结轻度增大（D~F），无融合趋势

（二）临床思辨

【临床特点】

1. 患者为中年女性，既往有高血压及甲状腺手术史，病程呈亚急性。

2. 主要症状和体征为咳嗽、咳痰，病程中均无发热、气促，无阳性体征。

3. 实验室检查显示炎症指标有升高，肿瘤标志物正常，血糖升高，血气分析提示低氧血症。

4. 影像学检查显示双肺弥漫性多发结节和肿块，上肺明显，局部病灶有小空洞，纵隔内淋巴结无明显肿大，肺内病灶增强后无明显强化。

【思辨要点】

本例患者主要症状为咳嗽、咳痰，无阳性体征，临床表现无病因特异性，但胸部影像学表现为双肺多发结节和肿块，因此首先由此入手来鉴别。

1. 如何鉴别双肺多发结节和肿块？

所谓双肺多发结节和肿块，即两侧肺野内有两个或更多较局限的球形或类球形病灶，病灶大小各不相同。通常，直径＞3cm 的圆形或卵圆形肺实质病变称为肿块，1～3cm 的类圆形病灶称为结节，＜1cm 的称为小结节。如果病灶数量无法数清且其直径＜3mm，称为粟粒性病变。类似疾病主要分为两大类，即感染性疾病和非感染性疾病。

（1）感染性疾病：金黄色葡萄球菌感染是常见的细菌感染，可引起血源性肺脓肿（图 2-1-3-2），患者多有寒战、高热等全身中毒症状，伴有咳嗽、咳黄脓痰，实验室检查提示血象明显增高。除常见细菌外，特殊病原体感染亦可有双肺多发结节表现，如肺结核、肺真菌感染（曲霉菌、隐球菌、组织胞浆菌等）。肺结核患者多有午后低热、盗汗、咯血、食欲减退等结核中毒症状，病灶常位于上叶尖后段及下叶背段，而双肺多发结节病灶常见于血行播散型肺结核（表现为双肺弥漫性粟粒样结节）及支气管播散性肺结核（表现为小叶中心性结节，即树芽征改变）。肺曲霉菌感染多有免疫力低下的危险因素或肺部原有空洞继发感染，影像表现为结节周围有晕征或空气新月征（图 2-1-3-3）。肺隐球菌病常见于社区获得性感染，多表现为咳嗽、咳痰、咯血、胸闷、胸痛、低热等，影像学可表现孤立性结节或双肺多发结节（图 2-1-3-4），多近胸膜下分布，有时结节周边也出现晕征。组织胞浆菌病主要经呼吸道感染，人体吸入孢子 2～3 周后，机体即产生淋巴细胞介导的细胞免疫反应。免疫功能正常者绝大多数病变局限肺内或形成良性播散，病情轻者多可自愈；免疫反应较弱或感染剂量过大者则可病通过肺门淋巴结进入血液循环，播散至全身多个脏器，导致进行性播散性组织胞浆菌病，主要累及单核巨噬细胞系统，如肝、脾、骨髓、淋巴结等，影像学表现多样，可有间质性肺炎、渗出性实变、肺门及纵隔淋巴结肿大、结节增殖性病灶、胸腔积液等。

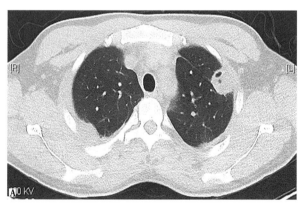 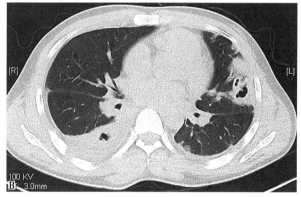

图 2-1-3-2 | 金黄色葡萄球菌性肺脓肿胸部 CT 表现

CT 可见双肺多发肺脓肿伴右侧胸腔积液

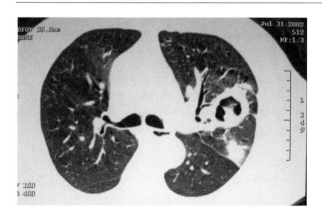 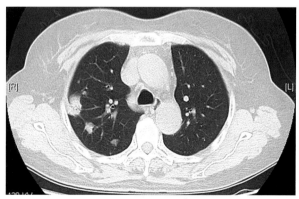

图 2-1-3-3 | 左上肺曲霉菌胸部 CT 表现

CT 可见左上肺结节周围晕征伴空气新月征

图 2-1-3-4 | 肺隐球菌病胸部 CT 表现

CT 可见右上肺多发结节影

（2）非感染性疾病：首先，要注意排除肺恶性肿瘤。肺内原发肿瘤病灶常有分叶、毛刺、锯齿征、空泡或支气管充气、血管集束征、胸膜凹陷等表现，同时可伴有纵隔及肺门淋巴结肿大；肺转移瘤多为血行转移，CT 显示两肺内多发圆形致密影，大小不一，边缘光整，密度均匀，以中下肺为主，即胸膜下和肺基底部明显（原因是这些部位血流丰富）。肺良性肿瘤亦可有双肺多发结节表现，如炎性假瘤可表现为单发或多个病灶，常边缘光整，无分叶，无毛刺，其内密度均匀，包膜强化，环形强化边缘呈连续性、无中断。CT 增强扫描对肺内良、恶性结节的鉴别诊断有重要价值：增强扫描病灶 CT 值增加在 20HU 以下，多为良性（准确率＞78%）；CT 值增加超过 60HU，多为炎性病灶；CT 值增加在两者之间，可为多种病灶的共同表现征象，以恶性肿瘤多见。

其次，一些非肿瘤性疾病也可有肺内多发结节表现。例如，韦格纳肉芽肿病（图 2-1-3-5）的特征为上、下气道坏死性肉芽肿性血管炎，弥漫性小血管血管炎与局限性肾小球肾炎，常有 cANCA 阳性，有全身多系统（如耳、鼻、肺、肾等）受累，典型病变的 X 线胸片显示一个到数个边界模糊的结节状肿块，直径为 2～4cm，高达 50% 的患者可见空洞。结节状肿块在不同病程阶段表现不同，可见较新、较小的阴影与较大、较陈旧的空洞性病灶。原发性肺淀粉样变为一种罕见疾病，按发生形式可分为 3 类：气管支气管型、结节性肺实质型、弥漫性肺实质型和肺泡间隔型。典型的气管支气管型病变可引起弥漫性不规则的大气道狭窄并可导致阻塞性肺不张。结节性肺淀粉样变（图 2-1-3-6）可表现为肺内单发或多发结节，多位于肺下叶外带，直径为 0.5～5cm，偶见有斑点状钙化或胸腔积液，极少有空洞。结节病为一种全身性疾病，可引起多器官非干酪性肉芽肿，包括皮肤、骨、心脏、眼、脑脊膜和肺。结节病的肺内结节表现为边缘不清、多发，直径可达 5cm 或更大。肺内类风湿结节为一种渐进性坏死性结节，是类风湿关节炎的表现之一，男性多见，结节在病理上与皮下组织内的结节相同，典型的肺内结节可见于进展期类风湿关节炎患者。类风湿性结节在 X 线胸片上通常表现为一个到数个结节，常有胸膜下发生的倾向。肺淋巴瘤多为全身病变的一部分，极少数仅见于肺，其影像学表现多样，其中结节或肿块型的病灶边缘呈棉絮状或周围呈磨玻璃样，多合并肺内斑片、肺间质变，最终诊断须依靠病理检查结果明确。

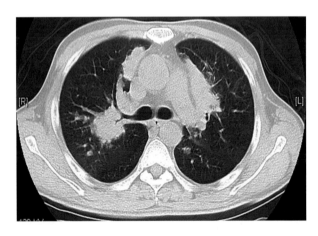

图 2-1-3-5｜韦格纳肉芽肿病胸部 CT 表现
CT 可见双肺多发多形结节影

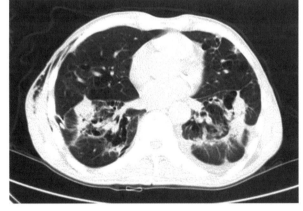

图 2-1-3-6｜原发性肺淀粉样变胸部 CT 表现
CT 可见双肺多发密度较为一致的结节影

2. 本病例是感染还是非感染性疾病？

本例患者为中老年女性，咳嗽、咳痰长达 2 个月，症状无特异性，无发热，血象正常，ESR 及 CRP 仅轻 - 中度升高，但病程长，因此不支持常见急性感染性疾病，而要考虑特殊病原体导致的慢性感染及非感染性疾病。

结合患者住院期间发现有糖尿病，发病前未接受任何治疗，入院后查 HbAlc 明显升高证实其血糖控制欠佳；影像学检查显示病变主要位于双上肺尖后段，呈团片状实变影，纵隔窗上可见较多坏死低密度区，双肺多发结节，结节边缘不规则，结节周围有卫星灶及树芽征改变，故需警惕肺结核可能，可进一步查抗结核抗体、PPD 试验及多次送检痰涂片抗酸染色，同时可进行经支气管肺活检或经皮肺穿刺活检。其次，患者虽否认有鸽粪及鸟禽类等接触史，但仍需注意排除肺隐球菌病，可查气管镜活检协助诊断。

对于非感染性疾病，本例患者双上肺病灶范围大，边缘不规则，有分叶及锯齿征、空泡改变，同时双肺弥漫多发结节，需要考虑肺恶性肿瘤可能。患者无其他系统损害，肺内病灶空洞不明显，因此不考虑韦格纳肉芽肿等非肿瘤性疾病。

3. 下一步应进行何种检查以辅助鉴别诊断？

临床上，支气管镜检查对于明确双肺弥漫性病变诊断有重要作用。经支气管肺活检尽管有一定局限性，但由于创伤小、费用低、具有可重复性，在弥漫性肺病诊断中仍具有一定的地位（可对近 30% 的弥漫性肺疾病确诊），可作为开胸之前的常规筛查手段。对于拟诊肺结核患者，经支气管镜联合活检、刷检涂片、支气管肺泡灌洗液涂片和培养等不同检测方法互为补充，可避免单一检测的局限性，提高检测阳性率。因此，对于本例患者，入院后应尽快安排气管镜检查以协助诊断。

二、诊治过程及确诊

临床信息

【支气管镜检查】

气管及双侧各叶段支气管未见明显异常。于右上叶后段行经支气管肺活检及右肺中叶支气管肺泡灌洗检查。肺组织活检示少量支气管黏膜，可见干酪样坏死，坏死周围呈慢性肉芽肿性炎症反应，抗酸染色阳性（图 2-1-3-7）。BALF 经分枝杆菌培养 / 药敏系统培养出分枝杆菌，并通过基因检测确定为结核分枝杆菌。

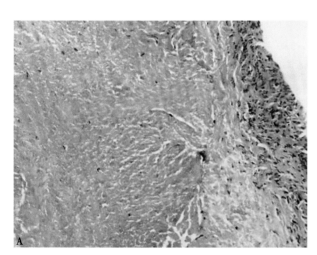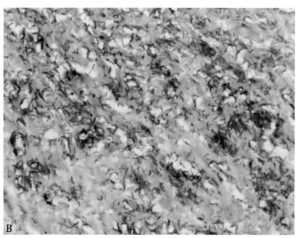

图 2-1-3-7 ｜经支气管肺活检
活检肺组织中可见干酪样坏死（A. HE 染色，200×），抗酸染色见大量结核分枝杆菌（B. 抗酸染色，1000×）

最后诊断：双肺继发性肺结核。

临床确诊后，给予 3HRZE/9HRE 抗结核治疗，1 年后复查胸部 CT，示双肺原结节样病灶明显吸收（图 2-1-3-8）。

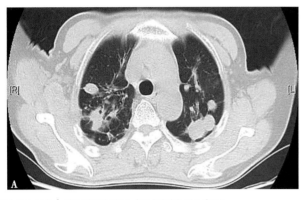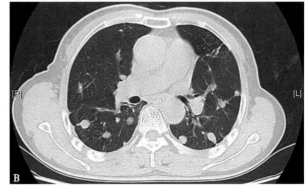

图 2-1-3-8 | 抗结核治疗 1 年后胸部 CT 表现

精要回顾与启示

双肺多发结节及肿块是呼吸科临床医师需要仔细甄别的影像学表现之一，可能是感染性疾病，也可能是非感染性疾病，甚至两者皆有。对于此种影像学改变，临床处理原则常根据症状及相关实验室检查指标来初步判断是否为感染性病变，必要时行经验性抗感染治疗，若常规抗感染治疗无效则须进一步深入检查（包括有创性操作）以进一步明确诊断。同时，仔细观察患者胸部影像学显示病灶的部位、大小、形状等特征也可能有助于临床鉴别诊断。

结核病是我国重点防控的传染性疾病之一。及时、准确诊断并彻底治愈患者，不仅能够使患者恢复健康，而且是消除传染源、控制结核病流行的重要措施。而某些特殊肺结核患者可在症状、体征和胸部 X 线表现及临床经过等诸多方面与一般肺结核患者有许多不同点，即所谓"不典型肺结核"，较易延误诊断，需引起临床重视。其中糖尿病合并肺结核时，X 线胸片特点是以渗出、干酪为主，可呈大片状、巨块状，易形成空洞及结节，好发于肺门区及中下肺野，病变进展快（应注意与急性肺炎、肺脓肿、肺癌鉴别）。

不典型肺结核的影像表现多样，给诊断及治疗带来一定困难。仔细观察影像学表现，同时结合临床检验综合评估，对于临床检验阴性的病例应尽早进行组织活检以明确诊断。

（姚秀娟　岳文香　陈愉生）

参考文献

刘莹，刘蓉，崔建立. 支气管镜检查对拟诊肺结核患者的病原学诊断价值. 中华结核和呼吸杂志，2012，35（5）：366-367.

病例 4　高热伴双肺多发结节病变

一、入院疑诊

（一）病例信息

【病史】

男性患者，23 岁，于 2014 年 12 月无明显诱因出现阵发性咳嗽，咳少量白痰，无咯血，伴夜间盗汗，无发热，未予重视。2015 年 7 月底受凉后咳嗽较前加重，出现发热，测体温 38.5℃，多为下午和晚上发热，无畏寒、寒战，自服退热药后体温可以下降至正常，但仍有反复午后发热，伴全身乏力，遂于 2015 年 8 月 5 日到医院就诊，胸部 CT 提示急性血行播散型肺结核，予利福喷丁、异烟肼、乙胺丁醇和吡嗪酰胺四联抗结核治疗，莫西沙星抗感染和抗结核。8月12日，患者出现高热（体温40℃，早晚各发热一次），伴畏寒，无寒战，予布洛芬退热后可恢复正常，并且出现皮疹和呼吸困难，怀疑抗结核药物过敏，停用抗结核药物。8月17日患者咳嗽、咳痰和呼吸困难明显加重，出现白痰中带血，色鲜红，约5ml/d，复查胸部CT显示双肺弥漫渗出伴粟粒性结节融合实变。患者自发病以来，精神、食欲和睡眠差，大小便无异常，体重下降约3kg。

患者否认犬类、牛羊等动物接触史，否认疫水及疫区接触史；无食物及药物过敏史；职业为快递员；不吸烟，不饮酒；有治游史；其父亲20岁时患肺结核，治疗不规范。

【体格检查】

体温40℃，心率120次/分，呼吸33次/分，血压105/80mmHg。营养不良，消瘦，急性病容，颜面潮红。双下肺语颤消失，叩诊实音，双肺未闻干湿啰音，无胸膜摩擦音。心律齐，未闻病理性杂音。肝大、脾大。双下肢无水肿。

【实验室检查】

血常规：WBC 2.8×10^9/L，Hb 103g/L，PLT 97×10^9/L。

生化：ALT 62U/L，ALB 29g/L。

其他：PCT正常；ESR 69mm/1h；尿常规正常；HIV阴性。

【影像学检查】

2015年8月5日胸部CT显示双肺多发粟粒样结节病变，双侧胸腔少量积液，提示急性血行播散型肺结核（图2-1-4-1）。经抗结核等治疗数日后，患者病情加重，8月17日复查胸部CT显示双肺弥漫渗出性病变，表现为磨玻璃高密度影，并见粟粒性病灶融合实变，双侧胸腔积液大致同前，出现少量心包积液（图2-1-4-2）。

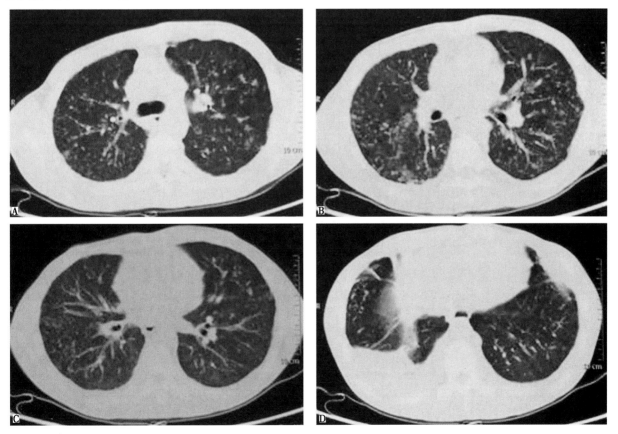

图2-1-4-1 | 胸部CT表现（2015-08-05）

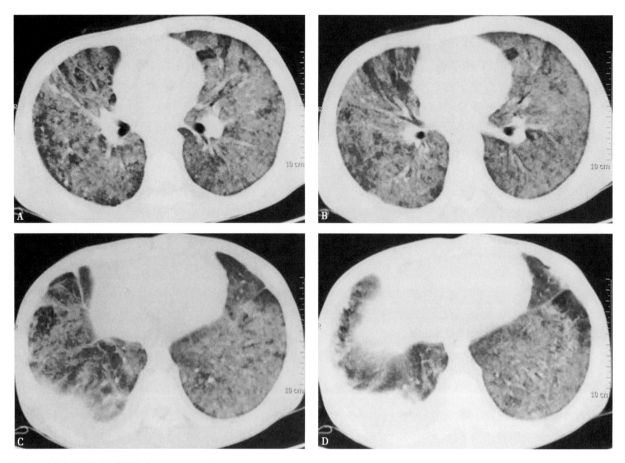

图 2-1-4-2 | 胸部 CT 表现（2015-08-17）

（二）临床思辨

【临床特点】

1. 患者为青年男性，亚急性起病。

2. 主要症状和体征表现为咳嗽，痰中带血，高热，呼吸困难，双侧胸腔积液体征。

3. 实验室检查显示外周血白细胞略低，轻度贫血，血小板轻度下降，血沉增快，肝功能轻度异常，降钙素原正常。

4. 影像学检查显示双肺弥漫性粟粒样结节影，病灶进展快，短期内出现弥漫性磨玻璃样病变。

5. 四联抗结核治疗（利福喷丁、异烟肼、乙胺丁醇、吡嗪酰胺）和莫西沙星治疗 7 天未见有好转趋势，患者仍有高热、痰中带血和呼吸困难，并且肺内病变有明显加重。

【思辨要点】

肺部疾病的常见症状和体征包括咳嗽、咳痰、发热、呼吸困难、肺内湿啰音或哮鸣音，但这些表现并无病因特异性，许多原因可表现为同样的症状和体征。对疑似感染性肺疾病者，在确立诊断的过程中首先需要思考以下问题。

1. 本例患者所患是不是感染性肺部疾病？

判断本病例的病因究竟是不是感染，首先要排除风湿结缔组织疾病、肺部肿瘤、过敏性肺炎、肺水肿等非感染性疾病。

（1）风湿结缔组织疾病：如系统性红斑狼疮、类风湿关节炎、干燥综合征和系统性硬化，均为全身性疾病，临床表现除发热外，往往伴有肾、关节、皮肤、肌肉和血液等多系统损伤，单一累及肺组织者少见。胸部影像学可以表现为弥漫性间质性改变，多分布于中下肺叶，伴有明显的间质纤维化及轻度牵拉性支气管扩张（图 2-1-4-3）。血管炎性结缔组织疾病可以引起弥漫性肺泡出血综合征，以咯血（与贫血严重程度不相符）、贫血（24 小时内血红蛋白降低 20g/L 以上）和低氧血症三联征为主要表现，其中肺出血 - 肾炎综合征还伴有肾功能进行性损害，胸部影像学表现为双肺弥漫性肺泡充填性融合性阴影（图 2-1-4-4）。本例患者肾功能和尿常规正常，无关节痛和肌肉酸痛病史，心肌酶学正常，肺外表现仅有皮肤斑丘疹、白细胞下降和轻度贫血，不支持典型的结缔组织疾病诊断，需要完善风湿免疫病自身抗体、血管炎相关抗体（如 ANCA）和抗肾小球基底膜抗体检查以排除。

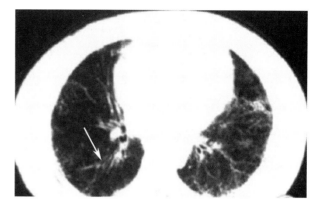

图 2-1-4-3 | 干燥综合征胸部 CT 表现

女性患者，40 岁，诊断为干燥综合征。箭头处可见轻度支气管扩张表现

（2）肺部肿瘤：包括转移性肺癌和原发性肺腺癌（细支气管肺泡癌），临床表现可以为发热（大部分为低热）、咳嗽、痰中带血和呼吸困难。影像学表现为双肺弥漫性分布、大小不一的结节影，边界清楚，中下肺多见，伴随淋巴管转移时可以表现为小叶间隔的串珠状不规则增厚（图2-1-4-5、图2-1-4-6），病变累及胸膜可以出现胸腔积液。本例患者有发热、痰中带血、呼吸困难和胸腔积液，但是肺部病变进展迅速，不符合肿瘤的转归，需要完善肿瘤学血液学指标（CEA，AFP 等）、痰中及支气管镜取分泌物找癌细胞，必要时行肺穿刺活检以排除。

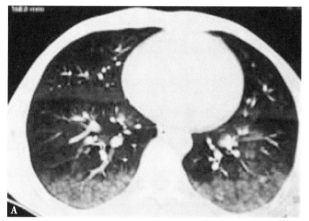

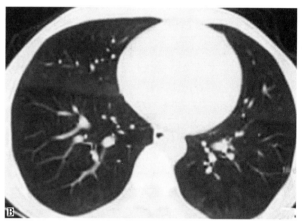

图 2-1-4-4 | 系统性红斑狼疮伴弥漫性肺泡出血胸部 CT 表现

女性患者，18 岁，诊断为系统性红斑狼疮伴弥漫性肺泡出血。胸部 CT（A）可见双肺弥漫性肺泡充填性融合性阴影；甲泼尼松龙冲击和维持治疗 2 周后复查 CT（B）显示病变完全吸收

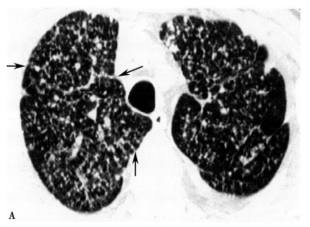

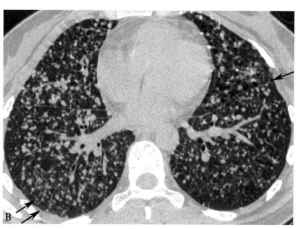

图 2-1-4-5 | 乳腺癌肺内血行和淋巴道转移胸部 CT 表现

女性患者，40 岁，咳嗽，痰中带血，诊断为乳腺癌肺内血行和淋巴道转移。箭头处示小叶间隔呈串珠状改变

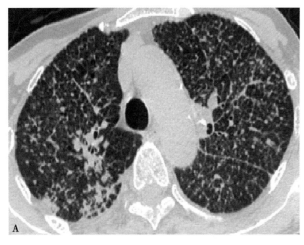
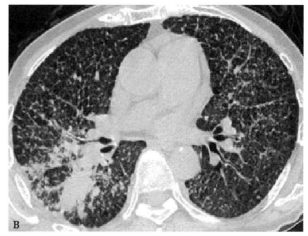

图 2-1-4-6 | 肺腺癌肺内转移胸部 CT 表现

女性患者，46 岁，痰中带血 5 个月，病理诊断为肺腺癌。胸部 CT 可见右下肺肿块伴双肺弥漫随机播散性结节

（3）过敏性肺炎：是一组由于个体反复接触外界某些具有抗原性的有机粉尘、微生物、药物所引起的变态反应性肺部炎症，以间质性肺炎、淋巴细胞性细支气管炎和肉芽肿为病理特征。按照临床表现，过敏性肺炎可以分为急性、亚急性和慢性 3 种形式。①急性过敏性肺炎：指接触抗原后 4～48 小时出现畏寒、发热、咳嗽和呼吸困难等症状，反复发作，脱离接触或经过治疗后数周，病变吸收。胸部 HRCT 表现为双肺野可见粟粒样或腺泡样边缘模糊的小结节影，可有磨玻璃影或表现为大小不等的片状浸润影，类似肺水肿（图 2-1-4-7）。病理特征为肺泡壁和细支气管壁水肿。②亚急性过敏性肺炎：指持续接触抗原 4 个月内反复急性发作，出现进行性呼吸困难，伴咳嗽。胸部 HRCT 表现为双肺野线状、细网状和结节状改变，可与磨玻璃影同时存在，在弥漫的结节或磨玻璃影中有囊性透光区或马赛克征（气体陷闭，因过敏性肺炎伴闭塞性细支气管炎所致）（图 2-1-4-8）。病理特征为非干酪坏死性肉芽肿。③慢性过敏性肺炎：指暴露于低浓度抗原超过 4 个月甚至数年，出现隐匿慢性发展的呼吸困难伴咳嗽，咳痰，可伴有散在吸气时爆裂音、杵状指，甚至肺心病体征。胸部 HRCT 表现为双肺野广泛分布的网格影和蜂窝肺，可见牵拉性支气管扩张，肺结构破坏，通常上叶更为严重。病理特征为纤维化及成纤维细胞灶。

本例患者有抗结核药物过敏表现——过敏性皮疹，使用抗结核治疗后发热、咳嗽和呼吸困难明显加重，体温达到 40℃，痰中带血，复查肺部 CT 见大片磨玻璃影和实变影，可见马赛克征，符合过敏性肺炎的特征，需要完善血清总 IgE 检测，必要时行肺活检以确诊。患者在接触抗结核药物之前就出现双肺弥漫性结节影，并且没有饲养动物史以及食物、药物过敏史，故起病之初的病变不能以过敏性肺炎解释。

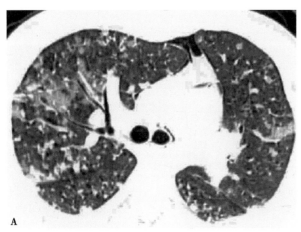
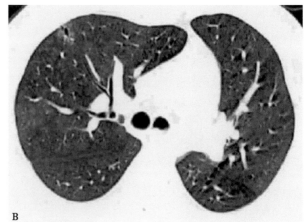

图 2-1-4-7 | 急性过敏性肺炎胸部 CT 表现

男性患者，28 岁，接触油漆后出现咳嗽、喘息、呼吸困难，诊断为急性过敏性肺炎。胸部 CT（A）见双肺弥漫片状磨玻璃实变影，伴纵隔气肿；激素治疗 10 天后复查 CT（B），见磨玻璃影及实变影明显吸收

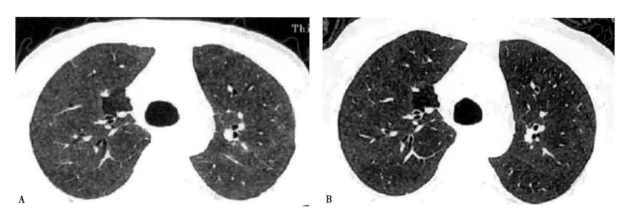

图 2-1-4-8│亚急性过敏性肺炎胸部 CT 表现

女性患者，44 岁，咳嗽、喘息 1 个月余，有养狗史 5 年，诊断为亚急性过敏性肺炎。胸部 CT（A）见双肺弥漫小叶中心结节，边界不清，并有磨玻璃影、马赛克征；激素治疗 5 个月后复查 CT（B），见病变明显吸收

另外，本例患者可以平卧、无急性呼吸困难发作，既往无心脏病，实验室检查心肌酶学正常，故可以排除肺水肿；结节病患者多无发热、咯血、呼吸困难等临床症状，与本例患者临床表现不符；本例患者无粉尘接触史，故可以排除尘肺。

从以上分析可见，本例患者不能用非感染性疾病解释整个疾病发展过程，总体来看，仍以感染性疾病可能性最大。

2. 本病例可能是哪种感染类型？病原可能是什么？

肺炎依据感染获得的场所和病原学特点不同而可分为社区获得性肺炎、早期院内获得性肺炎、晚期院内获得性肺炎、免疫功能低下时肺炎和吸入性肺炎；按感染病原可分为普通感染和特殊感染。

（1）细菌性肺炎：本例患者平素身体健康，无结构性肺病等慢性病病史，原发于非发酵菌（铜绿假单胞菌、鲍曼不动杆菌和嗜麦芽窄食单胞菌等）感染的可能性小，也不存在合并新发感染病原、产生广泛耐药或全耐药病菌和原生质菌等状况，最可能的感染原因是抗感染药物未覆盖感染病原。患者曾使用氟喹诺酮类抗感染药物莫西沙星，所覆盖的抗感染病原包括肺炎链球菌、流感嗜血杆菌、非典型病原（肺炎支原体、肺炎衣原体和军团杆菌）、常见革兰阴性菌和厌氧菌等，未覆盖的普通病原包括病毒、真菌和个别细菌（如金黄色葡萄球菌和结核分枝杆菌等一些特殊感染的致病细菌）。

（2）病毒性肺炎：病毒是成人社区获得性肺炎的一种常见病原。病毒性肺炎的主要临床表现为急性起病，持续性发热（往往以高热为主），伴有干咳，如果病情未在短期内控制，可迅速加重，发展为重症肺炎，甚至 ARDS。对成年人而言，巨细胞病毒和 EB 病毒感染多见于免疫功能低下患者，如肾移植、白血病、获得性免疫缺陷综合征（acquired immuno deficiency syndrome, AIDS；也称艾滋病）患者和长期使用糖皮质激素者等。本例患者无类似病史，基本可以排除之。流感病毒、鼻病毒、腺病毒和偏肺病毒等引起的感染患者，外周血白细胞计数多为正常或降低。病毒性肺炎影像学表现主要为磨玻璃影，可以从初始的单叶段病灶很快发展为多叶段受累（图 2-1-4-9）。本例患者临床表现有发热和呼吸困难，白细胞计数下降，影像学表现为双肺弥漫性磨玻璃影和实变影，支持病毒感染诊断，但是起病初期的结节影、呼吸困难等的进展速度相对于肺部严重的影像学表现来说较轻，均不支持病毒感染诊断。

（3）真菌性肺炎：真菌感染常继发于免疫功能低下和粒细胞缺乏状态，主要为曲霉菌病和肺孢子菌病（PCP）。典型的肺曲霉感染胸部影像学表现为晕征和新月征，也可见巨大空洞，但难见液平（图 2-1-4-10），与本例患者影像学表现明显不符，故可以排除之。念珠菌所致肺部感染发生的概率很低，诊断较为困难，多为导管相关性或抗菌药物所致的二重感染，罕见原发感染。肺孢子菌肺炎的临床表现可以为发热、干咳和进行性呼吸困难，胸部影像学表现主要为双肺磨玻璃影、网格影，以及磨玻璃影与网格影混合形成的铺路石征，少数患者可以见肺气囊影（图 2-1-4-11）。本例患者虽然有发热、咳嗽、呼吸困难等临床表现，并且有多次冶游史，但是 HIV 阴性，影像学表现与肺孢子菌肺炎不符，故可以排除之。

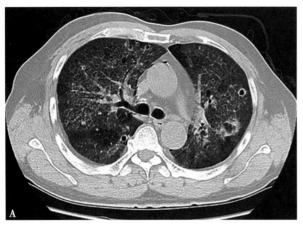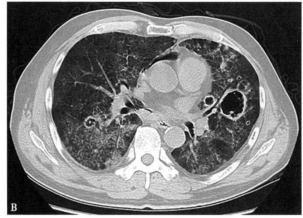

图 2-1-4-9 | 病毒性肺炎胸部 CT 表现

男性患者，58 岁。胸部 CT 可见双肺弥漫性磨玻璃影及网格状、条索状改变，多发厚壁空洞形成，部分空洞内可见小结节，部分空洞边缘可见晕征，双侧少量胸腔积液。诊断为呼吸道合胞病毒肺炎

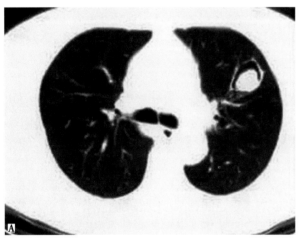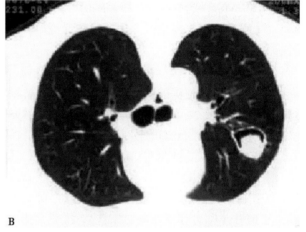

图 2-1-4-10 | 肺曲霉菌球胸部 CT 表现

男性患者，28 岁，患肾病综合征，长期服用激素。胸部 CT 显示，仰卧与俯卧位，曲霉菌球均处于低位，空气新月征位于上方。诊断为肺曲霉菌球

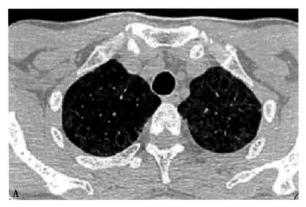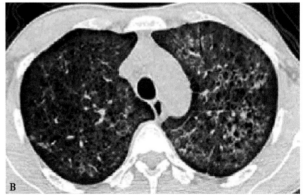

图 2-1-4-11 | 肺孢子菌肺炎胸部 CT 表现

女性患者，44 岁，患 AIDS。胸部 CT 见双肺磨玻璃影中散布多个薄壁气囊影；磨玻璃影与网格影形成铺路石征。诊断为肺孢子菌肺炎

（4）结核和非结核分枝杆菌感染：血行播散型肺结核是大量结核分枝杆菌在短时间内或少量结核分枝杆菌在较长时间内多次进入血液循环，广泛散布到肺内所致的急性重症结核病，常与肺外结核并存。临床表现主要为发热、咳嗽、咳痰、乏力、消瘦、盗汗、食欲下降等结核中毒症状。常见体征除了呼吸道体征外，其他表现为肝大、脾大、胸腔积液和腹水，若累及神经系统可以出现脑膜刺激征。实验室检查可见外周血白细胞计数升高或降低，血小板计数下降，不同程度贫血，血沉增快，旧结核菌素实验强阳性，结核感染 T 细胞检测阳性。急性血行播散型肺结核胸部影像学表现为大小、密度和分布均一的粟粒性结节（图 2-1-4-12）；亚急性和慢性血行播散型肺结核胸部影像学表现为结节随机分布，大小不均，双侧上肺结节较大，而下肺结节较小（图 2-1-4-13）。

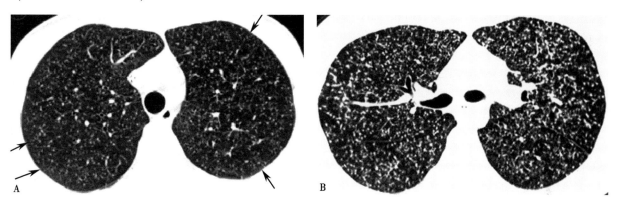

图 2-1-4-12 | 急性血行播散型肺结核胸部 CT 表现
男性患者，28 岁，发热、咳嗽 10 天，诊断为急性血行播散型肺结核

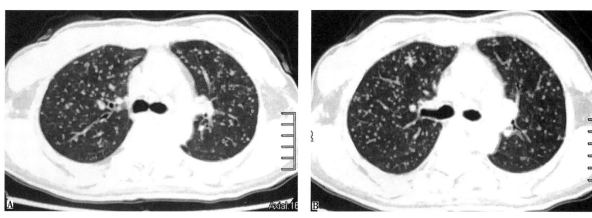

图 2-1-4-13 | 亚急性血行播散型肺结核胸部 CT 表现
女性患者，44 岁，咳嗽、发热 3 个月，诊断为亚急性血行播散型肺结核

对于普通感染而言，由其他细菌、病毒和真菌引起感染的概率很小。本例患者发病初期的咳嗽、咳痰、发热等临床表现和实验室相关辅助检查等均支持结核分枝杆菌感染诊断。但是，患者在抗结核治疗过程中病情急剧恶化，迅速进展，不能完全以肺结核来解释，故仍需完善相关检查，进一步排除是否合并非感染性因素导致的病变。

二、诊治过程

（一）临床信息

【治疗过程】

因患者曾有多次冶游史，不能排除 HIV 感染潜伏期免疫力下降，发生肺孢子菌肺炎，故给予复方磺胺甲噁唑 0.96g（口服，每 6 小时 1 次）、卡泊芬净联合治疗（8 月 18—28 日），患者发热和呼吸困难情况无任何好转，予以停药；因患者有过敏性因素存在，且高热结核中毒症状严重，故 18 日开始予以甲泼尼松龙 40mg（每天 1 次）治疗。因考虑患者有急性血行播散型肺结核，待其皮疹消失后，于 8 月 21 日逐一加用抗结核药物治疗，发现为异烟肼过敏，故后续予以利福平、乙胺丁醇、吡嗪酰胺、莫西沙星联合抗结核治疗。

【实验室检查】

血常规：WBC（4.20～8.26）×10⁹/L，N% 60%～83.6%，Hb 示轻度贫血，PLT 正常。

肝功能：①入院时，ALT 62U/L，AST 36U/L，ALB 29g/L；②护肝治疗后，ALT 33U/L，AST 36U/L，ALB 30g/L。

自身抗体：抗核抗体（antinuclear antibody，ANA）、抗 dsDNA、Sm 抗体、抗线粒体抗体等阴性，血清总 IgE 阳性。

PCT 0.05μg/ml，ESR 102mm/L，CRP162mg/L。

结核相关检查：PPD（+++），T-SPOT（+）。

病原学检查：血清病原抗体均阴性（包括梅毒螺旋体、结核分枝杆菌、肺炎支原体、肺炎衣原体、军团杆菌、包虫等）均阴性；病毒检测（包括 EB 病毒和巨细胞病毒 DNA）均阴性；真菌检测（包括 G 试验和 GM 试验）均阴性；血培养 2 次，均阴性；痰病原（包括普通细菌、真菌、抗酸染色和寄生虫）检测 8 次，均阴性；大便寄生虫均阴性。

【影像学检查】

胸腹部彩色超声：肝大（肋下 42mm），脾大（肋下 32mm），腹水 132mm；胸腔积液右侧 4mm，左侧 2mm。胸腔积液和腹水检查均为渗出液。

胸部 CT：双肺弥漫对称性粟粒样结节灶及磨玻璃密度增高影，内见清晰支气管走行；双侧胸腔少量积液，心包见带状液性密度灶，纵隔未见明显肿大淋巴结；肝、脾大（图 2-1-4-14）。

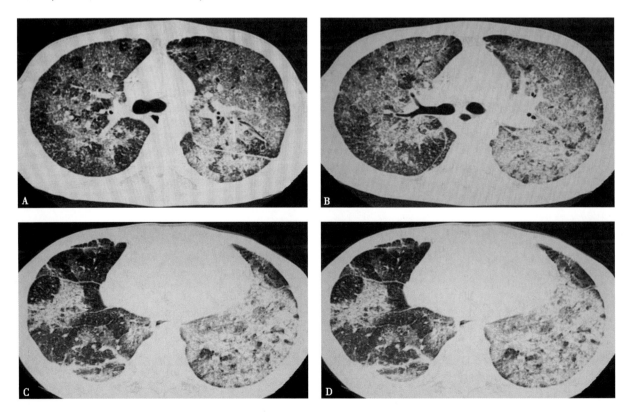

图 2-1-4-14 | 复查胸部 CT 表现（2015-08-28）
胸部 CT 不同断面可见双肺弥漫对称性粟粒样结节灶及磨玻璃密度增高影，伴双侧少量胸腔积液

（二）临床思辨

进一步检查显示：①入院治疗后，患者血沉较院前明显增快，提示原有病变仍在加重；②自身抗体均阴性，结合临床表现，基本可以排除风湿免疫病；③患者总 IgE 升高，支持过敏性疾病诊断；④患者 PPD（＋＋＋），T-SPOT（阳性），胸腔积液和腹水为渗出液，支持结核病诊断；⑤常规病原学检查均阴性。⑥胸部 CT 见双肺粟粒样结节病变无明显变化，但是磨玻璃样渗出病灶与 8 月 18 日对比稍有吸收减少。

此时需要思考以下问题：

1. 对于本病例，能否用单一的感染性疾病解释整个过程？是否有必要鉴定感染病原？

经过上述分析发现，本病例最有可能是急性血行播散型肺结核，但是给予诊断性抗结核治疗过程中，患者突然出现高热、畏寒、咯血和呼吸困难，而且在抗结核治疗过程中呼吸困难越来越重，胸部 CT 进一步发展为弥漫性磨玻璃影加重，不符合肺结核转归。同时，本病例亦不能排除药物因素导致肺损伤。因此，有必要尽早鉴定感染病原和病因，尽快实现目标性治疗。

2. 如何鉴定感染病原？

确定感染病原，可通过无创和有创手段获得标本，进行相关检测（参见本节病例 1 相关内容）。

三、临床确诊

经过与患者本人及其家属协商同意，对患者先予以经鼻气管插管，有创呼吸机辅助通气，在全身麻醉条件下，成功实施了经支气管镜留取分泌物病原学检测和 TBLB 病理学检测。术中见各级支气管黏膜高度充血、肿胀，表面光滑，右中叶和右下叶基底支开口处可见少量新鲜血迹附着管壁，夹取左肺下叶组织送病理检查。

支气管分泌物抗酸杆菌液基集菌夹层杯法抗酸染色阳性，经鉴定为结核分枝杆菌。病理可见肺泡间隔内轻度淋巴细胞及单核细胞浸润（图 2-1-4-15），支持急性过敏性肺炎改变。真菌特殊染色阴性。

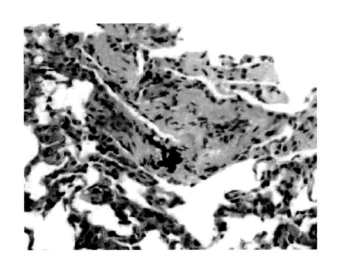

图 2-1-4-15 │ TBLB 病理表现（HE 染色，400×）

最后诊断：急性血行播散型肺结核，急性过敏性肺炎。

确诊后，对患者增大甲泼尼松龙剂量，以 80mg（每天 2 次）治疗 3 天，再以 60mg/d 序贯治疗，患者体温明显下降，咳嗽减轻，呼吸困难情况好转，并成功脱离呼吸机。复查胸部 CT，病变有明显吸收（图 2-1-4-16）。

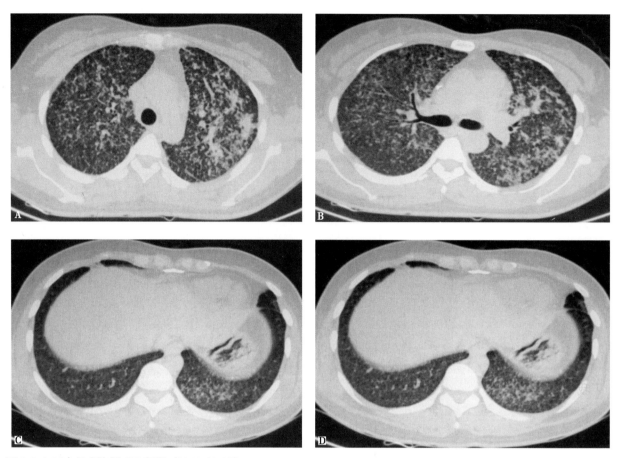

图 2-1-4-16 | 复查胸部 CT 表现（2015-09-08）
复查胸部 CT 显示，与图 2-1-4-14 相比，原有肺内高密度病灶明显吸收

精要回顾与启示

高热伴双肺多发结节和磨玻璃影是呼吸系统疾病常见的临床病症之一，其病因可以分为非感染性因素和感染性因素。当无法确定时，可以进行诊断性（或经验性）抗感染治疗。但是，如果在感染性疾病的基础上合并一种非感染性疾病，将会使临床医师陷入困境。此时，需要尽量获取病理学和病原学的证据，以明确诊断。

肺结核在临床上很常见。在使用抗结核药物的过程中，往往会遇到各种各样的药品不良反应。例如，异烟肼所引起的不良反应涉及神经、肌肉、骨骼、肝胆、血液、消化、泌尿、生殖、内分泌和呼吸等多个系统，其中以神经和肝胆系统损害为主，其次为免疫系统损害，如过敏性休克、剥脱性皮炎、多系统过敏反应、过敏性紫癜、变应性皮肤血管炎、药疹等。所以，对于过敏体质患者应用异烟肼时要特别注意过敏反应。对于异烟肼常规剂量下发生的不良反应，多数患者在 2 个月后发生，只有个别过敏体质或免疫力低下者才会在短时间内发生。

（李 瑛 胡成平）

参考文献

1. Suzuki N, Ohno S, Takeuchi Y, et al. A case of isoniazid (INH) -induced pneumonitis. Nihon Kyobu Shikkan Gakkai Zasshi, 1992, 30 (8): 1563-1568.
2. Salomaa ER, Ruokonen EL, Tevola K, et al. Pulmonary infiltrates and fever induced by isoniazid. Postgrad Med J, 1990, 66 (778): 647-649.

第二节｜细菌性肺炎

病例1 高热伴全身多发脓肿

一、入院疑诊

（一）病例信息

【病史】

女性患者，54岁，因发热5天、失明4天入院。患者5天前无明显诱因出现发热，体温最高39℃，偶有干咳，有气短，无咳痰，伴左膝关节疼痛，无关节红肿、关节活动受限现象，无畏寒、寒战，无恶心、呕吐，无腹痛、腹泻，无尿频、尿急、尿痛，无皮疹，未予重视。4天前晨起出现失明，双眼无光感，就诊于当地医院，查眼底超声提示双眼球内异常回声，考虑"玻璃体浑浊？视网膜脱落？脉络膜水肿？"。眼科检查提示双眼无光感、双眼前房积脓。查胸部CT提示双肺感染，以间质病变为主，多发结节，肝内囊性病变。药物治疗不详。后患者仍持续高热并逐渐出现排尿困难，排尿次数减少（由每天4～5次减至每天2次），每次排尿尿量少（具体不详），尿液呈深黄色，无尿急、尿痛。1天前于我院急诊科就诊，实验室检查示血象、CRP增高，胸部CT提示双肺多发结节影、双肺感染、肝内低回声结节，考虑诊断为肺部感染、糖尿病、失明，予亚胺培南西司他丁钠（泰能）、盐酸万古霉素（稳可信）联合抗感染治疗及盐酸氨溴索（沐舒坦）化痰治疗，并予吲哚美辛（消炎痛）栓肛塞（1次）退热。治疗后，患者体温降至正常，眼科会诊见双前房积脓，大量丝状渗出，考虑为"双内源性真菌性眼内炎？双眼继发青光眼、双眼并发白内障"，为进一步诊治，收入呼吸监护病房。患者自发病以来，精神弱，食欲较差，仅能喝少量粥，睡眠尚可，无头晕、头痛、意识欠清、四肢活动障碍等表现。

患者有糖尿病病史5年，平素血糖控制不佳，近3年使用胰岛素控制血糖，（皮下注射门冬胰岛素30：早上14U、中午4U、晚上12U），空腹血糖控制在8mmol/L，餐后血糖控制在15～17mmol/L。其余情况无特殊。

【体格检查】

体温37.3℃，心率83次/分，呼吸20次/分，血压134/65mmHg。

左膝关节处可见2cm×3cm水泡，周围皮肤无红肿，关节无肿痛。双眼结膜充血、水肿，可见脓性分泌物，以左眼为著；双眼玻璃体浑浊，瞳孔不可见。双上肺叩诊清音，双下肺叩浊，双肺呼吸音粗，双下肺呼吸音减弱，双下肺满布粗湿啰音。心界不大，心律齐，未闻病理性杂音。腹软，无压痛。肝肋下未触及，叩痛阴性。双肾区叩痛阴性。双下肢可凹性水肿。

【实验室检查】

血常规：WBC 24.67×10^9/L，N% 90.9%，Hb 123g/L，PLT 250×10^9/L。

生化：ALT 15U/L，AST 17U/L，Cr 37μmol/L，K 3.07mmol/L，ALB 30.7g/L，血糖 17.53mmol/L。

血沉（ESR）78mm/1h；C反应蛋白（CRP）424mg/L。

弥散性血管内凝血（disseminated intravascular coagulation，DIC）相关检查：凝血酶原时间（prothrombin time，PT）13.2s，血浆纤维蛋白原（plasma fibrinogen，FIB）717mg/dl，D-二聚体（D-dimer）569ng/ml。

【影像学检查】

胸部CT可见多发结节（图2-2-1-1、图2-2-1-2），提示双肺感染。

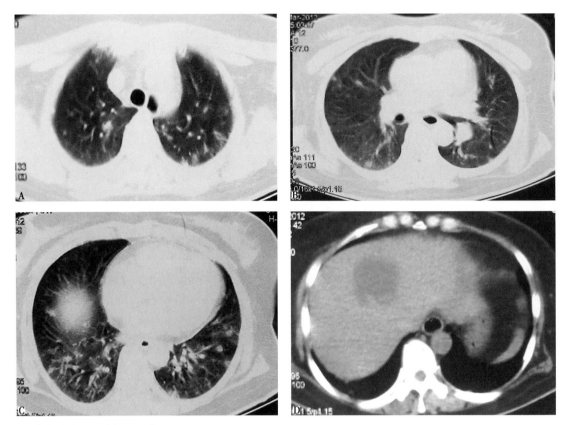

图 2-2-1-1 | 发病第 2 天胸部 CT 表现

胸部 CT 示双肺多发结节样病变，伴磨玻璃样渗出，肝脏可见一低密度病变

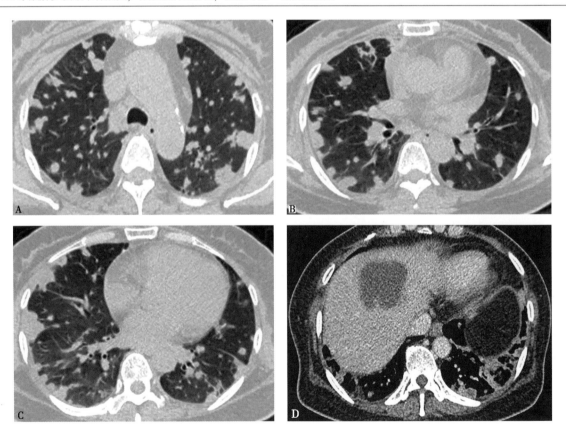

图 2-2-1-2 | 发病第 5 天胸部 CT 表现

胸部 CT 示双肺多发结节样病变较前明显增多，大小不一，胸膜下分布为主，部分中央伴坏死，肝脏低密度病变基本同前

（二）临床思辨

【临床特点】

1. 患者为中年女性，急性起病。

2. 主要症状和体征为高热、突发双眼失明、尿量减少、左膝疼痛、双肺湿啰音。

3. 实验室检查提示外周血白细胞计数及中性粒细胞比例增高，CRP、ESR 等炎症指标明显增高。

4. 影像学检查显示双肺多发结节伴渗出，病灶进展快，部分结节可见中央低密度影，提示坏死；肝脏可见低回声结节。

【思辨要点】

分析患者特点，以发热、突发失明起病，病情进展迅速，辅助检查提示血象及炎症指标增高，完善检查后见双眼眼内化脓性感染、双肺多发坏死样结节病变，首先考虑为全身多发感染。在确立诊断过程中首先需要思考以下问题。

1. 诊断本病例应该注意鉴别哪些疾病？

对于发热合并双肺多发坏死性结节、病情进展迅速的患者，应注意排除风湿免疫病，尤其是韦格纳肉芽肿的可能。这一疾病多合并耳、眼、鼻、喉和（或）肾脏等损伤，肺内病灶表现多样，但固定性肺内病灶演变较为少见，并且很少引起眼内坏死或化脓性病变，进展也很少如本病例般迅速。因此，对于本病例，韦格纳肉芽肿诊断可能性不大，可进一步检查相应临床指标以排除。此外，肿瘤性病变很少在数天内快速进展，因此基本可以排除。

2. 本病例如果是全身多发感染所致，那么原发病灶在哪里？

患者双肺多发结节样病变呈随机分布，因此考虑脓毒性肺栓塞或血源转移性肺脓肿的可能。双眼脓性病变不是首发病变，考虑原发感染灶不在双眼。既往有文献报道，在糖尿病患者可以出现症状不明显的肝脓肿，本例患者血糖高，且肝脏有单发低密度病灶，虽无腹痛、肝区叩痛等不适，应考虑肝脓肿合并全身播散的可能，可进一步查腹部 B 超及 CT 辅助诊断。另外，患者血糖高，应注意有无皮肤软组织感染导致菌血症进而发生全身多发感染的可能。

3. 本病例病因如果是感染，可能是哪种病原体所致？

本例患者双肺多发坏死结节样病变。能够引起肺组织坏死形成脓肿的病原体有限，主要需考虑金黄色葡萄球菌、肺炎克雷伯菌、厌氧菌和结核分枝杆菌、真菌。由于患者病变进展迅速，结核分枝杆菌和真菌感染可以排除。

4. 患者入院后，应完善哪些检查？

首先应完善病原学检查，包括血需氧、厌氧细菌培养，痰培养及涂片，脓性分泌物培养及涂片；同时可以查降钙素原、动态红细胞沉降率。如条件许可，应进行支气管镜检查，留取下气道分泌物进行病原学检查。此外，还须完善免疫学检查以排除免疫系统疾病；查糖化血红蛋白（HbA1c），以了解血糖控制情况；完善血气分析，以评估呼吸功能及内环境。

5. 对于本例患者，目前的治疗策略是什么？

目前怀疑患者多部位感染，病情危重，应给予充分抗感染治疗（覆盖耐药杆菌及球菌，并兼顾厌氧菌），因此予亚胺培南/西司他汀联合万古霉素，覆盖包括金黄色葡萄球菌（含 MRSA）、肺炎克雷伯菌 [含超广谱 β 内酰胺酶（extended spectrum β lactamases，ESBL）]、厌氧菌在内的病原菌。另外，应给予积极对症支持治疗（包括氧疗）。

二、诊治过程及确诊

（一）临床信息

【入院后病情变化】

入院后给予亚胺培南 / 西司他汀联合万古霉素抗感染，同时给予吸氧及对症支持治疗。入院后患者病情继续加重，发病第 6 天发生 SpO_2 下降 80%（储氧面罩吸氧 15L/min），予气管插管辅助呼吸，并出现血压下降至 67/52mmHg，予多巴胺升压治疗。发病 2 周后患者诉左膝关节疼痛，查体见左膝关节皮温较对侧增高，不能自主屈曲活动，左膝关节腔穿刺抽出脓性液体约 10ml（图 2-2-1-3），抽液后关节肿痛明显好转。

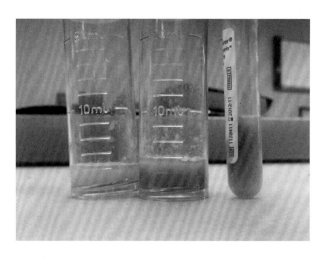

图 2-2-1-3｜左膝关节腔穿刺液
左膝关节腔穿刺后见脓性穿刺液

【实验室检查】

1. 一般检查

血常规：WBC $14.61×10^9$/L，N% 83.9%，Hb 及 PLT 均正常。

尿常规：尿糖＞ 55mmol/L，红细胞（red blood cell，RBC）0/μl，WBC 0/μl。

ESR：56mm/1h。

肝功能：入院时，AST 41U/L，乳酸脱氢酶（lactate dehydrogenase，LDH）428U/L，γ- 谷氨酰转肽酶（γ-glutamyl transpeptidase，GGT）138U/L，碱性磷酸酶（alkaline phosphatase，ALP）180U/L，ALB 20.6g/L。

凝血分析：FIB-c 578mg/dl，D-dimer 827ng/ml。

糖化血红蛋白（HbA1c）13.2%。

血气分析（储氧面罩 8L/min）：pH 7.56，$PaCO_2$ 39mmHg，PaO_2 79mmHg，HCO_3^- 34.9mmol/L，SO_2 97%。

免疫相关检查：血清自身抗体（包括抗核抗体、抗 dsDNA、Sm 抗体、抗线粒体抗体等）阴性。血清免疫球蛋白和补体均正常。

PCT ＞ 25ng/ml；CRP 321mg/L。

2. 特殊检查　支气管肺泡灌洗液细菌培养、痰培养和血培养均为 ESBL 阴性肺炎克雷伯菌。左膝穿刺液培养阴性。

【影像学检查】

腹部 B 超提示肝实质内低回声区（4.6cm×4.6cm），边界不清，内回声不均（考虑肝脓肿可能）；胆囊结石。

【治疗过程】

患者双眼眼内炎、肺部多发转移性肺脓肿、肝脓肿，并逐渐出现左膝关节腔积脓，炎症指标及降钙素原均明显增高，血及下呼吸道标本均为 ESBL 阴性肺炎克雷伯菌，考虑肺炎克雷伯菌菌血症合并全身多发脓肿诊断明确。患者入院后病情进展迅速，很快出现呼吸衰竭及感染中毒性休克。鉴于患者肝脏脓肿病灶为单发，考虑原发感染部位为肝脏。

最后诊断： 侵袭性肺炎克雷伯菌脓毒症，原发性肝脓肿，双眼眼内炎，转移性肺脓肿，左膝关节转移性脓肿，Ⅰ型呼吸衰竭，感染中毒性休克。

进一步治疗除继续碳青霉烯类或三代头孢抗感染治疗、胰岛素强化治疗控制血糖、机械通气及对症支持治疗外，还需要尽快进行脓肿切开引流治疗。眼科会诊建议，对于眼内炎，除系统性抗感染治疗外局部应用左氧氟沙星滴眼液，并择期手术。因肝脓肿病灶积脓量少且距离心脏较近，手术风险高，加之患者病情危重，肝胆外科会诊建议暂不引流。左膝关节抽取脓液后，疼痛好转。

抗感染治疗 4 天后，患者体温高峰降低，根据肺炎克雷伯菌药敏结果，抗感染治疗改用头孢哌酮 / 舒巴坦联合左氧氟沙星；但患者体温再次升高至 39℃，遂调整抗感染药物为亚胺培南 / 西司他汀联合左氧氟沙星，患者体温下降至正常；10 天后，抗感染药物改用头孢曲松联合依替米星，次日患者体温再次升高，最高为 38.1℃，将抗感染药物调整为碳青霉烯类后，患者体温再次好转；13 天后，抗感染药物改用头孢哌酮 / 舒巴坦联合左氧氟沙星，患者体温维持正常。

经上述治疗，患者症状好转，成功脱机拔管，1 个月后复查胸部 CT（图 2-2-1-4）显示双肺结节样病灶较前吸收好转、数量减少，肝脓肿较前减小。

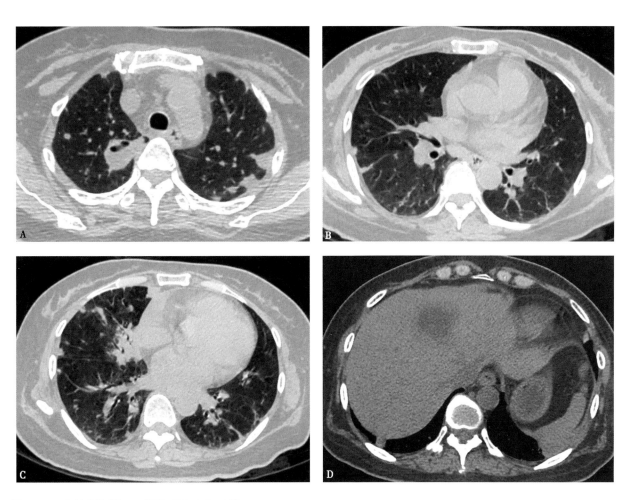

图 2-2-1-4 | 复查胸部 CT 表现（2012-04-12）

（二）临床思辨

此时需要思考以下问题：

1. 本病例为肺炎克雷伯菌感染，为何患者会出现多部位危重感染？

患者有糖尿病，并且平素血糖控制不良，由于细胞免疫水平下降导致易出现重症感染。回顾文献发现，肺炎克雷伯菌已经成为糖尿病患者肺脓肿主要的致病原，而且全球范围内（以东南亚）为主出现了高致病性肺炎克雷伯菌株所致的侵袭性肺炎克雷伯菌综合征，其主要表现为肺炎克雷伯菌菌血症、肝脓肿以及全身转移性脓肿。侵袭性肺炎克雷伯菌含有黏膜黏附力相关基因 A（*magA*）和类黏蛋白调节因子表型 A（*rmpA*）及荚膜血清型 K_1 和 K_2 两种重要的毒力因子，其中 *magA* 编码酶是参与荚膜合成的多聚酶，*rmpA* 则是调节荚膜多糖合成的基因。荚膜血清型 K_1 和 K_2 可以增加病菌对吞噬作用、中性粒细胞胞内杀伤作用和血清中细菌补体结合的抵抗。本病例，从标本中分离的肺炎克雷伯菌黏液拉丝实验为阳性，毒力因子基因测定 rmpA 阳性（图 2-2-1-5），因此确诊为 rmpA 阳性侵袭性肺炎克雷伯菌感染。

2. 如何判定患者感染的初发部位？

肺炎克雷伯菌最常感染的部位包括肺部、泌尿系和肝脏。本病例确诊为侵袭性肺炎克雷伯菌脓毒症，肺部与眼部有血行播散性多发转移病灶，肝脏呈现单一脓肿病灶，故推测其肝脏病灶为初始感染病灶。

3. 为何本病例体外药敏试验敏感的药物不能控制病情，而需要应用长时间碳青霉烯类抗感染治疗？

对于全身多发脓肿病变，除应用有效敏感抗菌药物外，脓肿开放引流亦为重要治疗举措，但本例患者因病情限制，肝脏病变不能引流，而肺内脓肿为多发，亦不适宜外科干预治疗，只能以全身抗感染治疗为主，故病情在短期内控制不理想。此外，体外药敏试验中，敏感的药物要在病变局部组织内达到合理的药物浓度水平，需要足够长的疗程，否则难以达到理想的抗感染效果。

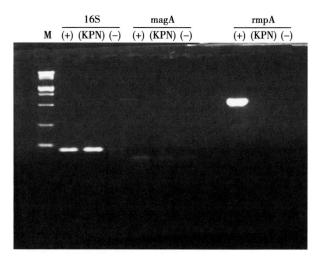

图 2-2-1-5 | 聚合酶链反应结果

M. 分子量标志物；＋. 非侵袭性肺炎克雷伯菌；－. 阴性对照双蒸水；Kpn. 侵袭性肺炎克雷伯菌
用从本例患者标本中提取的侵袭性肺炎克雷伯菌及非侵袭性肺炎克雷伯菌菌株 DNA 和阴性对照双蒸水进行聚合酶链反应，电泳结果发现前二者 16S rRNA 表达阳性；侵袭性肺炎克雷伯菌表达 rmpA 而非侵袭性肺克雷菌株不表达，但二者 *magA* 基因均为阴性

精要回顾与启示

本病例的临床症状及初步检查提示爆发性感染，首先明确的是双眼眼内炎、菌血症、双肺多发转移性脓肿。对于糖尿病患者，出现此情况，一定要警惕有无原发性肝脓肿。糖尿病患者合并肝脓肿，腹部症状往往不明显，无腹痛、恶心、呕吐等症状，常在胸部 CT 及腹部超声检查时发现。目前，国内外文献报道，肺炎克雷伯菌已经成为糖尿病患者发生肝脓肿最重要的致病原，且多为社区获得性感染，大部分为 ESBL 阴性。有一部分患者同时出现菌血症、肝脓肿及转移性脓肿，菌株接种培养见黏液拉丝明显（可达到 5mm 以上），提示存在高黏特性，基因学测定可以发现 *magA* 或 *rmpA* 基因阳性，即侵袭性肺炎克雷伯菌综合征。这个病例提示我们，应认真对待临床疾病个体性表现，注意通过文献回顾加深对疾病本质的认识。

（公丕花　高占成）

参考文献

1. Chang FY, Chou MY. Comparison of pyogenic liver abscesses caused by Klebsiellapneumoniae and non-K pneumoniae pathogens. J Formos Med Assoc, 1995, 94: 232-237.

2. Liu YC, Cheng DL, Lin CL. Klebsiella pneumoniae liver abscess associated with septic endophthalmitis. Arch Intern Med, 1986, 146: 1913-1916.

3. Yeh KM, Kurup A, Siu LK, et al. Capsular serotype K1 or K2, rather than magA and rmpA, is a major virulence determinant for Klebsiellapneumoniae liver abscess in Singapore and Taiwan. J Clin Microbiol, 2007, 45: 466-471.

4. Yeoh KG, Yap I, Wong ST, et al. Tropical liver abscess. Postgrad Med J, 1997, 73: 89-92.

5. Wong WM, Wong BC, Hui CK, et al. Pyogenic liver abscess : retrospective analysis of 80 cases over a 10-year period. J Gastroenterol Hepatol, 2002, 17 (9): 1001-1007.

6. Lok KH, Li KF, Li KK, et al. Pyogenic liver abscess : clinical profile, microbiological characteristics, and management in a HongKong hospital. J Microbiol Immunol Infect, 2008, 41: 483-490.

7. Chung DR, Lee SS, Lee HR, et al. Emerging invasive liver abscess caused by K1 serotype Klebsiella pneumoniae in Korea. J Infect, 2007, 54: 578-583.

8. Kim SB, Je BK, Lee KY, et al. Computed tomographic differences of pyogenic liver abscesses caused by Klebsiella pneumoniae and non-Klebsiella pneumoniae. J Comput Assist Tomogr, 2007, 31: 59-65.

9. Nadasy KA, Domiati-Saad R, Tribble MA. Invasive Klebsiella pneumoniae syndrome in North America. Clin Infect Dis. 2007, 45 (3): e25-e28.

10. Sobirk SK, Struve C, Jacobsson SG. Primary Klebsiella pneumonia Liver Abscess with Metastatic Spread to Lung and Eye, a North-European Case Report of an Emerging Syndrome. Open Microbiol J, 2010, 4: 5-7.

11. Coutinho RL, Visconde MF, Descio FJ, et al. Community-acquired invasive liver abscess syndrome caused by a K1 serotype Klebsiella pneumoniae isolate in Brazil : a case report of hypervirulent ST23. MemInst Oswaldo Cruz, 2014, 109 (7): 970-971.

12. Dulku G, Tibballs J. Cryptogenic invasive Klebsiellapneumoniae liver abscess syndrome (CIKPLA) in Western Australia ? Australas Med J, 2014, 7 (11): 436-440.

13. Wang J, Yan Y, Xue X, et al. Comparison of pyogenic liver abscesses caused by hypermucoviscous Klebsiella pneumoniae and non-Klebsiella pneumoniae pathogens in Beijing : a retrospective analysis. J Int Med Res, 2013, 41 (4): 1088-1097.

14. Shen DX, Wang J, Li DD. Klebsiella pneumoniae liver abscesses. Lancet Infect Dis, 2013, 13 (5): 390-391.

15. Qu TT, Zhou JC, Jiang Y, et al. Clinical and microbiological characteristics of Klebsiella pneumoniae liver abscess in East China. BMC Infect Dis, 2015, 15: 161.

16. Podschun R, Ullmann U. Klebsiella spp. as nosocomial pathogens : epidemiology, taxonomy, typing methods, and pathogenicity factors. Clin Microbiol Rev, 1998, 11: 589-603.

17. Struve C, Bojer M, Nielsen EM, et al. Investigation of the putative virulence gene magA in a worldwide collection of 495 Klebsiella isolates : magA is restricted to the gene cluster of Klebsiella pneumoniae capsule serotype K1. J Med Microbiol, 2005, 54: 1111-1113.

18. Yeh KM, Chang FY, Fung CP, et al. MagA is not a specific virulence gene for Klebsiella pneumoniae strains causing liver abscess but is part of the capsular polysaccharide gene cluster of K pneumoniae serotype K1. J Med Microbiol, 2006, 55: 803-804.

19. Nassif X, Fournier JM, Arondel J, et la. Mucoid phenotype of Klebsiella pneumoniae is a plasmid-encoded virulence factor. Infect Immun, 1989, 57: 546-552.

20. Siu LK, Yeh KM, Lin JC, et al. Klebsiella pneumoniae liver abscess : a new invasive syndrome. Lancet Infect Dis, 2012, 12 (11): 881-887.

病例2 发热、脓血痰伴肺部空洞影

一、入院疑诊

(一)病例信息

【病史】

男性患者，43岁，因发热、咳嗽1个月余，咯血20余天，于2011年2月11日住院治疗。患者于2010年12月中旬无诱因出现发热，最高体温达38℃，伴咳嗽，无畏寒、寒战、咳痰，自服头孢类抗生素三四天后热退，上述症状减轻。2010年12月底患者再次出现发热，最高体温达39.3℃，伴干咳、右胸隐痛，自服退热药和抗感染药（具体不详），效果不佳。患者于2011年1月5日在当地县医院就诊，胸部CT检查示右肺中叶实变影，考虑为肺炎，给予头孢曲松（3g/d）联合左氧氟沙星（0.4g/d），最高体温一度下降至37.5℃。1月13日患者体温再次上升至38.5℃，伴咳嗽、咳少量黄痰，继续原方案治疗；至1月20日，最高体温达39.3℃，且咳嗽加重，咳大量咖啡色脓臭痰（100~200ml/d），遂在当地医院住院治疗。查血常规WBC 11.3×10⁹/L，N% 78.9%，血红蛋白、血小板正常；痰培养阴性；复查胸部CT示右肺中叶实变影和空洞较前缩小。住院期间，给予头孢吡肟（4g/d）、左氧氟沙星（0.4g/d）联合抗感染治疗15天，患者每天最高体温达38.9℃，症状无改善。2011年2月上旬，患者逐渐出现鲜红色血痰（50~100ml/d），加强止血治疗后咯血量减少，2月9日复查胸部CT示右肺实变影较前增大，并出现厚壁空洞，遂于2月10日至我院门诊就诊并住院治疗。患者发病以来，无明显呼吸困难，精神、食欲欠佳，大、小便正常；近1个月内体重减轻13kg。

患者为长途运输司机，既往身体健康，无高血压、糖尿病病史；吸烟20年，20支/天，未戒；嗜酒20余年，每周7~8两高度白酒，2010年12月上旬曾酗酒一次，但否认饮酒后意识丧失和呕吐。婚育、家族史无特殊。

【体格检查】

体温38.7℃，心率97次/分，呼吸17次/分，血压126/75mmHg。神清语利，浅表淋巴结不大，无杵状指、发绀，右锁骨中线第4肋间叩诊浊音，右前胸听诊呼吸音减低，双肺未闻干湿啰音；心、腹查体无异常，双下肢不肿。

【影像学检查】

患者起病至住院前的系列胸部CT见图2-2-2-1~图2-2-2-3。

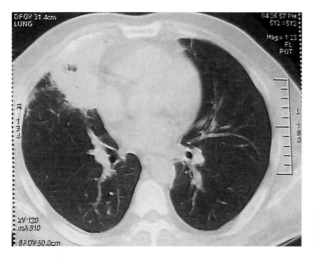

图2-2-2-1｜胸部CT表现（2011-01-05）
胸部CT可见右肺中叶实变

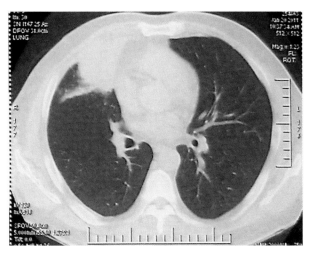

图 2-2-2-2 | 胸部 CT 表现（2011-01-20）
胸部 CT 可见右肺中叶实变影较前缩小

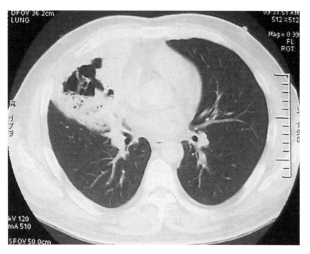

图 2-2-2-3 | 胸部 CT 表现（2011-02-09）
胸部 CT 可见右肺实变影较前增大，并出现不规则厚壁空洞

（二）临床思辨

【临床特点】

1. 患者为中年男性，急性起病，病程迁延，病情反复。
2. 主要症状为中高度发热、咳嗽、脓血痰。
3. 胸部影像学特点是病初为肺部实变影，后进展为肺部不规则厚壁空洞。
4. 广谱抗生素治疗一度有效。

【思辨要点】

1. 此病例是感染性疾病所致还是非感染性疾病？

本病例为急性起病，外院多程经验性广谱抗生素治疗一度有效，病情得以缓解，首先考虑感染性疾病可能性大，但鉴于患者为中年男性，有多年吸烟史，广谱抗生素抗感染疗效不能维持，肺部病灶由实变发展为不规则厚壁空洞，故须排除肺部恶性肿瘤所致阻塞性肺炎。在病情许可的情况下，可以安排支气管镜检查或经皮肺穿刺活检以进一步明确。另外，对于发热、肺部空洞，多种广谱抗生素治疗无效，且后期出现咯血等临床表现，还需要排除非感染性疾病，如抗中性粒细胞胞质抗体（ANCA）相关血管炎，但该病一般还会有鼻窦等上呼吸道、肾或其他系统受累，可以查血清 ANCA、尿沉渣镜检等进一步明确。

综上所述，本例患者的初步诊断以感染性疾病可能性大，病情反复可能与以下因素有关：①抗生素未完全覆盖感染病原体，尤其是厌氧菌；②未足量、足疗程应用抗生素；③继发其他病原体感染，如真菌、结核分枝杆菌等；④存在支气管内肿瘤性病变、异物等导致支气管阻塞性基础病变。

2. 导致患者发病的可能病原体有哪些？

鉴于本病例以肺部感染性疾病可能性大，故须进一步甄别导致感染的病原体。容易导致肺部空洞的病原体有如下几类：

（1）革兰阳性球菌：①肺炎链球菌：是导致社区获得性肺炎最常见的病原体，一般青霉素、二/三代头孢类抗生素疗效良好，部分可以出现上述药物耐药，但对于新型喹诺酮类抗生素、大环内酯类抗生素、万古霉素等多有良好反应，仅有很少一部分是超耐药型，一般见于免疫抑制状态下、既往反复使用多种抗生素的患者。本例患者既往身体健康，发病初期抗感染有部分疗效，但后期无效（病程不超过 6 周），不属于超耐药菌易感人群。②金黄色葡萄球菌（简称金葡菌）：患者病初抗生素治疗有效，后期疗效欠佳，应考虑敏感金葡菌感染的可能。但一般金葡菌肺炎进展迅速，可很快进展为双肺多发病变，多数患者有病初皮肤破损或感染。本病例从病情演变特点看，病变一直局限在右中肺叶，进展也不是很迅猛，故金葡菌感染证据不足。

（2）革兰阴性杆菌：肺炎克雷伯菌是比较容易引起肺部空洞影的革兰阴性杆菌。肺炎克雷伯菌肺炎既往曾称弗利兰德杆菌肺炎，多见于老年人，特别是有基础疾病者。疾病早期可以累及胸膜引起脓胸，累及心包可引起血行播散和脑膜炎。胸部 CT 表现有 3 种类型：①片状实变型或脓肿形成型：为克雷伯菌肺炎的典型表现，可见大片状实变影，边界模糊，靠近叶间裂处则比较清晰，局部实变影向后突出形成典型的钟乳石征。病变可在短期内形成空洞，洞壁多较光滑，一般直径很少超过 2cm。②小叶肺炎型或多发斑片状实变型：表现为两侧或一侧肺内多发斑片状实变影，边界模糊，部分实变影可以相互融合或在短期内出现小空洞。③肺纹理增多型：较为少见。表现为两侧或一侧肺内，或一叶肺内纹理增多、增粗、模糊。本例者患既往身体健康，没有反复抗菌药物应用史，CT 表现也不是典型的肺炎克雷伯菌肺炎表现，且四代头孢联合新型喹诺酮类抗生素经验治疗无效，诊断肺炎克雷伯菌感染证据不足。

（3）真菌感染：曲霉菌感染容易出现肺部空洞阴影，但肺曲霉菌病通常发生在处于免疫抑制状态、抵抗力下降人群，仅广谱抗真菌药物治疗有效。本例患者没有免疫抑制的基础病，且前期使用抗细菌感染的抗生素有一定疗效，因此可排除肺曲霉菌病。

（4）其他少见菌感染：诺卡菌、放线菌等感染也可以出现空洞影。诺卡菌是机会致病菌，经皮肤、呼吸道感染，一般见于处于免疫抑制状态者，但也可见于免疫力正常者，CT 影像以实变影为主，新型喹诺酮类药物治疗有效。放线菌是一种革兰染色阳性兼性厌氧菌，是人类口腔、胃肠道及女性生殖道的正常菌群。肺放线菌感染的胸部影像学表现与病程有关，主要为片状实变影、空洞、多发肺内结节、局限性胸膜增厚、胸腔积液，长期未得到有效治疗的患者还可出现胸膜瘘、胸壁窦道形成等。

二、诊治过程及确诊

（一）临床信息

根据以上分析，初步判断本病例为感染性疾病，并且可能为目前抗感染治疗方案未覆盖的病原体（尤其是厌氧菌属）所致，但尚须排除支气管内占位性病变、异物所致阻塞性肺炎。患者入院后，于 2 月 11 日起，给予覆盖可疑病原体的广谱抗均药物，复方新诺明（磺胺甲噁唑与甲氧苄啶磺胺，4 片 / 天）、美罗培南（1g，每 8 小时 1 次）和左氧氟沙星（0.5g/d）联合治疗（覆盖可能的多种病原体），体温高峰逐渐下降，抗感染治疗有效，但因胃肠道反应较重，于 3 天后停用复方新诺明。拟进一步请微生物专业技术人员合作，床旁取样、接种，行支气管镜检查，以尽早明确诊断，采取针对性治疗。

【辅助检查】

1. 常规检查

（1）血常规：WBC 14.02×10^9/L，N% 79.7%，Hb 138g/L，PLT 212×10^9/L。

（2）尿常规、便常规、肝肾功能、凝血功能均正常。

2. 感染相关检查

（1）G 试验、GM 试验均正常；T 淋巴细胞刺激 γ- 干扰素释放试验、腺苷脱氨酶、肺炎支原体 IgM、军团菌抗体、肺炎衣原体、布氏杆菌抗体均阴性；肺癌标志物、癌抗原系列均阴性；抗核抗体、抗中性粒细胞胞质抗体均阴性。

（2）ESR 84mm/1h，CRP 260.4mg/L（正常 < 8mg/L）。

3. 痰病原学检查　两次痰找瘤细胞阴性；血培养阴性；痰真菌涂片、痰涂片抗酸染色、弱抗酸染色及痰细菌培养、真菌培养（各 2～3 次）均阴性。后行床旁接种深部痰液，检查结果为痰涂片散在革兰阳性球菌，可见中性粒细胞内革兰阳性杆菌。厌氧菌培养（2 次）结果为麦氏 / 龋齿放线菌和内氏放线菌。

4. 超声检查　心脏彩超、腹部及泌尿系 B 超未见异常。

最后诊断：放线菌感染所致肺脓肿。

【治疗过程】

自 2 月 18 日起，患者体温高峰＜ 37.3℃，采取抗感染降阶梯治疗，头孢哌酮联合舒巴坦（3g，每 12 小时 1 次）、克林霉素（0.6g，每 12 小时 1 次）、左氧氟沙星（0.5g，每天 1 次）5 天，然后氨苄西林联合舒巴坦（3g，每 8 小时 1 次）、多西环素（0.1g，每天 2 次）7 天。患者体温持续正常，咳嗽、咳痰明显减轻，于 3 月 11 日出院。出院后，口服抗生素多西环素（0.1g，每天 2 次）、阿莫西林克拉维酸（0.625g，每天 2 次）4 个月。期间，患者于 3 月 22 日在当地医院行支气管镜检查，未见异常；4 月 22 日复查胸部 CT 示右肺空洞消失，遗留粗大索条、局限性胸膜病变（图 2-2-2-4）；7 月 28 日复查胸部 CT 示右中叶索条影（图 2-2-2-5）。

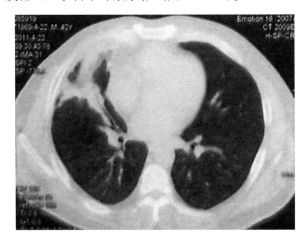

图 2-2-2-4｜复查胸部 CT 表现（2011-04-22）

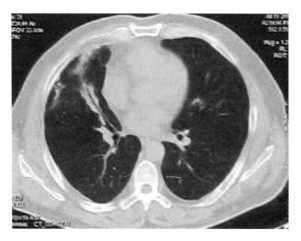

图 2-2-2-5｜复查胸部 CT 表现（2011-07-28）

（二）临床思辨

放线菌是一种革兰染色阳性兼性厌氧菌，是人类口腔、胃肠道及女性生殖道的正常菌群，共有 6 个亚型可在人类致病（以伊氏放线菌最多见），人与人之间不传染。人放线菌感染中，以头面部最多见，其次为腹盆部、肺部。肺放线菌病以 40～50 岁男性多见，男：女 ≈ 2:1，可能与男性口腔卫生偏差以及容易发生颜面外伤等因素有关。此外，肺放线菌感染在临床上易被漏诊或误诊为肺部肿瘤、肺结核、肺真菌感染、肺脓肿等。

肺放线菌病的易患因素有：①口腔卫生差；②酗酒；③某些基础慢性肺病，如肺气肿、慢性支气管炎、支气管扩张；④支气管管腔内异物堵塞及肿瘤等支气管管腔占位性病变；⑤长期使用激素、细胞毒药物或接受放化疗等机体免疫力低下的人群。包括肺放线菌感染在内的多种放线菌感染性疾病多为混合性细菌感染，可混合 2～10 种细菌感染，以放线菌为优势菌种。这些混合感染的细菌是否更有利创造厌氧或微需氧的微生态环境以利于放线菌繁殖，尚需研究证实。有文献报道，仅针对放线菌感染应用抗菌药物后，混合感染的其他病原体也能根除。

肺放线菌病的临床表现以咳嗽、咳痰、胸痛最为多见；咯血也不少见（31%～60%），发热的发生率为 15%～21%。尚无放线菌特异性血清学诊断指标。肺放线菌感染的胸部影像学表现与病程相关，表现为肺内病变多样性和胸膜纵隔病变等。关于如何确诊肺放线菌感染，尚无金标准，需综合考虑多个因素：①病原学培养阳性；②病变部位活检见硫黄颗粒；③临床和影像学表现；④针对放线菌治疗反应。放线菌是一种兼性厌氧菌，标本接触空气放置超过 20 分钟，培养结果阳性的可能性就会明显减小。因此，对于疑诊为放线菌感染的病例，建议采取经支气管镜等方法取深部分泌物及经 CT 引导下肺穿刺组织培养，并及时与微生物专业技术人员沟通，最好采取床旁接种，必要时适当延长培养时间以提高阳性率。鉴于肺放线菌感染可发生于支气管管腔内占位性病变的患者，若应用放线菌敏感抗生素治疗无效，需要警惕可能合并支气管管腔内占位性病变，及时行支气管镜检查及必要的手术切除。

早期、足量、足疗程敏感抗生素治疗能明显改善肺放线菌感染患者预后。对于放线菌感染，首选青霉素类药物，青霉素过敏者可选用四环素、多西环素等。对于青霉素过敏的孕妇，则推荐使用克林霉素、红霉素。此外，碳青霉烯类抗生素对放线菌感染也有很好的疗效，头孢曲松可能有效，但氟喹诺酮类抗菌药物对放线菌无效。对于合并支气管胸膜瘘、脓胸、致命性大咯血、疑诊合并恶性肿瘤、正规抗感染治疗后反复发作者，需手术治疗。目前，对于肺放线菌感染的抗菌疗程尚未达成共识，既往推荐为 6～12 个月，近来多个研究认为，敏感抗生素至少需使用 2～3 个月；若手术完整切除病灶，则可适当缩短抗菌疗程。

精要回顾与启示

本例患者为中年男性，无基础疾病，临床表现为发热、咳脓血痰、胸部影像见肺部空洞，初期经验性广谱抗菌药物治疗后临床症状、胸部影像学曾一度好转，但沿用原抗感染方案治疗中出现病情反复。其诊断首先考虑为感染性病变，针对病情反复需要考虑是否存在病原谱未被抗菌药物恰当覆盖、继发少见病原体感染（如真菌、结核分枝杆菌等）、存在支气管内肿瘤性病变或异物等导致支气管阻塞性的基础病变，需要及时与微生物专业技术人员沟通，制订最佳取样和病原体培养方案，以尽早明确诊断。

（黄 慧 徐作军）

参考文献

1. van der Poll T. Opal SM1 Pathogenesis, treatment, and prevention of pneumococcal pneumonia. Lancet, 2009, 374（9700）: 1543-1561

2. Liu C, Bayer A, Cosgrove SE, et al. Clinical practice guidelines by the infectious diseases society of america for the treatment of methicillin-resistant Staphylococcus aureus infections in adults and children : executive summary. Clin Infect Dis, 2011, 52: 285-292.

3. Okada F, Ando Y, Honda K, et al.Clinical and pulmonary thin-section CT findings in acute Klebsiella pneumoniae pneumonia. Eur Radiol, 2009, 19（4）: 809-815.

4. Rammaert B, Goyet S, Beauté J, et al. Klebsiella pneumoniae related community-acquired acute lower respiratory infections in Cambodia : clinical characteristics and treatment. BMC Infect Dis, 2012, 12: 3.

5. Kosmidis C, Denning DW. The clinical spectrum of pulmonary aspergillosis. Thorax, 2015, 70: 270-277.

6. 黄慧, 陆志伟, 徐作军. 诺卡菌感染 26 例临床特点分析. 中华结核和呼吸杂志, 2010, 33: 651-657.

7. Kim SR, Jung LY, Oh IJ, et al. Pulmonary actinomycosis during the first decade of 21st century : cases of 94 patients. BMC Infect Dis, 2013, 13: 216.

8. Sun XF, Wang P, Liu HR, et al. A Retrospective Study of Pulmonary Actinomycosis in a Single Institution in China. Chin Med J（Engl）, 2015, 128: 1607-1610.

病例 3 体重增加、发热、咳嗽伴肺部空洞影

一、入院疑诊

（一）病例信息

【病史】

男性患者，41 岁，因体重增加 1 年，多饮、血糖升高 1 个月，发热、咳嗽 20 天，于 2009 年 11 月

1 日收住我院内分泌科。患者于 2008 年 10 月开始无诱因出现易饥饿、多食、体重增加（近 1 年内体重增加 18kg），并于 1 个月前开始出现多饮、多尿，在当地医院测空腹血糖（fasting blood glucose, FBG）18.9mmol/L，血压 150/100mmHg，血常规显示 WBC 18.2×10⁹/L，N% 81.7%，Hb 183g/L，PLT 102×10⁹/L，予以胰岛素皮下注射后血糖有所下降。2009 年 10 月 28 日，患者受凉后出现发热、咽痛，最高体温达 38.5℃，在当地医院予以头孢类抗生素治疗无明显效果，并逐渐出现兴奋、躁狂，甚至伤人行为，予以镇静治疗后，于 11 月 3 日转来我院急诊。血常规：WBC 9.7×10⁹/L，N% 78.2%，Hb 131g/L，PLT 171×10⁹/L；血生化：随机血糖 21.3mmol/L，肝、肾功能大致正常；X 线胸片见肺左下叶斑片影。急诊予以莫西沙星抗感染、静脉泵入胰岛素降血糖等处理 1 周后，患者热退、神志恢复正常，生活能自理，咳嗽减轻，复查胸部 X 线片见左肺阴影较前明显吸收，以"库欣综合征、异位促肾上腺皮质激素综合征可能性大"收住内分泌科病房。患者既往身体健康，吸烟 15 年，30 支 / 天，未戒；不嗜酒。婚育、家族史无特殊。

在内分泌科，针对库欣综合征进行了全面检查。腹部增强 CT 示双侧肾上腺增生，垂体磁共振成像（magnetic resonance imaging, MRI）未见异常，结合大 / 小剂量地塞米松抑制试验、血浆促肾上腺皮质激素（adrenocorticotropic hormone, ACTH）浓度、24 小时尿游离皮质醇、促肾上腺皮质激素释放激素（corticotropin releasing hormone, CRH）兴奋试验等检查结果，考虑异位 ACTH 综合征可能性大。11 月 9 日查胸部 CT，见双肺散在小结节、斑片影，双侧少量胸腔积液。11 月 17 日，患者再次出现咳嗽、痰中带血丝，伴低热（最高体温 37.9℃），复查 X 线胸片见双肺多发结节影，加用莫西沙星后病情缓解不明显。11 月 19 日复查胸部 CT，显示双肺多发结节、空洞影（图 2-2-3-5）。为进一步诊疗，患者转入我院呼吸内科（患者自 11 月 4 日来我院急诊至转呼吸科之前，一共用莫西沙星 9 天）。

【体格检查】

体温 36.9℃，心率 87 次 / 分，呼吸 15 次 / 分，血压 146/95mmHg，体质指数（body mass index, BMI）28.3kg/m²。神清语利，四肢皮肤薄，库欣面容（脸圆、锁骨上脂肪垫、水牛背），浅表淋巴结不大，心、肺、腹查体未见异常，双下肢轻 - 中度可凹性水肿。

【影像学检查】

系列胸部影像学检查表现见图 2-2-3-1～图 2-2-3-5。

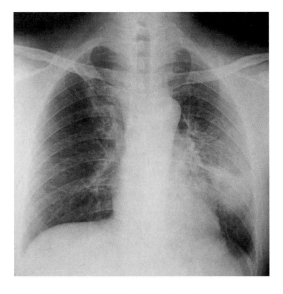

图 2-2-3-1 | X 线胸片（2009-11-04）

X 线胸片示左下叶斑片影，右上肺纹理增多

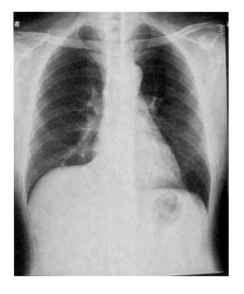

图 2-2-3-2 | X 线胸片（2009-11-11）

X 线胸片示左下叶斑片影较前明显吸收

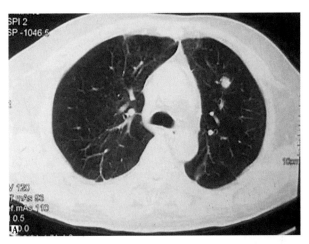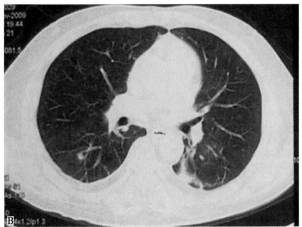

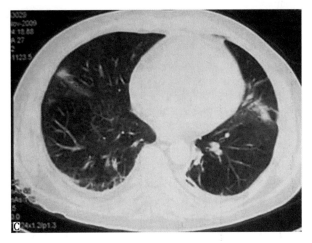

图 2-2-3-3 | 胸部 CT 表现（2009-11-09）

胸部 CT 示双肺散在小结节、斑片影，双侧少量胸腔积液

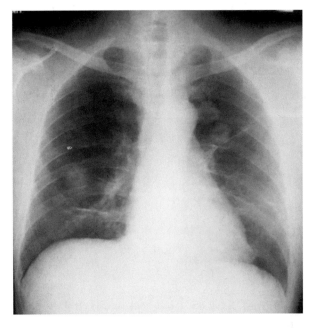

图 2-2-3-4 | X 线胸片表现（2009-11-17）

X 线胸片示双肺多发结节影

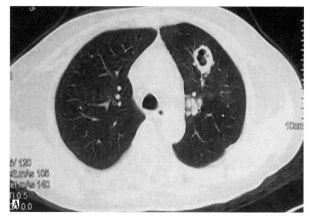
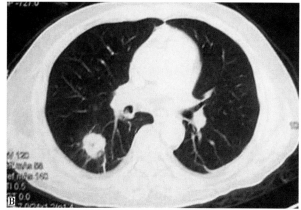
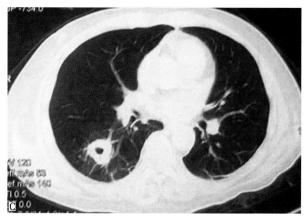

图 2-2-3-5 | 胸部 CT 表现（2009-11-19）
胸部 CT 示双肺多发结节、空洞影

（二）临床思辨

【临床特点】

1. 患者为中年男性，病程呈慢性，近期病情加重。

2. 主要症状为在体重增加、多饮、血糖升高基础上，出现发热、咳嗽。

3. 胸部影像学特点为病初见左下肺斑片影，莫西沙星治疗后肺部阴影吸收，停用后肺部阴影短期内再次增多。

4. 内分泌方面的进一步全面评估后，考虑为库欣综合征、异位 ACTH 综合征可能性大；继发性糖尿病、继发性高血压。

5. 患者既往身体健康，有大量吸烟史。

【思辨要点】

1. 本病例是感染性疾病还是非感染性疾病？

本例患者有内分泌异常基础病，临床表现为体重增加、多饮、血糖升高，经内分泌科全面评估后，考虑为库欣综合征、异位 ACTH 综合征可能性大，继发性糖尿病、继发性高血压。

患者此次为急性起病，病初为中 - 高热，莫西沙星短期治疗一度有效，病情（临床表现和肺部阴影）得以缓解，但停药后短期内再次发热、肺部阴影再现（绝大多数肺部阴影在原有病变基础上增大），首先考虑为感染性疾病所致的可能性大，并且结合莫西沙星的治疗作用，考虑为莫西沙星能覆盖 / 部分覆盖的病原体（包括多种常见可导致社区获得性肺炎的病原体，如肺炎链球菌、苯唑西林敏感金黄色葡萄球菌、支原体、军团菌等）。鉴于患者病情加重后，胸部 CT 表现为在原来病变基础上出现结节、空洞，重点考虑金葡菌感染的可能，同时须鉴别由于库欣综合征、继发性糖尿病血糖水平控制差，其他多种病原（如结核分枝杆菌、非结核分枝杆菌、诺卡菌等）导致的机会感染，尚需进一步病原学检查结果证实。其次，还需要考虑非感染性疾病，尤其是肺部肿瘤性疾病。患者有库欣综合征，需要警惕神经内分泌肿瘤可能。由于患者肺部阴影在抗感染治疗后缩小，停药后在短期内又明显增大、增多，不是肿瘤性疾病常见的表现，故可排除。此外，虽然抗中性粒细胞胞质抗体（ANCA）相关性血管炎也可以表现为肺内多发结节、空洞影，但抗感染药物无效，与本病例病情变化情况不符。

综上分析，结合患者肺内阴影原有病灶加重，并出现新发病灶，初步诊断本病例为感染性疾病可能性大，其病情反复可能与以下因素有关：①抗感染药物未能完全覆盖致病病原体或已诱导耐药；②抗感染药物剂量和疗程不足。

2. 导致本例患者发病的病原体可能是什么？

鉴于本病例为肺部感染性疾病所致可能性大，故需甄别导致感染的病原体。结合患者前期莫西沙星治疗有效，停药后病情再次加重，导致肺部多发结节、空洞的特点，判断可能的病原体有以下几类。

(1) 革兰阳性球菌：肺内多发结节、空洞常见于金黄色葡萄球菌（简称金葡菌）感染，多为血行性感染所致，患者多有明显败血症的临床表现，且多数患者病初有皮肤破损或感染。本例患者病初抗生素治疗有效，后期则疗效欠佳，需要考虑短期内药物敏感性金葡菌被诱导耐药的可能。从患者病情演变特点和过程分析，此种可能支持点不多，但不能完全排除。

(2) 革兰阴性杆菌：肺炎克雷伯菌肺炎是比较容易引起肺部空洞影的革兰阴性杆菌肺部感染，好发于老年人，特别是有基础疾病者。莫西沙星对部分肺炎克雷伯菌有效。肺炎克雷伯菌肺炎的典型 CT 表现为片状实变影或脓肿形成，实变影边界模糊，但靠近叶间裂处则比较清晰，局部实变影向后突出形成典型的钟乳石征，病变可在短期内形成空洞。本例患者胸部 CT 表现以随机分布的结节、空洞为主，并非是典型肺炎克雷伯菌肺炎表现。

(3) 机会致病菌：结核 / 非结核分枝杆菌、诺卡菌、放线菌、真菌感染等，均可以引起肺内多发结节、空洞。对于本例患者，由于前期莫西沙星治疗有效，基本可以排除真菌感染的可能。单药莫西沙星对放线菌感染一般疗效欠佳，结合患者治疗反应，考虑本例患者放线菌感染的可能性不大。诺卡菌是机会致病菌，经皮肤、呼吸道造成感染，新型喹诺酮类抗生素（如莫西沙星）治疗有效。诺卡菌感染一般见于免疫抑制状态下的患者，胸部 CT 多见肺内实变、结节、空洞影等。本例患者有库欣综合征、继发性糖尿病的基础，且近期血糖控制欠佳，需要高度怀疑诺卡菌感染的可能。结核 / 非结核分枝杆菌引起免疫抑制人群感染可以表现为短期内迅速扩大 / 出现结节和空洞影，莫西沙星也有部分疗效。对于本例患者，结合其内分泌疾病基础，不能排除结核 / 非结核分枝杆菌感染的可能性。

二、诊治过程及确诊

通过以上分析，本病例的诊断可定位于感染性疾病，病情反复可能是因为病原体已被诱导耐药、抗感染药物剂量或疗程不足或抗菌谱不能覆盖等；可能的病原体包括结核 / 非结核分枝杆菌、诺卡菌等，不能排除耐药金葡菌感染等；建议积极进行病原学检查，必要时行支气管镜检查留取病变部位分泌物或局部支气管肺泡灌洗液送检，或行经皮肺穿刺活检，以尽早明确诊断，采取针对性治疗。

（一）临床信息

【辅助检查】

1. 化验 T 淋巴细胞刺激 γ- 干扰素释放试验、肺炎支原体 IgM、军团菌抗体和肺炎衣原体抗体均阴性。肺癌标志物、癌抗原系列均阴性；抗核抗体、抗中性粒细胞胞质抗体均阴性。

2. 痰病原学检查 两次痰找瘤细胞及血培养阴性，痰真菌涂片、痰涂片抗酸染色、弱抗酸染色及痰细菌培养、真菌培养（各2～3次）均为阴性。与微生物专业技术人员沟通后，再次留痰送检弱抗酸染色阳性。

3. 其他 患者及其家属拒绝行支气管镜检查，同意行经皮肺穿活检。病理提示肺部感染性疾病可能性大，肺组织弱抗酸染色阳性，诺卡菌培养示星形诺卡菌阳性。

【诊治过程】

患者转入呼吸科后，对其予以亚胺培南/西司他丁钠、莫西沙星联合治疗，体温高峰逐渐下降，咳嗽、咳痰也逐渐减轻。但9天后，患者出现躁动、胡言乱语等精神症状。考虑可能存在以下原因：

1. 医源性 亚胺培南、莫西沙星都有可能引起精神、神经症状。遂在明确病原后调整抗感染药物为头孢曲松联合复方新诺明（磺胺甲噁唑与甲氧苄啶，12片/天）。3天后，患者神志状态进一步恶化，出现躁狂、伤人等行为，并且无法交流。因此，患者的精神症状是由上述抗生素不良反应所致可能性不大。

2. 合并颅内病变 从患者的胸部影像学表现来看，需要警惕血行播散性诺卡菌感染的可能，而这类病变容易合并颅内病变，遂急行头颅MRI，显示颅内多发环形病变（图2-2-3-6），考虑为合并颅内感染。

最后诊断：肺星形诺卡菌病。

向患者家属交代病情后，家属放弃进一步诊疗，自动出院。

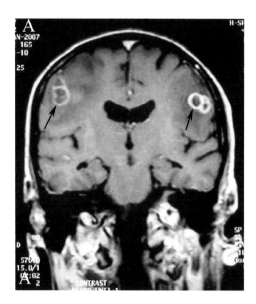

图 2-2-3-6 | 头颅增强 MRI

增强 MRI 示颅内多发环形增强的占位性病变，周围水肿明显

（二）临床思辨

肺诺卡菌病是由诺卡菌感染所引起的肺部疾病，主要经呼吸道吸入致病，少部分经血液播散引起，后者常伴有其他部位病变，以脑和皮肤病变最常见。诺卡菌广泛存在于自然界中，是一种革兰染色、弱抗酸染色阳性的需氧杆菌，属于原核细菌界、厚壁细菌门、真细菌纲、放线菌目、放线菌科，常寄生于土壤中，经过呼吸道或直接感染破损皮肤、肠道而造成内脏、皮肤严重感染，人与人之间不传染。诺卡菌有50余种，仅半数菌种能在人或动物中致病，致病诺卡菌中以巴西诺卡菌、星形诺卡菌最多见。显微镜下，诺卡菌形态类似于放线菌，通过其需氧生长的特性可以鉴别。绝大多数诺卡菌菌株弱抗酸染色阳性。诺卡菌的培养基条件不高，通常用去氯霉素的 Sabouraud 培养基做诺卡菌培养，其生长速度偏慢，2～6天才生成肉眼可见的菌落，故仅观察24～48小时是不够的。如果临床怀疑诺卡菌感染，须适当延长培养时间以提高阳性率。肺诺卡菌感染多见于免疫缺陷患者，特别是细胞免疫缺陷者，如器官移植状态、白血病、AIDS、因自身免疫病应用长期/大剂量糖皮质激素和（或）细胞毒药物治疗和恶性肿瘤患者接受化疗者等。

肺诺卡菌病的病程多以亚急性或慢性起病，临床主要表现为发热（中—高度热）、咳嗽、咳痰、胸痛、呼吸困难，以及乏力、体重下降等非特异性表现，少数患者可出现咯血。部分免疫缺陷患者也可以急性起病，表现为重症肺炎。体格检查常无特异性表现。部分患者肺脓肿是全身播散性诺卡菌病的一部分，常伴有中枢神经系统和皮肤病变。中枢神经系统受累主要表现为颅内脓肿，可伴有恶心、呕吐、头痛、神志或意识改变。皮肤病变主要表现为单发或多发皮下脓肿。肺诺卡菌病的影像学表现多种多样，并无特异性。早期常表现为单侧或双肺斑片影、结节影，部分患者表现为团块影，上肺或下肺均可受累；病变进展时可表现为肺实变、空洞，常伴有胸膜病变或胸腔积液。

临床疑诊为诺卡菌感染时，及时与微生物专业技术人员沟通，行相关标本的特殊染色，并延长送检标本培养时间是提高诊断阳性率的关键。需要注意，用 3% 盐酸酒精进行抗酸染色、用 1% 硫酸进行弱抗酸染色时，弱抗酸染色阳性不等同于抗酸染色弱阳性。临床疑诊时，取合格痰涂片进行弱抗酸染色、痰培养（适当延长培养时间）。若痰检为阴性，需考虑采取侵入性检查手段，如支气管镜取下呼吸道分泌物、支气管肺泡灌洗液，甚至肺活检组织进行弱抗酸染色、培养；合并胸腔积液、皮肤脓肿或脑脓肿时，还可以取胸腔积液或脓液进行弱抗酸染色、培养。此外，诊断肺部诺卡菌感染，需要与其他感染性疾病（如结核分枝杆菌感染、放线菌感染、曲霉菌感染等）以及肿瘤等非感染性疾病鉴别。

在诺卡菌感染治疗方面，磺胺类药物为首选和基本用药。若患者对磺胺过敏，可选用阿莫西林克拉维酸、米诺环素、氟喹诺酮类抗生素。此外，阿米卡星、奈替米星、三代头孢菌素、碳青霉烯类抗生素、利奈唑胺等抗生素也对诺卡菌敏感。近年来，耐磺胺诺卡菌逐渐增多，在磺胺类抗菌药物疗效不理想时需要考虑细菌耐药的可能。皮疽诺卡菌、豚鼠耳炎诺卡菌常对磺胺类药物耐药。肺诺卡菌病合并其他部位诺卡菌感染，尤其是合并中枢神经系统病变时，建议采用两种或以上抗感染药物联合治疗。若无过敏，可以磺胺类药物为基本治疗，联合三代头孢、阿米卡星或碳青霉烯类抗生素等。此外，充分引流脓肿灶有助于病情恢复，尤其是对于合并皮肤脓肿灶、影响病情的脑脓肿灶者。改善患者一般情况和基础免疫状态对治疗本病也很关键。在抗感染疗程方面，对于免疫抑制状态患者，需要治疗 6～12 个月；对于无中枢神经系统受累的免疫力正常患者，需要至少治疗 6 个月；对于有中枢神经系统受累者，需要至少治疗 1 年。

肺诺卡菌病预后与患者的基础免疫状态、诺卡菌毒性、病变范围及是否早期、合理抗感染治疗等因素相关。播散性诺卡菌感染病死率高，合并播散性中枢神经系统脓肿时，预后更差。

精要回顾与启示

本例患者有库欣综合征、继发性糖尿病基础，容易出现各种机会感染。对于此类患者，在出现发热、肺部阴影时，首先要考虑感染性疾病，并且应尽量明确病原菌，给予足量和足疗程敏感抗菌药物治疗。此外，免疫抑制患者出现肺部诺卡菌感染同时合并中枢神经系统症状时，需要警惕合并中枢感染的可能，建议尽早行头颅 MRI 检查，以明确是否合并颅内感染，积极治疗，改善预后。

（黄　慧　徐作军）

参考文献

1. 黄慧，陆志伟，徐作军. 诺卡菌感染 26 例临床特点分析. 中华结核和呼吸杂志，2010，33: 651-655.
2. 中华医学会内分泌学分会. 库欣综合征专家共识. 中华内分泌代谢杂志，2012，28: 96-102.
3. Kosmidis C, Denning DW. The clinical spectrum of pulmonary aspergillosis. Thorax, 2015, 70: 270-277.
4. Kim SR, Jung LY, Oh IJ, et al. Pulmonary actinomycosis during the first decade of 21st century: cases of 94 patients. BMC Infect Dis, 2013, 13: 216.
5. Mehrian P, Esfandiari E, Karimi MA, et al. Computed tomography features of pulmonary nocardiosis in immunocompromised and immunocompetent patients. Pol J Radiol, 2015, 80: 13-17.
6. Kurahara Y, Tachibana K, Tsuyuguchi K, et al. Pulmonary nocardiosis: a clinical analysis of 59 cases. Respir Investig, 2014, 52: 160-166.
7. Bakker RC, Gallas PR, Romijn JA, et al. Cushing's syndrome complicated by multiple opportunistic infections. J Endocrinol Invest, 1998, 21: 329-333.

病例 4　高热、咳嗽、左上肺占位性病变切除术后双肺多发结节及实变

一、入院疑诊

（一）病例信息

【病史】

男性患者，27 岁，2014 年 4 月 28 日无明显诱因出现发热，最高体温为 39.5℃，伴有咳嗽、咳痰（痰为白色泡沫状，约 50ml/d），左侧胸痛，无咯血，无畏寒，5 月 14 日至当地医院就诊，考虑为"左上肺占位：肺癌？肺结核？肺部感染？"，并于 5 月 23 日全身麻醉下行左上肺切除术，术后病理检查显示左上肺炎性病变。患者于 6 月 7 日症状缓解出院，出院后继续抗结核治疗，有乏力、胸痛、声嘶症状，偶有咳嗽、咳痰。7 月 10 日，患者再次出现发热，胸痛明显，稍活动即感气促，休息后可缓解，于当地医院住院继续抗结核治疗，症状无缓解。患者于 7 月 31 日－8 月 8 日至某市医院就诊，经支气管肺活检及 T-SPOT 等检查，排除肺结核，遂停用抗结核药物。8 月 9 日，患者转至上级医院就医，仍有发热（最高体温为 39.4℃），无脱发、皮疹及关节痛，有咳嗽、咳痰（白色黏痰，量少）、胸痛、气促。患者发病以来，精神差，睡眠差，食欲差，大小便无异常，体重减轻 15kg。

患者既往有乙肝病史 10 余年，否认鸽类、牛羊等动物接触史，无饮酒史。

【体格检查】

体温 37.8℃，脉搏 84 次/分，呼吸 22 次/分，血压 110/76mmHg。慢性病容，左侧胸部可见一长约 15cm 手术切口，伤口愈合良好。左上肺语颤减弱，叩诊浊音，呼吸音低，可闻及少量湿啰音；右肺呼吸音粗，无啰音；无胸膜摩擦音。心律齐，心率 84 次/分，未闻明显病理性杂音。腹部未见明显异常。双侧下肢无水肿。

【实验室检查】

外周血 WBC $9.7×10^9$/L，中性粒细胞（N）$7.5×10^9$/L，中性粒细胞百分比（N%）78%，Hb 96g/L，PLT $586×10^9$/L。尿常规无异常。

【影像学检查】

2014 年 8 月 6 日胸部 CT：左肺上叶支气管呈术后改变，支气管残端显示不清。左上叶前段可见大片状密度增高影，边缘模糊，平扫 CT 值 46HU，增强后 CT 值 73HU。双肺野内和胸膜下可见散在大小不等结节状密度增高影，边缘模糊，较大者位于右下叶背段，大小约 2.4cm×1.8cm，气管、支气管通畅，纵隔内可见多个小淋巴结，较大者直径 8mm。无胸腔积液征象（图 2-2-4-1、图 2-2-4-2）

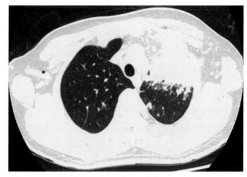

图 2-2-4-1 | 发病第 3 个月胸部 CT 表现
胸部 CT 可见左上肺大片高密度影伴空洞

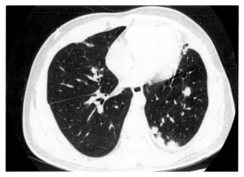

图 2-2-4-2 | 发病第 3 个月胸部 CT 表现
胸部 CT 可见双肺多发结节灶

（二）临床思辨

【临床特点】

1. 患者为青年男性，起病急。

2. 主要症状和体征为高热、咳嗽、咳白痰、胸痛，左上肺可闻湿啰音。

3. 实验室检查示外周血中性粒细胞略高。

4. 影像学检查可见切除左上肺占位性病变后 2 个月，双肺新发结节病灶，左下肺出现空洞、斑片影，部分病灶密度稍变淡。

5. 手术切除及抗结核等治疗后，患者仍表现出类似术前症状（高热、咳嗽、咳白痰、胸痛）的特点，并有气促，提示治疗无效。

【思辨要点】

肺部疾病的常见症状和体征包括发热、咳嗽、咳痰、胸痛、呼吸困难、肺部湿啰音，但这些表现并无病因特异性，许多原因均可表现为同样的症状和体征。对具有发热及呼吸系统症状、疑似感染性肺疾病者，在确立诊断的过程中需要明晰以下问题：

1. 本例患者所患是不是感染性肺部疾病？

判断长程发热的病因究竟是不是感染所致，需要排除结缔组织疾病、肺栓塞和肿瘤等非感染性因素。结缔组织疾病的临床表现除了发热外，常伴有肾、关节、皮肤、肌肉和血液等多系统损害，单一累及肺组织者少见。当累及肺组织时，大多是双肺弥漫性间质病变或弥漫性肺泡出血，很少是单一肺叶受累，与本病例不符。此外，在短期内肺部高密度浸润影病灶合并结节、空洞病变的结缔组织疾病多见于韦格纳肉芽肿等原发性或继发性血管炎，但该病多合并慢性鼻炎、鼻窦炎、眼炎等和（或）肾损伤，肺内病灶具有多形性、多变性，在病理标本中可以找到血管壁或周围炎症改变，其病变具有一定特异性。受损血管病理呈肉芽肿样、坏死性或栓塞性等改变，免疫荧光镜检可见血管壁免疫复合物沉积等表现。本病例病理标本无上述血管炎特征改变及血管栓塞，故可以排除肺栓塞，结缔组织疾病可能性亦不大，但仍需进一步检查抗中性粒细胞抗体、抗内皮细胞抗体（anti-endothelial cell antibody，AECA）等以排除之。

在非感染性肺疾病中，发热伴肺部病变还有可能发生于肿瘤性肺疾病，如肺炎型淋巴瘤、肺泡癌及类肿瘤等。肺炎型淋巴瘤往往表现为肺实变，可短期内进展，影像学检查可见类结节改变，病理改变为淋巴瘤细胞浸润。本病例术后病理为左上肺炎性病变，明显不符合肺炎型淋巴瘤的病理表现，也不支持肺泡癌诊断。对于患者术后结节改变，可行支气管镜检查及肺穿刺活检以进一步排除类肿瘤性疾病。

综上分析，根据总体临床进程，本病例为感染可能性最大，需要进一步排除结缔组织疾病及类肿瘤性疾病。

2. 本病例可能是哪种感染类型？最可能是哪种病原体？

本例患者为青年男性，平时身体健康，如果是肺部感染，应当首先考虑 CAP。患者前期治疗情况及相关资料缺如，鉴于患者无结构性肺病等病史，原发于非发酵菌（如铜绿假单胞菌、鲍曼不动杆菌和嗜麦芽窄食单胞菌等）感染的可能性小。金黄色葡萄球菌，包括甲氧西林敏感性（MSSA）和耐甲氧西林金黄色葡萄球菌（MRSA），均可引起社区获得性感染。MRSA 所致感染发展迅速，中毒症状重，患者往往咳脓痰，与本例患者临床情况不符。厌氧菌感染往往有误吸因素，痰液为脓臭痰，亦与本例患者临床情况不符，不予考虑。病毒也是成人社区获得性肺炎的一种常见病原。其中，巨细胞病毒多见于免疫功能低下患者，且进展迅速；流感病毒、鼻病毒、腺病毒和偏肺病毒等引起的感染，患者外周血 WBC 计数多正常或降低，亦很少呈迁延状态或亚急性过程，病变多为间质改变。而本例患者表现为结节和实变病变，因此可以基本排除由病毒引起肺部感染的可能性。根据患者机体基础免疫功能不同，可将肺部侵袭性真菌病分为原发性和继发性两类。原发性真菌病的病原菌主要有隐球菌、马尔尼菲青霉菌、曲霉菌、组织胞浆菌、皮炎芽生菌等，其所致感染大部分具有地方性特征，如我国南方地区多发隐球菌、马尔尼菲青霉菌感染。继发性真菌病患者多有器官移植术、粒细胞缺乏、长期激素使用等，常见致病真菌多为条件致病菌，如假丝酵母菌、曲霉菌、隐球菌、接合菌和肺孢子菌等。引起病变呈结节改变的常见致病真菌主要为曲霉菌和隐球菌。典型的曲霉感染影像学表现为晕征和新月征，也可见空洞。隐球菌感染者影像学表现可见结节和实变影。对于本例患者，需要做进一步检查，以排除曲霉菌和隐球菌感染等。

综上所述，本病例是由非发酵菌、金黄色葡萄球菌、病毒引起感染的概率很小，应着重考虑非典型病原体（肺炎支原体、肺炎衣原体和军团杆菌）、革兰阳性菌，亦不能排除真菌和胞内病原体，并且须完善相关检查，进一步排除非感染性因素可能导致的病变。

二、诊治过程

（一）临床信息

【实验室检查】

1. 一般检查

（1）血常规（多次检查）：WBC（10.20～15.80）×10⁹/L，N% 77%～88.6%，Hb 82～96g/L，PLT（556～642）×10⁹/L。

（2）血沉（多次检查）：82～120mm/1h。

（3）肝肾功能（多次检查）：ALT、AST 正常，ALB 28.7～33.5g/L，血尿素氮（blood urea nitrogen，BUN）1.82～2.25mmol/L，肌酐（Cr）54.7～63μmol/L

2. 免疫相关检查　自身抗体（包括抗核抗体、抗 dsDNA、Sm 抗体、抗线粒体抗体等）阴性，ANCA 阴性。

3. 感染相关检查　PCT 0.24ng/ml，CRP 202mg/L，D- 二聚体（D-dimer）0.9mg/L；结核菌素纯蛋白衍化物（PPD）试验阴性；T 淋巴细胞刺激 γ- 干扰素释放试验（T-SPOT）阴性。

血清病原抗体（包括梅毒螺旋体、结核分支杆菌、肺炎支原体、肺炎衣原体、军团杆菌、Q 热立克次体等）均阴性；真菌检测（G 试验和 GM 试验）均阴性；血培养 2 次，均阴性；痰病原检测（包括普通细菌、真菌、抗酸染色和寄生虫）5 次，均阴性；大便抗酸染色和寄生虫检查均阴性。

4. 肿瘤标志物检测　铁蛋白＞600ng/ml，糖类抗原 125（carbohydrate antigen 125，CA125）264.89kU/L。

【支气管镜检查】

支气管镜检查见左上叶上部开口黏膜肿胀、肥厚明显，管腔狭窄。支气管镜勉强进入后，见后支外压闭塞，前支及尖支狭窄，远端见白色物，其余各叶段支气管通畅（图 2-2-4-3）。支气管镜分泌物病原检测均阴性（包括普通细菌、真菌、抗酸染色），PAS 染色阴性。

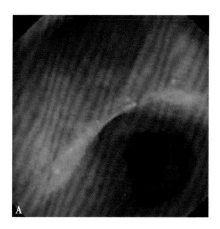
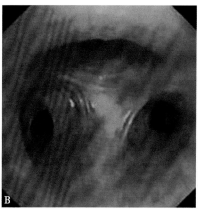

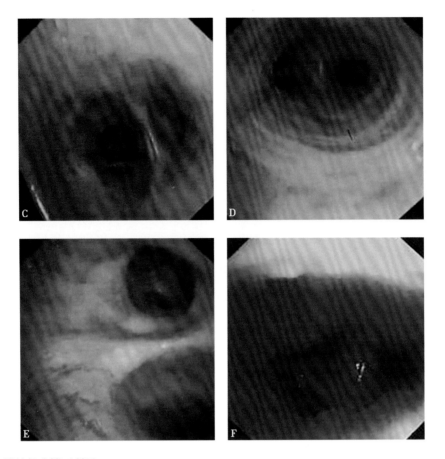

图 2-2-4-3 | 支气管镜检查镜下所见

左上叶段支气管上部开口黏膜肿胀、肥厚明显，管腔狭窄，其中 B2 段外压性闭塞，B1 和 B3 段狭窄，远端见白色物

A. 气管隆嵴；B. 右上叶段支气管；C. 右下叶段支气管；D. 右中叶段支气管；E. 左下叶段支气管；F. 左上叶固有段支气管

【影像学检查】

入院治疗后，复查胸部 CT 见左肺上叶前内段大片状密度增高影，范围较前缩小，内可见含气支气管征，边界模糊，平扫 CT 值约 37HU。双肺内、胸膜下散在大小不等结节状密度增高影，部分较前缩小，小部分较前增大，总体较前好转，边缘模糊，较大者仍位于右下叶背段，气管支气管通畅，纵隔多个小淋巴结，大致同前。左侧胸腔后部少量弧形液性密度灶（图 2-2-4-4）。

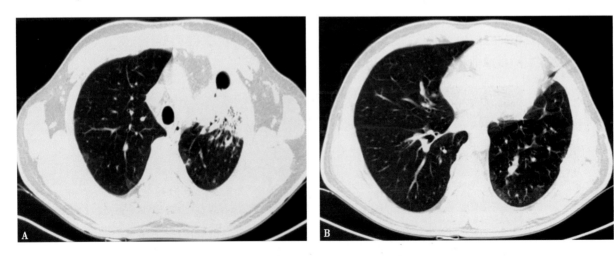

图 2-2-4-4 | 发病第 4 个月胸部 CT 表现

胸部 CT 可见左上肺大片高密度影伴双肺多发结节灶

（二）临床思辨

患者入院后所做系列检查显示：①患者白细胞及中性粒细胞、降钙素原、C反应蛋白、D-二聚体、血沉增高，提示存在感染；②自身抗体及ANCA均阴性，结合临床表现，基本可以排除结缔组织疾病；③支气管镜检查见后支外压闭塞，前支及尖支狭窄，远端见白色物；④胸部CT可见渗出实变范围缩小，部分结节变小，边缘模糊；这些结果均支持本病例为感染性病变。

此时需要思考以下问题：

1. 如果本病例为感染性疾病，应如何展开经验治疗？

对于本例患者，致病病原体应重点考虑非典型病原体（肺炎支原体、肺炎衣原体和军团杆菌）、革兰阳性菌，胞内病原体和真菌亦不能排除。遵循社区获得性肺炎（CAP）治疗指南，依次使用氟喹诺酮类、碳氢酶烯类、多西环素、伊曲康唑、氟康唑等抗感染药物，所覆盖的病原包括常见的肺炎链球菌、流感嗜血杆菌、非典型病原（肺炎支原体、肺炎衣原体和军团杆菌）、常见革兰阴性菌（肺炎克雷伯菌等）、曲霉菌、隐球菌等真菌。尽管规范应用多类抗感染药物治疗，但患者体温未下降，病情无好转迹象。入院后的系列检查结果仍符合感染的发病过程，因此，判断其可能是由一些特殊病原引起的感染，有必要积极鉴定感染病原，尽快实现目标性抗感染治疗。

针对少见革兰阳性球菌，患者痰液为白色，与葡萄球菌属感染表现不符；而肠球菌（如粪肠球菌、屎肠球菌等）为条件致病菌，致病力不强，院内感染近年有增高趋势，健康者社区罹病少见，需要进一步排除。对于初始抗生素或反复更改抗生素治疗无效的肺部感染患者，还需注意肺放线菌病和肺诺卡菌病、梭状芽孢杆菌属感染等可能。少见革兰阴性菌包括革兰阴性需氧和兼性厌氧杆菌（如对碳氢酶烯类耐药的普登威斯菌属）、条件致病菌（拉乌尔菌属等肠杆菌科、非发酵革兰阴性杆菌（如类鼻疽伯克霍尔德菌及放射根瘤菌、罗尔斯通菌属等）、革兰阴性苛养菌（如布鲁菌属）等。这些少见革兰阴性菌往往对呼吸喹诺酮类及头孢哌酮舒巴坦或四环素、磺胺、利福平等敏感。本例患者前期治疗使用了呼吸喹诺酮及头孢哌酮舒巴坦、多西环素，覆盖上述病原体，故其感染可能性小，但需要进一步排除。

此外，本例患者氟康唑治疗无效，亦不支持隐球菌病诊断。肺毛霉菌、马尔尼菲青霉菌和组织胞浆菌感染影像学也常见结核样结节表现，非结核分枝杆菌感染亦可表现为长程发热、肺部实变及结节改变，均需要进行鉴别。必要时需经病理专家重新阅读组织病理片和特殊染色等进一步确诊。

2. 如何鉴定病原？如何选择鉴定病原的最佳方法？

确定感染病原，可通过无创和有创手段获得标本，进行相关检测。

（1）本病例经无创手段获得标本进行了培养病原（外周血、呼吸道分泌物和BALF等）、分子生物学核酸检测、抗体检测（血清抗体酶联免疫吸附法）和机体病原免疫反应检测（PPD、T-SPOT等）等，均无阳性发现。但是需要注意，肺放线菌是一种难培养的厌氧菌，生长缓慢，许多医院未常规做厌氧培养，检出阳性率低；诺卡菌生长亦缓慢，多数需2～7天，有时需4～6周，有此怀疑时，须通知检验人员，并做改良抗酸染色直接镜检。

（2）通过有创手段获取标本包括CT引导下穿刺、B超引导下胸膜下结节穿刺、气道超声内镜引导下穿刺和外科胸腔镜手术等。考虑有放线菌等感染可能时，通过有创手段获取病原体检测的阳性率比支气管镜检查高，且可避免污染的可能。对于本病例，可以利用外院手术标本进行重新核查。

三、临床确诊

（一）临床信息

将患者外院左上肺手术切除标本进行病理会诊。病理可见：①大部分肺组织实变，肺泡壁增厚，慢性炎症细胞浸润，肺泡腔内渗出，纤维增生及机化，表现为炎症改变；②部分区域肌成纤维细胞增生明显，伴慢性炎症细胞浸润，肺泡组织消失，呈实体状，炎性肌成纤维细胞瘤样改变（图 2-2-4-5）；③肺泡上皮细胞增生明显，呈立方或低柱状，少数有轻度异型性，形成的肺泡样结构形态不规则；④免疫组化 ALK 弱阳性，Actin 强阳性，EBET（原位杂交）阴性，结合特殊染色，考虑为马红球菌感染。

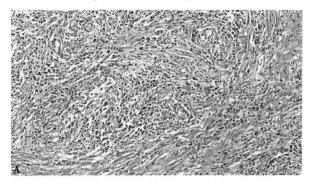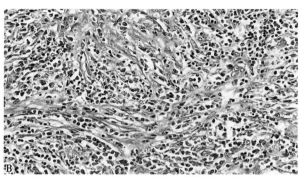

图 2-2-4-5 | 左上肺组织病理表现
A. HE 染色，200×；B. HE 染色，400×

最后诊断：马红球菌肺炎。

经万古霉素及环丙沙星等治疗后，患者体温恢复正常，呼吸道症状明显改善。

（二）临床思辨

利用手术标本，通过多学科协作，本例患者肺内感染病变的性质终于明确，诊断为马红球菌肺炎，这也解释了为何前期短程普通经验性抗感染治疗无效。

马红球菌为革兰阳性无动力菌，细胞内兼性寄生菌，是人类少见的机会性致病菌，易发生于细胞介导免疫受损的患者，常导致慢性或亚急性感染性多器官病变，可引起艾滋病、血液病、骨髓炎和肾移植术后等患者肺部感染、血液感染、尿路感染及胸腔感染等。其可能的感染途径有自土壤吸入、消化道摄入、直接进入伤口或黏膜等。近年国内已陆续报道马红球菌感染病例，其中呼吸道、尿路感染较多。其临床表现最多见败血症，其次为局部化脓性感染，如肌内注射部位感染、肺炎。人类马红球菌感染的发病机制尚不清楚，一般认为马红球菌具有持续破坏肺泡巨噬细胞能力是其致病基础。马红菌肺炎的临床和影像学表现无特异性。其确诊依赖细菌培养，尤其是血标本培养。马红菌生长缓慢，菌落呈黏液状，产生橘红、橙红色素，细菌形态呈多形态性，以卵圆形、球杆状为主，不能分解任何糖醇类，触酶阳性。鉴别马红球菌，除依据其产生色素特征外，还可参考以下特征：①不分解任何糖类（可与棒状杆菌属区别）；②动力阴性、不分解七叶苷（可与李斯特菌区别）；③触酶阳性、硫化氢阴性（可与丹毒丝菌区别）；④触酶阳性、七叶苷阴性（可与肠球菌区别）；⑤产生黏液型菌落（可与星形诺卡菌区别，诺卡菌菌落干燥）。对于马红球菌感染，宜选用具有良好细胞穿透能力的抗生素长疗程、联合治疗。

1. 对于本例患者，为什么不诊断炎性肌成纤维细胞瘤？

2002 年 WHO 将炎性肌成纤维细胞瘤（inflammatory myofibroblastic tumor，IMT）定义为由分化的肌成纤维细胞性梭形细胞组成，常伴大量浆细胞和（或）淋巴细胞的一种间叶性肿瘤。肿瘤细胞遗传学研究发现其有染色体异常，少数细胞呈梭形，具有复发倾向及恶变潜能。因此，IMT 与炎性假瘤不是同一疾病，其实为一种真性肿瘤。

炎性肌成纤维细胞瘤的临床表现取决于发病部位，起病多较隐匿，临床症状多由肿块本身及压迫周围脏器引起，并可有发热、体重下降、疼痛、贫血、血小板增多、血沉加快等，与恶性肿瘤相似，但均缺乏特异性，症状和体征往往在肿瘤切除后消失。其影像学表现多样，一般具有以下征象：①周围型病变表现为不规则肿物，多为单发病灶，位于邻近胸膜肺组织内，病变某一层面可见一侧边缘平直、呈刀切样改变（即平直征，可能是病灶边缘纤维化牵拉所致，也可能与病灶沿肺叶或段的边形成有关），病变边缘也可成尖角状改变（可能是病灶周围胸膜粘连及纤维组织增生所致）；②中心型病变边界较清楚，可伴肺不张，内部可见形态多样的钙化，尤以儿童患者常见；③ CT 可见软组织密度肿块，增强扫描呈均匀或不均匀强化。之所以出现如此复杂的增强现象，主要是由于组织结构内血管成分以及组织成分不同，可出现高度均匀强化、肿块周围强化或肿块无强化。其中，较具特征性的表现是肿块高度均匀强化及周围增强程度高于中心部。

本例患者肺内肿块切除后，症状未消失，并出现新的肺内实变，结节强化特征亦不符合炎性肌成纤维细胞瘤。

2. 为什么本例患者胸部 CT 显示病变有部分吸收，部分结节增大？

药敏试验显示，马红球菌通常对喹诺酮类、四环素类敏感，对青霉素、利福平、大环内酯类、多黏菌素耐药。本例患者住院过程中曾短程使用多西环素及喹诺酮类，可能对部分浸润性病灶有效，但马红球菌病常为亚急性或慢性病程，对于结节机化较明显的病灶，需较长疗程（8～12 周），并在随访过程中根据病灶吸收情况适当调整抗感染策略和疗程。本例患者肺内病灶吸收较为缓慢，有的甚至增大，主要是由于抗感染疗程相对不足所致，部分病灶增大可能与感染相关免疫反应有关，在实际临床工作中应引起高度重视。

精要回顾与启示

肺部炎性占位病变手术切除后，肺内新发实变及结节伴高热是呼吸系统疾病临床诊治难点之一，此时，临床医师常会考虑真菌及少见细菌感染等。对于少见革兰阳性球菌，要注意肠球菌（如粪肠球菌、屎肠球菌等）为条件致病菌，致病力不强。对于初始抗生素或反复更改抗生素治疗无效的肺部感染患者，还须注意马红球菌肺炎、肺放线菌病和肺诺卡菌病、梭状芽孢杆菌属感染等可能。对于少见革兰阴性菌，要注意可能对碳氢酶烯类耐药的普登威斯菌属及常继发于糖尿病的类鼻疽伯克霍尔德菌、布鲁菌属等。如果按常见细菌或真菌治疗未获得理想的结果，应该考虑多种少见病原体感染，及时通知检验人员结合临床特点做特殊染色、厌氧培养、延长培养观察时间。

本病例说明：①肺部感染的表现呈多样性、复杂性，大大增加了临床确诊难度；②充分利用手术标本，快速进行病理检验，若为感染病灶，很有必要及时进行细菌培养及特殊染色。

（唐勇军　胡成平）

参考文献

1. Panagiotopoulos N, Patrini D, Gvinianidze LJ, et al. Inflammatory myofibroblastic tumour of the lung: a reactive lesion or a true neoplasm? Thorac Dis, 2015, 7 (5): 908-911.

2. Agata A. Cisek, Magdalena Rzewuska, Lucjan Witkowski, et al. Antimicrobial resistance in Rhodococcus equi. Acta Biochim Pol, 2014, 61 (4): 633-638.

第三节 | 病毒性肺炎

病例 1　发热、呼吸困难伴肺部阴影

一、入院疑诊

（一）病例信息

【病史】

男性患者，34 岁，入院 2 天前出现发热，伴咳嗽、气促，于当地医院就诊。查体温 38.6℃，血

压 70/40mmHg；双肺呼吸音低，右肺为主；血常规示 WBC $3.3×10^9$/L，N% 76.3%；C 反应蛋白（CRP）188mg/dl；X 线胸片示双肺肺炎。当地医院考虑为重症肺炎，予利巴韦林抗病毒及对症治疗，患者病情无好转，1 天前转入我院。因难治性低氧血症，立即给予气管插管接呼吸机辅助通气治疗。

患者既往身体健康，无活禽类动物接触史，无吸烟、饮酒史。

【体格检查】

体温 38.2℃，心率 119 次 / 分，呼吸 22 次 / 分，血压 91/62mmHg。

神志不清，全身浅表淋巴结未触及肿大。双肺呼吸音低，未闻明显干湿啰音。心律齐，未闻病理性杂音。腹软，无压痛、反跳痛及肌紧张，肝、脾肋下未触及肿大，肠鸣音正常。双下肢无明显可凹性水肿。

【实验室检查】

甲型流感病毒、乙型流感病毒检测：阴性。

血常规：WBC $3.68×10^9$/L，N% 88.5%，Hb 162g/L，PLT $87×10^9$/L；CRP 233mg/dl。

心肌损伤标志物：心肌型肌酸激酶同工酶（MB isoenzyme of creatine kinase, CK-MB）11.6ng/ml，肌红蛋白（myoglobin, MYO）>500ng/ml，脑钠肽（brain natriuretic peptide, BNP）1040pg/ml。

血生化：AST 141U/L，乳酸脱氢酶（LDH）356U/L，羟丁酸脱氢酶（hydroxybutyric dehydrogenase, HBD）318U/L，肌酸激酶（creatine kinase, CK）3018U/L，血尿素氮（BUN）13.06mmol/L，肌酐（Cr）106μmol/L。

动脉血气分析（FiO_2 0.21）：pH 7.6，PaO_2 45mmHg，$PaCO_2$ 28mmHg，HCO_3^- 27.5mmol/L，SpO_2 89%。

【影像学检查】

X 线胸片（急诊）：右肺及左肺中下野可见大片絮状模糊影（图 2-3-1-1）。

（二）临床思辨

【临床特点】

1. 患者为青年男性，急性起病。

2. 主要表现为发热、咳嗽、呼吸困难，双肺呼吸音减低，无干湿啰音。

3. 实验室检查示外周血白细胞计数降低，中性粒细胞比例略升高，血气分析提示 I 型呼吸衰竭。伴有肝损害，CK 升高。

4. 影像学检查示双肺多发病变，团片状渗出影。

5. 利巴韦林及奥司他韦抗病毒治疗无效。

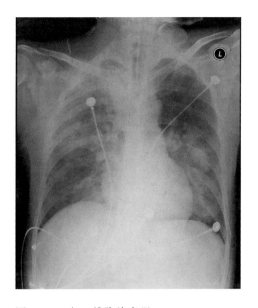

图 2-3-1-1 | X 线胸片表现

【思辨要点】

本例患者为青年男性，急性起病，有发热、咳嗽，胸部影像学检查提示双肺高密度实变影，应当首先考虑为肺炎。患者出现血压下降，多叶段肺浸润，白细胞、血小板计数降低，BUN 升高，呼吸频率加快、严重低氧血症等，已符合重症肺炎诊断标准。

对于考虑为肺炎者，需要思考以下问题：

1．本病例属于哪种感染类型？感染病原体是什么？

本例患者为青年男性，平素身体健康，无院内获得感染及机会性感染因素，首先考虑为社区获得性肺炎。我国社区获得性肺炎常见病原体以细菌为主，其次为肺炎支原体等非典型病原体。

在细菌感染中，最常见为肺炎链球菌，其他还有流感嗜血杆菌、肺炎克雷伯菌、葡萄球菌、铜绿假单胞菌等。①肺炎链球菌感染多表现为大叶性肺炎，主要症状为高热、咳嗽、咳痰、胸痛，可咳铁锈样痰，外周血以白细胞计数和中性粒细胞比例升高为主，X线胸片表现为叶段实变，多种抗生素（如青霉素类、头孢类等）治疗有效。本例患者无胸痛、咳痰表现，白细胞计数降低，在影像学上除实变外尚有间质改变，并不符合肺炎链球菌感染的临床特点。②流感嗜血杆菌也是常见病原体。流感嗜血杆菌感染临床表现总体类似于肺炎链球菌肺炎，同样以发热、咳嗽、脓性痰为主，但更易出现脓胸。因此，本病例为流感嗜血杆菌感染可能性也相对较小。③肺炎克雷伯菌导致重症肺炎比例高，影像学表现可有多叶段累及，且常对多种抗生素耐药，除胶冻样痰外，并无特异性临床表现。但本病例外周血白细胞水平低于正常值，与细菌性感染不相符合，该病原体感染可能性不大。④葡萄球菌肺炎表现为肺部破坏性改变，出现多发斑片影及空洞；铜绿假单胞菌肺炎主要发生于伴有肺部结构性疾病患者。这两种病原体感染与本病例临床特点也不一致。

非典型病原体以肺炎支原体、衣原体、军团菌和病毒最为常见。①支原体肺炎以发热、干咳为主要临床表现，干咳尤为突出，早期胸部影像学表现可出现间质改变，病原检测以分子生物学核酸鉴定和血清抗体4倍增高为确诊依据；②衣原体感染症状并无特异性，影像学以小片状浸润为主；③军团菌肺炎患者可有明显肌痛、消化道症状、神志改变等肺外表现。这些特点在本患者均未体现，因此考虑这3类病原体感染可能性不大。

本例患者临床出现急性进展的呼吸困难，胸部影像学表现以多叶段累及为主，可见间质改变，疾病早期可见白细胞计数降低，因此，应当考虑有病毒感染可能。本例患者出现肝功能异常，肌酸激酶、肌红蛋白升高提示有横纹肌溶解可能，均符合病毒感染特点。病毒性肺炎常被认为呈自限性，但部分患者可发展为重症肺炎。最常见导致肺炎的病毒为流感病毒，但本例患者使用奥司他韦治疗并未取得良好效果，病情进一步进展，相应实验室检查也为阴性，因此流感病毒导致肺炎可能性并不大。其他病毒导致肺炎相对少见，如鼻病毒、冠状病毒等所致肺部感染的临床特征并不为临床医师所熟知，因此需通过呼吸道标本检测确诊。

真菌及寄生虫感染导致肺炎主要发生于免疫抑制人群，如长期使用激素、免疫抑制剂，正进行肿瘤化疗或HIV感染者。本例患者并无上述免疫抑制状态，入院查淋巴细胞计数并不低，因此这两类感染可能性较小。

综上所述，本病例不符合常见细菌肺炎特点，首先应考虑为病毒性肺炎，但具体是何种病毒感染尚需进一步验证。此外，病毒性肺炎可混合细菌感染，因此不能排除两种或多种感染同时存在的情况。

2．对于本病例，是否需考虑其他疾病？

对于青年患者急性发病，出现咳嗽、呼吸困难，应当注意鉴别如下疾病：

（1）风湿免疫病：此类疾病临床表现除常见的发热、关节痛、皮疹等外，尚可累及呼吸道，如韦格纳肉芽肿、变应性肉芽肿性血管炎等，但此常发病较慢，病程较长，罕见急性起病导致呼吸衰竭的情况，与本例患者情况不符。

（2）肿瘤性疾病：原发于肺部或转移至肺部的肿瘤可引起阻塞性肺炎，但本例患者为青年男性，急性起病，且无肿瘤消耗症状，因此患肿瘤性疾病可能性小。

（3）肺结核：一般来说，肺结核患者少有高热、呼吸衰竭表现。干酪性肺炎、血行播散型肺结核等可出现高热、肺部症状，但本例患者影像学表现并不符合其特点，因此患肺结核可能性小。

综上所述，初步考虑本病例为社区获得性肺炎，其病原体可能为病毒，不排除混合感染，其他疾病可能性较小。

二、诊治过程

（一）临床信息

【实验室检查】

1. 一般检查

（1）血常规（入院后多次检查）：WBC（8.39～12.1）×10⁹/L，N% 76.31%～95.5%，血红蛋白正常；血小板逐步下降，最低至 32×10⁹/L，后恢复至 150×10⁹/L。

（2）生化（入院时）：ALT 44U/L，AST 129U/L，LDH 487U/L，CK 1258U/L，ALB 28.8g/L，Na 148.3mmol/L。

（3）凝血酶原活动度（prothrombin time activity，PTA）45%；D-dimer 1539ng/ml，后多次检查波动于 1500～2500ng/ml。

（4）MYO 1276ng/ml，肌钙蛋白 I（troponin I，TnI）0.115ng/ml，CK-MB 16.4ng/ml。

2. 免疫相关检查　血 IgA、IgM、IgG 正常，补体 C3、C4 减低，类风湿因子（rheumatoid factor，RF）113U/ml。自身抗体（含 scl-70、Sm、SSA、SSB、U1-RNP、rRNP、Jo-1）阴性。

3. 感染相关检查

（1）乙型肝炎表面抗原（hepatitis B surface antigen，HBsAg）、乙型肝炎 e 抗原（hepatitis B e antigen，HBeAg）、乙型肝炎核心抗体（hepatitis B core antibody，HBcAb）阳性，乙型肝炎病毒 - 脱氧核糖核酸（hepatitis B virus-deoxyribonucleic acid，HBV-DNA）3.57×10⁷IU/ml；丙型肝炎抗体阳性，丙型肝炎病毒 - 核糖核酸（hepatitis C virus-ribonucleic acid，HCV-RNA）< 15IU/ml。

（2）血沉（ESR）41mm/1h；CRP 228mg/L；降钙素原（PCT）> 25μg/ml。

（3）支原体、衣原体、军团菌抗体阴性。

（4）多次痰液普通细菌培养、真菌培养、浓缩查结核分枝杆菌及血培养均阴性。

（5）支气管肺泡灌洗液（BALF）病原检测：肺炎链球菌培养阴性，巨细胞病毒、EB 病毒、腺病毒核酸检测均阴性，肺孢子菌阴性。

【支气管镜检查】

首次床旁支气管镜检查见主气道内黏膜充血严重，右主支气管内黏膜壁散在灰黄色黏稠分泌物，右上叶前段及尖端开口处均有大量灰黄色黏稠分泌物，左主支气管及各级支气管分支开口处均有灰黄色黏稠分泌物，气管及支气管黏膜充血明显，触之易出血。

BALF 细胞总数 0.22×10⁶/L，其中巨噬细胞 77%，淋巴细胞 9.0%，分叶核细胞 14.0%。

【影像学检查】

胸部 CT：双肺多发大片磨玻璃及实变影，右肺上叶后段空洞形成，双侧胸腔积液（图 2-3-1-2）。

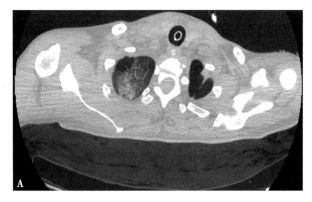
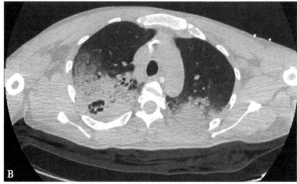

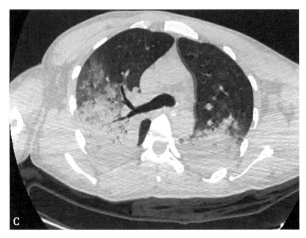
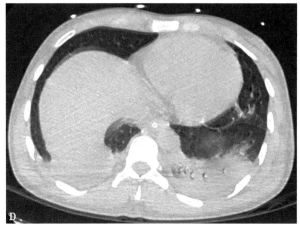

图 2-3-1-2 | 发病第 7 天胸部 CT 表现

【入院后治疗】

由于患者血氧情况进行性恶化，采取了有创通气治疗。

针对感染，加用奥司他韦抗病毒，亚胺培南西司他丁、去甲氧万古霉素、阿奇霉素联合治疗，并予保肝、调节免疫等对症支持治疗。

（二）临床思辨

患者入院后的系列检查提示：①白细胞较前进一步升高，ESR、CRP、PCT 也均有明显升高，考虑有细菌感染，并且病情进一步进展；②患者出现肝损害、横纹肌溶解征象、严重凝血功能障碍，提示全身炎症反应严重；③多项自身抗体均为阴性，可初步排除自身免疫性疾病可能；④支气管镜下可见大量脓性痰，分布较广泛，结合患者胸部影像学多叶段肺部实变影，不符合阻塞性肺炎特点；⑤查乙肝表面抗原阳性，HBV-DNA 阳性，可诊断为慢性乙型活动性肝炎，尚无诊断丙型肝炎证据，肝损害可能与之有关；⑥胸部影像学表现特点为大面积实变，上肺可见间质改变，提示有细菌感染可能；⑦支气管肺泡灌洗液培养肺炎链球菌阳性，其余病原学检查阴性。这些结果均提示患者也存在细菌，尤其是肺炎链球菌感染可能。

此时应当思考以下问题：

1. 单纯肺炎链球菌感染能否解释病情？

对于普通肺炎链球菌感染而言，最常见的感染模式就是大叶性肺炎，其典型实验室检查特点是白细胞计数升高、中性粒细胞比例增加。本例患者患病初期白细胞计数略降低，并无升高，病情急性进展且危重，全身多脏器损害（如肝损害、横纹肌溶解等）表现突出，这些特点与肺炎链球菌感染并不一致，需考虑有多病原体混合感染可能。

2. 对于本例患者是否需调整抗生素使用？

本例患者入院前并未使用抗生素治疗，入院后立即予广谱抗生素加抗病毒治疗，但患者病情仍进行性加重，目前已经使用有创通气治疗，须考虑混合感染可能，另外，进行有创通气后易出现呼吸机相关性肺炎。因此，目前可暂不调整抗生素治疗方案，但须尽快完善其他病原体检查。

3. 如何进一步鉴定病原体？

本例患者入院后进行了一系列检查，未见非典型病原体、真菌等感染证据，但病毒检测只查了流感病毒、巨细胞病毒、EB 病毒和腺病毒，尚有许多病毒未检测。David Lieberman 等人对病毒性社区获得性肺炎进行分析发现，呼吸合胞病毒、鼻病毒、冠状病毒均是重要病原体。因此，对于本例患者，尚需要更全面的病原体检测。

病毒检测有以下手段：

（1）培养鉴定：是多种病毒检测的金标准，但阳性率非常低，培养过程耗时长，临床价值不高。

（2）血清学鉴定：主要针对抗体及抗原进行检测，手段快速、方便。对急性期和恢复期血清抗体鉴定，可进一步明确病原体，但目前临床上并无推行的试剂盒。呼吸道合胞病毒、冠状病毒无血清学检测手段；鼻病毒血清型众多（目前约发现 150 余种），针对其进行抗原抗体检测目前尚未有可靠手段。

（3）病毒核酸检测：PCR 技术是检测病毒感染最主要的手段。目前广泛使用的多重 PCR 可同时进行多种病毒检测，完成不同血清型检测；定量 PCR 能检测病毒核酸载量，从而明确是污染或是感染。国内外多项研究均显示，此技术对于呼吸道病毒检测具有良好的敏感性及特异性。

（4）基因检测：病毒的基因学鉴定同样是良好的检测手段，但成本较高，能开展的地方较少，目前临床使用不多。

综上，对于本例患者，须完善的病原学检测应重点以病毒为主，对呼吸道标本进行病毒核酸检测，如果有条件可进行病毒分离鉴定培养及基因学检测。

三、临床确诊

（一）临床信息

对患者的支气管肺泡灌洗液进行多重反转录 PCR 检测（包括流感病毒、副流感病毒、偏肺病毒、冠状病毒、鼻病毒等 9 种病毒 17 种亚型），结果提示鼻病毒阳性。标本送国家病原微生物所进一步鉴定，证实为鼻病毒。

最后诊断：双侧肺炎（鼻病毒肺炎合并肺炎链球菌肺炎）。

患者继续上述治疗，病情逐步好转，于发病后第 7 天脱机拔管，逐步降级调整抗感染药物后，康复出院。

出院前复查 X 线胸片见双肺原高密度阴影较发病时明显吸收（图 2-3-1-3）。

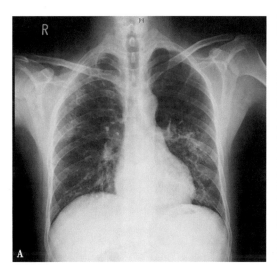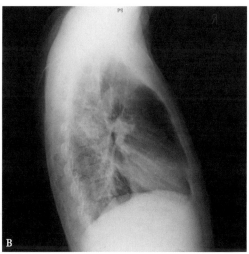

图 2-3-1-3 ｜出院前（发病第 13 天）复查 X 线胸片

（二）临床思辨

经过一系列临床观察及检查，最终明确本病例为鼻病毒及肺炎链球菌感染，这也就解释了为何患者肺炎进展如此迅速，病情如此危重。虽然患者最终诊断结果仅为重症肺炎，但其隐藏的临床意义需要引起我们重视。

鼻病毒自 1956 年就已经被发现，并且被认为是上呼吸道感染最主要的病原体之一。但鼻病毒在下呼吸道疾病中的作用并不为临床所熟知。近年来，已有研究证实，在慢性阻塞性肺疾病、支气管哮喘等疾病患者中，鼻病毒可导致疾病急性进展；而关于鼻病毒直接引起下呼吸道感染的研究相对较少，研究的人群主要为免疫抑制患者、儿童、院内感染患者，而关于社区获得性感染患者的相关研究尚未见系统报道，仅有个案报道。

对于本病例，我们还应当思考以下问题：

1. 鼻病毒与肺炎链球菌有何关系？

既往大量研究已经发现，病毒性肺炎（如流感病毒肺炎、SARS 等）合并细菌感染的情况很常见，而混合感染可能与感染病毒种类有一定关系。国外一些研究已经证实，鼻病毒感染后，肺炎链球菌更易与肺泡上皮细胞结合，从而增加感染机会。而本例患者发病初期，白细胞计数先是降低，而后才升高，可能与其病毒感染后又出现细菌感染有关。

2. 本例患者为何会患鼻病毒肺炎？

本例患者为青年男性，既往并无免疫缺陷病史，并非鼻病毒肺炎好发人群。但患者有慢性活动性乙型肝炎，而慢性肝病会影响免疫系统，导致免疫受损，进而增加其感染机会。慢性肝病患者罹患鼻病毒肺炎的案例国外已有报道。因此，慢性肝炎应当被视为免疫受损状态，在此基础上发生鼻病毒肺炎的机会增加。

精要回顾与启示

鼻病毒肺炎并不被临床所熟知。鼻病毒常被认为是导致上呼吸道感染的主要病原体，其引起下呼吸道感染并不常见。而随着临床病原学检测技术的进步，发现鼻病毒导致的肺炎并不少见，而且鼻病毒也不仅仅感染儿童及免疫抑制人群，鼻病毒肺炎在社区获得性感染中也占一定地位。

鼻病毒肺炎可进展为重症肺炎，具有较高的病死率，并且容易合并细菌感染，导致临床诊断困难。对于鼻病毒感染诊断，目前主要依靠病原学，从临床症状、体征、实验室检查、影像学未必能发现其特征性改变。因此，积极对不典型肺炎患者进行病毒病原学检测是十分有必要的。

（王克强　高占成）

参考文献

1. Lieberman D, Shimoni A, Shemer-Avni Y, et al. Respiratory viruses in adults with community-acquired pneumonia. Chest, 2010, 138 (4): 811-816.
2. Jacobs SE, Lamson DM, St George K, et al. Human rhinoviruses. Clin Microbiol Rev, 2013, 26 (1): 135-162.

第四节 ｜ 肺真菌感染

病例 1　咳嗽、咯血伴肺部肿块影

一、入院疑诊

（一）病例信息

【病史】

男性患者，48 岁，2 周前出现阵发性咳嗽，伴少量黄白黏痰，偶带血丝，无畏寒、发热，无午后低热，无夜间盗汗，无头晕、头痛等其他不适。起初，患者未予重视，后痰中带血逐渐增多，10 天前当地医院查胸部 CT 示肺部块影（无 CT 片），予静脉抗感染治疗 3 天（具体用药不详）后，症状无明显改善。2 天前，患者来我院急诊就诊，胸部 CT 提示右肺上叶小结节，右下肺大片高密度病灶，不排除阻塞性肺炎，予头孢哌酮舒巴坦（舒普深）抗感染及氨甲苯酸（止血芳酸）、酚磺乙胺（止血敏）治疗后，患者咯血量仍增多。患者自发病以来，睡眠、饮食尚可，大小便无特殊，体重无明显变化。

　　患者既往有糖尿病病史 5 年，长期口服降糖药，平素较少监测血糖，2 周前当地医院测空腹血糖 21mmol/L 左右；否认牛羊、家禽、鸟类等接触史；职业为农民；吸烟（20 支 / 天，25 年），未戒；无饮酒习惯。父亲死于胆管癌，母亲死于食管癌，兄弟姐妹身体健康。

【体格检查】

　　体温 36.9℃，心率 75 次 / 分，呼吸 20 次 / 分，血压 88/55mmHg。神志清，精神可，全身浅表淋巴结未触及明显肿大，口唇无发绀。双肺呼吸音粗，右下肺呼吸音偏低，未闻干湿啰音。心律齐，未闻明显病理性杂音。腹部未见明显异常，双下肢无水肿，神经系统检查阴性。

【实验室检查】

　　血常规：WBC 9.2×10^9/L，N% 75.7%，Hb 117g/L，PLT 297×10^9/L。
　　肿瘤标志物：癌胚抗原（CEA）5.0ng/ml，铁蛋白 562.3ng/ml。
　　血酮体（＋）。

【影像学检查】

　　胸部 CT：右肺下叶病变伴远端肺阻塞性改变，右肺门及纵隔淋巴结肿大，右肺上叶结节，右侧胸腔积液（图 2-4-1-1）。

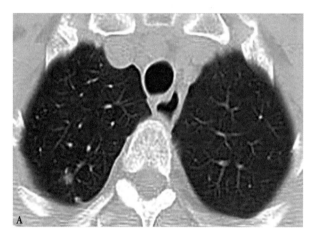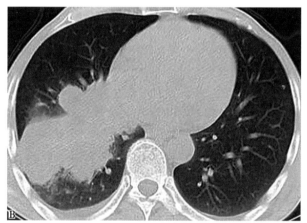

图 2-4-1-1 | 入院前 2 天胸部 CT 表现
胸部 CT 可见右肺上叶结节，右下肺实变伴胸腔积液

（二）临床思辨

【临床特点】

　　1. 患者为中年男性，病程 2 周，有糖尿病病史。
　　2. 主要症状和体征为咳嗽、咳痰、咯血，右下肺呼吸音低。
　　3. 实验室检查示外周血中性粒细胞比例偏高，血酮体（＋）。
　　4. 影像学检查示右肺下叶病变，伴阻塞性肺炎，右肺门及纵隔淋巴结肿大，右肺上叶结节，右侧胸腔积液。

5. 先后给予抗感染及止血治疗，患者咳嗽、咳痰无明显好转，且咯血量明显增多，治疗无效。

【思辨要点】

本病例影像学表现为右下肺肿块伴阻塞性肺炎征象，提示肺癌。此时需要思考以下问题：

1. 有哪些要素支持肺癌诊断？

肺癌是发生于支气管-肺系统的恶性肿瘤，目前病因和发病机制尚未明确，但可以确定与吸烟相关。与不吸烟者比较，吸烟者发生肺癌的危险性平均增加 4~10 倍，重度吸烟者可达 25 倍。临床上一般用吸烟指数（SI =每天吸烟支数 × 吸烟年数）表示吸烟量，吸烟指数 ≤ 200 为轻度吸烟，200~400 为中度吸烟，≥ 400 为重度吸烟。本例患者已达到重度吸烟的标准，为肺癌高危人群。

临床上，对于有高危因素的人群，若出现以下任一可疑征象，须考虑肺癌的可能，并加以鉴别：①无明显诱因刺激性咳嗽，持续 2~3 周，治疗无效；②原有慢性呼吸道疾病，咳嗽性质改变；③短期内持续或反复痰中带血或咯血，无其他原因可解释；④反复发作的同一部位肺炎，特别是肺段性肺炎；⑤原因不明性肺脓肿，无中毒症状，无大量脓痰，无异物吸入史，抗炎治疗效果不显著；⑥原因不明性四肢关节疼痛及杵状指（趾）；⑦孤立性圆形病灶和单侧性肺门阴影增大；⑧原有肺结核病灶已稳定，而形态或性质发生改变；⑨无中毒症状的胸腔积液，尤其是血性、进行性增加者。

因此，结合危险因素、咯血症状及抗生素治疗无明显疗效、CT 提示右肺病变伴阻塞性肺炎等特点，本病例有许多环节与肺癌相似，应继续完善相关检查以明确诊断。

2. 对于本病例，除了肺癌，还应考虑其他什么疾病？

（1）结核病：糖尿病患者为肺结核的高发人群，比普通人群肺结核的患病率高 4~8 倍。糖尿病引起的高血糖、酮症酸中毒等因素可促进结核分枝杆菌生长繁殖，降低细胞吞噬功能，因此，糖尿病合并肺结核病情往往比单纯肺结核要重，并且在影像学上常有一些特征性表现：①发病部位不固定；②病灶分布范围广，进展快，形态多样，主要有大片融合影、斑片影、空洞、树芽状支气管播散灶、结节、肿块及纤维条索影等形态，并且同一病例可同时出现多种形态的病变。

本例患者有阻塞性肺炎的表现，因此也不能忽略支气管结核的可能。支气管结核是以结核分枝杆菌侵犯支气管黏膜表面，引起支气管黏膜充血水肿、溃烂、肉芽组织增生及纤维瘢痕形成等病理类型，影像表现为受累支气管壁增厚、支气管管腔狭窄闭塞、支气管壁钙化、受累肺叶及肺段不张，相邻肺叶肺段或对侧肺内可见支气管播散病灶，增强扫描病灶不均匀强化，常无肺门纵隔淋巴结肿大。

因此，对于本例患者，须进一步完善结核分枝杆菌感染相关检查、痰找抗酸杆菌、经支气管肺活检等。

（2）肺炎：本例患者接受了规范抗菌药物治疗，未见明显疗效，且病程中始终未出现发热等感染中毒症状，因此目前不将感染作为首先考虑因素，但尚不能完全排除特殊感染类型，须进一步完善相关检查寻找线索。

3. 对疑似肺癌的患者，需要做哪些检查以明确诊断？

临床上，对疑似肺癌的患者可行以下检查：

（1）痰找脱落细胞：痰检阳性率为 60%~80%（痰液标本质量的好坏直接影响细胞学诊断的准确性）。对痰检结果为阴性者，若症状较典型，高度怀疑肺癌，则宜反复多次做痰液细胞学检查。对不能排除感染的患者，应同时送检痰细菌培养、痰真菌培养。

（2）支气管镜：通过支气管镜可以进行毛刷、活检、支气管肺泡灌洗，甚至超声支气管镜引导下经支气管针吸活检（EBUS-TBNA）获得细胞病理学依据；还可通过毛刷、肺泡灌洗液化验，进行病原学检查。

（3）经皮肺穿刺：CT 引导经皮肺穿刺活检适用范围广，临床应用最多，对肺部结节病变、空洞病变、双肺弥漫性病变及纵隔肺门占位性病变，能取得较满意结果。

本例患者胸部 CT 提示右肺阻塞性肺炎，所以可行支气管镜进一步明确诊断。此外，通过支气管肺泡灌洗液的检查还可明确或排除感染性病变。

二、诊治过程

（一）临床信息

【实验室检查】

1. 一般检查　多次检查血常规，WBC（4.8～7.4）×10⁹/L，N% 50.6%～70.4%，Hb 和 PLT 均正常。

2. 免疫相关检查　自身抗体（包括抗核抗体、抗 dsDNA、Sm 抗体、抗线粒体抗体等）阴性。

3. 感染相关检查　C 反应蛋白（CRP）78.60mg，PLT 0.07ng/ml；T-SPOT 阴性。

4. 胸腔积液检查　黄色，混浊；李凡他试验阳性，红细胞 1000/μl，有核细胞 3700/μl，中性粒细胞百分比 60%，淋巴细胞百分比 20%，间皮细胞百分比 20%，蛋白 32.92g/L，乳酸脱氢酶 160U/L，腺苷酸脱氨酶 9U/L；涂片找到大量中性粒细胞和组织细胞，未见肿瘤细胞。

【影像学检查】

胸部增强 CT：右肺下叶实变伴远端肺阻塞性改变，右肺上叶结节，右肺门及纵隔淋巴结肿大，右侧胸腔积液。对比病程初期，右下叶实变伴肺膨胀不全，胸腔积液较前增多（图 2-4-1-2）。

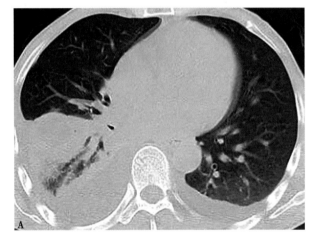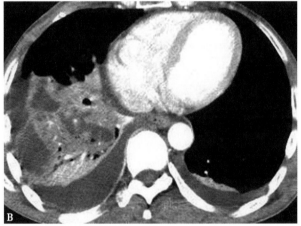

图 2-4-1-2 │ 入院后第 5 天胸部 CT 表现

【支气管镜检查】

镜下见右下前基底支一亚支开口狭窄，可见分泌物溢出；径向 EBUS 探查见占位性病变（图 2-4-1-3）。

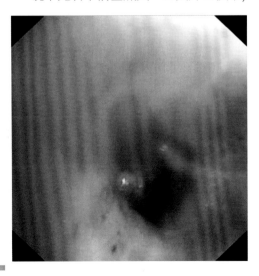

图 2-4-1-3 │ 支气管镜检查镜下所见

【全身骨显像】

同位素全身骨扫描示左 9 前肋骨质代谢局灶性活跃（建议定期复查）。

（二）临床思辨

患者入院后所做系列检查显示：①患者结核感染 T 细胞检测阴性，胸腔积液中腺苷酸脱氨酶数值不高，基本排除肺结核；②胸腔积液为渗出液，以中性为主，涂片可见中性粒细胞，未见肿瘤细胞，不能排除感染；③胸部 CT 提示病变较 1 周前进展；④支气管镜检查提示狭窄及占位性病变，同位素全身骨扫描提示代谢活跃，支持肺癌的诊断，等待活检病理。

此时需要思考：本病例若为感染所致，病原菌可能是什么？

头孢哌酮舒巴坦为广谱抗菌药，对于革兰阴性细菌均有良好覆盖，特别是对铜绿假单胞菌、产酶菌株、不动杆菌、厌氧菌有很好的疗效。患者曾用之抗感染，但无明显疗效，可能原因如下：①疗程不足；②存在头孢哌酮舒巴坦未覆盖病原，如病毒、真菌和非典型病原体。

病毒是成人社区获得性肺炎的一种常见病原，可发生在免疫功能正常或抑制的人群。引起成人肺炎的常见病毒为流感病毒、副流感病毒、腺病毒、呼吸道合胞病毒和冠状病毒。免疫抑制人群为疱疹病毒和麻疹病毒的易感者；接受器官和骨髓移植者易患巨细胞病毒和疱疹病毒肺炎。病毒性肺炎患者外周血白细胞计数正常或偏低，胸部影像可见肺纹理增多，小片状浸润或广泛浸润，但大叶实变及胸腔积液不多见。此外，病毒性肺炎的病程要么在短期内迅速加重，发展为重症肺炎甚至急性呼吸窘迫综合征（ARDS），要么呈自限性，很少呈亚急性过程或迁延状态。因此，本例患者肺部病变为病毒感染可能性很小。

肺真菌病绝大多数发生在其他疾病的基础上，尤其是慢性消耗性疾病（如糖尿病）、免疫缺陷性疾病（如白血病）以及肿瘤放化疗后。真菌感染的病理改变主要为炎性浸润和肉芽肿性改变，与结核分枝杆菌等病原感染无特异性区别。一些真菌感染所致结节和肿块影与肺部恶性肿瘤也较难鉴别。本例患者有糖尿病病史，且平素血糖控制差，胸部 CT 表现无特异性，且抗生素治疗无明显效果，目前尚不能排除真菌感染。

非典型病原体（包括支原体、衣原体）引起的肺炎，一般起病比较隐匿，可表现为发热、肌痛、干咳、乏力等，还会有咽喉炎、中耳炎等肺外症状，但很少有咯血。单从症状来看，本病例为非典型病原体感染可能性不大。

综合以上分析，本病例的诊断首先考虑肺癌，但不能完全排除感染，应等待痰培养、痰找脱落细胞、胸腔积液培养及经支气管肺活检结果明确诊断。

三、临床确诊

（一）临床信息

支气管镜检查：右下前基底支气管（EBUS-GS-TBLB）穿刺活检组织内见真菌菌丝及孢子，形态较符合毛霉菌伴黏膜慢性炎（图 2-4-1-4）。

痰、支气管毛刷、支气管肺泡灌洗液培养结果提示毛霉菌感染。

最后诊断：肺毛霉菌病。

诊断明确后，经口服泊沙康唑治疗，患者咯血等症状逐渐好转，3 个月后于当地医院复查胸部 CT 示基本恢复正常。

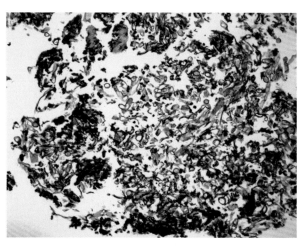

图 2-4-1-4 │ 肺活检组织病理学表现

活检组织中见毛霉菌菌丝宽大、无分隔，呈直角分支（HE 染色，400×）

（二）临床思辨

借助有创检查手段，患者肺内病变最终确诊为肺毛霉菌病，这也就解释了为何抗细菌治疗无效。毛霉菌是一种条件致病菌，正常情况下存在于人的鼻咽部，很少引起感染，当机体免疫功能低下时则可致病。毛霉菌感染的危险因素包括血液系统恶性疾病、药物引起的免疫抑制（抗肿瘤治疗、抗排斥治疗、激素治疗）、糖尿病、实体器官移植（包括骨髓移植及造血干细胞移植）等。肺毛霉菌病最常见的基础疾病为血液系统恶性肿瘤和糖尿病。

肺毛霉菌病一般急性或亚急性起病，临床表现没有特异性，可表现为发热、咳嗽、咳痰、咯血、胸痛和呼吸困难等。其胸部影像学表现可有渗出、实变、结节、空洞、晕征及纵隔淋巴结肿大等，亦缺乏特异性。此外，还可出现肺不张、胸腔积液、肺梗死等。肺毛霉菌病的确诊主要依赖肺组织活检。

精要回顾与启示

尽管毛霉菌被认为是一种条件致病菌，肺毛霉菌病常见于免疫功能低下和具有多种易感因素（如糖尿病等）的患者，但有个别病例也会发生于免疫功能正常人群。其临床特征无特异性，无论是血清真菌抗原检测还是常规培养很难获得或证实病原，常需要病理组织活检发现颇具特异性的无隔膜近直角真菌菌丝，导致诊断周期长，治疗难度大。同时，对于该病治疗药物的毒副作用，临床医师也应足够重视。

（周建英）

病例 2　不明原因发热伴双肺多发空洞

一、入院疑诊

（一）病例信息

【病史】

男性患者，54 岁。患者于 50 天前，无明显诱因出现咳嗽、黄痰不易咳出（量中等），无胸痛、咯血及明显呼吸困难，于当地医院就诊，肺 CT 检查提示双肺多发斑片状密度增高影，初步诊断为社区获得性肺炎，经抗感染（左氧氟沙星和头孢呋辛等）及对症治疗后病情未见明显好转，仍咳嗽、咳黄痰。1 个月前复查肺 CT 提示双肺多发斑片影伴空洞形成，疑诊为肺结核，应用试验性抗结核（利福平联合异烟肼）治疗 1 周后，因胃肠道不良反应，患者自行停药，之后仍有明显咳嗽、咳黄痰。18 天前，复查胸部 CT 见右肺中叶区出现肺不张，左肺上叶原空洞部位出现部分实变。患者继续于当地医院行抗感染治疗（头孢菌素类，具体不详），但咳嗽、咳黄痰未见减轻。3 天前，患者出现发热，体温最高达 38.8℃，无明显寒战，发热时间不规律，口服退热药后体温可降至正常，但有反复，为进一步诊治收入院。病程中，患者无腹痛、腹泻，无头痛、头晕，无关节肿痛等不适；饮食尚可，大小便无异常，体重无明显变化。

患者发现血糖升高 50 天，未系统治疗；否认犬类、牛羊等动物接触史；近期未到过传染病疫区；职业为教师；无吸烟及饮酒嗜好。

【体格检查】

体温 36.6℃，心率 84 次 / 分，呼吸 18 次 / 分，血压 120/80mmHg。双肺叩诊呈清音，双肺呼吸音粗糙，双上肺可闻湿啰音，未闻胸膜摩擦音。心律齐，未闻心脏病理性杂音及心包摩擦音。腹部查体未见明显异常。双侧下肢无水肿。

【实验室检查】

白细胞总数 $9.7×10^9$/L，单核细胞百分比 10.9%，单核细胞计数 $1.1×10^9$/L。

真菌 G 试验结果为阴性。

免疫常规检查结果为阴性。

空腹血糖 7.89mmol/L，糖化血红蛋白（HbA1c）8.4%。

肝、肾功能正常

【影像学检查】

入院前两次胸部 CT 表现见图 2-4-2-1、图 2-4-2-2。

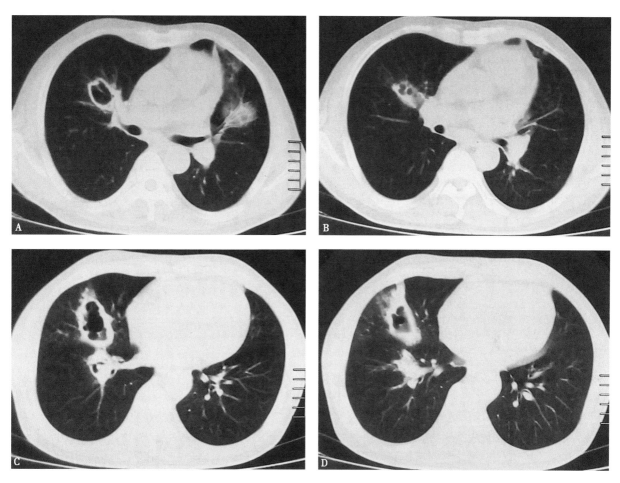

图 2-4-2-1 | 发病第 20 天胸部 CT 表现

胸部 CT 可见双肺片状高密度影及多发空洞形成，伴右肺中叶膨胀不全

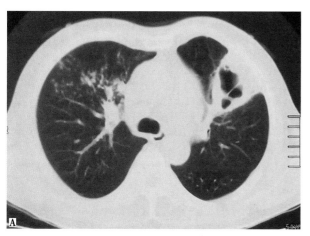
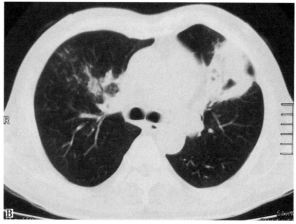

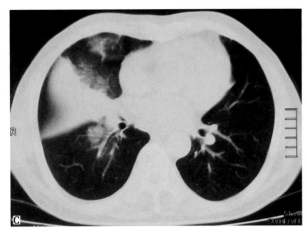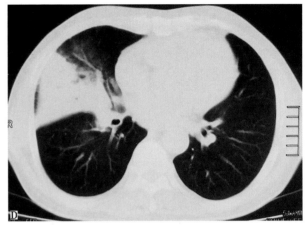

图 2-4-2-2 | 发病第 32 天胸部 CT 表现

胸部 CT 可见右肺中叶区不张，左肺上叶原空洞部位出现部分实变

（二）临床思辨

【临床特点】

1. 患者为中年男性，病程 50 天。

2. 主要症状和体征为咳嗽、咳黄痰，病程后期有发热，双肺可闻湿啰音。

3. 实验室检查示血常规白细胞大致正常，单核细胞略增高，血糖轻度升高。

4. 影像学可见双肺多发片状密度增高影，伴有空洞形成，且短时间内影像学改变明显，由多发斑片影发展为多发空洞，继而出现局部肺不张及实变。

5. 发病 50 天过程中，患者先后经多种抗感染治疗（氟喹诺酮类、头孢菌素类及抗结核药物等），咳嗽、咳痰未见好转，且出现发热，肺内病变变化明显，治疗无效。

【思辨要点】

本例患者主要症状为咳嗽、咳黄痰，早期无发热，本次入院前出现发热。可以导致咳嗽、咳黄痰的呼吸道疾病主要以感染性疾病为主，包括细菌性肺炎、支气管扩张症、肺结核、肺部肿瘤合并感染及慢性支气管炎急性加重或其他肺部疾病继发感染等。单纯从症状分析对诊断缺乏特异性，需要结合患者的病程、实验室检查、影像学检查及治疗反应进行分析。

对于咳嗽、咳痰，发病初期肺部 CT 出现双肺多发斑片影的患者，需首先考虑常见病、多发病——肺部感染性疾病（包括感染类型和可能病原体）。

1. 从感染场所分析可能的病原体　根据患者发病时的环境因素，考虑为社区获得性肺炎，同时仔细追问病史，亦未查找到患者可能出现特殊感染的环境因素，如结核患者接触史、潮湿发霉环境、牛羊接触史及疫区接触史等，因此在发病早期，可以考虑为社区获得性肺炎（CAP）。CAP 常见病原体有肺炎链球菌、流感嗜血杆菌、卡他莫拉菌、支原体等非典型病原体以及普通病毒等，氟喹诺酮类、二/三代头孢菌素治疗应有效。但本例患者经上述抗感染药物治疗，效果不理想，说明所用抗感染药物未覆盖感染病原（包括细菌、病毒和真菌）或为混合感染及耐药菌感染。因此，本病例为单一病原所致社区获得性肺炎的可能性不大，须明确是否存在革兰阴性杆菌、肠球菌、耐甲氧西林金黄色葡萄球菌、多耐药/广泛耐药/全耐药菌等感染以及真菌感染、病毒感染、结核分枝杆菌等特殊致病菌感染。

2. 从胸部影像学特征分析可能的病原　本例患者起病后，胸部影像变化迅速，从初期双肺多发斑片影迅速进展，出现多发空洞，继而出现局部肺不张和实变。可引起空洞形成的常见肺部疾病有肺脓肿、肺结核和侵袭性肺真菌病等，其他还有寄生虫感染、肺囊肿合并感染、癌性空洞等。

（1）肺脓肿：可为吸入性肺脓肿、血源性肺脓肿及继发性肺脓肿。吸入性肺脓肿多为单发，伴有咳脓臭痰、高热。血源性肺脓肿多由细菌血行播散所致，常见于金黄色葡萄球菌败血症，可表现为多发小的薄壁空洞，即液气囊腔（图 2-4-2-3），可进展迅速，常伴有发热。继发性肺脓肿可为肺炎后肺脓肿、阿米巴性肺脓肿等，多为单发空洞。

（2）肺结核：肺结核空洞常为厚壁空洞，周围可有肉芽肿性肺实变、纤维化或钙化区，可伴有卫星灶或树芽征（图 2-4-2-4）。患者可有乏力、低热、盗汗等结核中毒症状，或临床症状不典型。

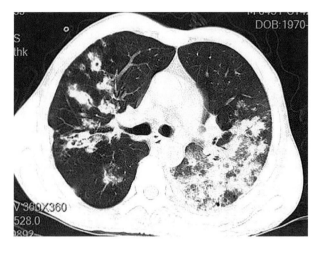

图 2-4-2-3 | 金黄色葡萄球菌败血症所致肺脓肿胸部 CT 表现

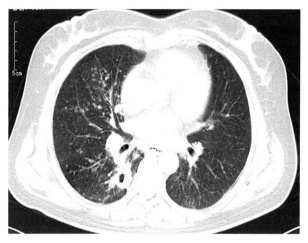

图 2-4-2-4 | 肺结核空洞胸部 CT 表现
胸部 CT 见周围卫星灶及树芽征

（3）肺真菌病：包括球孢子菌病、肺曲霉菌病、肺隐球菌病等，可导致肺部空洞形成，但胸部 CT 影像学表现缺乏特异性。典型的肺曲霉菌病可表现为晕征、空气新月征、曲霉菌球（图 2-4-2-5）；肺隐球菌病可出现肺实变、肿块及胸膜下结节影，其内可出现空洞（图 2-4-2-6）。

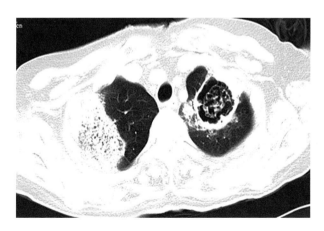

图 2-4-2-5 | 肺曲霉菌病胸部 CT 表现
胸部 CT 见双肺多发空洞，左肺空洞内可见曲霉菌球

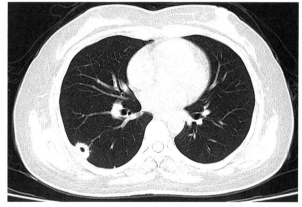

图 2-4-2-6 | 肺隐球菌病胸部 CT 表现
胸部 CT 见双肺多发结节影，其内可见小空洞，右下肺近胸膜处空洞明显

（4）癌性空洞：原发支气管肺癌发生空洞最多见于鳞癌，其次为腺癌和大细胞癌，小细胞癌一般不发生空洞。癌性空洞一般为单发空洞，洞壁多为厚壁或厚薄不均，洞壁不光滑（图 2-4-2-7）。支气管肺泡癌可出现多发薄壁囊性空洞。转移癌性空洞可为多发，囊性、薄壁（图 2-4-2-8），男性多为头颈部肿瘤转移，女性多为生殖系统肿瘤转移所致，原发肺癌发生空洞性肺转移者少见。

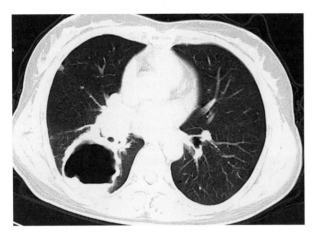

图 2-4-2-7 | 癌性空洞胸部 CT 表现

胸部 CT 见右下肺空洞，壁厚且内壁不光滑，伴气液平和局部肺门肿大

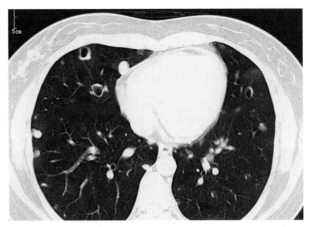

图 2-4-2-8 | 肺转移癌性空洞胸部 CT 表现

胸部 CT 见双肺多发空洞

（5）其他疾病：矽肺、风湿免疫病肺损伤（如类风湿肺）及肉芽肿血管炎等也可导致肺部空洞形成。

3. 从宿主易感因素分析可能的病原 患者既往身体健康，但此次发病时发现血糖偏高，入院后检查 HbA1c 增高，糖尿病诊断明确，为感染的高危因素，易发生结核分枝杆菌和真菌等感染，须对之加以鉴别。

本例患者以咳嗽、咳痰为主要症状，发热不明显，无明显乏力、盗汗、体重减轻，症状相对较轻，不符合急性肺脓肿及金黄色葡萄球菌脓毒血症的表现，考虑单纯肺脓肿可能性不大。其胸部影像学改变迅速，且为双肺多发空洞性病变，考虑原发支气管肺癌可能性不大。患者既往无粉尘及职业接触史，矽肺基本可以排除。病毒感染多为自限性，且影像学表现一般为双肺弥漫间质性改变，很少出现空洞性病变，因此本病例为病毒感染可能性不大。患者既往无风湿性疾病病史，无关节肿痛、皮肤改变等症状，考虑风湿性疾病可能性不大，可进行相关检查以排除。虽然患者曾使用 1 周抗结核药物，但用药时间较短，难以评价治疗反应。因此，对于本病例，目前尚不能排除的疾病有耐药菌及混合细菌感染、肺结核、肺真菌病和肉芽肿性血管炎等。此外，由于本病例病程较长，期间应用多种抗感染药物治疗，但疗效不明显，除了肺部感染性疾病，还要考虑其他可能的疾病，须进一步完善相关检查，以明确病原菌，同时排除非感染性因素。

二、诊治过程

（一）临床信息

【实验室检查】

1. 一般检查

（1）血常规（多次检查）：白细胞及中性粒细胞在正常范围内，血红蛋白和血小板均正常。

（2）血沉正常。

（3）肝肾功能及电解质正常。

（4）入院后经胰岛素治疗，空腹血糖控制在 6.0～7.5mmol/L。

2. 免疫相关检查 自身抗体（包括抗核抗体、抗 dsDNA、Sm 抗体、抗线粒体抗体等）阴性，ANCA 均阴性。

3. 感染相关血液检查 T 淋巴细胞刺激 γ- 干扰素释放试验（T-SPOT）阴性，病原血清抗体（包括鼻病毒、柯萨奇病毒、EB 病毒、巨细胞病毒、腺病毒、呼吸道合胞病毒、流感病毒、肺炎支原体、肺炎衣原体、军团杆菌等）均阴性，真菌检测（G 试验和 GM 试验）均阴性。

4 . 痰检测　痰抗酸杆菌阴性，痰培养未检出致病菌，痰脱落细胞未查到癌细胞。

【支气管镜检查】

入院第 4 天支气管镜检查：内镜下见右肺中叶及上叶尖段、前段气道黏膜充血、肿胀，管腔狭窄，脓性分泌物阻塞管腔（图 2-4-2-9）。支气管肺泡灌洗液涂片可见少量真菌。送检组织（右肺中叶）病理检查见大量真菌菌团，并有炎性渗出物。

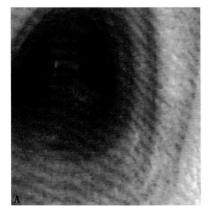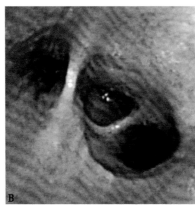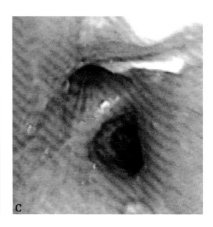

图 2-4-2-9 | 入院第 4 天支气管镜检查镜下所见

【影像学检查】

胸部 CT 见双肺多发片状密度增高影，伴多发空洞形成，并见局限性肺不张及实变。

【治疗过程】

入院后，给予哌拉西林舒巴坦 5.0g（每天 3 次）静脉滴注；因支气管肺泡灌洗液及肺组织病理均查到真菌，考虑侵袭性肺真菌病（最常见为曲霉菌感染）可能性大，遂静脉给予三唑类抗真菌药伏立康唑治疗。

（二）临床思辨

对于本病例，根据患者的症状、病史及胸部影像学检查结果，诊断应重点考虑耐药菌、特殊菌及真菌感染，并思考以下问题：

1. 在明确病原体之前，是否继续经验性抗感染治疗？

本例患者在入院前曾使用过多种抗感染药物，包括二 / 三代头孢菌素、氟喹诺酮类等，但疗效欠佳，故考虑患者可能存在特殊菌，如结核分枝杆菌及真菌感染的可能。但患者反复咳嗽、咳黄痰，不能排除在特殊菌感染基础上合并有其他细菌感染，因此在明确病原体之前仍可继续经验性抗感染治疗。但更重要的是尽快鉴定感染病原，以实现目标性抗感染治疗。

2. 对于本例患者，需要做哪些检查以明确病因？

首先，可以通过无创和有创手段获得标本，明确感染性因素，确定感染病原；其次，进行可明确或排除其他非感染性疾病的相关检查。

（1）确定感染病原的相关检查：通过无创手段获得的标本主要包括血液及呼吸道分泌物（痰液及支气管肺泡灌洗液）。对于血液，可通过分子生物学核酸检测、抗原抗体检测及机体病原免疫反应检测等方法检测相关病毒抗体、肺炎支原体抗体、PPD、T-SPOT 及真菌 G 试验和 GM 试验等。痰液及支气管肺泡灌洗液可以通过培养及涂片抗酸染色明确致病菌。本病例血液检查未发现阳性结果，支气管肺泡灌洗液中发现真菌，对诊断有一定意义，但须明确为哪一种真菌。

通过有创手段获取标本包括纤维支气管镜下黏膜活检或经支气管肺活检（TBLB）、CT引导下穿刺、B超引导下穿刺、气道超声内镜引导下穿刺和外科胸腔镜手术等。本例患者肺部CT表现为双肺多发病灶，有空洞形成，也有不张及实变，右肺中叶管腔狭窄、阻塞，可以通过纤维支气管镜检查来取得病理标本，这对于明确诊断具有至关重要的作用。肺组织病理结果可见大量真菌菌团，结合支气管肺泡灌洗液结果可诊断肺真菌感染，但仍需进一步明确具体种类。

（2）排除其他可能疾病的相关检查：入院后经完善有关风湿性疾病及血管炎等相关检查，未发现阳性结果，且肺组织病理未发现肉芽肿性改变，基本可排除这两类疾病的可能性。痰脱落细胞和肺组织病理也未见肿瘤的相关证据，故可排除之。

综合以上资料，本病例侵袭性肺真菌病诊断明确，根据经验考虑最常见为曲霉菌感染，给予伏立康唑治疗，继续观察患者症状和胸部影像学变化，明确其疗效。

三、临床确诊

（一）临床信息

患者入院后，经伏立康唑治疗，病情好转，咳嗽、咳痰症状减轻，体温降至正常，但仍有黄痰。

【影像学检查】

经伏立康唑抗真菌治疗7天后，复查胸部CT见右肺中叶病灶有所吸收（图2-4-2-10）。

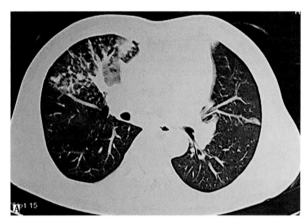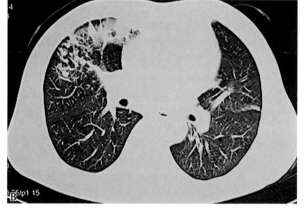

图2-4-2-10 | 治疗后复查胸部CT表现

【支气管镜检查】

经伏立康唑治疗13天后，为了进一步明确真菌类型，了解管腔阻塞是否缓解，遂行第2次支气管镜检查。支气管镜下见右上叶前段、右下叶前、外侧基底段支气管开口处黄绿色胶冻样分泌物阻塞管腔，局部支气管黏膜充血水肿，伴肉芽组织增生（图2-4-2-11）。病理检查（右下叶前段），显微镜下可见真菌，菌丝表现为粗大、无分隔，分叉角度近似直角（图2-4-2-12），考虑为毛霉菌。

最后诊断：肺毛霉菌病。

确诊肺毛霉菌病后，用药改为两性霉素B联合氟胞嘧啶。治疗过程中复查肺部CT显示治疗效果较好，但病变吸收较缓慢，需较长疗程。治疗5个月后复查肺部CT发现病灶（左肺上叶及右肺中叶）明显吸收（图2-4-2-13），继续使用两性霉素B联合氟胞嘧啶治疗。

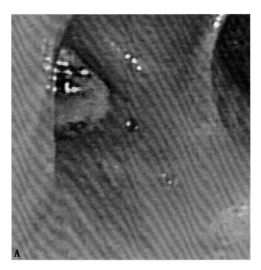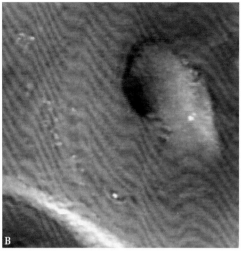

图 2-4-2-11 ｜ 支气管镜检查镜下所见

图 2-4-2-12 ｜ 支气管管腔内组织活检病理表现（HE 染色，100×）

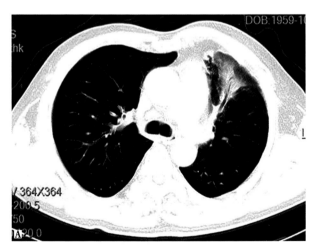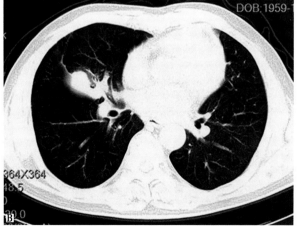

图 2-4-2-13 ｜ 抗真菌治疗 5 个月后复查胸部 CT 表现

（二）临床思辨

　　本例患者发病初期症状为咳嗽、咳黄痰，这是呼吸系统疾病最常见的症状，通常考虑为感染性疾病，结合胸部 CT 见双肺多发斑片影，初始诊断为社区获得性肺炎。但经过经验性抗感染治疗，患者症状未见缓解，且胸部影像学改变迅速，出现多发空洞，使得病情变得复杂化，但试验性抗结核治疗的时间较短，无法评价其疗效。入院后，结合患者的基础疾病及抗感染治疗效果不好等特点，考虑为真菌感染，并通过支气管镜检查等无创及有创手段获取标本进行相关检查，根据病理结果最终诊断为肺毛霉菌病，制订针对毛霉菌感染的治疗方案，使患者的病情得到明显改善。

回顾本例患者的诊治过程，应思考以下问题：

1. 抗感染治疗无效时，如何考虑诊断？

本例患者既往健康，职业为教师，无特殊接触史，因此在患病早期很容易被诊断为社区获得性肺炎，但经过较长时间的经验性抗感染治疗，效果并不理想。此时，应对诊断打个问号，并更加仔细地寻找其他导致病变的原因，包括患者的居住环境、嗜好、近期有无疫区旅游等一切可以导致特殊病原体感染的因素。在确定患者血糖高后，还要将一些特殊菌，如结核分枝杆菌及真菌感染纳入疑诊范围。本例患者在入院前曾被疑诊为肺结核，这个诊断思路是正确的，但试验性抗结核治疗的时间较短，无法评价其疗效。本例患者之前未能进行支气管镜检查等有创检查明确病原，导致确诊时间延长，这提示临床医师，对于这样一个影像学改变迅速且出现空洞的患者，应尽早进行病原学检查，因为明确病原体的种类对于有目的性的抗感染治疗是至关重要的。

2. 哪些病原体感染可导致胸部影像学表现为多发空洞且进展迅速？

本例患者肺部 CT 表现多样，在短时间内出现较大的变化，由最初的多发斑片影发展为多发空洞，继而出现不张及实变，说明致病菌有较强的侵袭性，可见于真菌感染，如曲霉菌、毛霉菌感染，临床较多见的为曲霉菌感染。另外，结核分枝杆菌感染也可出现空洞，但出现两肺多发空洞且进展迅速者也不多见。本病例病理检查结果证实为毛霉菌感染。

3. 宿主因素对感染病原体有什么影响？

本例患者既往身体健康，仔细追问病史得知其居住环境无潮湿及发霉环境，未接触过发霉物质（如取暖用的秸秆等），因此在发病初期未考虑真菌感染的可能。但患者血糖升高是机会致病菌感染的高危因素，因此无论患者有无特殊病原体的接触史，仍应将真菌感染纳入诊断范围。

4. 肺毛霉菌病有哪些特点？

肺毛霉菌病在临床上较少见。毛霉菌可存在于正常人口腔和鼻咽部，属于机会致病菌。毛霉菌病分为肺型、鼻脑型、胃肠型、皮肤型、混合型及播散型，其高危因素包括糖尿病或合并酮症酸中毒、粒细胞缺乏、应用糖皮质激素和免疫抑制剂、恶性肿瘤（尤其血液系统恶性疾病）、肾衰竭、病毒性肝炎、实体器官移植术后、HIV 感染等。本例患者患有未经控制的 2 型糖尿病，可导致免疫功能下降。

肺毛霉菌病的临床表现可为咳嗽、咳痰、发热、胸痛、呼吸困难、咯血等，其中以咳嗽、发热多见。需要注意的是，毛霉菌具有明显的血管侵袭性，可形成血栓和缺血性坏死，故高危患者出现血痰、咯血，应高度警惕该病。肺毛霉菌病的影像学表现主要为肺部斑片状渗出影、实变影、结节影、空洞样变等，可伴晕轮征（halo 征）、新月征，增强胸部 CT 显示为边缘强化，偶伴胸腔积液。血常规可见白细胞计数及中性粒细胞计数升高。血清 GM 试验、真菌 G 试验结果常为阴性。痰液、针吸液及 BALF 培养阳性率＜5%，血培养阳性率更低。由此可见，肺毛霉菌病的症状、体征及辅助检查均缺乏特异性，极易误诊为其他病原体感染，从而延误治疗。本例患者在病初被误诊为细菌性肺炎、肺结核和曲霉菌感染，最终经支气管镜检查明确了肺毛霉菌病的诊断。

确诊肺毛霉菌病可根据纤支镜或经皮肺穿刺活检发现特征性菌丝和病理改变，或组织、无菌体液培养阳性。病理组织切片在显微镜下可见大量坏死组织，毛霉菌的菌丝表现为多核、宽大而无分隔，分支不规整且有一定角度（但不同于曲霉菌分支呈 45°），毛霉菌菌丝多呈直角分叉。本病发病凶险、进展极快，病死率很高，生前确诊者不足 50%，大部分病例在尸检时才得到确诊。早期诊断是患者得到有效治疗的关键因素之一。对于肺部感染使用广谱抗生素治疗 2 周以上、痰菌培养阴性而感染呈进行性加重且有发病高危因素的患者，应高度警惕肺毛霉菌病，有条件者尽早进行病理组织学检查以明确诊断，为治疗争取时间。

肺毛霉菌病的治疗主要包括抗真菌药物治疗和外科手术。另外，纠正电解质紊乱、控制血糖、减少免疫抑制剂用量等也对预后起到至关重要的作用。药物治疗首选静脉应用两性霉素 B，与氟胞嘧啶（flucytosine，5-FC）联合应用有协同作用，且可减少两性霉素 B 用量以减小其毒性。由于毛霉菌极易阻塞局部血管和支气管，药物很难在病灶部位达到较高浓度，单纯内科治疗效果常不理想。若两性霉素 B 应用 2 周症状无改善，应尽早手术切除病灶。目前认为，手术联合药物治疗是最佳治疗方法，相对于单一药物治疗，可明显降低病死率。

精要回顾与启示

咳嗽、咳痰伴发热是呼吸系统感染性疾病最常见的症状。本例患者很容易被诊断为社区获得性肺炎。但在经经验性抗感染治疗无效时，要及时思考治疗无效的原因，并尽早通过无创或有创手段得到病原学诊断，确定感染病原体种类，以保证能够有目的性地抗感染治疗，从而改善疾病预后。

在诊断疾病过程中，对于患者个体因素也须高度重视，尤其是对于有基础疾病（如糖尿病）、免疫功能低下（如器官移植后应用免疫抑制剂）、长期应用激素及抗生素治疗者，应考虑到机会致病菌感染。

肺毛霉菌病临床较少见，其血清 GM 试验和真菌 G 试验结果常为阴性，痰液、针吸液及 BALF 培养阳性率＜ 5%，血培养阳性率更低，缺乏特异性，因此容易被误诊为其他病原体感染。肺毛霉菌病的确诊主要依靠支气管镜或经皮肺穿刺等方式活检发现特征性菌丝和病理改变，或组织、无菌体液培养阳性。这也提示临床医师早期通过有创检查明确感染病原体的重要性。

（张　捷　任　锦　尹金植）

病例 3　发热伴双肺弥漫病变

一、入院疑诊

（一）病例信息

【病史】

男性患者，57 岁，半年前出现活动后气促，伴厌食、体重减轻，未予诊治，气促呈进行性加重。3 个月前，患者于外院就诊，胸部 CT 提示双肺弥漫病变，诊断为双侧间质性肺炎，予激素治疗（甲泼尼龙或泼尼松抗炎累积剂量 3530mg）、抗感染及对症治疗后，症状未见明显改善，复查胸部 CT 提示病灶较前进展，气促加重。20 天前，患者无诱因出现反复发热，最高体温达 39℃，伴畏寒、咳嗽、咳痰，气促症状进一步加重。患者自发病以来，精神欠佳，睡眠尚可，食欲稍差，大小便正常，体重有所下降（具体不详）。

患者有痛风、高血压病史，在采石场从事采石工作 10 年，长期在当地山上挖竹笋，有吸烟、饮酒史，否认吸毒、冶游史。

【体格检查】

体温 36.5℃，心率 73 次 / 分，呼吸 25 次 / 分，血压 145/93mmHg，SpO_2 90%（FiO_2 33%）。急性面容，神志清楚，全身皮肤未见皮疹、结节，全身各浅表淋巴结未触及肿大；双肺呼吸音粗，双肺可闻及散在湿啰音；心律齐，未闻病理性杂音；肝、脾肋下未触及，双下肢无水肿。

【辅助检查】

胸部 CT：入院前 3 个月胸部 CT 示双肺弥漫性间质病变，可见磨玻璃和斑片高密度影，伴部分间质纤维化（图 2-4-3-1）。予激素、抗感染及对症治疗后复查胸部 CT，见双肺间质性病变较前增多。

肺功能检查：FEV_1/FVC 76.11%，弥散功能中度减退，限制性通气功能障碍。

支气管镜检查：镜下见左、右主支气管及双侧各叶段支气管表面见多发散在白色黏稠分泌物附着；

支气管肺泡灌洗液未找到肿瘤细胞；小块黏膜病理检查见慢性炎症，黏膜上皮增生。复查支气管镜可见各支气管管腔大量脓性分泌物，支气管肺泡灌洗液培养出恶臭假单胞菌。

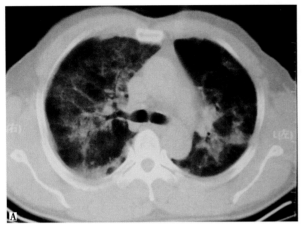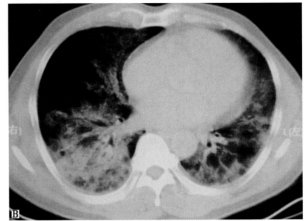

图 2-4-3-1 | 胸部 CT 表现（2013-02-02）
发病初期，胸部 CT 见双肺间质弥漫性磨玻璃样渗出伴斑片高密度影，累及叶间裂

（二）临床思辨

【临床特点】

1. 患者为中年男性，农民，有粉尘接触史，病程呈慢性（达 6 个月以上），既往曾使用大剂量激素（外院）。

2. 主要症状和体征表现为进行性加重的气促，最终发展为呼吸衰竭，近 1 个月来伴发热、厌食、体重减轻，双肺闻及散在湿啰音。

3. 胸部影像示双肺间质呈弥漫性磨玻璃样渗出伴斑片状实变，病灶分布以肺门为中心；肺功能检查提示弥散功能减退、限制性通气功能障碍；支气管镜检查见支气管各管腔多发散在白色黏稠分泌物及大量脓性分泌物，病理示黏膜慢性炎症；支气管肺泡灌洗液培养出恶臭假单胞菌。

4. 发病半年过程中，患者经过抗感染、激素抗炎治疗，病情无好转，肺内病变有加重趋势，治疗反应差。

【思辨要点】

双肺弥漫性病变治疗的关键在于病因诊断。本例患者病情进展是因原发性肺部感染、间质性肺疾病急性加重，还是继发肺部感染所致，鉴别十分困难。

在确立诊断的过程中首先思考以下问题：

1. 本病例是否为非感染性肺疾病？

本例患者有长期粉尘接触史，出现呈进行性加重的呼吸困难，影像学检查见双肺间质呈弥漫性磨玻璃样和斑片高密度改变，肺功能检查提示弥散功能障碍，须考虑以下非感染性疾病：

（1）间质性肺疾病：多起病缓慢，最重要的症状是进行性气促、干咳、乏力，多数患者可在双肺底闻及 Velcro 啰音，晚期缺氧严重者可见杵状指。影像学检查可见弥漫性磨玻璃样改变、小结节影、网状影、支气管充气征，晚期肺容积缩小，可出现蜂窝样改变。肺功能检查主要表现为限制性通气功能障碍和弥散功能下降。动脉血气分析可显示不同程度的低氧血症。常见的间质性肺疾病包括放射性/药物性肺间质损害、尘肺、结缔组织疾病相关间质性肺疾病，其他少见的还有特发性间质性肺炎（idiopathic interstitial pneumonia，IIP）、结节病等。本例患者不存在放射线接触史，且无服用胺碘酮或化疗药物（如博来霉素、丝裂霉素）等病史，故可排除放射性或药物性肺损伤。患者病史长，以进行性加重的气促为主要表现，影像学检查见双肺弥漫性磨玻璃样改变，以间质损害为主，须考虑间质性肺炎可能。其中，常见的结缔组织疾病相关间质性肺疾病（图 2-4-3-2）可有发热，但往往伴有肾、关节、皮肤、肌肉和血液等多系统损伤，在出现肺部临床症状时常有较长的结缔组织疾病病史，激素治疗有效，这与本例患者的临床过程不符，但仍须进一步行相应检查以排除。患者有长期粉尘接触史，并出现双肺弥漫病变，须注意有无尘肺，但其影像学检查未见明显结节状改变，与尘肺特征（图 2-4-3-3）不符，因此患该病可能性不大。患者影像学检查见双肺弥漫间质病变，以肺门为中心，胸膜下线累及较少，不能排除肺泡蛋白沉积症。综上所述，目前不能排除特发性间质性肺炎、肺泡蛋白沉积症等，需要行肺活检以明确诊断。

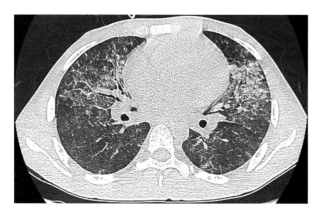

图 2-4-3-2 │ 结缔组织疾病并发间质性肺炎胸部 CT 表现
胸部 CT 可见双肺弥漫性间质性病变，伴肺内斑片高密度影，小叶间隔增厚

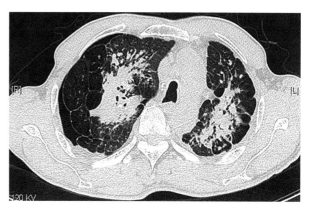

图 2-4-3-3 │ 尘肺合并右侧气胸胸部 CT 表现
胸部 CT 可见双肺中上肺为主的高密度实变影，肺内结节影伴小叶间隔增厚，间隔旁肺气肿，右侧少量气胸，双侧胸膜肥厚

（2）急性肺水肿：患者常有心脏病、慢性肾病病史；伴下肢、眼睑水肿；胸部 CT 可见斑片状密度增高影，呈蝶翼状分布，伴间质性肺水肿、胸腔积液，心源性肺水肿还可见心脏增大、肺淤血征象（图 2-4-3-4）。本例患者无心脏病、肾病病史，无咳粉红色泡沫痰，BNP 正常，与该病表现不符，故可排除。

（3）肿瘤性肺间质病变：弥漫性细支气管肺泡癌可出现肺间质性病变，胸部 CT 可见双肺弥漫斑片状影，伴网格影、支气管气影（图 2-4-3-5），可出现进行性气促，多数患者可出现咳大量白色泡沫痰，常伴有肿瘤消耗征象。本例患者临床特征与此不符，故患弥漫性细支气管肺泡癌可能性很小，可查肿瘤标志物、气管镜下活检进一步鉴别。

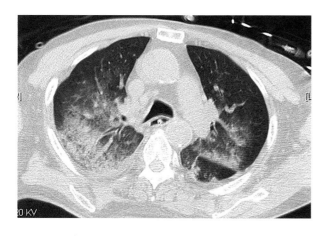

图 2-4-3-4 │ 急性心力衰竭肺水肿胸部 CT 表现
胸部 CT 可见双肺弥漫性磨玻璃样、实变高密度伴双侧少量胸腔积液

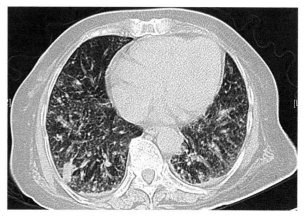

图 2-4-3-5 │ 细支气管肺泡癌胸部 CT 表现

2. 本病例是否为感染性疾病?

本例患者近 1 个月来有发热表现,须考虑存在感染性因素——除间质性肺疾病合并感染之外,还须考虑感染导致双肺弥漫病变的可能。

(1) 原发性感染:病原体包括病毒、细菌、支原体、衣原体等,其中以病毒感染所致双肺弥漫性磨玻璃样改变多见。常见病毒有新型甲型流感病毒、人高致病性禽流感病毒、新型冠状病毒 SARS 等。病毒感染患者多有典型的流行病学史,起病初期有流感症状,病情在短期内急骤加重甚至出现急性呼吸窘迫综合征,双肺呈"白肺"改变,血常规检查提示白细胞计数下降或正常,淋巴细胞比例下降。本例患者肺间质病变时间长,无相应流行病学史,与病毒感染情况不符。

(2) 继发机会性感染:原发或继发的免疫功能缺陷综合征合并机会性感染,亦可以首先表现为发热伴双肺弥漫性间质性病变。本例患者有长期大剂量激素服用史,在服用过程中出现发热、急性加重的呼吸困难、急性呼吸窘迫综合征,需考虑继发机会性感染的可能。机会性感染的常见致病菌为巨细胞病毒、肺孢子菌、马尔尼菲青霉菌等。肺巨细胞病毒感染影像学表现为双肺磨玻璃样改变或局部实变(图 2-4-3-6),可查血巨细胞病毒抗体、尿巨细胞病毒 DNA,以及行活检(见巨细胞病毒包涵体)帮助确诊。肺孢子菌感染多以干咳常见表现,胸部影像学表现为双肺弥漫间质病变,典型者可见小叶间隔增厚,部分可见 kerley 线(图 2-4-3-7),支气管肺泡灌洗液找到肺孢子菌(GMS 染色阳性)有助于确诊。马尔尼菲青霉菌为双相真菌(25℃时表现为酵母相,35℃时表现为菌丝相),严重感染可导致双肺磨玻璃样改变,甚至双肺多发空洞样改变,血培养有助于确诊。

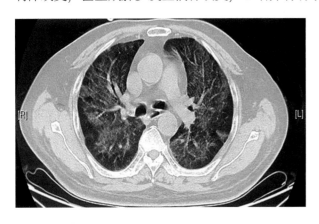

图 2-4-3-6｜巨细胞病毒性肺炎胸部 CT 表现

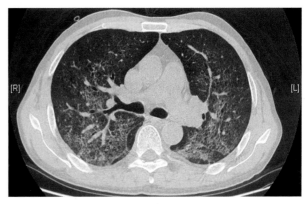

图 2-4-3-7｜肺孢子菌肺炎胸部 CT 表现

综上所述,本例病例为间质性肺炎合并感染可能性大,但不能排除感染所致双肺弥漫病变。若是前者,患者激素治疗效果差,须注意排除肺泡蛋白沉积症等其他间质性肺疾病;若是后者,则须重点考虑有无机会性感染。

二、诊治过程

(一) 临床信息

【实验室检查】

1. 一般检查

血常规:WBC $12.1×10^9/L$,N% 80%,Hb 和 PLT 均正常。

肝肾功能、电解质均正常。

肿瘤标志物:CEA 14.44ng/ml。

肌钙蛋白 I (TnI)、脑钠肽 (BNP) 正常。

动脉血气分析 (FiO₂ 41%): pH 7.435,$PaCO_2$ 31.4mmHg,PaO_2 65.6mmHg,SaO_2 92.5%,HCO_3^-

21.3mmol/l，氧合指数 160mmHg。

2. 感染相关检查　PCT 0.51ng/ml，ESR 10mm/1h，CRP 17.10mg/L。

3. 免疫相关检查　自身抗体全套、ANCA、环瓜氨酸肽（cyclic citrullinated peptide，CCP）均阴性。

4. 病原学检查　呼吸道感染病原体抗体、巨细胞病毒抗体、HIV 检测及 T 淋巴细胞刺激 γ- 干扰素释放试验均阴性；痰涂片检出革兰染色阳性球菌，革兰染色阴性球菌及杆菌；支气管分泌物及支气管肺泡灌洗液涂片均未找到抗酸杆菌。

【其他辅助检查】

心电图大致正常，全腹 B 超未见异常。

支气管镜检查：支气管管腔内见少量白色分泌物。右肺中叶支气管肺泡灌洗液较为浑浊，类乳白色。BALF 细胞学分类：中性分叶核 55%，巨噬细胞 27%，淋巴细胞 18%。BALF 背景见大量急慢性炎症细胞，部分细胞退变，并见大量无结构红染物质，少数核呈泡状的多核巨细胞，GMS 染色阴性，PAS 染色阳性。支气管毛刷未见肿瘤细胞。支气管黏膜活检示肺支气管黏膜炎症不明显，肺泡腔扩张，腔内见有渗出液，肺泡间隔纤维组织轻度增生，间质少量慢性炎症细胞浸润。

【入院治疗】

患者入院后，予奥司他韦 75mg（每天 2 次），莫西沙星、亚胺培南西司他丁钠、利奈唑胺抗感染及激素逐渐减量治疗，无明显好转，仍发热。

（二）临床思辨

【思辨要点】

入院后系列检查：① WBC、N%、PCT、ESR 升高，提示存在感染；②氧合指数 160mmHg，无心力衰竭，提示存在急性呼吸窘迫综合征（ARDS）可能；③常规病原学检查均阴性，未找到感染致病菌；④ T 淋巴细胞刺激 γ- 干扰素释放试验阴性，痰涂片、支气管分泌物及 BALF 涂片皆未找到抗酸杆菌，病理未见干酪样坏死样肉芽肿改变，结合临床无结核中毒症状，胸部影像亦不符合结核改变，基本可排除肺结核；⑤血 CEA 升高 2 倍，但支气管镜检查 BALF 及活检结果不支持肺部肿瘤，需要进一步排除；⑥自身抗体及 ANCA 阴性，且无相应临床症状，因此目前无结缔组织疾病所致肺损害诊断依据；⑦ BALF 外观浑浊，类乳白色，PAS 染色阳性，结合其有粉尘接触史，需考虑肺泡蛋白沉积症。

此外，在覆盖常见致病菌及耐药革兰阳性菌、革兰阴性菌的抗感染治疗情况下，患者发热等症状仍未见好转。

综合以上情况，对于本例患者，需考虑肺间质病变合并感染可能，且不能排除肺泡蛋白沉积症和肺癌。

此时需要思考以下问题。

1. 本病例如果存在感染，可能的病原体是什么？

本例患者反复住院并大剂量使用激素，须考虑医院获得性肺炎（HAP）可能，病原体主要以多耐药革兰阴性杆菌为主，但不能排除革兰阳性菌中耐甲氧西林金黄色葡萄球菌（MRSA）感染。大剂量使用激素使机会性感染，如巨细胞病毒感染、肺孢子菌肺炎（PCP）、真菌（如念珠菌、曲霉菌）感染等概率明显增加。

巨细胞病毒性肺炎，可见双肺弥漫性间质性改变，实验室检测外周血白细胞正常或降低，呼吸道分泌物和纤维支气管镜肺组织活检标本内可发现巨细胞内酸性包涵体或血清巨细胞病毒抗体阳性。本病例病程长，血白细胞计数无下降，巨细胞病毒抗体检测阴性，不支持此病诊断。PCP 肺炎主要表现为双肺弥漫性磨玻璃样改变伴小叶间隔增厚，常见于免疫功能低下患者。本例患者有相似症状，但 BALF 及肺活检未见肺孢子菌，GMS 染色阴性，不支持该诊断。患者免疫功能低下，常规抗感染治疗效果欠佳，不能排除真菌感染，但其口腔未见白斑，痰培养未检出真菌，诊断依据不足，需要多次痰培养，结合 BALF 培养或血培养结果进一步鉴别。

综上所述，对于本例患者，首先考虑合并细菌感染，且耐药菌感染可能性大，但不能排除肺孢子菌及真菌感染，须结合病原学资料或抗感染治疗反应来鉴别。

2. 对于本例患者，如何选择治疗策略？

鉴于患者外院支气管肺泡灌洗液中培养出恶臭假单胞菌，但针对性抗感染治疗无效，考虑致病菌已改变或出现耐药，故选择碳青霉烯类联合莫西沙星（拜复乐）覆盖多耐药革兰阴性菌及常见各种致病菌抗感染。治疗无效后，加用覆盖 MRSA 的利奈唑胺（斯沃）进行抗感染治疗。因不能排除病毒感染，加用奥司他韦抗病毒治疗。此外，考虑肺间质炎症可能，不排除肺泡蛋白沉积症，外院激素治疗无效，且激素可使感染进一步加重或不易控制，故予激素逐渐减量。

3. 本病例抗感染治疗无效可能有哪些原因？

患者近 20 天来发热伴咳嗽、咳黄痰，血常规检查示白细胞计数升高，炎症指标升高，BALF 中以中性粒细胞为主，故仍考虑存在明确的感染因素。但多种抗感染规律治疗无效，其原因可能包括：①抗感染药物使用不当，未覆盖病原菌，或病原菌耐药；②特殊病原体感染，如结核分枝杆菌、真菌、肺孢子菌、病毒等；③非感染性肺疾病，如恶性肿瘤、肺栓塞、肺水肿等；④出现其他并发症，如肺脓肿、脓胸、感染中毒性休克等。

患者目前肺水肿基本排除，肺栓塞诊断依据不足，肺癌虽然不能排除，但也不能解释高热，相关检查均未提示存在肺脓肿、脓胸等并发症，故目前需考虑最可能的原因是特殊病原体感染，包括结核分枝杆菌、病毒（巨细胞病毒、EB 病毒等）和其他真菌（包括肺孢子菌、隐球菌、诺卡菌、马尔尼菲青霉菌等）。这些病原体的临床表现及影像学检查均无特异性，需要病原学检测以确诊。

三、临床确诊

（一）临床信息

【实验室检查】

复查生化：总蛋白（total protein, TP）111.0mg/dl，血糖 6.25mmol/l，乳酸脱氢酶（LDH）338U/L。

肿瘤标志物：CEA 96.98ng/ml。

【其他辅助检查】

胸部 HRCT：双肺弥漫性病变伴广泛多发空洞形成（图 2-4-3-8），考虑为间质性肺疾病变合并感染（霉菌等特殊感染）可能性大。

电子气管镜检查：各支气管管腔通畅，未见腔内异常（图 2-4-3-9）。BALF 呈乳白色浑浊状；细胞学分类为中性粒细胞 43%，淋巴细胞 25%，嗜酸性粒细胞 4%，巨噬细胞 28%；抗酸染色阴性，未见恶性细胞。支气管毛刷、BALF 未见瘤细胞。BALF 曲霉菌抗原阴性。BALF 涂片背景见大量红染无定型物质和退变细胞，PAS 染色见颗粒状、红染的阳性物质；少量吞噬细胞内可见疑似马尔尼菲青霉菌（图 2-4-3-10）。

经支气管肺活检：肺支气管黏膜炎症不明显，肺泡腔扩张，腔内有红色渗出液（PAS 染色阳性）（图 2-4-3-11），肺泡间隔纤维组织轻度增生，间质少量慢性炎症细胞浸润，符合肺蛋白沉着症表现。

血清曲霉菌抗原阴性，两次血培养检出马尔尼菲青霉菌。

骨髓涂片：组织细胞增多，有噬血现象及吞噬，疑似霉菌。

最后诊断：①侵袭性肺部真菌（马尔尼菲青霉菌）感染；②脓毒血症；③肺泡蛋白沉积症。

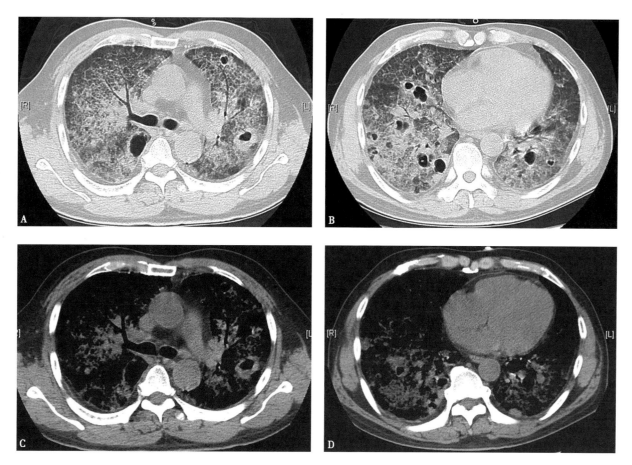

图 2-4-3-8 ｜ 复查胸部 HRCT（2013-04-01）

胸部 HRCT 可见双肺弥漫病变较前加重，且出现双肺多发空洞样改变

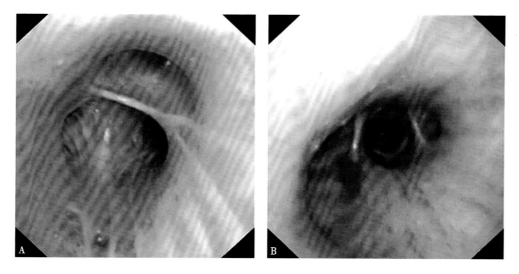

图 2-4-3-9 ｜ 支气管镜镜检查镜下所见

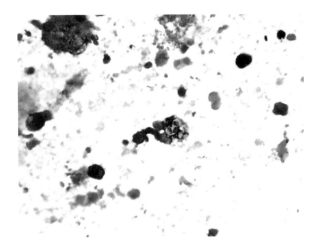

图 2-4-3-10 | BALF 中吞噬细胞内见马尔尼菲青霉菌（HE 染色，1000×）

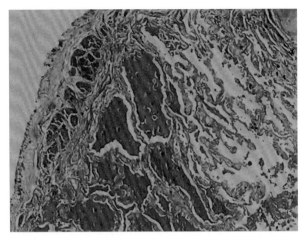

图 2-4-3-11 | 右下叶基底段肺组织病理表现（PAS 染色，100×）

明确诊断后，予两性霉素 B 脂质体并逐渐加量至 60mg/d［1mg/（kg·d）］，联合伊曲康唑 200mg（每天 1 次）静脉滴注，21 天后改为口服伊曲康唑 200mg（每天 2 次）抗真菌治疗 4 个月。患者体温逐渐下降，复查胸部 CT 较前明显好转（图 2-4-3-12～图 2-4-3-15）。到 2013 年 8 月为止，患者气促症状较前改善，复查胸部 CT 提示：双肺间质性病变较前明显好转，空洞样改变较前明显吸收。

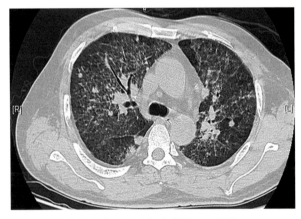

图 2-4-3-12 | 治疗半个月后复查胸部 CT 表现
胸部 CT 示双肺弥漫病变较前吸收

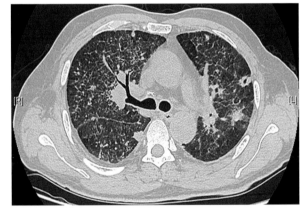

图 2-4-3-13 | 治疗 1 个月后复查胸部 CT 表现
胸部 CT 示双肺病变继续吸收，空洞样改变有所吸收

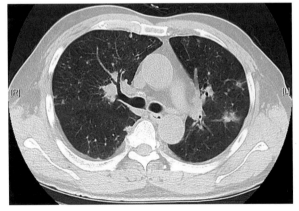

图 2-4-3-14 | 治疗 3 个月后复查胸部 CT 表现
胸部 CT 示双肺病变基本吸收，空洞样改变遗留少许纤维条索和结节

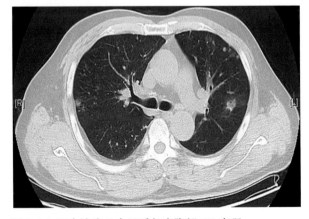

图 2-4-3-15 | 治疗 5 个月后复查胸部 CT 表现
胸部 CT 示双肺病变及空洞基本吸收，遗留少许条索状纤维影

（二）临床思辨

综合一系列经验的、循证的临床证据，患者肺内病变的性质诊断为侵袭性肺部真菌（马尔尼菲青霉菌）感染，就此也可解释为何常规前期经验性抗感染治疗无效。

1. 侵袭性肺部马尔尼菲青霉菌感染有何特征？

马尔尼菲青霉菌（penicillium marneffei, PM）感染呈一定地域相关性，主要发生在东南亚和中国华南地区。研究表明，这与竹鼠的地区分布有一定相关性。80% 马尔尼菲青霉菌病患者有免疫缺陷，目前报道多见于获得性免疫缺陷综合征（AIDS）CD4$^+$细胞计数低下患者。马尔尼菲青霉菌感染可累及多脏器，常见肺、皮肤和肝损害，骨关节受累少见。其临床表现缺乏特异性，如发热、厌食、体重减轻、贫血、淋巴结炎、肝脾大和面部、躯干、四肢皮肤传染性软疣样损伤、皮下多发结节及肺炎等。AIDS 合并马尔尼菲青霉菌感染者常见的胸部影像学表现为肺内多发浸润性病灶或局限性肺实变及磨玻璃密度影、肺门或纵隔淋巴结增大、胸腔积液、肺间质病变（即网织纹理，小叶间隔增厚）、粟粒样病变及肺气囊。该菌感染较为少见，临床容易漏诊。

本例患者为中年男性，居住在马尔尼菲青霉菌感染流行地区，且有挖竹笋史，慢性病程，以活动后气促为首发症状，伴有发热、厌食、体重减轻，经广谱抗生素治疗无效。患者 HIV 抗体阴性，但因早期误诊为间质性肺疾病，应用激素治疗约 3 个月，累积使用激素剂量达 3530mg，存在免疫功能低下状态，应考虑机会性感染可能。患者除了肺部双肺弥漫病变之外，未见皮肤、肝脾等其他脏器受累表现，病程进展后胸部影像学表现见双肺弥漫性病变伴多发空洞形成，经血培养、骨髓培养及支气管肺泡灌洗液培养检出马尔尼菲青霉菌，最终明确马尔尼菲青霉菌肺部侵袭并导致脓毒血症的诊断。

马尔尼菲青毒菌病是可以治愈的，两性霉素 B、伊曲康唑是马尔尼菲青霉菌感染的首选药物，氟康唑可能有效，疗程可长达 16～20 周。本例患者通过两性霉素 B 脂质体联合伊曲康唑治疗并逐渐将激素减量，病情好转后予伊曲康唑口服液序贯治疗 4 个月。随访 2 年（至今），患者症状缓解，肺部病变基本吸收，未见复发。

2. 马尔尼菲青霉菌感染与肺泡蛋白沉积症有什么关系？

肺泡蛋白沉积症（PAP）由 Rosen 于 1958 年首次报道，是一种组织学特征为肺泡腔内及终末呼吸性细支气管内堆积过量 PAS 染色阳性的磷脂蛋白样物质的弥漫性肺部疾病。其病因及发病机制尚未完全明了。一般来说，PAP 可根据病因分为原发性、继发性和先天性 3 类。其临床症状主要为气短、咳嗽和咳痰。胸部 X 线片可见双肺弥漫性肺泡浸润阴影。胸部 HRCT 特征性改变为两肺斑片状阴影，致密影中可见支气管充气征，边缘清晰、锐利，病灶与周围正常肺组织形成鲜明的对照，呈现一种地图状改变；有时呈磨玻璃样改变，小叶间隙和间隔不规则增厚，可见多角形态的铺路石或碎石路样征象。病理学检查以肺泡内充满 PAS 染色阳性的蛋白样物质为特征。其典型的 BALF 呈乳白色或浓稠的浅黄色液体，放置后分层；光镜下可见大量形态不规则、大小不等的嗜酸颗粒状脂蛋白样物质；PAS 染色阳性；电镜下可见较多嗜锇性层状体，并可见肺泡 II 型细胞。经开胸或胸腔镜或支气管镜肺活检获取的病变肺组织，肉眼观察可见多发性淡黄色或灰白色坚实结节；光镜下主要表现为肺泡腔内充满微小颗粒状、PAS 染色阳性的无细胞物质（在终末呼吸性细支气管管腔中也可以见到此物质，但肺间质中无），II 型肺泡细胞增生，肺泡巨噬细胞常呈泡沫状，除继发感染外很少有炎症细胞；电镜下可见肺泡 II 型细胞增生、分泌增多，肺泡腔内有大量肺泡 II 型细胞分泌的嗜锇性和絮状物质，肺间质变宽，成纤维细胞、胶原和弹力纤维增生，以及淋巴细胞浸润等改变。对于 PAP，目前最主要的治疗措施是全肺灌洗或支气管肺泡灌洗、粒细胞 - 巨噬细胞集落刺激因子（GM-CSF）替代治疗。PAP 在部分患者有自限性，可自行好转。

本例患者有粉尘接触史，咳嗽、气促，双肺弥漫间质性病变，地图状改变不典型，BALF 呈乳白色，PAS 染色阳性，结合肺组织活检病理，须考虑肺泡蛋白沉积症可能，其病因考虑继发于感染可能性大。经过积极抗真菌治疗后，患者双肺弥漫间质病变消失，考虑病程自限性与感染好转有关。

精彩回顾与启示

发热伴双肺弥漫性病变在临床上常呈急重病情，需要尽快判断病因以采取针对性治疗，挽救患者生命。该病症可见于感染性或非感染性疾病，亦可见于二者合并存在的情况。感染性因素常见于病毒、细菌、非典型病原体感染以及免疫功能低下引起的机会性感染等多种情况；非感染性因素常见于间质性肺炎，亦可见于肿瘤及其他间质性肺疾病。临床上可见间质性肺炎合并感染或原发感染引起肺间质性改变等情况。尽早明确诊断是进一步治疗的基础，而详尽的病史、可靠的检查资料及正确的诊断思路对于双肺弥漫病变的诊断尤为重要。

马尔尼菲青霉菌病在非 HIV 感染患者中少见，且其表现并无特异性，使得临床诊断十分棘手，而有效的治疗依赖于早期诊断。临床上，如果发现患者存在免疫功能相对低下，出现高热不退，常规抗感染治疗效果欠佳，应引起警惕，并积极进行病原检测。

（李鸿茹　陈愉生）

参考文献

1. Cao CW, Liang L, Wang WJ, et al. Common reservoirs for Penicilliummarneffei infection in humans and rodents, China. Emerg Infect Dis, 2011, 17: 209-214.
2. 王莹，邓卓霖，马韵. 马尔尼菲青霉病的临床诊断进展. 中国真菌学杂志，2007，2: 312-314.
3. Yousukh A, Jutavijittum P, Pisetpongsa P, et al. Clinicopathologic study of hepatic Penicilliummarneffei in Narther Thailand. Arch Pathol Lab Med, 2004, 128: 191-194.
4. 刘晋新，店小平，社松峰，等. 艾滋病合并马尔尼菲青霉菌感染的胸部影像学表现. 中华放射学杂志，2007，14（3）: 225-226.
5. 侯德凤. 艾滋病合并马尔尼菲青霉菌病感染率和实验室检查及药敏分析. 华西医学，2010，25（5）: 919-921.
6. Trapnell BC, Whitsett JA, Nakata K. Pulmonary alveolar proteinosis. N Engl J Med, 2003, 349（26）: 2527-2539.

病例 4　双肺多发结节伴发热

一、入院疑诊

（一）病例信息

【病史】

男性患者，67 岁，因间断发热 1.5 个月，咳嗽 1 个月余，于 2013 年 2 月 20 日入院。患者 2012 年 12 月上旬于墨西哥某第二次世界大战时期遗留坑道内进行地质勘探，坑道内遍布腐烂生物并有蝙蝠栖息。2013 年 1 月 7 日患者出现畏寒，无寒战，伴恶心、呕吐 1 次，呕吐物为胃内容物，无腹痛、腹泻，血常规检查无异常，未予治疗。3 天后自测体温 38℃左右，无咳嗽、咳痰，当地医院给予口服抗感染药物（具体不详）后体温降至正常。2013 年 1 月 15 日患者出现咳嗽，初为干咳，后咳少量黄痰，伴气短，继续口服抗感染药物 2 周，咳嗽、咳痰、气短未见好转。2013 年 2 月 4 日患者于外院住院并完善相关检查，血常规未见异常，胸部 CT 示双肺多发结节斑片影、纵隔淋巴结肿大（考虑双肺多发转移瘤），全身骨显像未见异常。2013 年 2 月 7 日行 CT 引导下左肺下叶结节穿刺活检。外院住院期间给予左氧氟沙星和美洛西林联合抗感染治疗，但咳嗽及咳痰无明显改善，为进一步诊治收住我院。

患者既往身体健康。

【体格检查】

体温 36.7℃，心率 70 次 / 分，呼吸 18 次 / 分，血压 140/80mmHg。全身浅表淋巴结未触及肿大。双侧语颤对称，无胸膜摩擦感。双肺叩诊清音，听诊双肺呼吸音清，未闻干湿啰音。心界不大，心律齐，各瓣膜区未闻病理性杂音。腹软，无压痛、反跳痛，肝、脾肋下未触及。双下肢无水肿。无杵状指（趾）。

【实验室检查】

2013 年 2 月 5 日检查结果如下：

血常规：WBC 5.6×10^9/L，N% 71%，Hb 130g/L，PLT 161×10^9/L。

感染相关检查：CRP 36.25mg/L，ESR 53mm/1h，PCT < 0.1ng/ml。

生化：ALT 43.3U/L，AST 60.3U/L。

肿瘤标志物：AFP、CEA、CA125、CA199、CA153 等未见升高。

【其他辅助检查】

2013 年 2 月 4 日检查结果如下：

胸部 X 线：双肺片状、结节状高密度影。

胸部 CT：双肺多发结节斑片影，纵隔淋巴结肿大。

2013 年 2 月 6 日检查结果如下：

骨显像：全身骨显像未见异常。

支气管镜：左右主支气管及各叶段支气管黏膜轻度充血水肿，有少量黏液性分泌物。右下叶刷片病理片见鳞状上皮细胞、柱状上皮细胞及腺上皮鳞化现象、淋巴细胞，未见恶性肿瘤细胞。

腹部 CT：肝脏多发大小不等囊状水样低密度影，考虑囊肿可能；胆囊壁不均匀增厚；双肾结石，左肾囊肿。

腹部 B 超：胆囊大，胆囊结石，肝囊肿。

超声心动图：心内结构、各心腔大小及大血管内径未见异常；左心室舒张功能减低，收缩功能正常；主动脉瓣少量反流；肺动脉瓣少量反流。

（二）临床思辨

【临床特点】

1. 患者为中年男性，既往身体健康，本次发病呈亚急性病程，有特殊环境的接触史（在国外进行坑道勘探）。

2. 主要症状和体征为发热、咳嗽、气短，肺部体征不明显。

3. 实验室检查显示血象异常不明显。

4. 影像学表现为双肺多发结节病灶，呈随机性分布。

5. 抗细菌治疗后，肺部病变吸收不明显。

【思辨要点】

1. 针对患者临床特点，应该鉴别哪些疾病？

患者目前主要表现为双肺多发结节病变，呈随机分布，结节周围可见肺间质性改变。对于此类结节病变，应考虑双肺多发转移癌、转移性肺脓肿、肺部真菌感染、肺结核。

（1）肺转移癌：本例患者既往身体健康，腹部 CT、全身骨扫描、肿瘤标志物检查未见明显异常，加之发病前有特殊环境接触史，不支持该诊断，但仍需要病理学检查结果进一步排除。

（2）血源性肺脓肿：可以出现双肺多发结节样病变，但患者往往呈急性病程，以高热为主，结节内多合并有坏死，敏感抗生素抗细菌治疗有效。本例患者病程呈亚急性，中度发热，且很快体温好转，不支持该诊断。

（3）肺部真菌感染：真菌感染中出现血行播散性双肺多发结节样病变的少见，应考虑有无隐球菌感染的可能，但隐球菌感染多见于免疫低下人群。本例患者为免疫力正常，可待病原学检查结果以明确。

（4）肺结核：急性及亚急性血行播散型肺结核可以出现双肺多发结节，但多以微小结节为主，结节数量较多。本例患者肺部病变不符合该类疾病影像学表现，可待活检结果进一步排除。

2. 患者入院后应完善哪些检查？

患者已于外院行支气管镜及 CT 引导下穿刺检查，相关病原学及病理学结果对进一步诊断非常重要，应追取当地检查结果。另外，还须进一步完善感染相关指标，包括细菌、真菌、结核分枝杆菌的病原学及血清学检查。

二、诊治过程及确诊

（一）临床信息

患者入院后体温正常，咳嗽、气短症状较前好转，因已行经皮肺穿刺活检，因此进一步完善检查并等待组织病理及培养结果。

【相关患者病史】

与患者（病例Ⅰ）同行的一名同事（以下称病例Ⅱ）也出现发热 1 天，回国后体检发现肺内多发结节影。病例Ⅱ临床信息如下：男，63 岁，于 2013 年 1 月 8 日自觉发热伴乏力，对症治疗后症状很快好转；1 月 28 日外院胸部 CT 发现双肺多发结节（图 2-4-4-1），怀疑转移瘤；2 月 25 日行胸腔镜肺活检，病理检查提示肉芽肿性炎症伴坏死；后转来我院进一步诊治。

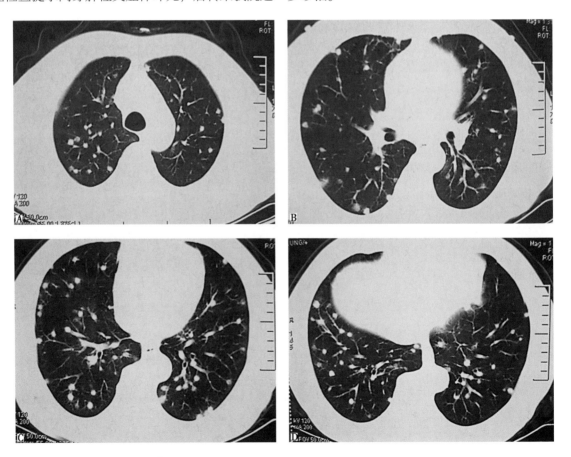

图 2-4-4-1 | 病例Ⅱ外院胸部 CT 表现（2013-01-28）

【实验室检查】（病例Ⅰ）

　　血常规、肿瘤标志物及免疫学指标均无异常。

　　感染相关指标：降钙素原（PCT）＜0.1μg/L，结核分枝杆菌抗体、肺炎支原体抗体、衣原体抗体及军团菌抗体均阴性。

　　G试验：97.3ng/L（正常值＜80ng/L），GM试验：0.19。

　　痰真菌培养阴性，抗酸染色阴性。

【影像学检查】（病例Ⅰ）

　　2013年3月5日复查胸部CT示双肺结节影，伴多发纤维索条样病变（图2-4-4-2）。

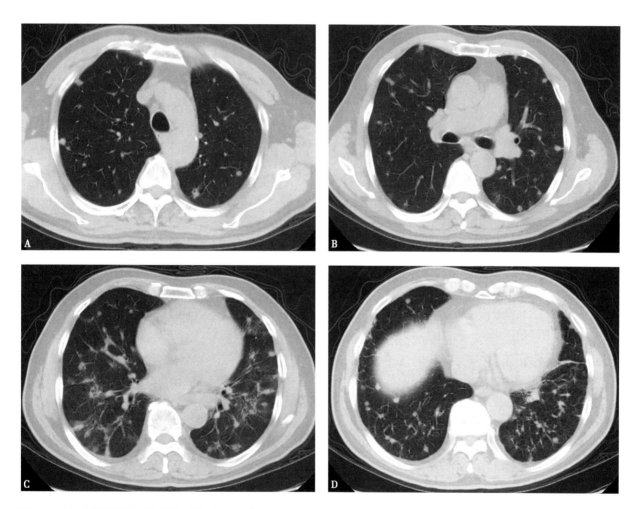

图2-4-4-2｜病例Ⅰ胸部CT表现（2013-03-05）

【组织病理结果】

　　病例Ⅰ：外院（2013年2月7日）左下肺结节穿刺活检示肉芽肿性炎伴坏死（图2-4-4-3A），PAS及抗酸染色阴性。穿刺组织培养发现呈双相生长的真菌，证实为组织胞浆菌，同时组织匀浆涂片GMS染色见组织胞浆菌孢子。

　　病例Ⅱ：手术标本可见病灶呈硬结改变，边界清楚，剖面呈鱼肉样改变，伴中心坏死（图2-4-4-3B）；病理检查示肉芽肿性结节，伴凝固性坏死（图2-4-4-3C）。

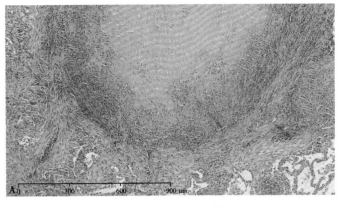
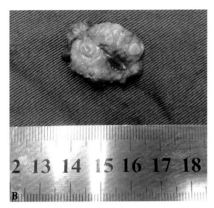
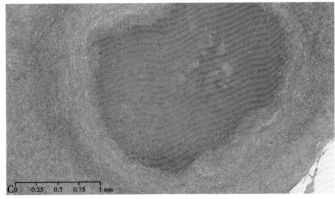

图 2-4-4-3 | 病例Ⅰ、Ⅱ肺组织病理表现
病例Ⅰ：肺穿刺活检标本病理可见肉芽肿样结节病变，伴凝固性坏死（A. HE 染色，100×）。病例Ⅱ：手术标本可见病灶呈硬结改变，边界清楚，剖面呈鱼肉样改变，伴中心坏死（B）；病理检查示肉芽肿性结节，伴凝固性坏死（C. HE 染色，50×）

最后诊断：肺组织胞浆菌病。

（二）临床思辨

患者（病例Ⅰ）及其同事（病例Ⅱ）在接触有蝙蝠的坑道后同时发病，且影像学表现类似，据此可以判定二者肺部病变很可能均为感染性疾病。病理及病原学结果最终揭示其诊断为肺组织胞浆菌病。

1. 肺组织胞浆菌病是何种疾病？

肺组织胞浆菌病是由荚膜组织胞浆菌引起的感染。荚膜组织胞浆菌系双相型真菌，在组织中呈酵母型、室温下呈菌丝型，后者感染性甚强。本菌存在于流行区有蝙蝠或禽类粪便的土壤中，人吸入随尘土飞扬的病原菌后首先感染肺部，免疫功能低下者吸入大量组织胞浆菌后可导致系统性播散。肺组织胞浆菌病临床表现轻重不一，与组织胞浆菌暴露强度和宿主免疫力有关。临床可分为无症状型、急性、亚急性及慢性肺组织胞浆菌病。绝大部分初次感染患者表现为无症状型，1 个月内发病为急性，1～3 个月为亚急性，3 个月以上慢性。急性及亚急性病例临床症状通常为流感样表现（发热、寒战、乏力、不适、头痛、干咳），影像学表现为局限性、弥漫播散性或多发结节样肺部浸润。轻症病例在数周内可自行好转；重症病例可出现弥漫性双肺渗出，并可导致呼吸衰竭；少数患者可出现心包炎、结节性红斑、胸膜炎和急性多关节炎等。

本病主要流行于美国中部俄亥俄河和密西西比河流域，世界其他地区多为散发病例。我国组织胞浆菌病首次于 1955 年在广州发现，患者为从新加坡归国的华侨。

2. 肺组织胞浆菌病应如何诊断？

急性或亚急性肺组织胞浆菌病的确诊需要组织病理、培养、核酸分子检测及血清学组织胞浆菌抗体或抗原测定，其中抗原检测的敏感度为 25%～75%，真菌涂片的敏感度为 10%，真菌培养的敏感度为 15%、血清学检查的敏感度为 95%。肺组织胞浆菌病抗原浓度明显低于播散性组织胞浆菌病，且抗原浓度的高低与病情严重度相关。因为没有一种检查的敏感度和特异度为 100%，所以对疑诊病例应采用多种检查方法。血、尿抗原检测和血清学检测虽然敏感度较高，但目前国内尚缺乏血清学检测试剂，因此应用有限。

肺组织胞浆菌病的肺部病理改变与含菌量及患者机体免疫状况有关，可表现为炎性渗出或肉芽肿性炎症，严重者可出现弥漫性肺泡损伤。免疫功能正常人群常表现为肉芽肿性炎症，伴或不伴有坏死，需要与其他真菌及结核性肉芽肿性炎症鉴别。肺组织特殊染色有时可以找到组织胞浆菌，呈酵母样，直径为 2~5μm，可见核内深染小点及外周空晕。上述 2 例患者均为免疫功能正常个体，病理组织学均表现为肉芽肿性炎症伴凝固性坏死，符合组织胞浆菌的肺部病理改变，肺活检组织培养分离鉴定进一步确定为组织胞浆菌。

3. 如何制订治疗方案？

根据美国指南，急性肺组织胞浆菌感染抗真菌治疗包括：①伴有中重度或重度急性弥漫性肺部感染者，推荐使用两性霉素 B 脂质体 3~5mg/kg（每天 1 次），静脉注射 1~2 周，继之伊曲康唑 200mg（每天 3 次），口服 3 天，序贯 200mg（每天 2 次），口服 12 周；②轻中度病例，症状持续 1 个月以上者，可给予伊曲康唑 200mg（每天 3 次），口服 3 天后改为 200mg（每天 1 次或 2 次），总疗程 6~12 周。此 2 例患者给予伊曲康唑治疗 3 个月余，患者胸部 CT 病变持续缓慢吸收，未出现症状反复及新发病灶。

三、治疗及随访

（一）临床信息

对两例患者，均给予伊曲康唑 200mg（每 12 小时 1 次）静脉滴注，2 天后改为 200 mg（每天 1 次）静脉滴注，2 周后改为伊曲康唑 200mg（每天 1 次）口服 3 个月。

病例 I 入院后体温正常，咳嗽、气短症状较前好转，于 2013 年 8 月 24 日复查胸部 CT，见肺部病变较前明显吸收（图 2-4-4-4）；病例 II 口服伊曲康唑 1 个月后出现甲状腺功能低下而停用，发病 7 个月后复查胸部 CT，见双肺结节亦明显吸收（图 2-4-4-5）。

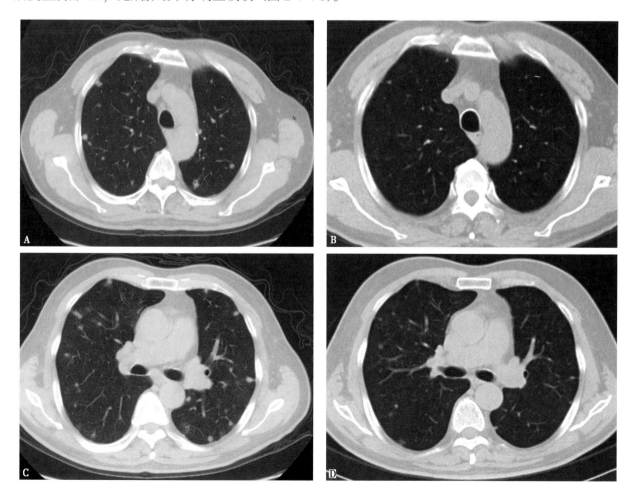

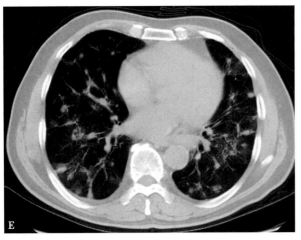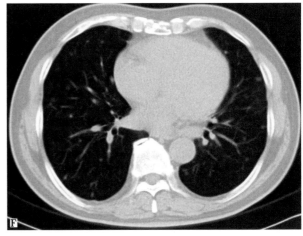

图 2-4-4-4 | 病例 I 治疗后复查胸部 CT 表现

2013 年 3 月 5 日查胸部 CT（A、C、E）示双肺多发结节性病变伴纤维索条影；2013 年 8 月 24 日复查胸部 CT（B、D、F）示双肺结节样病灶较前明显吸收

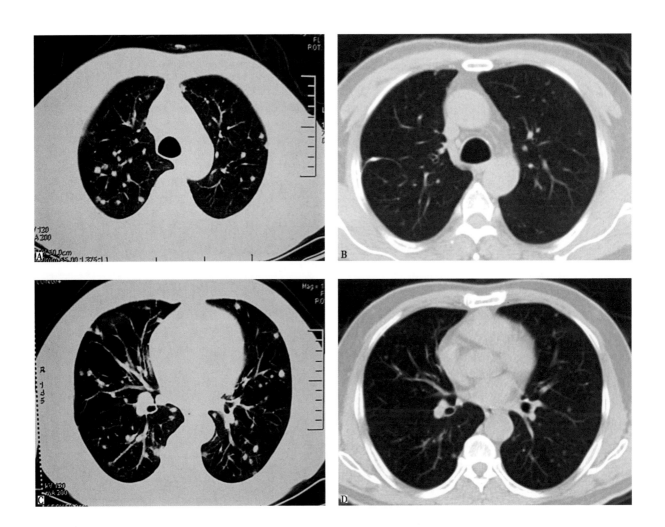

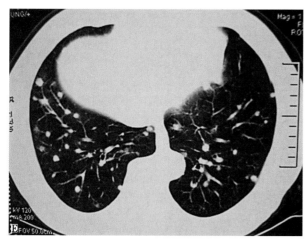
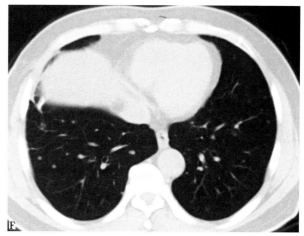

图 2-4-4-5 病例 Ⅱ 治疗后复查胸部 CT 表现

2013 年 1 月 28 日查胸部 CT（A、C、E）示双肺多发结节性病变；发病 7 个月后复查胸部 CT（B、D、F）示双肺结节影较前明显吸收

（二）临床思辨

上述 2 个病例临床症状均无特异性，影像学表现为双肺随机结节，病理表现均为肉芽肿性结节伴坏死，流行病学史具有重要提示意义。单从临床症状分析，双肺多发转移瘤、栓塞性肺部细菌感染均应作为重点考虑，但也都有不支持的地方；从病理表现分析，应重点怀疑结核分枝杆菌感染，但影像学表现不支持肺结核诊断。因此对于非流行区发生的病例须进行肺组织活检和病原学检查，并加以甄别排查，以保证明确诊断。

精要回顾与启示

肺组织胞浆菌病为双相真菌，流行分布具有地域性，我国为非流行区，仅有少量散发病例报道，且其临床症状不典型，病理表现有时很难与肺结核区分，因此大部分临床医师在首次接诊时可能不能及时识别，容易误诊。近年来，随着全球化进程的加速，输入型肺组织胞浆菌病在我国的发病率有所增加，应引起临床医师的重视。

国内临床上用于肺组织胞浆菌检测的手段有限，分离培养阳性是诊断的金标准，但肺活检组织培养阳性率有限，因此结合患者流行病学接触史、影像学多发结节表现以及病理学肉芽肿样结节并凝固性坏死表现，应考虑肺组织胞浆菌病的诊断。

（公丕花 高占成）

参考文献

1. McKinsey DS, McKinsey JP. Pulmonary histoplasmosis. Semin Respir Crit Care Med, 2011, 32: 735-744.
2. 李瑛，陈秉谦. 组织胞浆菌病 1 例. 中华医学杂志，1958，44: 301.
3. Wheat LJ, Conces D, Allen SD, et al. Pulmonary histoplasmosis syndromes: recognition, diagnosis, and management. Semin Respir Crit Care Med, 2004, 25 (2): 129-144.
4. Wheat LJ, Freifeld AG, Kleiman MB, et al. Clinical practice guidelines for the management of patients with histoplasmosis: 2007 update by the Infectious Diseases Society of America. Clin Infect Dis, 2007, 45 (7): 807-825.

第五节 | 肺寄生虫感染

病例 1 胸痛、气短伴胸腔积液

一、入院疑诊

（一）病例信息

【病史】

女性患者，34岁，因胸痛、气短3个月，再发加重1周入院。患者于3个月前无明显诱因出现右侧胸痛，吸气时明显，伴乏力、食欲下降、低热、盗汗，偶有咳嗽、咳少许白色黏痰，无咯血，并逐渐出现胸闷、呼吸困难，呈进行性加重，在当地医院就诊，X线胸片提示右侧胸腔积液，行胸腔穿刺抽出淡黄色胸腔积液约500ml，诊断为结核性胸膜炎，经异烟肼、利福平、乙胺丁醇、吡嗪酰胺四联抗结核治疗后，胸痛、胸闷、低热等症状较前缓解。1周前，患者感胸痛、胸闷、气喘等症状再发且较前加重，在当地医院复查X线胸片，提示双侧胸腔积液、心影增大（考虑心包积液），遂转我院进一步诊治。患者自发病以来，精神、睡眠欠佳，饮食较差，大小便正常，体力明显下降。

患者既往身体健康，否认高血压、糖尿病、高血脂病史；无手术史和输血史，无药物过敏史；常吃小龙虾。

【体格检查】

体温36.2℃，心率84次/分，呼吸20次/分，血压130/80mmHg。神志清楚；双下肺叩诊为浊音，双下肺呼吸音低，无干湿啰音；心音低钝，节律整齐。腹软，腹壁可以触及一2cm×2cm皮下结节（自述发现皮下结节3个月余，为游走性，未予重视），无压痛及反跳痛；肝、脾肋下未触及；双肾区无叩痛；双下肢无水肿。

【实验室检查】

血常规：WBC $12.51×10^9$/L，RBC $3.24×10^{12}$/L，Hb 102g/L，N% 60.7%，嗜酸性粒细胞（eosinophil granulocyte，EO）百分比24%。

血沉（ESR）60mm/1h。

肝功能：ALT 45U/L，AST 40U/L，总胆红素（total bilirubin，TBIL）18.63μmol/L，直接胆红素（direct bilirubin，DBIL）6.76μmol/L，C反应蛋白（CRP）140.07mg/L。

甲状腺功能：游离三碘甲状腺原氨酸（free triiodothyronine，FT_3）2.54pmol/L，游离甲状腺素（free thyroxine，FT_4）11.25pmol/L，促甲状腺素（thyroid stimulating hormone，TSH）1.859mIU/ml。

（二）临床思辨

【临床特点】

1. 患者为年轻女性，病程呈慢性。
2. 主要症状为胸痛、胸闷、气喘3个月，再发且加重1周。
3. 体格检查：双下肺叩诊为浊音，双下肺呼吸音低，无干湿啰音；心音低钝，节律整齐；腹软，腹壁可以触及一个 2cm×2cm 皮下结节。

4. X 线胸片（当地医院）示双侧胸腔积液，心影增大，考虑心包积液。

5. 入院后实验室检查显示 WBC 轻度增高，嗜酸性粒细胞分类明显增高，轻度贫血，ESR 明显增快。

6. 抗结核治疗效果不佳。

【思辨要点】

1. 对于胸腔积液需要做哪些鉴别诊断？

胸腔积液的病因包括感染性疾病（如细菌、病毒、结核分枝杆菌、真菌感染）和非感染性疾病（如肿瘤、外伤、心脏病、血管疾病、结缔组织疾病等）。

（1）结核性胸膜炎：多见于青壮年患者，表现为胸痛，伴有干咳、低热、盗汗、消瘦等结核中毒症状。胸腔积液为草黄色渗出液，其成分以淋巴细胞为主，PPD 试验强阳性。胸膜活检阳性率达 60%～80%。

（2）类肺炎性胸腔积液：指肺炎、肺脓肿和支气管扩张感染引起的胸腔积液。患者多有发热、咳嗽、咳痰、胸痛等症状；血白细胞计数升高，中性粒细胞增加、核左移；胸部 X 线表现为先有肺实变的浸润影或肺脓肿和支气管扩张表现，然后出现胸腔积液。胸腔积液量一般不多，黄色、浑浊或为脓性，有核细胞数明显增多，以中性粒细胞为主。

（3）恶性胸腔积液：指恶性肿瘤侵犯胸膜引起的胸腔积液，常由肺癌、乳腺癌、胃肠道肿瘤、泌尿生殖系肿瘤和淋巴瘤等直接侵犯或转移至胸膜所致，也可由原发胸膜恶性间皮瘤引起。恶性胸腔积液多见于 45 岁以上的中老年患者，可有胸痛、咯血丝、消瘦等症状。胸腔积液多为血性、量大、增长迅速，CEA 或其他肿瘤标志物升高，乳酸脱氢酶（LDH）> 500IU/L。胸腔积液细胞学、胸膜活检、胸部影像学、支气管镜、胸腔镜等检查有助于诊断。

2. 结合本例患者的病史及既往治疗经过，应考虑何种病因？

（1）结核性胸膜炎：本例患者为青壮年，慢性起病，有胸痛伴有干咳，无低热、盗汗、消瘦等结核中毒症状，经外院抗结核治疗无效，与结核性胸膜炎表现不符。

（2）特殊疾病：本例患者有进食小龙虾史，外周血嗜酸性粒细胞明显增高，结合抗结核治疗效果不佳等特点，应该怀疑寄生虫相关疾病可能，尤其是肺吸虫病。肺吸虫病属于并殖吸虫，是常见的人畜共患寄生虫病。肺吸虫主要侵犯肺部，引起咳嗽、咳痰和咯血或痰中带血等症状，也可侵犯皮下组织、胸膜、肝、中枢神经系统等引起相应症状。肺吸虫致病主要是童虫或成虫在人体组织与脏器内移行、寄居造成机械性损伤，以及其代谢产物等抗原物质引起病理免疫反应。肺吸虫病除骨骼外几乎全身器官均可受累，由于侵犯部位不同，临床表现多样且无特异性：侵犯肺部可表现为咳嗽、胸腔积液；侵犯腹部可出现腹壁肿块、腹痛、腹水、肝脾大；侵犯关节可导致关节肿胀等。

二、临床确诊

综上所述，本病例可能的诊断为肺吸虫病，需要积极完善各项辅助检查以明确病因，如胸腔穿刺抽取胸腔积液检查、肺吸虫皮试、肺吸虫抗体、腹部皮下结节穿刺细胞学检查等。

临床信息

【辅助检查】

胸腔 B 超：双侧胸腔中量积液，右侧最深处约 4.8cm，左侧最深处约 4.9cm。

行胸腔穿刺，抽出淡黄色积液。胸腔积液细胞学检查见较多嗜酸性粒细胞；总蛋白（total protein, TP）53.60g/L，乳酸脱氢酶（LDH）165IU/L；蛋白定性试验阳性，有核细胞计数 9800×10^6/L，中性粒细胞百分比 20%，淋巴细胞百分比 75%，间皮细胞百分比 5%。

腹部皮下结节穿刺细胞学检查诊断肺吸虫。

疾控中心资料：肺吸虫皮试、肺吸虫抗体检测均阳性。

心脏彩超：心包腔内可见无回声区，左室后壁处深约 16mm，右室前壁处深约 7mm，考虑心包积液。

胸部 CT：双肺纹理增多、模糊；片状密度增高影，边缘模糊；双侧胸腔积液；双肺部分膨胀不全；心包积液；纵隔淋巴结增多，轻度增大（图 2-5-1-1）。

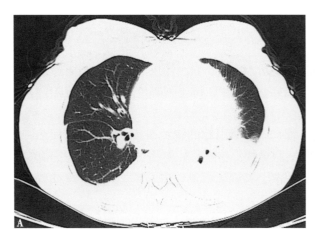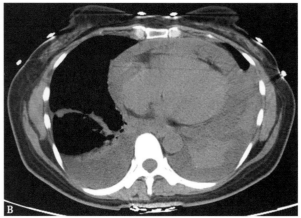

图 2-5-1-1 | 胸部 CT 表现
胸部 CT 可见双肺纹理增多、模糊，双侧胸腔积液，双肺部分膨胀不全，心包积液

最后诊断：肺吸虫病。

诊断依据：①患者有吃小龙虾的饮食史；②具有肺吸虫的临床表现，如游走性皮下包块、浆膜腔积液；③外周血及胸腔积液中嗜酸性粒细胞多；④肺吸虫抗原皮试阳性，肺吸虫抗体阳性；⑤皮下结节穿刺细胞学检查结果考虑肺吸虫。

患者于第 6 天开始接受吡喹酮治疗（0.5g 口服，一天 3 次，连用 3 天，停用 2 天为一个疗程），共 3 个疗程，同时给予双侧胸腔闭式引流，监测肝、肾功能及血常规。1 个月后，复查 B 超见胸腔积液及心包积液基本吸收，外周血嗜酸性粒细胞正常，腹部皮下结节明显缩小为蚕豆大的硬结，胸痛、胸闷、气喘等症状明显缓解。随访 1 年，未复发。

精要回顾与启示

肺吸虫病又称为并殖吸虫病，是一种以肺部病变为主的人兽共患寄生虫病。并殖吸虫种类很多，我国流行的主要为卫氏并殖吸虫。卫氏并殖吸虫呈暗红色，长 7.5～16mm，宽 4～8mm，背部隆起，腹部扁平，很像半粒红豆。其囊蚴寄生于蟹或蝲蛄内，人进食含有囊蚴的生或半生的蟹或蝲蛄后，囊蚴随之进入消化道，经消化液作用脱囊成为童虫。童虫的活动能力很强，加上所分泌的酶的作用，可穿过肠壁到腹腔浆膜表面匍匐游行，其中多数童虫沿肝表面向上移行，直接贯穿膈肌达胸腔，进入肺脏。童虫和成虫造成的机械性损伤、渗出性炎症或愈合过程中的纤维化和钙化以及虫体代谢产物等引起一系列免疫病理反应。

肺吸虫病的临床表现多样且无特异性，除骨骼外几乎全身器官均可受累。侵犯肺部可表现为胸痛、咳嗽、胸腔积液、痰中带血或烂桃样痰。其胸部影像学改变，除附壁结节空洞及空洞内发现条状高密度虫体影有一定诊断意义外，浸润性病灶和支气管周围炎样改变以及单发或伴发的胸膜炎与其他原因炎性病变相比并无特异性，极易造成漏诊和误诊。

（阮玉姝 胡 克）

参考文献

1. 陈建设，杜红，黄光全，等. 湖北省肺吸虫病血清流行病学调查分析. 公共卫生与预防医学，2008，193：22-25.

2. 王文泽，刘鸿瑞. 肺吸虫病临床病理分析. 中华病理学杂志，2004，43（32）：117-119.

3. 马俊. 吡喹酮治疗吸虫病的临床研究进展. 中国寄生虫病防治杂志，2005，184：313-314.

4. Vidamaly S，Choumlivong K，Keolouangkhot V，et al. Paragonimiasis：a common cause of persistent pleural effusion in Lao PDR. Trans R Soc Trop Med Hyg，2009，103（10）：1019-1023.

5. 李彦，孙黎，陈闯. 肺吸虫病 199 例误诊分析. 寄生虫病与感染性疾病，2010，8（1）：46-48.

第三章 间质性肺疾病

病例1 高热、胸痛、气喘伴肺部实变影

一、入院疑诊

（一）病例信息

【病史】

男性患者，43岁，自由职业者，患骨髓增生异常／骨髓增殖性肿瘤（myelodysplastic syndrome, MDS）伴粒细胞减少症1年，因高热伴胸痛2周于2011年3月30日入院。患者于入院半个月前出现高热，最高体温39.7℃，伴畏寒、右侧胸痛，偶有咳嗽、咳少量白黏痰。外院胸部CT示右肺中叶大片炎症，美罗培南抗感染治疗后，患者胸痛减轻，但仍有高热。入院时胸部HRCT提示肺部感染，结合患者有血液系统疾病、多次住院史，不排除真菌感染可能性，予利奈唑胺、亚胺培南／西司他丁钠、阿奇霉素及伊曲康唑抗感染1周。患者仍有高热，体温最高达40.0℃，并出现胸闷、气促；血气分析Ⅰ型呼吸衰竭；复查胸部CT未见明显好转。抗感染治疗药物调整为莫西沙星及替考拉宁抗细菌，醋酸卡泊芬净抗真菌，更昔洛韦抗病毒。2011年4月14日复查胸部CT示病变较前明显进展。

【体格检查】

体温38.6℃，心率102次／分，呼吸24次／分，血压116/73mmHg。神志清楚，中度贫血貌；右肺呼吸音低，两肺未闻干湿啰音；心律齐，未闻病理性杂音；腹部未见明显异常；双侧下肢无水肿。

【实验室检查】

血常规：WBC $6.3×10^9$/L，N% 58.0%，Hb 85g/L，PLT $241×10^9$/L。

尿常规正常。

生化：ALT 298.5U/L，AST 155.1U/L，肌酐（Cr）及血尿素氮（BUN）正常。

C反应蛋白（CRP）83.9mg/L，血沉（ESR）93mm/1h。

结核抗体阴性；血IgE正常。

血气分析（吸入氧浓度2L/min）：pH 7.47，PaO_2 69mmHg，$PaCO_2$ 32mmHg。

【影像学检查】

入院时胸部HRCT示右中上肺大片炎症伴实变影，右侧胸腔积液伴双侧胸膜增厚、粘连（图3-1-1-1）；

抗感染治疗 2 周后复查胸部 HRCT 示病变较前明显进展，可见双肺多发片状影及结节影，部分病变内可见支气管充气征，双侧少量胸腔积液（图 3-1-1-2）。

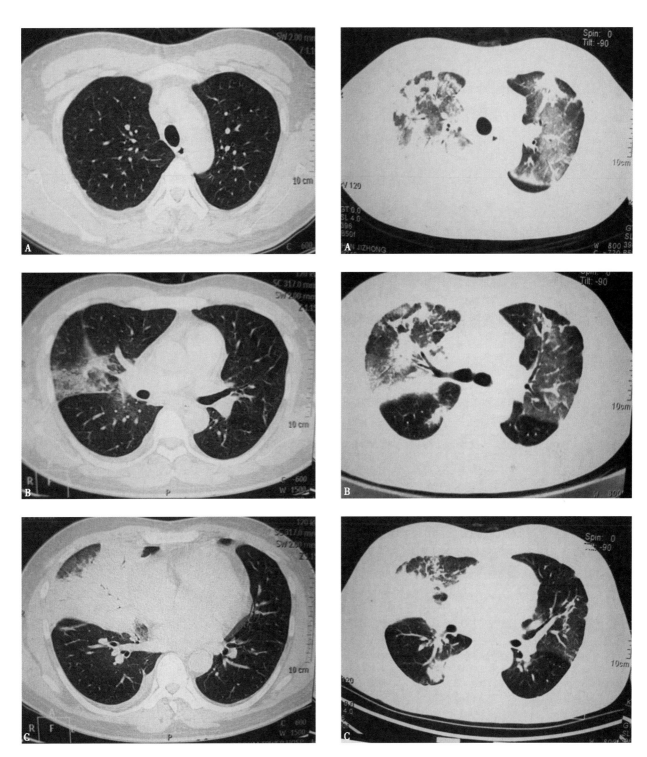

图 3-1-1-1 │ 入院时胸部 HRCT 表现
HRCT 示右中上肺大片炎症伴实变影、磨玻璃影，右侧胸腔积液伴双侧胸膜增厚粘连

图 3-1-1-2 │ 入院治疗 2 周后复查胸部 HRCT 表现
HRCT 示双肺以中上肺为主的多发实变影、结节影及磨玻璃影，部分病变内可见支气管充气征，双侧少量胸腔积液

（二）临床思辨

【临床特点】

1. 患者为中年男性，起病急，既往有骨髓增生异常／骨髓增殖性肿瘤（MDS/MPN）及粒细胞减少症1年。

2. 主要症状和体征为高热、胸痛、干咳、气喘，右肺呼吸音低。

3. 实验室检查显示贫血、肝功能损伤、CRP增高，ESR明显加快，血气分析提示Ⅰ型呼吸衰竭。

4. 病灶进展快，影像学检查见右上肺大片实变影、磨玻璃影伴右侧少量胸腔积液发展为双肺多发实变影、结节影及磨玻璃影，部分病变内可见支气管充气征，双侧少量胸腔积液。

5. 患者先后接受多种抗感染治疗，包括利奈唑胺、亚胺培南／西司他丁钠、阿奇霉素、替考拉宁、莫西沙星、伊曲康唑、醋酸卡泊芬净及更昔洛韦等，仍有高热，而且肺内病变有加重趋势，治疗无效。

【思辨要点】

临床上，肺部疾病的常见症状和体征包括发热、胸痛、咳嗽、气喘，双肺多发实变影、磨玻璃影、结节影。这些表现并无病因特异性，许多疾病均可表现为同样的症状和体征。

对疑似感染性肺疾病者，在确立诊断的过程中首先需要思考以下问题：本病例是不是感染？如果是感染，可能是哪种感染病原？

根据患者临床表现及各项检查结果，首先考虑为肺部感染，结合患者有血液系统疾病、多次住院史及影像学改变，需要考虑细菌及真菌感染。患者曾先后使用氟喹诺酮类、碳青霉烯类、大环内酯类、利奈唑胺、替考拉宁、伊曲康唑及卡泊芬净等抗感染药物，所覆盖的病原体包括肺炎链球菌、流感嗜血杆菌、金黄色葡萄球菌、非典型病原（肺炎支原体、肺炎衣原体和军团菌）、革兰阴性菌（肺炎克雷伯菌、铜绿假单胞菌、鲍曼不动杆菌等）和厌氧菌等，但治疗2周病情未见好转，复查胸部CT提示病灶进展，由右上肺实变影发展为双肺广泛磨玻璃影、实变影及结节影。所用抗菌药物未覆盖的病原体包括病毒（巨细胞病毒、EB病毒）、真菌（肺孢子菌）和个别细菌（结核分枝杆菌）等。此外，需要重点排查相关非感染性疾病。

1. 感染性疾病

（1）病毒感染：本例患者有MDS及粒细胞减少症病史，细胞免疫功能受抑制，不能排除患巨细胞病毒性肺炎和EB病毒性肺炎的可能。病毒性肺炎外周血WBC多表现为正常或降低，病情要么短期内迅速加重，发展为重症肺炎，甚或急性呼吸窘迫综合征（ARDS），要么呈自限性，逐渐好转，很少呈迁延状态或亚急性过程。胸部HRCT可表现为双肺弥漫性磨玻璃影、实变影（图3-1-1-3、图3-1-1-4）。对于本病例，可做巨细胞病毒及EB病毒DNA检查及相关病毒抗体检查以进一步排除。

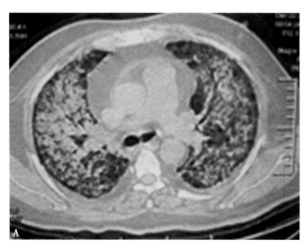
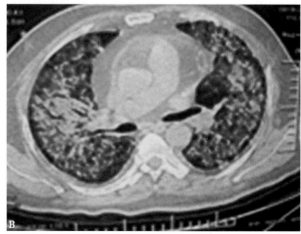

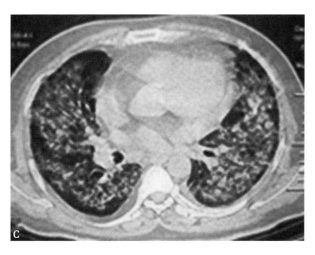

图 3-1-1-3 │ 巨细胞病毒肺炎胸部影像学表现

女性患者，46 岁，咳嗽 1 个月余，高热伴胸闷、气喘 1 周，患白血病化疗后 1 个月余。胸部 HRCT 示双肺弥漫性实变影，沿支气管血管束分布。血清及支气管肺泡灌洗液中巨细胞病毒 DNA 明显增高，诊断为巨细胞病毒性肺炎

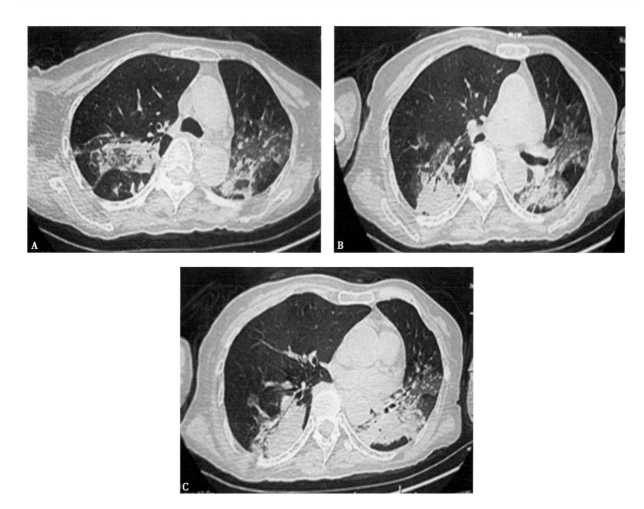

图 3-1-1-4 │ EB 病毒性肺炎 HRCT 表现

女性患者，58 岁，高热伴咳嗽 10 余天，患糖尿病 10 余年。胸部 HRCT 示双肺实变影、磨玻璃影。支气管肺泡灌洗液 EB 病毒 DNA 明显增高，诊断为 EB 病毒性肺炎

（2）真菌感染：真菌感染常继发于免疫功能低下和粒细胞缺乏状态，主要病原体为曲霉菌和肺孢子菌。

　　肺曲霉菌病：典型的曲霉菌感染表现为结节影、空洞影、实变影，可有晕轮征和新月征改变，也可见空洞（图3-1-1-5）。本例患者有MDS/MPN及粒细胞减少症病史，曾高度怀疑曲霉菌感染，但先后使用伊曲康唑及卡泊芬净治疗后未见好转，虽然不符合曲霉菌感染的特点，但仍须进行G试验、GM试验、反复痰真菌培养，必要时行支气管肺泡灌洗液（BALF）培养以及经支气管肺活检（TBLB）病理以排除曲霉菌感染。

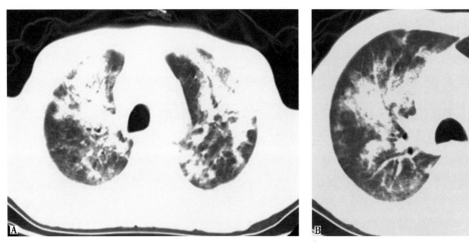

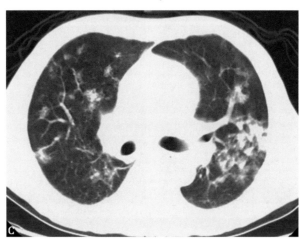

图3-1-1-5 | 侵袭性肺曲霉菌病HRCT表现

女性患者，62岁，发热、咳嗽伴胸闷、气喘1周。胸部HRCT示双肺多发性实变影、结节影，沿支气管血管束分布，以双侧中上肺为主。GM试验阳性，痰真菌培养曲霉菌阳性，确诊为侵袭性肺曲霉菌病

　　肺孢子菌肺炎（PCP）：当患者出现发热、干咳、呼吸困难的临床表现，双肺出现弥漫性磨玻璃影、实变影，同时伴有细胞免疫功能低下，要考虑PCP。PCP是在AIDS患者中首先发现的，是AIDS患者最常见和最严重的机会性感染。AIDS合并PCP患者可出现发热、胸闷、气喘，肺部常无阳性体征，外周血CD4$^+$T淋巴细胞计数明显降低，血气分析提示低氧血症或Ⅰ型呼吸衰竭，乳酸脱氢酶（LDH）及β-D-（1、3）-葡聚糖增高，肺通气及弥散功能障碍，HIV抗体阳性。AIDS合并PCP的典型胸部HRCT表现为两侧肺门周围对称性磨玻璃影、实变影、结节影，由肺门向外周肺野发展并有融合趋势，可伴有不同程度网状影或小叶间隔增厚，可形成铺路石征，伴有纵隔淋巴结肿大，部分可见肺气囊、少量胸腔积液、牵拉性支气管扩张等征象（图3-1-1-6）。该病的确诊依靠病原学检查，可通过深部痰液、BALF、肺活检病理检查找到肺孢子菌。本例患者有血液系统基础病，有细胞免疫功能抑制，应详细询问有无治游史、输血史等特殊病史，可查CD4$^+$T淋巴细胞计数、LDH、β-D-(1、3)-葡聚糖及HIV抗体以进一步排除。除了AIDS外，长期应用糖皮质激素和免疫抑制剂、进行化疗/放疗以及器官移植的患者，若发热、干咳、胸痛、呼吸困难等症状，胸部HRCT显示磨玻璃影伴实变影、囊性改变

（图 3-1-1-7），CD4 $^+$ T 淋巴细胞计数明显降低、LDH 增高、β-D-(1，3)- 葡聚糖增高，应高度怀疑 HIV 阴性 PCP。本例患者有血液系统疾病，不排除细胞免疫功能抑制后 HIV 阴性的 PCP，可行 CD4 $^+$ T 淋巴细胞计数、LDH、β-D-(1，3)- 葡聚糖检查，必要时行支气管肺泡灌洗（BAL）及经支气管肺活检（TBLB）进一步排查。

念珠菌感染：念珠菌所致原发性肺感染的概率很低，诊断难度大，多为导管相关性或抗菌药物所致的二重感染，罕见原发感染。本例患者未留置体内导管，且使用对念珠菌敏感的伊曲康唑及卡泊芬净治疗无效，故念珠菌感染的可能性较小。

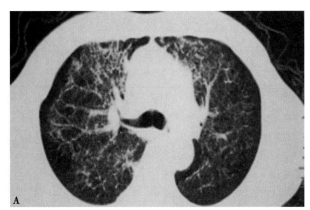
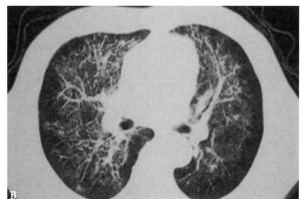
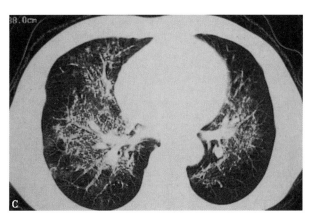

图 3-1-1-6 ｜ 肺孢子菌肺炎 HRCT 表现

男性患者，50 岁，发热伴胸闷、气喘 1 个月。胸部 HRCT 示两肺沿支气管血管束的网状实变影。HIV 阳性，TBLB 病理为肺孢子菌感染，确诊为 AIDS 合并 PCP

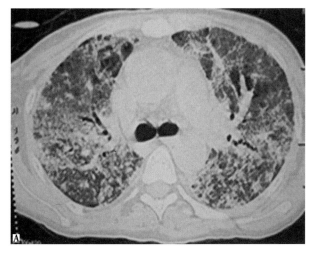
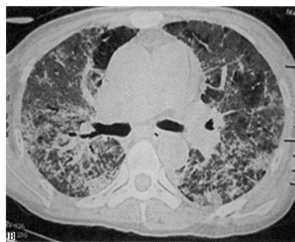

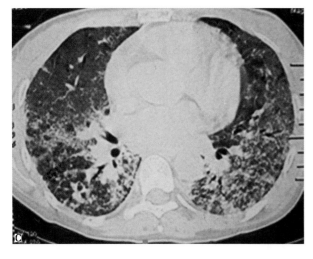

图 3-1-1-7 | 肺孢子菌肺炎 HRCT 表现

女性患者，30 岁，高热伴咳嗽半个月，有肾移植手术史。胸部 HRCT 示双肺弥漫性磨玻璃影、实变影、结节影及囊性改变。TBLB 病理确诊 PCP

（3）肺结核：是呼吸系统的常见病、多发病。常见症状有低热、盗汗、咳嗽、咯血、消瘦、乏力等。影像学表现有多形态、多部位及多钙化的特点。胸部 HRCT 示多发性结节影、实变影，可伴有空洞、胸腔积液、纵隔淋巴结肿大等改变。临床上有一些肺结核患者，可表现为发热、干咳、胸闷、气喘，胸部 HRCT 出现类似间质性肺炎改变，两肺弥漫性磨玻璃影、实变影、结节影，沿支气管血管束的网状影，痰检结核分枝杆菌常为阴性，经常被误诊为间质性肺炎（图 3-1-1-8），需要 TBLB 病理以明确诊断。本例患者胸部 HRCT 两周内明显进展，不符合肺结核较慢的发展病程，但仍要加强排查，可反复查痰找抗酸杆菌以及查血清结核抗体、血沉、T 淋巴细胞刺激 γ- 干扰素释放试验、PPD 试验，必要时行 BALF 及 TBLB 检查以排除。

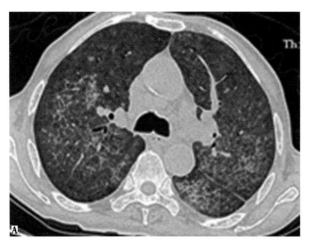

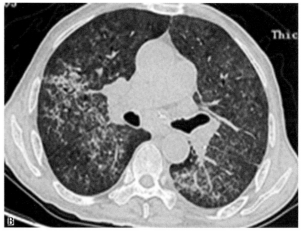

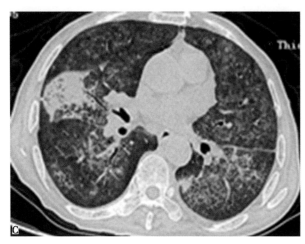

图 3-1-1-8 | 肺结核 HRCT 表现

男性患者，74 岁，发热 4 个月，咳嗽、活动后气喘 1 个月。胸部 HRCT 示两肺弥漫性磨玻璃影、结节影，右下叶实变影。肺穿刺活检示肉芽肿改变，诊断为肺结核

2. 非感染性疾病　对于本例患者，要确定是否为非感染性疾病，首先要与风湿免疫病等所致的继发性间质性肺炎、恶性肿瘤（淋巴瘤、肺泡细胞癌）、间质性肺疾病（机化性肺炎、肺泡蛋白沉积症、过敏性肺炎、急性间质性肺炎等）、弥漫性肺泡出血、肺水肿等进行鉴别。

（1）风湿免疫病：临床表现除发热外，往往伴有肾、关节、皮肤、肌肉和血液等多系统损伤，单一累及肺组织者少见，自身抗体、免疫功能等一项或多项检查结果可呈阳性。当累及肺组织时，大多表现为双肺弥漫性间质损伤或弥漫性肺泡出血（图 3-1-1-9）。本例患者发病呈现亚急性发展，抗感染治疗无效，虽然无多系统损害，但仍需检查自身抗体、抗中性粒细胞胞质抗体、免疫球蛋白亚型、血沉、尿常规及肾功能等以排除之。

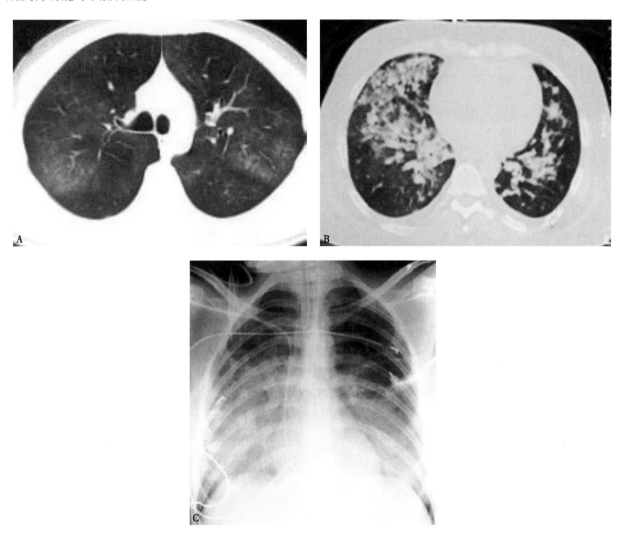

图 3-1-1-9 | 系统性红斑狼疮伴发弥漫性肺泡出血胸部影像学表现

女性患者，42 岁，咯血伴气喘 10 余天，有系统性红斑狼疮病史 10 余年。胸部 HRCT（A、B）及 X 线片（C）示双肺弥漫性磨玻璃影、实变影、结节影。诊断为系统红斑狼疮伴发弥漫性肺泡出血

（2）肿瘤

淋巴瘤：是起源于淋巴结和淋巴组织的血液系统恶性肿瘤，可分为霍奇金淋巴瘤和非霍奇金淋巴瘤两大类。其发生大多与免疫应答过程中淋巴细胞增殖分化产生某种免疫细胞恶变有关，也属于免疫系统恶性肿瘤。由于淋巴结和淋巴组织遍布全身且与单核 - 巨噬细胞系统、血液系统相互沟通，故淋巴瘤可以发生在身体任何部位。肺部也是淋巴瘤侵犯的常见部位。淋巴瘤侵犯肺部的临床表现为发热、咳嗽、胸闷、气喘等，胸部 HRCT 变现为多发性结节影、大片实变影（图 3-1-1-10），经常被误诊为肺部感染，须行肺穿刺病理检查（图 3-1-1-11）以明确诊断。本例患者临床发展过程呈亚急性，2 周后病灶即从右

上肺大片实变影发展为双肺弥漫性实变影、磨玻璃影，比一般淋巴瘤进展快，但仍需要肺穿刺病理检查来明确。

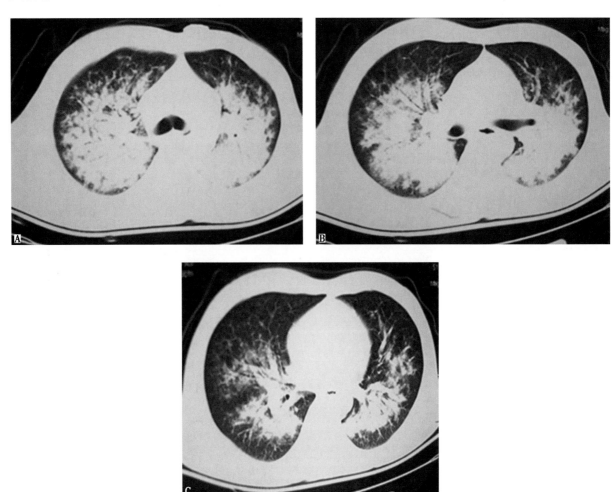

图 3-1-1-10 │ NK/T 细胞淋巴瘤 HRCT 表现

男性患者，39 岁，间断高热 4 个月，咳嗽伴胸闷、气喘 1 个月余。胸部 HRCT 示双肺以肺门为中心的大片实变影、磨玻璃影，支气管血管束增粗。肺穿刺活检病理示 NK/T 细胞淋巴瘤

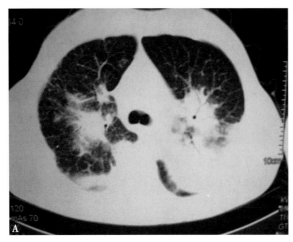
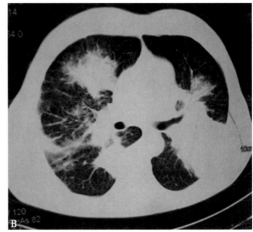

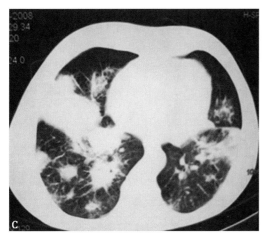

图 3-1-1-11 │ 淋巴瘤胸部 HRCT 表现

男性患者，53 岁，胸闷、气喘半年，加重伴咳嗽 2 周。胸部 HRCT 示双肺多发实变影、磨玻璃影、结节影。肺穿刺活检病理示淋巴瘤

　　细支气管肺泡细胞癌（BAC）：是肺腺癌的一种特殊亚型，又称细支气管肺泡癌，多见于女性。癌细胞沿细支气管、肺泡管和肺泡壁生长，不侵犯肺泡间隔。根据影像学表现，肺泡细胞癌可分为结节型和弥漫型两类，后者形态类似肺炎，可出现磨玻璃影、实变影、多发性结节影，在实变影中可见支气管充气征、枯树枝征，病变按叶或段分布（图 3-1-1-12、图 3-1-1-13）。BAC 的临床表现差异很大，主要与其细胞来源和形态学类型有关。临床症状主要为咳嗽、咳大量白黏痰、胸闷、气喘、呼吸困难，伴感染时有发热。BAC 具有惰性发展趋势，早期生长可相当缓慢，影像学表现可稳定数年不变化。本例患者的胸部影像学表现类似于 BAC，但病情发展较快，2 周就有明显变化，故基本可排除 BAC，但仍需肺活检病理结果证实。

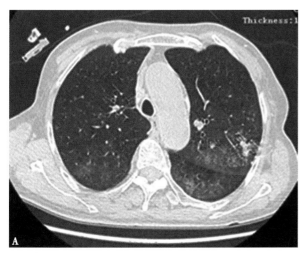

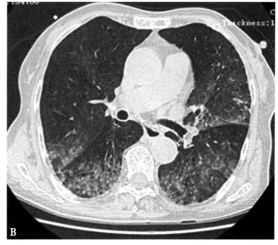

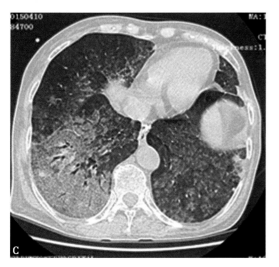

图 3-1-1-12 │ 肺泡细胞癌 HRCT 表现

女性患者，73 岁，咳嗽 4 个月，加重伴活动后气喘半个月。胸部 HRCT 示双肺弥漫性磨玻璃影、结节影，右下肺融合成实变影。CT 引导下经皮肺穿刺活检病理示肺泡细胞癌

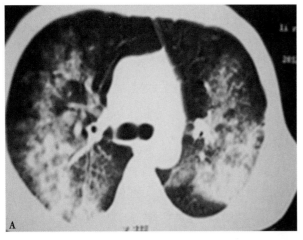
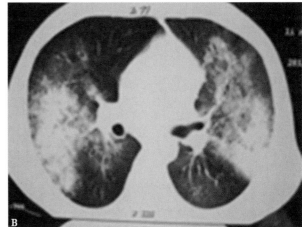
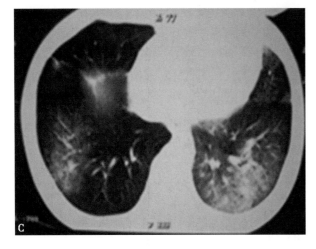

图 3-1-1-13 | 肺泡细胞癌 HRCT 表现

男性患者，46 岁，反复发热、咳嗽、胸闷气喘 1 年余。胸部 HRCT 示双肺弥漫性磨玻璃影、实变影。CT 引导下经皮肺穿刺活检示肺泡细胞癌

（3）间质性肺疾病

隐源性机化性肺炎（COP）：是以肺泡内、肺泡管、呼吸性细支气管及终末细支气管腔内有机化性肉芽组织为病理特点，对糖皮质激素反应良好的间质性肺疾病。胸部 HRCT 示多发性肺泡实变影、磨玻璃影，可伴有支气管充气征，病变部分可有游走，也可表现为不规则形条索阴影，沿支气管血管束分布（图 3-1-1-14、图 3-1-1-15）。临床症状有发热、咳嗽、胸闷、气喘，肺部可闻及爆裂音，病程一般为亚急性发展。本例患者的临床特征、影像学特点及发展过程与 COP 极为相似，目前急需肺活检病理检查以进一步明确诊断。

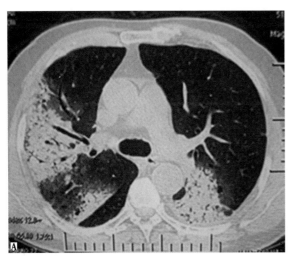
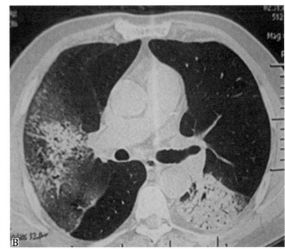

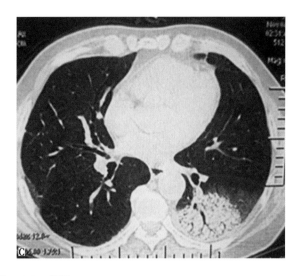

图 3-1-1-14 | 隐源性机化性肺炎 HRCT 表现

男性患者，71 岁，发热伴咳嗽、咳痰 6 个月余，加重伴气喘 1 个月余。胸部 HRCT 示双肺多发性肺泡实变影、磨玻璃影，可伴有支气管充气征。CT 引导下经皮肺穿刺病理示 COP

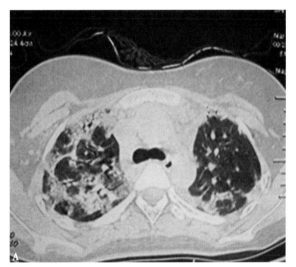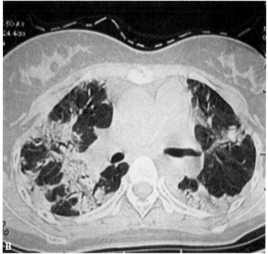

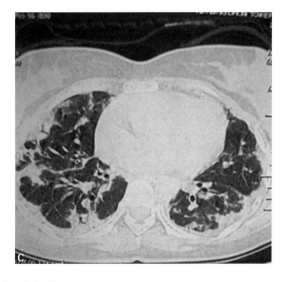

图 3-1-1-15 | 隐源性机化性肺炎 HRCT 表现

女性患者，19 岁，反复咳嗽、气喘 1 个月余。胸部 HRCT 示不规则形条索阴影、实变影，沿支气管血管束分布。CT 引导下经皮肺穿刺病理示 COP

　　肺泡蛋白沉积症（PAP）：是以肺泡及终末呼吸性细支气管内富含类似肺泡表面活性物质的脂蛋白样物质沉积为特点的少见肺部疾病，90% 以上为特发性，主要是由于患者体内粒细胞 - 巨噬细胞集落刺激因子（GM-CSF）自身抗体导致肺泡 - 巨噬细胞成熟障碍，对表面活性物质的清除能力下降，使得正常表面活性物质在肺泡内积聚过多所致。临床症状、体征与胸部影像学表现不平行是该病的特征之一。临床症状有咳嗽、气喘、呼吸困难等；约 1/2 患者为隐袭起病，可无症状；少数病例可有低热和咯血；体格检查一般无特殊阳性发现。胸部 HRCT 可呈磨玻璃影、斑片状阴影，伴小叶内间隔和小叶间间隔增厚，呈铺路石征，病变对称或不对称性，有时可见支气管充气征，病变与周围肺组织间常有明显界限且边界不规则，形成较具特征性的地图样改变（图 3-1-1-16、图 3-1-1-17）。BALF 中以巨噬细胞为主，也可以淋巴细胞为主，PAS 染色阳性。本例患者的临床特征、影像学特点与 PAP 有部分相似之处，但 PAP 发展过程较慢，临床症状相对较轻，而本例患者症状较重，且胸部 HRCT 进展较快，不符合 PAP 的临床特点，可予以 BALF 检查以排除。

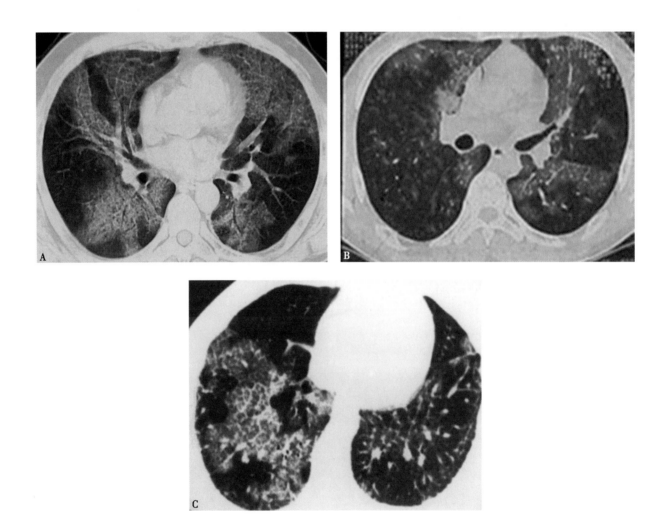

图 3-1-1-16｜肺泡蛋白沉积症 HRCT 表现

男性患者，45 岁，活动后气喘 1 年，加重 1 个月。胸部 HRCT 示双肺磨玻璃影、斑片状阴影，伴小叶间间隔增厚，呈铺路石征及地图样改变。BALF 示 PAS 染色阳性，确诊为 PAP

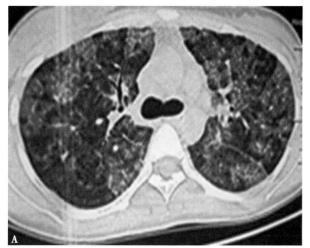
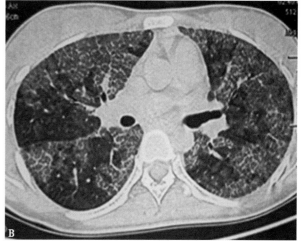
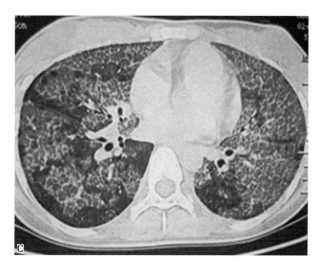

图 3-1-1-17 | 肺泡蛋白沉积症 HRCT 表现

女性患者，21 岁，活动后气喘 3 年，加重 1 个月。胸部 HRCT 示双肺弥漫性磨玻璃影、斑片状阴影，伴小叶间隔增厚，呈铺路石征、地图样改变。BALF 示 PAS 染色阳性，确诊为 PAP

过敏性肺炎（HP）：也称外源性过敏性肺泡炎（EAA），是一组由于个体反复吸入外界某些具有抗原性的有机粉尘所引起的变态反应性肺部炎症，以间质性肺炎、细胞性细支气管炎和肉芽肿为病理特征。HP 代表一组疾病，原因各异，但发病机制、病理、临床表现、影像学、治疗和预后相似，故亦可称之为症状群。HP 可分为急性、亚急性和慢性 3 种。其主要临床症状为呼吸困难、咳嗽、咳痰、发热、体重减轻；血气分析为低氧血症；肺功能检查显示限制性通气功能障碍及气体交换障碍；胸部 HRCT 主要表现为双肺弥漫性磨玻璃影、斑片影、小叶中心性结节影、马赛克征和网格影或伴蜂窝肺；BALF 示肺泡淋巴细胞增加；TBLB 病理表现为淋巴细胞浸润为主的肺泡炎、非干酪性坏死性肉芽肿及间质性肺炎。急性 HP 的 HRCT 表现为双肺磨玻璃阴影、斑片状阴影，边缘模糊，密度及分布不均，短时间内病灶位置变化大且具有游走性（图 3-1-1-18）。亚急性 HP 的 HRCT 表现为弥漫性分布的小叶中心性结节影，边缘不清，斑片状磨玻璃影，气体陷闭征与肺囊性改变。慢性 HP 的 HRCT 表现为网格状、蜂窝状纤维索条影（为肺间质纤维化改变）。本例患者的胸部 HRCT 表现与急性 HP 类似，疾病发展过程类似于亚急性改变，但无抗原吸入史，还需 BALF 及 TBLB 进一步排除。

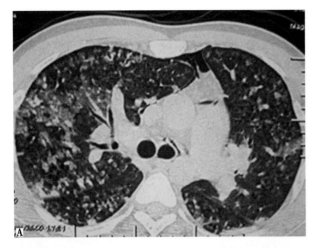
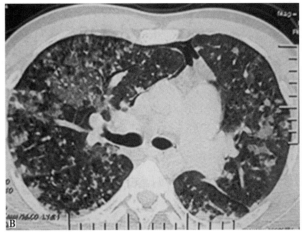
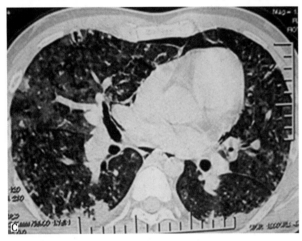

图 3-1-1-18 | 急性过敏性肺炎胸部 HRCT 表现
男性患者，28 岁，咳嗽、气喘、呼吸困难 1 天，有油漆吸入史。胸部 HRCT 示双肺弥漫性磨玻璃影、实变影及边界不清的结节影。TBLB 病理示肉芽肿和淋巴细胞性细支气管炎，诊断为急性 HP

急性间质性肺炎（acute interstitial pneumonia，AIP）：为一种原因不明的急性进行性间质性肺炎，既往称为 Hammer-Rich 综合征或特发性 ARDS。大多数患者起病急剧（数日至数周内），表现为突然发热、干咳，继发感染时可有脓痰，伴有胸闷、进行性呼吸困难。胸部 HRCT 表现为双肺弥漫性高密度磨玻璃影、实变影，继之发展为牵拉性支气管扩张和蜂窝肺（图 3-1-1-19）。临床上，此类患者多需要机械通气维持，病死率极高（> 60%），多数患者在 1～2 个月内死亡。本病例病程为亚急性状，虽然有低氧血症，但不似 AIP 发展迅速，也不需要机械通气，可暂不考虑 AIP 诊断，但必要时可行病理检查排除之。

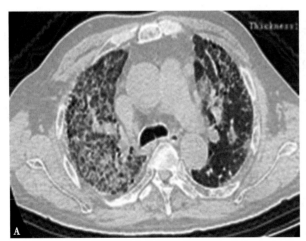
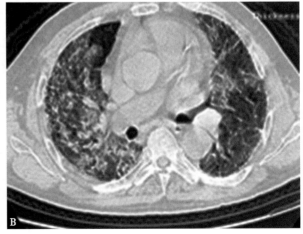

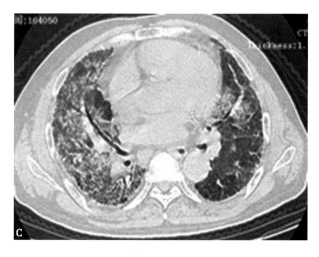

图 3-1-1-19 | 急性间质性肺炎胸部 HRCT 表现

女性患者，65 岁，高热、气喘 6 天，既往身体健康。胸部 HRCT 示双肺弥漫性磨玻璃样实变影、网状影，牵拉性支气管扩张。诊断为 AIP

（4）弥漫性肺泡出血综合征（diffuse alveolar hemorrhage syndrome, DAHS）：是以咯血、贫血和弥漫性肺泡浸润或实变为特征的临床综合征，临床少见，但病情凶险，常威胁患者生命。DAHS 起病急骤，临床表现为发热、咳嗽、咯血、气短，并出现贫血和低氧血症。胸部 HRCT 表现为两肺或单侧肺弥漫性肺泡充填性、融合性实变阴影（图 3-1-1-20）。支气管肺泡灌洗可见多肺段回收液呈血性，出血 48 小时后吞噬含铁血黄素肺泡巨噬细胞比例＞ 20%，普鲁蓝染色阳性。

DAHS 可见于病因和发病机制完全不同，而临床表现却非常相似的一组异质性疾病，针对不同疾病采取的治疗措施不同，其预后也截然不同。DAHS 治疗首先是针对基础疾病的治疗，在急性期，大剂量肾上腺皮质激素是首选方案，有低氧血症者需机械通气呼吸支持，同时须进行抗感染和支持治疗。本例患者的 HRCT 表现与 DAHS 相似，但无咯血和贫血表现，可复查血常规及 BALF 以排除之。

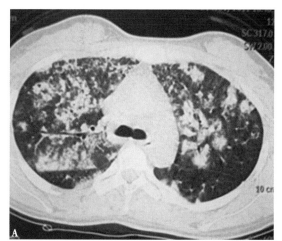
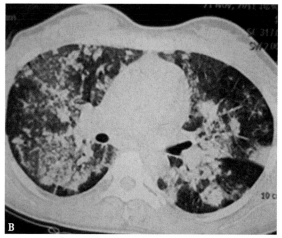
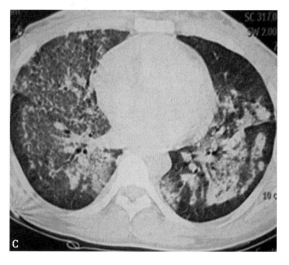

图 3-1-1-20 | 弥漫性肺泡出血综合征胸部 HRCT 表现

女性患者，24 岁，咯血伴胸闷、气喘 10 余天。胸部 HRCT 示双肺弥漫性磨玻璃影、实变影、结节影。Hb 70g/L。诊断为 DAHS

（5）肺水肿（PE）：是指由于各种原因引起肺血管外液体量过度增多蓄积于肺间质和（或）肺泡内，形成间质性和（或）肺泡性肺水肿。临床表现为呼吸困难，咳嗽、咳白色或血性泡沫痰，两肺散在湿啰音。肺水肿的影像学表现可分为间质性和肺泡性两种。肺泡性肺水肿影像学表现为小叶中心型腺泡状阴影，不规则、相互融合的模糊实变影，双肺内中带分布，或局限于一侧或一叶，典型者表现为从肺门两侧向外扩展，逐渐变淡，形成典型的蝴蝶状阴影，可伴有胸腔积液（图3-1-1-21、图3-1-1-22）。肺水肿患者经强心、利尿等治疗，症状可迅速缓解。本病例与肺泡性肺水肿相似，HRCT示双肺磨玻璃影、实变影及少量胸腔积液，临床症状有胸闷、气喘，但肺水肿病情发展快，且有脑钠肽（BNP）增高，利尿消肿治疗可快速缓解症状，而本例患者无心肺基础疾病，BNP正常，故基本可排除肺水肿。

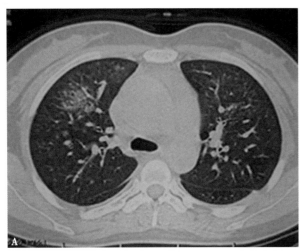
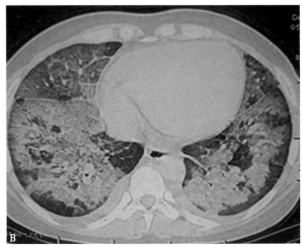

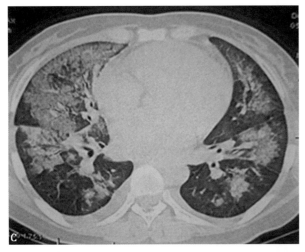

图3-1-1-21 | 肺水肿胸部HRCT表现

女性患者，21岁，咳嗽、气喘1个月，加重1天。胸部HRCT示双肺弥漫性磨玻璃影、实变影，伴小叶间隔增厚，以中下肺为主，双侧少量胸腔积液。BNP 900pg/ml。经利尿治疗后病变明显吸收。诊断为肺水肿

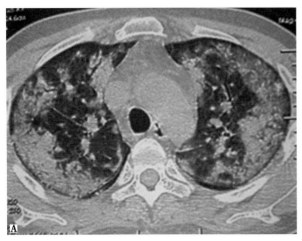
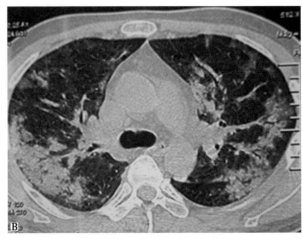

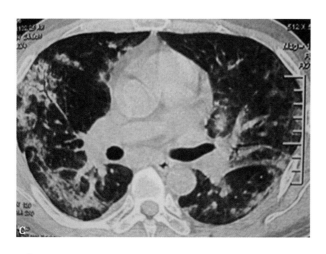

图 3-1-1-22 | 肺水肿胸部 HRCT 表现

女性患者，39 岁，呼吸困难 2 天。胸部 HRCT 示双肺弥漫性磨玻璃样实变影、小叶中心型结节影。BNP 2100pg/ml。经利尿后病变明显吸收。诊断为肺水肿

综上所述，本病例为由细菌、病毒和真菌引起感染的概率很小，但还不能排除结核分枝杆菌、非结核分枝杆菌或诺卡菌等特殊病原菌引起的感染，并且需要进一步完善相关检查，排除可能的非感染性因素所致疾病。

二、诊治过程

（一）临床信息

【实验室检查】

1. 一般检查

血常规（多次检查）：WBC(6.3~14.2)×10⁹/L，N% 58.0%~83.6%，Hb 85~9.2g/L，PLT 正常。ESR 93~106mm/1h。

肝功能：①入院时，ALT 298.5U/L，AST 155.1U/L；②保肝治疗后，ALT 103U/L，AST 72U/L。

2. 免疫相关检查　自身抗体（包括抗中性粒细胞胞质抗体、抗核抗体、抗可提取核抗原多肽抗体谱、抗 dsDNA 抗体、抗 Sm 抗体、抗线粒体抗体）阴性；血清补体、类风湿因子、免疫球蛋白和 IgE 水平正常。

3. 感染相关检查　降钙素原（PCT）0.42μg/ml；CRP 83.9mg/L；PPD 试验、T-SPOT 均阴性；血清病原抗体（包括梅毒螺旋体、结核分枝杆菌、肺炎支原体、肺炎衣原体、军团杆菌、包虫等）均阴性；真菌检测（G 试验和 GM 试验）均为阴性；EB 病毒和巨细胞病毒 DNA 及抗体 IgM 均为正常。支气管肺泡灌洗液（BALF）病毒核酸检测均阴性（包括流感病毒、腺病毒、呼吸道合胞病毒感染、鼻病毒等 15 种）。血培养 2 次，均阴性。痰病原检测（包括普通细菌、真菌、抗酸染色和寄生虫）5 次，均阴性；大便抗酸染色和寄生虫检测均阴性；人类免疫缺陷病毒（HIV）抗体阴性。

4. 肿瘤相关检查　血清肿瘤标志物（包括 NSE、CA72-4、CAl99、CAl25、CAl53、PSA 和 CEA）均正常，痰查肿瘤细胞阴性。

5. 血气分析（吸入氧浓度 2L/min）　pH 7.47，PaO₂ 61mmHg，PaCO₂ 32mmHg。

【支气管镜检查】

双肺各叶段支气管通畅（图 3-1-1-23），未见气管、支气管内明显异常。BALF 细胞总数 0.45×10⁶/ml，中性粒细胞百分比 45.5%，淋巴细胞百分比 50.0%。

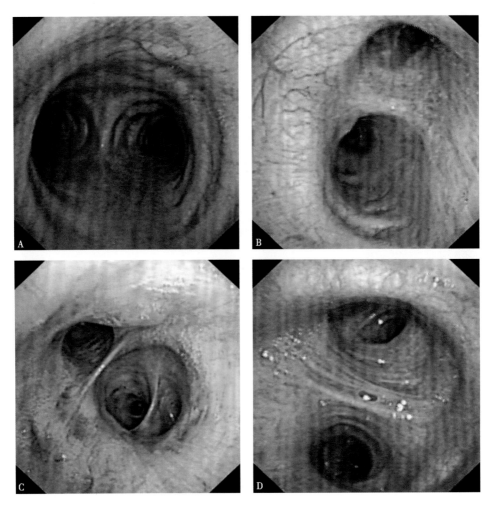

图 3-1-1-23 ｜ 支气管镜检查镜下表现

A. 气管隆嵴；B. 右主支气管；C. 右中间段支气管；D. 左主支气管

【影像学检查】

经常规抗感染治疗后，复查胸部 HRCT 可见双肺多发病灶加重（图 3-1-1-2）。

（二）临床思辨

患者入院后所做系列检查显示：①血沉较入院前明显增快，提示原有病变仍在加重；②自身抗体检测均阴性，结合临床表现，基本可排除风湿免疫病；③支气管镜检查见肺内气道通畅，未见任何阻塞征象，刷片未找到抗酸杆菌及脱落细胞，故基本可以排除因肿瘤、感染、结核等阻塞性原因导致的阻塞性肺炎；④ BALF 分类淋巴细胞比例增高；⑤胸部 HRCT 示右上肺实变影发展为双肺多发实变影、结节影及磨玻璃影，病灶游走；⑥常规病原学检查均阴性；⑦多次血气分析示低氧血症；⑧抗感染治疗无效。这些表现不支持感染性肺疾病诊断，故考虑本病例为非感染性疾病可能性大，且高度怀疑为特发性间质性肺炎（IIP），特别是 COP 可能性大。

三、临床确诊

（一）临床信息

CT 引导下右上肺穿刺活检病理示肺泡腔内纤维蛋白球形成，肺泡管和细支气管内成纤维细胞呈息肉状延伸（机化），伴纤维素样红染物质，肺泡间隔略增宽，散在淋巴细胞、浆细胞浸润，符合急性纤维素性机化性肺炎（acute fibrinous and organizing pneumonia，AFOP）表现（图 3-1-1-24）。

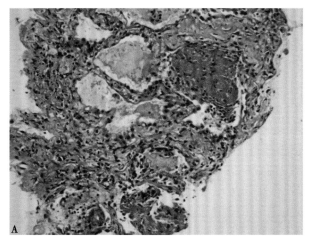
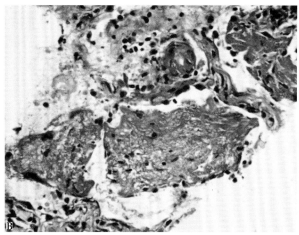

图 3-1-1-24 | 经皮肺穿刺活检以及经支气管肺活检病理表现
肺泡腔内可见大量纤维蛋白球形成、机化组织和炎性细胞浸润（A. HE 染色，200×；B. HE 染色，400×）

最后诊断：急性纤维素性机化性肺炎。

经甲泼尼松龙 160mg/d 静脉滴注治疗 5 天，减为 80mg/d 治疗 5 天，再减为 40mg/d 治疗 3 天，再改为泼尼松 40mg/d 口服。激素治疗 1 个月后，患者临床症状明显好转，无胸痛、胸闷、气喘，复查肝功能、CRP、ESR 及血气分析均正常，胸部 CT 显示实变影、结节影明显吸收，遗留有少许片状影和索条影（图 3-1-1-25）。

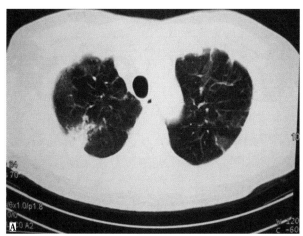
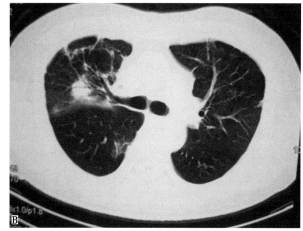
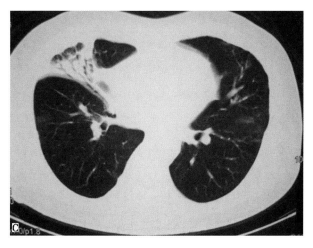

图 3-1-1-25 | 激素治疗 1 个月后复查胸部 CT 表现

（二）临床思辨

AFOP 呈急性或亚急性起病，最早由 Beasley 等提出。他们对一组（17 例）急性 / 亚急性肺损伤患者进行开胸活检或尸检，病理分析后发现一种新的急性弥漫性肺损伤类型，其共同病理特征为肺泡腔内纤维蛋白球形成，肺泡管和细支气管内可见机化性肺炎（OP）时出现的机化组织，而无肺泡内透明膜形成，不伴有明显嗜酸性粒细胞浸润。这些病理特征不同于弥漫性肺泡损伤（DAD）、COP、嗜酸性粒细胞性肺炎（eosinophils pneumonia，EP），故 Beasley 等将其命名为 AFOP。

引起 AFOP 的病因多种，包括特发性和继发性原因，如结缔组织疾病、细菌感染、病毒感染、慢性肾功能不全、药品不良反应、淋巴瘤、糖尿病、器官移植等，也可能与环境暴露有关。从 Beasley 等报道后，Hwang 等和 Cincotta 等先后报道了两组急性肺损伤患者，其肺组织病理也同样存在 AFOP 特征。

AFOP 中纤维素球形成的机制尚不明确，可能与 DAD 中形成透明膜的机制类似。纤维素球及透明膜均源于肺泡毛细血管血浆中的纤维蛋白。肺泡损伤后，毛细血管内的蛋白浆液渗进肺泡腔内，水分在通气过程中干燥、吸收，纤维蛋白贴附沉着于肺泡内壁，形成嗜伊红均质透明膜，形成的纤维素球与此相似。因此，AFOP 可能与肺泡壁毛细血管损伤及出血有关。

AFOP 的临床表现与急性肺损伤相似，但缺乏特异性。AFOP 多呈急性或亚急性过程，临床症状为进行性气喘、咳嗽、发热、胸痛、咯血。肺部听诊可闻及捻发音或帛裂音（Velcro 音）。实验室检查可有 WBC 计数、CRP 增高；血气分析主要为低氧血症；肺功能检查主要为限制性通气功能障碍及弥散量减低；影像学表现主要为呈两肺弥漫性、斑片状分布的实变影、结节影、磨玻璃影，伴有支气管充气征，还可表现为小叶间隔增厚、铺路石征、网格状，病变变化快，可从单侧进展成双侧，病变可游走，少数可有胸腔积液，无纵隔和肺门淋巴结肿大。若单纯抗感染治疗，病灶通常进展、扩大，使用激素治疗后病变吸收、好转。亚急性 AFOP 对糖皮质激素治疗的反应较好，预后较好，几乎所有患者都不需要机械通气。急性 AFOP 临床表现为成人 ARDS 症状，病理表现为典型 DAD，几乎所有患者都需要机械通气辅助治疗，预后不佳。机械通气是唯一的与预后相关的因素。有些学者将 AFOP 分为亚急性（与 COP 相似）和急性（与 ARDS 相似）两种临床类型。

AFOP 目前尚无统一的诊断标准，其临床症状及影像学表现与 COP 类似，一般基于胸闷、气喘、咳嗽、发热及胸痛等的临床特点以及影像学表现（如游走性实变影、磨玻璃影）可考虑该病，并依靠特征性病理改变做出最终诊断。临床上，诊断 AFOP，需要与 DAD、COP、EP 等相鉴别。

AFOP 典型的病理表现为肺泡腔内纤维蛋白球形成，同时肺泡管和细支气管内可以见到机化组织，没有透明膜形成，不伴有明显的嗜酸性粒细胞浸润，无肉芽肿形成。

DAD 典型的病理表现为大量透明膜形成。其早期为肺渗出性改变，包括肺泡隔毛细血管淤血、间质水肿增宽、肺泡腔内蛋白性水肿液渗出伴透明膜形成、肺间质及肺泡腔内多少不等的炎症细胞浸润等（图 3-1-1-26）。随着病变进展，晚期可见纤维组织增生、Ⅱ 型肺泡上皮增生等。DAD 透明膜呈均质嗜伊红的膜状物形态，镜下所见与 AFOP 的纤维素样物质相似，但后者呈团块状，周边或内部可见增生的成纤维细胞。此两种病变镜下较易鉴别。许多报道提出，二者常同时并存。Hwang 等报道，AFOP 和 DAD 组织学形态同时存在于 30%（6/20）的病例中，在活检标本中较难鉴别。笔者认为，若显微镜下见两种形态混合存在，应结合临床考虑 DAD 的可能，若病变中透明膜形成较少，可考虑为特发 AFOP。

COP 的典型病理表现为呼吸性细支气管、肺泡管和肺泡内有疏松结缔组织形成的息肉样肉芽肿，形成 Masson 小体，肺泡内几乎没有纤维素沉积（图 3-1-1-27）。COP 与 AFOP 的组织表现关系较密切，AFOP 纤维素球中几乎均有不同程度的机化。纤维素样物质过少、机化组织明显时，宜诊断 COP，因为此类病变的本质可能是激素治疗效果不佳的 Ⅱ 型 COP。根据相关临床及病理学研究，Beasley 等报道的 AFOP 也可能是代表 COP 病变进展中的某个阶段，亚急性起病的 AFOP 在病程及预后方面接近典型 COP。

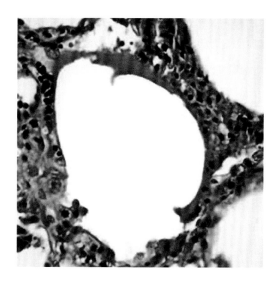

图 3-1-1-26 │ DAD 透明膜

肺泡腔内见嗜伊红的均质膜状物衬覆于肺泡腔内壁，肺泡间隔示慢性炎症细胞浸润（HE 染色，400×）

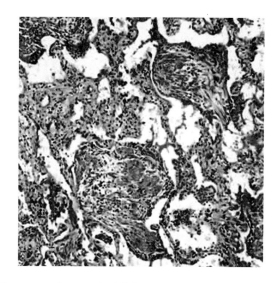

图 3-1-1-27 │ COP 病理改变

纤维细胞增生形成 Masson 小体填充肺泡腔，其内可见纤维素样物质形成纤维球结构（HE 染色，200×）

EP 可引起急性肺损伤的临床表现，组织学上既可见 DAD 样透明膜形成，也可见纤维素沉积，肺组织中大量嗜酸性粒细胞浸润（图 3-1-1-28）。Beasley 等报道 17 例 AFOP 中有 6 例出现嗜酸性粒细胞浸润，但浸润程度较轻，亦无嗜酸性粒细胞脓肿形成，因此不能依此判断这些病例与 EP 有密切关系。值得注意的是，激素治疗可降低嗜酸性粒细胞浸润程度，因此曾有部分具有嗜酸性粒细胞浸润 AFOP 病例被认为可能是经过不完全治疗的 EP。对 AFOP 样改变伴嗜酸性粒细胞浸润的病例，应结合临床表现排除激素使用、变态反应等对形态学的影响。

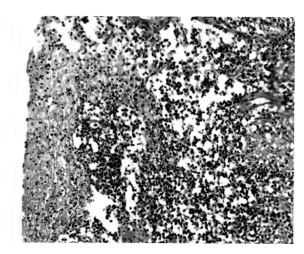

图 3-1-1-28 │ EP 病理表现

肺间质、肺泡和毛细血管内可见大量嗜酸性粒细胞浸润（HE 染色，200×）

肺泡内纤维蛋白球形成和机化并非 AFOP 的特异性改变，有时在特殊病原肺部感染和肺肉芽肿性疾病等也可见到类似病理表现。因此，诊断 AFOP 需要临床、影像学和病理学检查密切结合。目前，对 AFOP 是否为一种独立病理类型的间质性肺炎，尚存在争议。Beasley 等提出，AFOP 可能为 DAD 变异体，不代表一种独立的疾病实体；Hwang 等及 Cincotta 等认为，AFOP 是急性肺损伤的一个发展过程，DAD 为早期急性肺损伤的组织病理改变，而 AFOP 可能是晚期急性肺损伤的组织病理学改变。近年来，国内有越来越多的临床及病理报道，支持 AFOP 是一种新型独立的间质性肺炎。

AFOP 目前尚无统一的治疗方案，主要是应用糖皮质激素，但其剂量和疗程尚不统一。一般采用甲泼尼龙冲击治疗及口服泼尼松序贯治疗，预后较好。

精要回顾与启示

高热、胸痛、气喘伴肺部实变影、磨玻璃影是呼吸系统疾病常见的临床病症之一，须考虑感染性疾病。但本例患者经过规范抗感染治疗后，病情及病灶仍在进展，所使用的抗感染药物覆盖了大部分细菌及真菌，对于未覆盖的病毒（巨细胞病毒和 EB 病毒）、真菌（肺孢子菌）及特殊病原菌（结核分枝杆菌）

感染，临床证据均不支持，因此应重点排查非感染性疾病。

对于非感染性疾病，要排除风湿免疫病等所致的继发性间质性肺炎、弥漫性肺泡出血、肺水肿和恶性肿瘤（淋巴瘤、肺泡细胞癌）等，须重点考虑间质性肺病（机化性肺炎、肺泡蛋白沉积症、过敏性肺炎和急性间质性肺炎等），肺穿刺活检有助于明确诊断。

AFOP 的病理表现需要与 DAD、COP 及 EP 相鉴别。AFOP 病因多样，临床和影像学无特征性，但由于其病理和转归模式有一定独特性，目前确定为一种特殊类型的间质性肺炎。对于临床上若遇到发热、胸痛、气喘，肺部出现弥漫性实变影、磨玻璃影、抗感染疗效不佳的患者，除 COP 外，还要考虑 AFOP 的可能。

（邱玉英　蔡后荣）

参考文献

1. Beasley MB, Franks TJ, Galvin JR, et al. Acute fibrinous and organizing pneumonia : a histological pattern of lung injury and possible variant of diffuse alveolar damage. Arch Pathol Lab Med, 2002, 126: 1064-1070.

2. Prahalad S, Bohnsack JF, Maloney CG, et al. Fatal acute fibrinous and organizing pneumonia in a child with juvenile dermatomyositis. J Pediatr, 2005, 146: 289-292.

3. Hariri LP, Unizony S, Stone J, et al. Acute fibrinous and organizing pneumonia in systemic lupus erythematosus : a case report and review of the literature. Pathol Int, 2010, 60 (11): 755- 759.

4. Valim V, Rocha RH, Couto RB, et al. Acute fibrinous and organizing pneumonia and undifferentiated connective tissue disease : a case report. Case Rep Rheumatol, 2012, 2012 (9): 549298.

5. Hwang DM, Chamberlain DW, Poutanen SM, et al. Pulmonary pathology of severe acute respiratory syndrome in Toronto. Mod Pathol, 2005, 18: 1-10.

6. Cincotta DR, Sebire NJ, Lim E, et al. Fatal acute fibrinous and organizing pneumonia in an infant : The histopathologic variability of acute respiratory distress syndrome. Pediatr Crit Care Med, 2007, 8: 378-382.

7. Heo JY, Song JY, Noh JY, et al. Acute fibrinous and organizing pneumonia in a patient with HIV infection and Pneumocystis jiroveci pneumonia. Respirology, 2010, 15 (8): 1259-1261.

8. Ribera A, Llatjós R, Casanova A, et al. Chlamydia pneumonia infection associated to acute fibrinous and organizing pneumonia. Enferm Infecc Microbiol Clin, 2011, 29 (8): 632-634.

9. Kobayashi H, Sugimoto C, Kanoh S, et al. Acute fibrinous and organizing pneumonia : initial presentation as a solitary nodule. Thorac Imaging, 2005, 20: 291-293.

10. Lee SM, Park JJ, Sung SH, et al. Acute fibrinous and organizing pneumonia following hematopoietic stem cell transplantation. Korean J Intern Med, 2009, 24 (2): 156- 159.

11. Vasu TS, Cavallazzi R, Hirani A, et al. A 64-year-old male with fever and persistent lung infiltrate. Respir Care, 2009, 54: 1263-1265.

12. Sverzellati N, Poletti V, Chilosi M, et al. The crazy-paving pattern in granulomatous mycosis fungoides : high-resolution computed tomography-pathological correlation. J Comput Assist Tomogr, 2006, 30: 843-845.

13. Jarbou M, Yusof M, Coberly E, et al. Acute fibrinous and organizing pneumonia. Chest,

2006, 130: 300S.

14. Yoshinouchi T, Ohtsuki Y, Kubo K, et al. Clinicopathological study on two types of cryptogenic organizing pneumonitis. Respir Med, 1995, 89 (4): 271-278.

15. Beasley MB. The pathologist's approach to acute lung injury. Arch Pathol Lab Med, 2010, 134 (4): 719 -727.

16. 张捷, 方秋红, 冯瑞娥, 等. 急性纤维素性并机化性肺炎一例及文献复习. 中华结核和呼吸杂志, 2010, 33 (12): 892-895.

17. 邱玉英, 苗立云, 蔡后荣, 等. 急性纤维素性机化性肺炎五例临床和影像及病理分析. 中华结核和呼吸杂志, 2013, 36 (6): 425-430.

18. 冯安宁, 孟凡青. 急性纤维素性机化性肺炎的研究进展. 临床与实验病理学杂志, 2013, 29 (7): 775-778.

病例 2　咳嗽伴肺部多发环状影

一、入院疑诊

（一）病例信息

【病史】

女性患者, 68 岁, 40 天前无明显诱因出现间断咳嗽, 以剧烈干咳为主, 伴活动后胸闷, 胸闷持续数秒钟, 休息即可缓解, 夜间可安静休息, 于当地医院就诊, 考虑为肺炎, 但阿奇霉素、左氧氟沙星、头孢曲松、头孢哌酮/他唑巴坦治疗 20 天, 效果不佳, 咳嗽及胸闷无缓解。患者于 8 天前转诊于上级医院, 胸部 CT 提示病变较前加重。抗菌药物更换为莫西沙星、头孢哌酮/舒巴坦治疗 7 天, 患者仍有咳嗽及间断活动后胸闷。患者自发病以来, 无畏寒、发热、咳痰、咯血、心悸、胸痛及四肢关节肿痛, 饮食尚可, 大小便无异常, 体力较病前下降, 体重下降约 5kg。

患者 6 年前行甲状腺囊肿手术; 4 年前腰椎压缩性骨折, 行保守治疗后好转; 1 个月前因腹疼伴肛门停止排气、排便, 行肠镜检查, 提示乙状结肠溃疡性浸润性病变, 经保守治疗后好转; 否认高血压、糖尿病、冠心病等慢性病病史以及乙肝、结核等传染病病史; 否认吸烟、饮酒史, 否认药物、食物过敏史, 否认鸟类等接触史。

【体格检查】

体温 36.0℃, 脉搏 102 次/分, 呼吸 20 次/分, 血压 119/79mmHg。全身皮肤、巩膜无黄染。颈软, 颈区及双侧锁骨上窝未触及淋巴结肿大。双肺呼吸音清, 未闻明显干湿啰音。心律齐, 心率 102 次/分, 各瓣膜区未闻病理性杂音及额外心音。腹部未见明显异常。双下肢无水肿。

【实验室检查】

外周血 WBC 6.52×10^9/L, Hb 111g/L, PLT 269×10^9/L; 尿蛋白 (++); ALT 8U/L; CRP 6.2mg/L; ESR 80mm/1h; PCT 0.14ng/ml。

【影像学检查】

发病第 4 天, 患者于当地医院就诊, 胸部 CT 提示双肺多发结节样改变 (图 3-1-2-1)。发病第 32 天, 患者转至当地上级医院就诊, 胸部 CT 提示病变较前加重, 可见双肺多发大小不一的结节影, 部分呈反晕环状, 边缘尚清 (图 3-1-2-2)。

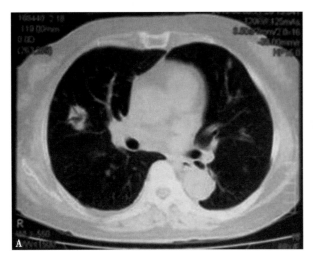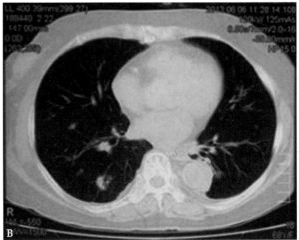

图 3-1-2-1 | 发病第 4 天胸部 CT 表现

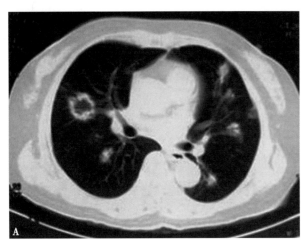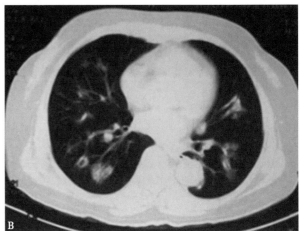

图 3-1-2-2 | 发病第 32 天胸部 CT 表现

（二）临床思辨

【临床特点】

1. 患者为老年女性，亚急性起病。

2. 主要症状和体征为干咳、活动后胸闷及体重下降，无明显阳性体征。

3. 实验室检查显示尿蛋白（＋＋），C 反应蛋白及降钙素原稍增高，血沉增快。

4. 影像学检查见肺多发大小不一的结节影，部分呈环状，病灶进展快。

5. 发病 40 天过程中，患者先后接受多种抗感染治疗（大环内酯类、氟喹诺酮类、三代头孢类等），均无效，仍咳嗽及胸闷，且肺内病变有加重趋势。

【思辨要点】

肺部疾病的常见症状和体征包括咳嗽、咳痰、胸痛、咯血、呼吸困难、肺内湿啰音或哮鸣音，但这些表现并无病因特异性，许多原因均可表现为同样的症状和体征。本例患者的临床症状为咳嗽及活动相关性胸闷，影像学表现以肺多发结节样及环状病灶为主。

在确立诊断的过程中首先需要考虑的是：以肺多发结节样及反晕环状病灶为主要表现的肺部疾病有哪些？

肺部疾病可有不同形态、大小、密度或信号及数目的异常影像学表现，这是肺部病变的大体病理改变在影像学上的反映。其基本病变的影像学表现包括支气管阻塞，肺实变，空洞与空腔，结节与肿块，网状、细线状及条索状影，钙化。一种疾病在发展的不同时期可出现不同的异常影像学表现，不同病变又可发生相同或类似的异常影像学表现。以肺部多发结节样及环状病灶为主要影像学表现的疾病包括肿瘤性病变（包括肺原发性肿瘤及转移性肺癌）、侵袭性肺真菌病、肺结核、肉芽肿性多血管炎、结节病等。

（1）肿瘤性病变：本例患者为老年女性，平时身体健康，无结构性肺病病史，入院前行肠镜检查提示乙状结肠溃疡性浸润性病变，且有明显体重下降表现，不能排除胃肠道肿瘤肺转移的可能。肺转移性肿瘤可分为血行性转移和淋巴性转移，以前者多见。经血行转移时可出现双肺结节样病灶，多为圆形或类圆形，边缘光整，密度均匀，以两中下肺多见（图 3-1-2-3）。而本例患者胸部 CT 表现为不规则结节影，部分可见支气管充气征象，且短期进展迅速，考虑为肺转移性肿瘤可能性不大，但须进一步检查相应临床指标以排除之。

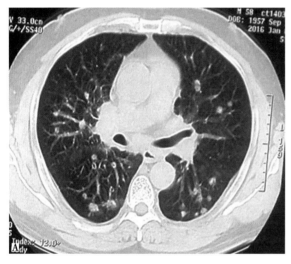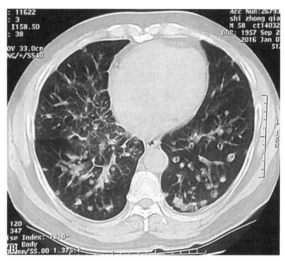

图 3-1-2-3 | 肺转移性腺癌胸部 CT 表现

男性患者，58 岁，咳嗽、咳痰 3 个月，气喘 2 个月，诊断为肺转移性腺癌。胸部 CT 见双肺多发结节性病变，部分空洞形成

（2）感染性疾病：本例患者院前接受了多种抗感染药物治疗（大环内酯类、氟喹诺酮类、三代头孢类等），但临床症状无明显缓解，且肺内病变有加重趋势，不排除抗感染药物未覆盖病原菌，如真菌和结核分枝杆菌。

肺部真菌感染常继发于免疫功能低下和粒细胞缺乏状态等情况，常见病原体包括曲霉菌、肺孢子菌、隐球菌及念珠菌等。肺部曲霉菌感染典型的影像学表现为晕征和新月征（图 3-1-2-4），亦可表现为反晕征（图 3-1-2-5）。肺孢子菌肺炎的主要影像学表现为双肺弥漫间质性改变伴小叶间隔增厚。个别免疫功能正常者也可发生原发肺曲霉菌病和肺孢子菌肺炎。隐球菌对人类而言是机会致病菌，易侵犯中枢神经系统，引起脑膜炎，感染者多有鸽子等接触史。念珠菌所致肺感染的发生概率很低，诊断困难，多为导管相关性或抗菌药物所致二重感染，罕见原发感染。本例患者的临床过程和胸部影像学表现及演变与曲霉菌感染相近，虽无曲霉菌感染的高危因素，但仍需进一步检查相应指标以排除之。

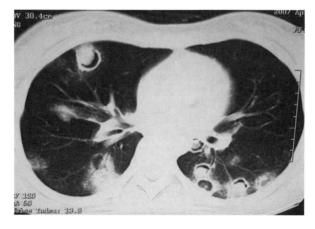

图 3-1-2-4 | 侵袭性肺曲霉菌病胸部 CT 表现

女性患者，35 岁，乏力 1 个月，发热 5 天，诊断为粒细胞缺乏症合并侵袭性肺曲霉菌病。胸部 CT 可见双肺多发实变斑片影，多发晕征结节伴新月形空洞形成

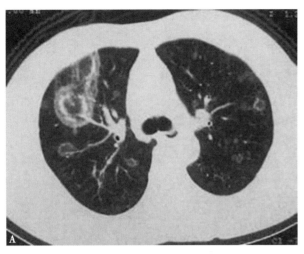
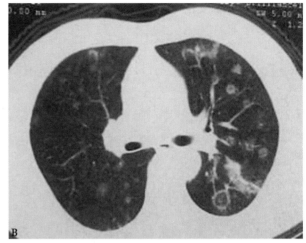

图 3-1-2-5｜肺曲霉菌感染胸部 CT 表现

女性患者，55 岁，间断发热 1 个月，咳嗽 1 周，痰中带血 1 天，诊断为侵袭性肺曲霉菌病。胸部 CT 可见双肺多发结节影伴反晕征形成

对于本病例是否为结核分枝杆菌等特殊病原菌引起的感染，依据现有临床资料难以确定。

（3）肉芽肿性病变：一些自身免疫性疾病等非感染性因素也可导致肺多发结节及环状影等影像学改变，如肉芽肿性多血管炎、结节病等。

肉芽肿性多血管炎（GPA）：既往称为韦格纳肉芽肿，是一种坏死性肉芽肿性血管炎，属于自身免疫性疾病。该病主要侵犯上、下呼吸道和肾脏，通常以鼻黏膜和肺组织的局灶性肉芽肿性炎症为开始，继而进展为血管的弥漫性坏死性肉芽肿性炎症。临床常表现为鼻和鼻旁窦炎、肺病变和进行性肾衰竭，还可累及关节、眼、皮肤、心脏、神经系统及耳等。侵犯肺部时影像学表现可有多样性、多发性及多变性等特点（图 3-1-2-6）。本例患者虽有蛋白尿的肾脏损害表现，但临床病程及症状与 GPA 相距甚远，故考虑 GPA 可能性不大。

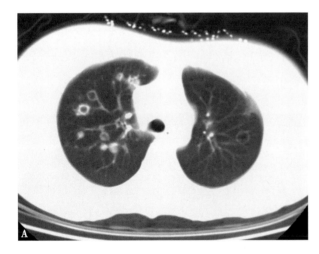
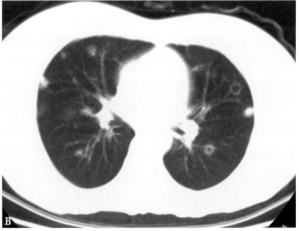

图 3-1-2-6｜韦格纳肉芽肿胸部 CT 表现

女性患者，21 岁，间断咳嗽 2 个月，诊断为韦格纳肉芽肿。胸部 CT 可见双肺多发结节影伴空洞形成，各结节影与血管关系密切

结节病：是一种病因未明的多系统肉芽肿性疾病，临床上以双侧肺门淋巴结肿大、肺浸润及皮肤、眼睛损害为主要表现，常见于青壮年，90% 以上结节病患者有肺部改变。诊断结节病时除依据典型的临床和影像学表现外，还需具有非干酪上皮样细胞肉芽肿的组织学改变。本例患者目前的临床资料尚不足以诊断结节病，需进一步检查排除。

综上所述，本例患者除了无曲霉菌感染高危因素外，其总体临床过程及影像学改变与曲霉菌感染最为相似，考虑曲霉菌感染可能性大，在无病理学依据情况下拟行经验性诊断及治疗，同时完善相关检查，进一步排除其他因素所致病变。

二、诊治过程

（一）临床信息

【实验室检查】

1. 一般检查

（1）血常规（多次检查）：WBC（6.09～9.50）×10^9/L，N% 70.5%～82.4%，Hb 95～111.0g/L，PLT 正常。

（2）生化（多次检查）：ALT 8～13U/L，AST 13～15U/L，ALB 29.1～40g/L，肌酐清除率（creatinine clearance rate，CCr）105～191mmol/L。

（3）心肌损伤检查：肌红蛋白、心肌肌钙蛋白 I（cardiac troponin I，cTnI）、CK-MB 及 NT-proBNP 均阴性。

（4）血气分析：pH 7.413，PaO_2 69mmHg，$PaCO_2$ 37.5mmHg，HCO_3^- 23.9mmol/L，SaO_2 94%。

2. 免疫相关检查 抗核抗体（胞质颗粒型）1：100，抗 ds-DNA、抗 nRNP、抗 Sm、抗 SSA、抗 SSB、抗 Scl-70、抗 Jo-1、抗着丝点 B 蛋白、抗组蛋白、抗核小体、抗核糖体 P 蛋白、抗 Ro-52 等均阴性；抗中性粒细胞胞质抗体（ANCA）阴性，髓过氧化物酶（myeloperoxidase，MPO）＜20RU/ml，蛋白酶 3（protease 3，PR3）＜20RU/ml。

3. 感染相关检查 PCT 0.05ng/ml；CRP 0.3mg/L。血清病原抗体（包括梅毒螺旋体、HIV、乙肝病毒、丙肝病毒）等均阴性，真菌检测（G 试验和 GM 试验）均阴性。痰病原检测（包括普通细菌、真菌、抗酸染色）3 次，均阴性。

4. 肿瘤相关检查 肿瘤标志物（包括 AFP、CEA、CA125、CA15-3、CA19-9、CA72-4、NSE、β-hCG 等）均阴性。

【影像学检查】

胸部 CT：两肺见散在多个片状、花环状高密度影，反晕征，部分密度不均，边缘尚清，部分相互融合，大部分可见含气支气管征（图 3-1-2-7）。

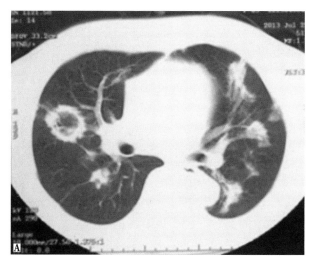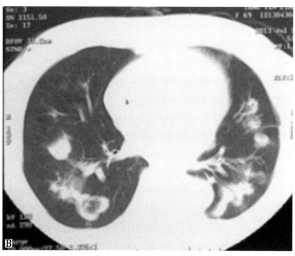

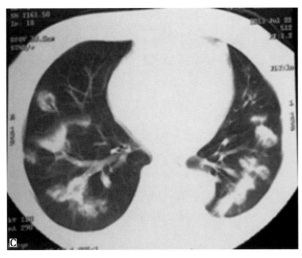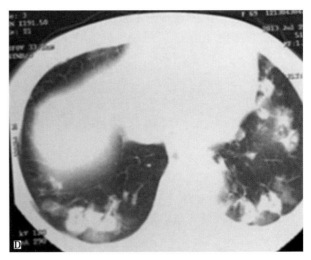

图 3-1-2-7 | 入院后胸部 CT 表现（发病第 50 天）

【治疗过程】

患者入院后所做系列检查显示：①肿瘤标志物及大便检查均阴性，结合临床表现，基本上可排除胃肠道肿瘤肺转移；②虽然抗核抗体为 1：100，但其余自身抗体均阴性，结合临床表现，暂不考虑风湿免疫病；③胸部 CT 提示病变进一步加重；④常规病原学检查均阴性。因此，不排除曲霉菌感染的可能。但患者应用伊曲康唑治疗 10 天后，复查胸部 CT（图 3-1-2-8）提示病情进一步加重，且静息状态下动脉血气呈现低氧血症（FiO_2 33%，PaO_2 64mmHg）。由此推测，本病例可能是由一些非感染非肿瘤性疾病引起。

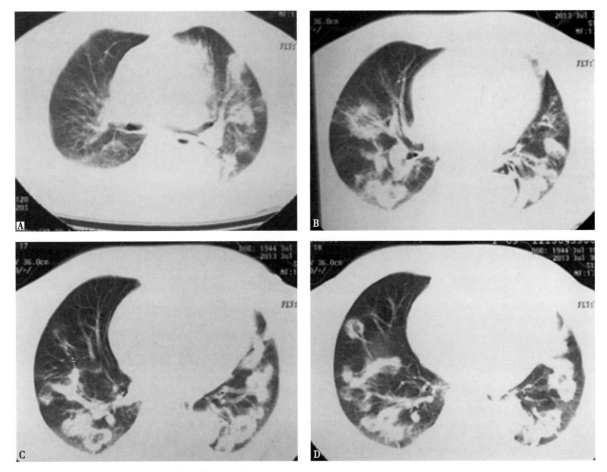

图 3-1-2-8 | 入院后胸部 CT 表现（发病第 58 天）
胸部 CT 显示，与发病第 50 天时（图 2-1-2-7）相比，双肺原有病灶进一步加重，并出现右侧少量胸腔积液

（二）临床思辨

此时需要思考的是：如果本病例为非感染、非肿瘤性疾病导致，如何选择鉴定病因的最佳手段？

确定病因，可通过无创和有创手段获得标本，进行相关检测。

通过无创手段获得标本检测，包括培养病原（可取外周血、呼吸道分泌物等标本）、抗原检测（可取咽拭子、血标本、尿液标本，进行病原体抗原直接或间接免疫荧光检测）、抗体检测（血清抗体酶联免疫吸附试验）等。本病例应用这些方法进行一系列检测，均无阳性发现。

通过有创手段获取标本检测，包括 CT 引导下穿刺、气道超声内镜引导下穿刺和外科胸腔镜手术等。本例患者胸部影像学表现呈弥漫性表现，年龄较大且曾有腰椎骨折，手术获取标本的麻醉风险高且创面相对大，不宜实施；同时，病灶主要分布于外周，也不宜行超声内镜引导下穿刺。病变累及的范围主要在双肺中下叶外带，可选择 CT 引导下经皮肺穿刺活检，对病灶进行病理学深入检查，积极探究病因。

三、临床确诊

（一）临床信息

经患者本人和家属同意，对患者实施了 CT 引导下经皮肺穿刺活检术。术后活检组织病理检查见肺泡间隔增宽，间质纤维组织增生，部分肺泡腔内纤维组织呈息肉样增生（图 3-1-2-9A），多量慢性炎症细胞浸润，呈机化性肺炎构象（图 3-1-2-9B）。

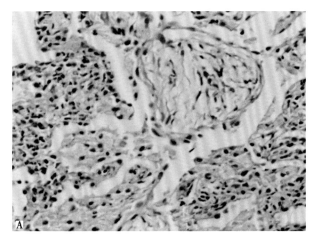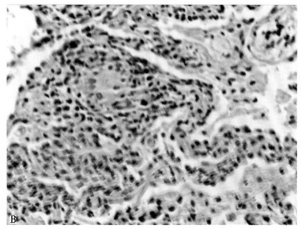

图 3-1-2-9 ｜经皮肺穿刺活检病理表现（HE 染色，400×）

最后诊断：隐源性机化性肺炎。

患者经口服糖皮质激素抗炎治疗后稳定恢复，复查胸部 CT 见图 3-1-2-10～图 3-1-2-12。

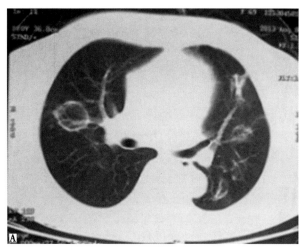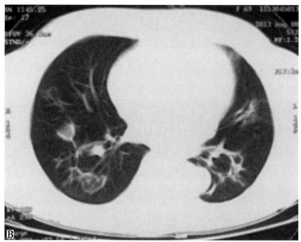

图 3-1-2-10 ｜治疗 8 天时胸部 CT 表现
胸部 CT 见双肺原有病灶明显吸收，胸腔积液消失

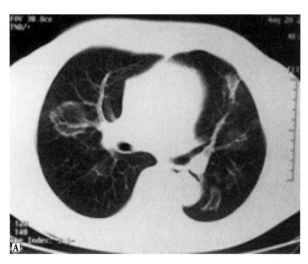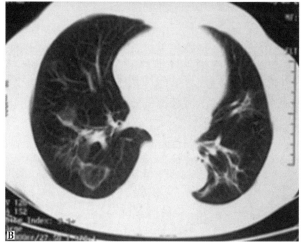

图 3-1-2-11 ｜治疗 22 天时胸部 CT 表现
胸部 CT 见双肺原有病灶明显吸收，部分病灶完全吸收

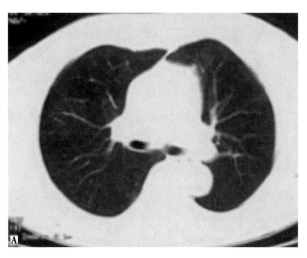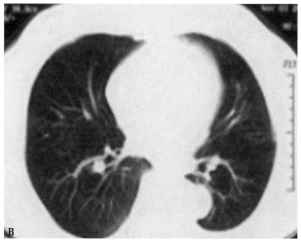

图 3-1-2-12 ｜治疗 3 个月时胸部 CT 表现
胸部 CT 见双肺原有病灶完全吸收消失

（二）临床思辨

通过一系列经验的、循证的临床证据分析，患者肺内病变的性质诊断为隐源性机化性肺炎（COP），这也可解释为何经验性抗感染治疗无效。COP 是一组原因不明的少见疾病。其相应的临床－放射－病理学定义为没有明确致病原（如感染）或其他临床伴随疾病（如结缔组织疾病）情况下出现的机化性肺炎，大多对糖皮质激素治疗有较好反应。COP 发病率男女基本相等，发病年龄多在 50～60 岁，与吸烟无明显相关性。其临床表现缺乏特异性，常为亚急性起病，病程较短（中位病期＜3 个月），常见临床症状为发热、刺激性咳嗽、乏力，伴体重下降、厌食及胸闷等不适，咯血、夜间盗汗、气胸、纵隔气肿及关节肌肉疼痛少见，气短的症状较轻，上述临床症状可在数周内进展。体检时可发现局限性或广泛性的湿啰音和（或）Velcro 啰音，多位于两肺中下部，部分患者亦可无任何体征表现。常规实验检查无特异。肺功能主要表现为轻至中度限制性通气障碍。大多数患者胸部影像学检查可有异常发现，且具有"五多一少"的特点，即多态性、多发性、多变性、多复发性、多双肺受累（图 3-1-2-13），蜂窝肺少见。COP 的主要病理变化是呼吸性细支气管及以下小气道和肺泡腔内有机化性肺炎改变，病变表现单一，时相一致，呈斑片状和支气管周围分布，位于气腔内，肺结构没有破坏。

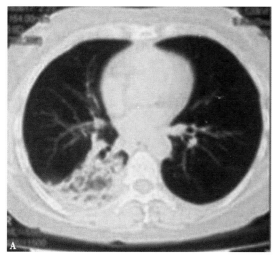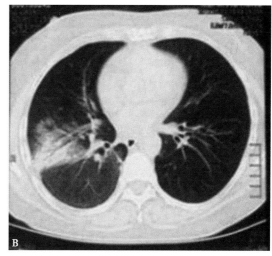

图 3-1-2-13 | 隐源性机化性肺炎胸部 CT 表现
女性患者，64 岁，咳嗽、间断发热 4 个月余。胸部 CT 见右肺多叶段高密度实变影，右下肺膨胀不全伴轻度反晕征

另外，患者胸部 CT 可见多发环状高密度影，临床上常将这一改变称为"环礁征"，亦称"反晕征"。在 HRCT 肺窗观察可见病灶中心密度低，呈磨玻璃状，周围是新月形或环形高密度。出现这种表现是由于肺泡间隔炎性细胞浸润和细胞碎片形成病灶中心磨玻璃状密度，而肺泡管机化性肺炎或致密、均匀肺泡间细胞浸润导致周围新月形或环形高密度的致密影。

精要回顾与启示

肺部结节样病变是呼吸系统疾病基本的影像学改变之一。在大多数情况下，对于出现此病变的病例诊断为普通的感染性疾病，可能是正确的，治疗上实施经验性抗感染策略会获得理想的结果，达到临床治愈。但有些情况下，诸多非感染性疾病也可能导致相似改变，给临床诊断和治疗带来一定难度，需要临床医师依据临床线索，寻根探究。

隐源性机化性肺炎属于临床上少见的疾病，其诊断基于以下三个方面：①临床及影像学提示机化性肺炎表现；②肺组织病理学证实是机化性肺炎的病理类型；③排除导致机化性肺炎的其他疾病。该病例 CT 引导下经皮肺穿刺活检术后，其病理证实为机化性肺炎，且无继发性机化性肺炎的病因（如结缔组织疾病、感染等），故考虑隐源性机化性肺炎。其结果说明：对于先前已诊断的肺炎患者，尤其血象不高，痰及血液检查未能获得病原学证据者，在抗生素治疗无效时，须考虑其诊断的正确性，应尽早行经支气管肺活检（TBLB）或经皮肺活检，获得病理学依据，以明确诊断。

（杨　群　赵建平）

参考文献

1. Travis WD, Costabel U, Hansell DM, et al. An official American Thoracic Society/European Respiratory Society statement: Update of the international multidisciplinary classification of the idiopathic interstitial pneumonias. Am J Respir Crit Care Med, 2013, 188（6）: 733-748.
2. Li HP, Fan F, Li QH, et al. Clinical analysis of 25 cases of biopsy-proven cryptogenic organizing pneumonia. Zhonghua Jie He He Hu Xi Za Zhi, 2007, 30（4）: 259-264.

病例 3　咳嗽、发热、肺部多发实变影

一、入院疑诊

（一）病例信息

【病史】

男性患者，44 岁，3 个月前（2012 年 10 月 1 日）无明显诱因出现反复咳嗽，无痰，于当地诊所行抗感染治疗（具体不详），病情无好转。1 个月后，患者因偶发左侧胸痛（为牵拉性疼痛，可耐受，与咳嗽无关系），以"肺部感染，胸腔积液查因"于当地医院住院治疗。患者住院期间，先后以头孢哌酮钠舒巴坦钠联合阿奇霉素治疗 6 天，莫西沙星治疗 6 天，白细胞升高无改善，改为哌拉西林他唑巴坦联合阿米卡星治疗，仍出现发热（午后和夜晚发热，温度波动在 37.3～38.5℃）伴盗汗。经抗感染对症治疗 18 天，患者上述症状无缓解，要求出院，并于出院后改服中药，服药后开始咳痰（淡黄色黏液痰），服药第 4 天体温升至 38.9℃，遂于第 6 天停药。发病 3 个月时（2012 年 12 月 31 日）到我院就诊，以"发热并双下肺病变查因：感染？结核？"入院治疗。患者发病以来精神欠佳，食欲可，二便正常，体重无明显减轻。

患者有胃炎病史 20 余年，有左手拇指肌腱缝合手术史；无血吸虫疫水接触史；为装修工人，无吸烟、饮酒史。

【体格检查】

体温 36.0℃，心率 124 次 / 分，呼吸 20 次 / 分，血压 115/75mmHg。慢性病容，体形消瘦，全身浅表淋巴结无肿大。胸廓形态正常，双侧语颤对称，双肺叩诊呈清音，双下肺呼吸音稍减低，双肺听诊无啰音。心律整齐，未闻病理性杂音；腹部未见明显异常；双下肢无水肿；无杵状指（趾）。

【实验室检查】

1. 外周血　WBC $12.2×10^9$/L，N $9.8×10^9$/L，单核细胞 $1.0×10^9$/L。
2. 肝功能　ALB 30.0g/L，ALT 42.7U/L，ALP 253.5U/L，GGT 286.5U/L。
3. 免疫风湿全套　补体 C4 478mg/L，IgA 4320mg/L，CPR 211mg/L，类风湿因子 120IU/ml。
4. 其他　降钙素原全定量 0.3ng/ml；血沉 51.00mm/1h；G 试验 80.39pg/ml；GM 试验 23.07pg/ml。

【影像学检查】

2013年1月4日查胸部CT，见双肺多发实变影，其间可见支气管充气征，伴左侧少量胸腔积液（图3-1-3-1）。

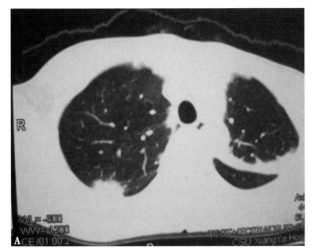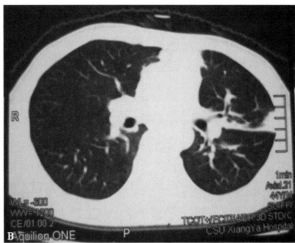

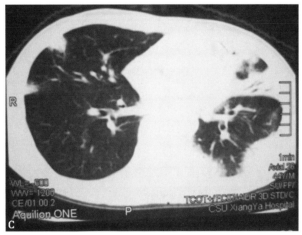

图3-1-3-1 | 胸部CT表现（2013-01-04）

（二）临床思辨

【临床特点】

1. 患者为中年男性，病程3个月余。

2. 主要症状和体征为发热，咳嗽，咳黄痰，偶发左侧胸不牵拉性疼痛，双下肺呼吸音稍减低。

3. 实验室检查提示外周血白细胞水平略高，血沉快，降钙素原和C反应蛋白稍高，肝功能异常，补体和类风湿因子稍高。

4. 影像学检查见双肺病变、左侧少量胸腔积液（原因待查）。

5. 发病3个月过程中，患者先后使用多种抗感染治疗（头孢哌酮钠舒巴坦钠、阿奇霉素、莫西沙星、哌拉西林他唑巴坦、阿米卡星等），均无效，患者仍有发热，而且病情有加重趋势。

【思辨要点】

肺部疾病的常见症状和体征包括咳嗽、咳痰、胸痛、呼吸困难、肺内湿啰音或哮鸣音，但这些表现并无病因特异性，许多原因均可表现为同样的症状和体征。对疑似感染性肺疾病者，在确立诊断的过程中首先需要思考以下问题：

1. 本病例是不是感染性肺部疾病？

对于本病例，探究病因究竟是否为感染因素，首先要排除风湿免疫病和肿瘤等非感染性疾病。风湿免疫病的临床表现除了发热外，往往伴有肾、关节、皮肤、肌肉和血液等多系统损伤，单一累及肺组织者少见，且风湿免疫病的积液常为多浆膜腔积液，单侧积液少见。故本例患者发生风湿免疫病性肺损伤的可能性不大，但仍需进一步检查相应临床指标以排除之。另外，可能出现发热伴肺部病变的非感染性肺疾病还有肿瘤性肺疾病，如中心性肺癌导致阻塞性肺炎伴肺内转移等。中心性肺癌多为鳞癌，患者多为长期吸烟的男性，肺内转移瘤影像学表现多为边缘清楚的多个结节，两侧肺多发性病灶，大小不一，密度均匀，临床确诊较容易，经支气管镜检查和经皮肺穿刺活检大多可明确。本例患者胸部 CT 可见左下肺支气管内阻塞迹象，但仍有含气支气管征、肺内多发病灶，但主要分布在胸膜下，内侧带少见，与转移瘤不符，但仍需支气管镜检查或经皮肺穿刺检查予以排除。

2. 本病例可能是哪种感染类型？病原体可能为哪种？

从现有临床资料判断，本病例诊断倾向于感染。根据感染病原体不同，可将感染分为普通感染和特殊感染。前者感染原包括常见的细菌、病毒和真菌，后者感染原主要包括结核分枝杆菌、非结核分枝杆菌和诺卡菌等。本例患者曾使用 β- 内酰胺类、氨基糖苷类和大环内酯类等抗感染药物，未覆盖的普通病原包括病毒、真菌和个别细菌（如结核分枝杆菌）。

病毒性肺炎可以从初始的单叶段病灶很快发展为多叶段受累；外周血白细胞多表现为正常或降低；病程要么短期内迅速加重，发展为重症肺炎、急性呼吸窘迫综合征（ARDS），要么呈自限性，逐渐好转，很少呈迁延状态或亚急性过程。这与本例患者的情况不符。

真菌感染常继发于免疫功能低下和粒细胞缺乏状态，本例患者免疫功能和粒细胞正常，但部分免疫功能正常者也可能发生真菌感染，且真菌感染胸部 CT 可表现为多发性、多态性、多变性等特点，因此本病例目前尚不能排除真菌感染的可能。

肺结核患者常有不同程度发热，因此，临床上对于不明原因发热者，常须鉴别是否为肺结核。另外，肺结核患者胸部 CT 常表现为多灶性、多态性、多钙化性等特征。干酪性肺炎可表现为多叶段受累而无钙化。因此，对于本病例，目前尚不能排除肺结核的可能。

由此可见，本例患者发生普通细菌和病毒感染的概率较小，但仍不能排除真菌和结核分枝杆菌感染的可能，必要时，可以考虑征求患者及家属同意行经皮肺穿刺活检取得病理结果。

二、诊治过程

（一）临床信息

【实验室检查】

1. 一般检查

（1）血常规（多次查）：外周血 WBC（12.2～15.8）×10⁹/L，N（9.8～13.3）×10⁹/L，单核细胞（1.0～1.3）×10⁹/L，血象呈增高趋势。

（2）血沉 51mm/1h。

（3）肝功能：①入院时，ALB 30.0g/L，ALT 42.7U/L，ALP 253.5U/L，GGT 286.5U/L；②护肝治疗后，白蛋白 27.7g/L，ALT 84.7U/L，AST 45.1U/L，ALP 650.3U/L，GGT 814.6U/L。

2. 免疫相关检查 补体 C4 478mg/L，IgA 4320mg/L，CPR 211mg/L，类风湿因子 120IU/ml，其余未见明显异常。

3. 感染相关检查 降钙素原（PCT）0.3ng/ml；C 反应蛋白（CRP）211mg/L；结核菌素纯蛋白衍化物（PPD）试验阴性；T 淋巴细胞刺激 γ- 干扰素释放试验（T-SPOT）阴性；血清病原（包括梅毒螺旋体、结核分枝杆菌、肺炎支原体、肺炎衣原体、军团杆菌、包虫等）抗体均阴性；真菌检测：G 试验 80.39pg/ml，GM 试验 23.07pg/ml；痰病原检测 3 次，2 次阴性，1 次肺炎克雷伯菌阳性；大便抗酸染色和寄生虫检查均阴性；痰真菌培养 2 次均阴性，痰涂片检查 4 次均阴性；结核抗体检查阴性；支气管分泌物细菌培养阴性，抗酸杆菌培养阴性，真菌培养阴性；血培养 2 次均阴性。

【支气管镜检查】

未见气道占位性病变和出血点，呈气道慢性炎症改变。

【影像学检查】

患者入院进行抗感染治疗（阿莫西林克拉维酸、亚胺培南西司他汀）10 天后，复查胸部 CT（2013年 1 月 14 日），提示双肺原有实变病灶较前（2013 年 1 月 4 日）略有进展（图 3-1-3-2）。

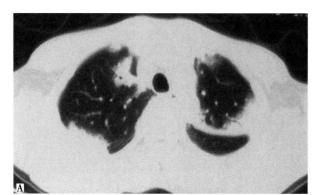
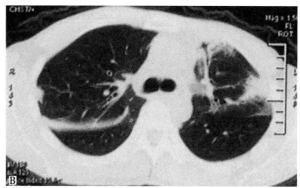
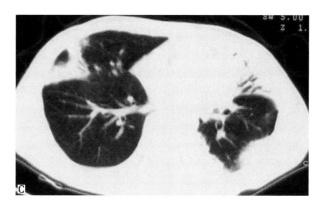

图 3-1-3-2 | 入院治疗 10 天后复查胸部 CT 表现

（二）临床思辨

患者入院后所做系列检查显示：①血沉较院前明显增快，提示原有病变仍在加重；②自身抗体均阴性，结合临床表现，基本可排除风湿免疫病；③支气管镜检查提示支气管炎症；④胸部 CT 提示使用多种抗生素后病变较前进展；⑤常规病原学检查结果均为阴性。根据这些情况，可以排除一般病原菌感染的可能，但不能排除结核分枝杆菌及真菌感染可能。

此时需要思考：如果怀疑本病例为结核分枝杆菌或真菌感染，此时是否应给予相应治疗？是否有必要取得病理检查结果？

在经验治疗方面，本病例未曾使用针对甲氧西林耐药金黄色葡萄球菌（MRSA）作用的糖肽类（万古霉素、替考拉宁）以及噁唑烷酮类抗菌药物（利奈唑胺），也可以考虑给予相应治疗。同时，鉴于患者在入院前病程已有 3 个月余，期间比较规范地应用了抗感染药物，未见任何疗效，病情有加重趋势，且入院后的系列检查结果不能排除结核分枝杆菌和真菌感染，因此，有必要尽快经皮肺穿刺活检获得病理诊断，实现目标治疗。

三、临床确诊

(一) 临床信息

经患者本人和家属同意，对患者成功实施经皮肺穿刺活检。

2013 年 1 月 9 日病理检查结果显示，活检肺组织中见肺间质炎，淋巴细胞、浆细胞浸润，小气道和肺泡腔内局灶性息肉样纤维增生，局部淋巴滤泡形成，未见结核病变（图 3-1-3-3）。

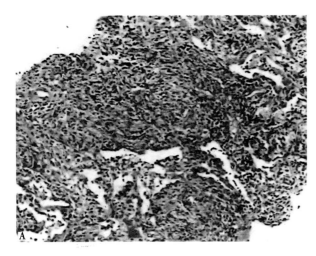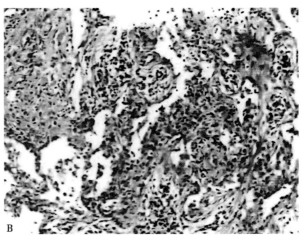

图 3-1-3-3 | 肺组织病理表现（HE 染色，200×）

临床管理措施：①停止使用抗生素，改用激素治疗。激素治疗方案：醋酸泼尼松 40mg(每天 1 次)，坚持服用 1 个月后复查胸部 CT，酌情减量。同时注意预防激素治疗不良反应。②完善相关检查：CRP、G/GM 试验、血沉，若结果仍有进展，考虑使用激素加抗真菌药物治疗。③继续予以化痰、平喘、护肝等对症支持治疗。

随访结果：醋酸泼尼松 40mg（每天 1 次）并予护胃、补钙等治疗 3 天后，患者干咳症状明显好转，未诉其他不适。继续口服激素治疗 2 个月后复查胸部 CT，显示病变明显好转（图 3-1-3-4）。

综上所述，患者无明显诱因出现咳嗽、发热，抗生素治疗效果不佳，相关检查不支持结核分枝杆菌感染，肺穿刺活检提示机化性肺炎，可见肺组织中淋巴细胞、浆细胞浸润，局灶性纤维增生，局部淋巴滤泡形成，未见中性粒细胞等急性炎症浸润征象。其他相关辅助检查也排除了继发性机化性肺炎因素。根据现有临床、胸部影像学和病理学表现，予糖皮质激素治疗，治疗后症状改善，病灶有所吸收，支持隐源性机化性肺炎诊断。

最后诊断：隐源性机化性肺炎。

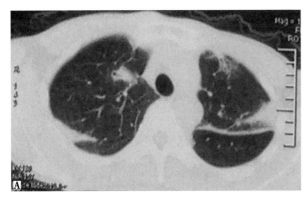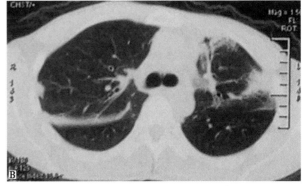

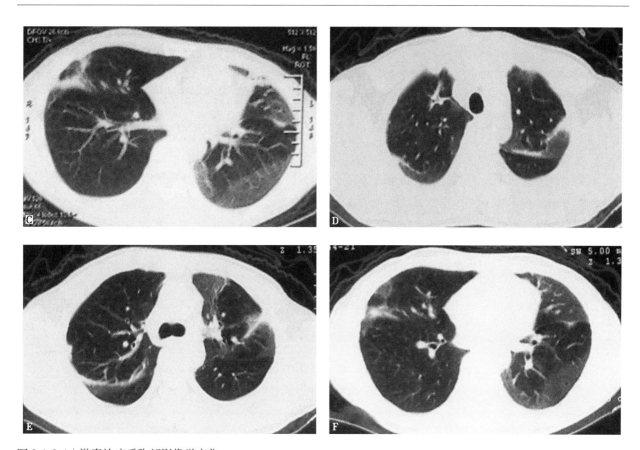

图 3-1-3-4 激素治疗后胸部影像学变化

A～C. 2013 年 1 月 30 日（泼尼松 40mg 治疗 2 周后）胸部 CT 显示肺部病变较前明显好转；D～F. 2013 年 2 月 20 日（泼尼松治疗 6 周后）胸部 CT 提示肺部病变较前进一步好转

（二）临床思辨

隐源性机化性肺炎（COP）是 2002 美国胸科协会及欧洲呼吸学会建议将闭塞性细支气管炎伴机化性肺炎（BOOP）更名为 COP，因 COP 的病理表现为呼吸性细支气管及以下小气道和肺泡腔内有息肉状纤维组织增生。COP 平均发病年龄为 50～60 岁，与吸烟无关，无明显性别差异；多数患者呈亚急性起病，病程在 2 个月内；最常见的症状是气促，其次是干咳和发热；体查常可闻及 Velcro 啰音；预后良好，糖皮质激素治疗效果好，但停用激素后容易复发。COP 的影像学表现多种多样，以肺实变和磨玻璃样变最为常见。磨玻璃样变分布特征不具有特异性，而肺实变多具有沿支气管血管束或胸膜下分布的特点。肺结节常与其他影像学表现共同存在。线样或网格样改变并不常见。这些 CT 表现多种混合存在为 COP 特点。

临床上，对于影像学表现为两肺弥漫分布病灶，具有多发性、多态性、多变性等特点；肺组织病理活检为 COP，并排除其他感染性、非感染性肉芽肿疾病、风湿免疫病、过敏性肺炎和肿瘤等，偏光显微镜检查排除职业性尘肺；结合临床和其他辅助检查排除可能导致继发 COP 的原因的病例，可诊断为COP。诊断 COP 与其他特发性间质性肺炎一样，需要临床、影像、病理三者综合分析。

精要回顾与启示

COP 在临床上较少见，临床表现以刺激性干咳最常见，可有活动后气促和呼吸困难，缺乏特异性，很少病情快速进展至终末期而出现呼吸衰竭，咳痰、咯血、胸痛等症状少见，偶尔可出现气胸、纵隔气肿和少量胸膜腔积液。体格检查可闻及吸气末爆裂音（多出现在双侧肺中下部），偶有哮鸣音。全身症状和体征包括发热、盗汗、乏力、体重减轻等，常无杵状指。其影像学表现多样，可呈游走性多发斑片状实变影，病变多沿支气管血管束走行分布，可见反晕征；有些病灶也可表现为单发结节样或团块影；也可以肺间质性改变为最初表现，呈胸膜下网状影，后期可出现蜂窝肺，易与非特异性间质性肺炎（NSIP）和普通型间质性肺炎（UIP）混淆，主要依靠病理活检帮助鉴别。

有学者总结 COP 的影像表现具有"五多一少"特征：①多态性：可呈斑片状、团块状、条索状、地图状、结节状、粟粒状、网织状、蜂窝状等各种形态，以前4种多见，同一患者可同时出现两种以上的形态改变，且有一定沿小气道分布的特点，如斑片状影中央可见小气道影（可能与息肉样增生疏松纤维组织阻塞气道，引起周围肺组织炎症、不张或感染有关）；②多发性：多为两肺多发性病灶；③多变性：病灶有明显游走性，此起彼伏，抗感染治疗基本不影响病灶变化；④多复发性；⑤双肺均可受累，其中主要在双肺中下肺分布；⑥蜂窝肺少见，仅少数晚期重症 COP 出现蜂窝肺。有文献认为，COP 的特征性 CT 表现为反晕征，即磨玻璃样变周围包绕环形或新月形实变，但也有文献报道真菌感染、肉芽肿血管炎和结节病等也可有反晕征表现。

（孟　婕　胡成平）

参考文献

1. Cagnina RE, Conces MR, Stoler MH, et al. Reversed Halo Sign. A Case of Cryptogenic Organizing Pneumonia with Spontaneous Resolution. Am J Respir Crit Care Med, 2015, 192 (1): 109-110.
2. Tzelepis E, Kampolis CF, Vlachadami I, et al. Cryptogenic organizing pneumonia in Sweet's syndrome: case report and review of the literature. Respir J, 2014 Sep 5. doi: 10.1111/crj.12206.
3. Lebowitz D, Lebowitz D, Lebowitz D, et al. Cryptogenic organizing pneumonia. Rev Med Suisse, 2013, 9 (407): 2164-2169.

第二节｜其他类型间质性肺疾病

病例 1　咳嗽，双肺多发结节、空洞影

一、入院疑诊

（一）病例信息

【病史】

男性患者，43岁，因咳嗽6个月入院治疗。患者于2009年3月无明显诱因下出现咳嗽，间断有少量白痰，无咯血、胸痛，无发热、呼吸困难，自服抗生素、止咳化痰药物后无效，在当地省级医院就诊并住院治疗。期间查血常规、尿常规、肝肾功能，未见异常；肺功能提示为孤立性弥散功能下降；胸部 CT 可见双肺弥漫性结节影伴空洞样改变，不排除转移瘤诊断。患者来我院进一步诊疗。发病以来，患者食欲、睡眠尚可，二便正常，体重无明显变化。

患者既往身体健康，无高血压、糖尿病病史，否认传染病病史。职业为销售猪肉；吸烟1包/天×25年，已戒1个月；不嗜酒。家族史无特殊。

【体格检查】

生命体征平稳，SpO_2　97%，浅表淋巴结未触及肿大，心、肺、腹未见异常，双下肢无水肿。

【肺功能检查】

当地医院查肺功能：FEV_1/FVC 71.3%，FEV_1 3.03L，FEV_1 75.5% 预计值，TLC 6.66L（92.6% 预计值），DL_{CO} 51.6% 预计值。

【影像学检查】

胸部 CT 可见双肺多发小叶中心型小结节影，部分为空泡影，病灶以中上肺分布为主，肺底病变不明显，散在分布（图 3-2-1-1）。

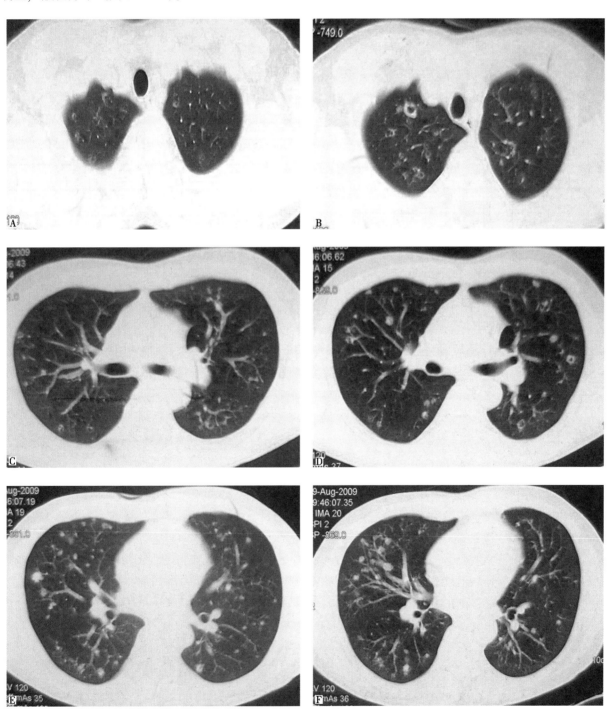

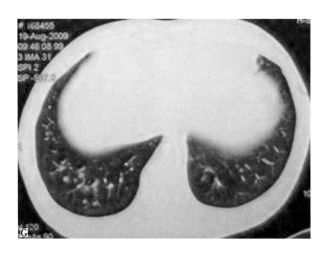

图 3-2-1-1 | 入院前 3 周胸部 CT 表现

（二）临床思辨

【临床特点】

1. 患者为中年男性，隐匿起病。

2. 主要表现为咳嗽，无明显喘息发作，无咯血、无发热，无体重下降。

3. 患者既往长期大量吸烟。

4. 胸部 CT 可见双肺沿支气管走行分布为主的多发结节及空洞，以中上肺分布为主，肺底和膈肋角肺野病灶稀少。

【思辨要点】

1. 本病例是感染性疾病还是非感染性疾病？

多种感染性疾病可以引起肺内多发结节、空洞影：①血行播散性感染：如金黄色葡萄球菌感染、结核分枝杆菌感染、曲霉菌感染等，结节及空洞成像随机分布，且一般有明显发热中毒症状。本例患者双肺结节、空洞沿气道分布，且整个病程中都没有发热，与此类感染性疾病表现不符。②沿气道分布性感染：多为经过气道吸入所致感染，如结核分枝杆菌感染、非结核分枝杆菌感染、诺卡菌感染、曲霉菌感染等。虽然某些结核/非结核分枝杆菌感染可以没有发热等感染中毒症状，但经吸入感染结核分枝杆菌所致的肺内小结节，影像学表现常可见明显树芽征。但本病例无感染中毒征象，胸部影像学表现也无树芽征特点，患此类感染性疾病可能性不大。因此，对于本病例，应加强对肺非感染性疾病的鉴别。

2. 对于本病例，有哪些肺部非感染性疾病需要鉴别？

一些非感染性疾病的胸部影像学表现也可见肺内多发结节、空洞影：①恶性肿瘤肺内转移，包括肺外肿瘤或原发肺肿瘤肺内转移，一般病灶的时相一致，转移结节在分布上呈现随机性，无明显中上肺部分布倾向。②职业肺病：多种金属粉尘暴露所致肺病的胸部影像学表现可见肺内随机分布或沿气道分布的结节，但一般没有空洞影。本例患者无类似暴露史，故不考虑职业肺病可能。③肺朗格汉斯细胞组织细胞增生症（PLCH）：以过量活化朗格汉斯细胞（LC）在器官内增殖、浸润为特征，病理特征为特异的组织细胞（朗格汉斯细胞）增殖，伴嗜酸细胞浸润。肺内病变可以为边界不清的结节影、空洞影、囊泡影。病变早期以小叶中心性结节为主，直径在 1～5mm；病程后期表现为弥漫分布的囊泡影，囊泡壁厚薄及大小不一、形态不规则，囊泡直径通常为 1cm，最大可至 3cm；胸膜下肺大疱也不少见。病灶以双中上肺分布为著，自上而下发展，双侧肋膈角一般不受累。疾病晚期，病灶可以累及全肺。对于本病例，结合影像学表现，需要高度怀疑 PLCH 的可能。

综上所述，本病例为肺非感染疾病可能性大，其中 PLCH 可能性最大，可以行经皮肺穿活检、外科肺活检等以进一步明确诊断。

二、诊治过程

临床信息

【辅助检查】

血常规、尿常规、便常规、肝肾功能、凝血功能未见明显异常；1，3-β-D 葡聚糖试验（G 试验）、半乳甘露聚糖试验（GM 试验）、ESR、CRP 未见明显异常；T 淋巴细胞刺激 γ- 干扰素释放试验、腺苷脱氨酶、肺炎支原体 IgM、军团菌抗体、肺炎衣原体、布氏杆菌抗体均阴性；肺癌标志物、癌抗原系列均阴性；抗核抗体谱、抗中性粒细胞胞质抗体均阴性。

诱导痰真菌涂片、痰涂片抗酸染色、弱抗酸染色及痰细菌培养、真菌培养、找瘤细胞（各 2 次）均阴性。

支气管镜检查：①镜下所见大致正常；②支气管肺泡灌洗液（BALF）细胞学分析：细胞总数 6.7×10^6/L，吞噬细胞百分比 89%，淋巴细胞百分比 8%，中性粒细胞百分比 3%；③ BALF 找瘤细胞阴性；④ BALF 送检真菌涂片、抗酸染色、弱抗酸染色、细菌培养、真菌培养及结核 / 非结核分枝杆菌 -PCR 均阴性。

经皮肺穿刺活检：镜下表现及免疫组化（CD1a 染色）符合 PLCH 表现（图 3-2-1-2）。

头颅鞍区 MRI 未见异常；肋骨、颅骨、骨盆等部位 X 线平片未见异常；骨髓穿刺及活检未见异常；心脏彩超未见异常。

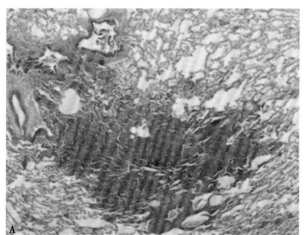
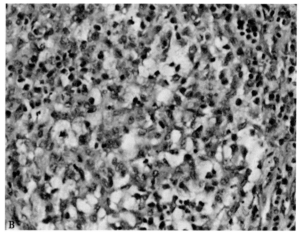
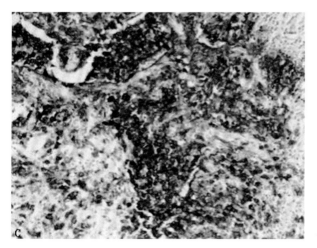

图 3-2-1-2 | 经皮肺穿刺活检病理表现

活检肺组织中，小气道周边见一实变结节（A. HE 染色，100×）；朗格汉斯细胞及散在嗜酸细胞，前者细胞核不规则，扭曲，可见核沟（B. HE 染色，400×）；免疫组化 CD1a 阳性（C. CD1a 染色，400×）

三、临床确诊

（一）临床信息

本例患者为中年男性，主要临床表现为慢性咳嗽，无发热、体重下降等，既往有长期大量吸烟史，胸部 CT 提示以上中肺部为主沿气道分布的多发结节、空洞影，经皮肺穿活检明确为朗格汉斯细胞组织细胞增生症，系列影像学评估和骨髓穿刺等检查未见明确肺外组织受累，故而确诊为 PLCH。

最后诊断：肺朗格汉斯细胞组织细胞增生症。

鉴于患者临床症状不重，无肺外系统受累，建议患者严格戒烟（包括被动吸烟）。患者在严格戒烟 1 个月后，症状逐渐减轻；3 个月后复查胸部 CT 见双肺结节及空洞明显减少（图 3-2-1-3）；严格戒烟 6 个月后复查胸部 CT 显示双肺散在微小结节进一步减轻、减少（图 3-2-1-4）。

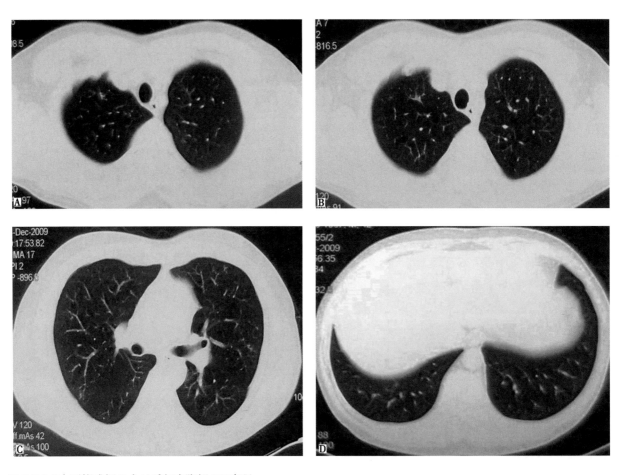

图 3-2-1-3 ｜ 严格戒烟 3 个月后复查胸部 CT 表现

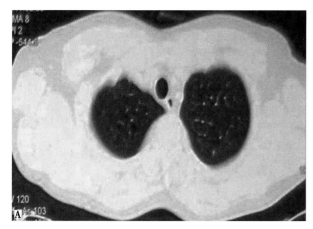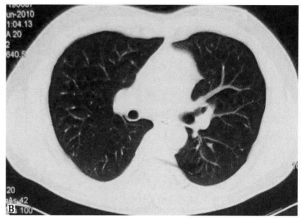

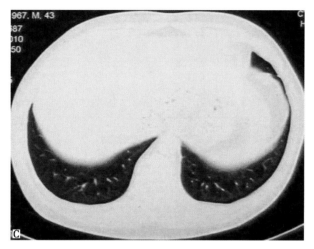

图 3-2-1-4 | 严格戒烟 6 个月后复查胸部 CT 表现

（二）临床思辨

肺朗格汉斯细胞组织细胞增生症（PLCH）是一种罕见病，以 20～40 岁男性多见，90%～100% 的 PLCH 患者有吸烟史。朗格汉斯细胞组织细胞增生症分为单器官受累、多器官受累及多系统受累，PLCH 主要累及肺，部分病例也可合并骨骼、淋巴结等其他脏器受累。在肺内，主要累及细支气管和远端呼吸性细支气管。临床表现因病程不同而异，10%～25% 患者无呼吸道症状，常因查体行影像学检查发现异常而进一步就诊。干咳、活动后气短是最常见的临床表现。10%～20% 患者以自发性气胸起病，其中约半数患者可以反复发生气胸。另外，少数患者可以有胸痛，咯血不多见。患者一般无阳性体征，如杵状指和肺内湿啰音并不多见。

PLCH 血清学检查无特异性指标，部分患者可以有低滴度自身抗体增高，部分患者可出现中性粒细胞比例轻度升高、血沉快，大多数患者血清学检查结果正常。PLCH 患者中，10%～15% 的人肺功能正常，70%～90% 的人可以有不同程度弥散功能下降，肺功能常表现为低 TLC、高残气量 / 肺总量（RV/TLC）和低 DL_{CO}。

PLCH 患者 HRCT 可见特征性表现：病灶多分布于双肺中上，双侧肋膈角一般不受累，以多发边界不清的结节影、空洞影、囊泡影多见；病变早期以小叶中心性结节为主，直径为 1～5mm；病程后期表现为弥漫分布的囊泡影，囊泡壁厚薄及大小不一、形态不规则，胸膜下肺大疱也不少见；晚期，病灶可以累及全肺。支气管镜检查（包括支气管肺泡灌洗、经支气管肺活检）有助于该病的诊断和鉴别诊断。

BALF 细胞分类中 CD1a 阳性细胞比例＞ 5% 提示为 PLCH。TBLB 诊断阳性率在 10%～40%，但发生气胸风险大，因此对于 CT 表现为弥漫分布的囊泡影或有多发胸膜下肺大疱患者不推荐行 TBLB。外科手术肺活检能明确诊断，镜下表现为以细支气管为中心的星状间质性结节，病变时相不均一，结节、囊泡和纤维瘢痕可同时存在。免疫组化可见 CD1a、S-100 阳性朗格汉斯细胞。

严格戒烟是本病治疗的基础，75% 患者在戒烟 6～24 个月后病情稳定或好转。对于症状严重或 HRCT、肺功能提示病情严重者，可以加用糖皮质激素治疗［泼尼松 0.5～1mg/（kg·d）］，6～12 个月内逐渐减量至停用（但此法疗效不确切）。对于终末期或合并严重肺动脉高压患者，可以考虑肺移植，但移植肺后还可能再发 PLCH。

精要回顾与启示

临床上，遇到有长期吸烟史的中青年男性出现肺部多发结节、空洞影像，无明显感染中毒症状、消耗症状，肺部阴影分布以中上肺为主，下肺病变相对少时，首先需要警惕 PLCH 可能性。此类病变一般可以通过经皮肺穿活检、结合 CD1a 特殊染色等来明确诊断，而避免外科手术肺活检。在以结节性病灶为主的早期阶段，部分患者通过严格戒烟可缓解症状，从而改善预后，避免发展为肺内多发囊泡影、肺功能明显受损。对于该病，早期发现非常重要。

诊断流程

对于临床怀疑 PLCH 的患者，可以参考图 3-2-1-5 进行诊断和鉴别诊断。

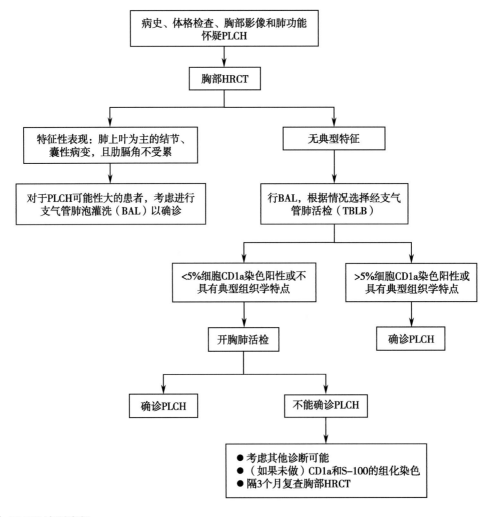

图 3-2-1-5 | PLCH 诊断流程

（黄　慧　徐作军）

参考文献

1. Lee KS, Kim TS, Han J, et al. Diffuse micronodular lung disease : HRCT and pathologic findings. J Comput Assist Tomogr, 1999, 23: 99-106.
2. Tazi A. Adult pulmonary Langerhans' cell histiocytosis. Eur Respir J, 2006, 27: 1272-1285.
3. Suri HS, Yi ES, Nowakowski GS, et al. Pulmonary Langerhans cell histiocytosis. Orphanet J Rare Dis, 2012, 7: 16.
4. Castoldi MC, Verrioli A, De Juli E, et al. Pulmonary Langerhans cell histiocytosis : the many faces of presentation at initial CT scan. Insights Imaging, 2014, 5: 483-492

病例 2　肺部结节伴空洞样病变

一、入院疑诊

（一）病例信息

【病史】

男性患者，30 岁，因左侧背痛 1 个月伴胸痛 1 周入院。患者于 1 个月前无明显诱因，出现左侧背痛，呈钝痛，无撕裂样痛，无向四肢放射性疼痛，白天较轻，夜晚加重，无发热、乏力、盗汗，无咳嗽、咳痰，无恶心、呕吐，无心悸、头晕，外用膏药治疗，疼痛无明显缓解。1 周前，患者出现阵发性左侧胸痛，程度不重，与呼吸运动无明显关联，无出冷汗及头晕、胸闷等不适，于我院门诊就诊，查心电图、心肌酶谱等无异常，胸部 CT 示两肺多发性异常密度影（有真菌感染可能，不排除肿瘤），为进一步明确诊断及治疗收住入院。患者发病以来，精神、食欲可，小便无异常，体重无明显减轻。

患者职业为消防队员，吸烟 10 余年（1～2 包 / 天），无明显过敏史。

【体格检查】

体温 37℃，心率 90 次 / 分，呼吸 20 次 / 分，血压 136/89mmHg。神清，精神可，颈静脉无怒张，无眼睑水肿，浅表淋巴结未触及，胸廓无畸形，胸背部无固定压痛点；两肺呼吸音清，未闻干湿啰音；心律齐，未闻明显病理性杂音；腹软，无压痛，肝脾肋下未触及；双下肢无水肿，四肢无畸形，杵状指阴性，神经系统体征阴性。

【实验室检查】

血常规：WBC 8.2×10^9/L，N% 77.3%，Hb 147g/L，PLT 180×10^9/L。

尿常规未见异常；血生化未见异常。

【影像学检查】

胸部 CT：两肺野内可见多发结节状、斑片状密度增高影，以两上肺为主，病灶形态欠规整，其内密度不均，部分内见空洞（图 3-2-2-1）。

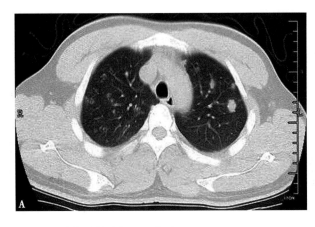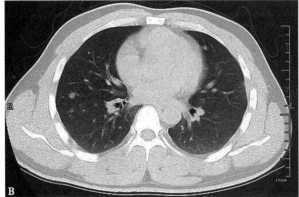

图 3-2-2-1 | 入院前胸部 CT 表现

（二）临床思辨

【临床特点】

1. 患者为青年男性，亚急性起病。
2. 起病主要症状和体征为胸背痛，无明显感染中毒症状，无特殊阳性体征。
3. 实验室检查无特殊阳性发现。
4. 胸部影像学表现为两肺多发斑片状渗出，多发结节伴小空洞形成。
5. 外用药物治疗疗效不佳。

【思辨要点】

临床上，结节及空洞样病变的胸部影像学表现缺乏特异性，在确立诊断过程中首先需要思考：是不是感染所致？

在感染性疾病中，首先要排除肺部真菌感染及肺部化脓性细菌感染。肺部真菌感染患者往往有免疫力下降病史，并伴有发热、咳嗽等症状，辅助检查可发现血常规、C 反应蛋白升高，胸部影像学表现可见短期内动态变化（图 3-2-2-2）。肺化脓性细菌感染表现为双肺多发空洞，有时空腔内合并小液平，可合并胸腔积液（图 3-2-2-3）。本例患者无明显发热等全身症状，病史不符合急性感染性疾病特征，但仍须进一步完善感染标志物等检查以明确病情。

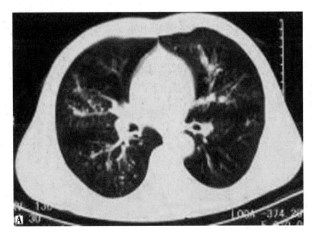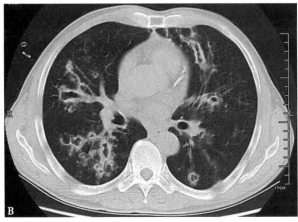

图 3-2-2-2 | 侵袭性肺曲霉菌病胸部 CT 表现

男患者性，53 岁，发热、咯血 1 周，伴呼吸困难，诊断为侵袭性肺曲霉菌病。胸部 CT 初期表现为沿支气管分布的粟粒样结节（A）；1 周后表现为多发沿支气管分布的空洞，有中心性支气管扩张（B）

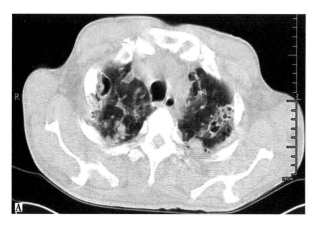
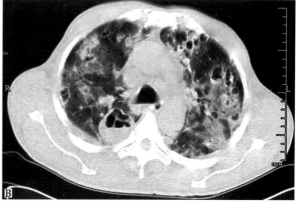

图 3-2-2-3｜血源性金黄色葡萄球菌肺炎胸部 CT 表现
胸部 CT 可见双肺多发结节空洞性改变，部分空洞伴液平，病灶周围可见渗出表现

　　在非感染性疾病中，需要与风湿免疫病以及肿瘤性肺疾病（如转移性肿瘤及和支气管肺癌等）相鉴别。风湿免疫病的临床表现除了肺部病变以外，常伴有肾、关节、皮肤、肌肉和血液等多系统损伤，但可能以肺组织损伤为首发表现。当累及肺组织时，往往双侧肺叶受累，大多表现为双肺弥漫性病变或弥漫性肺泡出血（图 3-2-2-4），肺内病灶表现常有多变、多形、多样的特点。肺部转移性肿瘤往往表现为两肺多发结节，进展程度个体差异大。肺癌影像学表现可为肺部结节及多发空洞（图 3-2-2-5、图 3-2-2-6），经支气管镜或经皮肺穿刺大多可明确诊断。本例患者为青年男性，有吸烟史，以胸痛起病，有必要行支气管镜检查以排除肿瘤性病变，并需要进一步行骨发射型计算机断层扫描（emission computed tomograpy，ECT）等检查以排除骨骼病变。

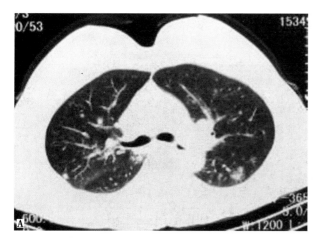
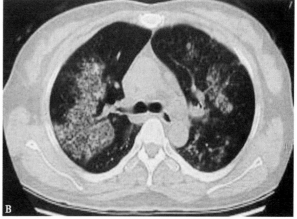

图 3-2-2-4｜弥漫性肺泡出血胸部 CT 表现
女性患者，48 岁，因咳嗽 2 个月、发热 4 天入院。起病时胸部 CT 表现为两肺多发结节（A），之后出现两肺弥漫性肺泡出血，部分病变有游走性改变（B）。诊断为弥漫性肺泡出血

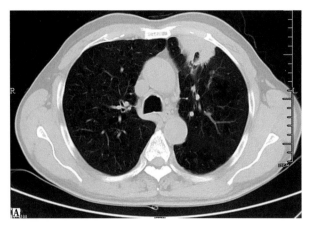
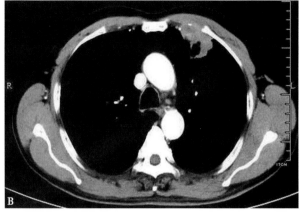

图 3-2-2-5 | 肺鳞癌胸部 CT 表现

男性患者，63 岁，痰中带血 1 个月。胸部 CT 发现左上肺空洞性病变，病理诊断为肺鳞癌

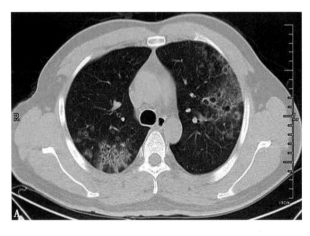
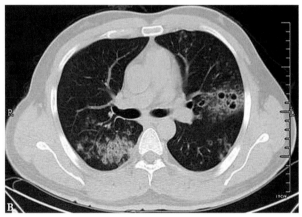

图 3-2-2-6 | 高分化腺癌胸部 CT 表现

男性患者，37 岁，因咳嗽 9 个月入院，病理检查证实为高分化腺癌。胸部 CT 表现为两肺野多发斑点状、斑片状结节影及模糊环状低密度影，病灶形态欠光整

综上分析，本病例影像学表现为肺内多发小结节及空洞样病灶，有胸背疼痛，无明显发热、咳嗽等症状，无脓性痰液排出。这些特点与常见肺部感染有很大不同，若血沉、CRP 等在正常范围内，首先考虑为非感染性病变，但不能排除特殊病原体感染。因此，对于本病例，需要进一步完善免疫学检查及支气管镜或经皮肺穿刺、胸腔镜活检等以明确诊断。

二、诊治过程

（一）临床信息

【实验室检查】

1. 一般检查

（1）血常规（多次检查）：WBC（8.20～11.28）×10⁹/L，N% 80%～83.6%，Hb 和 PLT 均正常。

（2）ESR 12mm/1h。

（3）肝功能正常。

2. 免疫相关检查 自身抗体（包括抗核抗体、抗 dsDNA、Sm 抗体、抗线粒体抗体、ANCA、MPO/PR3 等）均阴性。

3. 感染相关检查 PCT 0.01μg/ml；CRP 59.1mg/L；PPD 试验阴性；T-SPOT 阴性；真菌检测（G

和 GM 试验）阴性；痰一般细菌培养及真菌培养均阴性。支气管肺泡灌洗液（BALF）抗酸杆菌阴性，未找到脱落细胞。

【其他辅助检查】

1. 支气管镜检查　见双肺各叶段支气管通畅，未见管腔狭窄及阻塞（图 3-2-2-7）。

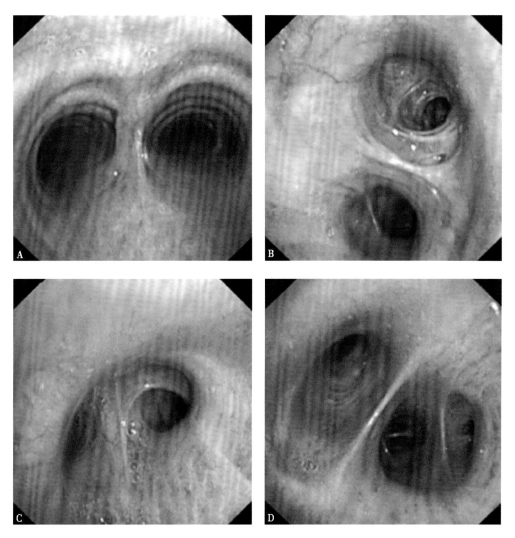

图 3-2-2-7 │ 支气管镜检查镜下表现
A. 气管隆嵴；B. 左主支气管；C. 右上叶支气管；D. 右中间段支气管

2. 双肾、肾上腺、后腹膜 B 超　未见异常。

3. 肺功能通气＋弥散功能　轻度混合性通气功能异常，弥散功能轻度降低（DLco 74% 预计值）。骨骼 ECT：左第四前肋骨质局灶性代谢活跃。

（二）临床思辨

患者入院后所做系列检查显示：①血生化指标均在正常范围；②自身抗体均阴性，结合临床表现，可初步排除风湿免疫病；③支气管镜检查见肺内气道通畅，可排除合并气管腔内病变；④骨 ECT 示骨质代谢局灶性活跃，且与疼痛部位相应，结合患者否认外伤史，考虑合并骨质病变；⑤常规病原学检查均阴性。这些结果支持非感染性病变的可能。

此时需要思考的问题是如何选择鉴定病因的最佳手段？

　　本例患者支气管镜检查无特殊阳性发现，故需要通过有创手段获得标本，进行相关检测，如 CT 引导下穿刺、B 超引导下穿刺、气道超声内镜引导下活检和外科胸腔镜手术等。由于患者胸部影像学检查显示结节多位于肺外带，气道内超声引导下活检阳性率低，产生气胸的可能性极大，但外科胸腔镜活检相对创伤较大。患者为青年男性，身体一般情况好，故在征得患者同意后拟定先行经皮肺穿刺活检明确诊断，必要时行胸腔镜活检。

三、临床确诊

（一）临床信息

　　对患者左肺病灶行经皮肺穿刺活检，病理见穿刺组织内较多急慢性炎症细胞浸润，以嗜酸细胞为多（图 3-2-2-8A、B），免疫组化见多量 CD1a（图 3-2-2-8C）、S100 阳性细胞（图 3-2-2-8D），肺穿刺液细菌、真菌培养阴性，抗酸涂片阴性。

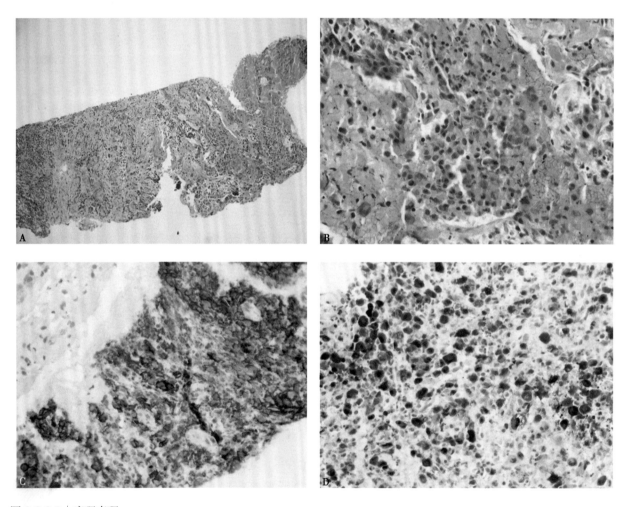

图 3-2-2-8 | 病理表现
A. HE 染色，100×；B. HE 染色，400×；C. CD1a 阳性，400×；D. S100 阳性，400×

　　最后诊断：肺朗格汉斯细胞组织细胞增多症。
　　诊断明确后，嘱患者严格戒烟，同时给予糖皮质激素治疗（因合并骨质损害）。患者胸痛症状明显好转，1 个月后复查胸部 CT 示肺部病灶基本吸收（图 3-2-2-9）。

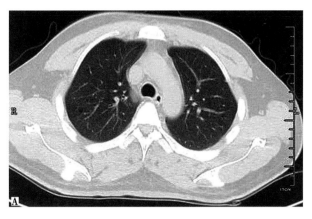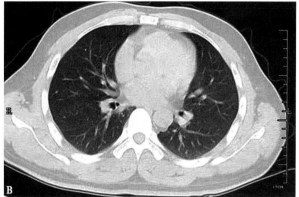

图 3-2-2-9 ｜复查胸部 CT 表现

（二）临床思辨

朗格汉斯细胞组织细胞增生症（Langerhans cell histiocytosis，LCH）是累及多种器官的一组免疫紊乱性疾病，是由树突状细胞家族中的朗格汉斯细胞（Langerhans cell，LC）单克隆性增生所致，可发生在任何年龄段。LCH 生物学行为表现多样，轻者病变局限、病程自限，重者可表现为爆发性多器官免疫紊乱或恶性肿瘤而危及生命。

成年人 LCH 可以单独表现为肺部受累。男性患病率显著高于女性，超过 90% 患者吸烟。患者往往起病隐匿，主要表现为干咳和呼吸困难，偶有咯血，大约 10% 患者可出现气胸或溶骨性肋骨损伤，此时患者可出现胸痛。气胸有时是肺朗格汉斯细胞组织细胞增生症（PLCH）特征性表现之一。部分患者可出现中枢性尿崩症。PLCH 患者体检时往往缺乏听诊湿啰音或杵状指这些体征。

PLCH 影像学表现为以上中肺病变为主的弥漫性结节状和囊状病变。HRCT 可发现薄壁囊泡（壁厚＜1mm，直径＜10mm）、小结节，或两者同时存在。随着病情进展，小结节逐步退化，囊性变会进一步加重，部分患者可能出现气胸。PLCH 少见双下肺病灶分布，可以此与肺淋巴管平滑肌瘤病相鉴别。磨玻璃样影像学表现在 PLCH 患者中亦不常见。本例患者 CT 表现为小结节及空洞同时存在，病变以上中肺为主，但是囊性病变并不明显，临床上尚需与坏死性肉芽肿性血管炎、肺部真菌感染及转移性肿瘤鉴别。PLCH 患者肺功能检查可提示混合型通气功能障碍。确诊 LCH 依赖病理活检。目前认为，识别朗格汉斯细胞最简便易行的标志物是 CD1a 和 S100 蛋白。确诊 LCH 金标准是找到 Birbeck 颗粒。

PLCH 目前尚无标准治疗指南，患者预后也不尽相同。部分病例通过严格戒烟可能自愈，糖皮质激素对于部分有症状的患者有效。联合化疗用于 LCH 严重累及多系统者。对于急性进展并且出现呼吸衰竭的患者，可以进行肺移植术。本例患者行经皮肺穿刺活检明确诊断后，鉴于患者尚有胸痛症状，ECT 提示肋骨代谢活跃，故在督促患者严格戒烟的同时加用糖皮质激素。1 个月后复查胸部 CT 显示病灶基本吸收。

精要回顾与启示

对于吸烟的男性患者，若胸部影像学检查见以双上肺为主，自上而下向肺底渐进性发展的小叶中心型结节、不规则囊性变，肋膈角邻近肺野病灶稀少，而无明显临床不适主诉，应甄别 PLCH 的可能。综合吸烟史和影像学改变可以做出 PLCH 的临床诊断，BALF 细胞学 CD1a 和 S100 蛋白标志物阳性者可确诊，必要时可考虑采取肺活检明确诊断。

（许攀峰　周建英）

参考文献

1. Richards JC, Lynch DA, Chung JH. Cystic and nodular lung disease. Clin Chest Med, 2015, 36 (2): 299-312.

2. Grana N. Langerhans cell histiocytosis. Cancer Control, 2014, 21 (4): 328-343.

病例 3　肺部弥漫性磨玻璃影伴小结节影

一、入院疑诊

（一）病例信息

【病史】

男性患者，48 岁，5 个月前出现咳嗽，多为干咳，偶有少量白痰咳出，起初无明显气喘，间断至当地医院予青霉素等抗感染治疗（具体用药不详），效果不佳。1 个月前，患者自觉咳嗽症状加重，并出现活动后气喘，上二层楼即感气喘，于当地医院住院诊治，查胸部 CT 示双肺弥漫性病变。住院期间，起初予抗感染治疗（具体用药不详），效果不佳，后给予甲泼尼龙（40mg，每天 1 次）静脉滴注治疗 8 天，辅以多索茶碱平喘、氨溴索化痰，患者自觉咳嗽、气喘症状有所改善。患者为求进一步诊治入住我科。发病以来，患者无发热、寒战，无皮疹或关节痛，无明显口干、眼干，无反复口腔溃疡，无腹痛、腹泻，饮食、睡眠可，大小便正常，体重无明显变化。

患者否认高血压、糖尿病等慢性病病史；3 年前因骑车摔伤致左锁骨骨折，于当地医院行左锁骨骨折内固定术；否认犬类、牛羊等动物接触史；在机械厂工作 8 年，从事钻孔工作，接触金属粉尘较多；无石棉接触史；有吸烟史 10 余年，每天 20 支；无饮酒嗜好；家族史无特殊。

【体格检查】

体温 36.7℃，心率 95 次 / 分，呼吸 18 次 / 分，血压 130/75mmHg，SpO_2 97%（未吸氧）；神志清，精神可，无发绀；胸廓对称、无畸形，两侧呼吸动度均衡；两肺听诊呼吸音粗，未闻明显干湿啰音；心律齐，各瓣膜听诊区未闻明显病理性杂音；腹部未查及明显异常；双下肢不肿，可见杵状指。

【影像学检查】

外院胸部 CT 示两肺散在磨玻璃影、弥漫性小结节影（图 3-2-3-1），局部可见牵拉性支气管扩张。

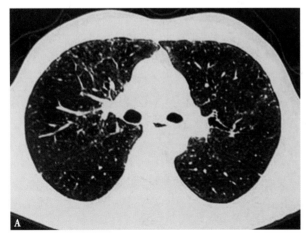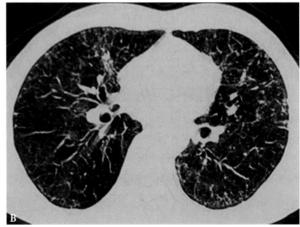

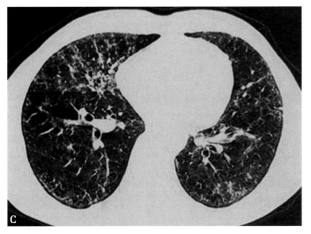
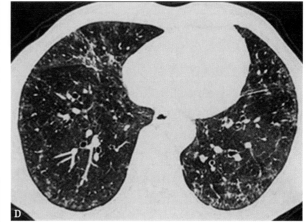

图 3-2-3-1 | 外院胸部 CT 表现

（二）临床思辨

【临床特点】

1. 患者为中年男性，在机械厂从事钻孔工作，接触较多金属粉尘，慢性起病。
2. 主要症状和体征为咳嗽、活动后气喘，可见杵状指。
3. 胸部 CT 示两肺磨玻璃影伴小结节影形成。
4. 抗感染治疗（青霉素等）效果不佳；静脉滴注激素后，患者咳喘症状改善。

【思辨要点】

1. 本病例是感染性肺疾病还是非感染性肺疾病？

肺部感染性疾病指包括终末气道、肺泡腔及肺间质等在内的肺实质炎症。按病因可分为细菌性肺炎、病毒性肺炎、非典型病原体肺炎（军团菌、肺炎支原体、衣原体感染）、真菌性肺炎、肺结核、其他病原体（立克次体、弓形虫、肺孢子菌、寄生虫等）所致肺炎。临床表现为发热、咳嗽、咳痰，部分可有气促、胸痛、咯血等，体征可有湿啰音，影像学有肺浸润改变。病情严重者有气体交换障碍。肺部感染性疾病可根据症状、体征、影像学表现等做出临床诊断，确诊需依据病原学检查结果。本例患者为中年男性，慢性病程，病程中无发热，主要临床表现为咳嗽、气喘，抗感染治疗效果不佳，结合胸部影像学表现，与普通感染表现不符合。患者平时身体健康，无结构性肺病等慢性病病史，特殊病原体感染可能性亦不大。患者 CT 特点为两肺磨玻璃影、弥漫性小结节影，须注意与肺结核尤其是血行播散型肺结核鉴别。后者影像学表现为肺野内多发均匀分布的小颗粒状阴影，病变亦可相互融合，呈小斑片状阴影，部分边缘模糊，有的病变呈增殖硬结，部分亦可见纤维化索条状阴影（图 3-2-3-2）。本例患者无结核相关发热、消耗等表现，故患肺结核可能性亦不大。

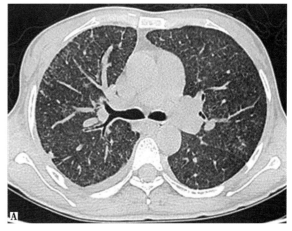
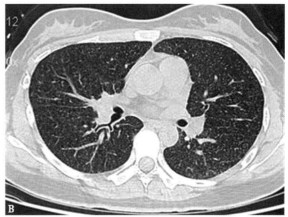

图 3-2-3-2 | 血行播散型肺结核胸部 CT 表现

胸部 CT 可见两肺弥漫小结节影，大小、分布、密度较均一

综上分析，从总体临床过程来看，本病例为非感染性肺疾病可能性较大。

2. 本病例可能为哪一类非感染性肺疾病？

非感染性疾病种类繁多，鉴别诊断复杂。对于本例患者，鉴别诊断应从其CT表现入手。

（1）风湿免疫病和肿瘤：患者CT主要表现为两肺磨玻璃影、多发小结节影，局部可见网状影及牵拉性支气管扩张。首先须排查风湿免疫病和肿瘤。风湿免疫病是一种系统性疾病，往往伴有肾、关节、皮肤、肌肉和血液等多系统损伤，单一累及肺组织者少见。本例患者无发热，无皮疹或关节痛，无明显口干、眼干，无反复口腔溃疡等，患风湿免疫病可能性不大，可进一步完善自身免疫相关检查以排除。肿瘤方面的鉴别诊断，主要应排查肺转移癌。血源性转移癌可出现随机分布的结节，一般两肺对称，广泛分布于肺的各个部位，结节密度较高，边缘一般较清楚（图3-2-3-3）。淋巴转移癌表现为支气管血管束不规则结节状增厚，小叶间隔增厚呈串珠状或胸膜下多角形细线结构，可伴有患侧胸腔积液（图3-2-3-4）。患者常有刺激性咳嗽。本例患者肺内无原发癌表现，临床症状、体征亦无其他部位肿瘤提示，发生肺转移癌可能性较小。

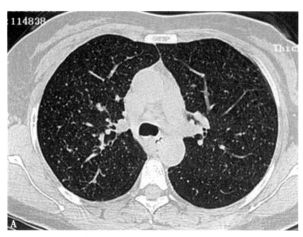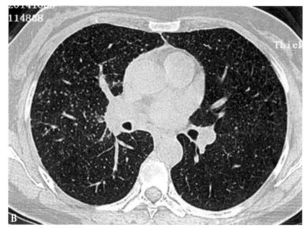

图 3-2-3-3 │ 肺癌伴肺内转移 CT 表现

女性患者，45岁，肺癌伴肺内转移。胸部CT见两肺广泛粟粒状小结节影

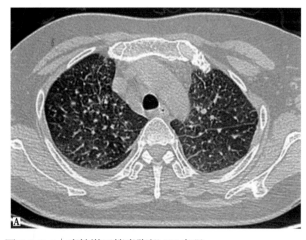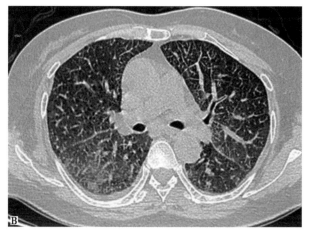

图 3-2-3-4 │ 癌性淋巴管炎胸部 CT 表现

女性患者，55岁，胃癌。胸部CT可见双侧少量胸腔积液伴网格状周边型结节，呈癌性淋巴管炎表现

（2）间质性肺疾病：CT呈弥漫性肺病改变的一类主要疾病为间质性肺疾病（interstitial lung disease，ILD）。ILD是一组以肺泡单位炎症和间质纤维化为基本病变的异质性非肿瘤和非感染性肺部疾病的总称，又称弥漫性实质性肺疾病（diffuse parenchymal lung disease，DPLD）。根据CT表现，本病例需要鉴别的ILD主要有以下几种：

1）特发性肺纤维化（IPF）：组织病理学表现为普通型间质性肺炎（UIP），典型的CT表现为双侧和下肺胸膜下分布的网状影、蜂窝肺、牵拉性支气管和细支气管扩张、肺结构变形，无或少量磨玻璃影，小结节影少见（图 3-2-3-5）。CT 表现出现下述任何一条，则不符合 UIP，更应注意其他疾病的可能：①病变分布以中上肺叶为主；②病变分布以支气管血管束周围为主；③过多磨玻璃样改变；④弥漫性微结节影；⑤多发囊性病变（远离蜂窝区）；⑥气体陷闭；⑦肺叶段实变。本例患者 CT 表现以磨玻璃影及小结节影为主，不符合 IPF 的 CT 表现。

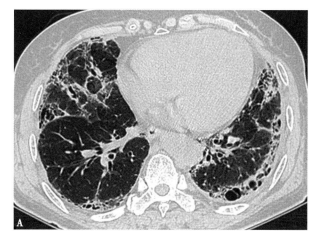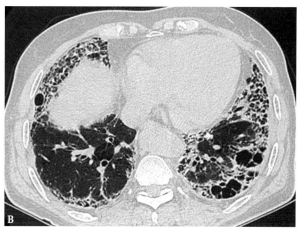

图 3-2-3-5 | 特发性肺纤维化胸部 CT 表现
胸部 CT 可见两下肺胸膜下网状阴影、蜂窝影、牵拉性支气管扩张

2）非特异性间质性肺炎（NSIP）：CT 表现多样，有磨玻璃影、网状影、实变影、粗线条状影、小结节影、牵拉性支气管扩张、蜂窝影等。典型 CT 表现有：两下叶对称性分布、磨玻璃影、网状阴影、牵拉性支气管扩张、肺体积缩小（图 3-2-3-6）。CT 表现以弥漫性小结节影为主的 NSIP 少见，如果出现小叶中央性结节影更应考虑其他间质性肺疾病。本病例 CT 可见弥漫性小结节影、主要表现为小叶中央性，故为 NSIP 可能性不大。

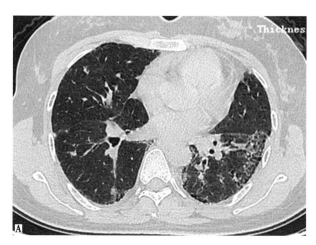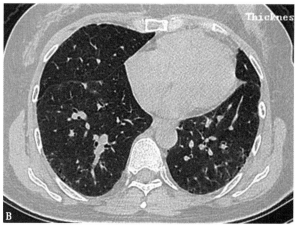

图 3-2-3-6 | 非特异性间质性肺炎胸部 CT 表现
女性患者，39 岁，胸腔镜肺活检病理证实为非特异性间质性肺炎。CT 示两下肺网状阴影、小点片状磨玻璃影，胸膜下散在分布

3）呼吸性细支气管炎伴间质性肺疾病（RB-ILD）：最常见的 CT 表现是中央支气管和周围支气管管壁增厚，其他 CT 表现包括小叶中央小结节影、磨玻璃影和伴有气体潴留的肺气肿（图 3-2-3-7）。患者应有相应的临床背景资料（尤其是在最近 6 个月内有吸烟史），有相应的临床和影像学表现，肺活检符合 RB-ILD 表现，同时排除其他更为严重的弥漫性间质性肺疾病。本例患者有吸烟史，CT 可见小结节影、磨玻璃影，因此须进行相关检查以与 RB-ILD 相鉴别。

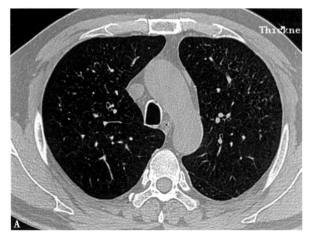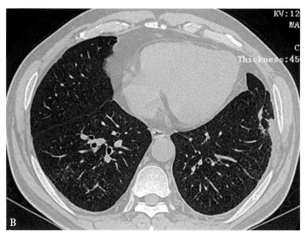

图 3-2-3-7 | RB-ILD 胸部 CT 表现

男性患者，41 岁，胸腔镜肺活检病理证实为呼吸性细支气管炎伴间质性肺疾病。CT 示两肺弥漫分布小叶中心型小结节影、周围支气管管壁增厚

4）职业相关性间质性肺疾病：本例患者有一个重要的特点，即有特殊的职业史——从事钻孔工作 8 年，接触较多金属粉尘。有无可能是职业相关性间质性肺疾病呢？职业相关性间质性肺疾病包括一大类由于吸入职业环境中的粉尘颗粒或化学烟雾导致的肺部疾病，主要包括各种尘肺、石棉肺、化学性肺炎和过敏性肺炎等。其中多数影像学表现为肺部弥漫性病变。本例患者主要需在以下 3 种疾病中鉴别。

过敏性肺炎（HP）：也称外源性过敏性肺泡炎（EAA），指易感个体反复吸入有机粉尘抗原后诱发的肺部变态反应性疾病。急性 HP 胸部 HRCT 表现为大片状或斑片性磨玻璃和气腔实变阴影，内有弥漫性分布且边界难以区分的肺腺泡性小结节影（图 3-2-3-8），直径＜ 5mm，伴小叶中心和细支气管周围分布，斑片性磨玻璃样变和肺泡过度充气交错形成马赛克征象。亚急性 HP 胸部 HRCT 主要显示沿小叶中心和细支气管周围弥漫分布的边界不清的小结节影；细支气管炎可导致支气管阻塞，引起气体陷闭，形成小叶分布的斑片样过度充气区（图 3-2-3-9）。慢性 HP 胸部 HRCT 主要表现为小叶间隔和小叶内间质不规则增厚，蜂窝肺伴牵拉性支气管或细支气管扩张和肺大疱，间或混有斑片性磨玻璃样变（图 3-2-3-10）。根据明确的抗原接触史，典型的症状发作及其与抗原暴露的明确关系，胸部影像学表现和肺功能特征性改变，支气管肺泡灌洗检查显示淋巴细胞明显增加（通常淋巴细胞＞ 40%，$CD4^+/CD8^+ < 1$），可以做出明确诊断。经支气管肺活检取得的合格病理资料可进一步支持诊断，一般不需要外科肺活检。

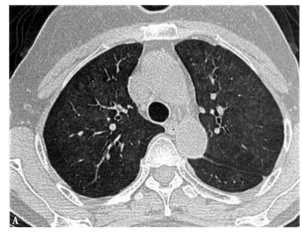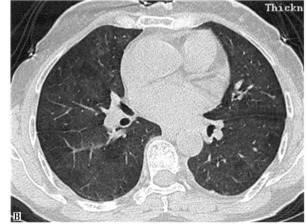

图 3-2-3-8 | 急性过敏性肺炎胸部 CT 表现

胸部 CT 示肺弥漫性磨玻璃影，其内见肺腺泡性小结节影

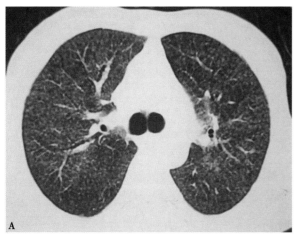
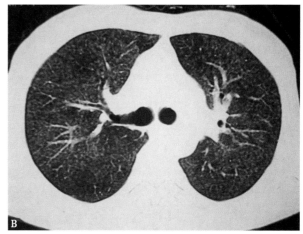

图 3-2-3-9 | 亚急性过敏性肺炎胸部 CT 表现
胸部 CT 示两肺弥漫性边界不清的小结节影

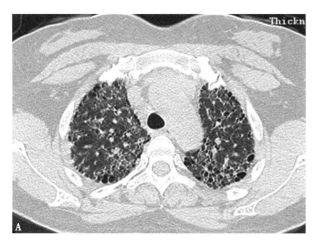
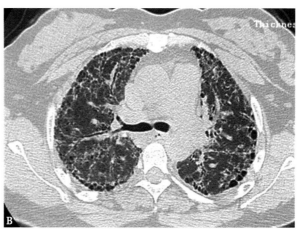

图 3-2-3-10 | 慢性过敏性肺炎胸部 CT 表现
胸部 CT 示两肺磨玻璃影、蜂窝肺形成

　　本病例 CT 表现为弥漫性小结节影、散在磨玻璃影，与 HP 类似。但患者既往接触较多金属粉尘，而非植物或动物的有机粉尘，不完全符合 HP。从 CT 表现来看，本病例无蜂窝肺、肺大疱表现，不符合慢性 HP，亦无急性 HP 典型的大片状磨玻璃影和气腔实变影，是否为亚急性 HP，需要病理检查结果进一步鉴别。

　　铁尘肺：是由于肺内巨噬细胞积聚三氧化二铁颗粒形成的，通常是吸入过多焊工烟雾造成的，故也称为焊工尘肺。绝大部分铁尘肺不引起肺纤维化和肺功能损害，可以无任何临床症状而在体检时发现。胸部 CT 可以发现双肺多发性边界不清的小叶中心型小结节影，少部分患者可发现线状影、斑片状实变影和广泛磨玻璃影（图 3-2-3-11）。铁尘肺的诊断主要依据职业接触史和影像学特征，少数患者需要肺活检病理证实。本例患者自诉其接触金属粉尘可能主要为铁粉尘，但 CT 所示小结节影不如典型铁尘肺分布广泛，且临床症状相较于铁尘肺偏重，最终仍需病理结果来明确鉴别。

　　巨细胞间质性肺炎（giant cell interstitial pneumonia，GIP）：是暴露于含有钴、碳化钨等硬金属及其化合物引起的少见职业相关性间质性肺疾病。其典型胸部 CT 表现为弥漫性磨玻璃影、小结节影、广泛网状影和牵拉性支气管扩张改变，以及大小不等的实变影（图 3-2-3-12）。晚期患者可见肺部广泛的结构扭曲和蜂窝样改变。GIP 最终诊断应该根据职业接触史、影像学特征和病理学等证据。本例患者从事钻孔工作 8 年，接触金属粉尘较多，有职业接触史，影像学特征也较符合 GIP，但仍需获得病理学检查结果以明确诊断。

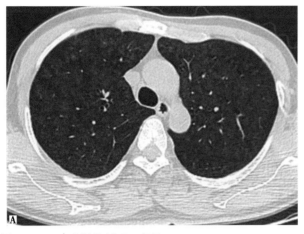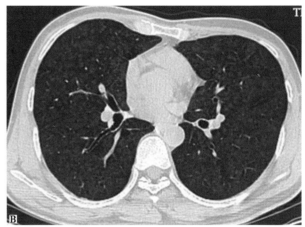

图 3-2-3-11 尘肺胸部 CT 表现

男性患者，42 岁，经支气管肺活检病理证实为铁尘肺。胸部 CT 示两肺弥漫性磨玻璃样小结节影

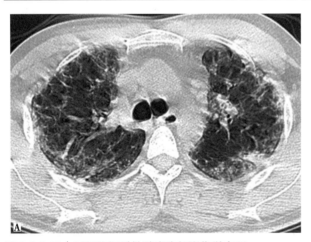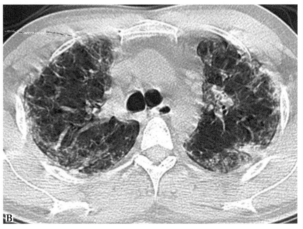

图 3-2-3-12 巨细胞间质性肺炎胸部影像学表现

男性患者，32 岁，从事刀具磨制工作 9 年，经支气管肺活检病理证实为巨细胞间质性肺炎。CT 示两肺散在磨玻璃影、小结节影、小片实变影、牵拉性支气管扩张

　　综上所述，本病例为非感染性肺疾病可能性大，主要需要在几种间质性肺疾病，尤其是职业相关性间质性肺疾病中鉴别，现有临床资料尚难以确定。此外，仍需完善相关检查，进一步排除风湿免疫或感染性因素可能导致的病变。

二、诊治过程

（一）临床信息

【实验室检查】

　　1. 一般检查

　　（1）血常规：WBC $7.1×10^9$/L，N% 66.8%，Hb 151g/L，PLT $230×10^9$/L。

　　（2）尿常规、便常规：无明显异常。

　　（3）肝、肾功能及电解质：均在正常范围。

　　（4）凝血功能：凝血酶原时间（PT）、活化部分凝血激酶时间（activated partial thromboplastin time，APTT）、凝血酶时间（thrombin time，TT）均在正常范围。

　　（5）动脉血气分析（平静呼吸空气）：pH 7.40，$PaCO_2$ 46mmHg，PaO_2 94mmHg，SaO_2 97%。

　　2. 免疫相关检查　自身抗体（包括抗核抗体、抗 dsDNA 抗体、抗 Sm 抗体、抗线粒体抗体、类风湿因子等）均阴性；抗中性粒细胞胞质抗体阴性；补体 C3、C4 和免疫球蛋白 IgA、IgG、IgM 均在正常范围；淋巴细胞免疫分型，CD3$^+$细胞占淋巴细胞比例稍低（46.5%），其余均在正常范围；心肌酶（肌酸激酶、肌酸激酶 MB 同工酶、α 羟丁酸脱氢酶）在正常范围。

3. 感染相关检查　CRP 6.9mg/L；3 次痰找抗酸杆菌均阴性。

4. 肿瘤标志物检查　肺癌三项指标（包括 CEA、CYFRA21-1、NSE）均在正常范围。

5. 肺功能及弥散量检测　因患者不愿配合而未能完成。

【影像学检查】

1. 心脏彩超　左心室收缩功能正常。

2. 胸部 HRCT　两肺散在磨玻璃影及小结节影（图 3-2-3-13），局部网状影，较入院前（图 3-2-3-1）明显吸收、好转。

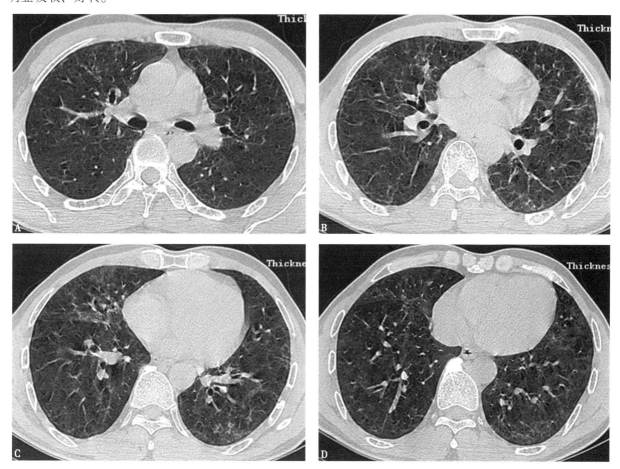

图 3-2-3-13 | 入院后胸部 HRCT 表现

（二）临床思辨

患者入院后所做系列检查显示：①自身抗体均阴性，结合临床表现，基本可排除风湿免疫病；②常规病原学检查均阴性；③胸部 HRCT 可见两肺小结节影、磨玻璃影，较外院 CT 明显吸收、好转，证明外院激素治疗有效。此外，患者在未接受抗肿瘤治疗的情况下小结节影吸收、好转，与肺转移癌不符（由于癌细胞不断增殖，粟粒状癌灶可在短时间内渐进性增大）。

此时，对于本病例，基本可排除感染性疾病、风湿免疫病及肺转移癌，而须进一步思考以下问题：

1. 结合患者的职业史，本病例可能是职业相关性间质性肺疾病吗？

根据患者金属粉尘暴露史，经激素治疗及暂时脱离原有工作环境后，胸部 CT 示肺部病变有明显好转趋势，基本排除特发性或原发性间质性肺疾病，须重点甄别职业相关性间质性肺疾病。铁尘肺典型的CT表现是双肺多发小结节影，多呈磨玻璃样结节，本病例的结节影分布不如典型铁尘肺广泛，但尚需进一步鉴别。GIP胸部CT可见磨玻璃影、小结节影，与本病例情况相似，但最终还需病理检查明确诊断。

2. 下一步应如何选择检查方法以明确诊断？

外科胸腔镜检查创伤较大、费用高，不作为首选。本例患者入院后CT仅显示两肺散在少量微结节影及磨玻璃影，不适合肺穿刺活检。支气管镜检查创伤小、患者易接受，并且可进行刷检、灌洗、活检等，对诊断价值更高。

三、临床确诊

（一）临床信息

支气管镜检查，镜下见气管、主支气管和各叶段支气管管腔通畅，黏膜光滑，未见出血、新生物（图3-2-3-14）。左肺舌叶BALF涂片见多核巨细胞（图3-2-3-15A），细胞分类示多核巨细胞10%、嗜酸性粒细胞15%、组织细胞60%、淋巴细胞15%，未找到恶性肿瘤细胞，抗酸杆菌涂片阴性；在右肺下叶刷片，亦见到少数多核巨细胞（图3-2-3-15B）。右肺下叶经支气管肺活检病理示送检肺组织内见肺泡隔纤维组织增生、慢性炎症细胞浸润，部分肺泡腔内见融合的组织细胞（多核巨细胞）（图3-2-3-16）。

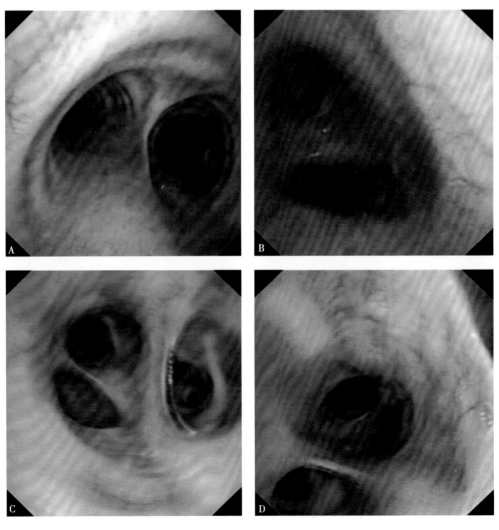

图3-2-3-14 | 支气管镜检查镜下表现

A. 气管隆嵴；B. 左主支气管；C. 右上叶支气管；D. 右下叶基底段支气管

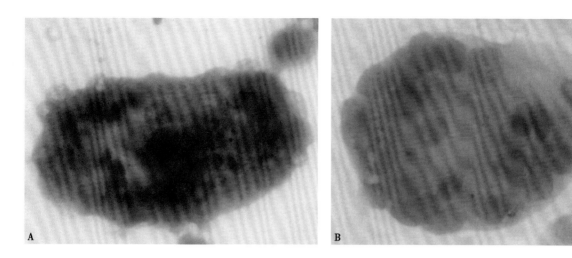

图 3-2-3-15 | 左肺舌叶 BALF（A. 瑞氏染色，400×）及右肺下叶刷检（B. HE 染色，400×）均可见多核巨细胞

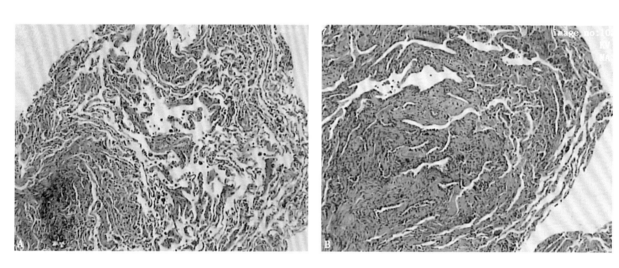

图 3-2-3-16 | 右肺下叶经支气管肺活检病理表现（HE 染色，100×）

最后诊断：巨细胞间质性肺炎。

患者经泼尼松（20mg，每天 2 次）口服治疗，并且脱离原有工作环境，1 个月后复查胸部 HRCT 示两肺磨玻璃影及小结节影较前进一步吸收（图 3-2-3-17），咳嗽、气喘症状明显缓解。

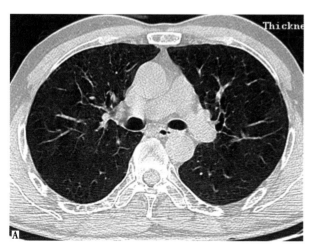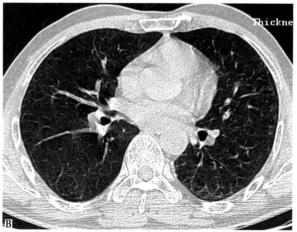

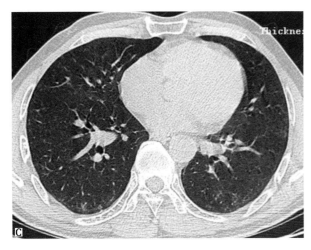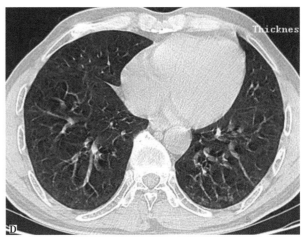

图 3-2-3-17 | 泼尼松治疗 1 个月后胸部 HRCT 表现

HRCT 显示磨玻璃影及小结节影进一步减少，双肺胸膜下少量小结节影

（二）临床思辨

根据一系列临床证据，本病例最终明确诊断为巨细胞间质性肺炎，这也解释了其抗感染治疗无效而激素治疗有效的原因。

巨细胞间质性肺炎（GIP）是暴露于含有钴、碳化钨等硬金属及其化合物引起的罕见间质性肺疾病，自 2002 年以后，不再纳入特发性间质性肺炎分类中。该病一般潜伏期较长，病程进展缓慢，症状较轻微，可有干咳、气短、胸闷、胸痛和乏力等症状。肺部体检多无特别阳性体征。晚期部分患者出现明显肺间质纤维化时，肺部可听到捻发音或 Velcro 音。常规实验室检查多无特征性异常改变。胸部 HRCT 表现为两肺磨玻璃影、小结节影、网状影和牵拉性支气管扩张改变，可见大小不等的实变影。晚期患者胸部影像学表现可见肺部广泛的结构扭曲和蜂窝样改变。GIP 特征性的病理改变为肺泡腔内巨噬细胞和大量多核巨细胞聚集，其内可见被吞噬的炎症细胞。其主要治疗措施为脱离金属粉尘暴露环境和（或）使用糖皮质激素。

此时还需思考：如果没有明确金属粉尘的性质，是否可以诊断 GIP？

硬金属为具有极高物理硬度的耐磨、耐热、抗腐蚀的合金，其主要成分为钴、碳化钨、钛等金属，常用于制作钻头、切割、打磨刨光模具等而应用于各个行业。由于吸入过多硬金属粉尘导致的间质性肺疾病又称为硬金属尘肺。目前认为，能引起硬金属尘肺的金属粉尘包括钴和碳化钨等。GIP 是硬金属尘肺的特征性组织学改变。Ohori 等提出的硬金属尘肺诊断标准包括：①硬金属粉尘接触史；②慢性咳嗽、气短和劳力性呼吸困难；③间质性肺疾病影像学特征；④ GIP（肺泡腔内充填大量巨细胞）或间质性肺炎的病理学改变；⑤肺组织中检测到硬金属成分。随着新的相关职业工种、材料和工具的出现，发生硬金属粉尘相关职业性肺疾病的可能性也在增加。有时医师和患者并不清楚其职业接触史，患者本人亦不了解所接触粉尘的金属成分。此外，硬金属肺疾病发病与暴露于粉尘环境的时间、强度及粉尘在肺内堆积的量可能不显著相关，而与个体易感性有关。变态反应在该病发病机制上的作用要超出硬金属沉积机制。在实际临床工作中，也确实在很多 GIP 患者的肺组织中没有检测到超标的硬金属颗粒。本例患者有明确的金属粉尘接触史，有咳嗽和活动后气喘症状，影像学表现为间质性肺疾病，支气管镜标本有典型的 GIP 病理表现（即硬金属尘肺的特征性病理改变），符合硬金属尘肺的诊断标准，GIP 诊断可以成立。

精要回顾与启示

肺部弥漫性磨玻璃影伴小结节影是多种呼吸系统疾病可能呈现的 CT 表现，需注意在感染、风湿免疫病、肿瘤、间质性肺疾病等方面仔细鉴别。许多不同病因所致弥漫性肺病可以有类似的影像学表现，只有临床、影像和病理三者紧密结合，才能提高诊断的准确性。巨细胞间质性肺炎是非常少见的慢性间质性肺炎，无特殊临床表现，影像学表现类似于其他间质性肺炎，临床诊断困难，须依靠病理检查帮助确诊。此外，询问病史时必须仔细查问职业、环境暴露史，避免职业或环境相关肺病的漏诊和误诊。

（李　燕　蔡后荣）

参考文献

1. Dai J, Huang M, Cao M, et al. Giant cell interstitial pneumonia : unusual lung disorder and an update. Chin Med J (Engl), 2014, 127 (15): 2819-2823.
2. 蔡后荣，曹敏，孟凡青，等. 巨细胞间质性肺炎一例报道及文献复习. 中华结核和呼吸杂志，2006，29: 313-316.
3. Ohori NP, Sciurba FC, Owens GR, et al. Giant-cell interstitial pneumonia and hard-metal pneumoconiosis. A clinicopathologic study of four cases and review of the literature. Am J Surg Pathol, 1989, 13: 581-587.

病例 4　胸痛伴双肺弥漫性小结节影

一、入院疑诊

（一）病例信息

【病史】

男性患者，37 岁，17 个月前开始出现反复胸部隐痛，深吸气时明显，胸骨上段为主，无放射痛，与体位、运动无关，无发热、咳嗽、咳痰、咯血，于当地医院就诊，胸部 CT 提示双肺弥漫性小结节，诊断肺结核，以异烟肼、利福平、吡嗪酰胺、左氧氟沙星抗结核治疗，效果不佳，期间仍有反复胸部隐痛。10 天前，患者再次至当地医院复诊，胸部 CT 提示两肺粟粒样影，肺功能检查提示轻度限制性通气功能障碍，小气道未见阻塞，诊断考虑间质性肺炎，停用抗结核药物，改为口服泼尼松（30mg，每天 1 次），症状无改善。病程中，患者无发热、畏寒、盗汗，无胸闷、气喘，无口干、眼干、关节痛，无腹痛、腹泻，饮食、睡眠可，大小便正常，体重无明显变化。

患者否认既往高血压、糖尿病病史，有慢性乙型病毒性肝炎病史 8 年，无吸烟、饮酒嗜好，否认手术、外伤、输血史，否认鸟类、鸽子接触史，否认粉尘接触史，否认家族遗传性疾病病史。

【体格检查】

体温 36.7℃，心率 79 次 / 分，呼吸 21 次 / 分，血压 142/84mmHg，SpO$_2$ 97%。神志清，精神可，颈部淋巴结未触及肿大，背部可见少许散在皮疹，色素沉着，唇无发绀；胸廓对称无畸形，两侧呼吸动度均衡；两肺听诊呼吸音粗，两肺未闻明显干湿啰音，无胸膜摩擦音；心律齐，未闻明显心脏病理性杂音；腹部未见明显异常；双侧下肢无水肿，未见杵状指。

【实验室检查】

痰抗酸杆菌阴性。

动脉血气分析（平静呼吸空气）：pH 7.41，PaO$_2$ 104mmHg，PaCO$_2$ 42.6mmHg，SaO$_2$ 98%。

肺功能：轻度限制性通气功能减退，小气道未见阻塞。

【影像学检查】

    17 个月前胸部 CT 见双肺弥漫性小结节（图 3-2-4-1）。

    10 天前胸部 CT 见双肺呈随机分布的弥漫性粟粒样小结节影（图 3-2-4-2）。

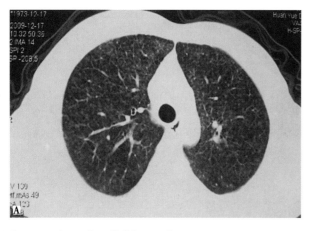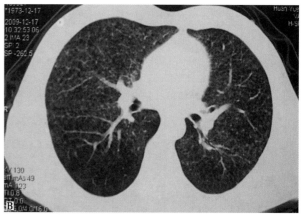

图 3-2-4-1 | 17 个月前胸部 CT 表现

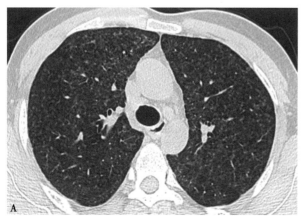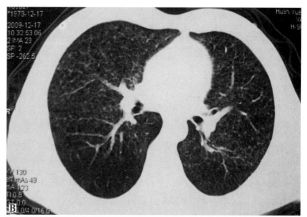

图 3-2-4-2 | 10 天前胸部 CT 表现

（二）临床思辨

【临床特点】

    1. 患者为中青年，起病隐袭，进展慢。

    2. 主要症状和体征为反复胸部隐痛，无发热，肺部查体阴性，后背散在皮疹。

    3. CT 示两肺弥漫性粟粒样小结节影。

    4. 抗结核治疗无效。

【思辨要点】

    1. 本病例是感染性肺部疾病还是非感染性肺部疾病？

    肺部感染性疾病按病因可分为细菌性肺炎、病毒性肺炎、非典型病原体肺炎（军团菌、肺炎支原体、衣原体）、真菌性肺炎（曲霉菌、念珠菌、隐球菌、肺孢子菌）、肺结核以及其他病原体所致肺炎（立克次体、弓形虫、寄生虫等）。本例患者为中青年男性，既往身体健康，无基础疾病，慢性病程，病程中无发热、咳嗽、咳痰等感染症状，胸部 CT 表现为两肺弥漫性粟粒样小结节影，不符合普通感染表现。

　　可出现类似胸部 CT 表现的感染性疾病有血行播散型肺结核、血行播散性真菌感染。血行播散型肺结核急性期胸部 CT 可见两肺大小、密度、分布"三均匀"的粟粒样结节，多数结节直径＜ 3mm，边缘一般清楚（图 3-2-4-3），一般不引起近肺门部的支气管血管束结节；亚急性期则表现为结节大小、分布、密度多不均一，中上肺野多见（图 3-2-4-4），部分病灶可融合并产生干酪样坏死、空洞形成。多数患者有结核分枝杆菌感染中毒症状，痰检可发现结核分枝杆菌，结核菌素试验呈强阳性，红细胞沉降率增快等。本例患者无典型结核分枝杆菌感染中毒症状，痰抗酸杆菌阴性，正规抗结核治疗 1 年余，症状、影像学均无明显改善，故结核分枝杆菌感染可能性不大。

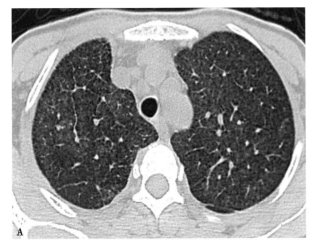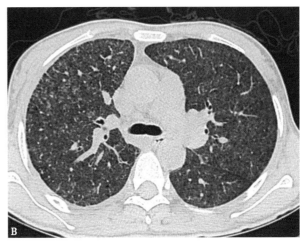

图 3-2-4-3｜粟粒性肺结核胸部 CT 表现
女性患者，39 岁，发热伴胸闷 1 个月余，病理诊断为粟粒性肺结核。胸部 CT 可见双肺随机分布的弥漫粟粒性结节

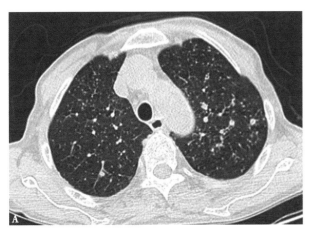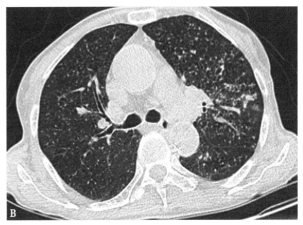

图 3-2-4-4｜肺结核胸部 CT 表现
女性患者，76 岁，反复发热 2 个月，伴发认知障碍 3 天，诊断为肺结核、结核性脑膜炎。胸部 CT 可见双肺分布不均、大小不等的多发结节影

　　侵袭性真菌感染指侵入人体组织、血液，并在其中生长繁殖导致组织损害、器官功能障碍、炎症反应的病理改变及病理生理过程。真菌感染常继发于免疫功能低下和粒细胞缺乏状态。可造成胸部影像学表现为多发结节影的致病真菌包括念珠菌、曲霉、隐球菌等。肺念珠菌病根据感染途径分为原发（吸入）性念珠菌肺炎和继发性念珠菌肺炎（指血源性播散引起的肺部病变）。后者（血行播散型真菌感染）的全身症状有畏寒、发热、心动过速，甚至出现低血压、休克、呼吸衰竭等，胸部影像学表现可为阴性，少数患者影像学表现为肺间质病变，亦可呈粟粒状阴影或趋于融合（图 3-2-4-5）。隐球菌感染者胸部影像学表现多见单发或多发结节或团块影，常位于胸膜下，直径 1～10cm，边缘光整，也可边缘

模糊或有小毛刺（图 3-2-4-6A），弥漫性粟粒状阴影或肺间质性病变较少见，可发生在 AIDS 患者（图 3-2-4-6B）。侵袭性肺曲霉菌病（invasive pulmonary aspergillosis，IPA）可分为气道侵袭性曲霉菌病和血管侵袭性曲霉菌病。前者 CT 表现为小叶中央性小结节和树芽征，支气管周围实变影（图 3-2-4-7）；后者 CT 特征为多发结节及周围晕征、空洞和空气半月征。本例患者无免疫功能低下或粒细胞缺乏等高危因素，病程较长，无发热、咳嗽、咯血等感染症状，故患真菌感染可能性不大。

　　综上分析，从总体临床过程来看，本病例为非感染性肺疾病可能性大。

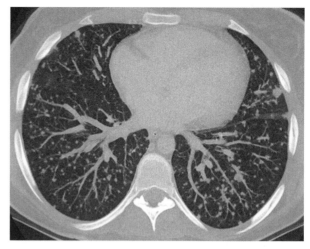

图 3-2-4-5 | 念珠菌肺炎胸部 CT 表现

肺移植术后因留置导管出现发热，经培养确诊念珠菌肺炎。胸部 CT 可见双肺弥漫随机分布的结节影

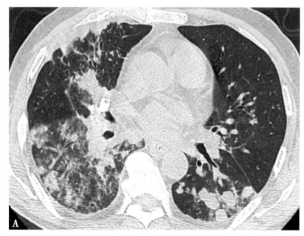

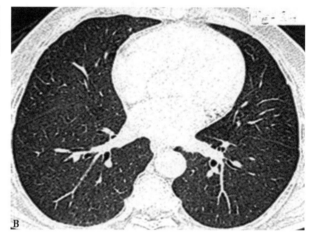

图 3-2-4-6 | 隐球菌肺炎胸部 CT 表现

A. 男性患者，73 岁，反复发热、咳嗽、咳痰 2 年，再发 1 个月，病理确诊为隐球菌肺炎，胸部 CT 可见双肺多发高密度斑片影，部分呈结节状改变，伴双侧少量胸腔积液；B. 男性患者，65 岁，反复发热伴消瘦 5 个月，感染 HIV，病理诊断为播散性隐球菌肺炎，胸部 CT 发现双肺呈随机分布的弥漫粟粒性结节

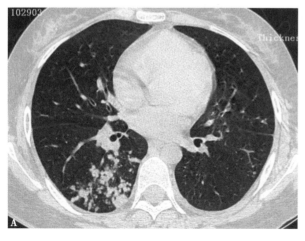

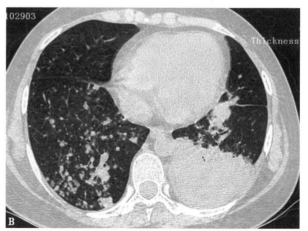

图 3-2-4-7 | 肺曲霉菌病胸部影像学表现

女性患者，15 岁，诊断系统性红斑狼疮后进行免疫抑制治疗多年，间断发热 1 年余，病理诊断为肺曲霉菌病。胸部 CT 可见右下肺沿支气管播散的多发结节影，并见树芽征；左下肺大片高密度实变影，支气管充气征不明显

2. 本病例可能为哪种类型的非感染性肺疾病?

非感染性疾病种类较多,鉴别诊断复杂。本例患者症状、体征无特异性,无特殊职业史、接触史,因此鉴别诊断应从影像学特征入手。患者 CT 表现为两肺弥漫性粟粒样小结节影,可能出现类似表现的常见疾病包括肺转移瘤、支气管肺泡细胞癌、肺淋巴管癌病、过敏性肺炎、结节病、尘肺、弥漫性泛细支气管炎等。

(1)血源性肺转移瘤:是肺内或肺外肿瘤血行播散到肺内所致,胸部影像学表现为随机分布的结节,直径 2~5cm,常呈球形,边缘光滑,多数病灶形态相同、密度均匀、大小不一,以肺基底部常见,且多分布于周边(图 3-2-4-8)。粟粒性表现者为短期内大量癌细胞经血道或淋巴道播散所致,结节直径 3~5mm,呈圆形,边缘清楚,大小较均匀,常为腺癌,原发灶多来源于甲状腺、肾及滋养叶细胞。

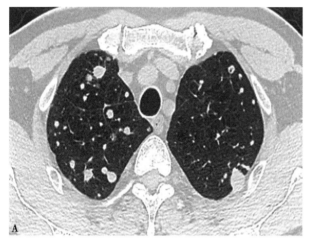
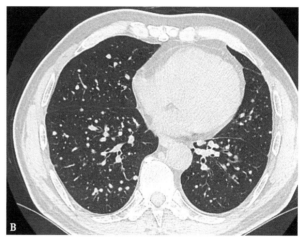

图 3-2-4-8 | 肺腺癌胸部影像学表现

男性患者,61 岁,咳嗽、咳痰 10 余天。胸部 CT 可见双肺多发大小不等、随机分布的类圆形结节影。病理诊断为肺腺癌肺内转移

(2)细支气管肺泡细胞癌(BAC):现统称为肺腺癌,原发于肺泡内或细支气管上皮,呈弥漫性散在分布,属原发多中心性结节,结节可以融合成较大病灶,既可以累及肺间质又可以累及肺实质,结节大小不等、密度不一、边缘不规则或模糊,周围可见长短不一的毛刺或足突样结构,背景可以正常或呈磨玻璃影或网状阴影,支气管血管束增粗、增多、延长、僵直(图 3-2-4-9)。

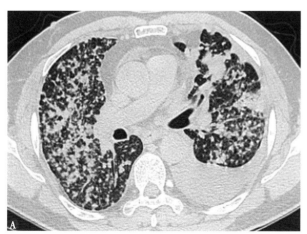
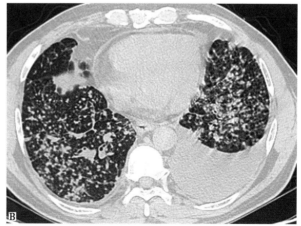

图 3-2-4-9 | 支气管肺泡细胞癌胸部影像学表现

男性患者,49 岁,乏力伴活动后气喘 3 个月。胸部 CT 可见双肺弥漫分布的随机性小结节影,左上肺可见多发斑片影伴胸腔积液。病理诊断为支气管肺泡细胞癌

（3）肺淋巴管癌病（pulmonary lymphangitic carcinomatosis，PLC）：是一种特殊形式的肺内转移癌，以转移性癌细胞在淋巴管内弥漫性生长、形成癌栓为特征。胸部 CT 示结节大小不等、边缘清楚、密度不均、分布不均，常累及中轴支气管血管束和周围肺间质，使其模糊、不规则，表现为小叶间隔增厚呈串珠状或胸膜（包括叶间胸膜）不规则结节状增厚，支气管血管束显著增粗，呈网状、网结节状改变（图 3-2-4-10）。

本例患者无刺激性咳嗽、胸闷气喘等症状，初步检查未发现原发肿瘤，病程 1 年余，临床表现及影像学无明显进展，一般情况可，不符合晚期肿瘤表现，故患肿瘤可能性不大，需进一步行病理学检查予以排除。

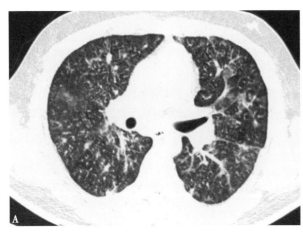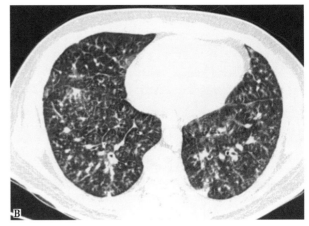

图 3-2-4-10 | 肺淋巴管癌病胸部影像学表现

男性患者，29 岁，咳嗽伴气喘 20 余天。胸部 CT 可见双肺以周边型分布为主的弥漫小结节影，伴小叶间隔不规则增厚和纵隔淋巴结肿大。病理诊断为胃腺癌、肺淋巴管癌病

（4）过敏性肺炎（HP）：往往有相关暴露史和较为特殊的影像学表现（图 3-2-3-8）。本例患者无明确抗原接触史，胸部 CT 未见明显磨玻璃影，小结节为随机分布而非小叶中心型分布，可行经支气管肺活检取得病理结果进一步排除该诊断。

（5）结节病：是一种免疫介导的以非干酪样上皮样细胞肉芽肿为病理特征的多系统性疾病，肺部最常受累，起病隐匿、症状较轻，缺乏特异性，影像学主要表现为双侧肺门、纵隔淋巴结对称性肿大，肺内弥漫性小结节影，沿淋巴道分布，以中心和上肺野为主，晚期患者可有肺间质纤维化、蜂窝肺、囊性支气管扩张等。结节病的典型结节直径为 1～5mm，也可大至 5～10mm，通常位于支气管血管束周围及胸膜下、叶间裂附近，随着病变进展，可见肺内弥漫性分布呈粟粒样改变，边界清楚（也可模糊），伴肺间质性改变，支气管血管束及叶间隔增厚或呈弥漫性网结节病灶，牵拉性支气管扩张（图 3-2-4-11）。本例患者临床表现与结节病相似，但胸部 CT 未见明显淋巴结肿大，肺部结节非沿淋巴道分布，肺野未见间质纤维化、牵拉性支气管扩张等表现。

（6）尘肺

矽肺：是最常见的尘肺类型，是由于反复吸入微小的游离二氧化硅晶体颗粒导致的以肺部弥漫性纤维化为主的疾病。其中胸部影像学表现可见弥漫性微结节影的有急性矽肺和单纯型矽肺。急性矽肺可发生于在高浓度、高分散度二氧化硅粉尘环境中作业者，可在数月到 3 年内发病。胸部 CT 显示双肺弥漫性小叶中央性微结节影，片状磨玻璃影、小叶间隔增厚和少许实变影，可见铺路石征（图 3-2-4-12）。单纯型矽肺胸部 CT 可见双肺多发微结节影，边界清晰，以上肺分布为主，部分钙化，结节多在小叶中央、间隔周围和胸膜下分布，表现为淋巴管周围分布特征，肺门和纵隔淋巴结可以增大，可形成典型的蛋壳样钙化。

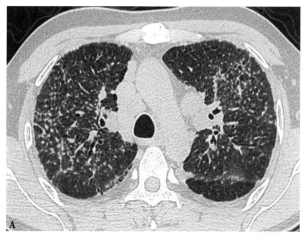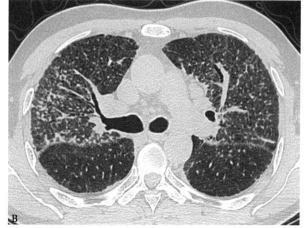

图 3-2-4-11 │ 结节病胸部 CT 表现

男性患者，38 岁，病理诊断为结节病。胸部 CT 见两肺多发粟粒样结节影，沿支气管血管束、胸膜下、叶间裂分布，小叶间隔增厚，可见牵拉性支气管扩张

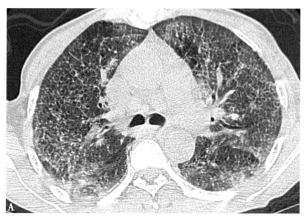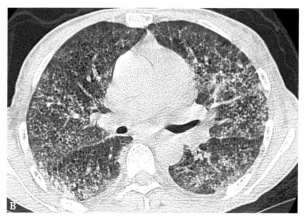

图 3-2-4-12 │ 急性矽肺胸部影像学表现

女性患者，59 岁，诊断为急性矽肺。胸部影像学表现为双肺弥漫性小叶中央性微结节，磨玻璃影、小叶间隔增厚，可见铺路石征

　　铁尘肺：是由于肺内巨噬细胞积聚三氧化二铁颗粒形成的，通常是吸入过多的焊工烟雾所致，故也称为焊工尘肺。绝大部分铁尘肺不引起肺纤维化和肺功能损害。胸部 CT 可以发现双肺多发性边界不清的小叶中心型小结节影（图 3-2-3-11）。本例患者无职业粉尘接触史，肺部弥漫性小结节既非单纯小叶中心型结节，也非沿淋巴管分布，故尘肺诊断依据不足。

　　弥漫性泛细支气管炎（DPB）：是一种弥漫存在于两肺呼吸性细支气管的气道慢性炎症性疾病，受累部位主要是呼吸性细支气管以远的终末气道，炎症病变弥漫性分布并累及呼吸性细支气管壁的全层。胸部 HRCT 可见两肺弥漫分布的小叶中心性颗粒样小结节影，严重时可出现以两下肺为主的囊状支气管扩张（图 3-2-4-13）。本例患者无反复咳嗽、咳痰、活动后呼吸困难等症状，无慢性鼻窦炎病史，胸部 CT 未见支气管扩张表现，与 DPB 表现不符。肺组织活检可协助鉴别诊断。

　　根据以上分析，本病例的诊断倾向于非感染性肺疾病。根据患者慢性病程的特点，须注意排除结节病、尘肺、过敏性肺炎、弥漫性泛细支气管炎；根据患者肺部结节随机分布的特点，须注意排除肺转移瘤、支气管肺泡细胞癌以及一些少见疾病。根据现有临床资料难以做出以上鉴别诊断，需要进一步完善相关检查，尤其是病理检查，从而明确疾病类型。

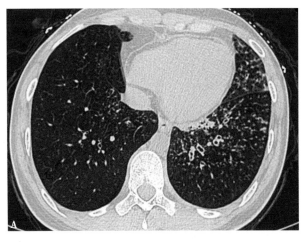
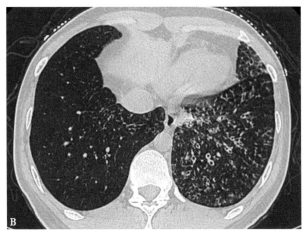

图 3-2-4-13 | 弥漫性泛细支气管炎胸部影像学表现

女性患者，27 岁，诊断为弥漫性泛细支气管炎。胸部影像学表现为两下肺弥漫分布的小叶中心型小结节影及树芽征，可见支气管管壁增厚、支气管扩张

二、诊治过程

（一）临床信息

【实验室检查】

1. 一般检查

（1）血常规：WBC $6.5×10^9/L$，N% 42.7%，淋巴细胞（lymphocyte，L）百分比 48.6%，Hb 和 PLT 均正常。

（2）生化：总胆红素（TBIL）4.1μmol/L，直接胆红素（DBIL）1.3μmol/L，胆碱酯酶（cholinesterase，CHE）17.3KU/L，其余均正常。

（3）凝血功能：PT、APTT、TT 均在正常范围。

（4）其他：尿常规、便常规无明显异常。ESR 正常。心肌酶（肌酸激酶、肌酸激酶 MB 同工酶、α 羟丁酸脱氢酶）均在正常范围。

2. 免疫相关检查 自身抗体（包括抗核抗体、抗 dsDNA 抗体、抗 Sm 抗体、抗线粒体抗体、类风湿因子等）均阴性；抗中性粒细胞胞质抗体阴性；补体 C3、C4 和免疫球蛋白 IgA、IgG、IgM 均在正常范围；淋巴细胞免疫分型均在正常范围。

3. 感染相关检查 CRP 6.5mg/L；痰病原学检查 5 次（普通细菌、真菌、抗酸染色）均阴性；EB 病毒 DNA 阴性；巨细胞病毒 DNA 阴性。

4. 肿瘤标志物检查 肺癌标志物指标均在正常范围，包括癌胚抗原（CEA）、细胞角蛋白 19 片段（CYFRA21-1）、神经元特异性烯醇化酶（NSE）。

5. 肺功能 肺通气功能基本正常。

【支气管镜检查】

支气管镜镜下表现：双肺各叶段支气管通畅，未见气管、支气管内明显异常。

TBLB（右肺活检组织）病理表现：多数区域轻度肺泡隔轻度增宽，部分区域肺泡上皮增生，具有轻度异型性（图 3-2-4-14A），未见明显特异改变。免疫组化：TTF-1 阳性（图 3-2-4-14B），CMV、HSV、RSV 均阴性。

右肺中叶刷片：未查见恶性细胞。

BALF 细胞分类：中性粒细胞 3%，淋巴细胞 5%，组织细胞 82%，抗酸杆菌阴性。

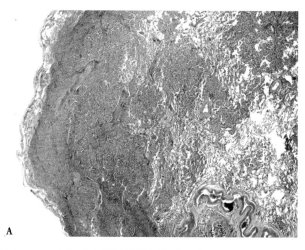
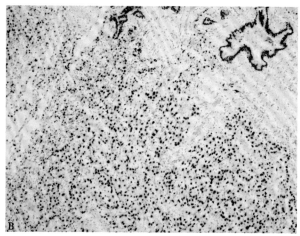

图 3-2-4-14 | 经支气管透壁肺活检病理表现
A. HE 染色，20×；B. TTF-1 染色，200×

（二）临床思辨

患者入院后所做系列检查显示：①痰抗酸杆菌、支气管肺泡灌洗液抗酸杆菌均阴性，血沉正常，经支气管肺活检病理未见上皮样肉芽肿及干酪样坏死，故可排除结核分枝杆菌感染；②血常规、淋巴细胞免疫分型均正常，无免疫缺陷，炎症指标均正常，痰真菌培养、支气管镜检查均未见真菌，故可排除血源性真菌感染；③自身抗体、ANCA、免疫常规检查均阴性，结合临床表现，基本可排除风湿免疫病；④血肺癌标志物检查正常，但经支气管肺活检（TBLB）病理示肺泡上皮增生，具有轻度异型性，且胸部 HRCT 示两肺小结节呈随机分布，故不能完全排除恶性肿瘤。

此时需要思考以下问题：

1. 关于本病例的诊断，目前可基本排除风湿免疫病，如果仍考虑为非感染性疾病，如何进一步鉴别恶性肿瘤或其他少见疾病？

对于本病例，根据病史及入院后初步检查结果，已可以基本排除结核分枝杆菌和真菌感染等感染性疾病以及风湿免疫病；根据其慢性病程，虽然 CT 表现与结节病、尘肺、过敏性肺炎、弥漫性泛细支气管炎的典型表现不符合，但不能完全排除，进一步明确诊断需依赖病理结果；根据患者肺部结节随机分布的特点，以及经支气管肺活检病理提示部分上皮增生，具有轻度异型性，虽然病程偏长，病情无明显进展，仍需考虑转移性肿瘤等可能性。

2. 对于本病例，TBLB 为什么未能给出确切诊断？如何选择明确诊断的最佳手段？

肺部弥漫性病变的最终诊断需病理结果证实，常用的有创获取标本手段包括 CT 或 B 超引导下经皮肺穿刺、电子支气管镜、超声支气管镜、外科胸腔镜手术等。本例患者胸部 CT 表现为两肺弥漫性粟粒样小结节影，无实变、团块影，经皮肺穿刺活检不易取得理想组织，且气胸发生率极高，故不考虑此方法。支气管镜检查创伤小，费用低，患者易接受，故可作为首选的活检方法，但由于 TBLB 组织块小，且钳夹过程中组织、细胞会挤压、变形，可能影响病理医师的结果判读，故本例患者支气管镜检查并未能明确诊断。VATS 检查虽然创伤较大，但获取的标本较理想，有助于尽早明确诊断。

三、临床确诊

（一）临床信息

经患者同意，行胸腔镜下右肺活检术。大体标本显示肺组织胸膜尚光滑，切面灰褐色，可见弥漫分布多枚灰白色粟粒样结节。镜下可见肺泡上皮高度增生，呈弥漫性小结节状分布，细胞具有一定异型性

（图 3-2-4-15）。免疫组化（图 3-2-4-16）：CK7（＋＋）、TTF-1（＋＋＋）和 SP-B（＋＋），Ki-67 约 1%（＋），
CR、CD34、D2-40、CD68 和 LCA 等阴性。病理诊断：符合弥漫性非黏液型细支气管肺泡细胞癌。

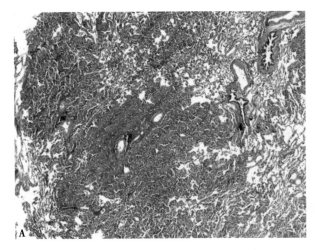
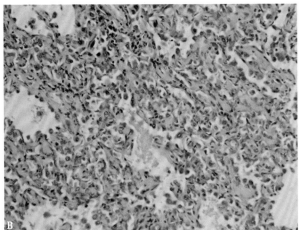

图 3-2-4-15｜胸腔镜肺活检病理表现
A. HE 染色，20×；B. HE 染色，400×

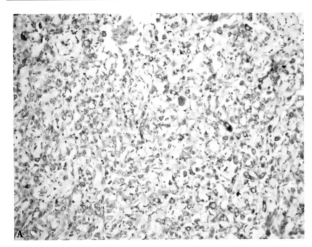
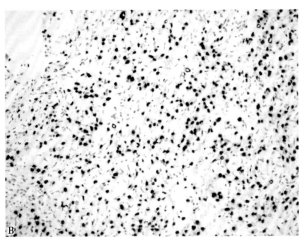

图 3-2-4-16｜胸腔镜肺活检病理免疫组化结果
A. SP-B（＋＋），200×；B. TTF-1（＋＋＋），200×

因患者临床表现与该病理诊断不完全符合，故当时未行抗肿瘤治疗，继续随诊观察。半年后，患者额部、背部皮疹较前明显，呈血管纤维瘤表现（图 3-2-4-17），头颅 CT 可见多发室管膜下钙化、皮质钙化（图 3-2-4-18）。再次病理会诊，肺部病变诊断为多灶微结节性肺泡上皮增生。

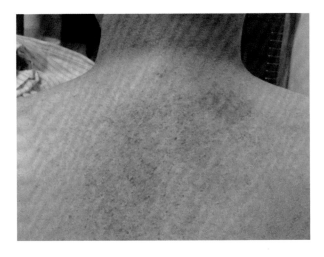

图 3-2-4-17｜患者背部皮肤呈血管纤维瘤表现

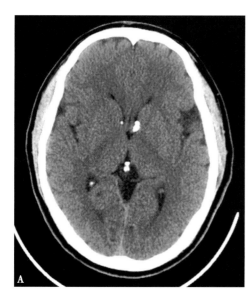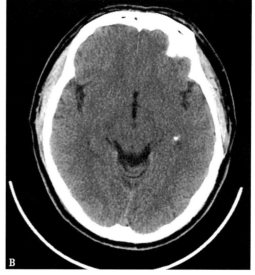

图 3-2-4-18 | 头颅 CT 表现

最后诊断：多灶微结节性肺泡上皮增生、结节性硬化症。

（二）临床思辨

患者经历了前期误诊为肺结核、间质性肺炎、肺癌，最终明确诊断为多灶微结节性肺泡上皮增生、结节性硬化症。该病理类型相对罕见，造成诊断困难。

多灶微结节性肺泡上皮增生（multifocal micronodular pneumocyte hyperplasia，MMPH）是 1995 年 Guinee 等提出的一种特殊病理学改变，其组织学特点是肺泡上皮多灶、小结节状增生，伴有结节内肺泡隔弹力纤维增多。这种病理改变非常少见，国内尚未有经病理证实的病例报道。该病变几乎只发生在结节性硬化症患者中，目前认为是良性病变，如果对此病理改变不了解，容易诊断为非典型腺瘤样增生或细支气管肺泡细胞癌。文献报道，MMPH 胸部 CT 表现为两肺磨玻璃状小结节影，多数患者随机分布，结节直径 1～10mm，偶有达 20mm，多数患者有 10～30 个甚至更多结节。

1. 何为结节性硬化症？

结节性硬化症（tuberous sclerosis，TSC）由 Bourneville 首先描述并命名，其发病率为 1/12 000～1/6000，属常染色体显性遗传，基因定位于 9q34（TSC1）或 16p13（TSC2），近 1/3 病例为家族性。TSC 可多系统受累，而以神经和皮肤损害为最常见。中枢神经系统受损临床表现主要有癫痫、智力低下、语言、行为、运动异常等。皮肤损害包括皮脂腺瘤、血管纤维瘤、色素脱失斑、鲨鱼皮样斑、指（趾）部纤维瘤和咖啡牛奶斑。其他器官受累可出现肾血管平滑肌脂肪瘤、肾囊肿、肾细胞癌。1.0%～2.3% 的 TSC 患者有肺受累，女性 TSC 患者肺部受累发生率达 34%。

全美 TSC 协会 1998 年制订的诊断标准如下：①确诊：2 个主要特征或 1 个主要特征加 2 个次要特征；②可能为本病：1 个主要特征加 1 个次要特征；③怀疑本病：1 个主要特征或 2 个及以上次要特征。主要特征包括：①面部血管纤维瘤或额部斑块；②非创伤性指（趾）甲或甲周纤维瘤；③色素脱失斑（3 块或 3 块以上）；④鲨鱼皮样斑（结缔组织痣）；⑤脑皮质结节；⑥侧脑室室管膜下结节；⑦室管膜下巨细胞星形细胞瘤；⑧多发性肾淋巴血管平滑肌脂肪瘤；⑨心脏横纹肌瘤（单个或多发）；⑩淋巴血管平滑肌瘤病；⑪眼底视网膜错构瘤。次要特征包括：①多发、随机分布的牙釉质小凹；②错构瘤性直肠息肉；③骨囊肿；④大脑白质放射状移行线；⑤牙龈纤维瘤；⑥非肾性错构瘤；⑦视网膜无色性斑块；⑧咖啡牛奶斑；⑨多囊肾。

2. 结节性硬化症累及肺部是否都表现为 MMPH？

TSC 患者肺部受累以女性患者多见。其肺部表现有两种类型：肺淋巴管平滑肌瘤病（PLAM）、多灶微结节性肺泡上皮增生（MMPH）。前者文献报道更为多见，有组织学证实的 MMPH 文献报道不足百例。Kobashi 于 2008 年总结了日本文献报道的 15 例胸腔镜活检及尸检证实具有 MMPH 的 TSC 患者情况；患者发病年龄为 22～56 岁（中位年龄为 37.4 岁）；男性患者 12 例；3 例患者有家族史；11 例患者有肾血管平滑肌脂肪瘤，其中 2 例为双侧性；14 例患者没有呼吸道症状，随访 6 个月～13 年，没有明显进展，8 例患者胸部 CT 合并有淋巴管平滑肌瘤病的肺囊性改变。除个别报道发生在正常人，MMPH 几乎只发生在 TSC 患者中，绝大多数为女性患者，确诊需依靠病理诊断。

精要回顾与启示

双肺弥漫性小结节影可见于多种呼吸系统疾病。根据分布特点，小结节可分为小叶中心型结节、沿淋巴管分布结节、随机分布结节等，可由多种病因所致。尽管引起弥漫性肺病的病因不同，但可有相似的影像学表现；同样，同一种疾病的不同时期或不同类型也可有不同的影像学特征，需结合临床、影像和病理表现综合分析，才能提高诊断的准确性。

在本病例的诊断过程中，临床医师根据其临床病程特点对病理诊断提出了质疑，又通过随访过程中对其他系统体征的观察，与病理医师共同讨论，最终得出了正确的结论，避免了不恰当的治疗。

（丁晶晶　蔡后荣）

参考文献

1. Sułkowska K, Palczewski P, Gołębiowski M. Radiological spectrum of pulmonary infections in patients post solid organ transplantation. Pol J Radiol, 2012, 77（3）: 64-70.
2. Ranjan P, Jana M, Krishnan S, et al. Disseminated cryptococcosis with adrenal and lung involvement in an immunocompetent patient. J Clin Diagn Res, 2015, 9（4）: OD04-5.
3. 孟凡青，陈骏，蔡后荣. 多灶微结节性肺泡上皮增生. 中华病理学杂志，2012，41（10）: 706-708.
4. Kobashi Y, Sugiu T, Mouri K, et al. Clinicopathological analysis of multifocal micronodular pneumocyte hyperplasia associated with tuberous sclerosis in Japan. Respirology, 2008, 13（7）: 1076-1081.

病例 5　咳嗽、咳痰、活动后气喘伴磨玻璃影

一、入院疑诊

（一）病例信息

【病史】

女性患者，59 岁，因咳嗽、咳痰伴活动后胸闷、气喘 2 个月入院。患者自诉于 2 个月余前无明显诱因出现咳嗽、咳痰（白黏痰，量不多），伴有活动后胸闷、气喘，双肩关节疼痛，上举困难，下蹲后站起乏力，间断发作，于当地医院就诊，查胸部 CT 示两肺间质性改变，经哌拉西林舒巴坦抗感染及化痰等治疗，咳嗽、咳痰较前好转，但活动后气喘仍明显。患者来我院进一步诊治，门诊以"间质性肺炎"收住入院。发病以来，患者有口干，无眼干，无皮疹、口腔溃疡、光过敏，无发热、畏寒，无胸痛、咯血，精神、食欲、睡眠一般，大小便正常，体重无明显变化。

患者既往身体健康，无烟酒嗜好，务农，家族史无特殊。

【体格检查】

体温 36.3℃，心率 79 次 / 分，呼吸 22 次 / 分，血压 113/78mmHg；神志清，精神可，口唇无发绀；颈软，颈静脉无怒张；气管居中，两肺呼吸音粗，两下肺可闻 Velcro 音；心律齐，各瓣膜区未闻病理性杂音；腹平软，无压痛反跳痛，肝、脾肋下未触及；肝肾区无叩痛，移动性浊音阴性；双肘关节皮肤干燥、脱屑；双下肢无水肿，生理反射存在，病理反射未引出。

【影像学检查】

胸部 CT（外院）：两肺间质性改变。

（二）临床思辨

【临床特点】

1. 患者为中年女性，咳嗽、咳痰伴活动后胸闷、气喘 2 个月，有肢体活动受限。
2. 两肺呼吸音粗，两下肺可闻 Velcro 啰音，心律齐，双肘关节皮肤干燥、脱屑，双下肢无水肿。
3. 胸部 CT 示两肺间质性改变。
4. 抗细菌治疗效果不佳。

【思辨要点】

1. 对于本病例，如何判断病因类别？

本例患者是中年女性，临床表现为咳嗽、咳痰及气喘，无特异性，肺炎、慢性阻塞性肺疾病、咳嗽变异性哮喘、支气管扩张等均可引起。感染性疾病是致病微生物（如细菌、真菌、病毒等常见病原体及其毒素或肺炎支原体、衣原体和结核分枝杆菌等非特异性病原体）感染人体后，病原体侵入部位可首先出现症状，如果病原体侵入呼吸系统，临床表现可有咳嗽、咳痰、发热及气喘等。发热（尤其是高热）对于感染性疾病的诊断有重要意义。通常情况下，免疫功能低下患者感染时可以无发热，如长期应用免疫抑制剂、患糖尿病和老龄等。本例患者是免疫功能状态正常的中年女性，在 2 个月病程中始终无发热，故由感染性病因所致可能性很小。而且患者在入院前 2 个月期间病情相对稳定，呈亚急性和慢性病程，更不支持活动性感染。患者胸部 HRCT 的特点是双肺散在磨玻璃影、网状影、牵拉性支气管扩张、胸膜下线，病变部位以胸膜下及双下肺为主。这样的影像学特点多见于特发性肺纤维化（IPF）、结缔组织疾病相关间质性肺疾病（connective tissue disease associated interstitial lung disease, CILD）、隐源性机化性肺炎（COP）、脱屑性间质性肺炎（DIP）、过敏性肺炎（HP）、放射性肺炎（RP）等非感染性肺部疾病，也可见于肺孢子菌肺炎及病毒性肺炎。肺孢子菌肺炎主要见于艾滋病患者及免疫功能受损患者，不符合本例患者的状态和临床表现。而病毒性肺炎的特点是急性起病、进展迅速，或导致急性呼吸窘迫综合征（ARDS）或趋于自限，病程不会迁延，也与本例患者的临床过程不相符。

综上所述，本患者咳嗽、咳痰、活动后胸闷气短，HRCT 呈磨玻璃影，考虑 CILD 可能，进一步确诊需要结合临床、影像、病理（必要时）检查结果。

2. 如何对弥漫性肺疾病不同病因进行鉴别诊断？

根据以上分析，基本明确本例患者肺部病变为非感染性的弥漫性肺疾病，接下来应结合患者 HRCT 特点，在可能的 CILD 病因中进行鉴别诊断，帮助选择进一步检查的方法，以便确诊。

（1）特发性肺纤维化（IPF）：是一种原因不明的慢性致纤维化性间质性肺炎，组织病理学表现为普通型间质性肺炎（UIP），病变局限于肺部。一般认为，环境刺激、病原体感染及自身免疫异常等均可成为本病的致病因子。IPF 一般慢性起病，临床表现为干咳、呼吸困难等。其典型的 HRCT 改变表现为网格影，伴有斑片状改变，以外周和胸膜下分布为主，蜂窝样改变明显，并见牵拉性支气管扩张征象，磨玻璃影相对比较少见（图 3-2-5-1）。肺功能表现为限制性通气功能障碍。典型 IPF 依据临床表现及典型 HRCT 改变即可诊断，不典型 IPF 需要肺活检病理明确诊断。目前 IPF 的治疗主要以吡非尼酮或尼达尼布为主，糖皮质激素或激素联合免疫抑制剂疗效不佳。

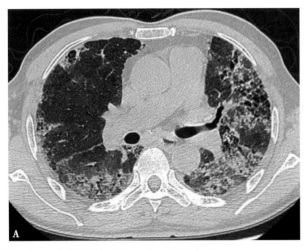
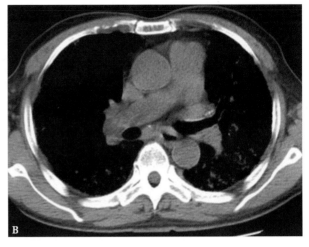

图 3-2-5-1 特发性肺纤维化胸部 CT 表现

男性患者，73 岁，咳嗽伴气喘 2 年，加重 1 个月。胸部 CT 可见双肺弥漫间质性改变，小叶间隔和小叶内间隔增厚，病变主要分布于胸膜下，并见牵拉性支气管扩张伴蜂窝样改变。临床诊断为特发性肺纤维化

（2）隐源性机化性肺炎（COP）：指没有明确致病原（感染）和其他临床伴随疾病（如结缔组织疾病等）情况下出现的以肺泡内、肺泡管、呼吸性细支气管及终末细支气管腔内有机化性肉芽组织为病理特点，对糖皮质激素治疗反应良好的间质性肺疾病。COP 亚急性起病，病程多在 2 个月以内，发病前可出现流感样症状，最常见的临床症状为干咳和不同程度的呼吸困难，查体可在病变肺部位闻及爆裂音。COP 的 HRCT 表现可为肺实变影或不规则线状、条索影沿支气管血管束分布，以及随机分布的磨玻璃影，病变呈游走性（图 3-2-5-2）。肺活检病理是 COP 确诊的金标准。大部分 COP 对激素治疗反应好，临床症状及影像学可迅速改善，预后良好。

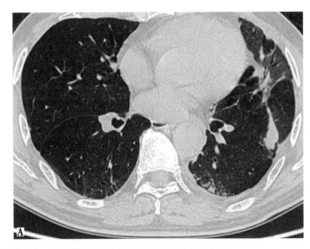
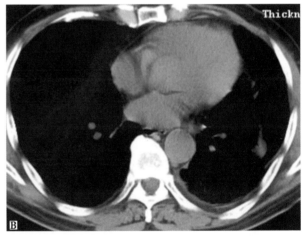

图 3-2-5-2 隐源性机化性肺炎胸部 CT 表现

男性患者，66 岁，咳嗽、气喘 2 个月余。胸部 CT 可见以左肺为主的磨玻璃高密度影伴实变病灶，沿支气管血管束走行分布，并见右下肺胸膜下间隔旁气肿。临床诊断为隐源性机化性肺炎

（3）脱屑性间质性肺炎（DIP）：是间质性肺炎的一种类型，是以气腔单核细胞浸润为特征的慢性肺部炎症。病变的主要部位在细支气管及周围的气腔，其发病机制与外源性致病因子吸入和吸烟关系密切，因此与呼吸性细支气管炎伴间质性肺疾病及肺朗格汉斯细胞组织细胞增生症一起归为吸烟相关的间质性肺疾病。DIP 的病理学特征为肺泡腔弥漫性分布均一的肺泡巨噬细胞。最常见的临床表现为进行性加重的活动后气促及呼吸困难，查体双下肺有吸气末 Velcro 音。支气管肺泡灌洗液（BALF）中可见各类细胞（中性粒细胞、嗜酸性粒细胞、淋巴细胞，尤其是肺泡巨噬细胞）总数明显增多。BALF 中见大

量褐色素性肺泡巨噬细胞可协助诊断。典型 HRCT 表现为以中下肺为主的磨玻璃影，随着病情进一步发展，可表现为肺底部和胸膜下网格影、不规则条索影，结节影和蜂窝影比较少见（图 3-2-5-3）。DIP 的治疗主要是立即戒烟（部分患者戒烟后病情可自行缓解），其次是尽早应用糖皮质激素。

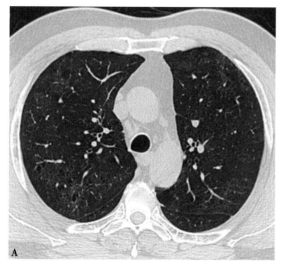
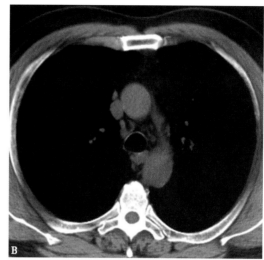

图 3-2-5-3 │ DIP 胸部 CT 表现
男性患者，59 岁，吸烟，咳嗽 2 个月余，临床诊断为 DIP。胸部 CT 可见双肺弥漫性磨玻璃影

（4）结缔组织疾病相关间质性肺疾病：结缔组织疾病（CTD）是一组异质性、免疫介导、可累及多个器官的炎症性病变，主要包括类风湿关节炎（rheumatoid arthritis，RA）、系统性红斑狼疮（systemic lupus erythematosus，SLE）、多发性肌炎（polymyositis，PM）/ 皮肌炎（dermatomyositis，DM）、系统性硬化症（systemic sclerosis，SSc）、干燥综合征（Sjogren syndrome，SS）等。CTD 的主要病理改变为疏松结缔组织发生黏液性水肿、类纤维蛋白变性、小血管坏死和组织损伤。肺支气管、肺血管及肺间质及胸膜含有丰富的结缔组织，因而成为重要的靶器官。CTD 累及肺的表现有间质性肺疾病、细支气管炎、肺血管病变及肺实质小结节等。病理类型可有普通型间质性肺炎、非特异性间质性肺炎、淋巴细胞间质性肺炎、机化性肺炎等。不同的病理类型有不同的 HRCT 表现（图 3-2-5-4）。临床表现不仅有原发疾病表现也有肺部表现，诊断需要完善自身免疫相关疾病的诊断，必要时需要肺活检明确组织病理学类型，与对治疗的反应和预后关系比较密切。

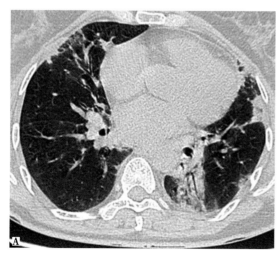
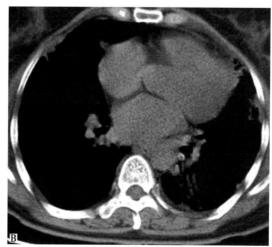

图 3-2-5-4 │ 皮肌炎合并机化性肺炎胸部 CT 表现
女性患者，46 岁，活动后气喘 1 个月。胸部 CT 可见双肺磨玻璃高密度影伴实变病灶，沿支气管血管束走行分布。病理诊断为皮肌炎合并机化性肺炎

（5）放射性肺炎：是一种剂量依赖性肺损伤。研究显示，放射性肺炎在照射剂量低于20Gy时很少发生，而通常发生在照射剂量高于60Gy时。除了照射剂量，放射性肺炎的发生还与分割方式、照射野范围等治疗因素，以及患者的基础肺病、放疗暴露史等宿主条件有关。放射性肺炎的发病时间窗一般在放疗结束后4周～6个月，而急性放射性肺炎通常发生在放疗结束后4～12周。主要临床症状包括发热、咳嗽、气短，患侧肺部听诊可闻湿啰音。放射性肺炎的病理特点在急性期为肺泡炎，慢性期为纤维化。胸部X线征象为照射野同侧肺野出现磨玻璃样渗出或实变，可合并胸腔积液；有时对侧肺野也可出现病变（图3-2-5-5）。胸部HRCT可观察到照射野同侧肺野弥漫性磨玻璃样渗出或实变、小叶间隔及小叶内间隔增厚；慢性期可呈纤维化改变，包括牵拉性支气管扩张及蜂窝样改变。

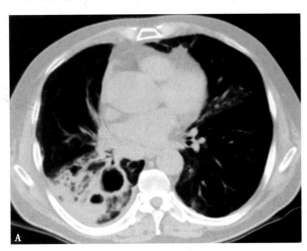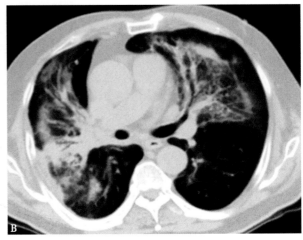

图 3-2-5-5 放射性肺炎胸部影像学表现

男性患者，59岁，右下肺鳞癌放疗结束后6周（48Gy）出现双肺弥漫渗出。HRCT见右下叶癌性空洞，空洞周围实变（A），双肺磨玻璃样渗出（B）

本例患者病程为亚急性，在过去的2个月内病情相对稳定（既无恶化也无好转）；临床表现为活动后胸闷、气喘，伴有肢体活动受限及乏力感；既往史及个人史无特殊；无特殊的用药史；外院胸部CT提示双肺间质性改变。综合以上特点，考虑为特发性肺纤维化、脱屑性间质性肺炎、过敏性肺炎可能性不大。因患者有肢体活动受限，查体有双下肺捻发音及关节部位的皮疹脱屑，为CTD相关ILD可能性较大，但尚需要完善血常规、肿瘤指标物以及自身抗体、ANCA等免疫相关检查。

二、诊治过程

患者入院前2个月已经过正规抗感染治疗，疗程足，治疗后咳嗽、咳痰症状有改善，但活动后胸闷、气喘症状无明显改善。患者系中年女性，胸部CT表现为胸膜下磨玻璃影及斑片状实变影，目前主要诊断集中于结缔组织疾病相关肺间质性肺疾病，需要完善自身免疫病相关检查以明确具体疾病分类。

（一）临床信息

【实验室检查】

血常规：WBC 4.2×10^9/L，N% 48.1%，L% 35.2%，Hb 122g/l，PLT 271×10^9/L。

尿、便常规正常。

ESR 28mm/1h，CRP及结核抗体阴性。

生化：总蛋白（TP）55.7g/L，白蛋白（ALB）32.9g/L，甲状腺球蛋白（thyroglobulin，TG）2.61mmol/L。

自身抗体：抗SSA/Ro60KD抗体、抗SSA/Ro52KD抗体和抗Jo-1均阳性，抗角蛋白抗体及抗环瓜氨酸肽抗体阴性。

痰细菌培养阴性，真菌培养阴性；3 次痰抗酸杆菌染色阴性；巨细胞病毒 DNA、EB 病毒 DNA 均未见异常。

心肌酶：乳酸脱氢酶（LDH）316U/L，肌酸激酶（CK）510U/L，心肌型肌酸激酶同工酶（CK-MB）23U/L，α-羟丁酸脱氢酶（α-hydroxybutyrate dehydrogenase，α-HBDH）254.7U/L。

血气分析：PaO_2 58mmHg，其他基本正常。

肿瘤标志物：CEA 0.93ng/ml，CA19-9 17.35U/ml，AFP 2.86ng/ml，CA15-3 9.06U/ml，CA125 57.97U/ml，NSE 14.30ng/ml。

【肺功能检查】

以限制为主的中度混合性通气功能减退，弥散功能重度降低（VC 59.8% 预计值，FVC 61.6% 预计值，FEV_1 61.6% 预计值，FEV_1%/FVC 78.01%，MVV 57.2% 预计值）。

【影像学检查】

腮腺 ECT：双侧腮腺分泌及排泄功能正常。

心脏彩超：三尖瓣轻 - 中度、二尖瓣轻度反流，左室舒张功能减退，微量心包积液，射血分数（ejection fraction，EF）60%，肺动脉收缩压 30mmHg。

胸部 HRCT：入院后复查胸部 HRCT 见双肺胸膜下磨玻璃影及斑片状实变影，双侧可见胸膜下线（图 3-2-5-6）。

双手正位 X 线片：未见明显骨性异常（图 3-2-5-7）。

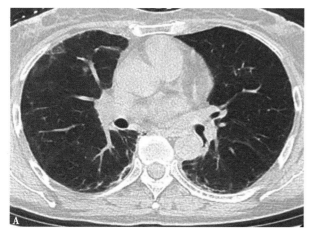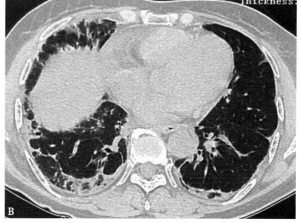

图 3-2-5-6｜入院后胸部 HRCT 表现

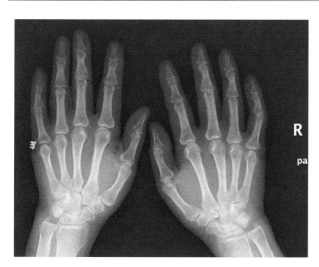

图 3-2-5-7｜双手正位 X 线片

【其他检查】

眼部检查：泪流量：左 10mm/s，右 7mm/s；双侧角膜荧光染色未见异常。

肌电图检查：未见明显异常。

唇腺黏膜活检：结果符合慢性炎症细胞浸润 II 级。

（二）临床思辨

综合分析患者入院后的系列检查结果：①血常规基本正常，无嗜酸性粒细胞增高，故基本可排除过敏性肺炎、慢性嗜酸性粒细胞肺炎；②血气分析提示低氧血症，肺功能检查提示有弥散功能障碍，符合间质性肺疾病改变；③多次痰培养、抗酸涂片、病毒等相关病原学检查阴性，故感染性疾病可能性不大；④自身抗体 SSA 阳性、抗 Jo-1 抗体阳性，唇腺黏膜活检符合慢性炎症细胞浸润 II 级，肌酶谱增高，结合患者临床表现，诊断倾向于皮肌炎和干燥综合征。

三、临床确诊

（一）临床信息

本例患者为中年女性，症状表现为肢体活动受限，查体见双肘关节皮肤干燥、脱屑，肌酶升高，支持皮肌炎的诊断。患者同时出现呼吸系统受累表现（活动后憋气），胸部 CT 示双肺间质病变，血清抗 Jo-1 抗体阳性，故抗 Jo-1 抗体综合征的诊断明确（抗 Jo-1 抗体综合征是一组临床表现为肺间质病变、对称性多关节炎、雷诺现象、技工手等，且血清抗 Jo-1 抗体阳性的症候群）。

最后诊断： 抗 Jo-1 抗体综合征合并干燥综合征伴间质性肺炎。

诊断明确后，给予甲泼尼龙（40mg，每天 2 次）、羟氯喹（100mg，每天 2 次）、环磷酰胺（0.4g/2w）免疫抑制治疗，症状好转后序贯改为口服泼尼松（15mg，每天 1 次）和羟氯喹（0.2g，每天 2 次）治疗 1 周后，患者咳嗽、咳痰症状较前明显好转，双肩关节疼痛及下蹲后站起乏力明显缓解，考虑治疗有效。患者病情稳定出院，继续口服药物治疗。1 个月后，泼尼松减量（10mg，每天 2 次）维持治疗，羟氯喹（0.2g，每天 2 次）及环磷酰胺 0.4g/2 周。6 个月后复查胸部 HRCT，见肺内病变较前有明显吸收（图 3-2-5-8）。

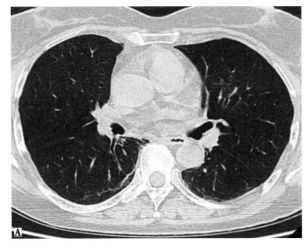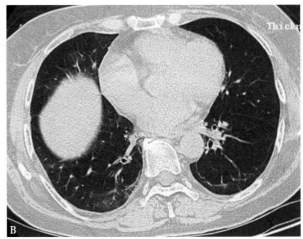

图 3-2-5-8 | 6 个月后复查胸部 HRCT 表现

HRCT 示双肺胸膜下病变较半年前明显吸收，双侧胸膜下线可见

（二）临床思辨

本病例经临床多个侧面甄别获得确诊。治疗随访复查胸部 CT 示病灶较前明显吸收（图 3-2-5-8），病情稳定。据有文献报道，50% 多发性肌炎 / 皮肌炎（PM/DM）患者合并有间质性肺疾病。

抗组氨酰抗体（以抗 Jo-1 抗体为主）是多发性肌炎及皮肌炎的特异性抗体。国外许多报告表明，此抗体阳性的患者具有一组特殊的症候群，即肺间质病变、对称性多关节炎、雷诺现象、技工手等，称抗 Jo-1 抗体综合征。抗 Jo-1 抗体阳性对诊断较为特异，应予以重视。

抗 Jo-1 抗体临床意义：在不明原因间质性肺疾病鉴别中，须注意抗 Jo-1 抗体综合征。肌炎可能在间质性肺疾病发病多年后再出现，在没出现肌炎的典型症状前，抗 Jo-1 抗体可协助诊断。抗合成酶抗体阳性常提示预后不良。值得注意的是，由于抗 Jo-1 抗体的靶抗原是组氨酰 tRNA 合成酶，主要存在于细胞质内，而抗核抗体检测的主要是细胞核内抗原，故抗核抗体阴性并不等于抗 Jo-1 抗体亦阴性。因此，临床上对于高度怀疑抗 Jo-1 抗体综合征的患者，应积极行抗 Jo-1 抗体检测，必要时予以重复检测。这类患者治疗效果差，预后差，撤药后病情易复发，尽早诊疗则可以提高预期寿命，减少病死率。

抗 Jo-1 抗体综合征诊断：抗 Jo-1 抗体综合征的临床表现多样，包括多发性肌炎或皮肌炎、肺间质病变、多关节炎、雷诺现象、技工手，指（趾）过度硬化，面部毛细血管扩张，钙化及干燥症等，同时可有发热、全身乏力、体重减轻等全身表现。多项临床研究及病例报道均提示，在抗 Jo-1 抗体综合征患者中，炎性肌病相关症状很常见，但表现往往轻微，甚至常不作为首发症状而易被临床医师忽略，个别患者可无肌肉受累表现。肌肉受累主要表现为肌痛、肌无力、肌肉萎缩及纤维化等，首先累及四肢近端肌肉，检查可发现血清肌酶升高、肌电图变化及肌活检异常等。肺间质病变甚至可以是此病唯一的临床表现，主要症状为胸闷、干咳及呼吸困难，一些患者可出现急性呼吸窘迫综合征。抗 Jo-1 抗体综合征可根据肺部表现的发生及发展分为急性进展型、慢性迁延型及无症状型，仅少数患者表现为急性进展型。肺功能检查结果显示限制性通气功能障碍。急性发病患者的肺部 HRCT 表现为双肺（肺底部为著）网格和磨玻璃影，蜂窝影和牵拉性支气管扩张少见。肺组织活检可为此病的诊断和预后判断提供更为可靠的依据。其主要病理类型可分为机化性肺炎（OP）、非特异性间质性肺炎（NSIP）、普通型间质性肺炎（UIP）。OP 常见于急性进展型患者，NSIP 及 UIP 常见于慢性迁延型患者。

抗 Jo-1 抗体综合征治疗：尚无标准治疗方案，首选药物为糖皮质激素，可改善患者关节、肌肉及全身症状，对部分肺间质病变也有一定效果。在肺间质病变中，OP 和 NSIP 对糖皮质激素的治疗反应较好，UIP 则常表现为激素抵抗，需其他免疫抑制剂治疗。激素治疗效果不佳者应尽早使用其他免疫抑制剂，以防出现不可逆的肺部损伤而影响预后，例如可以联合秋水仙碱、甲氨蝶呤、环磷酰胺、硫唑嘌呤、环孢霉素 A、霉酚酸酯、他克莫司等免疫抑制剂，难治性病例可应用免疫球蛋白、细胞因子抑制剂（如 IL-1 抑制剂、TNF-α 抑制剂、转化生长因子 β 抑制剂）以及利妥昔单抗等。已经证实的是，在肺组织形成不可逆肺泡 - 毛细血管壁损伤之前尽早控制肺泡炎是治疗成功的关键，联合使用免疫抑制剂的作用优于单一激素治疗。

精要回顾与启示

咳嗽、气喘是弥漫性间质性肺病最常见的临床表现，无特异性，而胸部 CT 呈磨玻璃影可见于感染性疾病（如肺结核、肺孢子菌肺炎及病毒性肺炎），亦可见于一些间质性肺疾病。这些疾病虽然有相似的临床症状和影像学改变，但在宿主条件、危险因素、临床症状、实验室检查、影像学表现、治疗反应等方面又各有独特表现，而这些独特性正是鉴别诊断的关键。在临床工作中，对于原因不明的女性肺间质病变患者，应注意询问是否伴有关节肿痛、肌无力、雷诺现象、皮疹等结缔组织疾病表现，细致体检，并完善肌酶谱、肌电图检查，抗核抗体（尤其是抗 Jo-1 抗体）检测等，及时诊断，及早治疗，以改善预后，降低病死率。

（马　苗　蔡后荣）

参考文献

1. Erasmus JJ, Bucci MK, Munden RF. Radiation-induced lung disease. Imaging of the Chest. US：Saunders, 2008, 82: 1225-1240.

2. 邓文静, 张秋红, 张玉萍. 以肺部为主要表现的抗 Jo-1 抗体综合征 1 例及文献复习. 中华肺部疾病杂志（电子版）, 2015, 8（1）: 54-57.

3. 关岚, 彭丽滢, 李萌. 抗合成酶抗体综合征合并肺间质病 1 例并文献复习. 中国医刊, 2014, 49（10）: 28-30.

4. Hironao Hozumi, Noriyuki Enomoto, Masato Kono. Prognostic significance of anti-aminoacyl-tRNA synthetase antibodies in polymyositis/dermatomyositis-associated interstitial lung disease：a retrospective case control study. PLoS ONE, 2014, 10（3）: e0120313.

5. Ju Sun Song, Jiwon Hwang, Hoon-Suk Cha. Significance of myositis autoantibody in patients with idiopathic interstitial lung disease. Yonsei Med J, 2015, 56（3）: 676-683.

6. Thomas J, Richards, Aaron Eggebeen. Characterization and peripheral blood biomarker assessment of Jo-1 antibody-positive interstitial lung disease. Arthritis Rheum, 2009, 60(7): 2183-2192.

7. Hidenaga Kawasumi, Takahisa Gono, Yasushi Kawaguchi. Recent treatment of interstitial lung disease with idiopathic inflammatory myopathies. Clinical Medicine sights：Circulatory, Respiratory and Pulmonary Medicine, 2015, 9（1）: 9-17.

8. Marie I, Dominique S, Janvresse A. Rituximab therapy for refractory interstitial lung disease related to antisynthetase syndrome. Respiratory Medicine, 2012, 106（4）: 58l-587.

病例 6　咳嗽、气促、肺部弥漫病变伴肿块

一、入院疑诊

（一）病例信息

【病史】

男性患者, 51 岁, 因咳嗽 8 个月, 胸闷伴气促 1 个月入院。患者于 8 个月前, 感冒后开始出现咳嗽, 偶有咳痰, 痰为黑色、量少, 无畏寒发热、胸痛胸闷、咯血、恶心呕吐等不适, 未进行特殊治疗, 后间断有咳嗽、咳痰症状, 痰仍为黑色, 近 1 个月来, 症状加重, 以干咳为主, 伴胸闷、气促, 活动后加重, 无夜间端坐呼吸, 无畏寒发热、无咯血、无恶心呕吐等不适。患者于当地医院就诊, 胸部 CT 提示双肺弥漫性病变、右下肺团块影, 对症治疗（具体不详）后复查胸部 CT 示肺部病灶无吸收。我院门诊以"肺弥漫性间质性病变、肺部感染"收入院。患者自发病以来, 精神、食欲一般, 大小便正常, 体力有下降, 体重无明显变化。

5 年前患者曾在煤矿工作 4 个月, 平素身体状况良好; 否认肝炎、结核等传染病病史, 否认高血压、心脑血管疾病、糖尿病及精神病病史, 有腰椎间盘突出病史; 否认食物、药物过敏史; 否认外伤、手术、输血史。

【体格检查】

体温 37.9℃, 心率 88 次/分, 呼吸 22 次/分, 血压 120/80mmHg; SpO_2 88%（未吸氧）; 神志清楚, 精神差, 口唇发绀; 颈软, 气管居中, 颈部浅表淋巴结未触及肿大; 双肺呼吸音粗, 双下肺可

闻较多湿啰音；心律齐，未闻病理性杂音；腹软，无压痛及反跳痛，肝、脾肋下未触及；双下肢不肿。

【影像学检查】

外院胸部 CT 检查提示双肺弥漫性病变，右下肺团块影。

（二）临床思辨

【临床特点】

1. 患者为中年男性，病程呈慢性。

2. 主要症状为咳嗽 8 个月，胸闷伴气促 1 个月。

3. 体温 37.9℃，SpO₂ 88%（未吸氧）；神志清楚，精神差，口唇发绀，双肺呼吸音粗，双下肺可闻较多湿啰音。

4. 胸部 CT 检查提示双肺弥漫性病变，右下肺团块影。

5. 抗感染治疗效果不佳。

【思辨要点】

咳嗽、咳痰、胸痛、呼吸困难、肺内湿性啰音或哮鸣音是肺部疾病的常见症状和体征，无病因特异性，许多原因均可表现为同样的症状和体征。本例患者胸部影像学表现为双肺弥漫性病变，可以此为出发点进行鉴别诊断。

尘肺：有相关职业史，常有气促、胸闷、胸痛，且进行性加重；查体可有支气管移位和叩诊浊音；肺功能检查早期示限制性通气功能障碍，后期同时有弥散功能障碍。X 线胸片表现为结节阴影、网状阴影和（或）大片融合病灶，其次为肺门改变、肺纹理改变和胸膜改变。本例患者粉尘吸入史短，肺内未见典型矽结节改变，故不支持尘肺诊断。

粟粒性肺结核：多有午后低热、夜间盗汗，可有咳嗽、咯血伴消瘦，有时伴有肺外结核症状。双肺 CT、痰找抗酸杆菌等检查可帮助鉴别，诊断困难时，可行诊断性治疗。本例患者无典型结核中毒症状，胸部 CT 未见粟粒样结节影，故可排除粟粒性肺结核。

过敏性肺炎：是易感个体反复吸入有机粉尘抗原后诱发的一种主要通过细胞免疫和体液免疫反应介导的肺部变态反应性疾病。一般状态下，患者在职业或家居环境接触抗原后 4～8 小时出现畏寒发热、全身不适，伴胸闷、呼吸困难和咳嗽，脱离抗原接触 24～48 小时可恢复。根据明确的抗原接触史，典型的临床症状发作特点，胸部 HRCT 见细支气管中心结节、斑片磨玻璃影或实变，气管陷闭形成马赛克征象等特征性表现，BALF 检查显示淋巴细胞明显增加，可以做出诊断。

嗜酸性粒细胞性肺炎：是一种以肺部嗜酸性粒细胞浸润伴有或不伴有外周血嗜酸性粒细胞增多为特征的临床综合征，常见于中年女性，通常于数周或数月内出现呼吸困难、咳嗽、发热、盗汗、体重减轻和喘鸣，呈现急性、亚急性或慢性病程。X 线胸片的典型表现为肺外带致密肺泡渗出影，中心带清晰，这种表现称为肺水肿反转形状，而且渗出性病变多位于上叶。80% 患者出现外周血嗜酸性粒细胞增多，血清 IgE 增高也常见，BALF 嗜酸性粒细胞＞ 40%。本病例应注意与之鉴别。

肺泡蛋白沉积症（PAP）：以肺泡腔内积聚大量表面活性物质为特征，好发年龄为 30～50 岁，男女患病比例为（2～4）∶1，至今病因不明。PAP 可分为先天性、免疫性和继发性 3 种类型。大多数先天性 PAP 在婴幼儿或儿童期发病，也可在成年以后出现症状。免疫性 PAP 最为常见，占 90% 以上，是自身免疫性疾病，主要是由于体内存在的抗粒细胞 - 巨噬细胞集落刺激因子（GM-CSF）自身抗体导致肺泡巨噬细胞对表面活性物质清除障碍所致。继发性 PAP 与许多基础疾病有关，可伴发 PAP 的疾病有：①肺部感染，如分枝杆菌病、肺孢子菌肺炎和巨细胞病毒感染等；②继发于恶性肿瘤或免疫功能严重低下的疾病，如淋巴瘤、白血病等；③吸入矿物质或化学物质（二氧化硅铝粉等）。典型 PAP 患者 X 线胸片显示两肺弥漫性高密度影改变，分布于肺门周围，形成蝶形图案，并且双肺广泛渗出病变与无明显临床症状相分离。PAP患者胸部HRCT特征性表现：①磨玻璃影与正常肺组织截然分开，形成地图样病灶；②小叶间隔和小叶内间隔增厚，形成多边形或不规则铺路石样图案。PAP特征性病理生理改变是肺内分流导致严重低氧血症。BAL回收液呈奶白色，稠厚且不透明，静置后沉淀分层。BALF细胞或TBLB组织PAS染色阳性和阿辛蓝染色阴性可以证实诊断。本病例临床表现为咳嗽、咳痰、胸闷、气促、低氧血症，影像学检查见双肺弥漫性渗出性病灶，有煤矿工作史，应高度怀疑肺泡蛋白沉积症。

二、诊治过程及确诊

根据上述分析，本病例可能的诊断为肺泡蛋白沉积症，目前需要积极完善相关检查，如支气管肺泡灌洗、经皮穿刺肺活检等，以明确病因。

（一）临床信息

【实验室检查】

血常规：WBC 16.86×10^9/L，N% 80.3%，ESR 19mm/1h。

血生化：TP 61.33g/L，ALB 34.96g/L，LDH 254IU/L；CRP 136.84mg/L。

乙肝表面抗原、梅毒螺旋体抗体、丙肝病毒抗体、人类免疫缺陷病毒抗体均为阴性。

肿瘤标志物检查：CEA 19.1ng/ml，NSE 21.6ng/ml，CYFRA21-1 21.6ng/ml，CA50 15.33IU/ml。

血气分析：pH 7.488，PaO_2 58.3mmHg，$PaCO_2$ 35.8mmHg，SaO_2 92.3%。

ANCA-MPO、ANCA-PR3和其他自身抗体均阴性；ENA多肽抗体均为阴性；补体C3、C4正常；呼吸道多种病毒（呼吸道合胞病毒、腺病毒、流感病毒等）抗原检测阴性。

【其他辅助检查】

胸部CT：双肺可见弥漫性网格状密度增高影，支气管壁增厚；右下肺可见团片状密度增高影，边缘不清，密度不均，有小空洞形成；双侧胸膜肥厚粘连，气管、支气管通畅，纵隔淋巴结增大（图3-2-6-1）。

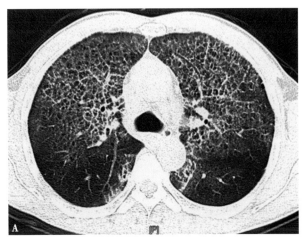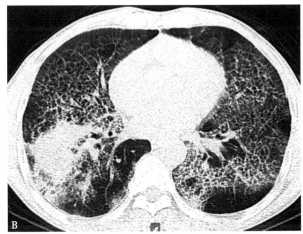

图3-2-6-1 | 入院第2天胸部CT表现
胸部CT可见双肺弥漫性网格状密度增高影（A），右下肺团片状密度增高影（B）

支气管镜检查（入院后第3天）：见支气管腔内较多黄色黏稠分泌物，予吸引治疗；各叶段管腔通畅，腔内未见出血、狭窄、新生物（图3-2-6-2）；于右上叶行生理盐水灌洗，灌洗液呈浑浊牛奶样改变；支气管镜下右下叶基底段刷检未见癌细胞，刷检找抗酸杆菌阴性；支气管肺泡灌洗液PAS染色阳性（图3-2-6-3）。

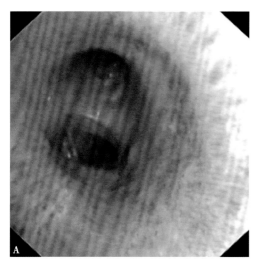
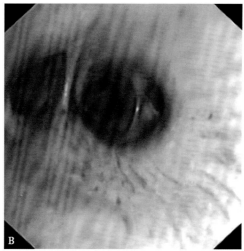

图 3-2-6-2 | 支气管镜检查镜下表现
镜下见双侧支气管黏膜充血，管腔通畅

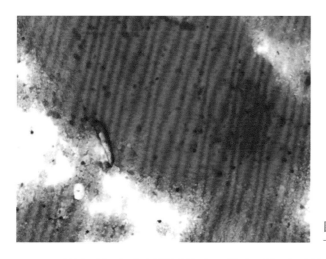

图 3-2-6-3 | 支气管肺泡灌洗液 PAS 染色阳性（400×）

　　CT 引导下经皮穿刺肺活检病理检查（入院后第 4 天）：送检右下肺穿刺活检组织，显微镜下见肺泡间隔增宽、纤维化，有慢性炎症细胞浸润及炭末沉着，肺泡腔内见较多吞噬细胞，未见其他异常表现（图 3-2-6-4）。
　　肺功能检查提示限制性通气功能障碍。

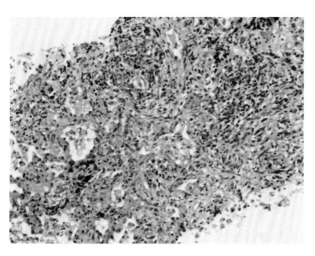

图 3-2-6-4 | 右下肺穿刺活检组织病理表现（HE 染色，200×）

最后诊断：肺泡蛋白沉积症。

入院后第 2 周和第 3 周分别于全麻下行大容量左、右肺灌洗术，灌洗液为牛奶状浑浊液体，沉淀后瓶底见较多沉淀物，漂浮有少量絮状物（图 3-2-6-5）。

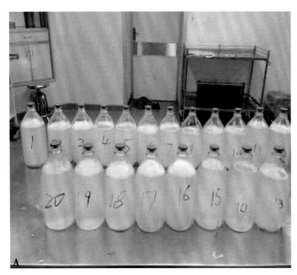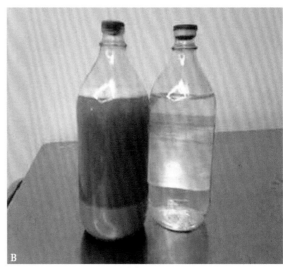

图 3-2-6-5 | 支气管肺泡灌洗液

术后，给予减轻肺水肿（呋塞米）、吸氧、抗感染、舒张支气管、祛痰及无创机械通气等治疗，患者感胸闷气促等症状明显缓解。1 个月后复查 CT 提示双肺病灶较前吸收，右下肺大片实变影较前缩小（图 3-2-6-6）。患者病情好转出院后，采取吸入 GM-CSF 治疗，定期随访，状态良好。

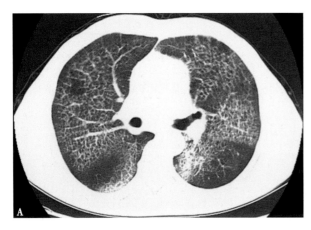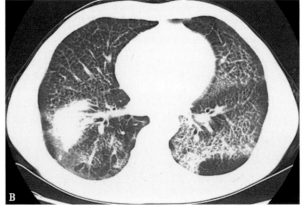

图 3-2-6-6 | 入院 1 个月后胸部 CT 表现

（二）临床思辨

患者就诊长达 8 个月，曾经接受抗感染和激素治疗，效果不佳，经过系列检查，在排除感染性疾病和风湿免疫病所致肺损伤后，确诊为 PAP。

PAP 可分为先天性、免疫性和继发性 3 种类型。大多数先天性肺 PAP 在婴幼儿或儿童期发病，但也可在成年以后出现症状。PAP 大多数为隐匿起病，10%～30% 诊断时无症状。常见症状是呼吸困难伴咳嗽，偶有咳痰，其中呼吸困难最常见，约占 54.3%。

PAP 的病因仍不十分明确，一般认为它是一种自身免疫性疾病，主要是由于体内存在的抗粒细胞-巨噬细胞集落刺激因子（GM-CSF）自身抗体导致肺泡巨噬细胞对表面活性物质清除障碍所致。电镜观察发现，肺泡蛋白沉积物和全肺灌洗物在结构上与由Ⅱ型肺泡上皮细胞分泌的含有层状体的肺泡表面活性物质非常相似，提示肺泡蛋白沉积物可能与肺泡表面活性物质代谢障碍有关。

对于 PAP，目前尚无特效治疗方法，针对合并感染者的抗感染治疗能不同程度地改善肺功能并缓解症状。部分患者可以自行缓解，但机制不明确。

全肺灌洗：对于有明显呼吸功能障碍的患者，全肺灌洗（whole lung lavage，WLL）是首选和有效的治疗方法，50% 患者可缓解症状。但有部分患者即便反复行全肺灌洗术，病情也可能不断进展。所以，对于症状较重（$PaO_2 < 60mmHg$）的患者，首选肺灌洗治疗以改善症状，若病情进展快，可反复进行肺灌洗；而对于症状较轻、日常活动轻度或基本不受限的患者，可予以对症支持治疗并密切随访，以减少肺灌洗术的次数和相应的风险。

GM-CSF 替代治疗：虽然目前全肺灌洗术仍是 PAP 的首选治疗方法，但是该治疗方法并不能针对病因。近年来，国内外学者尝试使用 GM-CSF 替代疗法治疗 PAP，效果良好。皮下注射重组 GM-CSF 对特发性 PAP 有一定疗效，但易发生外周白细胞增多。雾化吸入重组 GM-CSF 局部治疗 PAP 的有效率可达 91.7%，且更安全，全身不良反应小。

抗 CD20 抗体（利妥昔单抗）治疗：抗 CD20 抗体是针对自身免疫性 PAP 的另一种有前途的治疗方法。研究显示，这种人鼠嵌合的单克隆抗体（利妥昔单抗）可以直接针对 B 淋巴细胞特异性抗原 CD20，通过减少 B 细胞表达 CD20，抑制浆细胞产生 GM-CSF 抗体，从而治疗免疫性 PAP。Malur 等观察了 10 例接受 CD20 抗体（利妥昔单抗）治疗的 PAP 患者，结果显示利妥昔单抗可减少支气管肺泡灌洗液中 GM-CSF 抗体水平，完成全程试验的 9 例患者中 7 例患者经动脉血氧检查证实有临床改善。因此，PAP 治疗策略是在支气管肺泡灌洗治疗基础上，序贯吸入 GM-CSF，若治疗失败可考虑应用 CD20 抗体（利妥昔单抗）治疗。

其他治疗还有血浆置换、骨髓移植、自体造血干细胞移植、基因治疗、机械通气等。对于继发性 PAP，还应针对原发病治疗。外科肺移植因对 PAP 的疗效不确定且创伤和风险极大，不推荐开展。

精要回顾与启示

咳嗽、咳痰、气短是弥漫性间质性肺疾病的常见临床表现，而胸部 CT 呈弥漫性渗出性病灶亦可见于多种弥漫性间质性肺疾病。肺泡蛋白沉积症在临床上并不少见，有多种因素可导致 PAP（诸如吸入物及粉尘等明确诱因或免疫相关性），影像学表现为地图征和铺路石征，无明显临床症状，支气管肺泡灌洗液呈牛奶样外观。掌握 PAP 的特征对及早明确诊断、及时采取相应治疗至关重要。

（阮玉姝　胡　克）

参考文献

1. 陈小燕，阳甜，杨勇. 肺泡蛋白沉积症诊治进展. 国际呼吸杂志，2010，30（18）：1148-1152.

2. Doerschuk CM. Pulmonary alveolar proteinosis- is host defense awry? N Engl J Med, 2007, 356（6）：547-549.

3. Inoue Y, Trapnell BC, Tazawa R, et al. Characteristics of a large cohort of patients with autoimmune pulmonary alveolar proteinosis in Japan. J Respir Crit Care Med, 2008, 177(7): 752-762.

4. Bonella F, Campo I. Pulmonary alveolar proteinosis. Pneumologia, 2014, 144: 147-155.

5. Rebelo HM, Guedes L, Veiqa D, et al. Anaesthetic, procedure and complications management of serial whole- lung lavage in an obese patient with pulmonary alveolar proteinosis : case report. Rev Bras Anestesiol, 2012, 62（6）：869-877.

6. Seymour JF, Presneill JJ, Schoch OD, et al. Therapeutic efficacy of granulocyte-

macrophage colony- stimulating factor in patients with idiopathic acquired alveolar proteinosis. Am J R espir Crit Care Med, 2001, 163: 524- 531.

7. Bonfield TL, Kavuru MS, Thomassen MJ. Anti-GM-CSF titer predicts response to GM- CSF therapy in pulmonary alveolar proteinosis. Clin Immunol, 2002, 105: 342- 350.

8. Wylam ME, Ten R, Prakash UB, et al. Aerosol granulocyte- macrophage colony- stimulating factor for pulmonary alveolar proteinosis. Eur Respir J, 2006, 27: 585- 593.

9. Malur A, Kavuru MS, Marshall I, et al. Rituximab therapy in pulmonary alveolar proteinosis improves alveolar macrophage lipid homeostasis. Respir Res, 2012, 13: 46.

10. Leth S, Bendstrup E, Vesterqaard H, et al. Autoimmune pulmonary alveolar proteinosis : Treatment options in year 2013. Respirology, 2013, 18: 82- 91.

病例 7 长期间断发热伴双肺结节

一、入院疑诊

(一) 病例信息

【病史】

女性患者，36 岁，16 年前开始反复出现发热、咳嗽、咳黄黏痰，伴轻度憋气，每年冬春季节受凉后易发作，发作时体温最高达 39℃，使用抗菌药物治疗后可好转。1 年前，患者上述症状再发，伴咯血 1 次，量约 10ml，在外院行胸部 CT 检查，诊断为支气管扩张，予抗感染及对症治疗后症状好转，之后未再咯血。近 1 个月，患者于劳累后反复出现咳嗽、咳黄脓痰，伴发热，体温最高达 39℃，经头孢曲松、左氧氟沙星等药物治疗后，症状减轻，但仍有低热。患者于 2009 年 11 月 30 日为进一步诊治被收入院。患者自发病以来，无胸痛，无关节肿痛、雷诺现象、多发口腔溃疡，无颜面部及双下肢水肿，大小便正常，体重无明显变化。

患者于 29 年前无明显诱因出现发热，伴皮肤黄染，于当地医院予地塞米松静脉滴注 1 个月余，体温降至正常，出院后口服泼尼松继续治疗，但再次出现发热，伴全身出充血性红疹，压之可褪色，无瘙痒，予中药治疗后好转。25 年前，患者再次出现皮肤黄染，相关检查提示贫血、脾大，骨髓穿刺提示自身免疫性溶血性贫血，予大量激素治疗后好转。患者于 11 年前出现口干、眼干；8 年前出现甲状腺肿大，三碘甲状腺原氨酸（triiodothyronine，T_3）、甲状腺素（四碘甲状腺原氨酸，tetraiodothyronine，T_4）正常；3 年前发现鼻窦炎，并行手术治疗；7 年前行药物流产 1 次，2 年前行剖宫产术，顺产 1 子；对磺胺过敏。其母亲患肺间质纤维化，疑诊干燥综合征，目前口服激素治疗。

【体格检查】

体温 36.7℃，心率 100 次 / 分，呼吸 20 次 / 分，血压 110/80mmHg；全身浅表淋巴结未触及肿大；甲状腺Ⅱ度肿大，右叶为著，质软，活动，无压痛；双肺呼吸音粗，双下肺可闻及固定湿啰音及少量哮鸣音；腹软，下腹部可见长约 15cm 横行陈旧手术瘢痕，无压痛；肝肋下约 2cm，质软，无压痛；脾肋下 4cm，质韧；双下肢无水肿。

【实验室检查】

血常规：WBC 5.61×10^9/L，单核细胞（monocyte，Mo）百分比 13.8%，Hb 121g/L，PLT 260×10^9/L。

尿常规：未见异常。

生化：TP 55.7 g/L，ALB 42.1g/L，白蛋白 / 球蛋白（albumin-globulin ratio，A/G）3.10。
血沉：20mm/1h。

【影像学检查】

X 线胸片：双肺纹理增重（图 3-2-7-1）。

胸部 CT：双下肺支气管扩张，管壁增厚，伴散在粟粒样结节影（图 3-2-7-2）。

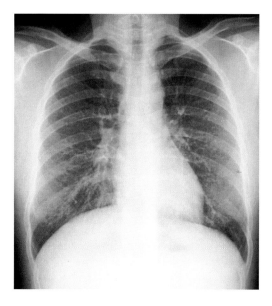

图 3-2-7-1 ｜ X 线胸片

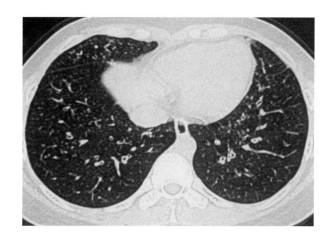

图 3-2-7-2 ｜ 胸部 CT 表现

（二）临床思辨

【临床特点】

1. 患者为青年女性，病程呈慢性，反复发病。

2. 主要症状和体征为高热、咳嗽，咳黄黏痰，偶有咯血，抗感染治疗有效。双肺呼吸音粗，双下肺可闻及固定湿啰音及少量哮鸣音。

3. 自年幼即有反复发热病史，合并自身免疫性溶血性贫血、鼻窦炎。

4. 实验室检查显示，外周血白细胞不高，总蛋白降低，A/G 明显升高。

5. 胸部 CT 示双下肺支气管扩张，管壁增厚，伴散在粟粒样结节影。

【思辨要点】

根据上述临床特点，对本病例，应考虑支气管扩张症的诊断。支气管扩张症是由于各种原因引起支气管病理性、永久性扩张，导致反复化脓性感染的气道慢性炎症性疾病。

1. 本病例是不是支气管扩张症？

支气管扩张症的临床表现为持续或反复咳嗽、咳痰，有时伴有咯血，症状反复发作，听诊可闻及固定粗湿啰音。胸部 CT 典型表现为支气管扩张症诊断的金标准，敏感性和特异性均达到 90% 以上。支气管管壁主要表现为呈柱状或囊状扩张所致的双轨征（图 3-2-7-3）或串珠状改变（图 3-2-7-4），气道壁增厚（支气管内径 < 80% 外径）、黏液阻塞、树芽征及马赛克征，当扩张的支气管内有黏液栓堵塞时，可见非特异性结节或片状浸润影。胸部 X 线检查诊断支气管扩张的敏感性及特异性均较差。本例患者自 16 年前开始出现反复咳嗽，咳黄痰，曾有咯血史，双下肺可闻及固定湿啰音，符合支气管扩张症的临床表现。尽管未行胸部 HRCT，但胸部 CT 可见双下肺支气管管壁增厚，管腔扩张，符合支气管扩张症诊断。

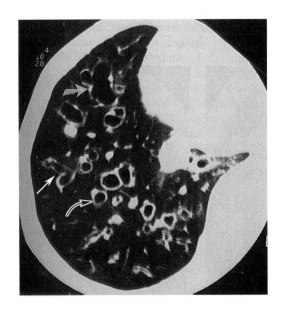

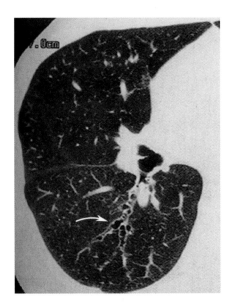

图 3-2-7-3 │ 支气管扩张症胸部 CT 表现
胸部 CT 可见支气管呈囊样扩张（实心箭头），有典型印戒征（空心箭头）

图 3-2-7-4 │ 支气管扩张症胸部 CT 表现
胸部 CT 可见支气管呈串珠样扩张（实心箭头）

2. 本例患者是否存在导致支气管扩张症的潜在病因？

除少数由发育缺陷及遗传因素导致的先天性支气管扩张外，大部分支气管扩张症为继发性，应积极寻找原发病因，以便尽早采取针对性治疗，改善患者预后。

支气管感染和支气管阻塞是继发性支气管扩张症发病机制中的关键环节。儿童时期患下呼吸道感染、肺结核、非结核分枝杆菌感染、百日咳等可直接导致支气管结构破坏，从而继发反复细菌感染。免疫功能缺陷、气道黏膜纤毛上皮清除功能下降等原因导致气道防御功能受损，也可引起反复感染、细菌定植，继发气道炎症反应，并进一步造成气道破坏，防御功能下降，形成恶性循环。慢性阻塞性肺疾病、支气管哮喘等慢性呼吸道疾病及类风湿关节炎等结缔组织疾病也常伴发支气管扩张。因此，诊断支气管扩张症时应全面采集病史，包括既往史（特别是幼年时下呼吸道感染性疾病病史）、误吸病史、呼吸道症状（包括上呼吸道症状）和全身症状、有害物质接触史等，并进行相应检查（表 3-2-7-1），以明确病因。

表 3-2-7-1　支气管扩张症的辅助检查

	影像学检查	实验室检查	其他检查
主要检查	胸部 X 线片、胸部 HRCT	血炎症标志物、血清免疫球蛋白（IgG、IgA、IgM）和血清蛋白电泳、微生物学检查、血气分析	肺功能检查
次要检查	鼻窦 CT	血清 IgE、烟曲霉菌皮试、曲霉菌特异性 IgE、类风湿因子、抗核抗体、ANCA 和纤毛功能等检查	支气管镜检查

本例患者否认幼时麻疹、肺结核病史，但自幼出现反复发热，伴皮肤黄染，曾诊断自身免疫性溶血性贫血，有口干、眼干等自身免疫性疾病表现，同时合并鼻窦炎，应鉴别干燥综合征等自身免疫性疾病以及免疫功能缺陷、气道黏膜纤毛上皮清除功能下降等病因。

3. 如何评估支气管扩张症病情？

关于支气管扩张症病情严重程度，尚无明确分级。研究表明，年龄、体质指数、住院史、喘息症状、FEV_1、铜绿假单胞菌定植、影像学表现等可作为评价患者生活质量和预后的指标。支气管扩张病变广泛及反复发生肺部感染的患者，可并发阻塞性肺气肿、呼吸衰竭及慢性肺源性心脏病，应当同时对并发症进行相应评估。

对于确诊支气管扩张症的患者，应记录痰的性状、24 小时痰量、每年因感染导致急性加重的次数以及抗菌药物使用情况，完善相应检查（表 3-2-7-1），以评估疾病严重程度；行下呼吸道微生物学检查，以指导抗菌药物的选择；常规行血气分析评估是否合并低氧血症和（或）高碳酸血症；建议每年行肺通气功能检查（FEV$_1$、用力肺活量、呼气峰流速），合并气流阻塞者应行舒张试验评价用药后肺功能改善情况。

二、诊治过程

（一）临床信息

【补充病史】

患者 7 年前（2002 年 8 月 27 日）行药物流产手术时检查发现，免疫球蛋白减低（IgA 0.08g/L，IgM 0.91g/L，IgG 0.88g/L，补体 C3 1.01g/L，补体 C4 0.22g/L），ANA、ANCA、u1RNP、SM、SSA、SSB、Scl-70、Jo-1、rRNP、ACL-IgG、ACL-IgH 均阴性，快速狼疮因子阳性，T 细胞亚群 CD3 63%、CD4 60%、CD8 20%。

【实验室检查】

1. 感染相关检查　痰普通细菌涂片及染色找到革兰阳性球菌，未找到抗酸阳性杆菌，痰细菌、真菌培养阴性；嗜肺军团菌抗体 IgM、嗜肺军团菌抗体 IgG、肺炎支原体抗体、肺炎衣原体抗体 IgM 均阴性，HBsAg、HCV 抗体、HIV 抗体、梅毒螺旋体抗体均阴性。

2. 免疫相关检查

血清蛋白电泳：白蛋白 63.2%，α$_1$ 球蛋白 10.2%，α$_2$ 球蛋白 16.6%，β$_1$ 球蛋白 6.3%，β$_2$ 球蛋白 2.6%，γ 球蛋白 1.1%，A/G 1.72。

血清免疫球蛋白：IgA 0.0667g/L，IgG 0.488g/L，IgM 0.258g/L，补体 C3 0.812g/L，补体 C4 0.110g/L。

血清自身抗体：抗核抗体（ANA）1 : 40，抗内皮细胞抗体、ANCA-PR3、ANCA-MPO、线粒体抗体 IgG M2、线粒体抗体 IgG M4、线粒体抗体 IgG M9、SSB、SSA、RNP、Sm 均阴性。

Coombs 试验：抗血友病球蛋白（antihemophilic globulin，AHG）强阳性，IgG 阴性，C3d 强阳性。

3. 其他检查

血气分析：pH 7.46，PaCO$_2$ 38mmHg，PaO$_2$ 101mmHg，HCO$_3^-$　27.0mmol/L，SaO$_2$ 98%。

肺部肿瘤标志物：癌胚抗原、CYFRA21-1、NSE、铁蛋白均正常。

甲状腺功能：游离三碘甲状腺原氨酸（free triiodothyronine，FT$_3$）、游离甲状腺素（FT$_4$）、T$_3$、T$_4$ 正常，促甲状腺激素刺激激素（TSH）5.51μIU/ml，甲状腺球蛋白抗体 444.7IU/ml，甲状腺过氧化物酶抗体 131.4IU/ml。

骨髓穿刺形态学检查：骨髓增生Ⅳ～Ⅴ级，局部增生Ⅳ级，粒系：红系 =14.8 : 1，粒系除杆状核细胞外各阶段比例升高，可见嗜酸细胞，红系增生受抑，成熟红细胞形态大致正常，血片提示杆状核及单核细胞比例偏高。

【支气管镜检查】

支气管镜下见双肺各叶段支气管通畅，黏膜充血，呈慢性炎症表现。BALF（右中叶内侧段）细胞总数 0.85×10^6/ml，巨噬细胞百分比 47%，中性粒细胞百分比 2%，淋巴细胞百分比 50%，嗜酸性粒细胞百分比 1%。

【肺功能检查】

FEV$_1$ 61% 预计值，FEV$_1$/FVC 77.1%，通气功能轻度障碍，以限制型为主，弥散功能降低，气道阻力正常，残气量降低。

【影像学检查】

腹部 B 超：肝多发血管瘤；脾大，厚约 4.2cm，长约 14.2cm，实质回声均匀。

甲状腺 B 超：右叶实性及囊实混合性结节。

胸部 CT：可见双肺纹理增多，有散在粟粒影，支气管柱状扩张，以下叶为主，伴有树芽征；双下肺小叶间隔增厚；纵隔内 2R、4L、4R 及 5 区可见肿大淋巴结；双侧胸膜未见异常（图 3-2-7-5）。

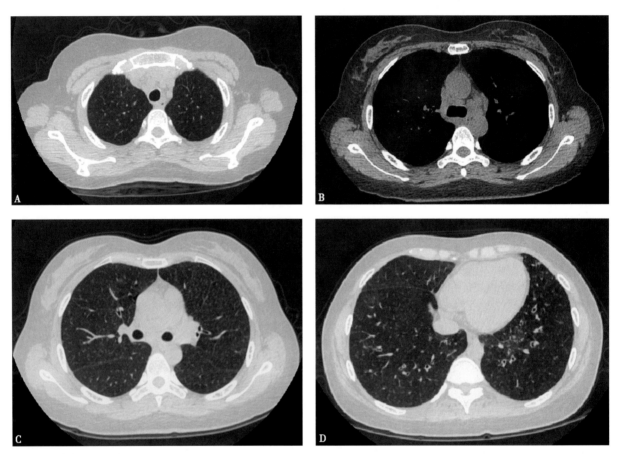

图 3-2-7-5 | 胸部 CT 表现

胸部 CT 可见散在粟粒影，支气管柱状扩张，以下叶为主，伴有树芽征和小叶间隔增厚（A、C、D）；纵隔内 4L、4R 及 5 区可见肿大淋巴结（B）

（二）临床思辨

患者入院后所做系列检查显示：①免疫球蛋白水平明显低下，ANA 1∶40，其余自身抗体均阴性；②常规病原学检查均阴性。结合临床表现及影像学特点，本病例基本可诊断支气管扩张症，目前尚无严重肺功能损害及铜绿假单胞菌定植。患者有反复呼吸道感染，合并自身免疫性溶血性贫血、脾大等表现，辅助检查示自身抗体阴性，而免疫球蛋白水平显著降低，不支持结缔组织疾病诊断，应考虑普通变异型免疫缺陷病可能。

1. 本病例是否可诊断普通变异型免疫缺陷病？

普通变异型免疫缺陷病（common variable immunodeficiency, CVID）是一种原发性免疫缺陷病，以低免疫球蛋白血症、复发性感染为主要特征。CVID 临床表现多样，严重程度不一。反复感染最为常见，尤其是反复呼吸道感染，也可出现消化道感染，部分患者表现为炎性肠病，如克罗恩病、溃疡性结肠炎；其次是淋巴组织增生及恶性肿瘤，约 40% 患者脾大，约 20% 有淋巴结肿大；20%～25% 的患者合并自身免疫性疾病，常见免疫性血细胞减少（包括免疫性血小板减少、溶血性贫血）、恶性贫血、慢性关节炎、硬皮病、系统性红斑狼疮、自身免疫性肝损害、甲状腺疾病、爱迪生病、糖尿病等；约 10% 患者病灶的病理为肉芽肿。CVID 最常见的受累部位为肺，也可见于皮肤、肠道、肝等，表现为多系统肉瘤样病变。

该病的诊断主要依据临床表现及免疫学检查：①年龄超过 2 岁，临床表现为反复感染（包括细菌、支原体、真菌和病毒等）；②免疫球蛋白测定示 IgG 显著减低（至少低于同年龄平均值 2 个标准差）；③IgA 或 IgM 至少一种明显减低；④排除已知的其他可致免疫球蛋白减少的疾病，如 X 连锁先天低丙种球蛋白血症、选择性 IgA 缺乏症和 IgG 亚类缺乏症等。

本例患者为中年女性，6 岁时出现黄疸、发热、皮疹，10 岁时再次出现黄疸、发热，同时出现脾大、贫血，骨髓穿刺提示免疫性贫血，20 岁左右时开始出现反复呼吸道感染，查 IgA、IgG、IgM 均明显降低，结合病史，考虑 CVID 诊断成立。

2. 本例患者的肺部表现是否与普通变异型免疫缺陷病相关？

CVID 的肺部受累包括反复感染、非感染性气道异常、慢性肺疾病、慢性炎症（肉芽肿、间质性肺炎）以及良、恶性肿瘤。CVID 的肺部受累多以反复呼吸道感染为主，但也可出现非感染性弥漫性肺部病变，包括淋巴细胞性间质性肺炎（LIP）、滤泡性细支气管炎、淋巴样增生以及非坏死性肉芽肿性肺疾病。本例患者近 16 年来反复发作发热、咳嗽、咳黄痰，抗感染治疗有效，同时合并鼻窦炎，胸部 CT 示双肺多发支气管扩张，首先考虑为 CVID 引起呼吸道反复感染导致支气管扩张。患者胸部 CT 尚可见多发粟粒样结节，伴纵隔淋巴结肿大，BALF 细胞分类以淋巴细胞为主，因此，还应注意排除特殊感染，如粟粒性肺结核及非感染性肺部病变。

3. 普通变异型免疫缺陷病应当如何治疗？

CVID 目前尚无根治方法，以定期静脉注射丙种球蛋白替代治疗及对症支持治疗为主。有研究表明，与应用低剂量丙种球蛋白（每个月 0.1g/kg）相比，应用较大剂量丙种球蛋白（每个月 0.4g/kg）可明显提高患者 10 年生存率，因此，目前建议治疗剂量为每个月 0.4g/kg，维持患者血浆 IgG 水平在 5～7g/L。

三、临床确诊

（一）临床信息

患者出院后维持规律静脉滴注免疫球蛋白治疗（每个月 10g），发热、咳嗽、咳痰发作次数较前明显减少。在维持治疗过程中，患者无明显诱因出现活动后气短，上 4 层楼即出现明显憋气，休息后可好转，遂再次入院诊治。

【体格检查】

体温 36.9℃，脉搏 76 次 / 分，呼吸 18 次 / 分，血压 120/80mmHg；神清，精神可；双侧颈部可触及多个黄豆大小淋巴结，质韧，无触痛；甲状腺Ⅱ度肿大；双肺呼吸音清，左下肺可闻及少量湿啰音；心界不大，心律齐；腹软，肝、脾肋下未触及。

【实验室检查】

免疫相关检查: IgG 2.90G/L，IgA 0.0667G/L，IgM 0.359G/L，补体 C3 0.789G/L，补体 C4 0.111G/L，抗链 O 23.5IU/ml，类风湿因子 20.0IU/ml，CRP 7.08mg/L，ANA 1：40。

外周血免疫功能：淋巴细胞占有核细胞 26.76%，其中 CD3⁺T 细胞占淋巴细胞 15.75%，CD4⁺/CD3⁺T 细胞占 T 细胞 31.32%，CD8⁺/CD3⁺T 细胞占 T 细胞 64.07%，CD4/CD8 = 0.48，

CD3$^-$/CD56$^+$NK 细胞占淋巴细胞 7.43%，CD19$^+$B 细胞占淋巴细胞 18.71%。

血管紧张素转化酶（angiotensin-convertion enzyme，ACE）：55.4U/L（2011 年 11 月 28 日）。

病原学检查：PCT ＜ 0.1ng/ml；嗜肺军团菌抗体 IgM、嗜肺军团菌抗体 IgG、肺炎支原体抗体、肺炎衣原体抗体 IgM 均阴性；病原菌核酸扩增结果：肺炎链球菌（+++），金黄色葡萄球菌（+）；血 PCR 细小病毒 B19、EB 病毒、巨细胞病毒均阴性；HBsAg、抗 HIV、抗 HCV、TPHA 均阴性。

动脉血气分析（未吸氧）：pH 7.44，PaCO$_2$ 38mmHg，PaO$_2$ 84mmHg，SaO$_2$ 97%。

【支气管镜检查】

支气管镜检查（2011 年 11 月 23 日）：镜下见气管黏膜光滑，稍充血，管腔内可见白色分泌物；左侧支气管各叶段黏膜充血、稍肥厚，未见出血点及新生物，管腔内可见白色黏稠分泌物（图 3-2-7-6）。

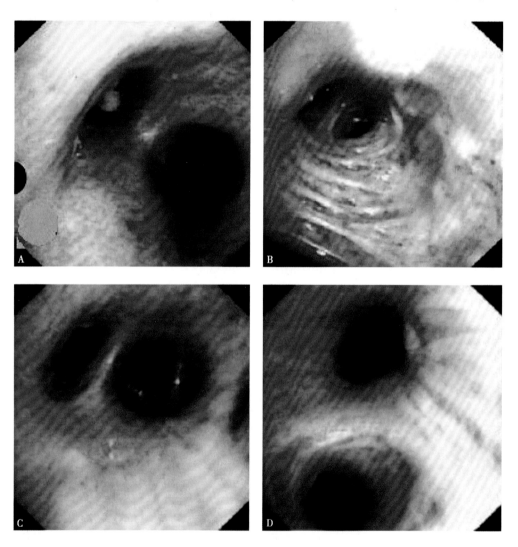

图 3-2-7-6 ｜支气管镜检查镜下表现（2011-11-23）

A. 气管隆嵴；B. 左上叶支气管；C. 右中间段支气管；D. 左下叶支气管

支气管肺泡灌洗液细胞计数及分类（右中叶内侧段）：细胞总数 0.42×10^6/L，巨噬细胞百分比 30.5%，中性粒细胞百分比 0.5%，淋巴细胞百分比 68.5%。

支气管肺泡灌洗液免疫功能检查：CD3$^+$T 细胞占淋巴细胞 54.89%，CD4$^+$/CD3$^+$T 细胞占 T 细胞 58.79%，CD8$^+$/CD3$^+$T 细胞占 T 细胞 34.02%，CD4/CD8 ＝ 1.72。

支气管肺泡灌洗液：墨汁染色、六胺银染色、浓缩查抗酸杆菌、细菌涂片、细菌培养、真菌培养均阴性。CMV-PCR ＜ 6.0×10^2copy/ml。

支气管肺泡灌洗液涂片（右中叶）：可见大量退变的肺泡上皮细胞、吞噬细胞及淋巴细胞，多量中性粒细胞，散在嗜酸性粒细胞及红细胞。

【肺功能检查】

通气功能重度障碍，以限制型为主（FVC 49.8% 预计值，FEV_1 47.6% 预计值，FEV_1/FVC 82.58%），弥散功能降低（一氧化碳弥散量为 43.2% 预计值）；气道阻力正常，残气量正常；总呼吸阻抗增高，共振频率增高，总气道阻力增高，中心气道阻力增高；支气管扩张试验阴性。

【影像学检查】

复查 X 线胸片可见双肺纹理逐渐增多（图 3-2-7-7），以及双下肺密集小结节影（图 3-2-7-8）。胸部 CT 示双肺间质性病变、粟粒性结节较前明显加重，双肺支气管扩张基本同前，纵隔多发肿大淋巴结变化不明显（图 3-2-7-9）。

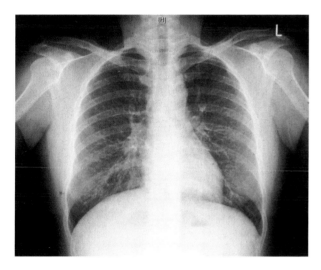

图 3-2-7-7 ｜ X 线胸片（2010-01-07）
X 线胸片可见双肺纹理稍多

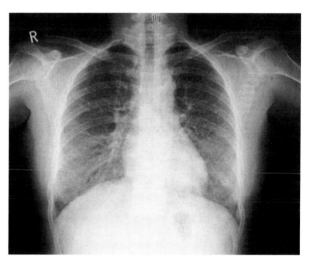

图 3-2-7-8 ｜ X 线胸片（2011-11-24）
X 线胸片可见双肺纹理增多模糊，双肺中下野散在多发密集小结节影

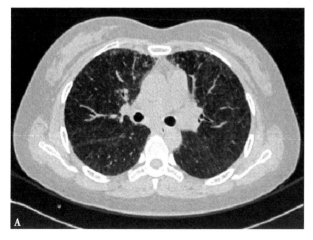
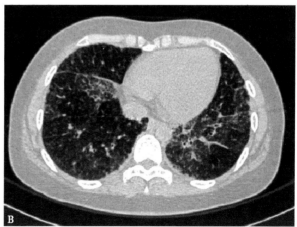

图 3-2-7-9 ｜ 胸部 CT 表现（2011-11-10）
胸部 CT 可见双肺粟粒性结节较前明显加重

【肺组织活检】

肺组织活检（2011 年 11 月 28 日）：行全麻下 VATS 肺楔形切除术，术中见胸腔内脏壁层胸膜间无明显粘连，胸腔内未见明显积液，触诊右肺各叶脏层胸膜下有砂粒感，而肺实质内并无明显结节感，于右肺中叶外侧段及下叶背段两处分别切取约 4cm×2cm×2cm 大小肺组织送病理及病原学检查，于隆嵴下切取部分淋巴结组织，一并送病理检查。

病理检查结果：肺组织（右肺中叶、右肺下叶）可见以细支气管为中心的肉芽肿性病变伴灶状淋巴细胞、浆细胞浸润，淋巴滤泡形成（图 3-2-7-10A），部分多核巨细胞内可见钙化小体，抗酸染色和 PAS 染色阴性，符合肉芽肿性淋巴细胞性间质性肺炎；淋巴结反应性增生（纵隔 7 组淋巴结，图 3-2-7-10B）。浓缩肺组织后查结核分枝杆菌、TB-PCR、细菌涂片、细菌培养、真菌培养、六胺银染色均阴性。

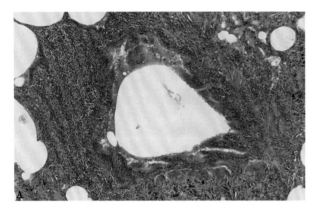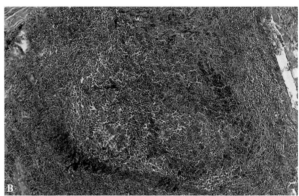

图 3-2-7-10 | 术后病理检查结果（HE 染色，100×）

最后诊断：普通变异型免疫缺陷病，肉芽肿性淋巴细胞性间质性肺炎。

对于合并 GLILD 的 CVID 患者，目前尚无确定的治疗指南。糖皮质激素可缓解患者的临床症状、改善影像学异常，也有加用免疫抑制剂（如环孢素）治疗本病的报道。也有报道使用英夫利昔单抗成功治疗对糖皮质激素及丙种球蛋白初始无反应且合并干酪样肉芽肿病变的 CVID 患者，提示抗肿瘤坏死因子（tumor necrosis factor，TNF）治疗对 GLILD 有效。

本例患者诊断明确后，继续给予免疫球蛋白替代治疗，同时加用泼尼松（30mg，每天 1 次），气短症状缓解，3 个月后复查胸部 CT 见双肺粟粒性结节显著减少，纵隔肿大淋巴结略有缩小，双肺支气管扩张无显著变化（图 3-2-7-11）。

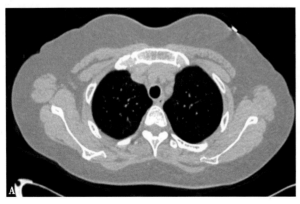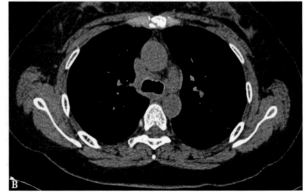

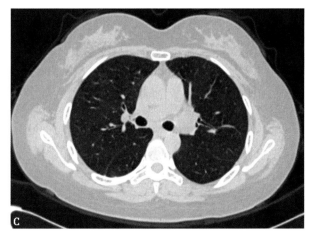
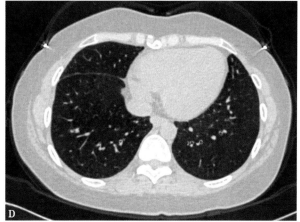

图 3-2-7-11 | 治疗 3 个月后复查胸部 CT 表现（2012-02-21）

此后激素逐渐减量，患者自觉症状无加重，间断出现发热、咳嗽等感染症状，每年 1～2 次，口服抗感染药物可缓解。1 年后，患者自行停药。2015 年 3 月 12 日复查胸部 CT，见双肺粟粒样结节影较前略有增多，左肺舌叶、双下肺轻度支气管扩张伴两肺细支气管炎，右侧胸膜及叶间裂肥厚、钙化，肿大纵隔淋巴结无明显改变（图 3-2-7-12）。

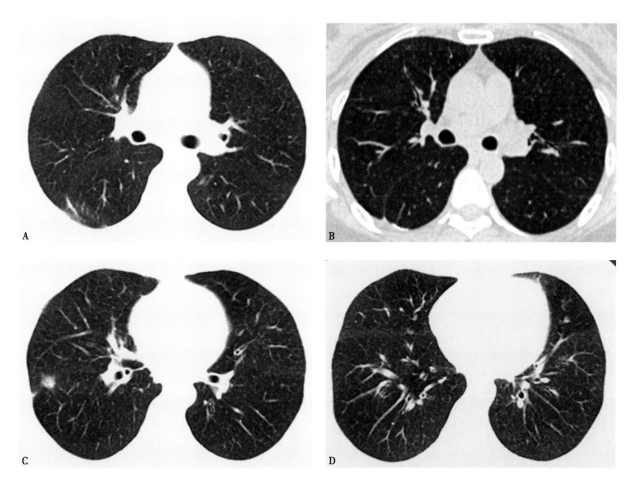

图 3-2-7-12 | 复查胸部 CT 表现（2015-03-12）

（二）临床思辨

本例患者为青年女性，患病初期住院诊断为普通变异型免疫缺陷病，给予免疫球蛋白替代治疗，反复感染症状减轻，近期出现活动后气短加重，胸部 CT 示双肺多发粟粒性结节较前明显增多，沿支气管血管束及胸膜下分布，也可见到树芽征，伴小叶间隔增厚及纵隔淋巴结肿大，支气管扩张无显著变化。

此时应思考：患者病情加重的原因是什么？

根据患者的临床及影像学表现，应鉴别以下病因：

（1）感染性疾病：本例患者有免疫缺陷病基础，容易合并肺部感染性病变，反复感染可导致支气管扩张，黏液栓塞，胸部影像可出现树芽征，但较少出现沿支气管血管束及胸膜下分布的结节，且患者经免疫球蛋白替代治疗后发热、咳嗽、咳痰等感染症状已较前缓解，因此应重点排除特异性感染：

粟粒性肺结核：患者在患病初期就诊时胸部 CT 即可见粟粒样结节，但病原学检查未找到结核分枝杆菌感染证据，此次入院胸部 CT 提示双肺粟粒性结节较前加重，应注意排除粟粒性肺结核可能。患者发病以来，无午后低热、盗汗、乏力、消瘦等结核中毒症状，需进一步完善痰、经支气管镜气道吸取物找抗酸杆菌。

病毒性肺炎：免疫缺陷患者易罹患病毒感染，可出现间质性肺炎样表现，但本例患者近期无上呼吸道感染表现，无持续性高热、心悸、气急、发绀等症状，影像学检查见肺部结节存在时间较长，不支持此诊断。

真菌感染：免疫缺陷患者是深部真菌感染的高危人群，根据本例患者的影像学表现尤其应排查肺孢子菌肺炎。

（2）非感染性疾病

肉芽肿性淋巴细胞性间质性肺炎（granulomatous lymphocytic interstitial pneumonia，GLILD）：是 CVID 患者肺部常见的非感染性病变。GLILD 患者多存在呼吸困难以及脾大，肺功能以限制性通气功能障碍为主，伴有弥散功能降低。HRCT 特征性表现为磨玻璃影及网格影，活检可以证实诊断。

结节病：是一种多系统器官受累的肉芽肿性疾病，常侵犯肺、双侧肺门淋巴结。累及肺部可无症状或出现呼吸困难、咳嗽、咳痰等非特异性症状，还可累及肺外器官，出现结节性红斑、虹膜睫状体炎、外周淋巴结肿大等表现。胸部影像学表现为双侧弥漫性网状及结节影，多沿支气管血管束或胸膜下分布，可合并肺门、纵隔淋巴结肿大；BALF 中淋巴细胞明显增多，以 CD4$^+$细胞为主。本病例的临床症状及影像学表现均不能排除结节病，可根据血清血管紧张素转化酶、淋巴结活检、肺活检等进行鉴别。

淋巴瘤：CVID 患者常并发恶性肿瘤，以 B 淋巴细胞肿瘤最为常见。淋巴瘤常见的全身症状有发热、消瘦、贫血等，可出现纵隔淋巴结肿大，累及胸膜可出现胸腔积液，累及肺部可出现弥漫结节、小叶间隔增厚、磨玻璃影、肺实变等多种表现，肺部活检有助于明确诊断。

本例患者各项检查未查找到明确的病原菌，BALF 细胞分类以淋巴细胞为主，经肺组织活检排除了粟粒性肺结核、结节病、淋巴瘤等病变，证实为肺内弥漫性淋巴细胞浸润伴淋巴滤泡形成，并见散在上皮样细胞肉芽肿结节及多核巨细胞，符合肉芽肿性淋巴细胞性间质性肺炎改变，结合病史考虑其肺部病变为普通变异型免疫缺陷病累及肺部的非感染性病变。

精要回顾与启示

本例患者以反复呼吸道感染为主要表现，查体及影像学检查提示存在支气管扩张，同时合并自身免疫性溶血性贫血等自身免疫性疾病，应考虑免疫缺陷、自身免疫病等继发的支气管扩张症，须注意检查血清蛋白电泳、免疫球蛋白、自身抗体等指标，查找支气管扩张症的病因并积极治疗。患者多次检查示血清免疫球蛋白显著减低，骨髓穿刺及染色体检查未见异常，符合普通变异型免疫缺陷病的诊断，给予免疫球蛋白替代治疗后反复感染症状亦得以缓解。但是，患者胸部 CT 除支气管扩张表现外，还可见弥漫性粟粒样结节伴纵隔淋巴结肿大，支气管肺泡灌洗液中淋巴细胞水平升高，无法用普通变异型免疫缺陷病导致的肺部非特异性感染解释，同时也需进一步排除结核分枝杆菌、真菌等病原体感染。替代治疗 1 年后，患者反复感染症状缓解，但出现活动后气短加重，胸部粟粒样病变增多，此时除考虑 CVID 合并感染性病变外，还应考虑非感染性病变，病因不易鉴别且影响治疗决策时，即应早期行有创检查明确病因。本例患者经肺活检证实为肉芽肿性淋巴细胞性间质性肺炎，排除了结核分枝杆菌、真菌等特异性感染，给予激素治疗后病情较前缓解。

免疫缺陷性疾病患者，一方面由于机体防御功能下降可出现反复感染，另一方面又可出现免疫功能紊乱，容易合并多种自身免疫性疾病或恶性肿瘤。因此，应密切关注患者病情进展，及时甄别感染性或非感染性病变，并给予适当治疗，避免出现不可逆损害。

（马艳良　高占成）

参考文献

1. 成人支气管扩张症诊治专家共识编写组. 成人支气管扩张症诊治专家共识. 中华结核和呼吸杂志, 2012, 35: 485-492.
2. Chapel H, Cunningham-Rundles C. Update in understanding Common Variable Immunodeficiency Disorders（CVIDs）and the management of patients with these conditions. Br J Haematol, 2009, 145（6）: 709-727.
3. James D. Chalmers, Pieter Goeminne, Stefano Aliberti, et al. The Bronchiectasis Severity Index. An International Derivation and Validation Study. Am J Respir Crit Care Med, 2014, 189（5）: 576-585.

病例 8　反复咳嗽、咳痰、气短

一、入院疑诊

（一）病例信息

【病史】

女性患者，47 岁，因反复咳嗽、咳痰伴活动后气短 9 个月入院。患者入院前 9 个月无明显诱因出现咳嗽、咳白色黏痰，伴活动后气短，无发热、咯血，当地医院就诊，胸部 X 线检查显示右肺中下野渗出性病变伴双侧肋膈角钝，诊断肺炎，给予抗菌药物（具体不详）治疗 1 周后症状无明显好转。患者遂转诊至当地结核病专科医院接受正规抗结核治疗 6 个月，症状仍无明显好转，患者仍咳嗽并间断咳出橘黄色胶冻颗粒样痰，伴活动后气短。入院前 3 周，患者于当地结核病专科医院行胸部 CT 检查，结果显示右肺弥漫性渗出伴双侧胸腔积液及少量心包积液；行支气管镜检查，镜下可见右肺各叶段支气管腔内较多淡黄色黏稠分泌物，支气管肺泡灌洗液（BALF）细胞学检查未见肿瘤细胞，BALF 中可见红染无结构颗粒状物；经支气管肺活检（TBLB）病理结果为部分肺泡腔扩张，其内可见红染渗出物及泡沫细胞，PAS 染色阴性。因诊断不明，患者为进一步诊治来我院就诊。自发病以来，患者精神、食欲、睡眠正常，二便如常，体重无明显变化。

患者 20 年前患结核性胸膜炎，11 年前患结核性心包积液；否认高血压、冠心病、糖尿病等病史；否认手术、外伤史及输血史；否认食物及药物过敏史。

【体格检查】

体温 36.8℃，心率 78 次 / 分，呼吸 17 次 / 分，血压 120/80mmHg，一般状况可；双肺可闻及广泛细湿啰音；心界不大，心律齐，心音有力，各瓣膜听诊区未闻病理性杂音；腹平坦，无腹壁静脉曲张，未见胃肠型及蠕动波；全腹无压痛，无反跳痛、肌紧张，未触及肿块，肝、脾肋下未触及，肠鸣音 4 次 / 分。其余检查未见异常。

【影像学检查】

胸部 X 线检查（入院前 9 个月）：右肺中下野渗出，双侧肋膈角钝（图 3-2-8-1）。

胸部 HRCT 检查（入院前 3 周）：右肺弥漫性磨玻璃样渗出伴小叶内间隔增厚，呈铺路石征。双侧少量胸腔积液及少量心包积液。膈及肺门淋巴结未见肿大（图 3-2-8-2）。

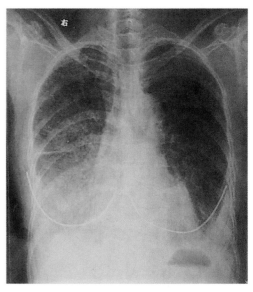

图 3-2-8-1 | 入院前 9 个月胸部 X 线片

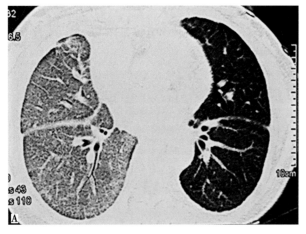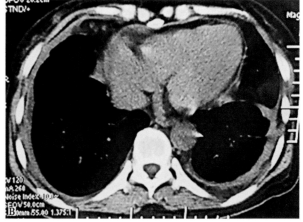

图 3-2-8-2 | 入院前 3 周胸部 HRCT 表现

【肺功能检查】

入院前 2 周（当地医院）行肺功能检查，提示限制性通气功能障碍、弥散功能下降。具体指标为：TLC 51.5% 预计值，残气量 / 肺总量（RV/TLC）31.92%，用力肺活量（FVC）56.8% 预计值，FEV_1 55.5% 预计值，FEV_1/FVC 83.74%，DL_{CO} 27.6% 预计值。

（二）临床思辨

【临床特点】

1. 患者为中年女性，病程呈慢性。
2. 主要症状为咳嗽、咳痰（痰为白色或橘黄色胶粒样），伴活动后气短。整个病程中无发热。
3. 胸部 HRCT 特点为右肺弥漫性磨玻璃样渗出，呈铺路石征；左肺支气管血管束增粗；双侧少量胸腔积液及少量心包积液；纵隔及肺门淋巴结未见肿大。
4. 抗细菌治疗无效，系统抗结核治疗无效。

【思辨要点】

1. 本病例的肺部浸润是感染性病变还是非感染性病变？

一般情况下，细菌、真菌、病毒等微生物及其毒素感染人体后，人体的免疫防御功能启动，动员中性粒细胞、单核巨噬细胞、淋巴细胞等释放内生致热源，包括白介素 -1（interleukin-1，IL-1）、肿瘤坏死因子（TNF）和干扰素（interferon，INF），作用于体温调节中枢，使体温调定点上调，便会引起人体发热（即感染性发热）。而免疫功能低下者，如长期应用免疫抑制剂者、糖尿病患者、老年人等，在感染时则可能不发热。而本例患者是免疫功能健全的中年女性，在 9 个月病程中始终未有发热，因此可基本排除肺部感染性疾病。而且患者的疾病呈慢性病程，在入院前 9 个月期间病情相对稳定，更不支持活动性感染的诊断。此外，患者胸部 HRCT 显示右肺浸润影呈铺路石征（即磨玻璃影背景上小叶间隔和小叶内间隔增厚），这样的影像学特点多见于肺泡蛋白沉积症、弥漫性肺泡出血、药物性肺损伤、放射性肺炎、尿毒症性肺泡炎、弥漫性肺淋巴管瘤病、肺淋巴管癌病等非感染性肺部疾病，也可见于肺孢子菌肺炎及病毒性肺炎。但肺孢子菌肺炎主要见于艾滋病患者及免疫功能受损患者，不符合本例患者的免疫状态和临床表现。而病毒性肺炎的特点是急性起病、进展迅速，或导致急性呼吸窘迫综合征（ARDS），或趋于自限，病程不会迁延，也与本病例的临床过程不相符。

综上所述，根据患者的临床表现和影像学特征，考虑病因为非感染性。

2. 对于本例患者，需要鉴别哪些肺部非感染性疾病？

根据患者 HRCT 的特点（即铺路石征），考虑有以下几种非感染病因的可能，应进行鉴别，以便下一步选择恰当的方法明确诊断。

（1）肺泡蛋白沉积症（PAP）：是一种以肺泡腔内积聚大量磷脂蛋白颗粒样物质为特征的罕见疾病，临床分为先天性和获得性两类，后者又分为原发性和继发性两种。原发性 PAP 患者体内能产生对抗粒细胞 - 巨噬细胞集落刺激因子（GM-CSF）的抗体；继发性 PAP 见于感染、尘肺和血液系统恶性肿瘤。PAP 患者通常表现为咳嗽、咳痰、活动后气短，胸部 HRCT 可见弥漫性磨玻璃高密度影（地图征或铺路石征是常见的影像学征象），无胸内淋巴结肿大（图 3-2-8-3）。尽管确诊 PAP 依靠组织病理学活检，但支气管肺泡灌洗（BAL）检查也具有重要诊断价值。PAP 患者的支气管肺泡灌洗液（BALF）具有特征性的牛奶样外观；细胞学检查可见大量泡沫样肺泡巨噬细胞且 PAS 染色阳性，同时存在多量 PAS 染色阳性非细胞性颗粒状物质；离心沉渣在电镜下可见较多含有磷脂和多肽蛋白的板层样小体。

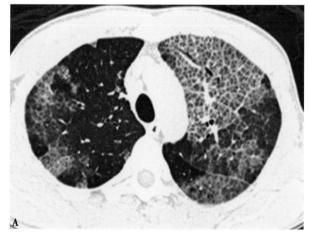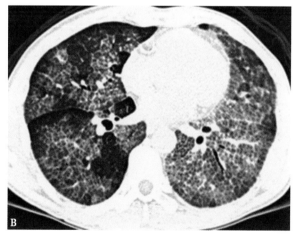

图 3-2-8-3 │ 肺泡蛋白沉积症胸部 CT 表现

男性患者，46 岁，活动后气短 2 个月余。胸部 CT 可见弥漫性磨玻璃高密度影，呈铺路石征和地图征改变。病理确诊肺泡蛋白沉积症

（2）弥漫性肺泡出血（diffuse alveolar hemorrhage，DAH）：本质上是肺毛细血管床的血管炎，多继发于系统性红斑狼疮、ANCA 相关性血管炎、肺肾出血综合征、药物性肺损伤等，也可见于感染性肺部疾病如肺孢子菌肺炎、病毒性肺炎（如 H_1N_1 肺炎）等。除了原发病的临床表现外，弥漫性肺泡出

血患者的典型临床表现包括活动后气短及外周血血红蛋白下降，多数患者伴咯血，胸部 CT 呈渐进性弥漫性肺泡渗出（图 3-2-8-4）。临床上，弥漫性肺泡出血通常病情进展迅速，患者死亡率较高。支气管肺泡灌洗（BAL）连续回收到血性灌洗液且颜色逐渐加深具有诊断意义，但 BALF 检查不能明确病因，往往需要肺活检或结合其他临床资料才能明确诊断。

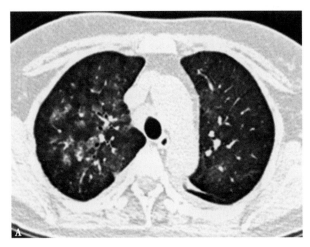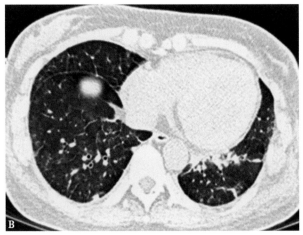

图 3-2-8-4 | 系统性红斑狼疮合并弥漫性肺泡出血胸部 CT 表现

女性患者，48 岁，胸部 CT 可见弥漫性肺泡渗出影，诊断为系统性红斑狼疮合并弥漫性肺泡出血

　　（3）药物性肺损伤（DILI）：众所周知，很多药物可以导致肺损伤，如博来霉素、白消安（马利兰）、甲氨蝶呤（图 3-2-8-5）、胺碘酮（乙胺碘呋酮）等。一些小分子靶向抗肿瘤药（如吉非替尼）及生物制剂（如利妥昔单抗）也可以引起严重肺损伤。药物性肺损伤的临床表现并不具有特异性，其发病呈急性或亚急性，也可以呈慢性，主要症状包括咳嗽、咳痰、咯血、活动后气短，可伴有发热。诊断 DILI 的金标准是药物攻击试验，但这种诊断方法风险较高，故可操作性不强。临床上，DILI 的诊断通常基于可疑药物暴露史（采集病史尤为重要），并且排除可能引起肺损伤的其他诱因（如感染，BALF 病原学检查在鉴别诊断中具有重要意义）。DILI 组织病理学特点包括弥漫性肺泡损伤、嗜酸细胞性肺泡炎、机化性肺炎等。

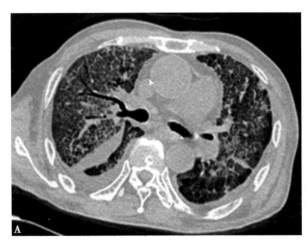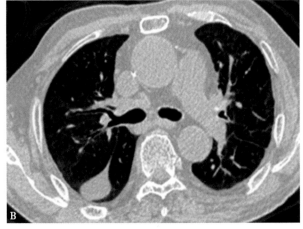

图 3-2-8-5 | 甲氨蝶呤诱发的药物性肺损伤影像学表现

男性患者，70 岁，发热伴呼吸困难 5 天，因类风湿关节炎服用甲氨蝶呤 4 个月，临床诊断为甲氨蝶呤诱发的药物性肺损伤。发病时胸部 CT 可见双肺弥漫性渗出伴铺路石征（A）；停用甲氨蝶呤并经激素治疗 2 个月后，胸部 CT 可见双肺渗出明显好转（B）

　　（4）放射性肺炎（RP）：是一种放疗剂量依赖性肺损伤。研究显示，放射性肺炎在照射剂量低于 20Gy 时很少发生，而通常发生在照射剂量高于 60Gy 时。除了照射剂量，放射性肺炎的发生还与分割方式、照射野的范围等治疗因素有关，也与患者的基础肺病、放疗暴露史等条件有关。放射性肺炎的发

病时间窗一般在放疗结束后 4 周～6 个月，急性放射性肺炎通常发生在放疗结束后 4～12 周。主要临床症状包括发热、咳嗽、气短，患侧肺部听诊可闻湿啰音。病理学特点在急性期为肺泡炎，慢性期为纤维化。胸部 X 线征象为照射野同侧肺野出现磨玻璃样渗出或实变，可合并胸腔积液；有时对侧肺野也可出现病变（图 3-2-5-5）。胸部 HRCT 可观察到照射野同侧肺野弥漫性磨玻璃样渗出或实变、小叶间隔及小叶内间隔增厚；慢性期可呈纤维化改变，包括牵拉性支气管扩张及蜂窝样改变。与药物性肺损伤类似，放射性肺炎主要依靠暴露史进行临床 - 放射诊断。

（5）尿毒症性肺泡炎：也称尿毒症肺，是继发于急性肾功能不全（acute kidney insufficiency, AKI）的一种急性肺损伤，严重者可进展为急性呼吸窘迫综合征。由于 AKI 可激活机体的系统性炎症反应，释放大量多种细胞因子和炎症介质，导致肺泡 - 毛细血管膜通透性增加，引起非心源性肺水肿。病理上可表现为肺泡表面透明膜形成、肺泡内纤维素性渗出、肺泡内出血等。临床表现为呼吸困难、低氧血症或呼吸衰竭。胸部 X 线表现为单侧或双侧肺弥漫渗出，可呈蝶翼样分布；胸部 HRCT 表现为单侧或双侧肺弥漫性磨玻璃样渗出或多发大片实变影，小叶间隔增厚（图 3-2-8-6）。由于诱因明确，充分血液透析治疗后，患者的影像学异常表现可迅速好转或消失。

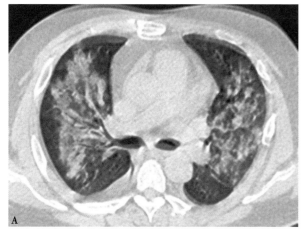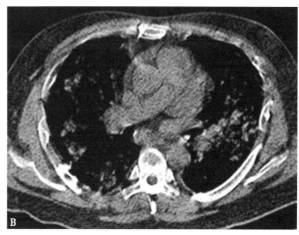

图 3-2-8-6｜尿毒症肺胸部影像学表现

男性患者，38 岁，呼吸困难 5 天，患糖尿病 14 年，合并糖尿病肾病。胸部 CT 可见双肺弥漫性磨玻璃样渗出，双肺实变呈蝶翼样分布（A）；纵隔窗未见胸腔积液和心包积液（B），说明不存在液体负荷增多

（6）弥漫性肺淋巴管瘤病（diffuse pulmonary lymphangiomatosis, DPL）：淋巴管瘤是一种先天性、局灶性淋巴管良性增生，除了脑，全身各处都可发生，包括肺、骨骼、脾、肠道等。当同时发生多个淋巴管瘤时称为淋巴管瘤病。DPL 患者的多发淋巴管瘤常分布于纵隔、肺、胸膜、胸壁。胸内淋巴管的中央部分穿行于纵隔各组淋巴结之间，而肺内淋巴管则分布于支气管血管束周围或沿肺静脉分支直达小叶间隔及胸膜。因此，DPL 的胸部 HRCT 征象包括支气管血管束增粗、小叶间隔增厚、纵隔及肺门弥漫软组织影、肺泡内实质渗出、胸腔积液（图 3-2-8-7）。患者的临床症状包括咳嗽、咳痰、咯血、呼吸困难。DPL 的确诊依靠组织病理学检查，即淋巴管内皮细胞呈网状增生伴淋巴管广泛扩张，其内充满嗜伊红染色物质，免疫组化 D2-40 染色阳性（由于 D2-40 标记的是淋巴管内皮细胞，故 D2-40 染色阳性具有诊断意义）。

（7）肺淋巴管癌病（PLC）：是肿瘤细胞在肺内各级淋巴管内及小血管中浸润和蔓延的一种特殊类型的肺内转移癌，80% 见于腺癌肺转移，如肺癌、乳腺癌、胃癌、胰腺癌、前列腺癌、妇科肿瘤等。患者的主要症状是咳嗽和活动后气短。胸部 CT 征象包括支气管血管束结节样增粗、小叶间隔不均匀增厚、肺实质磨玻璃样渗出、肺门或纵隔淋巴结增大、胸腔积液等（图 3-2-8-8）。确诊肺淋巴管癌病依靠组织病理学证据，即观察到肺淋巴管内转移生长的癌栓，因此需要进行肺活检，包括开胸肺活检（open lung biopsy, OLB）、电视辅助胸腔镜（VATS）肺活检、经支气管肺活检（TBLB）、经胸壁针吸肺活检。肺淋巴管癌病是肺内或肺外肿瘤在肺内以淋巴管转移的一种特殊方式，一旦确诊，提示肿瘤分期已进晚期，患者往往一般情况较差，生存时间有限。

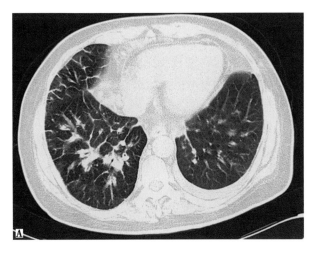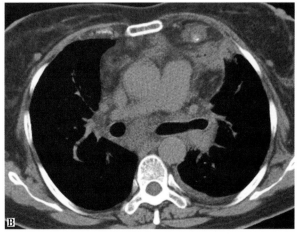

图 3-2-8-7 | 弥漫性肺淋巴管瘤病 HRCT 表现

女性患者，53 岁，活动后气短 10 年，经肺活检确诊 DPL。胸部 HRCT 可见小叶间隔增厚、纵隔内弥漫软组织影

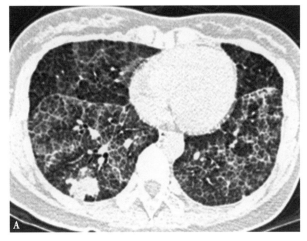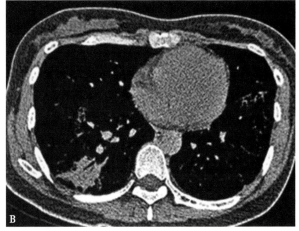

图 3-2-8-8 | 肺淋巴管癌病胸部 CT 表现

女性患者，46 岁，反复咳嗽、活动后气短 3 周，经胸壁肺穿刺活检病理确诊右下肺腺癌伴肺淋巴管癌病。胸部 CT 显示右下肺新生物，双肺弥漫性小叶间隔增厚伴磨玻璃样渗出

　　本例患者临床病程为慢性，在过去的 9 个月内病情相对稳定（既无恶化也无好转），否认特殊用药史，实验室检查显示血清肌酐水平正常，不符合弥漫性肺泡出血、药物性肺损伤、尿毒症性肺泡炎及肺淋巴管癌病。需要特别注意的细节是，患者经常咳出橘红色胶冻颗粒样痰，支气管镜检查显示右肺各叶段支气管腔内可吸出淡黄色黏稠分泌物，BALF 中可见红染无结构颗粒状物，TBLB 镜下可见肺泡腔内红染的渗出物，需考虑肺泡蛋白沉积症和肺淋巴管瘤病两种可能，可行外科肺活检（OLB 或 VATS）进行病理诊断。

二、诊治过程及确诊

　　患者目前可能的诊断为肺泡蛋白沉积症或弥漫性肺淋巴管瘤病，明确诊断需行肺活检，故应积极完善术前检查，排除手术禁忌证后尽快行电视辅助胸腔镜肺活检。

（一）临床信息

【实验室检查】

　　1. 一般检查

　　（1）血常规：WBC 4.28×10⁹/L，N% 48.9%，L% 31.8%；Hb 16.9g/dl，PLT 204×10⁹/L。

（2）肝功能：ALT 8U/L，AST 15U/L，LDH 220U/L，CK 24U/L，ALB 37.3g/L，CCr 54μmol/L。

2. 免疫相关检查　自身抗体（包括 ANA、抗 -Sm、RNP、SSA、SSB、AMA、ANCA）未见异常。

3. 肿瘤标志物检查　CEA 0.93ng/ml，CA19-9 17.35U/ml，AFP 2.86ng/ml，CA15-3 9.06U/ml，CA125 57.97U/ml，NSE 14.30ng/ml。

【影像学检查】

入院后第四天，复查胸部 HRCT 显示：双肺磨玻璃样渗出，右肺明显；双侧少量胸腔积液、少量心包积液；纵隔及肺门淋巴结无肿大（图 3-2-8-9）。与院外胸部 CT 相比，患者的左下肺也出现了磨玻璃样渗出。

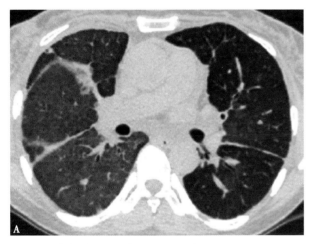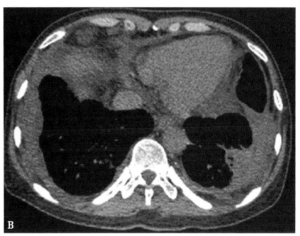

图 3-2-8-9 | 入院第四天胸部 HRCT 表现

【胸腔镜肺活检】

各项术前检查显示，患者不存在手术禁忌证，具备外科胸腔镜肺活检的适应证。患者于入院后第四天行 VATS 右肺活检术，取右肺下叶背段及后外基底段楔形标本 2 块。术中发现在松解胸腔粘连过程中，肺与胸壁之间有较多囊腔，内含乳白色液体，切除过程中可见黄色黏液样液体溢出（图 3-2-8-10）。

肺组织病理显示：部分肺泡腔内可见粉染物质及散在的泡沫细胞，胸膜区可见较多扩张的淋巴管伴灶状淋巴细胞浸润。免疫组化染色：CD68、PAS、CK（上皮）、Ki-67（少数散在）、D2-40 均阳性。病理诊断为肺淋巴管瘤病（图 3-2-8-11）。

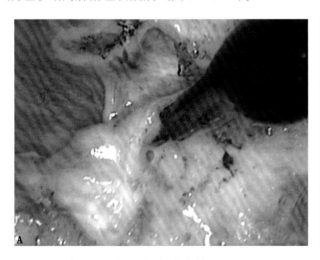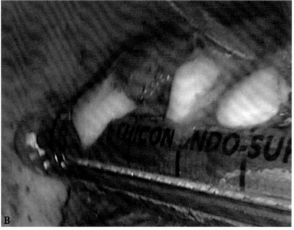

图 3-2-8-10 | VATS 辅助肺活检术中所见

胸腔内可见较多囊腔，内含乳白色液体（A）；肺叶楔形切除时可见黄色液体溢出（B）

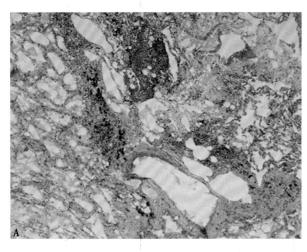
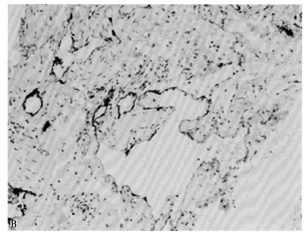

图 3-2-8-11 | 肺活检组织病理表现

肺活检组织中可见扩张的淋巴管交织成网状（A. HE 染色，100×），管壁由单层淋巴管上皮细胞构成（B. D2-40 染色阳性，200×）

最后诊断：弥漫性肺淋巴管瘤病。

患者术后右侧胸腔留置闭式引流，胸腔内引流出大量橘红色稠厚乳糜样液体，共计 6500ml。胸腔积液乳糜试验呈阳性，提示右侧胸腔积液为乳糜性，考虑术中所观察到的黄色黏稠液体亦为乳糜。经过调整患者的营养配餐，给予低脂高蛋白饮食并将食用油改为富含中链甘油三酯的调和油，患者乳糜胸的引流量明显减少，于术后第 11 天拔除胸腔引流管。

（二）临床思辨

弥漫性肺淋巴管瘤病是一种罕见的先天性疾病，由于局灶、孤立性淋巴管瘤外观呈瘤样或海绵样，因此冠名为"瘤"。从细胞学角度讲，增生的淋巴管内皮细胞分化良好，并不具备恶性细胞的异型性，因此是良性肿瘤。

1. 弥漫性肺淋巴管瘤病是先天性疾病，为什么很多患者在成年后才获得诊断？

该病源于胚胎时期淋巴组织发育异常的残留组织，由于出生及幼年时期，胸内多发的淋巴管瘤体积很小，且发展缓慢，患者往往许多年没有症状。随着年龄增长，淋巴管瘤体积逐渐增大，当广泛扩张的淋巴管内淋巴液淤积引发压迫症状或出现淋巴液溢漏时，患者方才就诊。因此，患者的确诊年龄取决于何时出现临床症状。回顾最近几年我们科室所确诊的病例，年龄分布范围为 18～53 岁，而文献曾报道过 80 岁才获得确诊的病例。

2. 弥漫性肺淋巴管瘤患者为什么会出现乳糜胸？

本例患者不仅合并乳糜胸，其咳出的橘红色胶冻颗粒很可能也是乳糜，并且不排除少量乳糜性心包积液。根据术后从患者右侧胸腔内引流出大量乳糜液，分析术中所观察到的胸腔多发囊腔内的乳白色液体及肺楔形切除时溢出的黄色液体也为乳糜。淋巴管瘤病最重要的并发症就是淋巴水肿和乳糜漏，这也是患者就诊的主要原因。乳糜漏是指胸导管或淋巴管主要分支内的乳糜外溢，常见病因包括胸导管或淋巴管主要分支损伤、闭塞、受压等。我国学者通过多层螺旋 CT（multislice spiral computed tomograph，MSCT）直接淋巴管造影（direct lymphangiography，DLG）观察 5 例弥漫性淋巴管瘤病患者的淋巴管和淋巴干的异常，结果显示：5 例患者均表现为髂内或髂窝、腹膜后淋巴管扩张、迂曲，结构紊乱；其中 3 例胸导管末端扩张、结构紊乱，另 2 例由于盆腔及腹膜后大量对比剂淤积而不能上行，导致胸导管未能显影。对这 5 例患者行胸导管探查术，均见胸导管末端梗阻和不同程度扩张。虽然本例患者未进行淋巴管造影检查，但推测患者可能存在胸导管或淋巴管主干的引流不畅，从而导致乳糜液逆流溢出进入胸腔、心包、肺间质和肺泡腔。

3. 弥漫性肺淋巴管瘤病如何治疗？

对于任何部位的局灶性淋巴管瘤都主张手术切除，而对于弥漫性淋巴管瘤病则是缓解淋巴水肿和乳糜漏，减轻压迫症状。以弥漫性肺淋巴管瘤病为例，可通过胸导管出口梗阻松解术、胸导管结扎术、胸导管静脉吻合术来减轻乳糜漏。对于大量胸腔积液或心包积液，应积极引流，必要时行胸膜固定术或胸膜切除术。应建议患者终生食用以中链甘油三酯为主的食用油来减少乳糜的产生。文献报道，使用贝伐珠单抗可获得较显著的疗效，西罗莫司也可取得一定疗效，药物化疗未见明显疗效，但由于病例数少，所有治疗效果并不确切。

精要回顾与启示

弥漫性肺淋巴管瘤病是一种罕见的胸膜肺疾病，临床认识有限，可累及多种组织器官，包括纵隔和胸膜腔等，临床症状无特征。肺部影像学可表现为弥漫性或局灶弥漫性间质性改变伴小叶间隔增厚，呈铺路石征等；肺实质受累以磨玻璃改变为主，实变者少见。其主要病理改变为细小淋巴管呈网状瘤样侵袭性增殖，引起相应病理生理改变。该病的诊断主要依赖病理活检，治疗主要是探索应用贝伐珠单抗和西罗莫司，疗效有待进一步证实。

（卢冰冰　高占成）

参考文献

1. Wever WD, Meersschaert J, Coolen J, et al. The crazy-paving pattern : a radiological-pathological correlation. Insights Imaging, 2011, 2: 117-132.
2. 陈小燕，阳甜，杨勇. 肺泡蛋白沉积症诊治进展. 国际呼吸杂志，2010，30（18）：1148-1152.
3. Lara AR, Schwarz MI. Diffuse Alveolar Hemorrhage. Chest, 2010, 137（5）: 1164-1171.
4. Ranke FMV, Zanetti G, Hochhegger B, et al. Infectious diseases causing diffuse alveolar hemorrhage in immunocompetent patients: a state-of-the-art review. Lung, 2013, 191: 9-18.
5. Hotta K, Kiura K, Tabata M, et al. Interstitial lung disease in Japanese patients with non-small cell lung cancer receiving gefitinib : an analysis of risk factors and treatment outcomes in okayama lung cancer study group. Cancer Journal, 2005, 11: 417-424.
6. Erasmus JJ, Bucci MK, Munden RF. Radiation-induced lung disease. In : Nestor L Muller, C Isabela S Silva. Imaging of the Chest. Philadelphia : Saunders Elsevier, 2008: 1225-1240.
7. 燕宇，赵慧萍，王梅. 重症尿毒症肺1例并文献复习. 北京大学学报（医学版），2009，41（5）：596-598.
8. Faubel S. Pulmonary complications after acute kidney injury. Advances in Chronic Kidney Disease, 2008, 15（3）: 284-296.
9. Faul JL, Berry GJ, Colby TV, et al. Thoracic lymphangiomas, lymphangiectasis, lymphangiomatosis, and Lymphatic dysplasia syndrome. Am J Respir Crit Care Med, 2000, 161: 1037-1046.
10. Rostom AY. Treatment of thoracic lymphangiomatosis. Arch Dis Child, 2000, 83: 138-139.
11. 孙莹，霍萌，张春燕，等. MSCT直接淋巴管造影在弥漫性淋巴管瘤病中的诊断价值，2013，32（6）：886-889.
12. 高占成，邓晓梅，曹兆龙. 肺癌性淋巴管瘤. 中华结核和呼吸杂志，1998，21（12）：739-742.
13. Liau CT, Jung SM, Lim KE, et al. Pulmonary lymphangitic sarcomatosis from cutaneous angiosarcoma : an unusual presentation of diffuse interstitial lung disease. Jpn J Clin Oncol, 2000, 30（1）: 37-39.

病例 9 肺部弥漫性囊性变

一、入院疑诊

(一)病例信息

【病史】

女性患者,37 岁,农民,4 年前无诱因出现活动后气短,无发热、盗汗、咳嗽、咳痰、心悸、胸痛,于当地医院查 X 线胸片示双肺网格样改变,胸部 CT 示双肺野磨玻璃样改变,肺实质内多发低密度灶,未见明显占位性病变及纵隔淋巴结肿大,诊断为间质性肺炎,先后予青霉素等抗感染及口服泼尼松治疗均无效。10 个月前,患者出现间断咳嗽、咯血(为痰中带血,量不多),自服云南白药后咯血症状消失。3 个月前,患者无诱因突发呼吸困难加重,当地医院查 X 线胸片示左侧气胸,肺体积压缩 90%,行胸腔闭式引流后症状好转。此后,患者反复出现呼吸困难及咯血,咯血与月经周期无关,为进一步诊治住院。患者自发病以来,无皮疹、关节肿痛、口干、眼干、口腔溃疡、猖獗龋齿及腮腺肿大,精神、食欲、睡眠可,大小便正常,体重无明显变化。

患者 1 个月前发现血糖高,现饮食控制;否认冠心病、高血压、肾病及癫痫病史;否认吸烟、饮酒史;否认家族成员类似病史及遗传性疾病病史。

【体格检查】

体温 36.5℃,心率 90 次 / 分,呼吸 21 次 / 分,血压 130/80mmHg;神志清醒,全身浅表淋巴结未触及肿大;未见皮疹及皮下结节;双肺呼吸音清,未闻干湿啰音;心律齐,未闻病理性杂音;腹软,无压痛、反跳痛及肌紧张,肝、脾肋下未触及,双肾区无叩痛;双下肢无水肿;四肢肌力及肌张力正常,病理征阴性。

【影像学检查】

胸部 CT 示双肺弥漫性大小不等的薄壁囊状影(图 3-2-9-1)。

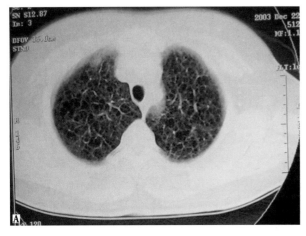
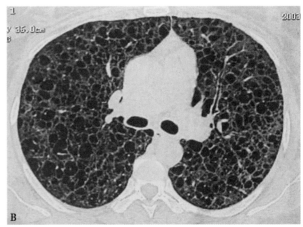

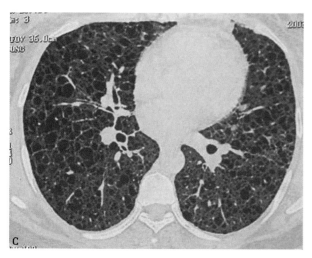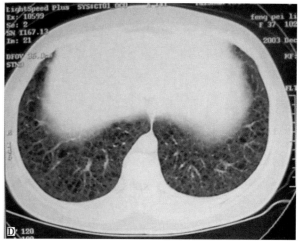

图 3-2-9-1 | 胸部 CT 表现

（二）临床思辨

【临床特点】

1. 患者为青年女性，病程呈慢性。
2. 临床症状为反复发作的呼吸困难及咯血，有气胸病史。
3. 影像学检查见双肺弥漫性薄壁囊状影。
4. 既往抗生素及激素治疗效果不佳。

【思辨要点】

弥漫性囊性变的胸部影像学表现并不常见，根据此特点，对于本病例的诊断，首先考虑以下问题：

1. 本例患者的肺部囊性病变是真正的囊肿吗？

肺囊肿的影像学表现为薄壁、类圆形、与周围组织界限清楚的肺气囊改变，需要与肺气肿、囊性支气管扩张、蜂窝样病变相鉴别。小叶中心型肺气肿无囊壁，合并肺大疱时一般分布在胸膜下区域，主要发生于长期大量吸烟的慢性阻塞性肺疾病患者；囊性支气管扩张一般为局灶分布，可见增厚的支气管管壁、印戒征、双轨征，有时管腔内可见黏液潴留；蜂窝样病变常分布在胸膜下、基底部，囊腔较小，有共壁倾向，且同时合并网格影、牵拉性支气管扩张等其他提示间质纤维化的表现。根据上述特点，考虑本例患者的胸部影像学表现为肺囊肿样改变。

2. 对于肺部弥漫性囊肿样改变，需要考虑哪些可能疾病，如何鉴别？

（1）肺淋巴管平滑肌瘤病（PLAM）：常见于育龄期女性，男性及儿童少见，以呼吸困难、气胸、乳糜胸、乳糜腹水及咯血为主要临床表现。PLAM 胸部影像学表现为弥漫性分布于全肺的多发、薄壁、较规则的圆形囊肿影，囊壁多 < 3mm，本例患者的胸部影像学表现与 PLAM 相符合。

（2）肺朗格汉斯细胞组织细胞增生症（PLCH）：多见于吸烟的男性患者，戒烟后病情可缓解。朗格汉斯细胞沿细支气管浸润，导致肉芽肿形成，发展为结节及空洞。囊性病变为 PLCH 后期表现，囊壁较 PLAM 厚，形状不规则，病变部位以上中肺为主，肋膈角受累较少见，常合并结节影。

（3）淋巴细胞性间质性肺炎（LIP）：分为特发性和继发性。继发性 LIP 常继发于干燥综合征、AIDS、自身免疫性甲状腺疾病或其他自身免疫性疾病等，以干燥综合征最为常见。LIP 也可出现薄壁囊腔（支气管周围淋巴细胞浸润引起细支气管狭窄、阻塞，进而导致远端气道扩张和囊肿形成），但其囊性变与淋巴管分布相关，因此更容易分布在支气管血管周围及胸膜下，且往往合并磨玻璃影、小叶间隔增厚、网状结节影等其他间质性肺病表现。

（4）Birt-Hogg-Dubé综合征（BHD综合征）：也叫卵泡素基因相关综合征，是一种常染色体显性遗传病。BHD综合征在肺部出现囊性变的确切机制尚不清楚。囊腔内表面为上皮细胞覆盖，有时以Ⅱ型肺泡上皮样细胞为主。BHD综合征的影像学表现为非对称性的胸膜下、纵隔旁囊状影，以下肺为主。

（5）淀粉样变：肺部受累也可出现囊性变，常与轻链沉积相关，但同时合并多发结节、小叶间隔增厚、磨玻璃影等改变。

（6）肺孢子菌肺炎：一般发生于免疫抑制患者，肺部可出现囊性变，同时合并双侧上肺为主、对称性、沿支气管分布的磨玻璃影，囊性变分布于磨玻璃阴影中。

因此，从影像学表现上来说，本病例更符合PLAM的诊断。

二、诊治过程

（一）临床信息

【辅助检查】

血常规：WBC 5.76×10^9/L，N% 73.48%，Hb 134.1g/L，PLT 291.8×10^9/L。

血气分析（室内空气）：pH 7.466，PaO_2 49.8mmHg，$PaCO_2$ 33.3mmHg，HCO_3^- 23.5mmol/L。

肺功能：阻塞性通气功能障碍，弥散功能障碍。

腹部B超：左肾中部实性占位。

其他：尿便常规、ESR、肝肾功能正常。HBsAg、HIV阴性。心电图正常。

（二）临床思辨

1. 影像学表现以外的哪些临床线索可协助诊断及鉴别诊断？

（1）PLAM患者常合并肾血管平滑肌脂肪瘤（angiomyolipoma，AML）（图3-2-9-2），亦可发生肝AML和脑膜瘤。PAML为一种良性肿瘤，但有导致出血的风险。结合患者肺部弥漫性囊性病变，需考虑肾占位性病变为AML的可能。PLAM虽为弥漫性间质性肺疾病，但肺功能常表现为阻塞性通气功能障碍及弥散功能障碍。

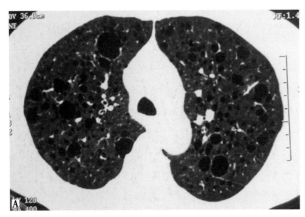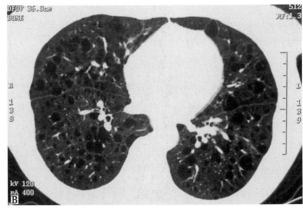

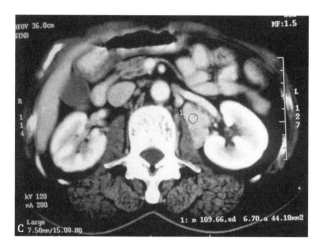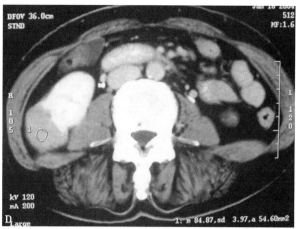

图 3-2-9-2 | PLAM 胸部 CT 表现

女性患者，55 岁，诊断为 PLAM。胸部 CT 示双肺弥漫囊性变（A、B.）、双肾 AML（C、D）（图中圆圈所示）

（2）PLCH 可合并骨骼破坏及尿崩症，患者并无上述症状。

（3）LIP 患者肺功能应表现为限制性通气功能障碍，本例患者表现与此不符，且无口干、眼干、反复腮腺肿大等干燥综合征相关表现。

（4）BHD 综合征为遗传性疾病，应存在相关家族史，但本例患者无相关家族史。BHD 综合征肺外累及以皮肤、肾为主，累及皮肤主要表现为面部丘疹及头颈部皮赘，患者并无上述表现；累及肾，从良性囊肿到恶性肿瘤均可发生，但更容易出现肾恶性肿瘤，而 LAM 患者易合并肾良性肿瘤。*FLCN* 基因突变检测有助于明确诊断。

（5）淀粉样变患者常合并心脏、舌等肺外部位受累表现。测定血轻链蛋白可用于鉴别轻链沉积病及淀粉样变。本例患者目前并无上述肺外部位受累的证据。

2. 对于本病例，目前应如何进一步明确诊断？

根据目前临床信息考虑本病例为 PLAM 可能性大，进一步检查手段包括无创及有创两种方式。

血清血管内皮生长因子 D（vascular endothelial growth factor-D，VEGF-D）检测是诊断 PLAM 的一种可靠的无创检测方法。VEGF-D 是一种淋巴管生成因子，PLAM 患者 VEGF-D 水平升高 .。血清 VEGF-D ＞ 800pg/ml 对 LAM 的诊断有很高的敏感性及特异性。另外，VEGF-D 可反映淋巴管受累情况，且与 HRCT 肺部病变严重程度相关。研究结果显示，PLAM 患者的血液、乳糜性积液、BALF、尿、淋巴管、淋巴结中可找到 LAM 细胞，但鉴别和确诊有一定难度，在方法学上有待完善。

经支气管肺活检（TBLB）或外科肺活检可进行病理诊断。TBLB 容易引起气胸，且获得的组织标本较小，在 PLAM 诊断时使用较少。外科肺活检是肺部病理诊断的金标准。PLAM 有两个特征性病理表现：①囊肿形成；②未成熟的平滑肌样细胞及上皮样细胞（LAM 细胞）多灶、结节状广泛增殖。LAM 细胞多呈梭形，SMA 染色、HMB45 染色阳性具有特征性。LAM 细胞在肺间质中沿肺血管、淋巴管、终末细支气管增生，引起终末气道阻塞及扩张，导致广泛囊肿形成。淋巴管、胸导管阻塞及扩张导致乳糜胸形成。肾血管平滑肌脂肪瘤可显示与肺部病变相似的病理表现，鉴于本例患者存在 I 型呼吸衰竭，肺功能较差，行外科肺活检存在风险，可考虑行肾穿刺进行病理诊断。

三、临床确诊

（一）临床信息

肾穿刺病理检查提示少许梭形细胞肿瘤（图 3-2-9-3A），免疫组化可见 HMB45（图 3-2-9-3B）、SMA 均阳性，考虑为淋巴管平滑肌瘤病或血管平滑肌脂肪瘤。

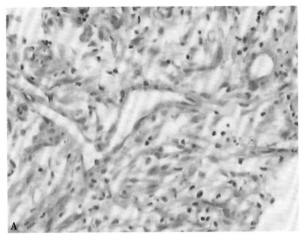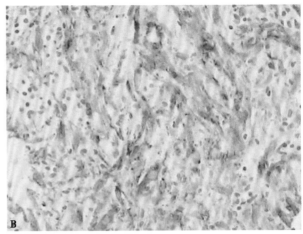

图 3-2-9-3 | 肾穿刺组织病理表现
A. HE 染色，400×；B. HMB45 染色，400×

最后诊断：淋巴管平滑肌瘤病。

（二）临床思辨

2010 年欧洲呼吸病学会制订的女性淋巴管平滑肌瘤病（lymphangioleiomyomatosis，LAM）诊断标准如下：

确定的 LAM：①有特征性或一致性胸部 HRCT 表现且肺活检符合 LAM 病理诊断标准；②有特征性胸部 HRCT 表现，且满足以下任何一项：影像学或病理诊断肾血管平滑肌脂肪瘤，乳糜性胸腔或腹腔积液，病理证实 LAM 累及淋巴管或淋巴结，确诊或高度疑诊结节性硬化症。

高度可能的 LAM：①有特征性胸部 HRCT 表现且临床病史符合 LAM；②有一致性胸部 HRCT，且满足以下任何一项：肾血管平滑肌脂肪瘤、乳糜性胸腔或腹腔积液。

可能的 LAM：有特征性或一致性胸部 HRCT 表现。

LAM 在男性中罕见，因此在男性中诊断 LAM 需要同时满足特征性或一致性 HRCT 表现且肺活检病理有特征性表现。其中，特征性 HRCT 表现是指双肺野可见 10 个以上薄壁、圆形、边界清楚的含气囊腔，肺容积不变或增加，除外结节性硬化症和其他间质性肺疾病特征性肺部受累表现；一致性 HRCT 表现是指双肺野可见 3~10 个含气囊腔，肺容积不变或增加，除外结节性硬化症和其他间质性肺疾病特征性肺部受累表现。

根据以上诊断标准，结合本例患者为育龄期女性，具有特征性胸部 CT 表现，肾病理诊断 AML，可以明确 LAM 诊断。

1. 本病例属于哪种类型 LAM？

LAM 可分为散发性 LAM 或结节性硬化相关性 LAM。结节性硬化症（tuberous sclerosis complex，TSC）是一种常染色体显性遗传的神经皮肤综合征，可出现全身多系统受累，*TSC1* 和 *TSC2* 基因突变检测可协助诊断。有文献报道，15 岁以上女性 TSC 患者中，胸部 HRCT 表现为多发或弥漫性囊性变者超过 50%，而 40 岁以上的患者中胸部 HRCT 表现为囊性变的发生率为 81%。TSC 患者可以出现肺部以外其他系统表现：皮肤表现包括面部血管纤维瘤、色素脱失斑、鲨鱼皮斑、甲周纤维瘤等；累及神经系统常出现癫痫、认知障碍等。不能诊断为 TSC 的 LAM 为散发性 LAM。散发性 LAM 患者缺乏典型的皮肤改变。结节性硬化相关性 LAM 和散发性 LAM 患者均可累及肾。本例患者除肺 LAM 及肾血管平滑肌脂肪瘤外，无皮肤、神经系统等其他系统受累表现，考虑诊断为散发性 LAM。

2. LAM 应如何治疗？

对于 LAM 的特异性治疗包括使用西罗莫司（雷帕霉素）靶蛋白（mammalian target of rapamycin, mTOR）抑制剂或肺移植。*TSC2* 基因突变引起下游 mTOR 过度激活是 LAM 的分子病理机制。mTOR 抑制剂西罗莫司可阻断 mTOR 过度激活，从而改善 LAM 患者的肺功能、提高活动耐量，并减小肾 AML 的体积。肺功能下降、乳糜胸、肾 AML 的 LAM 患者更容易从西罗莫司治疗中获益。对于无症状的轻症患者，早期治疗是否能获益尚不明确。LAM 患者使用西罗莫司的具体剂量为 1mg/m² 体表面积，主要根据血清药物浓度调整用药剂量，血清谷浓度范围一般为 5～15ng/ml。也有研究发现，西罗莫司血清谷浓度 < 5ng/ml 时仍然有效。疗程尚不确定，如果治疗有效，可长期服用。因西罗莫司停药后，患者肺功能可能再次减退，肾血管平滑肌脂肪瘤可能再次增大，需维持治疗。西罗莫司治疗后，患者 VEGF-D 水平下降，因此 VEGF-D 可作为治疗反应的监测指标。西罗莫司的不良反应包括口腔溃疡、血脂异常、痤疮样皮疹、月经不调等。在出现肺部感染时及围术期可暂时停用西罗莫司。依维莫司是另一种 mTOR 抑制剂，已证实具有与西罗莫司相似的改善 LAM 患者肺功能下降的作用。对于肺功能及活动耐量严重受损的患者，推荐行肺移植术，但肺移植后仍有复发的风险。虽然雌激素被认为与 LAM 细胞的生长与转移有关，但抗雌激素、卵巢切除术、黄体酮、促性腺激素释放激素等疗效不佳，现已不作为常规推荐方法。对于合并气胸的患者，初次发生气胸即可行化学胸膜粘连术以避免反复气胸。对于肾血管平滑肌脂肪瘤急性出血或有高出血风险的患者，可考虑行血管栓塞或手术切除。

3. LAM 患者应注意什么？

根据疾病风险，LAM 患者需要注意：①建议注射流感和肺炎疫苗以预防感染；②妊娠可能导致疾病进展，出现气胸、乳糜胸、肺功能下降、肾血管平滑肌脂肪瘤出血的风险增加；③症状轻微、肺功能较好的患者可乘飞机出行，但出现气胸或近 1 个月出现过气胸的患者应避免乘坐飞机。

精要回顾与启示

LAM 是一种表现为肺内弥漫性薄壁囊性病变的少见肺间质疾病。因在循环血中可找到 LAM 细胞，因此 LAM 被认为是一种转移性肿瘤，肿瘤来源可能为子宫或肾。LAM 主要发生于育龄期女性，但也有男性发生该病的报道。肺部 HRCT 特征性表现为多发、薄壁、规则的囊腔。依靠特征性 HRCT 表现诊断 LAM 准确性高。育龄期女性出现反复气胸或乳糜胸时，需要考虑 LAM 可能。外科肺活检是 LAM 诊断的金标准，但并非诊断所必需，血清 VEGF-D 水平可作为一种可靠的无创检测指标。目前 mTOR 抑制剂是治疗 LAM 唯一可靠的药物，可改善患者的肺功能。对于肺功能严重受损的患者，应考虑肺移植。

（李　冉　高占成）

参考文献

1. Meraj R, Wikenheiser-Brokamp KA, Young LR, et al. Utility of transbronchial biopsy in the diagnosis of lymphangioleiomyomatosis. Front Med, 2012, 6 (4): 395-405.

2. Johnson SR, Cordier JF, Lazor R, et al. European Respiratory Society guidelines for the diagnosis and management of lymphangioleiomyomatosis. Eur Respir J, 2010, 35 (1): 14-26.

3. Cudzilo CJ, Szczesniak RD, Brody AS, et al. Lymphangioleiomyomatosis screening in women with tuberous sclerosis. Chest, 2013, 144 (2): 578-585.

4. Ando K, Kurihara M, Kataoka H, et al. The efficacy and safety of low-dose sirolimus for treatment of lymphangioleiomyomatosis. Respir Investig, 2013, 51 (3): 175-183.

5. Bissler JJ, Kingswood JC, Radzikowska E, et al. Everolimus for angiomyolipoma associated with tuberous sclerosis complex or sporadic lymphangioleiomyomatosis (EXIST-2): a

multicentre, randomised, double-blind, placebo-controlled trial. Lancet, 2013; 381(9869): 817-824.

病例 10　双肺多发囊性病变伴右侧乳糜胸

一、入院疑诊

（一）病例信息

【病史】

女性患者，35 岁，因右侧胸腔积液 3 个月入院。4 个月前，患者因不孕症在当地医院住院治疗，期间曾注射促排卵激素，3 个月前出现右侧胸痛，深吸气后加重，无发热、咳嗽、咳痰、咯血。患者于当地医院就诊，胸部超声检查提示右侧胸腔积液，未予特殊治疗，胸痛症状逐渐消失。1 个月前，患者又于当地另一家医院就诊，胸部超声检查提示右侧大量胸腔积液，右侧胸腔留置微管引流出乳白色液体，实验室检测证实为乳糜胸。胸腔积液细胞学检查未见肿瘤细胞。胸部 CT 检查显示双肺多发囊状密度减低区。患者为进一步诊治住我院。自发病以来，患者精神、睡眠正常，食欲较差，体重无明显变化。

患者否认既往高血压、冠心病、糖尿病等病史，否认手术、外伤史及输血史，对头孢菌素过敏。

【体格检查】

体温 36.8℃，心率 78 次 / 分，呼吸 17 次 / 分，血压 120/80mmHg；一般状况可；胸廓无畸形，胸壁静脉无曲张，右侧肋间隙增宽；胸骨无压痛，未触及胸膜摩擦感及皮下捻发感；右侧肩胛下角线第 8 肋间以下叩诊浊音；左肺呼吸音清，右肺呼吸音稍弱，双肺未闻干湿啰音；右侧腋后线第 8 肋间留置引流管，每天引流量约 200ml；心界不大，心律齐，心音有力，各瓣膜听诊区未闻病理性杂音；腹平坦，无腹壁静脉曲张，未见胃肠型及蠕动波；全腹无压痛，无反跳痛、肌紧张，肝、脾肋下未触及；肠鸣音 5 次 / 分。其他检查未见异常。

【影像学检查】

胸腔 B 超（入院前 33 天）：右侧胸腔可见大量液性暗区，于腋后线 8 肋间测得液性暗区前后径为 9.8cm。

胸腔 B 超（入院前 20 天，胸腔置管后）：右侧肋膈角处可见液性暗区，前后径为 0.7cm。

胸部 HRCT 检查（入院后 2 天）：双肺散在囊状透亮区，最大直径在 1cm 左右，右侧少量胸腔积液（图 3-2-10-1）。肺门及纵隔淋巴结未见肿大。

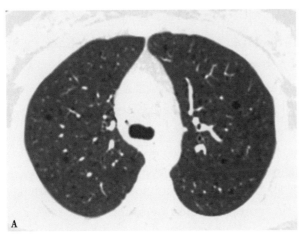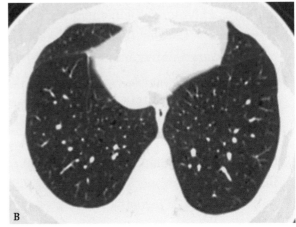

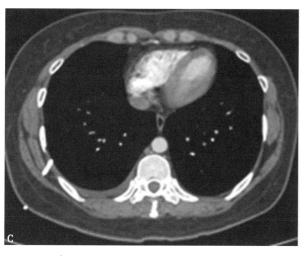
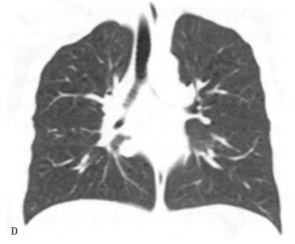

图 3-2-10-1 | 入院后 2 天胸部 HRCT 表现

（二）临床思辨

【临床特点】

1. 患者为育龄期青年女性，病程呈亚急性。
2. 发病前注射过促排卵药物（可能诱因）。
3. 临床表现为咳嗽、咳痰，活动后气短，右侧乳糜胸。
4. 胸部 HRCT 特点为双肺散在多发囊状透亮区，右侧少量胸腔积液，纵隔及肺门淋巴结未见肿大。

【思辨要点】

对育龄期妇女出现进行性呼吸困难，胸部 CT 呈现弥漫性囊泡性病变，并反复发生自发性气胸和（或）乳糜胸，应该考虑该病的可能。欧洲呼吸病学会（European Respiratory Society, ERS）在 2010 年颁布了 LAM 临床指南，其中提到如果患者具有 LAM 的特征性 HRCT 表现，同时合并乳糜胸或乳糜腹，即可确诊 LAM。但是，早期淋巴管肌病的 HRCT 征象有时并不典型，而且有些疾病的 HRCT 表现与 LAM 十分类似，因此有必要对双肺多发囊性病变进行系统的鉴别诊断。

有哪些疾病可能发生双肺多发囊性病变？

（1）淋巴管平滑肌瘤病：LAM 曾被认为是发生在育龄期妇女的一种致命性疾病，除了肺移植之外无药可医。在最近 20 年，人类对这种"孤儿病"的研究取得了极大的进展，目前认为绝经期后的妇女也可以罹患该病，但患者在妊娠期、接受外源性雌激素治疗期间容易出现病情进展。LAM 患者的临床表现包括肺内和肺外两个方面，主要的肺内表现包括活动后呼吸困难、复发性气胸（发病率为 39%～76%）、咳嗽、胸痛、乳糜胸、咯血等；LAM 患者经常同时患肾血管平滑肌脂肪瘤（AML）、腹膜后淋巴管平滑肌瘤、腹膜后及盆腔淋巴结肿大、子宫平滑肌瘤等，出现相应肺外表现，如肾内肿物、腹膜后或盆腔肿物、腹部不适、乳糜腹等。LAM 的特征性 HRCT 表现为：双肺多发（＞10 个）薄壁囊泡性改变，囊泡呈圆形或椭圆形，直径通常在 2～5mm，少数可达 25～30mm，囊壁厚度一般不超过 2mm；肺容积正常或呈过度充气状态（图 3-2-10-2）。如果双肺仅有 3～9 个薄壁囊腔，则定义为 LAM 的符合性 HRCT 表现。LAM 典型的病理表现为：肺实质囊性改变及异常增生的 LAM 细胞。LAM 细胞包括两种形态：一种为未成熟的梭形平滑肌细胞，呈多灶性、结节样增生；另一种为分布在血管周围的类上皮样细胞。LAM 细胞在瘤样增殖过程中围绕淋巴管、小气道和小血管，引起局部狭窄或破坏，最终导致终末气腔囊性扩张、淋巴管扩张和淋巴液淤滞、血管破裂和含铁血黄素沉积。作为 LAM 常见的肺外表现，肾血管平滑肌脂肪瘤、淋巴结病、肺外淋巴管肌瘤的组织学特点与患者肺内病理改变基本一致。LAM 的免疫组化标志包括 α- 平滑肌肌动蛋白（SMA）、结蛋白及人类黑色素瘤单克隆抗体（HMB45），HMB45 阳性对诊断 LAM 具有较高特异性。

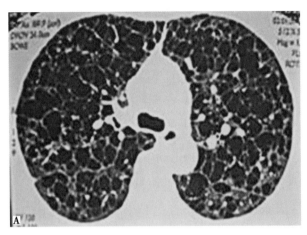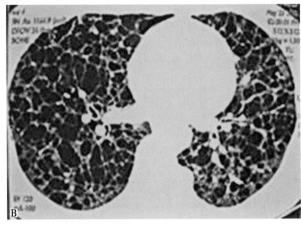

图 3-2-10-2 | 淋巴管平滑肌瘤病胸部 CT 表现

女性患者，44 岁，间断咳嗽、活动后气短 7 年。胸部 CT 显示双肺弥漫分布的薄壁类圆形囊性病变。经电视辅助胸腔镜肺活检，病理诊断为淋巴管平滑肌瘤病

（2）小叶中心型肺气肿：是由于终末细支气管发生慢性阻塞性细支气管炎引起管腔狭窄，其下游的一级、二级、三级呼吸性细支气管发生囊状扩张，而远端的肺泡管、肺泡囊、肺泡仍保持结构正常，发生囊状扩张的呼吸性细支气管位于二级肺小叶的中央，故称为小叶中心型肺气肿。小叶中心型肺气肿是慢性阻塞性肺疾病的主要病理特征之一，HRCT 表现为双肺多发小圆形无壁低密度区，直径从数毫米至 1cm，严重者可相互融合形成体积较大的气囊影，直径＞1cm 的肺气肿区域属于肺大疱，通常有薄壁。在 HRCT 横断面上，有时可以观察到肺气肿包绕着小叶中心动脉。小叶中心型肺气肿可以分布在整个肺，但上叶多发（图 3-2-10-3）。小叶中心型肺气肿的影像学表现具有特征性，故通过 HRCT 即可诊断。

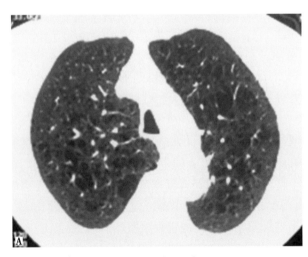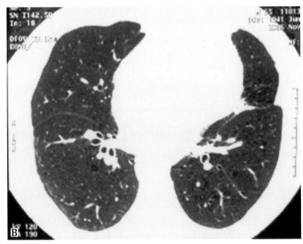

图 3-2-10-3 | 小叶中心型肺气肿 CT 表现

男性患者，55 岁，长期吸烟，咳嗽、咳痰伴活动后气短 6 年。胸部 CT 显示双肺多发囊状无壁透亮影（即小叶中心型肺气肿），肺气肿区之间为正常肺组织。小叶中心型肺气肿的分布特点常为上肺重、下肺较轻

（3）肺朗格汉斯细胞组织细胞增生症（PLCH）　又称肺组织细胞增多症 X，为朗格汉斯细胞组织细胞增多症（LCH）单器官受累的一个亚型，几乎（98%）仅见于吸烟者，因此被认为是一种与吸烟相关的弥漫性间质性肺病。PLCH 好发于 30～50 岁的重度吸烟者，主要临床症状包括咳嗽、活动后气短、自发性气胸，其中 15% 的患者以气胸为首发症状。PLCH 患者的胸部 HRCT 特点是双肺弥漫分布的不规则囊性病变及微结节影，其囊性病变更多分布在中上肺野，囊壁厚薄不均，囊腔形态多样，可表现为双叶形、分支形、哑铃形、不规则形等（图 3-2-10-4）。微结节位于小叶中心，其直径一般＜5mm，

小结节中心可见空腔形成。PLCH患者常同时患有其他吸烟相关肺部疾病，故HRCT可同时显示肺气肿、呼吸性细支气管炎伴间质性肺疾病（RB-ILD）、特发性肺纤维化（IPF）等疾病的影像学特点。PLCH的组织病理学特点是：肺组织结构呈囊性或肺大疱样改变，重度患者可见肺间质纤维化；小气道周围可见由朗格汉斯细胞、嗜酸性粒细胞、淋巴细胞等炎症细胞浸润形成的肉芽肿样结构。朗格汉斯细胞的免疫组化标志包括细胞表面抗原S-100蛋白及CD1a抗原染色阳性。

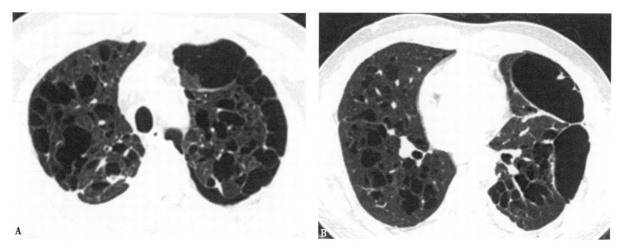

图 3-2-10-4 │ PLCH 胸部影像学表现

男性患者，40岁，因活动后气短、自发性气胸入院。胸部CT可见双肺多发不规则形囊性病变伴左侧气胸。行VATS下肺大疱切除术及胸膜固定术，术后病理诊断为肺朗格汉斯细胞组织细胞增生症

（4）脓毒性肺栓塞（septic pulmonary embolism，SPE）：也称感染性肺栓塞，即含有病原微生物的菌栓脱落后进入肺循环并栓塞肺动脉及其分支，引起肺栓塞（pulmonary embolism，PE）和（或）肺梗死，菌栓中的病原微生物可造成栓塞部位肺炎和（或）肺脓肿。引起SPE的菌栓常来源于右心系统的感染性心内膜炎、感染性血栓性静脉炎和骨髓炎，有时也可见于皮肤软组织和泌尿道感染等。常见的病原菌包括凝固酶阴性葡萄球菌、金黄色葡萄球菌、肠球菌、念珠菌、肺炎克雷伯菌和大肠杆菌等。除了发热和肺外感染症状之外，SPE患者的呼吸道症状包括咳嗽、呼吸困难、胸痛、咯血等，重症患者可合并ARDS或脓毒性休克。SPE胸部CT主要表现为双肺外带、胸膜下多发结节样浸润或楔形实变影，病变进展迅速。化脓性感染（如金黄色葡萄球菌感染）通常表现为多发空洞（图3-2-10-5），即血源播散性肺脓肿。临床诊断SPE必须符合以下4条：①局灶或多灶性肺浸润影；②存在可作为脓毒性栓子来源的活动性肺外感染灶；③排除其他可能引起肺浸润影的疾病；④经恰当的抗菌治疗，肺浸润影吸收。

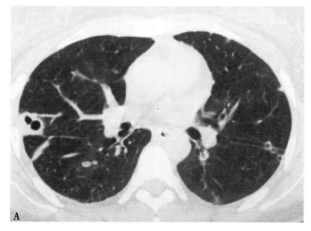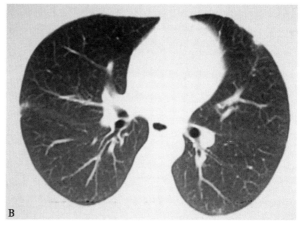

图 3-2-10-5 │ 脓毒性肺栓塞胸部 HRCT 表现

女性患者，34岁，皮肤软组织耐甲氧西林金黄色葡萄球菌（MRSA）感染，进一步导致脓毒性肺栓塞。治疗前，胸部CT显示双肺多发浸润及空洞，多位于肺野外带及胸膜下（A）；万古霉素治疗8周后，胸部CT显示双肺多发浸润及空洞完全消失（B）

（5）骨与软组织肉瘤肺转移：肉瘤是指一大类具有间质细胞分化特征的恶性肿瘤，其发病率占成年人恶性肿瘤的1%，占儿童恶性肿瘤的15%。根据分化特征，肉瘤可分为两大类，即骨肉瘤和软组织肉瘤。骨与软组织肉瘤最常见的转移方式是通过血行转移到肺。肺转移性肉瘤最常见的HRCT表现为双肺多发实性结节，其次表现为双肺多发薄壁囊性空洞，结节或空洞周围的磨玻璃样渗出或空洞内的液平提示出血。肺转移性肉瘤早期并不引起症状，逐渐进展时主要表现为咳嗽、咯血、自发性气胸、呼吸困难等。据文献报道，骨肉瘤、平滑肌肉瘤、血管肉瘤（包括上皮样血管内皮肉瘤）、滑膜肉瘤、子宫内膜肉瘤等引起的肺转移瘤在HRCT上均可表现为双肺多发薄壁囊性空洞（图3-2-10-6），其成因有三方面：①转移瘤结节中心坏死；②肿瘤细胞浸润远端气腔壁，通过环瓣效应导致远端气腔囊性扩张；③在血管肉瘤，肿瘤细胞增殖后可形成囊性血管腔隙。临床上，对于已经确诊的骨与软组织肉瘤患者，当胸部影像学检查见双肺多发薄壁囊性空洞性病变时，应考虑肺转移。不少肉瘤患者确诊时已经出现肺转移灶，而原发灶的症状并不明显。

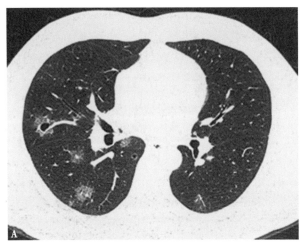 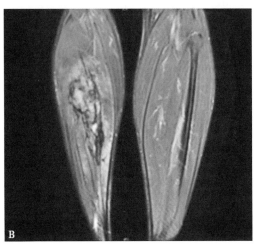

图 3-2-10-6｜血管内皮肉瘤伴肺转移影像学表现

男性患者，40岁，因间断咳嗽、咯血1年、反复自发性气胸入院。发病初期胸部CT显示双肺多发薄壁囊性空洞，空洞周围可见磨玻璃样渗出（A）；下肢MRI（T2相）显示右小腿肌层内异常信号伴周围软组织水肿（B）。VATS肺活检病理诊断为血管肉瘤；右下肢腓肠肌粗针活检病理诊断为上皮样血管内皮肉瘤；最终确诊为右下肢腓肠肌上皮样血管内皮肉瘤（Ⅳ期）伴双肺转移

（6）淋巴细胞性间质性肺炎（LIP）：特发性LIP在临床上很少见，绝大部分LIP继发于某种原发疾病，而最常见的原发病是干燥综合征。LIP的胸部HRCT表现为支气管肺泡周围囊肿，伴或不伴磨玻璃影或网状改变（图3-2-10-7）。LIP的组织学表现以多克隆炎症细胞呈弥漫性或间质性浸润为特征，可能会形成结节性淋巴组织。LIP通常与滤泡性细支气管炎同时存在，后者引起近端气道狭窄，在单向活瓣作用下使远端气腔呈囊性扩张。此外，干燥综合征还有一个并发症——肺淀粉样变，在胸部HRCT既可以表现为实性结节，也可以表现为薄壁囊腔。总之，干燥综合征患者的胸部HRCT显示支气管周围囊肿增多、增大，往往提示原发疾病呈进展趋势。对于已经确诊的干燥综合征患者，依据典型的HRCT征象，且排除其他与干燥综合征相关特殊肺部并发症（如黏膜相关淋巴瘤），即可临床诊断LIP。

本例患者为育龄期妇女，否认吸烟史，结合HRCT的特点，可完全排除小叶中心型肺气肿和肺朗格汉斯细胞组织细胞增生症诊断。患者的临床特点也不符合活动性感染表现，因此不考虑脓毒性肺栓塞。患者否认眼干、口干，而且HRCT所示囊性病变呈随机分布，而非沿支气管血管束分布，不符合继发于干燥综合征的LIP表现。淋巴管平滑肌瘤病和肺转移性肉瘤的临床表现均包括咳嗽、咳痰、咯血、胸痛、自发性气胸等，二者的HRCT特点也具有多发囊性病变的共性。本病例表现为乳糜胸，因此，更支持淋巴管平滑肌瘤病的诊断。

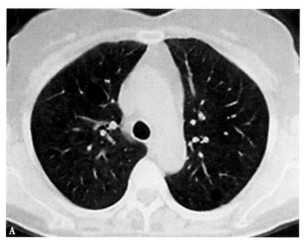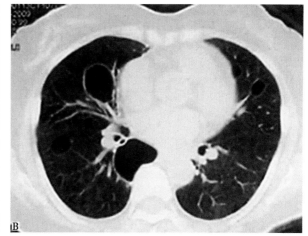

图 3-2-10-7 | 干燥综合征合并淋巴细胞性间质性肺炎胸部 CT 表现

女性患者，73 岁，干燥综合征合并淋巴细胞性间质性肺炎。胸部 CT 显示双肺弥漫性磨玻璃样渗出，伴多发大小不等、沿支气管血管束分布的薄壁囊腔

二、诊治过程及确诊

患者临床初步诊断考虑淋巴管平滑肌瘤病，胸部 HRCT 显示双肺散在微小囊性病变，提示肺部受累尚不严重。确诊需通过外科肺活检以获得组织病理学证据，在电视辅助胸腔镜（VATS）肺活检过程中还可同时进行胸膜固定术来治疗顽固性右侧乳糜胸。由于 LAM 患者经常合并肾脏血管平滑肌脂肪瘤及腹膜后病变，故入院后应完善腹部 CT。

（一）临床信息

【实验室检查】

1. 一般检查

（1）血常规：WBC 2.97×10⁹/L，N% 69.1%，L% 21.9%，Hb 15g/dl，PLT 297×10⁹/L。

（2）血生化：ALT 29U/L，AST 23U/L，LDH 150U/L，CK 58U/L，ALB 35.1g/L，CCr 58μmol/L。

2. 免疫相关检查　自身抗体谱未见异常（包括 ANA、抗 -Sm、RNP、SSA、SSB、AMA、ANCA）。

3. 性激素水平检查　促黄体激素（luteotropic hormone，LH）6.25U/L，促卵泡激素（follicle-stimulating hormone，FSH）6.82U/L，雌二醇（estradiol，E_2）0.1820nmol/L，催乳素（prolactin，PRL）14.92ng/ml。

【影像学检查】

腹部 CT 见肝脏多发囊肿，其余未见异常。

【胸腔镜检查】

术前各项检查显示，患者不存在手术禁忌证，具备电视辅助胸腔镜（VATS）肺活检的适应证，遂由胸外科医师为患者实施全麻下 VATS 辅助肺活检术。

术中所见：肺表面多发肺实质内大泡及胸膜下积气，大泡直径为 2～5mm，胸壁及肺表面无明显结节。

分别在右肺上叶前段、中叶外侧段及下叶背段囊性病变明显处行楔形切除取得 3 条肺组织。

肺活检组织病理学特点：肺泡呈囊性扩张，囊腔周围可见梭形细胞呈多灶分布，部分小血管扩张

（图 3-2-10-8A）。免疫组化染色，CD31、CD34、S-100、SMA、Desmin，HMB45（局灶）均阳性（图 3-2-10-8B）。病理诊断为肺淋巴管平滑肌瘤病。

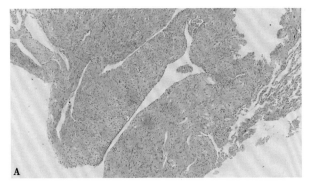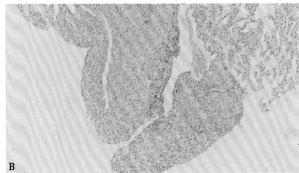

图 3-2-10-8 ｜ 肺组织病理表现

A. HE 染色，100×；B. HMB45 染色，100×

最后诊断：淋巴管平滑肌瘤病。

术后，予患者右侧胸腔留置闭式引流，每天可引流出多量乳糜性胸液；给予低脂高蛋白饮食及静脉营养，并经胸管注入滑石粉＋利多卡因混悬液进行胸膜固定。患者胸腔封闭良好，顺利出院。

（二）临床思辨

本例患者的肺活检组织病理学结果证实了之前的临床推断——LAM。与 10 年前相比，近年来确诊的 LAM 患者普遍年轻（本例患者 35 岁），其中双肺囊性病变呈弥漫性改变者（图 3-2-10-2）临床疗效欠佳，预后差。

LAM 有两种表型：一种见于结节性硬化症（TSC）患者，该病是由 TSC1、TSC2 基因突变引起的常染色体显性遗传病，女性 TSC 患者中有 26%～38% 会合并 LAM；另一种为散发型 LAM，人群发病率为 3.3～7.7/100 万，其发病机制与体细胞发生 TSC1、TSC2 基因突变有关。TSC1 基因的编码产物（错构瘤蛋白）及 TSC2 基因的编码产物（马铃薯球蛋白）均参与调节哺乳动物西罗莫司靶蛋白（mTOR）激酶活性。如果 TSC1 或 TSC2 发生基因突变，将导致 mTOR 激酶持续活化，继而使 LAM 细胞发生不受控制的增殖、迁移和侵袭。研究发现，雌激素和马铃薯球蛋白下游的 mTOR 具有协同效应，在 LAM 细胞的转移和侵袭中发挥重要作用。因此 LAM 患者在妊娠期、接受外源性雌激素治疗期间容易出现病情进展。

虽然 LAM 细胞的组织学形态不具备恶性细胞的异型性，但其生物学行为具备肿瘤细胞的侵袭性特点。Karbowniczek M 等学者在 10 多年前就发现，LAM 患者在接受单肺移植后，移植肺复发 LAM。并且分子生物学研究显示，LAM 细胞来源于肺移植受者而非供者，说明 LAM 细胞在人体内是可以转移的。其他临床研究也发现，从 LAM 患者的血液、尿液、胸腔或腹腔乳糜液中都能找到 LAM 细胞。迄今为止，LAM 的原发病灶尚未明确，推测 LAM 细胞可能来源于淋巴管系统或血管平滑肌脂肪瘤（AML），但 68% 的散发型 LAM 患者并不合并 AML。

无论是结节性硬化症患者的 LAM 还是散发型 LAM，其发病的分子机制均涉及 mTOR 信号通路异常激活，这正是 mTOR 特异性抑制剂——西罗莫司（雷帕霉素）治疗 LAM 的理论基础。目前，国际上已完成用西罗莫司治疗 LAM 的 I 期、II 期及 III 期临床试验，证明西罗莫司可以稳定 LAM 患者的肺功能、减轻临床症状、改善生活质量。美国国立综合癌症网络（National Comprehensive Cancer Network，NCCN）2014 年颁布的《软组织肉瘤临床实践指南》中，将 LAM 归入软组织肉瘤分类，并依据现有循证医学研究结果，推荐西罗莫司用于治疗 LAM。

精要回顾与启示

本病例的诊断过程并不复杂，重点在于对双肺多发囊性病变的鉴别诊断，需要从临床流行病学特点、高危因素、临床表现、HRCT 特点等方面掌握肺囊性病变疾病谱的特点。例如，在临床高危因素方面，小叶中央性肺气肿和 LCH 是吸烟相关肺疾病，多见于男性；LIP 多继发于干燥综合征，女性多见；LAM 几乎仅见于女性。在 HRCT 特点方面，LCH 表现为有壁囊腔，形状多样；LAM 表现为薄壁的圆形或类圆形囊腔，呈散在或弥漫分布；LIP 表现为气囊影分布于支气管血管束周围。在临床表现方面，LCH、LAM、肺转移性肉瘤患者常出现自发性气胸，只有 LAM 会发生乳糜胸。

（卢冰冰　高占成）

参考文献

1. McCormack FX. Lymphangioleiomyomatosis : a clinical update. Chest, 2008, 133: 507-516.
2. Karbowniczek M, Astrinidis A, Balsara BR, et al. Recurrent lymphangiomyomatosis after transplantation : genetic analyses reveal a metastatic mechanism. Am J Respir Crit Care Med, 2003, 167: 976-982
3. Johnson SR, Cordier JF, Lazor R, et al. European Respiratory Society guidelines for the diagnosis and management of lymphangioleiomyomatosis. Eur Respir J, 2010, 35: 14-26
4. Bissler JJ, McCormack FX, Young LR, et al. Sirolimus for angiomyolipoma in tuberous sclerosis complex or lymphangioleiomyomatosis. N Engl J Med, 2008, 358: 140-151.
5. Mc Cormack FX, Inoue Y, Moss J et al. Efficacy and Safety of Sirolimus in Lymphangioleiomyomatosis. N Engl J Med, 2011, 364: 1595-1606.
6. Songür N, Karakas A, Arikan M, et al. Multiple cystic pulmonary metastases from osteosarcoma. Respiration, 2005, 418.
7. NCCN clinical practice guidelines in oncology : soft tissue sarcoma（Version 2.2014）［EB/OL］. http : //www.nccn.org. National Comprehensive Cancer Network.
8. Castoldi MC, Verrioli A, Juli ED, et al. Pulmonary Langerhans cell histiocytosis : the many faces of presentation at initial CT scan. Insights Imaging, 2014, 5: 483-492.
9. Hagmeyer L, Randerath W. Smoking-related interstitial lung disease. Dtsch Arztebl Int, 2015, 112: 43-50.
10. Iwasaki Y, Nagata K, Nakanishi M, et al. Spiral CT findings in septic pulmonary emboli. Eur J Radiol, 2001, 37: 190-194.
11. Cook RJ, Ashton RW, Aughenbaugh GL, et al. Septic pulmonary embolism : Presenting features and clinical course of 14 patients. Chest, 2005, 128: 162-166.
12. Shi JH, Liu HR, Xu WB, et al. Pulmonary Manifestations of Sjögren's syndrome. Respiration, 2009, 78: 377-386.
13. Kokosi M, Riemer EC, Highland KB, et al. Pulmonary involvement in Sjögren's syndrome. Clin Chest Med, 2009, 78: 377-386.
14. Cook RJ, Ashton RW, Aughenbaugh GL, et al. Septic pulmonary embolism : presenting features and clinical course of 14 patients. Chest, 2005, 128: 162-166.
15. 卢冰冰, 高占成, 王俊, 等. 肺淋巴管平滑肌瘤病三例并国内文献复习. 中华全科医师杂志, 2005, 4: 162-166.

病例 11 弥漫性细支气管炎、支气管扩张

一、入院疑诊

（一）病例信息

【病史】

男性患者，46 岁，因间断呼吸困难、咳嗽伴咳痰 2 年余，加重伴发热 3 个月，入院治疗。患者 2 年多前无诱因出现间断呼吸困难，卧位为著，无端坐呼吸，后逐渐出现咳嗽、咳黄痰，并出现 3 次少量痰中带血，无发热、胸痛，经阿奇霉素、头孢类药物、左氧氟沙星抗感染治疗后症状有所好转。3 个月前受凉后，患者出现发热，体温最高 39℃，伴畏寒，无寒战，咳嗽、咳黄痰加重，随后出现双侧胸痛，吸气时明显，经红霉素及头孢哌酮抗感染治疗后症状缓解。1 个月前，患者受凉后再次出现发热、咳嗽、咳黄痰加重，伴咳嗽时胸痛、活动后呼吸困难，先后经红霉素、头孢哌酮、左氧氟沙星、头孢吡肟及头孢他啶抗感染治疗，效果不佳，为进一步诊治住院。患者自发病以来，间断出现口腔溃疡，无皮疹、关节肿痛、脱发、雷诺现象，近半年体重下降 10kg。

患者于 10 年前诊断患胸腺瘤、重症肌无力，行胸腺瘤切除术，病理报告为恶性（具体不详），术后放疗 1 个月并坚持口服溴吡斯的明治疗重症肌无力；半年前，因嗅觉丧失、鼻窦化脓性炎症行鼻窦手术；无结核病史及密切接触史，无毒物、粉尘接触史，无吸烟、饮酒史。

【体格检查】

患者一般状况较差，浅表淋巴结未触及肿大，左下肺呼吸音减低，未闻干湿啰音；无胸膜摩擦音；心律齐，心率 120 次 / 分，未闻明显心脏病理性杂音；腹部未见明显异常；双侧下肢无水肿。

【实验室检查】

血气分析（未吸氧）：pH 7.53，$PaCO_2$ 35mmHg，PaO_2 47mmHg。

【影像学检查】

患者 10 年间胸部 CT 变化如图 3-2-11-1 所示。

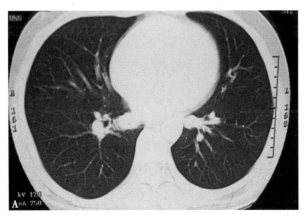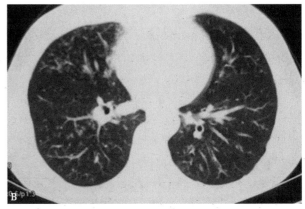

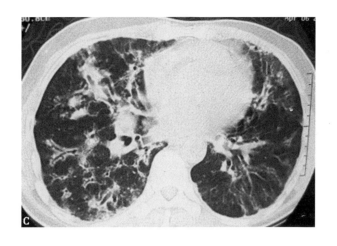

图 3-2-11-1 | 患者胸部 CT 变化

10 年前，胸部 CT 未见明显异常（A）；1 年前复查，见双肺树芽征（B）；入院前 1 天复查，呈现广泛性支气管扩张（C）

（二）临床思辨

【临床特点】

1. 患者为中年男性，病程呈慢性。
2. 主要症状及体征为反复咳嗽、咳黄痰、呼吸困难、发热。
3. 血气分析提示 I 型呼吸衰竭。
4. 胸部影像学表现为弥漫性细支气管炎逐渐进展至广泛支气管扩张。
5. 经过多种抗菌药物抗感染治疗（抗菌谱覆盖常见社区获得性细菌及非典型病原体），病情仍反复发作。

【思辨要点】

1. 本例患者的症状及影像学表现是由感染性疾病引起的吗？

本例患者的临床表现为咳嗽、咳黄痰伴发热，胸部 CT 出现树芽征，提示存在小叶中心型细支气管扩张并黏液栓阻塞，出现此征象一般与气道感染性疾病相关，因此首先应该考虑呼吸系统感染的可能。但患者在抗感染治疗后，症状仍反复发作，胸部 CT 提示肺部病变逐渐由树芽征进展为广泛支气管扩张，需要注意患者有无免疫功能低下等因素引起反复感染的可能。

对于一个反复感染的患者，需要考虑是否有先天性免疫功能异常（主要包括体液免疫及细胞免疫缺陷）。例如，普通变异型免疫缺陷病主要累及体液免疫。但先天性免疫缺陷一般发病较年轻，成年发病少见。其次，需要考虑是否有获得性免疫功能异常，如 HIV 感染及长期使用激素、免疫抑制剂等。本例患者既往有胸腺瘤病史，也可能对免疫功能产生影响。因此，在筛查感染病原的同时，需积极筛查非感染因素。

2. 若本病例是感染所致，应考虑何种病原？

支气管扩张症是一种结构性肺病，表现为支气管壁的结构性破坏，以气道破坏和气道壁增厚为特征，常见流感嗜血杆菌、铜绿假单胞菌定植，也可见肺炎链球菌、金黄色葡萄球菌及卡他莫拉菌等其他细菌定植，合并感染通常是定植菌增殖导致细菌负荷超过感染阈值所致。

病毒感染的影像学表现一般为多叶段分布的磨玻璃、实变影。真菌感染的影像学表现可为晕征、结节、空洞影。本病例的影像学表现均不支持病毒感染和真菌感染诊断。

树芽征可见于细菌、分枝杆菌、支原体、病毒、真菌等多种病原体感染，并无特异性。其中，结核分枝杆菌感染为慢性过程，病程中可出现牵拉性支气管扩张，出现树芽征提示支气管内播散，但常同时出现渗出（斑片影）、增殖（结节影）、坏死（空洞形成）等数种表现。

本病例的影像学表现不特异，需要进一步完善气道分泌物抗酸染色等检查以明确诊断。

3. 对于本病例，需要考虑哪些非感染性疾病可能？

最容易想到的能引起反复发热的非感染性疾病主要有肿瘤及自身免疫性疾病。本例患者胸部 CT 未见占位性病变，可基本排除呼吸系统肿瘤。自身免疫性疾病可以引起细支气管炎、支气管扩张或肺间质性病变，但常累及多个系统，而本例患者的症状主要集中于呼吸系统，自身免疫性疾病的可能性亦不大，可进一步筛查自身抗体及有无肾脏等其他系统受累表现以排除相关疾病。

除感染性疾病外，树芽征合并支气管扩张还可见于一些非感染性黏液潴留气道疾病，如过敏性支气管肺曲霉菌病（ABPA）、弥漫性泛细支气管炎、囊性纤维化及 Kartagener 综合征等。ABPA 是机体对寄生于支气管内的曲霉菌（主要是烟曲霉菌）产生的变态反应性炎症，影像学表现以中心性支气管扩张为特征，可伴有树芽征。弥漫性泛细支气管炎是东亚地区常见的一种特发性炎症性疾病，主要侵犯呼吸性细支气管，引起进行性化脓性感染，最终导致支气管扩张，其发生可能与 HLA-Bw54 基因易感性相关。本病例尚不能排除此病可能。囊性纤维化是主要发生于具有高加索血缘人种的遗传性疾病，可出现机体外分泌功能紊乱，本病例可基本排除此病。Kartagener 综合征也是一种先天性疾病，表现为鼻窦炎、支气管扩张及内脏转位三联征，而本例患者成年发病，无内脏转位征象，不支持此诊断。

二、诊治过程

（一）临床信息

【实验室检查】

1. 一般检查

（1）血常规：WBC 15.89×10^9/L，N% 84.50%，嗜酸性粒细胞 % 1.06%。

（2）尿常规：蛋白阴性，红白细胞阴性，未见管型。

（3）便常规：潜血阴性，未见红、白细胞。

（4）血沉：101mm/1h。

（5）生化检查：ALT 23U/L，AST 33U/L，TP 86.6g/L，ALB 31.9g/L，尿素 3.21mmol/L，Cr 46μmol/L，CK 41U/L。

2. 感染相关检查

（1）PCT 10ng/ml，CRP 230mg/L；支原体、衣原体、嗜肺军团菌抗体阴性；血细菌培养阴性，痰细菌培养为铜绿假单胞菌；冷凝集试验阴性；EB 病毒、巨细胞病毒、细小病毒 B19 IgM 阴性；HIV 阴性。

（2）支气管肺泡灌洗液：细胞总数 1.08×10^5/ml，巨噬细胞百分比 54.5%，中性粒细胞百分比 33.0%，淋巴细胞百分比 12.5%；细菌、真菌、结核分枝杆菌等微生物检查阴性。

3. 免疫相关检查

（1）ANA 阳性（1∶160），Jo-1 抗体阳性，SSA、SSB 阴性，ANCA 阴性。

（2）血清蛋白电泳：白蛋白 30.2%，γ 球蛋白 42.6%；IgG 43.80g/L，IgA 6.21g/L，IgM 1.97g/L；补体 C3、C4 正常。

（3）外周血淋巴细胞亚群分析：淋巴细胞占有核细胞比例 10.79%，T 细胞占淋巴细胞比例 76.23%，$CD4^+$细胞占 T 细胞比例 40.83%，$CD8^+$细胞占 T 细胞比例 52.76%，CD4/CD8 0.77，NK 细胞占淋巴细胞比例 9.51%，B 细胞占淋巴细胞比例 13.14%。

4. 其他检查

（1）肿瘤标志物：CA19-9 731.7kU/L，CYFRA21-1 5.36ng/ml。

（2）血清总 IgE、多价霉菌 IgE、烟曲霉特异性 IgE 阴性。

【影像学检查】

入院时 X 线胸片示双肺多发斑片、网格影，双侧肋膈角变钝（图 3-2-11-2）。

鼻窦 CT 示全副鼻窦炎，左侧额窦、双侧上颌窦可见软组织密度影充填。

腹部 B 超未见异常。

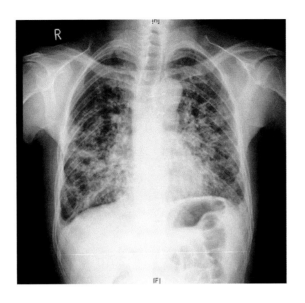

图 3-2-11-2 | 入院时 X 线胸片

（二）临床思辨

根据患者入院进行的一系列相关检查结果，需要重新审视鉴别诊断及制订下一步治疗方案。

1. 根据现有临床信息，本例病例可能有哪些诊断？

（1）感染性疾病：患者症状表现为发热、咳嗽、咳脓性痰，外周血白细胞及中性粒细胞百分比升高，降钙素原升高明显，支气管肺泡灌洗液细胞分类以中性粒细胞升高为主，微生物检查仅在痰标本中培养出铜绿假单胞菌，提示细菌感染，且铜绿假单胞菌为致病菌可能性大。

（2）非感染性疾病

过敏性支气管肺曲霉菌病（ABPA）：诊断主要依据长期哮喘病史，烟曲霉菌皮肤点刺 /IgE 阳性，烟曲霉菌 IgG 沉淀素阳性，中心性支气管扩张，血 / 痰嗜酸性粒细胞升高，总 IgE > 1000IU/ml，游走性肺浸润影。本例患者无哮喘病史，血嗜酸性细胞不高，血清总 IgE 和烟曲霉菌特异性 IgE 阴性，考虑可排除此病。

自身免疫病相关：患者抗核抗体阳性，Jo-1 抗体阳性提示多发性肌炎或皮肌炎诊断，但患者无骨骼肌及皮肤受累表现，CK、AST 不高。胸部 CT 可见肺内病灶主要沿支气管分布，以气道管壁增厚为主，伴气道周边肺组织浸润，未见肺组织实变伴支气管充气征和反晕征，排除了肌炎 / 皮肌炎 CILD 所致机化性肺炎诊断。

弥漫性泛细支气管炎：其诊断标准为：①持续性咳嗽、咳痰和劳力性呼吸困难；②慢性鼻窦炎病史；③ X 线胸片示双肺弥漫性小结节影或胸部 CT 示小叶中心性结节；④粗湿啰音；⑤ FEV_1/FVC < 70%，PaO_2 < 80mmHg；⑥血清冷凝集素效价 ≥ 64。符合前 3 项及④、⑤、⑥中至少 2 项即可诊断。患者目前的临床资料可排除此诊断。

免疫功能异常：本病例可排除 HIV 感染引起的免疫缺陷，但外周血免疫细胞存在异常，结合胸腺瘤病史，考虑胸腺瘤合并免疫功能异常导致反复呼吸系统感染从而继发支气管扩张，故临床诊断为 Good 综合征。

2. 对于本病例，目前应如何制订治疗决策？

感染急性期治疗的关键为控制感染，因铜绿假单胞菌是支气管扩张症患者感染常见的致病菌，且可引起更为广泛的肺损害，经验性抗感染治疗须覆盖铜绿假单胞菌。常见抗假单胞菌药物包括：①β内酰胺类中的哌拉西林、头孢他啶、头孢哌酮、头孢吡肟、亚胺培南、美罗培南、氨曲南等；②氟喹诺酮类中的环丙沙星、左氧氟沙星等；③氨基糖苷类。对于本例患者，因为同时合并重症肌无力，而氟喹诺酮类及氨基糖苷类抗菌药物可能影响神经肌肉接头，因此首选β内酰胺类抗生素治疗。另外，铜绿假单胞菌的黏液型菌株分泌藻酸盐，形成生物被膜，使其免受抗菌药物和机体免疫系统的攻击，可导致抗感染治疗失败。大环内酯类抗菌药物虽然无抗假单胞菌活性，但能破坏生物被膜并防止其进一步形成，因此也可以联合使用。

因本例患者感染的原发病考虑为胸腺瘤合并免疫异常，可在稳定期加用免疫调节治疗，如使用大环内酯类、胸腺素等。

三、临床确诊

（一）临床信息

患者入院后，经头孢他啶联合阿奇霉素治疗，体温逐渐下降至正常，咳嗽、咳痰、喘憋症状逐渐好转，复查血常规示白细胞及中性粒细胞百比降至正常，ESR明显下降，X线胸片（图3-2-11-3）示双肺斑片影较前（图3-2-11-2）减少，病情平稳出院。出院后，患者继续口服大环内酯类药物。

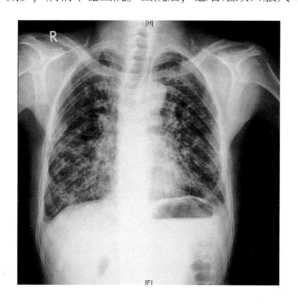

图3-2-11-3 ｜治疗后X线胸片

最后诊断：Good综合征。

（二）临床思辨

Good综合征最早于1954年由Robert Good博士报道，是指胸腺瘤合并免疫功能异常，通常为体液免疫及细胞免疫同时受损，在胸腺瘤患者中的发病率为6%～11%，现归类为原发性免疫缺陷病的一种特殊类型。Good综合征目前并没有明确的诊断标准，较为公认的标准为胸腺瘤合并成年起病的免疫异常，包括低γ球蛋白血症、B细胞减少或缺失、CD4/CD8比例失常、CD4$^+$T细胞减少以及T细胞有丝分裂受损等。本例患者的症状在胸腺瘤切除术后出现，且可见外周血淋巴细胞亚群异常，其中重要的异常包括淋巴细胞比例下降，CD8$^+$T细胞升高，CD4/CD8比例下降，NK细胞减少，这些免疫细胞异常在其他Good综合征病例报道中也有出现。

Good综合征最常出现的症状为反复呼吸道感染，从鼻窦炎、支气管炎到肺炎，感染病原包括细菌、病毒、真菌、寄生虫等。本例患者胸部影像学表现为弥漫性细支气管炎，并逐渐进展至支气管扩张。已有病例报道，Good 综合征患者可出现这种类似于弥漫性泛细支气管炎的影像学表现。我院另一例 Good 综合征患者的影像学表现也与本例患者类似（图 3-2-11-4）。

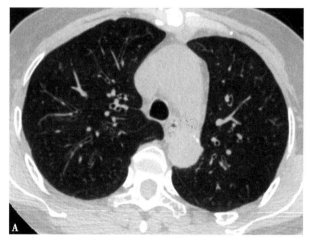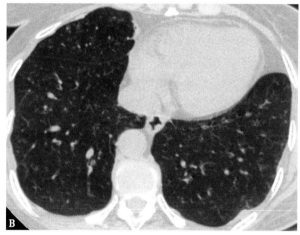

图 3-2-11-4 | Good 综合征胸部 CT 学表现

女性患者，62 岁，胸腺瘤术后出现反复咳嗽、咳痰及喘憋，诊断为 Good 综合征。胸部 CT 可见双肺广泛树芽征及支气管扩张

除呼吸系统受累以外，30%～50% 的 Good 综合征患者可出现腹泻症状。Good 综合征患者还可能出现多种自身免疫表现，如单纯红细胞再生障碍性贫血等血液系统异常、重症肌无力等，还可以产生多种自身抗体（最常见的为抗核抗体）。这也就解释了本例患者自身抗体阳性的原因。我院还有 1 例 Good 综合征胸部影像学表现为间质性肺炎（图 3-2-11-5），不排除存在自身免疫因素（此种表现也有类似报道）。

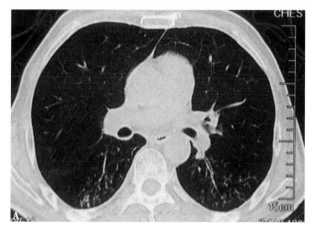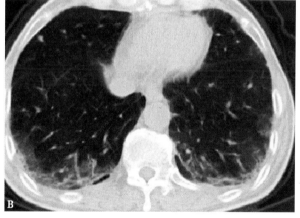

图 3-2-11-5 | Good 综合征胸部 CT 表现

男性患者，60 岁，诊断为 Good 综合征。胸腺瘤术前，胸部 CT 可见双肺树芽征（A）；胸腺瘤术后，胸部 CT 可见双下肺磨玻璃影（B）

Good 综合征可能在胸腺瘤之前、之后或同时出现，因此，临床医师若遇到有胸腺瘤病史的患者出现反复呼吸道感染，应想到 Good 综合征的可能；同样，对于出现弥漫性细支气管炎、支气管扩张等胸部影像学表现的病例，也需要考虑有无胸腺瘤并筛查免疫功能，以排除 Good 综合征。

Good 综合征预后差，5 年生存率约 70%，10 年生存率约 33%，主要死亡原因为感染、自身免疫异常及血液系统并发症。对于 Good 综合征患者，在出现急性感染时，首先需要充分抗感染治疗；其次是病因治疗，包括胸腺瘤切除术、静脉注射免疫球蛋白等。但胸腺瘤切除术并不能改善已有的免疫异常状态，部分 Good 综合征患者在胸腺瘤切除后反而病情加重。静脉注射免疫球蛋白只对低 γ 球蛋白的体液免疫缺陷患者有效，并不能改善细胞免疫状态。其他一些免疫调节药物，如大环内酯类、胸腺素可能对改善免疫功能低下具有一定的作用。

精要回顾与启示

Good 综合征是胸腺瘤合并免疫功能异常的综合征，其临床表现呈明显异质性，可出现多种不同的病原体感染，胸部影像学表现可为弥漫性细支气管炎、支气管扩张、间质性肺炎等征象，可累及呼吸系统、消化系统、血液系统等多个系统，且可出现多种自身免疫异常，因此常与其他疾病相混淆。对于 Good 综合征这样的少见临床综合征，需要提高警惕和认识，若遇到有胸腺瘤病史的患者出现反复呼吸系统感染，应注意筛查免疫指标，避免将其作为普通呼吸系统感染处理，而忽略了潜在疾病。而对于发热患者，要进行感染和非感染的鉴别诊断，通过询问病史、查体及其他辅助检查逐步进行甄别、排除，以尽量减少误诊和漏诊的发生。

（李　冉　高占成）

参考文献

1. Kelesidis T, Yang O. Good's syndrome remains a mystery after 55 years : A systematic review of the scientific evidence. Clin Immunol, 2010, 135: 347-363.
2. Ogoshi T, Ishimoto H, Yatera K, et al. A Case of Good Syndrome with Pulmonary Lesions Similarto Diffuse Panbronchiolitis. Intern Med, 2012, 51: 1087-1091.
3. Maiolo C, Fuso L, Benedetto RT, et al. A case of nonspecific interstitial pneumonia associated with thymoma. Sarcoidosis Vasc Diffuse Lung Dis, 2003, 20: 75-76.

第四章　肿瘤性肺疾病

第一节 | 肺癌

病例 1　咯血伴肺部肿块

一、入院疑诊

（一）病例信息

【病史】

　　男性患者，46 岁，4 个月前无诱因出现咳嗽伴痰中带血、鼻出血，夜间重，左侧卧位时加重，无发热、胸闷、气短及胸痛症状。3 个月前于当地医院就诊，胸部 CT 示左肺及右肺上叶病变，右肺中下叶纤维灶（图 4-1-1-1），予抗感染等对症治疗，症状无缓解。2 个月前于外院就诊，喉镜示声带息肉，予止血、止咳等对症治疗，未见好转。20 天前咳嗽加重，外院复查 X 线胸片及胸部 CT，并行肺穿刺，病理检查结果为肺组织内见炎症细胞浸润，局部上皮中度不典型增生，少量肺组织伴炎症细胞浸润及少量嗜酸性粒细胞浸润，期间查血红蛋白 62g/L，予输血、止血、止咳等对症治疗，咳嗽有所缓解，痰中带血较前减轻。患者自发病以来，精神可，饮食、睡眠尚可，无皮疹及关节肿痛，无头痛、头晕，无腹痛、腹泻，无血尿等，食欲、饮食正常，小便无明显改变，偶有黑便，无体重变化。

　　患者既往身体健康，否认肝炎及结核病密切接触史；农民，种植玉米、小麦，偶尔从事宰羊工作；吸烟 20 余年，10 支 / 天，戒烟 2 个月余，无饮酒。20 天前有输血史。无药物过敏。

【体格检查】

　　体温 36.5℃，心率 82 次 / 分，呼吸 18 次 / 分，血压 120/75mmHg。神志清，精神可，睑结膜苍白，全身浅表淋巴结无肿大；双肺呼吸音清，左下肺可闻及少量湿啰音，未闻胸膜摩擦音；心律齐，心脏各瓣膜区未闻病理性杂音；腹软，肝、脾肋下未触及；双下肢无水肿。

【实验室检查】

　　血常规：WBC 8.74×10^9/L，Hb 84g/L，PLT 309×10^9/L，N% 64.1%。

　　尿常规正常，便潜血阴性。

　　其他：ALB 36.8g/L，CRP 11.10mg//L。

【影像学检查】

　　入院前 3 个月胸部 CT：胸部 CT 见左肺上叶及下叶背段高密度实变影伴晕征（图 4-1-1-1）。

　　入院前 20 天 X 线胸片：双肺纹理增重，右肺中野可见团片状高密度模糊影，边界不清，左肺可见大片高密度模糊影；双肺门不大，纵隔居中，心影不大；两膈光滑，双侧肋膈角锐利（图 4-1-1-2）。

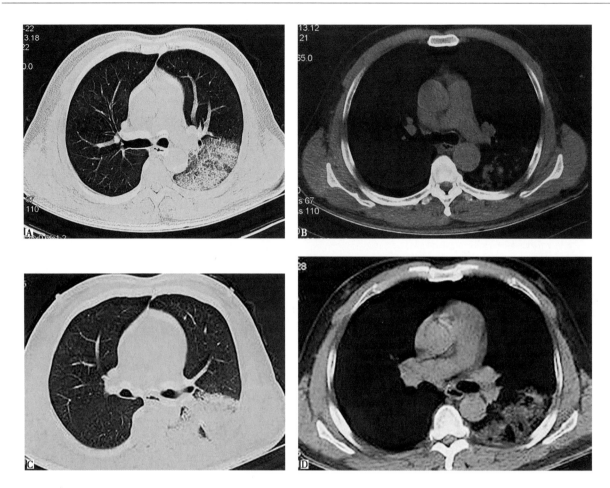

图 4-1-1-1 ｜ 入院前 3 个月胸部 CT 表现

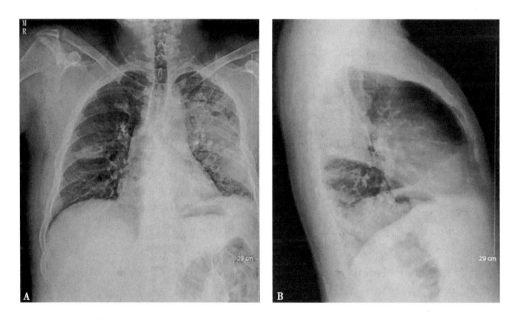

图 4-1-1-2 ｜ 入院前 20 天 X 线胸片

X 线胸片可见右肺中野片状边缘模糊渗出影，左肺上叶后段及左下肺可见大片高密度模糊影

　　入院前 20 天胸部 CT：原有病灶进一步发展（图 4-1-1-3）。

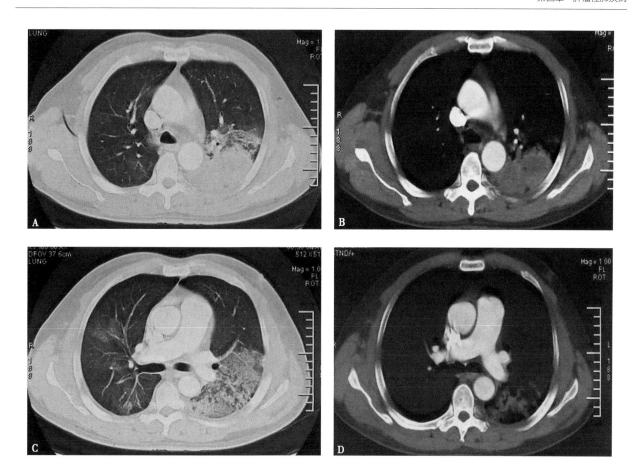

图 4-1-1-3 │ 入院前 20 天胸部 CT 表现
胸部 CT 可见右肺上、下磨玻璃样改变，左肺上叶尖后段及下叶背段肿块影，内有低密度坏死及小空洞形成

（二）临床思辨

【临床特点】

1. 患者为中年男性，起病缓慢。

2. 主要症状和体征为咳血性痰，偶有黑便；左下肺可闻少量湿啰音。

3. 实验室检查示外周血白细胞正常，血红蛋白减少。

4. 影像学检查见左肺大片渗出影，高密度实变病灶演变为坏死及小空洞形成，右肺出现新发磨玻璃影。

5. 左肺经皮穿刺活检病理学结果见肺组织内炎症细胞浸润，少量嗜酸性粒细胞浸润，局部上皮中度不典型增生。

6. 患者发病 4 个月期间（入院前），曾接受抗感染治疗，咯血症状有加重趋势，血红蛋白进行性下降，导致需输血治疗。

【思辨要点】

本病例主要临床特征是咳血痰、贫血以及进展的肺部阴影，肺内少许湿啰音。

在诊断及鉴别诊断时需要考虑以下可能：

1. 本病例是感染性还是非感染性疾病？

感染性肺部疾病的主要临床表现包括发热、咳嗽、咳痰，可以出现咯血症状，化验检查多有血常规异常、血中炎症介质升高，影像学检查可见肺部渗出性病变。如果未经恰当治疗，感染病灶会出现进展趋势，并引起全身炎症表现及消耗现象。本例患者在 4 个月病程中，始终无体温升高现象，肺部病变有加重趋势，但多次查血常规未见白细胞明显变化，也无消瘦、食欲缺乏、体力下降等消耗表现，曾经输液进行抗感染治疗，症状无改善，因此考虑常见细菌性肺炎可能性小。

除细菌性感染外，本病例需要排查有无结核分枝杆菌感染的可能。肺结核属于慢性感染性疾病，其主要病理改变包括渗出性病变、增殖性病变和坏死性病变，影像学表现可见云絮状阴影、边缘比较清楚的结节状阴影、大片致密阴影中的空洞形成以及索条影、钙化影等，这些不同性质的病灶常同时存在。本病例左侧病灶主要位于上叶的尖后段及下叶的背段，属于肺结核的好发部位，但主要以团块状的软组织影为主，病灶周边有渗出，经过数个月的演变，病灶内出现坏死和小空洞，而未见病灶周围的卫星播散灶和索条影，所以考虑肺结核的可能性小，尚需多次痰涂片找抗酸杆菌并行支气管镜检查以排除。

此外，真菌（如侵袭性曲霉菌）感染也可能出现咯血现象。侵袭性曲霉菌感染多发生于免疫功能低下患者，如移植后患者、大量使用糖皮质激素及免疫抑制剂患者、肿瘤放化疗后患者，健康人如果大量接触真菌孢子，也有可能出现感染。本例患者职业为农民，种植农作物，有感染曲霉菌的可能。侵袭性曲霉菌肺病的影像学主要表现为单发或多发的结节影、肿块影，病灶周围有晕征，病灶内出现坏死时可见新月征。本例患者的影像学特点不符合典型侵袭性曲霉菌肺病表现，需要进一步查 G 试验、GM 试验、支气管镜检查以排除。

患者有屠宰羊的经历，所以应该注意排除特殊感染，如布氏杆菌感染可能。布氏杆菌主要通过接触羊传染，临床表现包括发热、多汗、关节疼痛、睾丸肿痛、头痛、神经痛、肝脾淋巴结肿大等，可以累及关节、骨髓、心内膜及脑膜，肺部受累少见。本例患者的临床表现与上述布氏杆菌感染的表现完全不相符，所以考虑布氏杆菌感染可能性小，核查抗布鲁菌抗体以排除。

综上考虑，本例患者患感染性疾病的可能性小，在完善各项检查后，应重点考虑非感染性疾病的可能。而可以出现咯血、肺部阴影表现的非感染性疾病主要包括血管炎和恶性肿瘤两类疾病。

2. 本病例如果是非感染性疾病，属于良性疾病还是恶性疾病？

非感染性疾病中可以出现咯血、肺部阴影表现的，大致有风湿免疫病和恶性肿瘤两类疾病。

风湿免疫病中抗中性粒细胞胞质抗体（ANCA）相关性小血管炎累及肺时，可出现咯血表现。常见的 ANCA 相关性血管炎包括肉芽肿性血管炎（granulomatosis with polyangiitis, GPA）、嗜酸粒细胞性肉芽肿性血管炎（eosinophilic granulomatosis with polyangiitis, EGPA）、显微镜下多血管炎（microscopic polyangiitis, MPA），这几种疾病可出现全身多系统受累，表现出发热、皮肤、肌肉、骨骼、呼吸道、肾以及神经系统症状。其中，韦格纳肉芽肿累及上呼吸道可以出现鼻窦炎、鼻出血、中耳炎，累及肺部的常见症状为咳嗽、咯血，影像学检查可见双肺多发、多形、多变、游走的浸润影、结节影和空洞形成，当出现弥漫性肺泡出血时预后差；而 EGPA 患者多有支气管哮喘或过敏性鼻炎病史，血中嗜酸性粒细胞明显升高等特点。本例患者未出现上述表现，可进一步完善 ANCA 及支气管镜下支气管肺泡灌洗以鉴别。

恶性肿瘤累及肺可出现咯血，多因肿瘤组织生长过快，局部坏死、感染和破溃导致，所以多为痰中带血、鲜血痰，可以混有小血块，如果肿瘤直接侵蚀肺部血管，可以出现大咯血。常见的累及肺的恶性肿瘤包括原发性支气管肺癌、肺部转移瘤、淋巴瘤等。①原发性支气管肺癌的主要临床表现是咳嗽、咯血，影像学检查可见支气管或肺部浸润影，通过支气管镜或穿刺活检取得病理结果可以明确诊断；②肺部转移瘤出现反复咯血者少；③结外淋巴瘤病程较长，可进展缓慢，当累及肺时可出现咳嗽、咯血等症状，还可出现发热、胸痛、胸闷症状，影像学检查可见单发或多发的结节肿块影，病灶内见坏死及空洞形成，也可表现为沿肺叶、段分布的斑片状渗出样改变，其内可见支气管气影。本例患者的咯血为咳鲜血痰。追问病史发现，患者常将咽喉部的分泌物吞咽，较少咯出，所以无法估算具体咯血量。本病例是否是恶性疾病，需要进一步行支气管镜检查寻找病理证据。

二、诊治过程

（一）临床信息

【实验室检查】

1. 一般检查

（1）血常规（多次检查）：WBC（6.36～11.86）×10^9/L，N% 62.4%～83.3%，Hb 64～84g/L，PLT 正常。

（2）ESR 正常。

（3）肝、肾功能（多次检查）：ALT 8～11U/L，AST 10～13U/L，ALB 30.4～36.8g/L，Cr 72～80μmol/L。

2. 免疫相关检查　自身抗体（包括 ANA、抗 dsDNA、Sm 抗体、ANCA、抗 GBM）阴性，Coombs 试验阴性。

3. 感染相关检查　PCT 阴性，CRP 11.10mg/L，PPD 阴性，T-SPOT 阴性。血清病原抗体（包括梅毒螺旋体、结核分枝杆菌、肺炎支原体、肺炎衣原体、军团杆菌和布氏杆菌等）均阴性。真菌检测（G 试验、GM 试验）阴性。痰病原检测均阴性（包括普通细菌、真菌、抗酸染色和寄生虫），大便寄生虫检测阴性。

4. 肿瘤相关检查　NSE 21.02ng/ml，AFP、CA19-9、CEA、CYFRA21-1、PSA 均阴性。

【支气管镜检查】

支气管黏膜明显苍白、右上叶开口及下叶开口可见血迹，用盐水冲洗后未见活动性出血，未见新生物。各开口均可见血迹，用盐水冲洗吸引，左下叶背段、基底段开口、左上叶开口、左舌叶开口注射去甲肾上腺素后观察左上叶尖段、后段开口、左下叶背段开口仍可见活动性出血（图 4-1-1-4）。

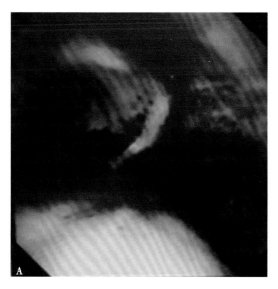
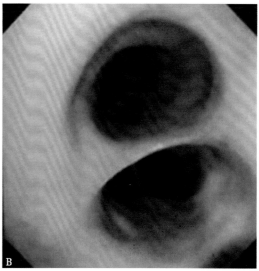

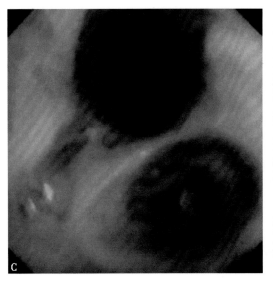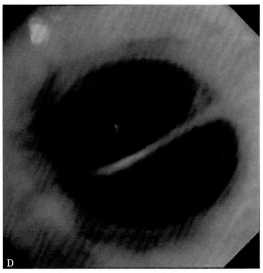

图 4-1-1-4 | 支气管镜检查镜下表现
A. 气管隆嵴；B. 右上叶支气管；C. 左下叶支气管；D. 左下叶基底段支气管

【影像学检查】

胸部 X 线片：双肺纹理增重；右肺中野可见团片状高密度模糊影，边界不清；左肺可见大片高密度模糊影；双肺门不大，纵隔居中，心影不大；两膈光滑，双侧肋膈角锐利（图 4-1-1-5）。

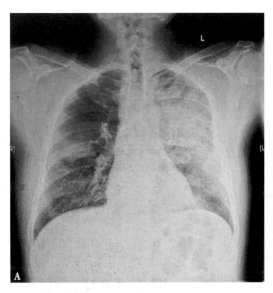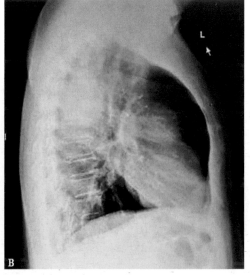

图 4-1-1-5 | 入院后 X 线胸片
X 线胸片示双肺纹理增重，右肺中野可见团片状高密度模糊影，边界不清，左肺可见大片高密度模糊影

胸部 CT：双肺支气管血管束增重，左肺上叶尖后段可见团块状软组织密度影，其内密度不均匀，并可见空洞形成伴液气平面，增强扫描见实性部分明显强化，病变包绕左下肺动脉；左肺下叶可见片状、团块状高密度影及斑片影，实变影内可见低密度影及钙化影，右肺上叶后段及前段、中叶及下叶背段可见斑片影（图 4-1-1-6）。

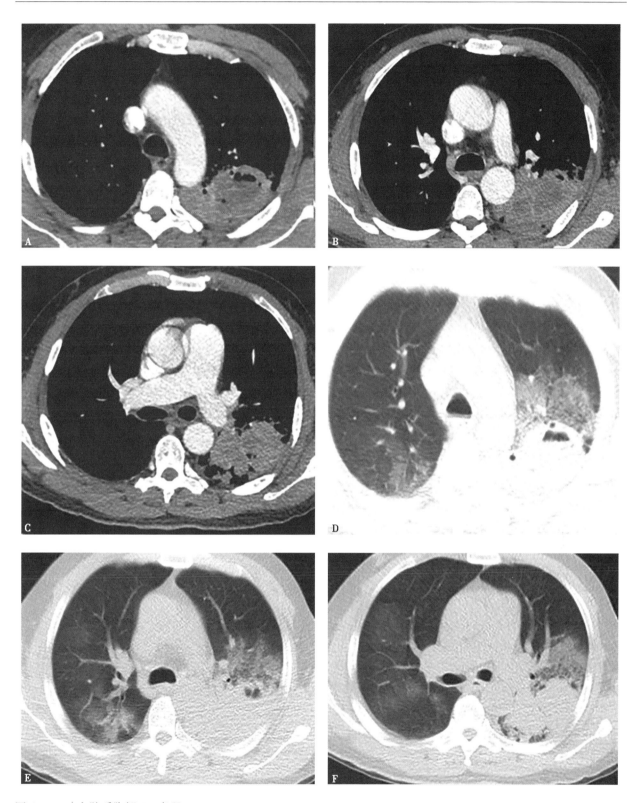

图 4-1-1-6 │ 入院后胸部 CT 表现

（二）临床思辨

　　患者入院后所做系列检查显示：①患者血红蛋白水平降低，经输压积红细胞后纠正，但复查又有逐渐降低趋势，提示病灶仍有活动性出血；②各种感染指标均阴性，哌拉西林联合奥硝唑治疗 1 周后，影像学检查提示病灶无吸收趋势，不支持感染性疾病诊断；③自身抗体均阴性，结合临床表现，基本可排除风湿免疫病；④支气管镜检查提示左上叶尖后段及左下叶背段有活动性出血，临床有活动性出血表现；⑤胸部 CT 可见病灶较前增大，坏死和空洞也增大；⑥查肿瘤标志物提示 NSE 升高，不能排除肿瘤。NSE 是神经元和神经内分泌细胞特有的酸性蛋白酶，可见于小细胞肺癌、神经母细胞瘤和甲状腺髓质癌等。本例患者的临床表现不支持神经母细胞瘤或甲状腺髓质癌等诊断。小细胞肺癌起源于支气管黏膜或腺上皮内的 Kulchitsky 细胞（神经内分泌细胞），属于分化程度低、恶性程度高的一类肺癌，多发生于肺中央部，侵袭力强，淋巴转移早，常伴有肺门和纵隔淋巴结转移，临床以咳嗽为最常见的早期症状，痰中带血或血痰多见，侵蚀大血管时可出现大咯血。本例患者支气管镜下未见叶段支气管黏膜异常，与小细胞肺癌特征不符。

对于本病例，目前诊断不明确，一般治疗不能缓解咯血症状，须取得病灶部位的病理检查结果以明确病因。

常规的病理形态学检查包括：①脱落细胞学检查：痰细胞学检查一般至少需要连续留取 3 天的痰标本，检查阳性率与多个因素有关，包括咳嗽、咳痰方式是否正确，病灶的部位以及病理医师的经验等；②支气管镜检查：支气管镜可以到达亚段支气管，对镜下可视范围内的病灶可进行多种细胞学检查，如局部取活检、透支气管壁针刺活检、支气管肺泡灌洗等；③超声或 CT 引导下经皮肺针刺活检：存在一定假阴性率，与穿刺所取的组织偏少、定位不够准确、仅获取到坏死组织等因素有关，多点多向穿刺取样可以提高阳性率；④开胸探查：当以上方式不能明确病因时可以考虑经 VATS，直接获得病灶部位标本。

本例患者已经完成支气管镜及 CT 引导下经皮肺活检，未获得阳性结果，考虑到痰细胞学检查阳性率较低，建议患者进行开胸探查。

三、临床确诊

（一）临床信息

因多种措施仍难确诊，遂对患者进行左肺切除术。左肺病理表现：细胞体积大，胞浆丰富，呈巢式生长，细胞巢之间可见小梁样结构，并见 CD5/6 阳性，TTF-1 阳性和 CK 阳性（图 4-1-1-7）。

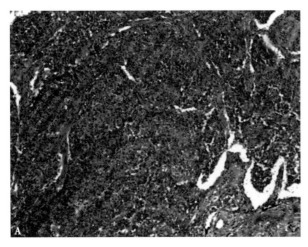
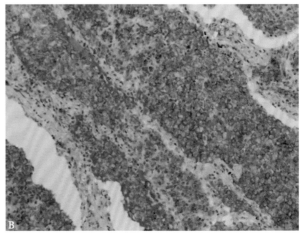

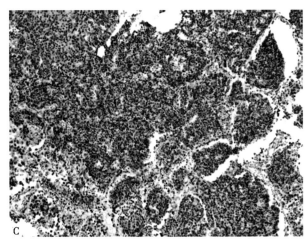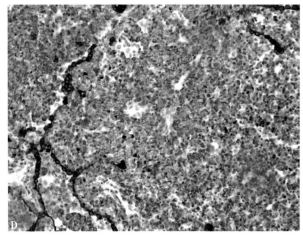

图 4-1-1-7 | 左肺病理表现 (200×)
A . HE 染色, 200×; B. CD5/6 染色, 200×; C. TTF-1 染色, 200×; D. CK 染色, 200×

最后诊断：肺大细胞神经内分泌癌。

(二) 临床思辨

肺大细胞神经内分泌癌 (large cell lung neuroendocrine carcinoma, LCNEC) 是肺大细胞癌的一种亚型，恶性程度高，进展较快，男性高发，中老年人多见，与吸烟密切相关。其临床表现与其他肺癌类似，极少有副癌综合征和异位皮质激素综合征表现。病变好发于上肺、周边肺野，表现为大肿块，边缘光滑，钙化空洞比较少见。其病理诊断需要注意与非典型类癌鉴别。LCNEC 早期不容易被发现，预后差，根治性手术是首选治疗方法。

精要回顾与启示

咯血伴肺部肿块是呼吸系统疾病的常见临床表现，可通过查找病原检查去诊断或排除感染性疾病，通常需要完善病灶部位的病理学检查以明确诊断。可以通过支气管镜下活检、灌洗、透支气管壁穿刺淋巴结或病灶取得细胞或组织学标本，通过经皮超声或 CT 引导下针穿活检也可能获取标本。当上述检查手段均不能获得阳性病理学证据来解释临床表现，而且病情进展时，如病情允许，可行病灶所在肺叶或全肺切除。

(叶阮健　高占成)

参考文献

1. Van Meerbeeck JP, Fennell DA, De Ruysscher DK. Small - cell lung cancer. Lancet, 2011, 378 (9804): 1741 -1755.
2. Ivoda A, Hiroshima K, Nakatami Y, et al. Pulmonary large cell neuroendocrine carcinoma : its place in the spectrum of pulmonary carcinoma. Ann Thorac Surq, 2007, 84 (2): 702-707.

病例 2　咳嗽、咳痰伴午后低热

一、入院疑诊

（一）病例信息

【病史】

女性患者，47 岁，主因间断咳嗽、咳痰、午后发热 2 个月余入院。患者 2 个多月前无明显诱因出现咳嗽、咳痰（为少量白痰，间断痰中带鲜红色血丝），伴有明显乏力、盗汗及午后发热，体温最高达 37.8℃左右，至当地医院就诊，X 线胸片发现左肺阴影，以头孢西丁和莫西沙星抗感染治疗 3 天，患者自觉咳嗽、咳痰较前加重，并出现胸闷、气短等不适。患者来我院就医，查胸部 CT 显示双肺多发斑片影，入院进一步诊治。患者自发病以来，精神、食欲好，二便正常，睡眠好，体重较前无明显减轻。

患者 1 年前曾发现亚急性甲状腺炎，应用泼尼松 3 个月后治愈停药；无其他特殊病史；无吸烟、饮酒史；个人史、家族史等无特殊。

【体格检查】

体温 36.5℃，心率 78 次 / 分，呼吸 20 次 / 分，血压 110/70mmHg；一般状态好，全身浅表淋巴结未触及肿大；胸部、双肺、心脏、腹部查体无异常。

【辅助检查】

1. PPD 试验强阳性（25mm×24mm）。

2. T-SPOT 阳性：混合淋巴细胞培养＋干扰素测定 A（ESAT-6）48SECs/2.5×10^{5}PBMC，混合淋巴细胞培养＋干扰素测定 B（CFP-10）48SECs/2.5×10^{5}PBMC。

3. 自身免疫病相关抗体均阴性。

4. 支气管镜检查未见明显异常（外院）。

5. 胸部 CT 显示左肺上叶及下叶可见散在分布的片状、云絮状阴影及实变影，右肺下叶尖段可见散在分布的小结节影（图 4-1-2-1），较 2 个月前无明显变化。

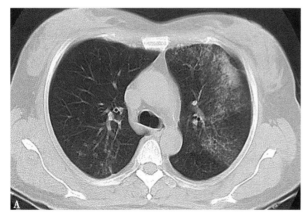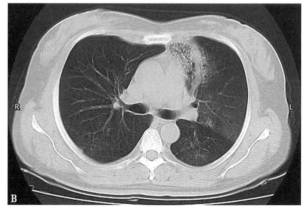

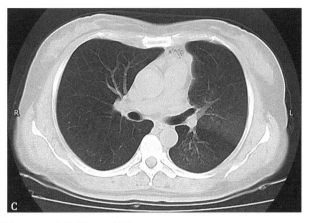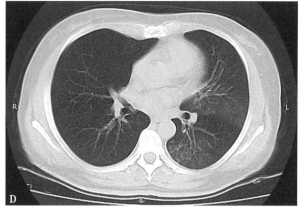

图 4-1-2-1 | 胸部 CT 表现

（二）临床思辨

【临床特点】

1. 患者为中年女性，慢性起病。

2. 既往有亚甲炎病史，1 年前曾应用激素治疗 3 个月。

3. 有咳嗽、咳痰等呼吸道症状，伴有长时间的午后低热，并伴明显乏力、盗汗等表现。

4. 查体无特殊发现。

5. PPD 试验强阳性（25mm×24mm），T-SPOT 阳性。

6. 影像学检查见左肺散在分布片状、云絮状阴影及实变影，两肺散在分布小结节影，抗感染治疗后无明显改善。

7. 患者病程已有 2 个月，期间曾应用多种抗感染药物治疗（包括头孢西丁 1 周、莫西沙星 2 周），症状及影像学表现无明显改善。

【思辨要点】

呼吸系统疾病的常见症状包括发热、咳嗽、咳痰、胸闷、气短等，但并无明显特异性，很多疾病均可表现为同样症状。对于发热伴有呼吸道症状和肺内阴影者，在确立诊断的过程中，首先应鉴别是感染性还是非感染性疾病。本病例最初的影像学表现及临床症状基本符合肺炎表现，故按照社区获得性肺炎（CAP）经验性应用头孢西丁及莫西沙星抗感染治疗近 2 个月，但患者的症状及影像学表现并无明显好转，所以应该重新审视之前的诊治过程是否正确。

1. 细菌性肺炎　患者平素身体健康，无基础肺疾病，先后经头孢西丁及莫西沙星治疗（基本可覆盖 CAP 的常见病原体，特别是莫西沙星），病情无明显好转，亦没有明显进展趋势，所以细菌性肺炎的可能性不大。

2. 病毒性肺炎　患者的发病季节正处于秋冬交界时，病毒性肺炎比较多发。病毒性肺炎患者外周血白细胞水平多正常或降低，肺内病灶常进展迅速，可以从初始的单叶段病灶很快发展为多叶段受累，并且较少发生肺组织坏死和气囊样改变（图 4-1-2-2）；可以在短期内迅速加重，发展为重症肺炎，甚或急性呼吸窘迫综合征（ARDS）；病程中淋巴细胞绝对值越低，预后越差；大部分患者病情呈自限性，常在 14 天后逐渐好转，很少呈迁延状态或亚急性过程。因此，本病例基本可以排除病毒性肺炎。

3. 肺结核　对于发热＞2 周伴双肺野高密度影患者，有必要鉴别肺结核。肺结核的影像学表现多种多样，成年人继发性肺结核影像学表现不仅可见点片状及条索状阴影和空洞影，还可以见间质性改变、囊性改变及团块状影像等（图 4-1-2-3～图 4-1-2-6）。本例患者存在长期午后低热、乏力、盗汗等中毒症状，肺内多发高密度影经规律抗感染治疗不见好转，存在激素使用史，且血 T-SPOT 阳性、PPD 试验强阳性，有患肺结核可能，须行进一步检查以鉴别。

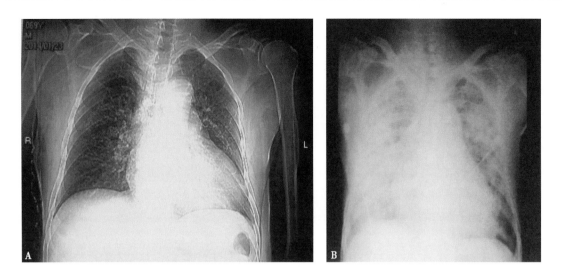

图 4-1-2-2 | 甲型 H_7N_9 流感病毒性肺炎胸部影像学表现

青年男性患者，胸部 X 线片于右肺中野可见小斑片高密度影（A），经呼吸道分泌物病原学检查确诊为甲型 H_7N_9 流感病毒感染，3 天后 X 线胸片显示病变明显进展，发展为双肺弥漫大片实变影（B）

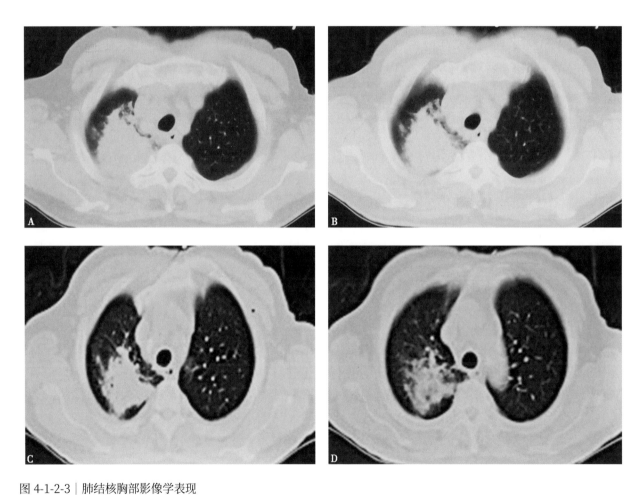

图 4-1-2-3 | 肺结核胸部影像学表现

中年男性患者，支气管肺泡灌洗液结核分枝杆菌涂片及培养均阳性，胸部影像学检查见右上肺团块影，抗结核治疗 2 个月后病变明显吸收

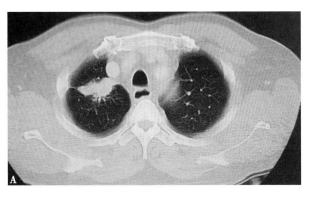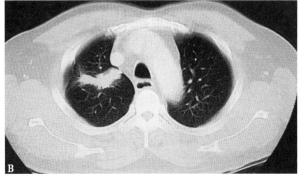

图 4-1-2-4 | 肺结核胸部影像学表现

中年男性患者，痰结核分枝杆菌培养阳性，胸部影像学检查见右上肺结节影，经抗结核治疗半年后几乎完全吸收

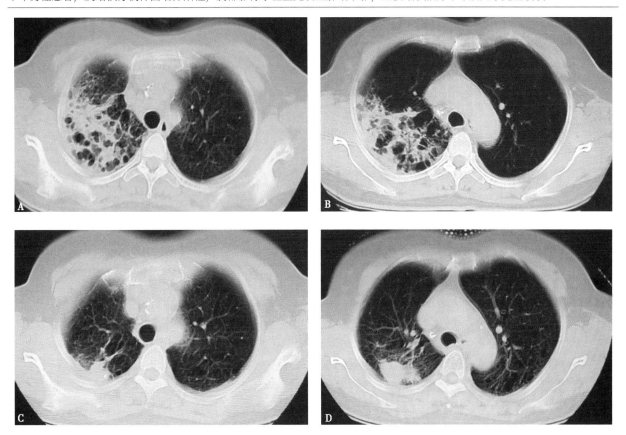

图 4-1-2-5 | 肺结核胸部影像学表现

中年女性患者，结核分枝杆菌涂片及培养均阳性，胸部影像学检查见右上肺广泛蜂窝状改变（A，B），经抗结核治疗半年后明显好转（C，D）

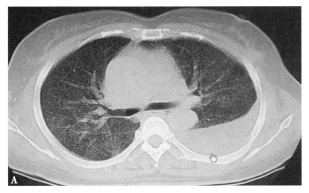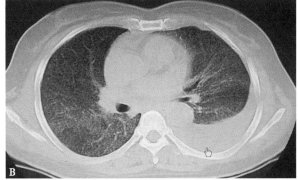

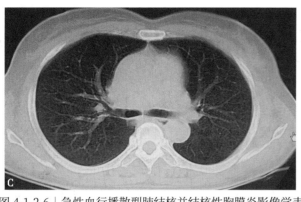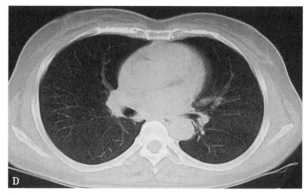

图 4-1-2-6 | 急性血行播散型肺结核并结核性胸膜炎影像学表现

中年女性患者，明确诊断为急性血行播散型肺结核并结核性胸膜炎（A、B），治疗 1 年后胸部 CT 显示肺内病变明显好转（C、D）

4. **非感染性疾病** 绝大多数有长期发热伴肺内阴影表现的非感染性疾病是结缔组织疾病及肿瘤性疾病（如淋巴瘤或肺癌导致阻塞性肺炎等）。①结缔组织病的临床表现除了长期发热外，往往还伴有关节、皮肤、肌肉、肾及血液等多系统肺外表现，单一累及肺组织者少见。而当累及肺组织时，大多出现双肺弥漫性间质改变或弥漫性肺泡内出血，可伴有少量胸腔积液，很少表现为局部肺叶受累。本例患者无明显肺外组织器官表现，风湿免疫检查未见异常，故结缔组织疾病导致肺损伤的可能性不大。②肺淋巴瘤往往表现为多发肺实变影，且伴随浅或深部淋巴结肿大，确诊主要依赖肺活检，必要时同时进行淋巴结活检和骨髓穿刺。本例患者无浅表淋巴结及纵隔淋巴结明显肿大，故考虑淋巴瘤可能性不大。③肺癌的影像学表现多样，最常见的为孤立或多发的团块状、结节状阴影，亦可出现偏心空洞，伴有淋巴管癌变时可表现为局部间质性改变，合并感染或造成阻塞性肺炎时患者会出现发热，经支气管镜和胸部CT检查大多可明确诊断。本例患者为女性，无长期吸烟及接触有毒物质等肿瘤高发因素，而胸部 CT未见典型肿瘤征象，且支气管镜检查（外院）未见明显异常，刷片及灌洗液均未见肿瘤细胞，根据现有资料诊断肿瘤性病变的证据不足，必要时可复查支气管镜检查。

二、诊治过程

（一）临床信息

【实验室检查】

1. 一般检查

（1）血常规：WBC $6.09×10^9$/L，N% 60%，血红蛋白和血小板均在正常范围。

（2）肝功能、肾功能、电解质、血糖均在正常范围（多次检验）。

2. 免疫相关检查 复查多项自身抗体（包括抗中性粒细胞胞质抗体），均阴性。

3. 感染相关检查 ESR 5.5mm/1h，CRP 3.30mg/L，抗结核抗体阴性，降钙素原（PCT）正常。血清病原学抗体检测（包括梅毒螺旋体、肺炎支原体、肺炎衣原体、军团杆菌、GM 试验）均阴性。血培养 2 次均阴性。痰找抗酸杆菌阴性，痰普通菌培养及真菌培养均阴性。

4. 肿瘤相关检查 癌胚抗原（CEA）10.47ng/ml，其余肿瘤标志物均阴性。多次痰细胞学检查均未发现肿瘤细胞。

【支气管镜检查】

支气管镜检查见双肺各叶段支气管通畅，未见气管、支气管内明显异常。支气管肺泡灌洗液检查可见较多淋巴细胞，未见肿瘤细胞，结核分枝杆菌涂片阴性（多次）。

【影像学检查】

入院 2 周后复查胸部 CT，与入院时相比，以双上肺为主的磨玻璃实变影无明显改变（图 4-1-2-7）。

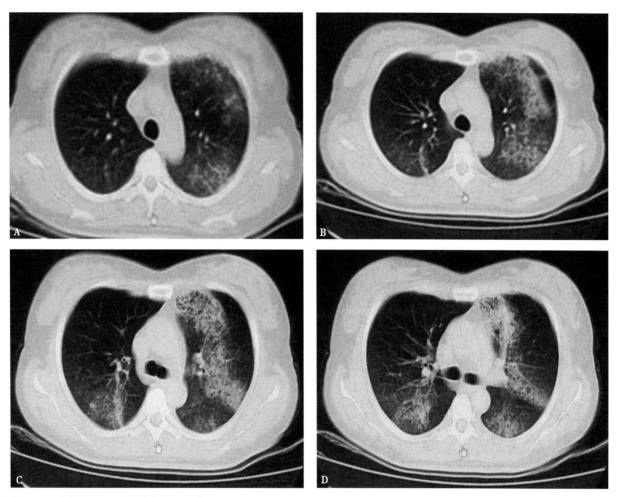

图 4-1-2-7 | 入院 2 周后复查胸部 CT 表现
胸部 CT 显示双肺上叶和下叶背段大片磨玻璃实变影

（二）临床思辨

根据患者临床表现及治疗反应，须思考以下问题：

1. 本病例是否存在细菌感染？

本例患者应用头孢西丁及莫西沙星超过 3 周，未见明显疗效和好转迹象，仍有午后低热、乏力、盗汗、咳嗽等症状，胸部 CT 表现未见明显好转，亦无明显进展，如果是感染性病变，则为无反应性肺炎，应考虑是否药物未能覆盖病原菌等原因。普通细菌感染若抗感染药物无效则病情必然进展，故需考虑特殊病原菌感染。

2. 本病例是否存在肺结核可能？

本例患者存在午后低热、乏力、盗汗、咳嗽等肺结核的临床表现，胸部影像学检查见病变位于多肺叶及肺段，PPD 试验强阳性，T-SPOT 阳性，提示存在结核分枝杆菌感染可能，虽然多次痰找抗酸杆菌均阴性，但仍不能完全排除。结核分枝杆菌培养周期较长，可能短时间内无结果，需暂时按照菌阴肺结核诊断标准分析。若痰结核分枝杆菌培养有所发现或抗结核治疗有效则更加确定肺结核诊断。

菌阴肺结核的诊断标准为具备以下①～⑥中 3 项或⑦、⑧中任何一项，均可确诊：①典型的肺结核临床表现及胸部 X 线表现；②抗结核治疗有效；③临床可排除其他非结核性肺部疾病；④ PPD 实验强阳性，血清抗结核抗体阳性；⑤痰结核分枝杆菌 PCR 和探针检测阳性；⑥肺外组织病理检查证实结核病变；⑦支气管肺泡灌洗液（BALF）检出抗酸杆菌；⑧支气管或肺部组织病理检查证实结核病变。

3. 如何确定病原体？

确定感染病原，可通过无创和有创手段获得标本，进行相关检测。

（1）本例患者通过无创手段获得标本检测，培养病原（外周血、呼吸道分泌物和 BALF 等）检测均阴性；抗体检测（血清抗体酶联免疫吸附法）和机体病原免疫反应检测（PPD、T-SPOT 等）有阳性发现。还可考虑使用基因检测的方法，包括结核分枝杆菌 DNA 检测及 Xpert MTB/RIF 测定。

（2）通过有创手段获取标本检测，包括 CT 引导下经皮穿刺、B 超引导下穿刺、气道超声内镜引导下穿刺和外科胸腔镜手术等。由于本例患者胸部影像学表现显示病变较为散在，进行经皮穿刺获取标本，不能保证取材满意，并且存在发生气胸的风险，故不建议实施经皮穿刺肺活检。选择外科胸腔镜下肺活检，对病灶进行病理和病原学深入检查是阳性率较高的办法，但经反复沟通，患者及家属均表示不接受有创检查手段。

4. 对于本例患者，还需注意的哪些问题？

患者化验检查结果中还发现一点是我们不该忽视的，就是 CEA 升高，但对患者进行了多次痰及支气管肺泡灌洗液病理检查，均未发现肿瘤细胞，而且影像学表现并也非典型肿瘤表现，尚需临床动态监测。

三、临床确诊

（一）临床信息

经临床检查与分析，考虑患者患肺结核可能性大，故予异烟肼（0.3g，每天 1 次）、利福平（0.45g，每天 1 次）、乙胺丁醇（0.75g，每天 1 次）、吡嗪酰胺（0.5g，每天 3 次）联合抗结核治疗 3 个月。期间痰培养发现结核分枝杆菌阳性，对抗结核药物敏感，故明确肺结核诊断。

经治疗，患者体温恢复正常，但其他临床症状仍未能改善，且逐渐出现左侧胸痛及活动后胸闷、气短，不能完全用肺结核解释病情变化，结合患者之前血清 CEA 水平高于正常范围，复查胸部 CT 显示病变较前无明显好转（图 4-1-2-8），治疗效果与结核分枝杆菌药敏试验结果不一致，考虑同时合并其他疾病可能。

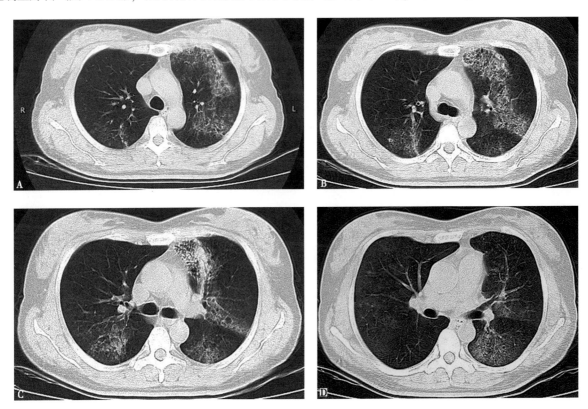

图 4-1-2-8 | 抗结核治疗 3 个月时复查胸部 CT 表现

第二次入院后化验检查结果如下：

血常规：WBC 5.09×10^9/L，PLT 135×10^9/L，Hb 145g/L。

肝功能、肾功能、电解质、血糖均正常。

感染相关检查：ESR 1.0mm/L，CRP 8.62mg/L，抗结核抗体阴性，PCT 正常。

肿瘤标志物：CEA 18.50ng/ml。

血气分析：pH 7.482，PaO_2 85.4mmHg，$PaCO_2$ 30.8mmHg，HCO_3^- 22.8mmol/L，SaO_2 98.4%。痰找抗酸杆菌均阴性，痰普通菌培养及真菌培养均阴性。

由于患者 CEA 呈明显上升趋势，且出现左侧胸痛及活动后胸闷、气短症状，应高度警惕肿瘤性病变，遂再次行支气管镜检查。镜下显示支气管炎性改变（图 4-1-2-9）；肺活检病理显示少许肺组织呈慢性炎症（图 4-1-2-10）；支气管肺泡灌洗液细胞学检查发现腺癌肿瘤细胞。随后的痰液细胞学检查也发现腺癌肿瘤细胞（图 4-1-2-11）。

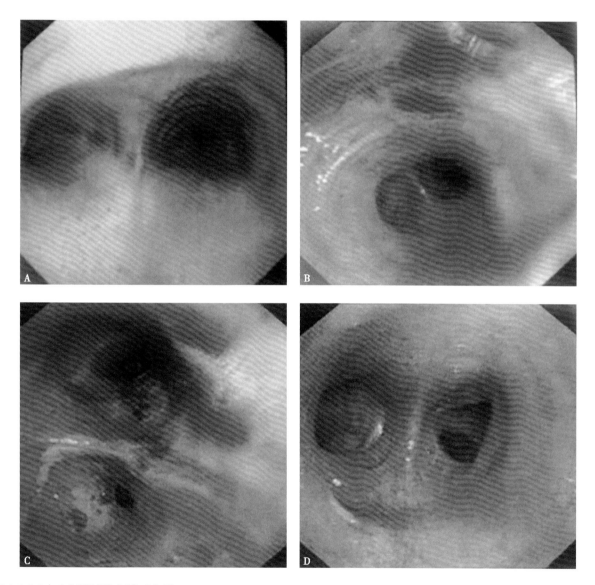

图 4-1-2-9 | 支气管镜检查镜下表现

镜下可见各级支气管内较多白色泡沫痰，未见新生物

A. 隆嵴；B. 左舌叶；C. 左下叶；D. 右上叶

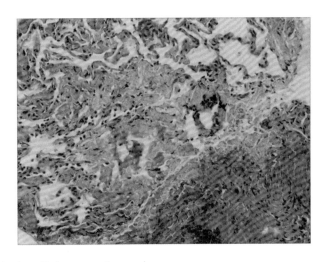

图 4-1-2-10｜肺活检病理改变（HE 染色，200×）

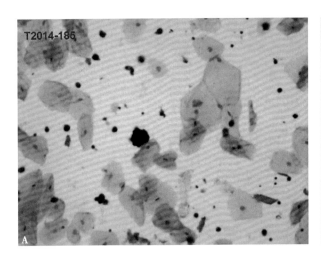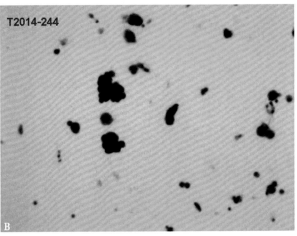

图 4-1-2-11｜痰及支气管肺泡灌洗液液基细胞学检查结果（瑞氏染色，200×）
痰病理检查发现腺癌细胞（A）；支气管肺泡灌洗液检查发现腺癌细胞（B）

最后诊断：继发性肺结核，肺癌。
治疗：继续给予抗结核治疗，同时转至肿瘤医院继续进一步诊治。

（二）临床思辨

通过一系列经验的、循证的临床取证和分析，患者肺内病变的最终诊断比较令人意外。肺结核合并肺癌在临床上并不罕见，但本例患者影像学表现值得临床重视。

继发性肺结核占成年人肺内结核病的绝大多数，绝大部分呈慢性和亚急性经过。其临床及影像学表现多种多样，尤其是痰菌阴性者明确诊断难度很大。本例患者结核免疫方面检测均呈强阳性，而且呼吸道分泌物结核分枝杆菌培养阳性也证明诊断肺结核的正确性。

肺炎型肺癌（pneumonic-type lung cancer，PTLC）是肺腺癌以肺炎样影像表现的一种特殊类型，由于其 X 线胸片及胸部 CT 缺乏肺癌常见的肿块征象，仅见大片或小片状密度增高影，临床上极易误诊。其病理学基础是源于细支气管或肺泡的癌组织呈浸润性生长，故呈现肺炎样大片或斑片状阴影；同时，由于肿瘤周围纤维组织增生，导致癌旁肺组织含气、气腔扩张，常出现空泡征或支气管充气征，侵犯胸膜时可有胸膜凹陷征。

肺结核患者发生肺癌的风险是一般人群的 2.5 倍以上，早期诊断尤为重要，但由于二者均有发热、咳嗽、咳血痰、胸痛等非特征性症状，易造成漏诊、误诊，导致病情延误。

精要回顾与启示

长期发热伴肺内阴影是呼吸系统疾病常见的表现之一，明确是否为感染性疾病至关重要。大多数情况下这可能是普通细菌感染所致肺炎，实施经验性抗感染治疗，疗效显著，可达到临床治愈。但若遇到特异性感染或非感染性疾病，其诊断和治疗均会有一定难度，特别是特异性感染与非感染性疾病合并存在时，很容易造成误诊或漏诊，需要临床医师依据临床线索，寻根探究。

肺结核合并肺癌在临床上并不罕见，但本病例这样肺结核合并肺炎型肺癌的特殊表现形式在临床上并不多见。本病例的诊断和治疗结果提示：①肺癌的表现呈多样性、复杂性，大大增加了临床确诊难度；②一定要重视临床化验检查所提示的结果（本病例血清 CEA 始终高于正常水平，应引起重视）。

（韩骏锋　梅早仙）

病例3　咳嗽、呼吸困难伴双肺弥漫性间质病变

一、入院疑诊

（一）病例信息

【病史】

女性患者，58 岁，教师，主因咳嗽 2 个月，活动后气短半个月住院治疗。患者 2 个月前无明显诱因出现间断咳嗽，夜间为著，无发热、咳痰、咯血、胸痛，抗感染治疗效果不佳，半个月前出现活动后气短，且症状进行性加重，不能登楼梯，无夜间阵发性呼吸困难及端坐呼吸，为进一步诊治收入院。患者自发病以来，无皮疹、光过敏、关节肿痛、口腔溃疡、雷诺现象，精神、食欲、睡眠可，大小便正常，近期体重无明显变化。

患者既往患颈椎病，6 个月前口服减肥药芬氟拉明 3 个月，否认高血压、心脏病、糖尿病、结核及肿瘤病史；吸烟 3 年，3~4 支 / 天，已戒烟，否认饮酒史；否认家族肿瘤、遗传性疾病病史。

【体格查体】

体温 36.8℃，心率 84 次 / 分，呼吸 18 次 / 分，血压 135/90mmHg。一般情况可，全身浅表淋巴结未触及肿大；双下肺可闻及细小湿啰音；心律齐，未闻明显心脏病理性杂音；腹软，无压痛、反跳痛及肌紧张，肝、脾肋下未触及，双肾区无叩痛；双下肢无水肿，无杵状指。

【影像学检查】

X 线胸片示双肺纤维索条状、网状及小点状浸润影，右肋膈角变钝。

胸部 CT 示双肺弥漫性间质改变，支气管血管束不均一结节状增粗，从肺门向外周呈放射状，部分分支末梢可到达胸膜，气管前、腔静脉后、隆嵴旁、主动脉旁等纵隔淋巴结肿大，右侧少量胸腔积液（图 4-1-3-1）。

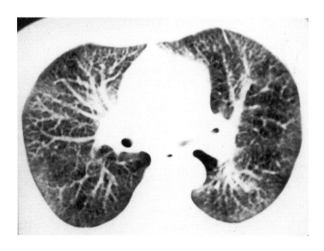

图 4-1-3-1 | 胸部 CT 表现
胸部 CT 可见双肺弥漫性间质病变，支气管血管束增粗

（二）临床思辨

【临床特点】

1. 患者为中年女性，病程呈慢性。
2. 主要症状及体征为进行性加重的咳嗽及活动后气短，双下肺可闻及细小湿啰音。
3. 影像学检查示双肺弥漫性间质病变，纵隔淋巴结增大，少量胸腔积液。
4. 抗感染疗效不佳。

【思辨要点】

患者为中年女性，以咳嗽、活动后气短为主要临床表现，结合影像学特征表现为弥漫性肺间质病变，首先需要考虑如下疾病：

间质性肺炎：可见于风湿免疫病、有害职业暴露以及药物性肺损伤等，若无明确病因，考虑为特发性。本例患者既往长期接触粉尘，有患本病可能，需完善胸部 HRCT 进一步明确诊断；虽然无皮疹、关节肿痛等器官受累表现，仍需要完善自身抗体检测以排除自身免疫性疾病肺部受累；曾口服芬氟拉明 3 个月，但该药并无导致间质性肺疾病的报道，故考虑药物性肺病可能性不大。

结节病：常表现为双侧对称性纵隔、肺门淋巴结肿大，累及肺部时也可以出现肺间质改变。本例患者目前尚不能排除该病可能，可完善血管紧张素转化酶（angiotensin-convertion enzyme，ACE）、支气管肺泡灌洗液 CD_4/CD_8 比值、淋巴结或肺组织活检进一步协助诊断。

恶性肿瘤：本例患者胸部影像学表现为纵隔淋巴结肿大、肺部间质病变及胸腔积液，需考虑恶性肿瘤转移可能，由于未见肺部原发占位性病变，故需进一步完善检查以明确有无其他部位肿瘤。

心源性肺水肿：胸部 CT 表现也可为肺门周围血管束增粗及肺间质病变。本例患者症状表现为活动后呼吸困难、夜间为著的咳嗽，结合胸部 CT 表现，需排除是否存在肺水肿。鉴于患者既往无高血压及心脏病病史，无少尿、夜间阵发性呼吸困难及端坐呼吸，胸部 CT 影像学未见心脏增大，该诊断可能性不大。

感染性疾病：可引起肺间质病变的感染性疾病主要包括非典型病原体及病毒感染，但感染性疾病表现为急性病程，常合并发热、寒战等感染中毒表现。本例患者临床表现与此不符。另外，患者出现纵隔淋巴结肿大，故还需要排除结核分枝杆菌感染的可能。

二、诊治过程

（一）临床信息

【实验室检查】

1. 血常规　WBC $8.6×10^9/L$，N% 71.47%，Hb 146.4g/L，PLT $207×10^9/L$。
2. 其他　尿、便常规正常；肝、肾功能正常；自身抗体阴性；ESR 30mm/1h；PPD 试验阳性；血 ACE 正常。

【影像学检查】

1. 胸部 HRCT　示双肺弥漫性小结节影，以周边分布为主，小叶间隔和叶间胸膜可见不规则结节状增厚，肺野内细小网状结节影（图 4-1-3-2）。

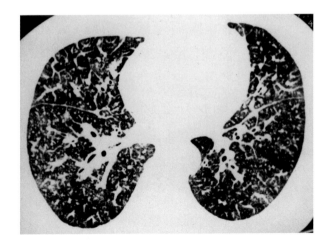

图 4-1-3-2 | 胸部 HRCT 表现

2. 其他 腹部 B 超、上消化道钡餐、气钡双重结肠造影及乳腺 X 线钼靶等检查未发现肝、胆、脾、胰、肾、上消化道、结肠、乳腺等部位肿瘤性占位性病变。

【其他检查】

1. 心电图 未见异常。

2. 血气分析（室内空气） pH 7.438, PaO_2 78.4mmHg, $PaCO_2$ 37.0mmHg, HCO_3^- 24.8mmol/L。

3. 肺功能检查 FEV_1 75% 预计值，FVC 74% 预计值，FEV_1/FVC 83%，RV 127% 预计值，TLC 102% 预计值，呼气中期流速下降，弥散功能正常。

4. 支气管镜检查 未见腔内新生物，可见黏膜稍充血、肥厚，管腔内较多白色黏稠分泌物，支气管肺泡灌洗液检测细菌、真菌、结核分枝杆菌阴性，涂片病理未见恶性细胞。

（二）临床思辨

HRCT 较普通 CT 更加清晰地展示了患者肺间质病变的情况，表现为弥漫性肺结节影，结节与肺内淋巴引流相关，累及胸膜、小叶间隔、支气管血管束周围结缔组织，考虑为沿周边淋巴管分布的结节。

结合患者其他辅助检查的结果，目前需要考虑如下问题：

1. 如何进一步鉴别诊断？

根据患者 HRCT 表现为沿淋巴管分布的周边型结节，可逐渐缩小鉴别诊断的范围：

（1）结节病：可出现沿淋巴管分布的结节影伴小叶间隔增厚。本例患者血 ACE 水平正常、PPD 试验阳性不支持结节病诊断，但血 ACE 水平正常和 PPD 试验并非排除结节病的指标，故最终确诊仍需要病理检查结果。

（2）肺淋巴管癌病（PLC）：指肿瘤在肺内沿淋巴管转移，影像学表现为肺部弥漫性沿淋巴管分布的结节及肺间质改变。PLC 可来源于肺部肿瘤转移，此时可发现肺内原发肿瘤灶（图 4-1-3-3）；也可来源于肺外肿瘤转移，而在肺部不能发现明确的原发灶（图 4-1-3-4）。本例患者除 HRCT 表现与 PLC 相似外，还合并纵隔淋巴结增大及胸腔积液，但肺、消化道、乳腺等部位均未发现明确原发灶，支气管肺泡灌洗液亦未找到肿瘤细胞，因此不能排除 PLC，还需要更多的组织标本来进行病理诊断。

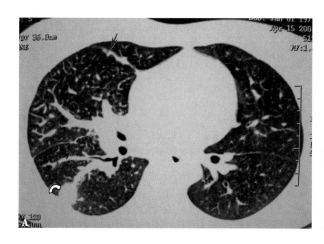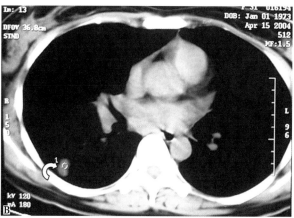

图 4-1-3-3 | 肺淋巴管癌病胸部 CT 表现

肺窗示右肺下叶背段团块影（弧形箭头），伴右肺野内肺纹理增粗，右肺叶间裂增厚和结节样改变（蓝色箭头为斜裂，红色箭头为水平裂），并见小叶间隔及小叶内间隔增厚（A）；纵隔窗示右下肺背段占位性病变（弧形箭头），未见肺门淋巴结肿大和胸腔积液（B）。病理诊断为肺淋巴管癌病

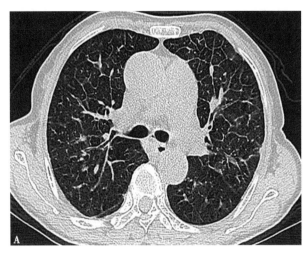
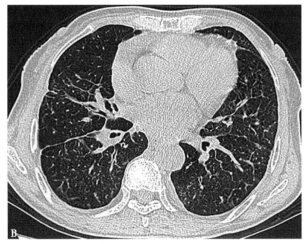

图 4-1-3-4 | 肺淋巴管癌病胸部 CT 表现

女性患者，诊断为肺淋巴管癌病。胸部 CT 表现为双肺弥漫性小叶间隔增厚、叶间胸膜不规则增厚，未发现肺部原发肿瘤灶

（3）肺淋巴瘤：可沿淋巴管走行分布。本例患者并未合并浅表淋巴结肿大，最终确诊也需要肺部病理诊断的支持。

（4）粟粒性肺结核：影像学表现也可见双肺弥漫性结节影，但以随机分布为特点，大小、分布、密度更加均匀、一致，小叶间隔增厚并不常见。本例患者出现血沉增快及 PPD 试验阳性，符合结核表现，但胸部 HRCT 示小叶间隔和叶间胸膜不规则结节状增厚，且未出现发热等结核中毒症状，支气管肺泡灌洗液抗酸染色阴性，与结核表现不符，故可基本排除此病。

（5）淋巴细胞性间质性肺炎：淋巴细胞在肺间质中浸润，也可出现类似影像学表现。但本病例无自身免疫病证据，肺功能无限制性通气功能障碍的表现，与此病表现不符，故可排除。

（6）矽肺：也可出现上述影像学表现，但患者有明确的二氧化硅粉尘接触史。本例患者情况与此不符。

（7）心源性肺水肿：一般表现为小叶间隔平滑增厚。本例患者胸部影像学表现为结节状增厚的小叶间隔，与之不符，故可排除。

2. 对于本病例，下一步应如何完善检查以明确诊断？

根据以上分析结果，本病例的鉴别诊断主要集中在结节病及恶性肿瘤，最终确诊需要依靠病理检查。获取病理标本的方式可考虑经支气管肺活检、淋巴结活检及外科肺活检等。外科肺活检可取得大块组织标本，获得确切诊断的可靠性最大。当结节病累及支气管黏膜时，行支气管内膜活检具有诊断意义，但本例患者支气管镜下未见黏膜受累表现。

结节病特征性病理表现为非干酪样坏死性肉芽肿形成。肺淋巴管癌病病理表现为脏层胸膜下、肺间质内的淋巴管内肿瘤细胞呈团块样生长，癌栓形成，部分癌栓周围可见不同程度淋巴细胞浸润和（或）间质纤维组织增生。

三、临床确诊

（一）临床信息

胸腔镜肺活检术中见右侧胸腔积液，未见胸膜或肺占位性病变，右中叶肺活检标本病理示胸膜下、肺内小淋巴管内可见大量鳞状细胞癌栓，灶状血管内血栓和癌栓，符合淋巴管癌病（图 4-1-3-5）。

最后诊断：肺淋巴管癌病。

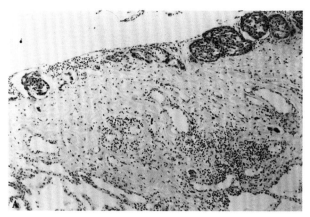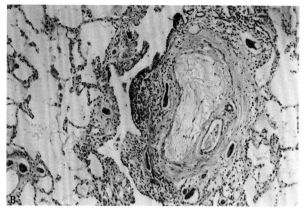

图 4-1-3-5｜右肺中叶活检标本病理表现

右肺中叶活检标本病理检查显示脏层胸膜下及肺组织淋巴管扩张，其内可见大量癌栓（A. HE 染色，200×）；肺间质中和血管壁周围淋巴管内可见大量癌栓（B. HE 染色，200×）

（二）临床思辨

肺淋巴管癌病（PLC）的概念最早由 Troisier 于 1873 年提出，是肿瘤细胞沿淋巴管转移且在淋巴管中弥漫性生长的一种少见的表现形式。PLC 约占所有肺部转移性肿瘤的 6%～8%。PLC 主要以腺癌多见（有报道称可占 90%），鳞癌及神经内分泌肿瘤次之。淋巴管内转移性腺癌常来源于乳腺、胃、胰腺、肺、甲状腺等多部位肿瘤；转移性鳞癌主要来源于宫颈、口咽部和肺等部位。

PLC 可分为局灶性和弥漫性。局灶性 PLC 主要见于肺癌的局部淋巴管转移，弥漫性 PLC 多见于肺外肿瘤转移。PLC 根据肿瘤细胞在淋巴管内可能的生长方式分为逆行性和顺行性两种。逆行性 PLC 指肿瘤首先转移至局部段叶支气管旁或肺门淋巴结，以及纵隔淋巴结，使局部淋巴回流障碍，远端淋巴管扩张，继之肿瘤细胞脱落，并沿淋巴管逆行生长，甚至达周边脏层胸膜间皮下淋巴管起始部位，主要见于原发性肺癌的直接浸润或在肺门和纵隔淋巴结转移，故在早期即可发现肺门淋巴结肿大；顺行性 PLC 指肿瘤细胞经血行转移，直接种植于脏层胸膜间皮下及肺内的淋巴管内，再沿淋巴管顺行向中心淋巴管生长，最后导致肺门和（或）纵隔淋巴结肿大，故此类型 PLC 在早期并不一定伴有肺门淋巴结肿大，可发生于任何部位的肿瘤。肿瘤细胞这种在脏层胸膜间皮细胞层下淋巴管内和肺间质淋巴管内的生长倾向在发病机制上仍不完全明确。

PLC 的临床表现并不特异，临床症状可先于胸部 X 线表现出现。除原发部位肿瘤表现外，可伴有锁骨上窝、腋窝淋巴结肿大。除非同时合并原发性肺癌，否则极少见杵状指 / 趾。胸部 X 线片可见网状、结节状间质改变，可见 Kerley 线及叶间裂增厚，部分患者可见肺门淋巴结肿大及胸腔积液。胸部 HRCT 有助于鉴别诊断，表现为弥漫性肺间质改变，支气管血管束增粗，结节影沿淋巴管分布，小叶间隔结节样增厚（串珠样增厚，如本例患者所示）或平滑增厚。PET-CT 也可用于 PLC 及原发病灶的诊断。PLC 患者肺功能可表现为正常或轻度限制性通气功能障碍，不伴或伴有弥散功能障碍。外科肺活检确诊率高。本病的原发灶有时难以找到，如本例患者最终也未找到原发灶。PLC 患者已丧失手术机会，治疗以化疗及对症治疗为主，预后差，约 50% 患者在 3 个月内死亡。

精要回顾与启示

肺淋巴管癌病（PLC）可表现为局灶性或弥漫性间质性肺疾病，其发生在临床上并不少见。局灶性肺淋巴管癌病主要继发于同侧中晚期肺癌；而双肺弥漫性肺淋巴管癌病则既可见于肺癌，也可源于其他器官和组织恶性肿瘤，如胃癌、乳腺癌、甲状腺癌等。PLC 的临床表现轻重不一，但常呈进行性加重。胸部 HRCT 见"肺内小结节以沿淋巴管分布为主，支气管血管束结节样增粗伴小叶间隔不规则增厚"

表现，具有一定特征性，如果同时见纵隔淋巴结肿大和胸腔积液，则更支持这一诊断。本例患者临床起病隐匿，症状较轻，但 HRCT 可见典型淋巴管癌病表现，并经病理检查得到进一步证实。

（李　冉　高占成）

参考文献

1. Harold JT. Lymphangitis carcinomatosa of the lungs. Q J Med, 1952, 21（83）: 353-360.
2. Bruce DM, Heys SD, Eremin O. Lymphangitis carcinomatosa : a literature review. J R Coll Surg Edinb, 1996, 41（1）: 7-13.
3. Mapel DW, Fei RH, Crowell RE. Adenocarcinoma of the lung presenting as a diffuse interstitial process in a 25-year-old man. Lung Cancer, 1996, 15（2）: 239-244.
4. Levy H, Horak DA, Lewis MI. The value of bronchial washings and bronchoalveolar lavage in the diagnosis of lymphangitic carcinomatosis. Chest, 1988, 94（5）: 1028-1030.
5. Acikgoz G, Kim SM, Houseni M, et al. Pulmonary lymphangitic carcinomatosis（PLC）: spectrum of FDG-PET findings. Clin Nucl Med, 2006, 31（11）: 673-678.
6. Yang SP, Lin CC. Lymphangitic carcinomatosis of the lungs. The clinical significance of its roentgenologic classification. Chest, 1972, 62（2）: 179-187.

第二节 ｜ 肺转移癌

病例 1　呼吸困难伴肺内弥漫性病变

一、入院疑诊

（一）病例信息

【病史】

　　女性患者，62 岁，6 个月前无诱因出现活动后喘憋，偶有咳嗽，咳少量白色泡沫痰，无发热、胸闷、胸痛，无心悸、气短，无夜间憋醒，休息 1～2 分钟好转，未进行正规治疗；4 个月前活动后喘憋加重，活动耐量下降，当地医院胸部 CT 示间质性肺炎，口服泼尼松（30mg，每天 1 次）后病情好转不明显；2 个月前无诱因出现双侧下胸侧部胀痛，与呼吸运动无关，咳嗽频繁，偶咳少许白色泡沫痰，于外院门诊采取激素加量治疗（甲泼尼龙 80mg，每天 1 次），3 天后喘憋及活动耐量明显改善，遂予口服泼尼松（60mg，每天 1 次）、环磷酰胺（100mg，每天 1 次）治疗，1 个月前因出现严重脱发，头皮皮疹加重，考虑为药品不良反应，遂停用环磷酰胺，口服激素逐渐减量；1 周前泼尼松减至 35mg，每天 1 次时，再次出现上述胸痛症状，以左侧为著，进一步诊治住院。患者自发病以来，无发热、咯血，无心悸、气短，无双下肢水肿，无口干、眼干、光过敏、牙齿脱落、关节痛等，食欲差，睡眠、精神可，尿、便无异常，近 6 个月体重下降 10kg。

　　患者 13 年前因输卵管畸胎瘤行一侧附件肿物切除术；4 个多月前出现发际处头皮发红，轻度瘙痒，未重视；3 个月前头顶出现红色斑块、结节，无瘙痒及疼痛；2 个月前使用环磷酰胺（cyclophosphamide, CTX）后，皮疹明显加重，逐渐出现弥漫性脱发，缓慢增大至前额；1 个月前出现皮肤瘙痒，外院诊断为过敏性皮炎，予依巴斯汀片及复方甘草酸苷治疗，无好转。患者长期从事财会工作，无其他特殊病史。

【体格检查】

体温 36.6℃，心率 103 次 / 分，呼吸 24 次 / 分，血压 130/80mmHg。头顶见弥漫性脱发，前额至枕部见弥漫性红色斑块、结节，以头顶部为著，高出皮面，皮温不高，质较硬，有少许鳞屑，无破溃、结痂、萎缩、瘢痕等。全身浅表淋巴结未触及肿大。双肺呼吸音粗，双下肺呼吸音弱，双下肺可闻 Velcro 啰音。心律齐，各瓣膜听诊区未闻病理性杂音。下腹正中可见一长约 5cm 纵行陈旧性手术瘢痕。腹软、无压痛，肝、脾肋下未触及，无移动性浊音。双下肢无水肿。无杵状指（趾）。

【实验室检查】

血气分析（面罩吸氧 10L/min）：pH 7.49，$PaCO_2$ 33mmHg，PaO_2 82mmHg，HCO_3^- 25.1mmol/l，SaO_2 97%。

血常规：WBC $12.34×10^9$/L，N% 88.8%，Hb 144g/L，PLT $247×10^9$/L。

肝肾功能、电解质、弥散性血管内凝血（DIC）相关检查（凝血酶原时间、凝血酶原活动度、INR、纤维蛋白原、纤维蛋白降解产物、D- 二聚体、活化部分凝血酶原时间）、心肌酶均未见明显异常。

支气管肺泡灌洗液：回收量 65ml，有核细胞总数 $3.77×10^6$/L，吞噬细胞百分比 89%，中性粒细胞百分比 1%，淋巴细胞百分比 10%。其中，T 细胞亚群：CD3 90.46%，CD4 48.9%，CD8 38.8%，CD4/CD8 比值 1.3。

支气管分泌物结核分枝杆菌、非结核分枝杆菌复合群 DNA 阴性。

【影像学检查】

胸部 CT：双肺弥漫间质性病变伴多发小结节（图 4-2-1-1）。2 个月后，随着病程延长，原有结节样病灶增多，病灶融合，形成磨玻璃及实变影，并出现双侧胸腔积液和少量心包积液（图 4-2-1-2）。

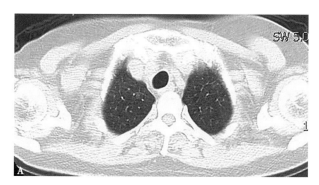
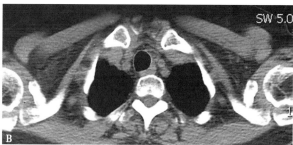
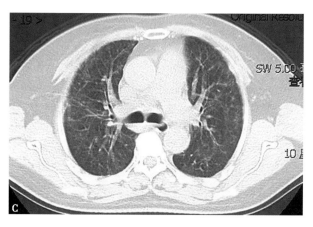
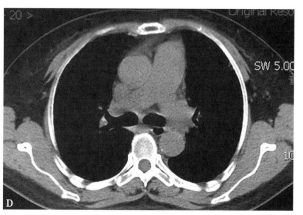

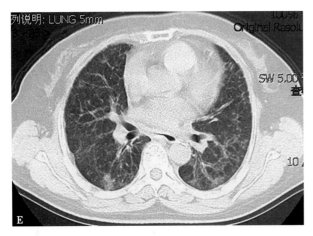
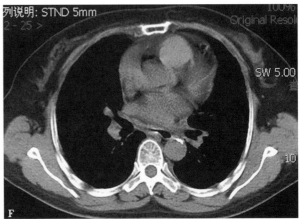
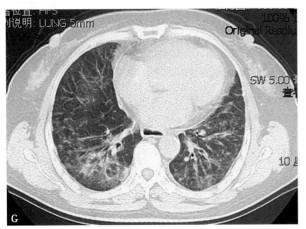
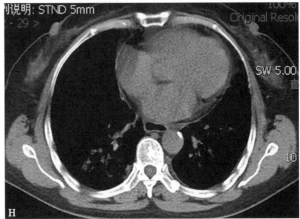
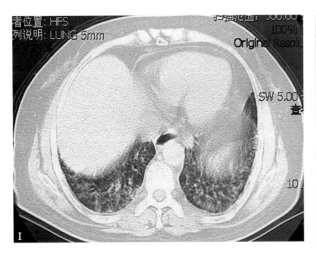
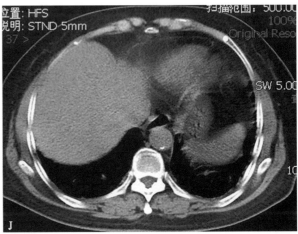

图 4-2-1-1 | 胸部 CT 表现（2014-03-05）

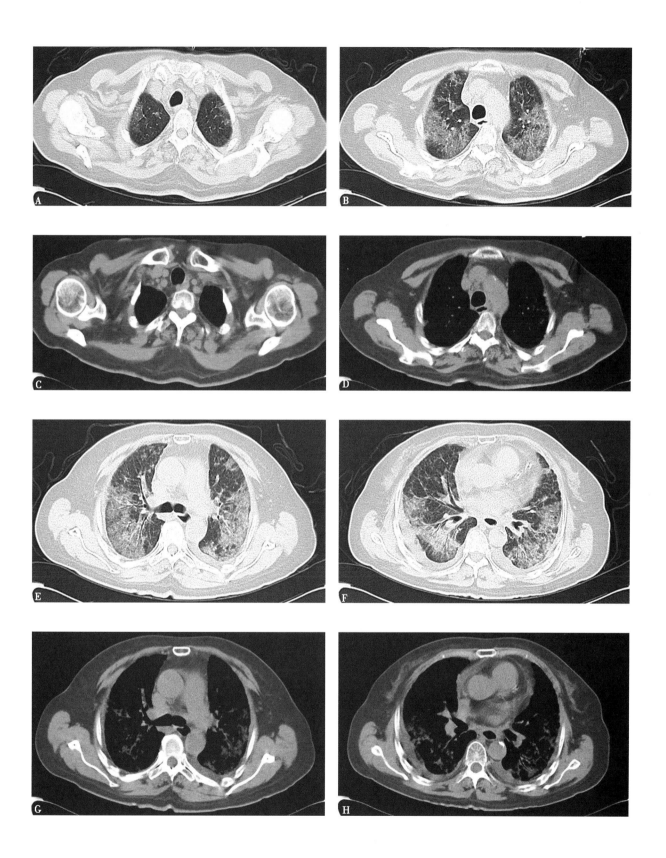

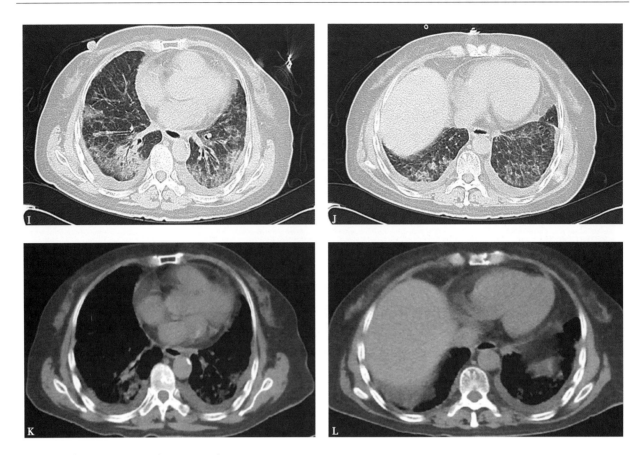

图 4-2-1-2 | 胸部 CT 表现（2014-05-22）

（二）临床思辨

【临床特点】

1. 患者为老年女性，病程呈慢性（已半年），持续进展。

2. 主要症状和体征为活动后喘憋、咳嗽、少许白色黏液泡沫痰。

3. 血气分析提示 I 型呼吸衰竭，白细胞轻度增高。

4. 胸部影像学表现由双肺弥漫性磨玻璃影并多发小结节样改变，逐渐进展至大片磨玻璃影、局部实变结节并双侧胸腔积液。

5. 应用激素后，患者临床症状有所好转，但影像学表现持续进展。

【思辨要点】

肺间质病的常见临床症状是咳嗽、渐进性呼吸困难，查体可闻 Velcro 音，胸部影像学表现为弥漫性间质肺病，晚期患者动脉血气分析可表现为 I 型呼吸衰竭。

1. 哪些疾病可导致双肺弥漫性间质性病变？

弥漫性间质性肺疾病常被分为：①继发性间质性肺疾病，如继发于结缔组织疾病、感染、药物损伤、肿瘤、职业性因素等；②原发性间质性疾病，如结节病、肺泡蛋白沉积症、肺朗格汉斯细胞组织细胞增多症、肺淋巴管平滑肌瘤病、慢性嗜酸性粒细胞性肺炎（chronic eosinophilic pneumonia，CEP）、特发性肺含铁血黄素沉着症等；③特发性间质性肺炎。其中，特发性间质性肺炎又被分为 3 大类：①主要特发性间质性肺炎，包括特发性肺纤维化（IPF）、特发性非特异性间质性肺炎（idiopathic nonspecific interstitial pneumonia，INSIP）、呼吸性细支气管炎伴间质性肺疾病（RB-ILD）、脱屑性间质性肺炎（DIP）、隐源性机化性肺炎（COP）和急性间质性肺炎（AIP）；②少见特发性间质性肺炎，包括特发性淋巴细胞性间质性肺炎（idiopathic lymphoid interstitial pneumonia，ILIP）和特发性胸膜肺弹力纤维增生症（idiopathic pleuroparenchymal fibroelastosis，IPPFE）；③不能分类的特发性间质性肺炎，如急性纤维素性机化性肺炎（AFOP）等。

诊断特发性肺间质病必须首先充分评估并排除其他可导致弥漫性间质性肺疾病的原因。

2. 目前获得的本病例的临床信息中是否存在继发性弥漫性间质性肺疾病的诊断线索？

临床上，提示继发性间质性肺病的线索可能非常隐匿，常不被患者及其家属注意，但可能成为确诊的关键因素。这些线索主要包括以下几方面：

（1）病史：包括既往患病情况以及环境、职业接触或吸入史、药物应用史、家族史等。

（2）症状、体征：患者可无自觉症状，也可出现不同程度的活动后呼吸困难、干咳、发绀、肺部Velcro 音、杵状指等特征。如果并发皮肤、关节、神经、肌肉、五官症状或体征，应警惕继发性肺间质病。

（3）辅助检查：如果有 ANA、ANCA、环瓜氨酸肽（cyclic citrullinated peptide，CCP）、IgG4等免疫学指标异常，或心、肝、肾、血液等系统受累，应警惕继发性弥漫性间质性肺疾病的可能。

（4）治疗反应：如果抗感染治疗或利尿治疗等效果显著，应考虑感染、心力衰竭等因素继发的肺间质病变。

本例患者有呼吸困难、咳嗽、少痰，逐渐进展至 I 型呼吸衰竭，同时伴发头部皮疹，应用抗过敏药物效果不佳，有明显食欲缺乏、消瘦、胸痛症状，故应谨慎排查继发性肺间质病变。

二、诊治过程

（一）临床信息

【实验室检查】

尿常规、便常规、肝功能、肾功能、电解质、血脂、凝血功能、乙肝病毒、丙肝病毒、梅毒螺旋体和 HIV 检测均未见异常；HbA1c 6.7%；ESR 40mm/1h；PCT 未见异常。

多次血巨细胞病毒、EB 病毒、腺病毒 PCR 阴性；痰培养见鲍曼不动杆菌；痰真菌涂片可见孢子，培养示热带念珠菌；痰抗酸及结核 PCR 均阴性。

重新检查支气管肺泡灌洗液 T 细胞亚群：CD3 76%、CD4 23.7%、CD8 43.6%、CD4/CD8 0.54。

各种免疫球蛋白和自身免疫抗体未见异常。

肿瘤标志物：CA125（273.10U/ml）、CA19-9（77.26U/ml）、CEA（19.15ng/ml）、CYFRA21-1（7.57ng/ml）均增高；CA15-3、AFP、NSE 未见异常。

【支气管镜检查】

对患者行床旁支气管镜检查，未见异常。于右下叶基底段行支气管肺泡灌洗，BALF 外观呈洗肉水样，细胞总数 0.21×10^6/ml（其中，巨噬细胞 68%，淋巴细胞 28%，中性粒细胞 4%）。支气管分泌物及 BALF 细菌、真菌涂片及培养均阴性，抗酸染色阴性；肺孢子菌 PCR、镜检均阴性。BALF 病理检查见血性背景中有多量退变的肺泡上皮细胞、吞噬细胞及淋巴细胞，少量中性粒细胞，小团脱落的上皮样细胞可能源于支气管黏膜（图 4-2-1-3）。

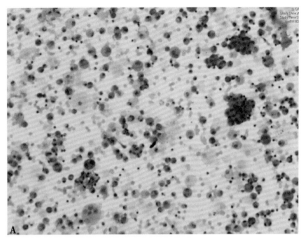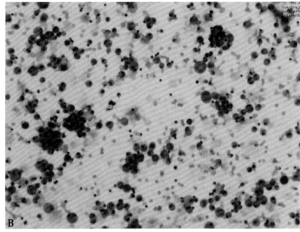

图 4-2-1-3 │ BALF 病理表现（瑞氏染色，200×）

【影像学检查】

胸部 X 线检查可见双肺弥漫高密度影，双侧少量胸腔积液（图 4-2-1-4），1 个月后病灶进一步增多、加重（图 4-2-1-5）。胸部 CT 显示病灶进一步融合增多，伴双侧胸腔积液和心包积液（图 4-2-1-6）。

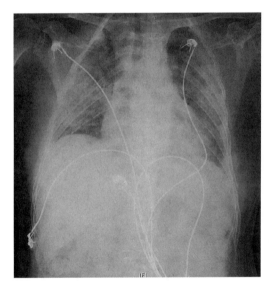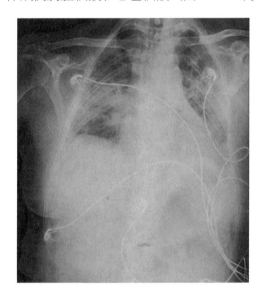

图 4-2-1-4 │ 胸部 X 线表现（2015-05-23）
胸部 X 线片可见双肺多发斑片影，双侧肋膈角显示不清，变钝

图 4-2-1-5 │ 胸部 X 线表现（2015-06-23）
胸部 X 线片可见双肺多发斑片影较前略加重，双肋膈角变钝

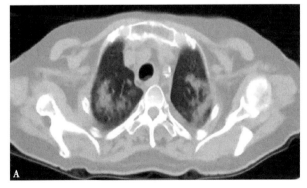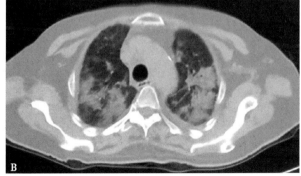

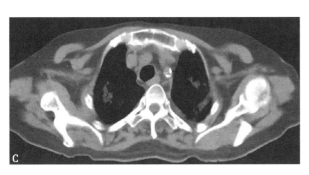

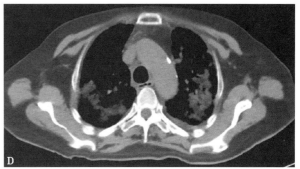

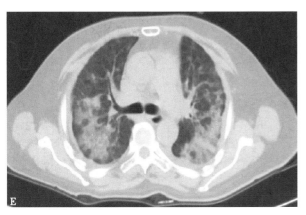

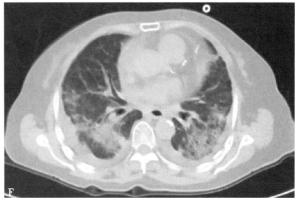

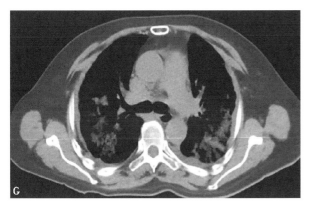

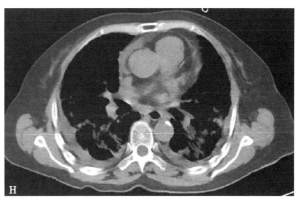

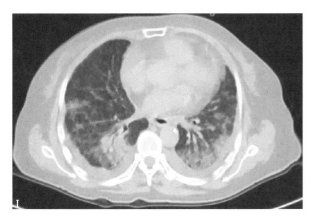

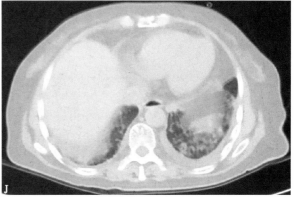

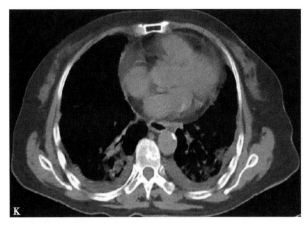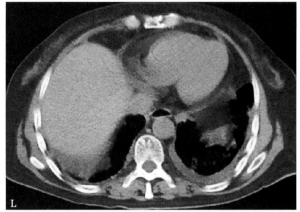

图 4-2-1-6 | 胸部 CT 表现（2015-06-03）
胸部 CT 可见双肺多发斑片影、结节影，双侧少量胸腔积液，少许心包积液

【治疗过程】

在排除感染因素后，予患者糖皮质激素加量治疗（甲泼尼龙 40mg，每天 1 次），并试用甲泼尼龙 500mg 冲击治疗 3 天，患者氧合情况一度明显改善，吸氧条件由面罩 10～12L/min 降至 4L/min，氧合指数由 100mmHg 升至 400mmHg 以上，但继发出现较多白色泡沫痰情况。

（二）临床思辨

患者入院后所做系列检查显示：①血沉增快，PCT 正常，不典型病原体及巨细胞病毒、肺孢子菌、结核分枝杆菌等病原学检测均阴性，结合发病半年来无发热，两次支气管镜检查镜下未见感染相关征象，由感染性疾病导致弥漫性肺间质病可能较小；②自身抗体均阴性，头部皮肤表现并非典型免疫病相关皮疹形态，结合其他临床表现，考虑为风湿免疫病可能小；③无明确有机、无机粉尘或化学物质吸入史，无特殊药物应用史，仅发病后开始应用激素、环磷酰胺，故考虑药物或环境因素致病可能性小；④综合分析病史及胸部影像学表现，考虑可基本排除心功能不全、其他肉芽肿性间质性病变及其他少见肺间质病；⑤肿瘤导致的肺部间质性病变通常表现为多发转移瘤所致的结节性改变或以小叶间隔增宽为主的淋巴管癌病，仅肺泡细胞癌表现为双肺多发性腺泡结节样阴影或淡片状影，病变范围扩大时可以融合成片，类似于肺实变，可以见到支气管充气征，可以合并胸腔积液、心包积液等征象，可伴有多项肿瘤标志物水平升高，故本病例目前尚不能完全排除肿瘤性疾病；⑥经全身糖皮质激素治疗，患者临床症状一过性缓解。

此时需要思考以下问题：

1. 如何考虑患者对激素治疗的反应？

本例患者的支气管肺泡灌洗液细胞计数以淋巴细胞为主，应用激素后症状一度短暂好转（不排除肿瘤性肺间质病对激素有一过性反应），但激素稍减量，病情即反复并加重，整体病情呈持续性进展，影像学表现亦可见肺部病变持续进展，无好转征象，故激素治疗效果不佳。

2. 本病例出现的肺部表现如果疑似肿瘤所致，在呼吸衰竭状态下，可以进行何种检查？

（1）支气管肺泡灌洗、经皮或经支气管肺穿等手段可以协助明确肺部病变性质，但本例患者两次支气管镜检查均未得到明确肿瘤证据，患者处于呼吸衰竭状态，行肺部有创检查风险大。

（2）患者头部皮肤有异常皮疹（不能用药疹或免疫病相关皮疹解释），易进行活检，可能会提供有意义的鉴别诊断线索。

（3）甲状腺 B 超，胸、腹、盆腔 CT 或 PET-CT 可能会提供肿瘤原发或转移病灶的证据，可作为备选无创检查手段。

三、临床确诊

（一）临床信息

1. **小块皮肤（后颈）组织活检病理结果** 真皮内散在异型细胞，可见胞质内黏液（图4-2-1-7A）；免疫组化染色：CK、EMA、Ki-67（50%）、p53阳性，CD68、Vimentin、Melan-A阴性；特殊染色：AB-PAS阳性（图4-2-1-7B）。病理表现符合印戒细胞癌转移表现，来源于胃癌等相关脏器肿瘤可能性大。

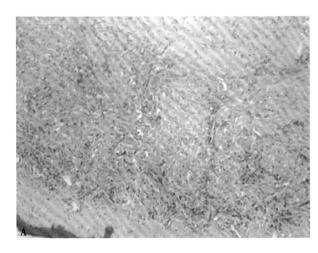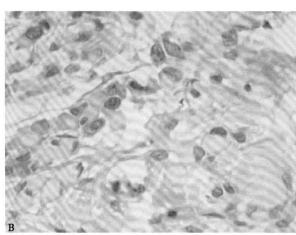

图4-2-1-7 | 颈部皮肤病理表现
A. HE染色，100×；B. AB-PAS染色，400×

2. **胃镜检查** 镜下见胃体上部大弯侧可见1枚直径约0.5cm的山田Ⅰ型息肉；窦体交界大弯侧可见2条黏膜皱襞，粗大僵硬，范围约4cm×2cm，表面黏膜粗糙、糜烂（图4-2-1-8）。胃镜下诊断：胃窦体交界皱襞粗大，胃息肉，慢性浅表性胃炎。活检组织幽门螺杆菌（helicobacter pylori，HP）阴性。

活检标本（窦体交界）病理表现：印戒细胞癌；免疫组化染色：CK、EMA、CD68、Ki-67均阳性；特殊染色：AB-PAS阳性（图4-2-1-9）。

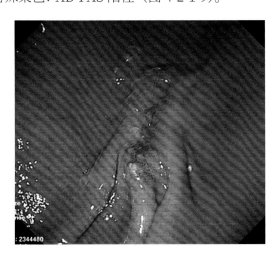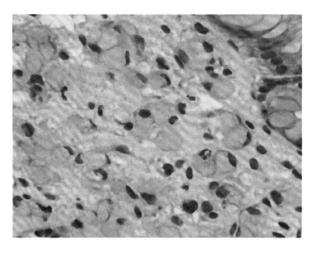

图4-2-1-8 | 胃镜检查镜下表现

图4-2-1-9 | 活检标本（窦体交界）病理表现（AB-PAS染色，400×）

3. 支气管肺泡灌洗液　再次阅片，发现 BALF 中有部分细胞形似印戒细胞（图 4-2-1-10），但不能完全排除因制片过程中细胞变形所致的可能。

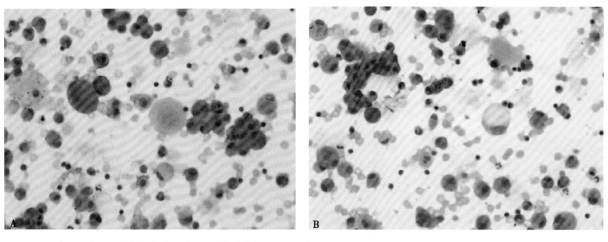

图 4-2-1-10 ┃ 支气管肺泡灌洗液病理表现（瑞氏染色，400×）

4. 影像学检查

妇科彩超：子宫萎缩、充血，宫旁充血；左卵巢稍大（1.9cm×2.6cm×1.3cm），呈实性中等回声。

甲状腺 B 超：甲状腺轻度不均质改变，双侧颈部扁平状小淋巴结。

腹部 CT：肝右叶被膜下点状钙化，未见其他异常；双肺间质性病变，双侧胸腔积液。

盆腔 CT：附件肿物切除术后，膀胱右后壁增厚。

5. 会诊讨论　患者虽然应用激素后短期症状有所缓解，但后期出现较多黏液泡沫痰，胸部影像学表现持续进展，由弥漫性磨玻璃影逐渐发展为实变影，并出现双侧胸腔积液，病程及影像学表现符合腺癌肺泡生长表现。故综合考虑，本病例肺部间质性表现为胃印戒细胞癌转移可能性大。

最后诊断：胃印戒细胞癌肺转移、头部皮肤转移。

（二）临床思辨

根据病理循证证据，考虑患者肺内病变为胃印戒细胞癌肺转移、头皮转移。

1. 肿瘤标志物水平升高在肺间质病变疾病诊断中有何意义？

特发性肺间质病患者可出现肿瘤标志物升高，间质性肺病合并恶性肿瘤者可出现血 CEA、CA125 水平明显升高。故此指标可考虑作为肺间质病合并癌症的辅助诊断指标，可能对在间质病患者中筛查癌症或评估癌症风险有一定帮助。

2. 本例患者肺内的病变到底是肺泡癌还是由胃印戒细胞癌转移至肺？

患者有短期咳大量泡沫白痰表现，结合影像学表现见多发小结节，融合成片，逐渐由磨玻璃影转化为实变影的过程，符合腺癌生长特点，综合胃镜镜下及病理表现、头皮病理及免疫组化表现，提示胃癌转移可能大；支气管肺泡灌洗液中虽未找到明确的肿瘤细胞，但看到个别类似印戒的细胞，为胃癌肺转移可能大。

精要回顾与启示

活动后呼吸困难、干咳是弥漫性间质性肺疾病常见的临床症状。其临床特点、影像学及病理学表现多样，需综合分析各种临床资料进行鉴别诊断，在谨慎排除各类继发性肺间质病基础上再行诊断原发性或特发性肺间质病变。对于不常见的间质病表现，如胸痛、皮疹、胸腔积液、体重下降等临床征象，务必要谨慎对待，小心求证，不可随意忽略，必要时积极行活组织检查，以探究竟。胃癌导致肺转移大多以血行播散为主，其引起的肺淋巴管癌病是一种特殊的转移形式，较为少见，但胃印戒细胞癌是发生肺淋巴管癌病的常见肿瘤之一，影像学可表现为小叶间隔不规则增厚伴周边型小结节、纵隔淋巴结肿大和（或）胸腔积液。

（暴　婧　高占成）

参考文献

1. American Thoracic Society, European Respiratory Society. American Thoracic Society/European Respiratory Society international multidisciplinary consensus classification of the idiopathic interstitial pneumonias. Am J Respir Crit Care Med, 2002, 165: 277-304.
2. Travis WD, Costabel U, Hansell DM, et al. American Thoracic Society, European Respiratory Society. An official American Thoracic Society/European Respiratory Society statement: update of the international multidisciplinary classification of the idiopathic interstitial pneumonias. Am J Respir Crit Care Med, 2013, 188（6）: 733-748.
3. Dai H, Liu J, Liang L, et al. Increased lung cancer risk in patients with interstitial lung disease and elevated CEA and CA125 serum tumour markers. Respirology, 2014, 19（5）: 707-713.

第三节 ｜ 淋巴瘤

病例 1　间断咳嗽、呼吸困难伴双肺弥漫性病变

一、入院疑诊

（一）病例信息

【病史】

男性患者，50 岁，因淋巴细胞升高 4 年，间断咳嗽、气短 1 年半，于 2013 年 10 月 23 日入院。患者 4 年前无明显诱因出现发热（体温不详），无寒战、畏寒，无咽痛、咳嗽、咳痰等，于当地医院就诊，查血常规显示淋巴细胞分类和绝对值明显增高，腹部超声提示脾大，行脾切除术，术后体温降至正常。2009 年 11 月 19 日行胸部 CT 检查，提示右中肺可见小结节；之后行骨髓穿刺检查，诊断为大颗粒 T 淋巴细胞增多症，但未进行特殊治疗，定期复查血常规。1 年半前，患者无明显诱因出现咳嗽、活动后气短，无发热、咳痰、咯血，于当地医院查胸部 CT，提示双肺弥漫性病变，经头孢类、氨曲南抗感染治疗，咳嗽症状及活动耐力好转。1 年前，患者再次出现咳嗽、活动后气短，胸部 CT 提示双肺弥漫病变，经头孢类抗生素治疗后症状缓解，未复查胸部 CT。2 个月前患者咳嗽、气短症状再次加重，胸部 CT 提示双肺弥漫病变较前加重，经头孢类抗生素抗感染治疗后稍好转，复查胸部 CT 提示病变较前略好转。1 个月前，患者于我院血液科门诊就诊，查血常规，WBC 49.41×10⁹/L，L% 86.8%，N% 8.0%，Hb 128g/L，PLT 126×10⁹/L；行骨髓穿刺，形态学检查提示骨髓增生Ⅲ级，淋巴细胞明显增多（占 96%，以成熟淋巴细胞为主），骨髓活检提示不排除淋巴系统增殖性疾病，流式细胞检测，CD3⁺CD8⁺TCRvβ 克隆性检查结果为单克隆性，其中 TCRvβ20 占 84.93%，考虑为大颗粒 T 淋巴细胞白血病。20 天前，患者咳嗽、气短症状加重，无发热，当地医院查血常规，WBC 30.53×10⁹/L，L% 70.6%，N% 24.2%，Hb 128g/L，PLT 152×10⁹/L，痰培养结果为肺炎克雷伯菌及大肠埃希菌，经美

罗培南、氟康唑抗感染治疗 2 周后，症状略好转，但仍有活动后气短。患者遂住院以进一步诊治。患者自发病以来，睡眠、饮食可，大小便正常，近 3 年体重下降约 10kg。

患者既往无特殊病史。

【体格检查】

体温 36.5℃，心率 76 次 / 分，呼吸 18 次 / 分，血压 120/70mmHg。全身浅表淋巴结未触及肿大；双肺听诊呼吸音粗，未闻干湿啰音；心界不大，心律齐，各瓣膜区未闻病理性杂音及额外心音；腹软，无压痛、反跳痛及肌紧张，肝、脾未触及，Murphys 征阴性，肠鸣音 4 次 / 分；双下肢不肿，生理反射正常，病理反射未引出。

【实验室检查】

血常规：WBC 49.41×10⁹/L，L% 86.8%，N% 8.0%，Hb 126g/L，PLT 205×10⁹/L；ESR 50mm/1h；G 试验：> 1000pg/ml；GM 试验阴性。Coombs 试验阳性。血清蛋白电泳：ALB 46.4%，α_1 球蛋白 3.4%，α_2 球蛋白 5.6%，β_1 球蛋白 4.4%，β_2 球蛋白 2.4%，γ 球蛋白 37.8%；IgA < 0.07，IgG 34.4G/L，κ 轻链 2140mg/dl，λ 轻链 1880mg/dl，β_2 微球蛋白 6.12mg/L。

【影像学检查】

患者就诊 4 年以来的系列胸部 CT 显示双肺散在结节影、大片弥漫性磨玻璃及实变影部分游走，时有缓解，但总体呈阶段性加重趋势，病灶主要沿支气管血管束走行分布（图 4-3-1-1～图4-3-1-5）。

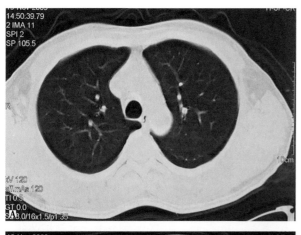
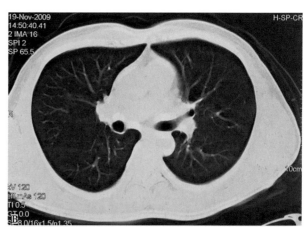
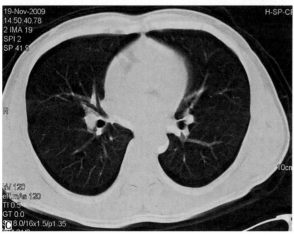
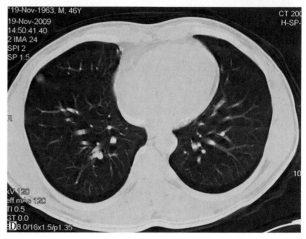

图 4-3-1-1 | 胸部 CT 表现（2009-11-19）

胸部 CT 可见右肺中叶小结节影，其余肺部未见异常

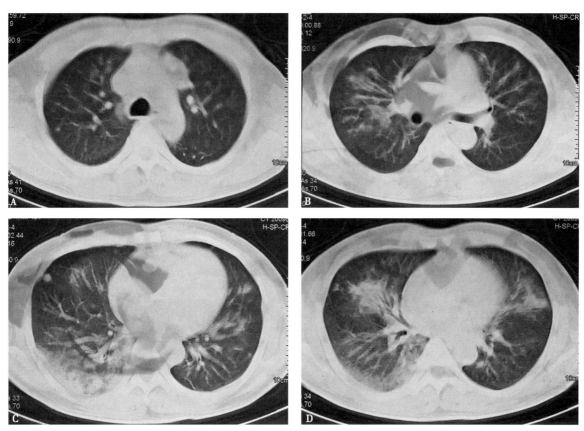

图 4-3-1-2｜胸部 CT 表现（2012-02-04）

胸部 CT 可见双肺弥漫多发磨玻璃样渗出伴实变影，右中叶结节较前无明显变化

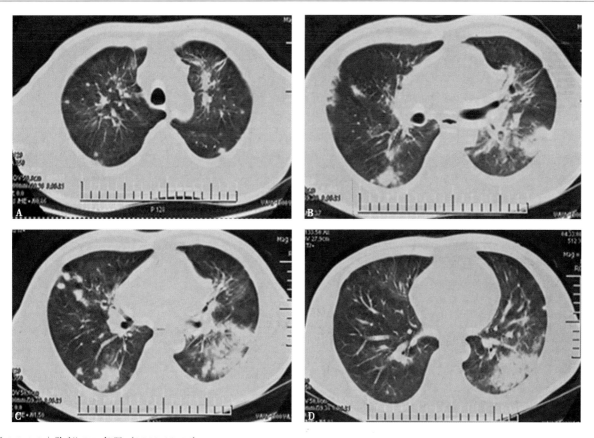

图 4-3-1-3｜胸部 CT 表现（2013-08-16）

胸部 CT 可见双肺多发实变、结节影，伴磨玻璃样渗出影

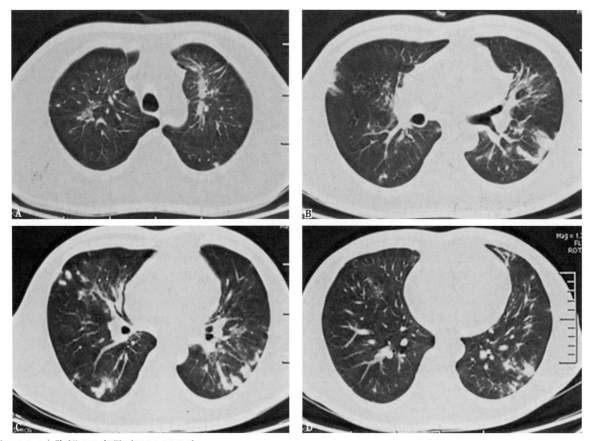

图 4-3-1-4｜胸部 CT 表现（2013-08-26）

胸部 CT 显示双肺实变影较前好转，可见多发结节影

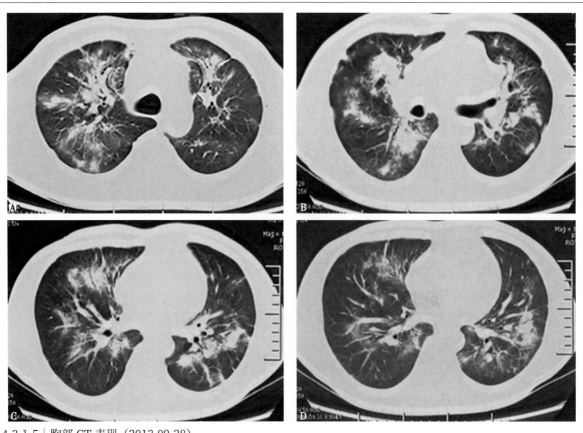

图 4-3-1-5｜胸部 CT 表现（2013-09-28）

胸部 CT 可见双肺多发实变结节影较 2013 年 8 月 26 日加重，伴磨玻璃样渗出影

【骨髓穿刺】

形态学：骨髓增生Ⅲ级，淋巴细胞明显增多（占 96%，以成熟淋巴细胞为主）；基因检测 PRAME/ABL 0.34%；P53 基因 cDNA 外显子 4～10 序列未见突变；BCR-ABL 基因检测阴性；TCRδ 基因重排结果阴性；IKZF △ 2-8 突变结果阴性；WTI/ABL 结果阴性；骨髓活检不排除淋巴系统增殖性疾病；流式细胞检测：CD3$^+$CD8$^+$TCRvβ 克隆性检查结果为单克隆性，其中 TCRvβ20 占 84.93%。

骨髓淋巴细胞透射电镜显示光镜所见淋巴细胞内存在的大嗜天青颗粒为诸多平行排列的微管结构（图 4-3-1-6）。

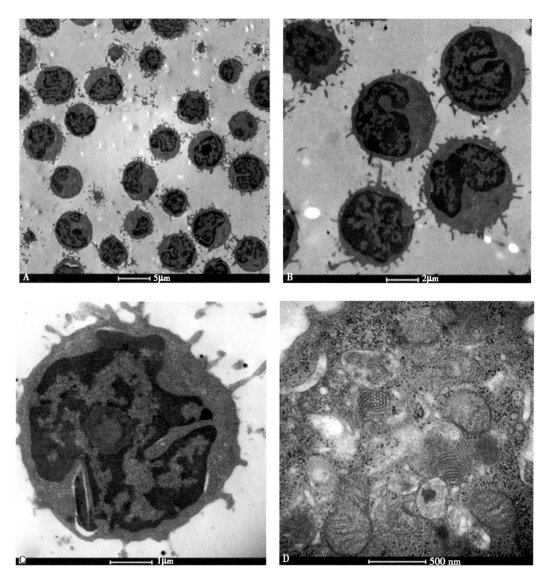

图 4-3-1-6 | 骨髓淋巴细胞电镜所见

（二）临床思辨

【临床特点】

1. 患者为中年男性，病程呈慢性，病情间断加重。

2. 主要症状和体征为淋巴细胞升高 4 年，间断咳嗽、气短 1 年半。

3. 实验室检查显示外周血淋巴细胞增高，骨髓形态学、流式细胞检查及电镜检查诊断为大颗粒 T 淋巴细胞白血病。

4. 影像学检查反复出现双肺实变及磨玻璃影。

5. 抗感染、对症治疗后症状暂时性缓解，但总体呈进行性加重趋势。

【思辨要点】

本例患者既往存在慢性淋巴细胞增殖性疾病，入院前诊断为大颗粒 T 淋巴细胞白血病。呼吸系统的主要症状为 1 年半来间断出现咳嗽、呼吸困难，无发热，胸部 CT 提示双肺弥漫性病变（主要为磨玻璃影和实变影），抗感染治疗后症状有好转，但病灶不能吸收，症状及肺部病变呈逐渐加重趋势。鉴于患者存在慢性淋巴细胞白血病，对于肺部病变，需要鉴别是感染性疾病还是非感染性疾病。

1. 何为大颗粒 T 淋巴细胞白血病？

大颗粒淋巴细胞是具有肾形或圆形细胞核、胞质丰富且含有典型嗜天青颗粒的白细胞，根据细胞表面标志物可以进一步分为 CD3 阴性自然杀伤（natural killer，NK）细胞和 CD3 阳性细胞毒性 T 淋巴细胞（cytotoxic T lymphocyte，CTL）两类。在正常成年人，大颗粒淋巴细胞占外周血单核细胞的 10%～15%。大颗粒淋巴细胞白血病是一种慢性淋巴细胞增殖性疾病，仅占慢性淋巴细胞白血病的 2%，能侵及多种脏器，包括骨髓、肝和脾，可源自 $CD3^+CTL$ 或 CD3-NK 细胞。WHO 把大颗粒 T 淋巴细胞白血病归类于外周血成熟 T 淋巴细胞肿瘤。

2. 患者肺部病变是不是感染所致？如果是感染，可能是哪种感染类型？如果是非感染，应考虑何种疾病？

本例患者为中年男性，有大颗粒 T 淋巴细胞增多症病史，本次就诊确诊为大颗粒 T 淋巴细胞白血病，近 1 年半反复出现咳嗽、气短的临床症状，胸部 CT 可见双肺反复出现多发磨玻璃影及实变影。患者患有血液系统疾病，免疫功能低下，反复出现肺部浸润病灶，抗感染治疗可使症状好转，因此不排除肺部感染的可能。但患者自始至终无发热表现，且双肺病变较为弥漫，表现为磨玻璃影和实变、结节影混合，所以细菌感染可能性不大。

患者患有血液系统恶性肿瘤，未经抗肿瘤治疗，可能出现相关合并症。慢性淋巴细胞白血病肺部合并症可为感染性也可为非感染性，最常见的感染性合并症是肺炎，而非感染性合并症包括恶性胸腔积液、慢性淋巴细胞白血病肺累及、白细胞肺毛细血管淤滞、小细胞肺癌和上呼吸道梗阻。对于本病例而言，应该考虑有无慢性淋巴细胞白血病累及的可能。

二、诊治过程

（一）临床信息

【实验室检查】

血常规：WBC $51.89×10^9/L$，N% 6.2%，L% 90.3%，Hb 109g/L，PLT $128×10^9/L$。

尿常规、便常规、电解质、DIC 相关检查和生化指标大致正常。自身抗体检测均阴性。血、尿 M 蛋白均阴性。

ESR 28mm/1h；PCT 0.33μg/ml；结核分枝杆菌抗体检测阴性；血 EB 病毒、巨细胞病毒、支原体、衣原体、军团菌抗体检测均阴性；呼吸道常见病毒抗体检测显示流感病毒 A 阳性，其余阴性；G 试验＞1000pg/ml；GM 试验 0.28。

免疫相关检测：IgA＜0.07g/L，IgG 31.3g/L，类风湿因子 164.0IU/ml，CRP 11.9mg/L；血清 IgG 亚类：IgG1 2340.0mg/dl，IgG2 931.0mg/dl，IgG3 205.0mg/dl，IgG4 44.9mg/dl。

血气分析（室内空气）：pH 7.48，PaO_2 86mmHg，$PaCO_2$ 38mmHg，HCO_3^- 28.3mmol/L，SaO_2 97%。

肿瘤常规：骨胶素 CYFRA21-1 6.89ng/ml，神经元烯醇化酶 20.46ng/ml。

【支气管镜检查】

支气管镜下可见部分气道异常扩张。

支气管肺泡灌洗（2013 年 10 月 28 日）：BALF 细胞总数 1.85×10^6/ml，其中巨噬细胞 21.50%，淋巴细胞 77.50%，分叶核细胞 1.00%；T 细胞亚群：CD3 53.3%，CD4 11.9%，CD8 32.4%，CD4/CD8 0.37。BALF 病理可见大量淋巴细胞、肺泡上皮细胞、吞噬细胞，散在中性粒细胞及嗜酸性粒细胞。BALF 查结核分枝杆菌、细菌培养、真菌培养均阴性，腺病毒 DNA、巨细胞病毒 DNA、EB 病毒 DNA 均阴性，肺孢子菌检测阴性。

【影像学检查】

腹部超声：肝不均质改变，胆囊结石。

超声心动图：舒张功能减低。

胸部 CT：双肺弥漫病变，支气管不规则增厚，多发陈旧性病变；与 2013 年 10 月 16 日胸部 CT（外院）比较，部分病灶略有缩小（图 4-3-1-7）。

【肺功能检查】

通气功能重度障碍，属限制性通气功能障碍，弥散功能减低；FEV_1/FVC 82.15%，肺总量 66.7% 预计值，DL_{CO} 34.3% 预计值。

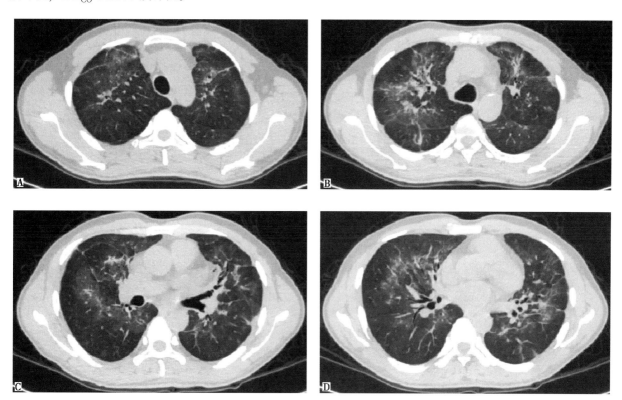

图 4-3-1-7 | 胸部 CT 表现（2013-10-25）
胸部 CT 可见双肺实变影较前好转，磨玻璃样渗出及纤维化形成

（二）临床思辨

患者入院后所做系列检查显示：病原学及感染相关血清学检查，除 G 试验指标明显升高外，其余均为阴性，免疫相关指标也为阴性，支气管镜镜下未见明显感染表现，支气管肺泡灌洗液中淋巴细胞明显增高。经抗感染治疗，患者症状及胸部影像学表现有好转趋势。

此时需要思考：本例患者的肺部病变是感染性还是非感染性？下一步如何处置？

本病例的血清学检查和 BALF 细胞学及病原学检查中，只有 G 试验指标明显升高，但胸部影像学改变不支持肺部真菌感染诊断，且在未进行抗真菌治疗的情况下病变有好转，因此基本可排除之；而细菌感染很少表现为双肺弥漫多发斑片伴磨玻璃样渗出影，何况 BALF 中淋巴细胞比例高达 77.5%，也不支持细菌感染的诊断。因此对于本例患者的肺部病变，有必要进行肺组织病理检查以明确诊断。

三、临床确诊

（一）临床信息

2013 年 11 月 7 日，对患者行胸腔镜肺活检，于右肺上叶和中叶进行楔形切除病变肺组织 2 块（图 4-3-1-8），活检组织送组织病理学及病原学检查。

结果显示：肺间隔增宽，散在血管周围淋巴样细胞浸润，细胞较一致，胞质少，核大、不规则，浸润的细胞内散在个别浆细胞，局灶可见玻璃样变性、坏死结节（图 4-3-1-9、图 4-3-1-10）。免疫组化染色：CK 阴性，CD3 阳性，CD4（少量）阳性，CD5（多量）阳性，D7（部分）阳性，CD8（多量）阳性，CD20（少量）阳性，CD23 阴性，CD38（局灶）阳性，CD43 阳性，CD56 阴性，CD79a（散在少数）阳性，κ 阳性，λ 阳性，cyclinD1 阴性，TIA 阳性，γB 阳性，Ki-67（10%）阴性。特殊染色：PAS 阴性，符合 T 细胞大颗粒淋巴细胞白血病累及肺。

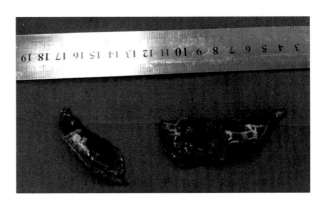

图 4-3-1-8 | 胸腔镜右肺上叶及中叶活检大体组织

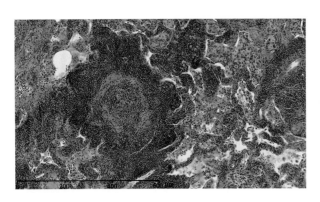

图 4-3-1-9 | 右上肺组织病理表现

肺间隔增宽，其间可见灶状或片状淋巴细胞浸润，细胞小到中等大小，较为一致（HE 染色，100×）

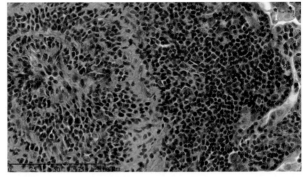

图 4-3-1-10 | 右上肺组织病理表现

可见灶片状淋巴细胞浸润，细胞小到中等大小，较为一致（HE 染色，400×）

最后诊断：大颗粒 T 淋巴细胞白血病伴肺浸润。

治疗：口服甲氨蝶呤（15mg，每周 1 次）、甲泼尼龙（40mg，每天 1 次）。

随访：用药后，患者呼吸困难症状好转，2 个月后复查胸部 CT 示双肺病变较前好转（图 4-3-1-11），复查血常规示外周血白细胞及淋巴细胞计数逐渐恢复。

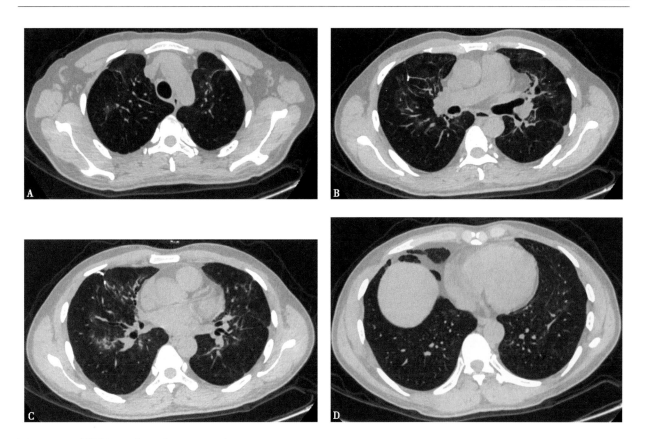

图 4-3-1-11 │ 胸部 CT 表现（2013-12-17）
胸部 CT 可见双肺病变较前好转，磨玻璃影有所吸收，纤维索条增多，并见右上肺术后表现

（二）临床思辨

1. 血液系统疾病患者出现肺部弥漫性病变时应如何鉴别是感染性疾病还是非感染性疾病？

血液系统疾病患者出现肺部合并症的概率高，感染性与非感染性疾病均可出现，因此进行病因及病原学鉴别诊断非常重要。本例患者无发热、咳黄痰等感染表现，主要临床表现为呼吸困难，并反复出现双肺弥漫性间质、实质病变，支气管镜检查未见脓性分泌物，BALF 细胞分类计数提示淋巴细胞比例明显增高，这些均不支持感染性肺部病变诊断。对于此类病变，进行支气管镜肺泡灌洗的诊断意义较大，而胸腔镜肺活检最终能够明确病变性质。

2. 大颗粒 T 淋巴细胞白血病伴肺浸润与感染有何关系？

大颗粒 T 淋巴细胞白血病伴肺浸润患者机体免疫功能受损，出现肺部渗出影大多与感染相关，但也要注意与恶性淋巴细胞浸润肺实质所致改变相鉴别。本病例结果提示，慢性淋巴细胞白血病肺累及是一个独立的病理过程，与肺部急性或慢性炎症无关。

精要回顾与启示

有血液系统基础疾病的患者出现肺部合并症的概率非常高，一方面由于其免疫功能低下，容易出现各种类型病原体导致的肺部感染（包括机会性感染）；而另一方面，异常或恶性淋巴细胞增殖可以侵及肺，引起相应肺部异常表现；也有部分患者进行化疗后出现药物相关肺部损害，或进行造血干细胞移植后出现移植物抗宿主病所致肺部免疫损伤。对于此类患者，常可通过支气管镜检查或胸腔镜肺活检及时明确肺部病变性质，以避免误诊、误治。

（公丕花　高占成）

病例 2 腮腺及颈部肿物伴左肺实变影

一、入院疑诊

(一)病例信息

【病史】

女性患者，60 岁，因发现右侧腮腺及颈部肿物 3 年余，肺部阴影 1 年就诊。患者于 3 年前无意中发现右侧腮腺区肿物，未予诊治。其后，肿物渐增大，并出现多发颈部淋巴结肿大。2009 年 12 月，患者于当地医院就诊：查血常规 WBC $1.31×10^9$/L，N% 21.4%，单核细胞百分比 39.7%，Hb 125g/L，PLT $127×10^{12}$/L；B 超示右侧腮腺区低回声结节，右侧颌下、锁骨上多发低回声结节；2010 年 1 月胸部 CT 示左肺上叶大片状高密度渗出实变影，左肺下叶及右肺多发散在小片状高密度渗出灶；右侧腮腺切除及颈部淋巴结活检病理结果符合涎腺黏膜相关淋巴组织（mucosa associated lymphoid tissue，MALT）淋巴瘤。当时，患者未进行放化疗。2010 年 7 月，患者自觉乏力明显，无发热、咳嗽、呼吸困难等；同年 9 月，复查胸部 CT 示肺内病变进展，左上肺大片实变，其内见较大囊泡影。2010 年 11月 9 日，患者来我院诊治。

患者既往身体健康；无高血压、糖尿病病史，否认传染病病史；不嗜烟酒；无特殊家族遗传性疾病病史。

【体格检查】

患者生命体征平稳；右侧颌下、颈部及锁骨上窝可触及多枚肿大淋巴结，最大者直径 1.5cm，质韧，活动度欠佳，无压痛；双肺未闻干湿啰音；心、腹查体未见异常，双下肢不肿。

【影像学检查】

胸部 CT 可见左肺上叶大片状高密度渗出实变影，左肺下叶及右肺多发散在小片状高密度渗出灶（图 4-3-2-1）；随着病情发展，可见左上肺实变阴影内囊泡影（图 4-3-2-2）。

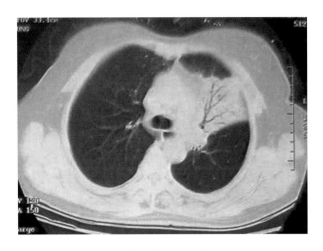

图 4-3-2-1 | 胸部 CT 表现（2010-01）

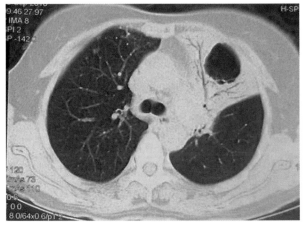

图 4-3-2-2 | 胸部 CT 表现（2010-09）

（二）临床思辨

【临床特点】

1. 患者为老年女性，隐匿起病，病程呈慢性。

2. 患者因腮腺及颈部肿物就诊时发现肺部实变，未进一步处理，后逐渐出现乏力，实变区域内出现囊泡影，但呼吸系统症状不明显，无发热。

3. 患者既往身体健康，不嗜烟酒。

4. 腮腺及颈部肿物切除术后病理示涎腺黏膜相关淋巴组织淋巴瘤；胸部 CT 提示左上肺实变，并见实变病灶内出现囊泡影。

【思辨要点】

本例患者所患是感染性疾病还是非感染性疾病？

肺部实变可以由多种病因引起，包括感染性和非感染性疾病。

（1）感染性疾病：多种病原体所致的社区获得性肺炎（如肺炎链球菌、支原体等感染）以及多种真菌（如曲霉菌、念珠菌、隐球菌等）和结核分枝杆菌肺感染等都可以表现为肺内实变。但本例患者在整个临床过程中，无明确发热等感染中毒症状，9 个月来未针对肺部阴影进行处理，而肺部阴影并无进一步增大。这些表现都与感染性肺部疾病不符。因此，本例患者的临床表现为非感染性疾病所致可能性大。

（2）非感染性疾病：常见的可引起肺部实变阴影的非感染性疾病有隐源性机化性肺炎（COP）、亚急性 / 慢性嗜酸性粒细胞肺炎、淋巴瘤等特殊肺部肿瘤。

COP：患者多在 50～60 岁，一般呈亚急性病程，临床上常表现为低 - 中度发热，咳嗽、活动后气短或呼吸困难，部分患者可以表现为呼吸困难进行性加重，少部分患者可以伴有咯血、胸痛等症状。胸部影像学表现以近胸膜分布的大片实变影最为常见，少部分患者可以表现为局限性团片影、反晕征、结节影等。肺病理表现为细支气管及肺泡腔内机化，炎性细胞不多见。一般而言，糖皮质激素对该病有明显疗效，但部分患者容易在糖皮质激素减量或停用后复发。

嗜酸性粒细胞肺炎：尤其是慢性嗜酸性粒细胞肺炎。该病患者多为 50 岁左右女性，既往有哮喘史；胸部 CT 主要表现为肺部实变影；外周血和肺内嗜酸性粒细胞水平明显升高；临床上常表现为低 - 中度发热，活动后气短、咳嗽等；对糖皮质激素反应良好，但复发率高。

肿瘤性疾病：多种类型的淋巴增殖性疾病、肺泡癌等肺部肿瘤性疾病也可以出现肺内实变影，病程进展可以非常缓慢。这类患者胸部 CT 主要表现为肺部实变，常伴有囊泡影。本例患者有涎腺黏膜相关淋巴组织淋巴瘤病史，因此应重点关注该病的可能。

综上所述，本例患者所患为肺部非感染疾病可能性大，尤其应重点考虑低度恶性肺部肿瘤性疾病，特别是黏膜相关淋巴组织淋巴瘤，可以行经皮肺穿活检、外科肺活检等以进一步明确。

二、诊治过程及确诊

（一）临床信息

【辅助检查】

血常规：WBC $1.54×10^9$/L，N% 41.3%，单核细胞百分比 11.7%，Hb 137g/L，PLT $120×10^9$/L。

尿、便常规未发现异常；肝肾功能、ESR、CRP、ANA、ENA、ANCA、免疫球蛋白、T-SOPT 均正常。

诱导痰真菌涂片、痰涂片抗酸 / 弱抗酸染色及痰细菌培养、真菌培养、找瘤细胞（各 2 次），均阴性。

骨髓穿刺、骨髓涂片未见明显异常。

口腔科检查未见明显口干燥征，眼科检查未见明确眼干燥征。

正电子发射计算机断层显像（PET-CT）检查示右侧腮腺术后改变，右侧颌下颈部多发代谢增高淋巴结，左上肺代谢增高实变影（内见钙化灶），颈、胸、腹部和盆腔其余部位未见明确代谢异常增高灶。

支气管镜检查：镜下见左肺固有上叶支气管黏膜充血；左肺上叶支气管肺泡灌洗液未查见瘤细胞；左肺上叶黏膜活检示慢性炎症伴淋巴组织增生。

2009 年腮腺病理标本重新染色（图 4-3-2-3）：未见淋巴结明确受累，免疫组化 CD20、CD79a 均阳性，Bcl2、TdT 均阴性，Ki-67 指数为 20%，符合 MALT 淋巴瘤表现。

左上肺经皮肺穿刺活检：病理结果符合 MALT 淋巴瘤（图 4-3-2-4），免疫组化 Bcl2 阳性、CD20 阳性、CD23 阴性、CD3（散在）阳性、CD5（散在）阳性，Ki-67 指数约 10%。

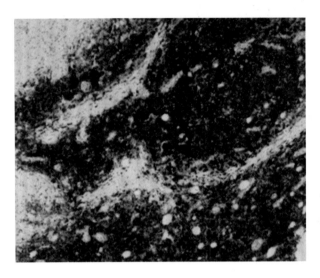

图 4-3-2-3 | 腮腺病理免疫组化（CD20 染色，60×）
正常腮腺结构消失，大量 CD20 阳性肿瘤细胞浸润

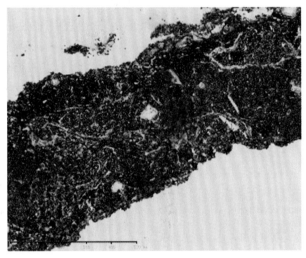

图 4-3-2-4 | 经皮肺穿刺组织活检免疫组化（CD20 染色，150×）

正常肺结构消失，有大量 CD20 阳性肿瘤细胞浸润，局部可见淋巴上皮样变

综合上述辅助检查结果，诊断肺、腮腺 MALT B 细胞淋巴瘤 [IV期 A，国际预后指数（international prognostic index，IPI）3 分]。鉴于腮腺 MALT 淋巴瘤易合并自身免疫病，尤其是干燥综合征，请眼科及口腔科完善口干、眼干检查，证实无口干燥征、眼干燥征，结合患者抗 ENA 抗体阴性，考虑可基本排除干燥综合征可能。

最后诊断：肺、腮腺 MALT B 细胞淋巴瘤。

确诊后，于 2010 年 11 月 25 日开始予以 R-CHOP 方案化疗（利妥昔单抗 600mg，化疗前 1 天；环磷酰胺 0.8g，表柔比星 80mg，长春地辛 4mg，化疗第 1 天；泼尼松 80mg，化疗第 1～5 天）。化疗 3 个疗程后复查胸部 CT，提示肺内病变吸收不明显（图 4-3-2-5）；改为 FND 方案（氟达拉滨 40mg，第 1～3 天；米托恩醌 8mg，第 1 天；地塞米松 20mg，第 1～5 天）化疗 3 个疗程，患者无明显不适主诉，胸部 CT 示左上肺病变较前吸收（图 4-3-2-6）。

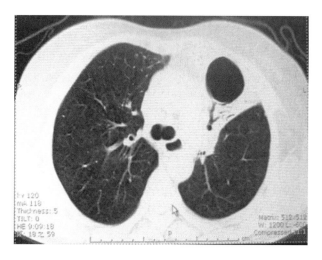

图 4-3-2-5 │化疗后复查胸部 CT 表现（2011-01）

胸部 CT 显示，与 2010 年 9 月比较，左肺病变无明显吸收

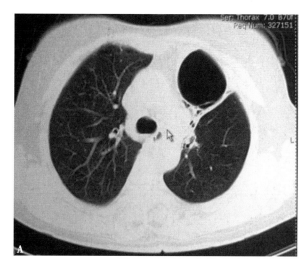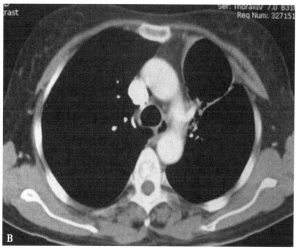

图 4-3-2-6 │复查胸部 CT 表现（2011-08）

胸部 CT 显示，与 2011 年 1 月比较，左肺实变影较前明显吸收，但肺内囊泡影较前增大

（二）临床思辨

　　MALT 淋巴瘤常累及一个淋巴结外器官，仅 13%～32% 患者有多个结外脏器或组织同时受累，多为胃部 MALT 淋巴瘤合并其他部位受累。原发于腮腺的淋巴瘤与腮腺淋巴上皮病变密切相关，64%的腮腺 MALT 淋巴瘤患者合并自身免疫性疾病，尤其是干燥综合征。临床常表现为腮腺无痛性肿大，B 超下可见实性结节、多发小囊、局灶占位等。肺部 MALT 淋巴瘤又称支气管相关淋巴样组织（bronchus associated lymphoid tissue，BALT）淋巴瘤。原发于肺的 MALT 淋巴瘤是肺非霍杰金淋巴瘤中最常见的类型，约占 2/3。肺 MALT 淋巴瘤起病隐匿，临床表现无特异性。咳嗽为该病的主要临床表现，其他表现主要有胸痛、胸闷、发热等。胸部 CT 常表现为肺实变，实变内可见支气管充气征或空腔。其他影像学表现包括单发结节、多发结节、肿块等。

　　确诊 MALT 淋巴瘤有赖于病理学检查，治疗上尚无统一规范。对于局灶性病变，可手术切除，必要时辅以局部放疗；对于多发性病灶，则需要化疗。鉴于 MALT 淋巴瘤免疫组化中 CD20 阳性，近年来有学者提出可用利妥昔单抗治疗。大多数 MALT 淋巴瘤预后较好，单纯腮腺受累者 5 年生存率达

86%，但复发率高达 46%。肺 MALT 淋巴瘤 5 年与 10 年生存率为 68%～53%，但累及骨髓及有淋巴结受累时预后较差。

精要回顾与启示

　　肺 MALT 淋巴瘤是最常见的肺内淋巴瘤，其胸部 CT 表现以肺内实变、囊泡影等最常见。这类肿瘤恶性度低，一般起病隐匿，病程长，在初期患者全身症状少。对于长时间肺部实变影（尤其是伴有囊泡影像时），需要警惕该病。该病一般通过经皮肺穿活检诊断，病理学检查结果是诊断的金标准。同一时期出现 B 细胞来源的肺与腮腺 MALT 淋巴瘤者并不多见，但确诊肺外 MALT 淋巴瘤的患者，若出现肺内实变等影像，应高度警惕 MALT 淋巴瘤肺部浸润，尽早进行肺活检以早期诊断、及早治疗，从而改善患者预后。

（黄　慧　徐作军）

参考文献

1.　Cottin V, Cordier JF. Cryptogenic organizing pneumonia. Semin Respir Crit Care Med, 2012, 33: 462-475.

2.　Alam M, Burki NK. Chronic eosinophilic pneumonia : a review. South Med J, 2007, 100: 49-53.

3.　Katz U, Shoenfeld Y. Pulmonary eosinophilia. Clin Rev Allergy Immunol, 2008, 34: 367-371.

4.　Hare SS, Souza CA, Bain G, et al. The radiological spectrum of pulmonary lymphoproliferative disease. Br J Radiol, 2012, 85: 848-864.

5.　Do KH, Lee JS, Seo JB, et al. Pulmonary parenchymal involvement of low-grade lymphoproliferative disorders. J Comput Assist Tomogr, 2005, 29: 825-830.

6.　Troch M, Formanek M, Streubel B, et al. Clinicopathological aspects of mucosa-associated lymphoid tissue (MALT) lymphoma of the parotid gland : a retrospective single-center analysis of 28 cases. Head Neck, 2011, 33: 763-767.

7.　Cardenas-Garcia J, Talwar A, Shah R, et al. Update in primary pulmonary lymphomas. Curr Opin Pulm Med, 2015, 21: 333-337.

病例 3　咳嗽伴吞咽困难

一、入院疑诊

（一）病例信息

【病史】

　　男性患者，27 岁，因咳嗽、咳痰 1 个月余入院。1 个多月前，患者出现咳嗽、咳黄色黏痰，伴吞咽困难，曾于当地医院诊治，诊断为急性喉炎，予地塞米松和左氧氟沙星等治疗，吞咽困难有所好转，但仍有反复咳嗽、咳黄色黏痰。1 天前，患者于外院行 X 线胸片检查，显示两肺多发感染性病变，考虑为肺脓肿，但经抗感染治疗后，症状无明显好转，遂来我院就诊。

　　患者 5 个月前有补牙病史，经过顺利，无创口流脓、红肿等不适。母亲及大舅、外公患肺结核，小舅有肺癌病史。

【体格检查】

体温 37.1℃，心率 86 次 / 分，呼吸 20 次 / 分，血压 122/73mmHg。神志清，精神可，呼吸平稳，口唇无发绀，皮肤、巩膜无黄染，全身浅表淋巴结未触及肿大。两肺呼吸音略粗，未闻干湿啰音。心律齐，未闻病理性杂音。腹平软，无压痛及反跳痛，肝、脾肋下未触及，肠鸣音无亢进。双下肢无水肿，神经系统检查无阳性体征。

【实验室检查】

血常规：WBC 11.9×10^9/L，N% 84%，Hb 148g/L，PLT 192×10^9/L。

尿常规：尿蛋白（＋）。

生化：ALB 34.4g/L，ALT 12U/L，Cr 68μmol/L，乳酸脱氢酶（LDH）268U/L。

CRP：42.4mg/L。

【影像学检查】

胸部 CT：①双肺多发高密度浸润影；②双侧肺门及纵隔淋巴结肿大；③前纵隔囊实性占位病变（图 4-3-3-1）。

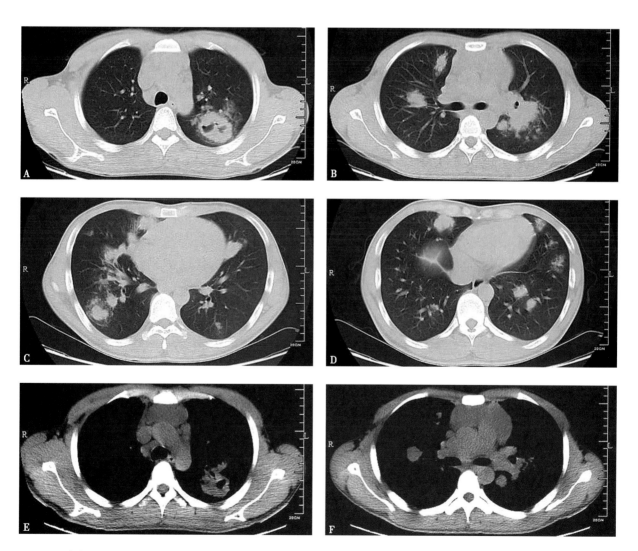

图 4-3-3-1 | 发病 1 个月后胸部 CT 表现

（二）临床思辨

【临床特点】

1. 患者为青年男性，起病急。
2. 主要症状和体征为发热、咳嗽、咳黄痰，伴吞咽困难，两肺听诊未闻啰音。
3. 实验室检查显示外周血白细胞升高，白蛋白低，C反应蛋白升高。
4. 影像学检查显示双肺多发高密度浸润影，部分病灶中间有空洞形成；双肺门及纵隔肿大淋巴结多发；前纵隔囊实性占位病变。
5. 发病过程中，患者先后经多种抗感染治疗，体温好转，但仍有咳嗽、咳痰；曾诊断为急性喉炎，予地塞米松和左氧氟沙星等治疗后吞咽困难好转。

【思辨要点】

咳嗽、咳痰、胸痛、呼吸困难、肺内湿啰音或哮鸣音是肺部疾病的常见症状和体征，并无特异性，许多原因均可表现为同样的症状和体征。

对疑似感染性肺疾病者，在确立诊断的过程中首先需要思考以下问题：

1. 本病例是不是感染性肺部疾病？

本例患者为青年男性，主要症状为发热、咳嗽、咳痰及吞咽困难，经地塞米松及抗感染治疗后，体温正常，吞咽困难症状好转，实验室检查显示白细胞升高，C反应蛋白升高，胸部CT表现以双肺多发高密度浸润影为主，应考虑感染性肺部疾病可能，同时需排除风湿免疫病和肿瘤等非感染性疾病。

风湿免疫病的临床表现除了发热外，往往伴有肾、关节、皮肤、肌肉和血液等多系统损伤。当累及肺组织时，大多表现为双肺弥漫性间质损伤或弥漫性肺泡出血。其中，肉芽肿性血管炎可出现短期内肺部高密度浸润影病灶发展为肺空洞或囊样病变。这一疾病多合并上呼吸道和（或）肾损伤，肺内病灶表现为多变、多形、多发，固定性肺内病灶的演变则较为少见。本病例从影像学表现（肺部多发病灶）来看，不能排除风湿免疫病性肺损伤的可能性，可通过进一步检查相应临床指标以排除之。

肿瘤性肺疾病患者也可出现发热伴肺部病，尤其是肺淋巴瘤和肺癌导致阻塞性肺炎伴空洞等。肺淋巴瘤往往表现为肺实变，进展的程度具有个体差异，病理改变为淋巴瘤细胞浸润，一般不呈现空洞性改变。肺癌出现癌性空洞或中心性肺癌导致阻塞性肺炎患者可以出现发热；晚期肺癌患者可以出现两肺多发结节。本例患者两肺多发病灶以实变及空洞为主，周围有少许肺泡渗出，与肺转移癌影像学表现差异较大，故肺癌可能性较小，但仍需行支气管镜检查等予以排除。

2. 如果本病例是感染所致？其病原可能为哪种类型？

本例患者为青年男性，平素身体健康，无结构性肺病等慢性病病史，其所患疾病如果是感染所致，以社区获得性感染，即社区获得性肺炎（CAP）可能大。CAP如果经多种抗感染规律治疗无效，称为"无反应性肺炎"。本例患者原发非发酵菌（铜绿假单胞菌、鲍曼不动杆菌和嗜麦芽窄食单胞菌等）感染的可能性小，也不存在合并新发感染病原、产生广泛耐药或全耐药病菌和原生质菌等状况。

金黄色葡萄球菌包括甲氧西林敏感性（MSSA）和耐甲氧西林金黄色葡萄球菌（MRSA），均可引起社区获得性感染。MRSA所致感染发展迅速，临床表现较重，多为高热及咳脓痰。本例患者胸部影像学表现为双肺多发实变伴空洞影，加之病程相对较长，金黄色葡萄球菌感染可能性不大。

病毒也是成年人社区获得性肺炎的一种常见病原。其中，巨细胞病毒和EB病毒感染多见于免疫功能低下者，病情进展迅速。本例患者无类似表现，基本可以排除之。若为流感病毒、鼻病毒、腺病毒和偏肺病毒等引起的感染，患者外周血白细胞水平多为正常或降低。此外，病毒性肺炎要么短期内迅速加重，发展为重症肺炎，甚至急性呼吸窘迫综合征（ARDS）；要么呈自限性，逐渐好转，很少呈迁延状态或亚急性过程。本病例的临床表现与此不符，故为由病毒引起肺部感染的可能性很小。

结核分枝杆菌也是临床常见的病原体。本例患者有家族成员患结核病，不典型肺结核的影像学检查可见类似表现，但患者无低热、盗汗等结核中毒症状，可通过病理检查进行鉴别。

真菌感染常继发于免疫功能低下和粒细胞缺乏状态，主要有曲霉菌和肺孢子菌感染两种类型。典型曲霉菌感染的影像表现为晕征和新月征，也可见巨大空洞。肺孢子菌肺炎的影像学表现主要为双肺弥漫间/实质性肺病伴小叶间隔增厚。根据影像学表现，本病例为曲霉菌和肺孢子菌感染的可能性很小，而需进一步排除隐球菌感染。

综上所述，本病例为普通细菌、病毒引起的感染的概率很小，但须排除结核分枝杆菌以及隐球菌感染的可能。此外，根据患者两肺多发结节样病灶的特点，诊断中还需要考虑肺部非感染性疾病（如风湿免疫病肺部浸润和肺淋巴瘤）的可能。

二、诊治过程

（一）临床信息

【实验室检查】

1. 一般检查

血常规（多次检查）：WBC 11.9×10^9/L，N% 84%，Hb、PLT 均正常。

CRP 42.4mg/L。

肝功能（入院时）：ALT 12U/L，AST 18U/L，ALB 34.4g/L，Cr 68μmol/L。

2. 免疫相关检查 自身抗体（包括 ANA、抗 dsDNA、Sm 抗体、抗线粒体抗体等）阴性，ANCA（P-ANCA/C-ANCA）阴性。

3. 感染相关检查 T-SPOT 阴性；隐球菌荚膜多糖抗原阴性；血清病原抗体（包括梅毒螺旋体、结核分枝杆菌等）均阴性；真菌检测（G 试验和 GM 试验）均阴性；痰病原检测（包括普通细菌、真菌、抗酸染色和寄生虫）均阴性（5 次）；大便寄生虫均阴性。

4. 其他检查 肿瘤标志物均正常；心脏彩色多普勒超声提示二尖瓣、三尖瓣轻度反流，前纵隔多发囊性占位病变。

【支气管镜检查】

肺右上叶 B2、左上叶 B1+B2 开口有坏死物阻塞（图 4-3-3-2）。支气管镜毛刷结核分枝菌涂片检查未找到抗酸杆菌。左上叶 B3 活检病理示炎性肉芽组织，右上 B3 活检病理示黏膜慢性炎症。支气管镜刷片及支气管肺泡灌洗液涂片未见肿瘤细胞。

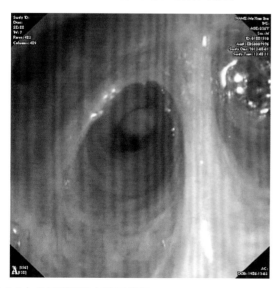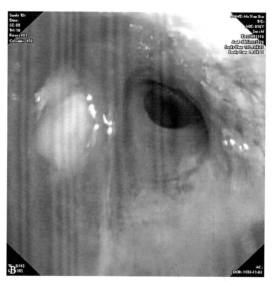

图 4-3-3-2 │ 支气管镜检查镜下表现

【影像学检查】

入院第 6 天复查胸部增强 CT：①双肺多发结节病灶和肿块，伴肺门和纵隔淋巴结肿大；②前纵隔囊实性占位病变（图 4-3-3-3）。

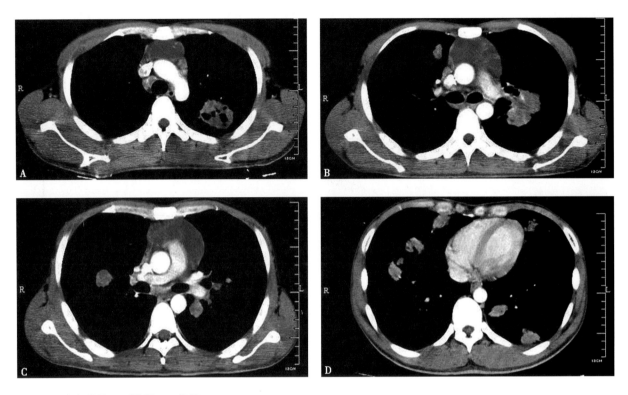

图 4-3-3-3｜入院第 6 天胸部 CT 表现

【治疗反应】

初始经验性抗感染治疗方案：哌拉西林 / 他唑巴坦 4.5g（每 8 小时 1 次）联合左氧氟沙星 0.5g（每天 1 次）。

治疗后复查血常规：WBC $10.5×10^9$/L，N% 78.8%；CRP 32.8mg/L；体温正常，咳嗽、咳痰明显好转

入院第 15 天复查胸部 CT：对比前次胸部 CT，双肺多发病灶大致相同；前纵隔囊实性占位病变大致相同（图 4-3-3-4）。

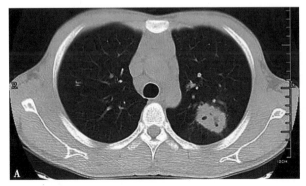
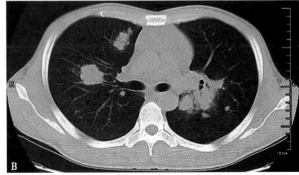

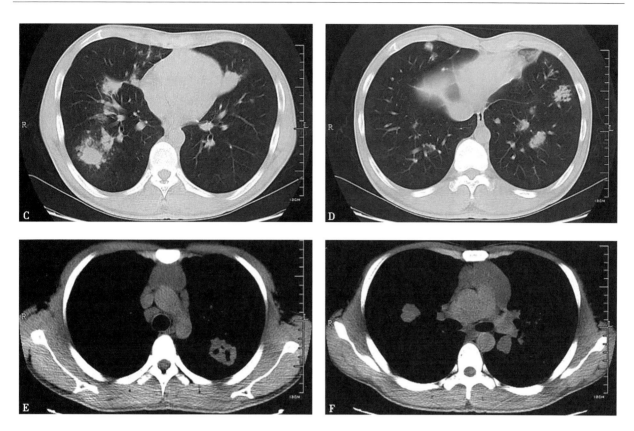

图 4-3-3-4 | 入院第 15 天胸部 CT 表现

（二）临床思辨

患者入院后，经抗感染治疗，症状有所好转，实验室检查指标稍有改善，但胸部 CT 表现无好转：①白细胞及 C 反应蛋白较前稍有下降，自觉咳嗽、咳痰明显好转；②自身抗体及 ANCA 均阴性；③支气管镜检查显示右上叶后段、左上叶尖后段开口有坏死物阻塞，病理活检显示为炎性肉芽组织，未找到肿瘤细胞及抗酸杆菌；④常规病原学检查均阴性；⑤胸部 CT 显示，抗感染治疗后，病灶无明显吸收。

此时需要重新思考：本病例是否为感染所致？如何进一步明确病因？

本例患者在抗感染治疗后症状有所好转，炎症指标下降，似乎抗感染有效。但是，对于无基础疾病的青年男性，两肺病灶不符合普通细菌感染影像学表现，并且经抗感染治疗后肺部病灶基本无吸收，不符合普通细菌感染过程。因此，对于本病例，需要考虑有无特殊病原体（如结核分枝杆菌和隐球菌）感染和非感染性疾病可能，可行有创手段，如行气道超声内镜引导下穿刺、CT 引导下肺穿刺或外科胸腔镜手术等，进一步明确病因。

三、临床确诊

（一）临床信息

患者入院第 20 天，行 CT 引导下肺穿刺，病理学检查显示肉芽肿性炎症。鉴于患者体温已降为正常，仅有少量咳嗽，应患者要求安排其出院，定期复查胸部 CT（检查显示病灶无明显变化）。

出院后 1 个月，患者因发热（体温波动于 36.7～38.9℃，午后升高明显）伴咳嗽加重、胸闷气促 5天，经头孢曲松、左氧氟沙星等抗感染治疗，症状无明显好转，再次入院。

血常规：WBC 13.7×10^9/L，N% 83.3%，Hb、PLT 均正常。CRP 108.9mg/L。

胸部 CT：①两肺多发高密度影，部分病灶明显增大；②前纵隔囊实性占位病变未见明显变化（图 4-3-3-5）。

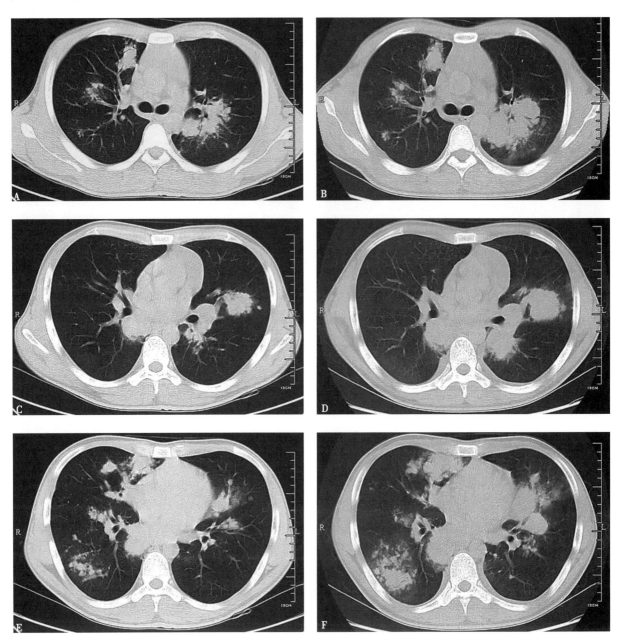

图 4-3-3-5 | 发病第 80 天（A、C、E）及第 91 天胸部 CT（B、D、F）表现

PET-CT：肺内可见多发团块影，考虑感染性病变可能。

为明确病因，行胸腔镜胸膜肺活检及纵隔肿物切除术。术中见左肺多发肿块，于左下肺叶行楔形切除；纵隔囊肿，边界清，予以完整切除，过程顺利。病理报告：（肺及纵隔）经典型霍奇金淋巴瘤，倾向于混合细胞型，CD3 阴性，CD15（个别）阳性，CD20 阴性，CD30（Ki-1）阴性，CD45（LCA）阴性，CD163 阴性，EBV 阴性，EMA 阴性，PAX-5 阳性，Ki-67 阳性。

最后诊断：肺和纵隔霍奇金淋巴瘤。

（二）临床思辨

肺非霍奇金淋巴瘤（包括 MALT 淋巴瘤）占肺淋巴瘤的绝大多数，病程为 1.5～108 个月，1/3 患者无症状。影像学表现无特殊性，实变合并空气支气管征和结节是最主要表现。淋巴瘤胸部 CT 表现可分为 5 个类型：结节肿块型（最常见，图 4-3-3-6、图 4-3-3-7）、肺炎肺泡型（实变型，图 4-3-3-8、图 4-3-3-9）、混合型（图 4-3-3-10）、间质型（支气管、血管、淋巴管型）和粟粒型（血型）。其中，空气支气管征为特征性改变，50% 以上患者可出现，尤其是肺内多发实变结节内出现空气支气管征。该病一般预后较好，56% 治疗后能缓解，5 年生存率＞ 60%，复发率＜ 50%。而肺霍奇金淋巴瘤相对少见，常来源于气管、支气管和纵隔淋巴结，并逐渐侵犯肺部。二者的临床表现和影像学相近，需经病理加以鉴别确诊。

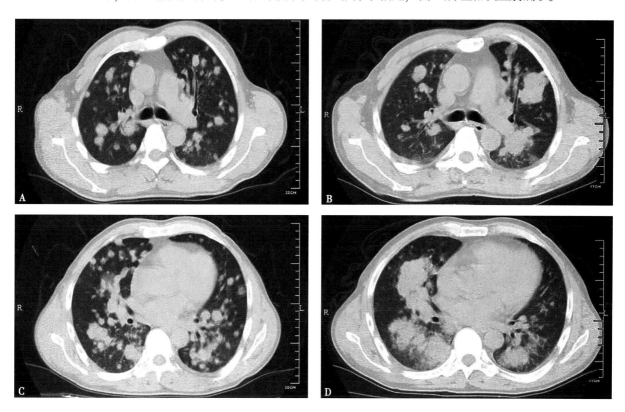

图 4-3-3-6 ｜ T 细胞淋巴瘤胸部 CT 表现

男性患者，48 岁，咳嗽、发热 1 个月，发病 3 个月后出现皮肤病变。胸部 CT 显示双肺弥漫大小不等的结节，并见结节融合成肿块。活检示 T 细胞淋巴瘤

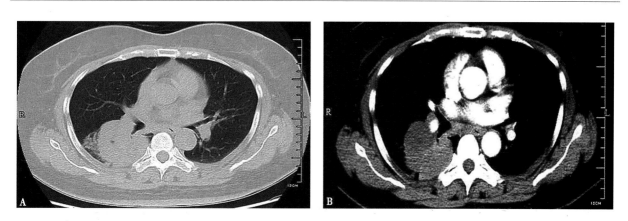

图 4-3-3-7 ｜ B 细胞淋巴瘤胸部 CT 表现

女性患者，51 岁，咳嗽、咳痰 3 个月。胸部 CT 显示右下肺大块实变影，未见坏死。根据 2 次肺穿刺活检结果，考虑诊断为 B 细胞淋巴瘤

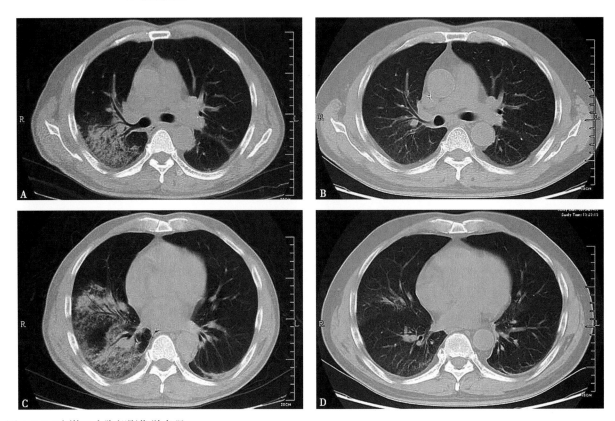

图 4-3-3-8 | 淋巴瘤胸部影像学表现

男性患者，48 岁，关节肿痛半年，咳嗽、咳痰、淋巴结肿大伴发热 1 个月余。胸部 CT 可见右肺多叶段磨玻璃实变影

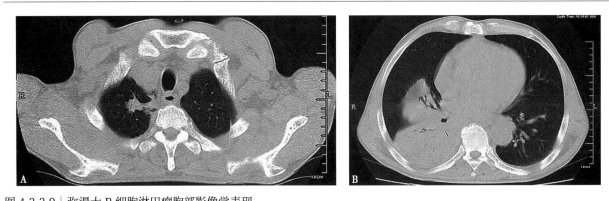

图 4-3-3-9 | 弥漫大 B 细胞淋巴瘤胸部影像学表现

男性患者，64 岁，发现肺部占位性病变半个月。胸部 CT 可见右肺上叶、中叶和下叶均有实变影。肺（右肺）穿刺活检免疫组化示弥漫大 B 细胞淋巴瘤（非生发中心性），淋巴结活检示非霍奇金淋巴瘤（间变性大细胞淋巴瘤）

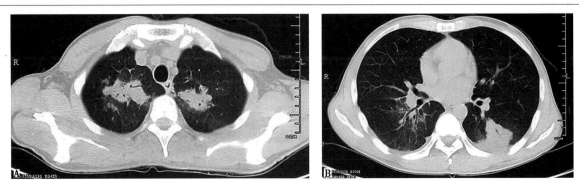

图 4-3-3-10 | 非霍奇金淋巴瘤胸部 CT 表现

男性患者，35 岁，痰中带血 3 个月，发热伴口咽部疼痛 1 个月。胸部 CT 可见双肺多发高密度实变影。皮肤活检示 T 细胞性非霍奇金淋巴瘤

精要回顾与启示

尽管双肺多发感染性病灶是呼吸系统疾病常见病症之一，但对于类似临床表现，在做出临床诊断时仍应首先辨别是感染性还是非感染性病变。对于经验性抗感染治疗无效者，应考虑肺淋巴瘤等非感染性疾病或特殊病原体感染，并需要组织活检来协助诊断。当病理诊断与临床表现不一致时，要重复临床和病理检查验证，仔细甄别，确保诊断的准确性。

（许攀峰　周建英）

参考文献

1. 周玉凤，李洪江，夏淦林. CT 对淋巴瘤的诊断价值. 中华实用诊断与治疗杂志，2011，25（10）：996-998
2. 张德平，孟凡青. 肉芽肿性肺疾病. 中国呼吸与危重监护杂志，2011，10（2）：202-205.
3. Haralabos Parissis. Forty years literature review of primary lung lymphoma. Journal of Cardiothoracic Surgery, 2011, 6: 23-32.
4. Stefano Fratoni, Elisabetta Abruzzese, Pasquale Niscola, et al. Primary Pulmonary Hodgkin Lymphoma : Uncommon Occurrence. Mediterr J Hematol Infect Dis, 2013, 5 (1): e2013013

病例 4　咳嗽、嗜酸性粒细胞增高伴肺实变

一、入院疑诊

（一）病例信息

【病史】

女性患者，49 岁，2 个月前无明显诱因出现咳嗽、咳痰（以白黏痰为主，伴有少许黄脓痰，量少），伴间断发热（体温最高 38.6℃），无畏寒、寒战，发病 1 个月后至当地医院就诊，血常规示 WBC 10.33×10⁹/L，嗜酸性粒细胞百分比 23%，嗜酸性粒细胞计数 2.39×10⁹/L，胸部 CT 示双肺散在大片状高密度阴影，其内有支气管充气征，支气管镜检查刷片未见恶性细胞及抗酸杆菌，经阿莫西林克拉维酸钾抗感染以及化痰止咳等治疗 10 天后，体温有所下降，但仍有咳嗽、咳痰，复查血常规示 WBC 10.17×10⁹/L，嗜酸性粒细胞百分比 28.5%，嗜酸性粒细胞计数 2.9×10⁹/L，X 线胸片示肺部阴影无吸收。5 天前，患者无明显诱因出现气喘，活动后明显。发病以来，患者无头晕、头痛，无胸痛、咯血，无咳粉红色泡沫痰，无恶心、呕吐，无腹痛、腹泻，无口干、四肢关节肿痛及四肢乏力，无皮疹、红斑，无双下肢水肿，饮食、睡眠可，大小便正常，体重无明显变化。

患者既往身体健康，做服装生意，否认血吸虫疫水接触史，否认犬类、牛羊等动物接触史，无吸烟、饮酒嗜好。

【体格检查】

体温 36.8℃，心率 98 次 / 分，呼吸 20 次 / 分，血压 145/96mmHg。口唇无发绀，双侧呼吸运动对称，双肺呼吸音粗，右下肺可闻少许湿啰音。心界不大，心律齐，各瓣膜区未闻病理性杂音。腹部未见明显异常。双下肢无水肿。

【实验室检查】

1. 血常规　WBC $7.2×10^9$/L，N% 33.3%，L% 15.6%，嗜酸性粒细胞百分比 44.1%，嗜酸性粒细胞计数 $3.2×10^9$/L，Hb 123g/L，PLT $177×10^9$/L。

2. 血生化　ALT、AST 均正常，Cr 52μmol/L。

3. 血气分析　pH 7.444，$PaCO_2$ 37.1mmHg，PaO_2 73.0mmHg。

4. 其他　尿潜血（＋＋）；ESR 40mm/1h，CRP 3.6mg/L。

【影像学检查】

胸部影像学检查可见两肺野内多发团片状高密度影，边缘模糊，病灶内支气管充气征，多发实变肺组织影，纵隔内多发淋巴结影（部分稍大）（图 4-3-4-1、图 4-3-4-2）。

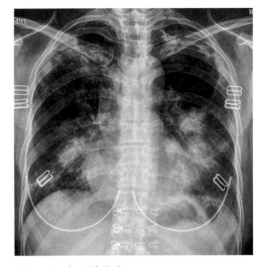

图 4-3-4-1 | X 线胸片

X 线胸片可见两肺多发实变影、团块影，以中下肺中心性分布为主

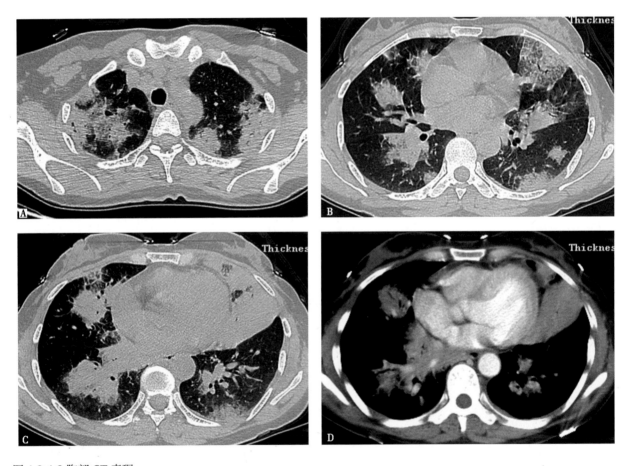

图 4-3-4-2 胸部 CT 表现

胸部 CT 可见两肺多发实变影、团块影，以中下肺中心性分布为主，并可见磨玻璃影，小叶间隔增厚，纵隔内多发淋巴结影

（二）临床思辨

【临床特点】

1. 患者为中年女性，慢性起病，病程长。

2. 主要症状和体征为咳嗽伴间断发热，右下肺可闻及少许湿啰音。

3. 实验室检查示外周血嗜酸性粒细胞明显升高，血沉略增快。

4. 影像学检查示双肺多发团片状高密度影及实变肺组织影，内见支气管充气征，病变范围大。

5. 抗感染治疗后，患者虽然体温下降，但咳嗽、咳痰无好转，影像学检查示病变未吸收。

【思辨要点】

肺部疾病的常见症状和体征包括咳嗽、咳痰、胸痛、呼吸困难、肺内湿啰音或哮鸣音，但这些表现并无病因特异性，许多原因均可表现为同样的症状和体征。

对于疑似感染性肺疾病的患者，在确立诊断的过程中需要思考以下问题：

1. 本病例是不是感染性肺部疾病？如果是，可能是哪种感染类型？

本例患者的主要症状为咳嗽、咳痰伴发热，影像学表现为双肺多发大片实变影，据此特点，应首先考虑感染性肺部疾病，可能的病原体包括普通感染病原体（如细菌、病毒等）及特殊病原体（如结核分枝杆菌、真菌等）。

在以肺部实变影为特征性表现的细菌性肺炎中，最常见的是肺炎链球菌肺炎（图4-3-4-3）。该病往往起病急骤，病程短，中毒症状较重，表现为高热、咳嗽、咳铁锈色痰，外周血WBC、C反应蛋白等炎症指标明显升高。本例患者起病相对缓慢，病程长，症状相对较轻，C反应蛋白正常，与肺炎链球菌肺炎临床表现不符；金黄色葡萄球菌包括甲氧西林敏感性（MSSA）和耐甲氧西林金黄色葡萄球菌（MRSA），也可引起社区获得性感染，但往往发展迅速，临床表现较重，影像学表现多为双肺多发团片状、结节状高密度影，常伴有空洞、脓肿或液气囊肿（图4-3-4-4），这与本例患者的临床及影像学表现不符。

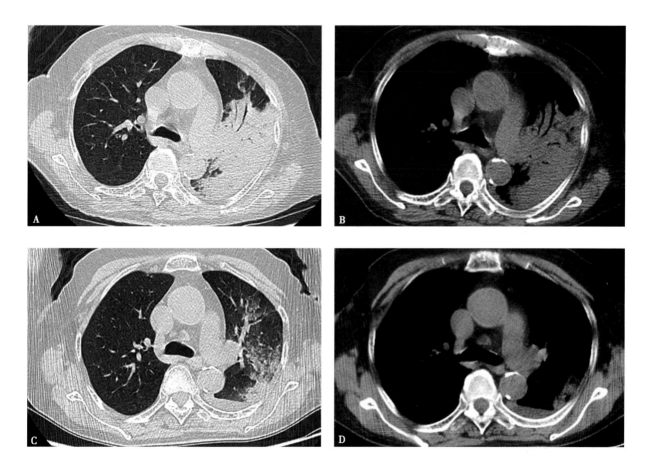

图 4-3-4-3 | 肺炎链球菌肺炎胸部影像学表现

女性患者，86岁，高热4天。左侧肺炎，抗感染治疗10天前后。胸部CT可见左上肺大片实变影（A、B），抗感染治疗后肺内高密度影明显吸收好转（C、D）

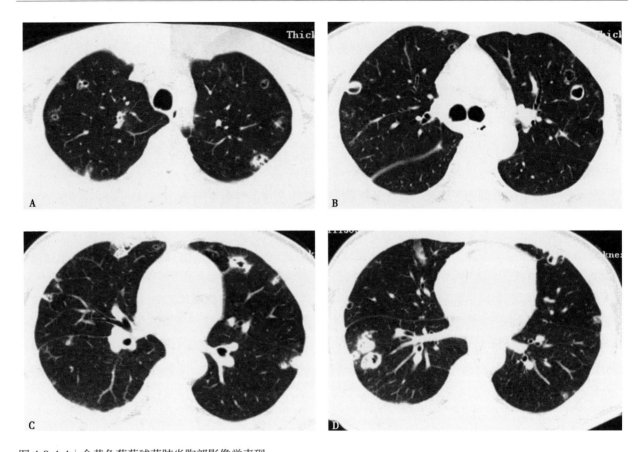

图 4-3-4-4 | 金黄色葡萄球菌肺炎胸部影像学表现
男性患者，42 岁，经静脉使用非法毒麻制品，咳嗽、咳痰伴高热 1 周，诊断为金黄色葡萄球菌肺炎、感染性心内膜炎。胸部 CT 可见双肺多发结节伴空洞形成和肺气囊改变

　　病毒也是成年人社区获得性肺炎的一种常见致病病原体。巨细胞病毒和 EB 病毒感染多发生于免疫功能低下者，影像学常表现为双肺弥漫性磨玻璃影（图 4-3-4-5）。本例患者的病史和影像学表现与此不符合，基本可以排除之。若为流感病毒、鼻病毒、腺病毒等引起的感染，患者外周血 WBC 多为正常或降低，影像学表现往往从初始的单叶段病灶很快发展为多叶段受累（图 4-3-4-6）。此外，病毒性肺炎要么在短期内迅速加重，发展为重症肺炎，甚至急性呼吸窘迫综合征（ARDS），要么呈自限性，逐渐好转，很少呈迁延状态或亚急性过程。本例患者临床表现与此不符，故由病毒引起肺部感染的可能性很小。

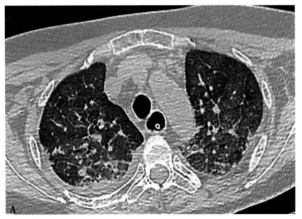
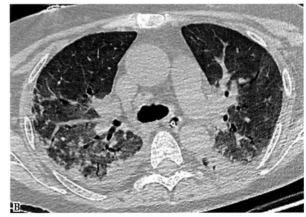

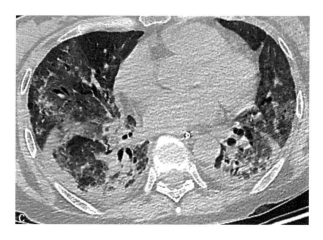

图 4-3-4-5 巨细胞病毒性肺炎胸部影像学表现

女性患者，46 岁，咳嗽气喘伴高热 10 天，既往有系统性红斑狼疮、狼疮性肾炎病史，长期口服泼尼松、吗替麦考酚酯及硫酸羟氯喹。胸部 CT 可见双肺弥漫磨玻璃高密度影，双肺坠积部位呈实变，伴双侧少量胸腔积液。支气管肺泡灌洗液检查示巨细胞病毒 DNA 2.74×10^4 IU/ml，诊断为巨细胞病毒性肺炎

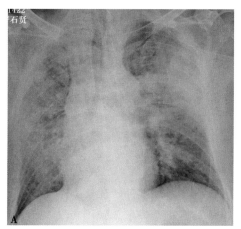

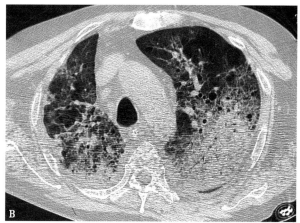

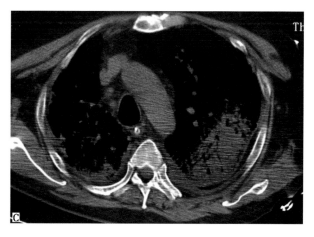

图 4-3-4-6 H_7N_9 肺炎胸部影像学表现

男性患者，50 岁，高热、呼吸困难 1 周。双肺可见多叶段磨玻璃高密度实变影，伴双侧少量胸腔积液。诊断为 H_7N_9 肺炎

干酪性肺炎型肺结核的临床表现重，常有高热，影像学表现亦可为沿叶段分布的实变影，常伴沿气道分布的播散病灶及树芽征（图 4-3-4-7、图 4-3-4-8），有时也会出现肺内空洞（无壁、薄壁和厚壁空洞）（图 4-3-4-9），与细菌性肺炎难以鉴别，往往需要通过经皮肺穿刺获取病理检查结果来确诊。肺结核的影像学表现也可为以磨玻璃样结节影为主的间质性肺炎样改变（图 4-3-4-10），临床上容易误诊。

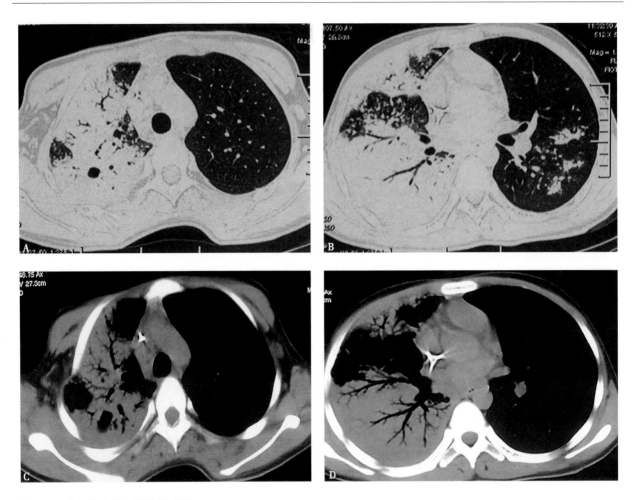

图 4-3-4-7│肺结核胸部影像学表现

男性患者，15 岁，发热伴咳嗽、咳痰 1 个月，Ⅰ型呼吸衰竭。胸部 CT 可见右上肺大片实变影及左下肺播散病灶，伴树芽征。经皮肺穿刺活检诊断为肺结核

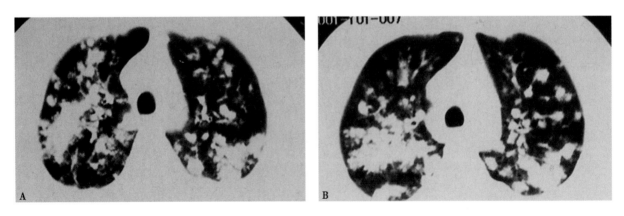

图 4-3-4-8│肺结核胸部影像学表现

男性患者，54 岁，反复咳嗽、咳痰 1 年余。胸部 CT 可见双上肺为主的弥漫结节影。经皮肺穿刺活检诊断为肺结核

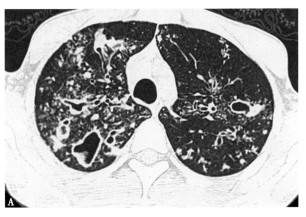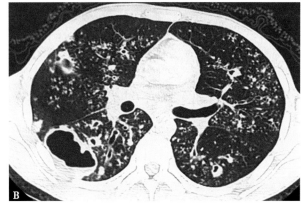

图 4-3-4-9│肺结核胸部影像学表现

男性患者，15 岁，咳嗽、低热 2 个月余。支气管肺泡灌洗液抗酸杆菌阳性，胸部影像可见双肺多发结节空洞影、空洞液平伴树芽征

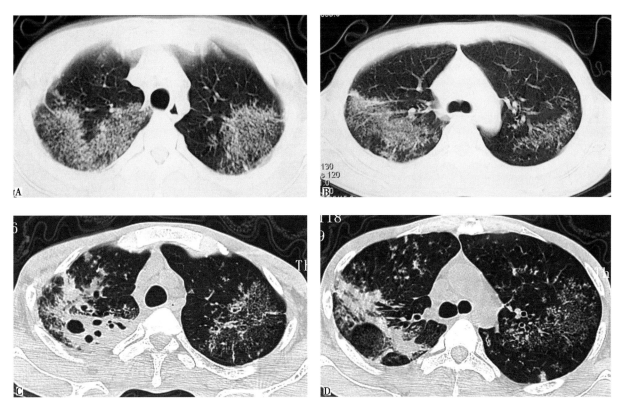

图 4-3-4-10│肺结核胸部影像学表现

男性患者，28 岁，反复咳嗽、咳痰。胸部 CT 显示双上肺大片簇状高密度影（A、B），因疑诊间质性肺炎，采取口服泼尼松治疗，1 年后病灶增加，出现实变及空洞影（C、D）。痰涂片抗酸杆菌（＋＋）

　　真菌感染常继发于免疫功能低下和粒细胞缺乏状态，主要有曲霉菌和肺孢子菌感染两种类型。典型的肺曲霉菌感染胸部影像学表现为晕征和新月征，也可见巨大空洞（图 4-3-4-11）。肺孢子菌肺炎主要表现为双肺弥漫性磨玻璃影伴小叶间隔增厚（图 4-3-4-12）。本例患者的影像学表现与肺曲霉菌感染和肺孢子菌肺炎均不符。

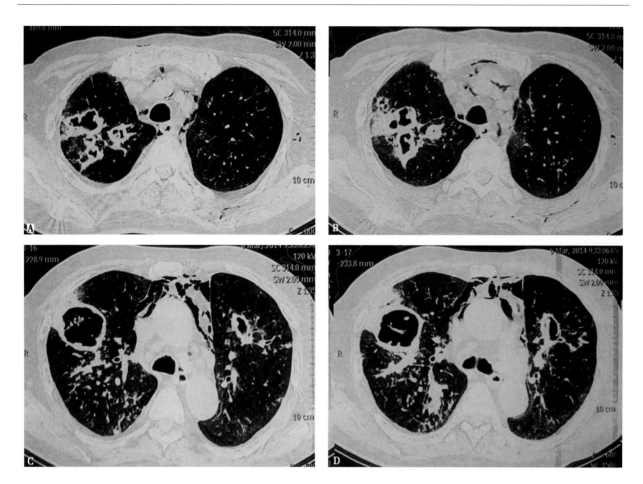

图 4-3-4-11 | 肺曲霉菌感染胸部 CT 表现

男性患者，54 岁，因间质性肺炎、皮肌炎用泼尼松联合环磷酰胺治疗 4 个月后，胸部 CT 显示肺内多发空洞、内壁不光滑，并见双肺多发小结节影和树芽征。诊断为肺曲霉菌感染

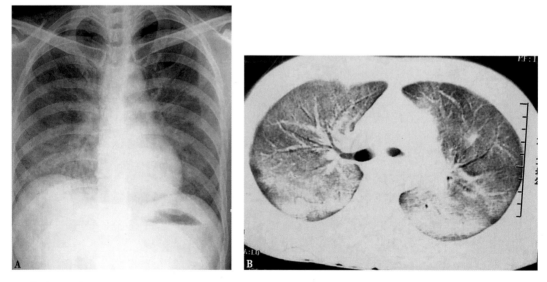

图 4-3-4-12 | 肺孢子菌肺炎胸部影像学表现

男性患者，48 岁，胸部 X 线片（A）和 CT（B）均可见双肺弥漫磨玻璃，胸部 CT 可见部分肺实变影。诊断为 HIV 感染合并肺孢子菌肺炎

2. 本病例如果是非感染性疾病，要考虑哪些情况？

有相当一部分非感染性肺部疾病的胸部影像学表现也可以为多发大片实变影。

隐源性机化性肺炎（COP）：大部分患者呈亚急性起病，病初有流感样症状，常见症状有发热、干咳、呼吸困难（活动后明显加重），实验室检查常有血沉加快、C反应蛋白和外周血中性粒细胞明显升高，影像学表现可为外周肺野沿支气管分布的实变影伴支气管充气征，小叶周边实变（反晕征）及带状实变（图4-3-4-13），抗感染治疗无效，对糖皮质激素疗效敏感（图4-3-4-14），但很少见嗜酸性粒细胞明显升高。本病例虽然症状及影像学表现等与该病相似，但嗜酸性粒细胞明显升高，与该病不符。

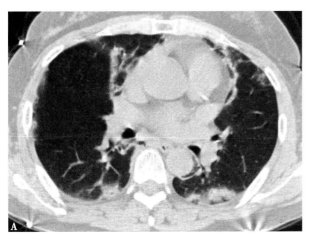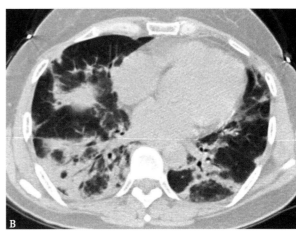

图 4-3-4-13 | 隐源性机化性肺炎胸部 CT 表现
胸部 CT 可见外周分布实变及支气管充气征（A），沿支气管为中心分布的实变伴反晕征（B）

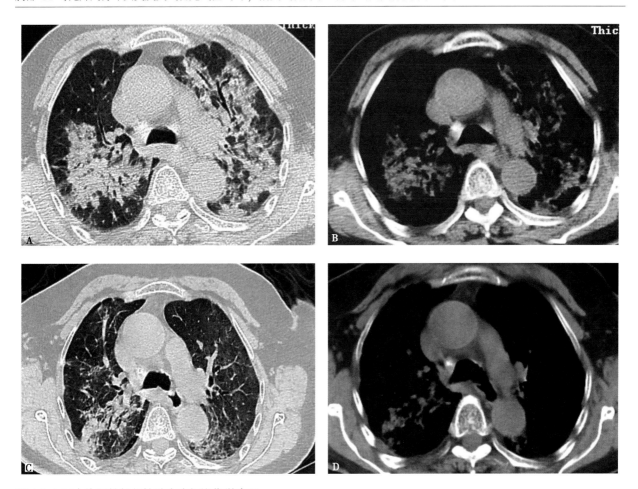

图 4-3-4-14 | 隐源性机化性肺炎胸部影像学表现
女性患者，82岁，诊断隐源性机化性肺炎。治疗前，胸部 CT 显示双上肺高密度实变影，并见支气管充气征（A、B）；予激素治疗13天后复查胸部 CT，显示双肺实变影明显吸收（C、D）

实变弥漫型肺泡细胞癌：病灶多呈团块状或大片实变影，密度增高且均匀一致，其间可见支气管充气征，呈枯树枝样改变（图4-3-4-15），也少有嗜酸性粒细胞升高，往往需经皮肺穿刺方能确诊。

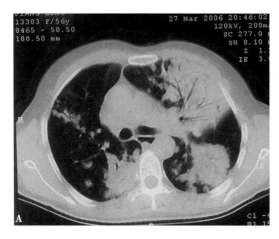
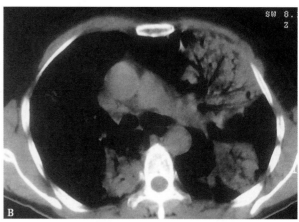

图4-3-4-15｜肺泡细胞癌胸部影像学表现

女性患者，47岁，咳嗽咳痰1个月余。胸部CT显示双肺野散在团块状和大片实变影，密度增高且均匀一致，其间可见支气管充气征，呈枯树枝样改变。经皮肺穿刺诊断为肺泡细胞癌

肺水肿：影像学特点为弥漫性或斑片状分布的磨玻璃影、实变阴影，多分布于双肺内中带或局限于一侧或一叶，或从肺门两侧向外扩展，常伴有光滑的小叶间隔增厚、双侧胸腔积液（图4-3-4-16），患者多有高血压、心肌病等心脏基础疾病。本例患者的病史、影像学均与该病不符合。

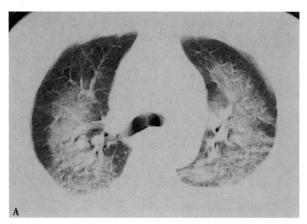
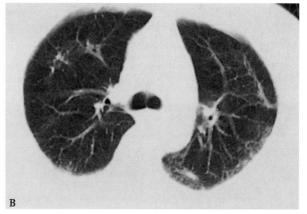

图4-3-4-16｜急性左心衰竭治疗前后胸部影像变化

男性患者，45岁，诊断为病毒性心肌炎，急性左心衰竭。胸部CT显示以双侧中上肺野肺门旁为主的高密度磨玻璃实变影和少量胸腔积液（A），采取强心、利尿治疗1周后，病变吸收好转（B）

肺泡蛋白沉积症：特征性影像学表现为两肺弥漫性分布的斑片状磨玻璃影和实变影与小叶间隔增厚交织成铺路石样改变（图4-3-4-17），支气管肺泡灌洗液沉淀和TBLB活检病理检查有助于明确诊断。

过敏性支气管肺曲霉菌病（ABPA）：患者可出现外周血嗜酸性粒细胞升高、哮喘症状。影像学特征性表现为黏液嵌塞征、中心型支气管扩张（图4-3-4-18）。本病例表现与该病不符。

嗜酸细胞性肺炎：影像学表现可见双肺多发大片实变影，其诱发因素包括药物、寄生虫感染等。对于本病例，经详细询问病史，排除了药物因素，但发现患者2个月前有进食虾类史。寄生虫感染引起的嗜酸细胞性肺炎影像学表现多为双肺多发性结节影伴周围磨玻璃影（图4-3-4-19），也可表现为实变影。因此，为寻找寄生虫感染的证据，需要进行进一步的检查。

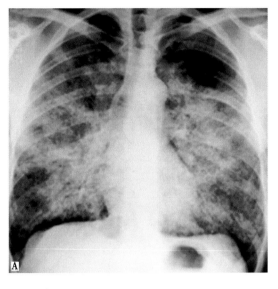
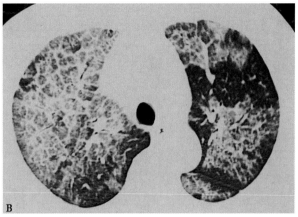

图 4-3-4-17 | 肺泡蛋白沉积症胸部影像学表现

X 线胸片（A）和胸部 CT（B）均显示两肺弥漫性分布的斑片状磨玻璃影和实变影与小叶间隔增厚交织成铺路石样改变

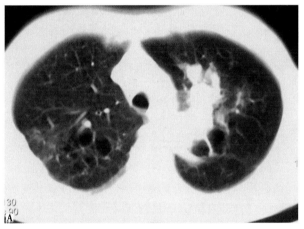
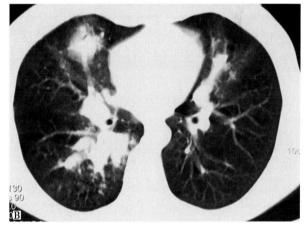

图 4-3-4-18 | 过敏性支气管肺曲霉菌病胸部 CT 表现

胸部 CT 可见中心型支气管扩张及黏液嵌塞征

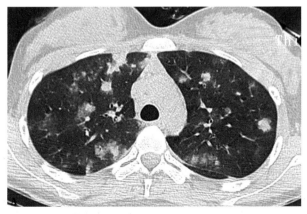
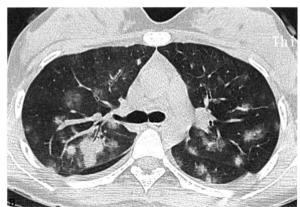

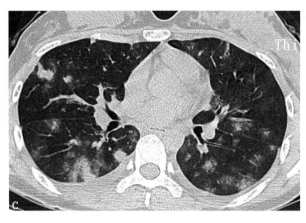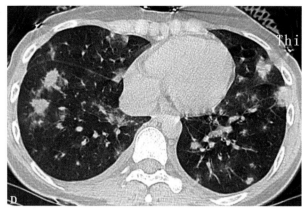

图 4-3-4-19│颚口线虫感染胸部影像学表现

女性患者，21 岁，发热、咳嗽 4 天；因进食未煮熟的水煮鱼，导致颚口线虫感染。胸部 CT 可见双肺多发结节性伴晕征

二、诊治过程

（一）临床信息

【实验室检查】

1. 肝、肾功能均正常　球蛋白 36.3g/L，Cr 52μmol/L。

2. 血肿瘤标志物　CEA 正常，NSE 24.41ng/ml，CYFRA21-1 3.87ng/ml。

3. 凝血相关检查　PT、国际标准化比值（international normalized ratio，INR）、APTT 均正常。

4. 免疫相关检查　自身抗体（包括抗核抗体、抗 dsDNA 抗体、抗 Sm 抗体、抗线粒体抗体等）阴性；抗中性粒细胞胞质抗体阴性；IgG 22.1g/L（8～16g/L），IgM、IgA、补体 C3、补体 C4 均正常。

5. 感染相关检查　CRP 3.6mg/L；HIV 抗体、梅毒螺旋体特异性抗体均阴性；结核抗体阴性；痰病原检测（包括普通细菌、真菌、抗酸染色，5 次）均阴性；血吸虫抗体呈弱阳性（3 次）。

【影像学检查】

1. 乳腺和腋窝 B 超　左侧乳腺外缘皮下占位性病变，双侧腋下未见淋巴结肿大。

2. 超声心动图　二尖瓣、三尖瓣轻度反流，左室舒张功能减退，左室射血分数（left ventricular ejection fraction，LVEF）63%，肺动脉收缩压 33mmHg。

【肺功能检查】

通气功能基本正常，FVC 84.3%，FEV$_1$ 81.3%，FEV$_1$/FVC 79.61%，弥散功能中度减低，DL$_{CO}$（实测 / 预计）57.7%。

【支气管镜检查】

镜下见双肺各叶段支气管通畅，未见气管、支气管内明显异常。左舌叶活检见少量脱落的小圆细胞及黏液，以及小片高度机械性损伤组织，细微结构不清。左舌叶刷片未见恶性肿瘤细胞，抗酸杆菌阴性。右主支气管间嵴处黏膜活检示支气管黏膜慢性炎症改变，黏膜上皮下见带状嗜伊红物沉积，刚果红及甲基紫染色均阴性。右中叶支气管肺泡灌洗液（BALF）涂片未见恶性肿瘤细胞；细胞分类为嗜酸性粒细胞 64%，淋巴细胞 4%，中性粒细胞 12%，组织细胞 20%；抗酸杆菌阴性；淋巴细胞免疫分型：CD4$^+$细胞占淋巴细胞比例 34.7%，CD8$^+$细胞占淋巴细胞比例 54.1%，CD4$^+$细胞 / CD8$^+$细胞比值

0.64，B 淋巴细胞占淋巴细胞比例 3.4%，NK 细胞占淋巴细胞比例 3.4%。

（二）临床思辨

患者入院后的系列检查提示：①血 WBC、CRP 均正常，临床症状轻，不支持细菌性感染诊断；②自身抗体均阴性，抗中性粒细胞胞质抗体阴性，结合临床表现，基本可排除结缔组织疾病；③支气管镜检查见双肺各叶段支气管通畅，未见阻塞征象，活检未见肿瘤证据，刷片、灌洗液检查均未查见恶性肿瘤细胞，故基本可以排除肿瘤引起的阻塞性肺炎；④常规病原学检查均阴性，结合支气管镜检查结果，结核分枝杆菌、真菌感染诊断依据不足；⑤ 3 次查血吸虫抗体弱阳性；⑥ BALF 细胞分类示嗜酸性粒细胞明显升高，支持嗜酸性粒细胞性肺炎的诊断。

此时需要思考：本病例嗜酸性粒细胞性肺炎的诊断能否成立？

嗜酸性粒细胞性肺病是以气道和（或）肺实质嗜酸性粒细胞增多为特征的一组异质性临床疾病，伴有或不伴有外周血嗜酸性粒细胞增多。满足下列任何一条，即可诊断嗜酸性粒细胞性肺病：①肺部浸润伴外周血嗜酸性粒细胞增多；②开胸肺活检或经支气管肺活检证实肺组织中嗜酸性粒细胞增多；③ BALF 中嗜酸性粒细胞增加。本病例符合上述①和③条，故嗜酸性粒细胞性肺病诊断是成立的。嗜酸性粒细胞性肺病包括不明原因单纯性肺嗜酸性粒细胞增多症、急 / 慢性嗜酸性粒细胞性肺炎、特发性高嗜酸性粒细胞综合征和有特定原因的过敏性支气管肺曲霉菌病（ABPA）、嗜酸性粒细胞性肉芽肿性血管炎（EGPA）以及继发于寄生虫感染、药物反应的嗜酸细胞性肺炎。单纯性肺嗜酸性粒细胞增多症影像学表现所示磨玻璃阴影或气腔实变浸润影常有游走性特点，病灶多在 1 个月内可自行吸收。急性嗜酸性粒细胞性肺炎急性起病。慢性嗜酸性粒细胞性肺炎患者胸部影像学检查可见病灶多位于肺野外周 2/3，而邻近肺门的肺野受累较轻，呈肺水肿反向征（图 4-3-4-20）。特发性高嗜酸性粒细胞综合征常有肺、心、皮肤、肌肉、中枢神经等多系统受损表现。本例患者的临床及影像学表现与上述疾病不符。并且，患者无哮喘病史，结合影像学表现，也基本可以排除 ABPA 和 EGPA。患者无特殊用药史，3 次查血吸虫抗体呈弱阳性，故不排除血吸虫感染引起嗜酸细胞性肺炎的可能性。

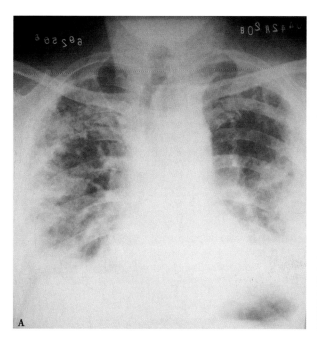
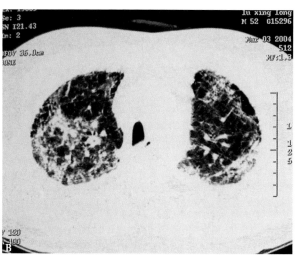

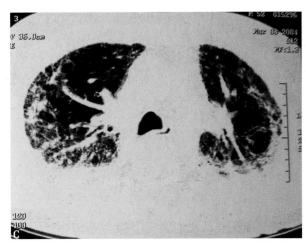
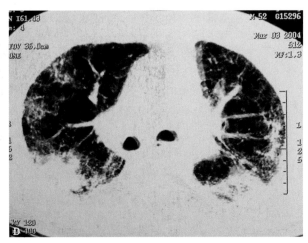
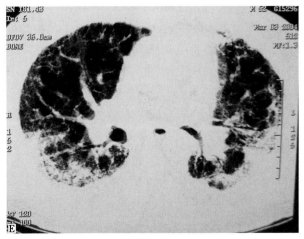

图 4-3-4-20│慢性嗜酸细胞性肺炎胸部影像学表现
男性患者，52 岁，慢性嗜酸细胞性肺炎，外周血嗜酸性粒细胞 27.5%，BALF 嗜酸性粒细胞 56%。X 线胸片示实变影主要位于双肺周边部（肺水肿反向征）（A）；HRCT 示双肺实变影主要位于外周（B、C、D、E）

三、临床确诊

（一）临床信息

试验性给予甲泼尼龙 40mg/d 静脉滴注治疗，4 天后改为口服泼尼松（30mg/d）、吡喹酮（0.8g，每天 2 次）口服 2 天。患者咳嗽、咳痰、气喘均有好转，复查血常规，嗜酸性粒细胞降为 1%。患者出院，并继续口服泼尼松（30mg/d）。治疗 1 个月时复查胸部 HRCT，提示双肺多发团片状高密度影及实变影部分吸收（图 4-3-4-21），遂将泼尼松减量至 25mg/d。之后，患者分别于治疗 2 个月、3 个月时复查胸部 HRCT，提示双肺病灶未再吸收（图 4-3-4-22）。考虑到患者无明显症状，泼尼松减量至 20mg/d（口服）。治疗半年时查胸部 CT，提示双肺病灶仍未变化，遂行 CT 引导下经皮肺穿刺。肺穿刺活检病理结果倾向为黏膜相关淋巴组织结外边缘区淋巴瘤（支气管黏膜相关淋巴组织淋巴瘤）（图 4-3-4-23）；免疫组化显示 CD20、CD79α、Bc12、Ki67（约 15%）阳性，CD5、CD3、CD10、CK、CD43 阴性。骨髓细胞学及骨髓活检显示，骨髓增生活跃，粒细胞系增生活跃，红细胞系增生活跃，巨核细胞增生活跃。PET/CT 示双肺多发大小不等的实变影，纵隔内可见多发淋巴结，代谢均稍高，符合淋巴瘤表现。

最后诊断：肺 MALT 淋巴瘤Ⅳ期。

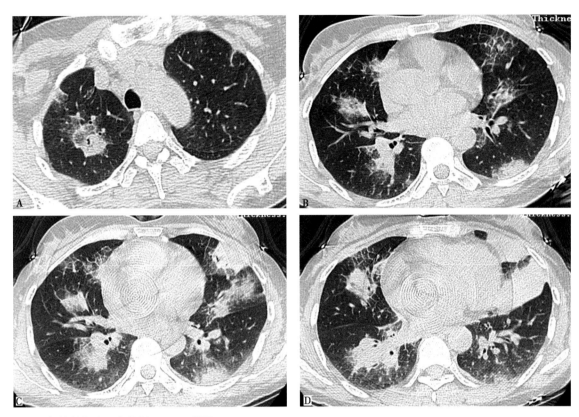

图 4-3-4-21 | 激素治疗 1 个月时 HRCT 表现

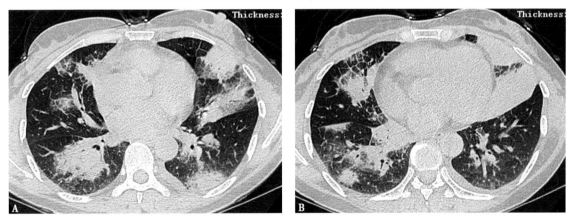

图 4-3-4-22 | 激素治疗 2 个月时 HRCT 表现

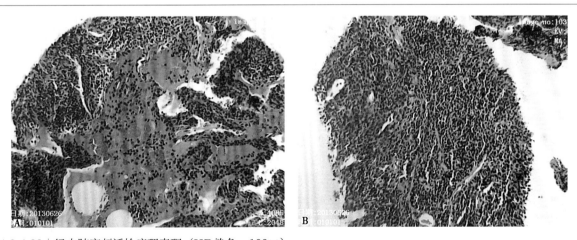

图 4-3-4-23 | 经皮肺穿刺活检病理表现（HE 染色，100×）

（二）临床思辨

原发性肺淋巴瘤（primary pulmonary lymphoma，PPL）是指原发于肺淋巴组织的恶性淋巴瘤，是结外淋巴瘤的一种罕见类型，大多数起源于支气管黏膜相关淋巴组织（MALT）。PPL 发病率低，只占全部淋巴瘤的 0.4%，占结外淋巴瘤的 3.6%。肺 MALT 淋巴瘤是 PPL 中最常见的病理亚型，国外报道可占肺淋巴瘤 70%～78%，属于低度恶性 B 细胞淋巴瘤。

MALT 淋巴瘤的发病年龄通常为 50～60 岁，30 岁以下罕见，男女发病率无明显差异；胃肠道多见，也可发生在皮肤、眼眶、肺、甲状腺、涎腺等器官。肺 MALT 淋巴瘤进展慢，近半数患者无症状，常见症状无明显特异性，如咳嗽、胸痛、呼吸困难等，偶有咯血或痰中带血，部分患者可有发热、关节疼痛、体重下降等，20% 患者可闻及细湿啰音或呼吸音减低。肺 MALT 淋巴瘤最常见的胸部影像学表现特点为边界不清的结节影、团块影、叶段实变影，可单侧或双侧多发，结节多沿胸膜下分布或沿支气管血管束分布，大片实变病灶内常可见支气管充气征或同时伴支气管扩张改变。支气管充气征形成主要是由于肺 MALT 淋巴瘤生长与扩散沿肺泡、肺泡壁淋巴管和肺泡间质蔓延，肺实质往往被淋巴瘤细胞浸润，但气道、血管和肺组织框架结构尚保持完整。Wislez 等认为，病灶中支气管扩张的形成是由于肿瘤细胞浸润引起支气管周围组织破坏及肺泡塌陷所致。本例患者病程长，起病隐匿，主要表现为咳嗽、咳痰、反复发热，影像学表现为双肺多发实变影，内可见支气管充气征，抗感染及激素治疗均无效，最终通过经皮肺穿刺组织活检明确诊断。

此时需要思考：如何解释本例患者嗜酸性粒细胞明显升高？

嗜酸性粒细胞增多是本例患者第 1 次住院时的一个重要临床特点，也是导致误诊为寄生虫感染引起嗜酸细胞性肺炎的主要原因。嗜酸性粒细胞显著增高可见于寄生虫感染以及过敏反应、不明原因嗜酸细胞性肺炎、肿瘤等多种疾病。恶性肿瘤（包括淋巴瘤、宫颈癌、肺癌等）所致外周血嗜酸性粒细胞异常升高和组织浸润病例屡有报道，但有关嗜酸性粒细胞增生浸润产生的机制尚不明确。多数学者认为是肿瘤性抗原激活肿瘤或正常淋巴细胞分泌嗜酸性粒细胞生成与趋化因子所致。关于 T 细胞淋巴瘤中嗜酸性粒细胞浸润产生的机制，有学者提出，瘤细胞分泌 IL-2、IL-3、IL-4、IL-5、IL-6 等细胞因子及粒细胞 - 巨噬细胞集落刺激因素（GM-CSF），可促进嗜酸性粒细胞的生成与浸润。其中，IL-5 也被称为嗜酸性粒细胞特异性分化因子，可以刺激嗜酸性粒细胞分化及入血。另外，肿瘤细胞与正常 T 细胞被肿瘤特异性抗原激活，产生细胞因子（cytokines）促进嗜酸性粒细胞的增生浸润。另外，肿瘤细胞可能产生嗜酸性粒细胞趋化因子（eosinophilic chemotactic factors，ECF）和嗜酸性粒细胞生成蛋白，促进嗜酸性粒细胞生成浸润。B 细胞淋巴瘤中可有反应性 T 淋巴细胞，故亦可有嗜酸性粒细胞浸润。

精要回顾与启示

嗜酸性粒细胞明显升高是本病例一个重要的临床特点，并且 3 次查血吸虫抗体弱阳性，BALF 细胞分类示嗜酸性粒细胞明显升高，糖皮质激素治疗初期有效。这些与寄生虫感染所致嗜酸细胞性肺炎相似的临床表现以及阶段性病情好转（通常认为"恶性肿瘤不会好转，只会加重"），导致本病例最初被误诊，确诊周期较长。事实上，部分肿瘤性疾病，特别是淋巴瘤也可表现为外周血嗜酸性粒细胞显著增高以及嗜酸性粒细胞肺浸润，并可能对激素治疗有一定的反应，类似于过敏反应等良性疾病过程。由于 MALT 淋巴瘤起源于支气管黏膜下组织或动脉、静脉周围的淋巴组织，沿淋巴管浸润性生长蔓延，在病变发展过程中未侵及支气管及支气管黏膜，且病灶多在段以下支气管周围，支气管镜检查阳性率较低，故对于此类患者应尽可能行经皮肺穿刺活检，甚至胸腔镜肺活检、开胸肺活检取得病理诊断。

由此可见，临床医师必须认识到肿瘤（尤其是淋巴瘤）也是嗜酸性粒细胞增多症的重要原因之一。对于嗜酸性粒细胞增多患者，除应仔细查找有无药物及寄生虫感染等常见原因外，还应注意排除淋巴瘤等肿瘤性疾病的可能性，特别是试验性治疗效果不好或难以用常见病因解释时，应尽早获取病理检查结果以明确诊断。对于少见病及病灶散在者，支气管镜检查阳性率低，经皮肺穿刺活检、胸腔镜活检往往能获得理想标本，有助于缩短诊断周期，减少误诊。

（曹　敏　蔡后荣）

参考文献

1. Fiche M, Captron F, Berger F, et al. Primary pulmonary non-Hodgkin's lymphomas. Histopathology, 1995, 26: 529-537.
2. Cordier JF, Chaillenx E, Lauque D, et al. Primary pulmonary lymphomas. A clinical study of 70 cases in nonimmunocompromised patients. Chest, 1993, 103: 201-208.
3. Borie R, Wislez M, Thabut G, et al. Clinical characteristics and prognostic factors of pulmonary MALT lymphoma. Eur Respir J, 2009, 34: 1408-1416.
4. Bae YA, Lee KS, Han J, et al. Marginal zone B-cell lymphoma of ronchus-associated lymphoid tissue : imaging findings in 21 patients. Chest, 2008, 133: 433-400.
5. Wislez M, Cadranel J, Antoine M, et al. Lymphoma of pulmonary mucosa-associated lymphoid tissue : CT scan findings and pathological correlations. Eur Respir J, 1999, 14 (2): 423-429.
6. McCluggage WG, Walsh MY, Bharucha H. Anaplastic large cell malignant lymphoma with extensive eosinophilic or neutrophilic infiltration. Histopathology, 1998, 32 (2): 110-115.
7. Murata K, Yamada Y, Kamihira S, et al. Frequency of eosinophilia in adult T-cell leukemia/lymphoma. Cancer, 1992, 69 (4): 966-971.
8. Sethu KS, Reddy, Robert H, et al. Tumor-associated peripheral eosinophilia : two unusual cases. J Clin Oncolo, 1984, 2 (10): 1165-1169.

病例5　高热、左主支气管 - 食管瘘

一、入院疑诊

（一）病例信息

【病史】

女性患者，51 岁，因咳嗽、气促 1 个月余，发热 20 天，于 2015 年 2 月 26 日入院。2015 年 1 月初，患者无明显诱因出现阵发性咳嗽，咳少量白色黏痰；胸部 CT 扫描见双肺无明显病变，纵隔多发性淋巴结肿大；支气管镜检显示支气管炎症，病理诊断为慢性肉芽肿性炎，考虑为“支气管结核”。经四联抗结核治疗，患者症状无好转，2 月 18 日出现畏寒、发热（一般上午开始发热，下午 3～4 点钟时体温最高，最高达 40.3℃，口服布洛芬缓解，次日体温再升高），以及声嘶、进食后食物阻塞感，无明显呕吐，遂停服抗结核药物，改用头孢类抗菌药物治疗（具体用药不详），但仍有高热。2 天前，患者出现饮水时呛咳，咳嗽加重，咳黄色脓痰。患者自发病以来，无咯血、四肢关节疼痛、皮疹等，精神、睡眠不佳，食欲下降，大小便正常，体重下降 5kg。

患者既往患有乙肝，否认糖尿病等其他慢性病病史；无药物过敏史；否认血吸虫疫水接触史，无毒物接触史，居住地有较多老鼠；生活、饮食规律，不吸烟，不饮酒。

【体格检查】

体温37.1℃，心率88次/分，呼吸20次/分，血压130/80mmHg。精神差，慢性病容。全身皮肤、

巩膜无黄染，全身浅表淋巴结无肿大。颈无抵抗，气管居中。双侧胸廓对称、无畸形，双肺呼吸音粗，双肺可闻吸气相干啰音，左侧更明显，未闻明显湿啰音。心前区无隆起，触诊无震颤，心界无扩大，心律齐，未闻病理性杂音及心包摩擦音。腹平软，无压痛及反跳痛，肝、脾肋下未触及，肠鸣音正常。双下肢无水肿。

【实验室检查】

血常规：WBC 3.8×10^9/L，Hb 129g/L，PLT 237×10^9/L。

肝功能：ALB 38.1g/L，AST 39U/L，其余项目正常。

肾功能正常。

CEA 2.05ng/ml。

ESR 64mm/1h，ANA 阳性。

PPD 皮试阴性，结核抗体阳性。

凝血常规：PT 24.2s，其余项目正常。

【心电图】

窦性心动过速，肢导联 QRS 波群低电压。

【影像学检查】

胸部 CT：双肺未见肿块、结节以及斑片样、纤维条索样阴影，左主支气管狭窄（图 4-3-5-1）；增强 CT 可见纵隔淋巴结肿大，以左侧主动脉弓下方明显（图 4-3-5-2）。

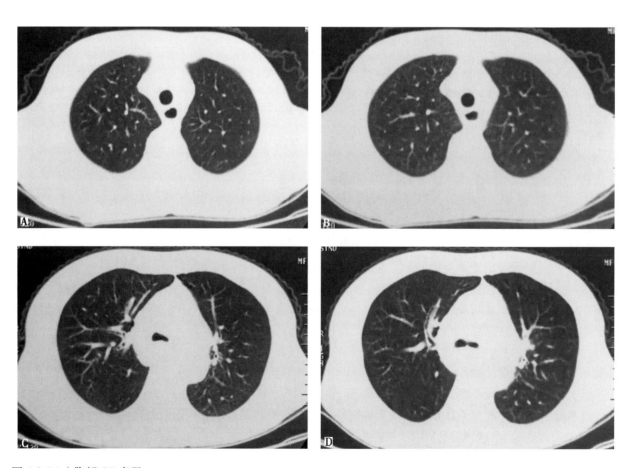

图 4-3-5-1 | 胸部 CT 表现

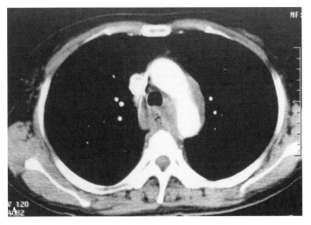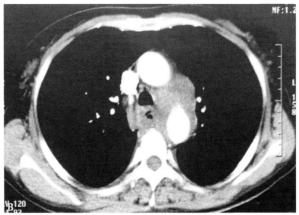

图 4-3-5-2│胸部增强 CT 表现

（二）临床思辨

【临床特点】

1. 患者为女性，51 岁。
2. 主要症状为咳嗽、发热，开始痰少，后出现较多脓痰；可闻吸气相干啰音，左侧明显。
3. 实验室检查示白细胞总数不高，血沉增快。
4. 胸部 CT 提示，双肺未见明显病变，纵隔多发淋巴结肿大，左主支气管狭窄。
5. 支气管镜检查提示支气管炎症，病理检查提示支气管黏膜肉芽肿性炎。
6. 抗结核、抗感染治疗均未显效。

【思辨要点】

患者以咳嗽起病，抗结核治疗后出现发热、咳脓痰，胸部 CT 检查发现纵隔淋巴结肿大，病变部位在左主支气管和邻近纵隔，血沉增快。初步诊断时需要考虑以下问题：

1. 本病例是感染性疾病还是非感染性疾病？

本例患者的主要症状为咳嗽、咳痰、畏寒、发热，要考虑感染性疾病的可能，尤其是细菌感染和结核分枝杆菌感染。患者畏寒、发热，但白细胞数不高，头孢类抗生素治疗无效，胸部 CT 扫描未发现肺部渗出性病变，不支持肺炎或支气管肺炎等诊断。并且，治疗后患者病情反而加重，出现脓痰、饮水时呛咳，提示有可能出现气管 - 食管瘘或支气管 - 食管瘘，并继发感染，原发病为细菌感染的可能性不大。患者发热下午加重，结核抗体阳性，支气管镜检查提示炎症，病理检查提示为肉芽肿性炎，应当考虑支气管结核可能，但 PPD 皮试阴性，胸部 CT 扫描未发现肺结核证据，特别是抗结核治疗后患者反而出现高热，因此现有证据并不支持肺结核诊断。

患者已发热较长时间（达 20 天），抗结核、抗感染治疗效果不佳，此时，除了需要继续排除抗生素未覆盖致病病原体或细菌耐药等因素外，更需要考虑非感染性疾病的可能。

2. 本病例若为非感染性因素所致，可能是哪种疾病？

在非感染性疾病中，淋巴瘤、结缔组织疾病、药物热等均可能引起发热。本例患者虽然在治疗过程中出现发热，但停用抗结核药物后仍有高热，且无明显皮疹等症状，故不支持药物热诊断。患者无关节疼痛、皮肤损害以及肾功能损害等表现，故亦不支持结缔组织疾病诊断。淋巴瘤可引起发热，且可表现为高热。本例患者有高热，且胸部 CT 显示纵隔淋巴结肿大，故应高度怀疑淋巴瘤可能。虽然经支气管肺活检提示肉芽肿性炎，似与淋巴瘤诊断不符，但诊断淋巴瘤有时非常困难，常难以通过一次活检确诊。

综上所述，本病例病变部位主要在呼吸道及纵隔淋巴结，初步诊断考虑为淋巴瘤可能性大，并且可能继发细菌感染，同时尚不能完全排除抗生素未覆盖致病病原体或细菌耐药等因素以及支气管结核。

二、诊治过程

（一）临床信息

入院后，采取抗感染（多西环素、美罗培南、替考拉宁），经胃管鼻饲饮食等治疗 3 周，患者脓痰量有所减少，但高热仍无缓解，体温最高超过 40℃。其间曾间断静脉滴注地塞米松（5mg）3 次，用药后患者体温可降至正常，维持 1 天左右再次发热。

【实验室检查】

血常规：WBC $6.40×10^9$/L，N% 79.1%，Hb 109g/L，PLT $389×10^9$/L。

肝功能：TP 62.0g/L，ALB 27.3g/L，ALT 和 AST 均正常

血脂正常，肾功能正常。

ESR 70mm/1h，CRP 50.11mg/L。

T-SPOT 阴性；血培养（2 次，培养 5 天）无菌生长；GM 试验< 1.56ng/ml，G 试验< 6.25pg/ml。

血 IgA 4480.00mg/L。抗核抗体阳性（1∶80，均质型），其他自身抗体均为阴性；pANCA 阴性，cANCA 阴性。

肿瘤标志物：CEA 正常，AFP 正常。

痰培养（3 次）为正常咽喉杂菌；痰真菌培养（3 次）无真菌生长；痰抗酸染色阴性；支气管分泌物抗酸染色阴性。

【支气管镜检查】

支气管镜下见：左侧声带固定，活动不良；气管下段、右主支气管、左主支气管黏膜肿胀、增厚，表面凹凸不平；左主支气管中段外后壁疑见一约长 1cm 的瘘口，可能为左主支气管 - 食管瘘（图 4-3-5-3）。

活检（左主支气管）病理结果：慢性化脓性炎症，肉芽组织增生（图 4-3-5-4）；特殊染色 PAS 阴性，消化 PAS 阴性。

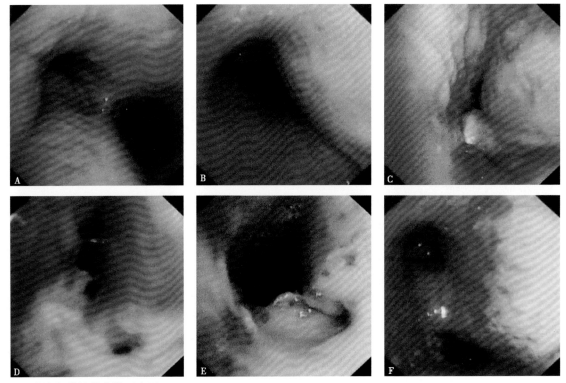

图 4-3-5-3 | 支气管镜检查镜下表现

A. 气管隆嵴；B. 右主支气管；C、D、E. 左主支气管；F. 左上下叶开口

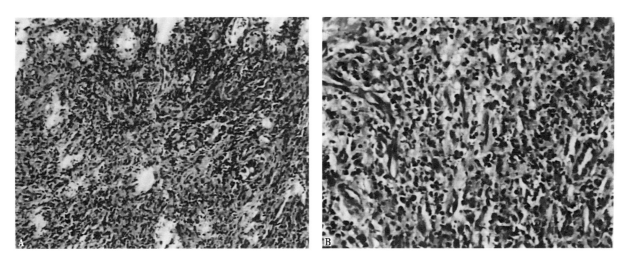

图 4-3-5-4 | 经支气管肺活检病理结果
A. HE 染色，100×；B. HE 染色，200×

【胃镜检查】
　　胃镜检查，镜下见慢性活动性炎症病变，溃疡形成，肉芽组织增生，食管 - 气管瘘，提示食管纵隔肿物（图 4-3-5-5）。
　　活检病理结果：食管多发溃疡，食管壁增厚，周边鳞状上皮乳头状瘤样增生（图 4-3-5-6）；食管纵隔送检物均为坏死物，未见组织结构（图 4-3-5-7）。

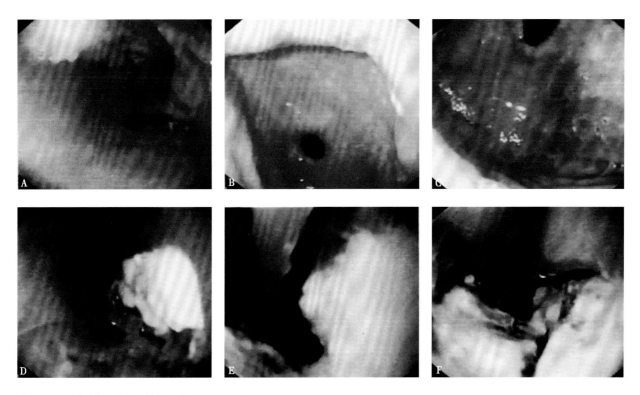

图 4-3-5-5 | 胃镜检查镜下所见（2015-03-02）
A. 球部；B. 胃窦；C. 胃底；D、E、F. 食管

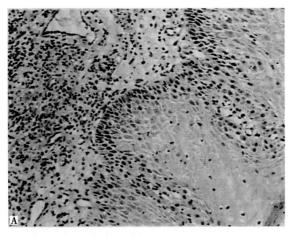
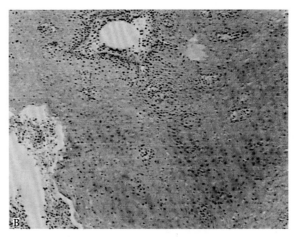

图 4-3-5-6 | 胃镜活检结果（食管送检物）
A. HE 染色，200×；B. HE 染色，100×

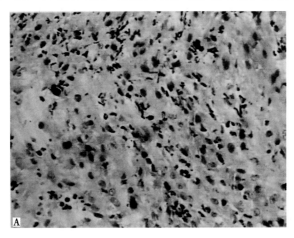
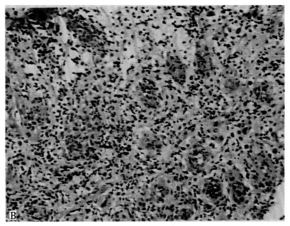

图 4-3-5-7 | 胃镜活检结果（食管纵隔送检物）
A. HE 染色，200×；B. HE 染色，100×

【其他辅助检查】

心电图：窦性心动过速，肢导联 QRS 波群低电压。

腹部彩色 B 超：右肝内稍强回声结节，考虑为血管瘤。肝、胆、脾、胰、双肾、双侧输尿管、膀胱、双侧肾上腺区未见异常。腹腔、腹膜后淋巴结未见肿大。

（二）临床思辨

支气管镜检查怀疑存在左主支气管 - 食管瘘，胃镜检查多次均见食管 - 气管瘘，故可以确定患者最突出病变为左主支气管 - 食管瘘。经支气管活检结果为化脓性炎症、肉芽组织增生；食管活检结果为慢性炎症、坏死物等，特异性不强，不能为病因诊断提供强有力的依据。

此时，针对患者的临床表现以及辅助检查结果，需要思考以下几个问题：

1. 本例患者的左主支气管 - 食管瘘是食管病变向左主支气管发展形成瘘，还是由左主支气管病变向食管进展形成瘘？

明确左主支气管与食管之间的瘘是如何形成的，对于确定诊断思路有一定影响。如果是由左主支气管病变向食管进展形成瘘，病变起源于支气管内膜，淋巴瘤和支气管结核均有可能是原发病。在抗结核疗程不足，结核尚未控制的情况下，支气管和纵隔淋巴结核病变可能进展，形成寒性脓肿，进而向食管破溃形成瘘。此外，支气管活检损伤亦有可能成为诱因。如果是食管病变向左主支气管发展形成瘘，则原发病为非感染性疾病的可能性大，结核分枝杆菌感染可能性小。患者食管一侧有巨大溃疡，病变更明显，故瘘起源于食管一侧的可能性较大。但患者以咳嗽为首发症状，无明显吞咽困难，病情加重后出现饮水时呛咳，咳嗽加重，咳黄色脓痰，故亦不能排除病变起源于支气管的可能性。

2. 本病例是否存在感染？

抗结核治疗后，患者咳嗽无缓解，且出现发热，改用头孢类抗生素治疗后发热仍无缓解，外周血白细胞总数不升高，降钙素原正常，故原发病为感染性疾病可能性小。患者入院后再次行支气管镜检查，怀疑存在左主支气管 - 食管瘘，胃镜检查则明确存在左主支气管 - 食管瘘。治疗过程中，患者出现发热、咳脓痰，复查血常规示中性粒细胞分类计数升高，提示存在细菌感染，但不能说明原发疾病为感染，更可能是继发细菌感染。

3. 本例患者发热是继发感染引起的，还是原发病引起的？

患者发病初咳嗽，咳少许黏痰，在抗结核治疗后出现发热，并出现脓痰，考虑可能是继发感染所致。支气管 - 食管瘘继发感染可以引起发热，与原发疾病所致发热难以区别。采取加强抗感染治疗，插胃管避免进食漏入支气管等措施，观察体温变化，有助于鉴别发热是否由于继发感染所致。经过广谱抗菌治疗，并避免直接经食管进饮食，患者仍高热不退，且血培养为阴性，提示发热可能并非完全由于继发细菌感染所致。

4. 本病例的病灶性质是恶性还是良性？

在引起食管 - 气管瘘的疾病中，以肿瘤为多见，也有良性疾病（如结核和克罗恩病）。本病例目前无明显证据支持结核诊断；虽有克罗恩病发生于食管的报道，但该病多发生于胃肠道，特别是肠道，单独发生于食管者罕见。在肿瘤中，淋巴瘤比食管癌更易起发热，也更符合本例患者的病情进展。

综上所述，考虑本病例的原发病可能为肿瘤，并且以淋巴瘤的可能性大，病情进展导致左主支气管 - 食管瘘，继发细菌感染，确诊则须取得组织病理学依据。

三、临床确诊

（一）临床信息

经多学科会诊，对患者在腹腔镜下置空肠营养管，保证营养支持，然后行纵隔镜下手术探查。在腹腔镜术中，发现大网膜上多发结节病灶，切除一结节行常规病理和免疫组化染色，结果为 CD3 阳性，CD4、CD8、CD10、CD20 均为阴性，CD30 阳性，CD56 强阳性（++），TIA-1 强阳性（+++），KI67（60%）阳性，EBER 原位杂交结果强阳性（++），确诊为 NK/T 细胞性淋巴瘤（图 4-3-5-8）。

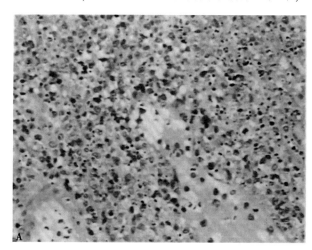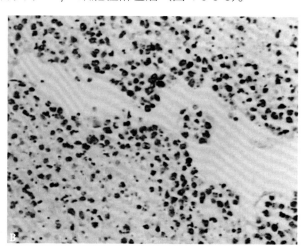

图 4-3-5-8 | 大网膜结节病理表现
符合鼻型大网膜 NK/T 细胞性淋巴瘤表现
A. HE 染色，200×；B. 免疫组化 TIA-1 染色，200×

最后诊断：鼻型大网膜 NK/T 细胞性淋巴瘤。

（二）临床思辨

淋巴瘤可以发生于浅表淋巴结，也可以发生于深部淋巴结或淋巴组织，是非感染性发热的常见病因之一。本病例诊断过程较曲折，最终经手术活检确诊为淋巴瘤。

1. 为何本病例经多次活检仍未能确诊？

深部淋巴瘤是临床上不明原因发热的常见病因之一，可发生于胃肠道，也可以发生于肺或支气管黏膜组织等深部脏器和组织。临床上，大约 50% 淋巴瘤患者具有全身反应症状，如发热、盗汗、乏力、消瘦、食欲缺乏等。病理诊断是淋巴瘤诊断的金标准。准确的病理诊断依赖于足够和可靠的组织标本。对于深部淋巴瘤，常难以取得满意的标本，而且其他疾病（如慢性感染性疾病）也会引起淋巴组织增生和淋巴细胞增生反应，增加了病理鉴别难度。

本病例最终确诊为鼻型 NK/T 细胞性淋巴瘤。这是一种属于非霍奇金淋巴瘤（NHL）的一种少见类型淋巴瘤，其恶性细胞大部分来源于成熟 NK 细胞，少部分来源于 NK 样 T 细胞。NK/T 细胞性淋巴瘤多发于鼻腔和咽喉部，少数可发生于胃肠道、肺、皮肤等鼻外组织。发生于鼻腔者常表现为鼻塞、流涕、鼻出血等，发生于鼻外者可以出现发热、咳嗽、咯血、胃肠穿孔等临床表现。NK/T 细胞性淋巴瘤的病理学特点是以血管为中心的多形性淋巴细胞浸润，肿瘤细胞浸润破坏血管继而引起坏死。本病例表现为高热，抗感染治疗无效，左主支气管 - 食管瘘，纵隔淋巴结肿大，应高度怀疑淋巴瘤，但 2 次支气管镜下活检和 4 次胃镜下活检均未获得确诊，主要是由于 NK/T 细胞性淋巴瘤的病理学特点所致。该疾病以坏死性病变为主，表现支气管 - 食管瘘，无论从支气管侧还是从食管侧进行活检，送检物多为坏死组织，组织细胞较少。其次，NK/T 细胞性淋巴瘤细胞变异较大，常可见大、中、小多样细胞并存，且病变并发感染，很容易与坏死组织伴炎性浸润混淆。本病例虽经反复多次、多点取材，取材仍不满意，活检的正确性难以保证。因此，手术活检并在可行的情况下进行瘘修复成为最后的选择。

2. 病理结果表现为肉芽肿性炎时，能否排除恶性肿瘤？

肉芽肿性炎是一种以肉芽肿形成为主要特征的慢性增生性炎症，常见于真菌病、寄生虫感染、结核、结节病等。肉芽肿性炎通常被认为是良性疾病，看到此种表现，似乎可以排除恶性肿瘤性疾病。淋巴瘤是发生于淋巴组织的恶性肿瘤，恶性程度不一，细胞形态也多种多样，有时很难与炎症反应增生相鉴别，常需要结合多种免疫组化反应来协助诊断。并且，肿瘤组织周围的炎症反应也可能表现为肉芽肿性炎，如果没有足够量或多部位的活检标本，也有可能取到以炎症反应为主的组织。因此，活检（特别是非手术标本的活检）表现为肉芽肿性炎，不能完全排除肿瘤。

精要回顾与启示

淋巴瘤在临床上并不很少见，但有时诊断非常困难。本病例开始时症状主要为咳嗽，经支气管活检诊断为肉芽肿性炎，诊断性抗结核治疗无效，治疗过程中出现畏寒、高热、咳脓痰，复查支气管镜和胃镜检查发现左主支气管 - 食管瘘。2 次经支气管活检和 4 次胃镜检查均表现为炎症、坏死组织等，未发现淋巴瘤的证据，后行腹腔镜术，发现大网膜结节，切除结节活检，诊断为鼻型 NK/T 细胞性淋巴瘤。本病例的诊治过程有 3 点启示：①临床上，对于不明原因发热，除感染性疾病外，淋巴瘤也是常见原因，应当尽可能取到病理诊断；②气管／支气管 - 食管瘘的病因可能是恶性肿瘤，但活检可能很难明确诊断，多次活检还可能导致坏死病变加重，因此必要时宜考虑手术探查；③虽然肉芽肿性炎是一种以肉芽肿形成为主要特征的慢性增生性炎症，常被认为是良性疾病的表现，但并不能因此而排除恶性疾病。

（顾其华 胡成平）

参考文献

1. Weinstein T, Valderrama E, Pettei M, et al. Esophageal Crohn's disease : medical management and correlation between clinical, endoscopic, and histologic features. Inflamm Bowel Dis, 1997, 3 (2): 79-83.
2. Mahuad CV, Bilbao ER, Garate GM, et al. Primary NK/T cell lymphoma nasal type of the colon. Rare Tumors, 2013, 5 (1): e9.
3. Zheng S, Ouyang Q, Li G, et al. Primary intestinal NK/T cell lymphoma : a clinicopathologic study of 25 Chinese cases. Arch Iran Med, 2012, 15 (1): 36-42.
4. Lee BH, Kim SY, Kim MY, et al. CT of nasal-type T/NK cell lymphoma in the lung. J Thorac Imaging, 2006, 21 (1): 37-39.
5. Morovic A, Aurer I, Dotlic S, et al. NK cell lymphoma, nasal type, with massive lung involvement : a case report. J Hematop, 2010, 3 (1): 19-22.

病例 6　高热、皮疹、淋巴结肿大、多发肺内空洞

一、入院疑诊

（一）病例信息

【病史】

男性患者，17 岁，主因咳嗽、咳痰伴乏力、盗汗 2 个月余，发热 10 余天入院。2 个月余前，患者因咳嗽、咳痰伴乏力、盗汗于当地结核病防治所就诊，查血常规显示白细胞 34.1×10⁹/L，X 线胸片提示肺结核。经异烟肼、乙胺丁醇、利福平、吡嗪酰胺、阿米卡星抗结核治疗 2 个月余，期间用左氧氟沙星抗感染以及地塞米松、利巴韦林（病毒唑）治疗半个月左右，患者自觉咳嗽、咳痰有所减轻，但血常规显示白细胞仍明显升高。2 个月来，患者辗转于多家医院，反复使用阿奇霉素、青霉素及头孢哌酮舒巴坦抗感染治疗，期间曾联合伏立康唑抗真菌治疗，复查 X 线胸片，未见病灶明显吸收，血常规显示白细胞 35.0×10⁹/L。10 余天前，患者出现发热，体温最高 39℃，午后明显，发热时伴有皮肤瘙痒，同时伴有咳嗽、咳黄痰、胸闷，为进一步诊治入院。患者自发病以来精神、食欲尚可，失眠伴头晕，自觉体力下降，体重无显著改变。

患者既往身体健康，无食物及药物过敏史。

【体格检查】

体温 37.5℃，脉搏 120 次 / 分，呼吸 20 次 / 分，血压 151/58mmHg。神志清楚，皮肤弹性可，颜面部、双手、双足色素沉着，双足皮肤粗糙，颜面及双下肢可见丘疹。双侧颈部淋巴结肿大，呈串珠样，质硬，不活动，无压痛；左侧锁骨上淋巴结肿大，质韧，不活动，无压痛。双肺呼吸音粗，未闻干湿啰音。心率 120 次 / 分，律齐，心音有力。腹部平坦，无压痛及反跳痛。双下肢无水肿。

【实验室检查】

血常规（2014 年 6 月 23 日）：WBC 27.70×10⁹/L，中性粒细胞百分比 82%，单核细胞百分比 9.0%，单核细胞绝对值 2.51×10⁹/L，红细胞计数 4.25×10¹²/L，Hb 109g/L，PLT 554×10⁹/L。

骨髓穿刺（2014 年 6 月 5 日）：粒细胞系和巨核细胞系明显增生，未见其他异常。

右小腿皮疹病理检查（2014 年 5 月 30 日）：提示毛囊炎改变。

【影像学检查】

胸部 CT（2014 年 6 月 23 日）：双肺多发厚壁透亮影及结节影，左上肺正常肺组织消失，呈大片高低混杂密度影（图 4-3-6-1）。

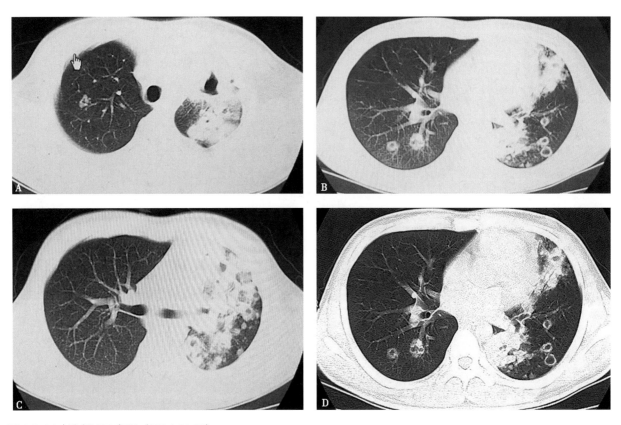

图 4-3-6-1 | 胸部 CT 表现（2014-06-23）

（二）临床思辨

【临床特点】

1. 患者为青年男性，病程长。

2. 主要症状和体征为以咳嗽、咳痰、乏力、盗汗起病，治疗过程中逐步出现高热、颈部及锁骨上淋巴结肿大、颜面及双下肢皮疹。

3. 实验室检查显示外周血白细胞明显升高，其中以单核细胞升高为主，贫血。

4. 影像学检查显示双肺多发厚壁透亮影及结节影，左上肺正常肺组织消失，呈大片高低混杂密度影。

5. 发病 2 个多月过程中，患者经抗结核治疗（异烟肼、乙胺丁醇、利福平、吡嗪酰胺、阿米卡星、左氧氟沙星）后咳嗽、咳痰减轻，但血常规显示白细胞总数仍明显升高，复查 X 线胸片病灶未见明显吸收，此后反复进行多种抗细菌和抗真菌治疗，白细胞总数仍未见明显下降。入院前 10 天，患者出现高热，复查胸部 CT 显示肺内病变无明显变化。

【思辨要点】

1. 本例患者所患疾病究竟是不是肺结核？

患者经抗结核治疗 2 个月余，效果不理想，并出现持续高热。因此，要重新确定肺结核诊断是否正确。

肺结核呈慢性病程，患者可出现持续咳嗽、咳痰，间断低热，浸润性肺结核的病灶部位常以上叶尖后段、下叶背段为主（图 4-3-6-2），血白细胞不高，血沉增快。本例患者有发热、乏力、盗汗等全身症状，有咳嗽、咳痰等呼吸系统症状，影像表现为双肺多发厚壁透亮影及结节影，左上肺正常肺组织消失，呈大片高低混杂密度影，病灶密度不均，形态多样，跨叶、跨段。从这些表现来看，不能排除肺结核。肺结核可分为菌阳肺结核和菌阴肺结核。菌阴结核病定义为3次痰涂片及1次培养阴性的肺结核。从现有临床资料来看，本病例无菌阳肺结核证据，不能排除菌阴肺结核，需进一步完善检查。

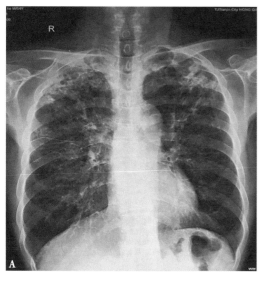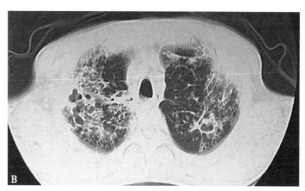

图 4-3-6-2 | 肺结核胸部影像学表现

男性患者，50岁，间断发热伴胸闷、胸痛1个月余。X线胸片（A）和胸部CT（B）均可见双肺上叶为主的多发斑片病灶，并见散在空洞。痰抗酸染色发现抗酸杆菌

患者经抗结核治疗2个月余，效果不理想，病灶未见明显吸收，且治疗过程中出现高热情况，若确为结核分枝杆菌感染，应警惕：①耐药结核病；②药物热；③合并肺外结核病；④合并感染。此外，诊断耐药结核病时应注意与非结核分枝杆菌（nontuberculous mycobacteria，NTM）肺病相鉴别。

近年来，由于NTM检出率逐渐增多，其导致的各种疾病也逐渐被关注。NTM指分枝杆菌属中，除结核分枝杆菌复合群（人型、牛型、非洲型和田鼠型结核分枝杆菌）和麻风分枝杆菌以外的分枝杆菌，可侵犯全身许多脏器和组织，其中以肺部最为常见（图4-3-6-3）。肺外病变包括淋巴结、皮肤、软组织、骨骼等。NTM肺病可有与结核病相似的全身中毒症状和局部损害表现；胸部影像学表现复杂多样，主要可归纳为纤维结节性和结节性支气管扩张两种。前者主要见于吸烟男性，影像学表现以肺尖纤维空洞性改变为主要特点；后者以多见于女性，影像学表现以柱状或囊状支气管扩张伴多发性小结节为主要特点。NTM肺病的诊断主要依靠病原微生物学检查。大多数NTM对常用的抗结核药物耐药，所以需要根据特异性菌种鉴定及药敏情况制订治疗方案。本病例现有临床资料难以确定是否为NTM感染。

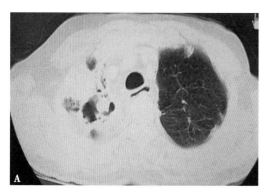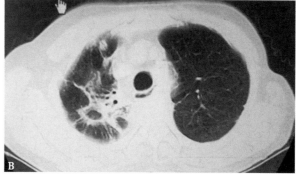

图 4-3-6-3 | 龟分枝杆菌感染治疗前后影像变化

男性患者，70岁，咳嗽、咳痰、低热，分枝杆菌菌种鉴定为龟分枝杆菌。胸部CT显示治疗前右上肺大片高密度实变影（A），经治疗后仅残留纤维索条、硬结和空洞（B）

本例患者出现淋巴结肿大，因此不排除合并淋巴结结核（图 4-3-6-4），需要完善相关检查。

患者入院前所接受的经验性抗感染治疗已能覆盖常见病原体（包括真菌），若确实合并感染，且治疗无效的原因需考虑未能覆盖的病原体。甲氧西林敏感性（MSSA）和耐甲氧西林金黄色葡萄球菌（MRSA）感染，均可引起社区获得性感染。其中，MRSA 常引起皮肤和软组织感染，也可以引起严重肺部感染。后者多起病急骤，患者可出现寒战、高热（体温多达 39～40℃）、胸痛、咳痰（脓性，量多，带血丝或呈脓血状），脓毒症状明显，病情严重者可早期出现周围循环衰竭；外周血白细胞计数明显升高，中性粒细胞比例增加，核左移；胸部影像学检查可见肺段或肺叶实变，可形成空洞，可见单个或多发液气囊，病灶具有易变性（图 4-3-6-5）。根据现有临床资料，本病例不能完全排除合并 MRSA 感染可能。

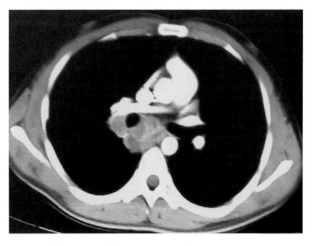

图 4-3-6-4 | 肺结核合并淋巴结结核影像

男性患者，20 岁，间断高热 2 个月余，诊断为肺结核合并淋巴结结核

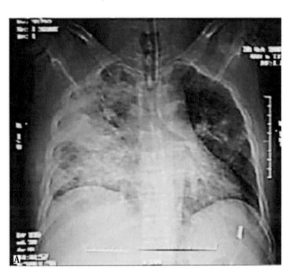
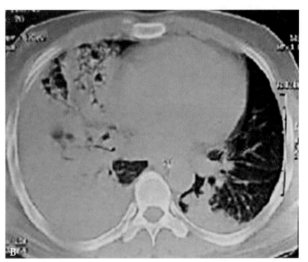
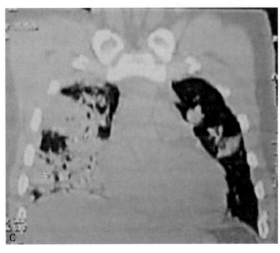
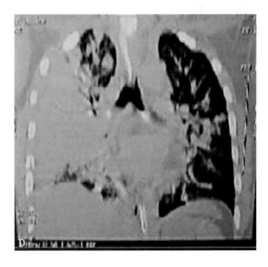

图 4-3-6-5 | 社区获得性 MRSA 肺炎胸部 X 线和 CT 表现

男性患者，35 岁。胸部 X 线片（A）可见右肺大片实变影，左肺肺门旁多发高密度影；胸部 CT（B、C、D）显示多发肺叶实变，形成空洞，可见多发液气囊。诊断为社区获得性 MRSA 肺炎、ARDS

本例患者长期反复使用广谱抗生素，存在抗菌药物所致二重感染的可能。肺部真菌感染是最常见的深部真菌病。近年来，由于广泛使用抗菌药物、糖皮质激素、细胞毒药物和免疫抑制剂，器官移植患者以及免疫缺陷病增多，肺部真菌感染有增多趋势，如肺念珠菌病、肺曲霉菌病、肺隐球菌病、肺孢子菌肺炎等。肺部真菌感染的X线表现无特异性，可为支气管炎、大叶性肺炎、单发或多发结节，乃至肿块阴影和空洞。念珠菌所致原发性肺感染的发病率很低，多为导管相关性或抗菌药物所致的二重感染，诊断有一定难度。曲霉菌病主要有3种类型，即侵袭性肺曲霉菌病、曲霉菌球和过敏性支气管肺曲霉菌病。念珠菌、曲霉菌感染均可形成肺内空洞，临床上均可使用伏立康唑治疗。本例患者曾使用伏立康唑治疗，但效果不理想，故可基本排除念珠菌及曲霉菌感染可能。肺隐球菌病多发生于免疫抑制患者，但也有约20%发生于免疫功能正常的健康人，其影像学特征为胸膜下结节。本例患者无免疫缺陷表现及典型的肺隐球菌病影像学表现，故可基本排除肺隐球菌病。肺孢子菌肺炎（PCP）多见于免疫缺陷者，偶见于健康者；临床以干咳、呼吸困难、顽固性低氧血症为主要表现；影像学表现为双肺弥漫间实质性病变，如小叶间隔厚、磨玻璃密度影（图4-3-6-6）。本例患者的临床及影像学表现与PCP不符，故可基本排除之。

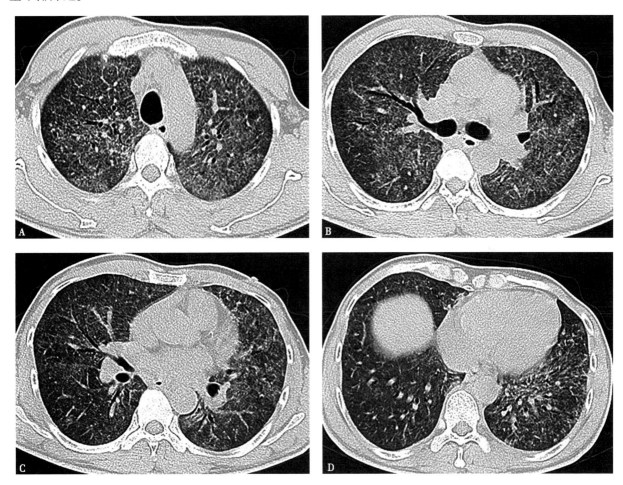

图4-3-6-6 | 肺孢子菌肺炎胸部影像学表现
胸部CT可见双肺弥漫磨玻璃影及小叶间隔增厚影

2. 本病例若不是结核分枝杆菌感染，可能是什么？

（1）感染性疾病：本例患者有颜面部皮疹，应与马尔尼菲青霉菌病相鉴别。马尔尼菲青霉菌病是由马尔尼菲青霉菌引起的一种少见的深部真菌病，临床上可表现为发热、畏寒、咳嗽、咳痰、消瘦、乏力、肝和脾及浅表淋巴结肿大、皮疹、皮下结节或脓肿等。其典型的呈脐凹状的出血坏死性皮疹，有助于早期确诊（图4-3-6-7）。实验室检查可见白细胞计数显著增多以及不同程度的贫血。胸部X线片示肺部浸润性炎症。其感染有地域性流行特征，在我国以广东和广西多发，且易发生于免疫受损个体，尤其是艾滋病患者。本例患者的面部皮疹与马尔尼菲青霉菌病皮疹不同，且从未到过广东、广西，无免疫缺陷，故可基本排除该病。

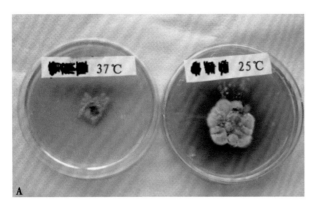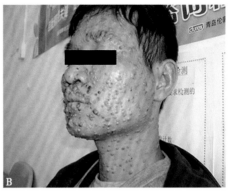

图 4-3-6-7 | 马尔尼菲青霉菌体外培养及其感染后皮损表现

A. 马尔尼菲青霉菌是青霉菌属中唯一双相性青霉菌，在 25℃呈菌丝相，产生可溶性红色色素，渗入基质中；37℃呈酵母相，无色素产生；B. 马尔尼菲青霉菌病特征性皮损（感谢广西人民医院张鹏医师病例分享）

（2）非感染性疾病

1）本例患者有发热、淋巴结肿大，血常规检查结果明显异常，胸部 CT 提示存在肺内病变，多系统受累，故不能排除风湿免疫病。

2）胸部影像学检查显示，患者肺内多发结节影及空洞影，故还应考虑肉芽肿性多血管炎、淋巴瘤样肉芽肿等疾病形成肺内空洞性病变。肉芽肿性多血管炎是一种坏死性血管炎，病变累及全身小动脉、静脉及毛细血管，上、下呼吸道及肾最常受累。70%～80% 患者可有肺部病变，出现咳嗽、咯血、胸痛和呼吸困难，约 34% 患者出现迁移性或多发性肺病变，X 线检查可见中下肺野结节和浸润，有的呈空洞改变，20% 可见胸腔积液。实验室检查显示 c-ANCA 阳性，组织病理检查显示坏死性肉芽肿炎者可确诊。淋巴瘤样肉芽肿（lymphomatoid granulomatosis，LyG）的呼吸系统症状有咳嗽、气急、咯血和胸痛，亦常见发热、疲乏和体重减轻等全身症状，典型的 X 表现为双侧多发性小结节，常有空洞形成，依靠组织病理学确诊。本病例根据现有资料，不能完全排除上述疾病，尚需要完善免疫相关检查、支气管镜检查等。

3）患者病史中未提示有特殊用药史，故无发生药物性肺损伤的可能；无粉尘接触史，故无患尘肺可能。

4）可出现发热伴肺部病变的非感染性肺疾病还可能为肿瘤性肺疾病，如中央性肺癌导致阻塞性肺炎、原发性肺非霍奇金淋巴瘤（肺黏膜相关淋巴样组织淋巴瘤）、肺肉瘤、血管源性恶性肿瘤等。对于中央性肺癌所致阻塞性肺炎及肺不张（图 4-3-6-8），临床确诊较为容易，经支气管镜和胸部 CT 检查大多可明确。本例患者为青年人，胸部 CT 未见左上肺叶段支气管内阻塞迹象，故考虑患该病可能性不大。肺原发性淋巴瘤指起源于肺或仅侵犯肺及其区域淋巴结的淋巴瘤，确诊后至少 3 个月无肿瘤播散证据者；往往表现为发热、肺结节或实变、纵隔淋巴结肿大、胸腔积液，进展程度具有个体差异；其病理改变为淋巴瘤细胞浸润，影像学检查可见单发结节或局部实变影，多在支气管血管束周围分布，严重者可累及整个肺叶，一般不呈现空洞改变，更罕见肺气囊样病灶，也可出现多发结节和多部位实变，半数以上可见支气管充气征（图 4-3-6-9）。本例患者已有颈部及锁骨上淋巴结肿大表现，故考虑患该病可能性不大。

此外，还应警惕肺转移瘤可能。几乎所有恶性肿瘤都可转移到肺，除原发肺癌自身转移外，最常见的原发肿瘤有乳腺癌、胃肠道肿瘤、肾癌、黑色素瘤、肉瘤、淋巴瘤及白血病、生殖细胞肿瘤和卵巢癌等。本病例现有检查未发现明确的原发病灶，故患转移癌可能性不大。但患者血常规检查显示白细胞总数明显升高，伴有贫血，故仍需要进一步排除淋巴瘤及白血病等血液系统恶性肿瘤肺内浸润可能。

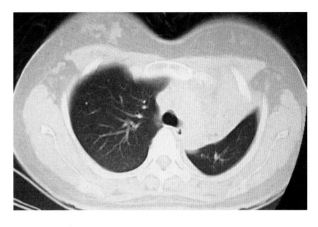

图 4-3-6-8 | 中心型肺癌致左肺不张胸部影像学表现

胸部 CT 显示左肺不张

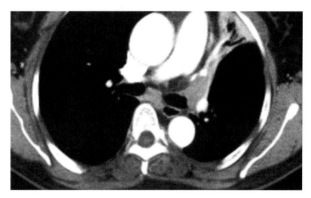

图 4-3-6-9 | 肺原发性淋巴瘤胸部影像学表现

胸部 CT 可见左上肺局限型实变伴支气管充气征

恶性组织细胞病是一凶险的血液系统恶性肿瘤。临床表现常为长期高热，淋巴结、肝、脾进行性肿大，还可有黄疸、出血、皮肤损害和浆膜腔积液等；实验室检查常可发现全血细胞进行性减少、高甘油三酯血症、血浆纤维蛋白原降低、可溶性 IL-2R 增加；血涂片可发现异常组织细胞或不典型单核细胞；外周血 NK 细胞减少；骨髓涂片常可见数量不等的形态异常组织细胞和多核巨型组织细胞。本例患者骨髓穿刺未见明显阳性结果，故可基本排除恶性组织细胞病、白血病等血液系统肿瘤可能，但需要进一步完善淋巴结活检以明确诊断。

5）本例患者血常规检查显示白细胞总数明显升高，故还应警惕类白血病反应。中性粒细胞异常增高表现的类白血病反应有以下特点：①有明确病因，如严重感染、外伤、出血、溶血、恶性肿瘤及药物过敏史等。②实验室检查可见白细胞高达 $30 \times 10^9/L$ 以上，以中性粒细胞为主，一般不伴有贫血及血小板减少；骨髓检查显示除粒系增生、核左移及中毒改变外，无白血病细胞，无染色体异常、红系及巨核系生长抑制。③经治疗去除原发病后，血象可恢复正常。本例患者的临床表现，不能完全排除类白血病反应。

6）患者在病程中出现淋巴结肿大，故除需要与淋巴结核等感染性疾病鉴别外，还必须与可能引起淋巴结肿大的非感染性疾病相鉴别。根据患者胸部 CT 显示肺部受累，故主要需要与恶性肿瘤转移、坏死性淋巴结炎等相鉴别。坏死性淋巴结炎是一种非肿瘤性淋巴结增大性疾病，属淋巴结反应性增生病变；青年人多见，女性患者所占比例较高。临床表现主要为轻度痛性淋巴结肿大（以头颈和腋窝淋巴结为主），发热，抗菌治疗无效，而对糖皮质激素敏感，一过性白细胞减少（特别是粒细胞减少）。本例患者白细胞计数明显升高，故考虑患该病可能性不大，需要进行病理检查（行淋巴结活检）来明确诊断。

综上所述，本病例不能排除耐药肺结核、非典型分枝杆菌感染和血液系统恶性肿瘤肺内浸润，需要进一步完善相关化验检查，以明确诊断。

二、诊治过程

（一）临床信息

【实验室检查】

1. 一般检查

（1）血常规（多次检查）：WBC（25.36~35.00）$\times 10^9/L$，N% 82%~88.6%，单核细胞百分比 9.0%~12.1%，Hb 轻度减低，PLT 正常。

（2）肝、肾功能正常。

（3）血气分析（室内空气）：pH 7.474，$PaCO_2$ 42.1mmHg，PaO_2 71.8mmHg，HCO_3 30.6mmol/L，

缓冲总碱 6.7mmol/L，SpO$_2$ 95.7%。

2. **免疫相关检查**　免疫球蛋白正常，自身抗体（包括抗核抗体、抗 dsDNA、Sm 抗体、抗线粒体抗体等）阴性，P-ANCA、C-ANCA 均阴性。

3. **感染相关检查**　PCT ＜ 0.05μg/ml；PPD 试验阴性；T-SPOT 阴性；血清 HBsAg 阳性，HBeAb 阳性，HBcAb-IgG 阳性，HBeAg 阴性，HBsAb 阴性；血清梅毒螺旋体、HIV、HCV、结核分枝杆菌、肺炎支原体、肺炎衣原体、军团杆菌抗体均阴性；真菌检测：G 试验阴性，痰真菌培养无致病真菌生长；血培养 2 次，均阴性；痰普通细菌培养见草绿色链球菌；痰抗酸染色 3 次，均阴性；结核分枝杆菌耐药基因检测阴性，痰分枝杆菌菌种鉴定阴性，痰 TB-DNA 阴性。

【治疗过程】

从经验治疗角度考虑，对于本例患者，在之前的治疗中未曾使用针对 MRSA 作用的糖肽类抗生素（万古霉素、替考拉宁）以及噁唑烷酮类抗菌药物（利奈唑胺），故给予亚胺培南 / 西司他丁联合万古霉素的抗感染及退热等对症支持治疗 1 周，但患者仍有高热，肺部病变亦未见吸收。

（二）临床思辨

万古霉素可覆盖社区获得性耐甲氧西林金黄色葡萄球菌（community-acquired methicillin-resistant staphylococcus aureus，CA-MRSA），如果对症，经过 1 周的疗程，患者的临床症状应有所改善。但本例患者在使用万古霉素静脉治疗 1 周后，仍有高热，肺部病变亦未见吸收，故可基本排除 MRSA 感染可能。临床表现以持续高热为主，实验室检查显示 PPD、结核抗体检测、痰液抗酸染色、结核分枝杆菌耐药基因检测、痰 TB-DNA 均阴性，抗结核治疗无效，故肺结核可能性不大。停用抗结核治疗后，患者仍有高热，故可基本排除药物过敏因素。患者痰分枝杆菌菌种鉴定结果为阴性，且无典型的影像学表现，故可基本排除非结核分枝杆菌肺病。患者自身抗体检查结果均为阴性，结合临床表现，基本可排除风湿免疫病。此外，患者常规病原学检查结果均为阴性。

以上检查结果表明，本例患者所患为非感染性疾病可能性大，及早获得病理结果对下一步诊治意义更大。

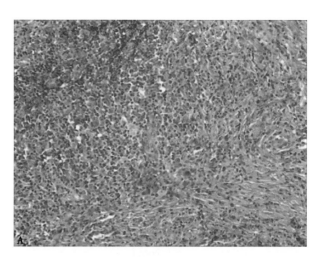

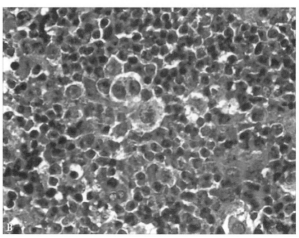

图 4-3-6-10｜霍奇金淋巴瘤
A．HE 染色，100×；B. HE 染色，400×

三、临床确诊

（一）临床信息

患者入院第 3 天，行颈部（右侧）淋巴结活检，见正常淋巴组织结构全部或部分破坏，并在淋巴细胞、浆细胞、嗜酸粒细胞和组织细胞等多种反应性细胞成分背景中可见散在 RS 细胞，符合霍奇金淋巴瘤表现（图 4-3-6-10），CD20（少数）阳性，CD3（弥漫）阳性，CD68 阳性，CKpan 阴性。随后，患者自动出院，追查痰结核分枝杆菌

BACTEC MGIT 960培养及 L-J 培养结果均为阴性。

最后诊断：霍奇金淋巴瘤、肺继发性淋巴瘤。

（二）临床思辨

肺继发性淋巴瘤可分为：①肿块（结节）型：表现为肺内胸膜下结节或肿块，密度均匀，可融合成块；②肺泡肺炎型：表现为斑片状渗出或实变；③粟粒型：呈肺门向肺野发出的网状结节阴影；④支气管血管淋巴型：表现为肺门区肿块及肺内阻塞性改变；⑤混合型：有以上两种或两种以上表现。其中，混合型最常见，约占 50%（图 4-3-6-11～图 4-3-6-13）。肺继发性淋巴瘤较少表现为肺内空洞形成。本病例的影像学表现为双肺多发厚壁透亮影及结节影，与既往文献报道不同，故一度误诊为肺结核，但患者颈部及锁骨上淋巴结肿大表现给鉴别诊断提供了线索。

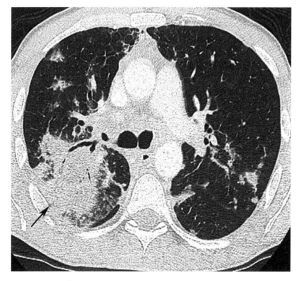

图 4-3-6-11│肺继发性淋巴瘤胸部 CT 表现

男性患者，40 岁，诊断为肺继发性淋巴瘤。胸部 CT 显示双肺实变内见支气管充气征

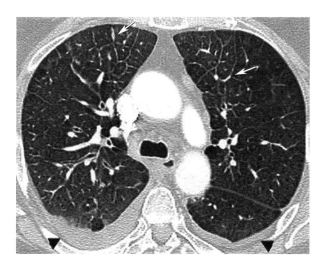

图 4-3-6-12│肺继发性淋巴瘤胸部 CT 表现

女性患者，63 岁，诊断为肺继发性淋巴瘤。胸部 CT 显示小叶间隔增厚，双侧胸腔积液

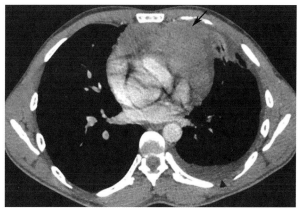

图 4-3-6-13│肺继发性淋巴瘤胸部 CT 表现

男性患者，26 岁，诊断为肺继发性淋巴瘤，胸部 CT 显示纵隔前软组织影

精要回顾与启示

淋巴瘤起源于淋巴结和淋巴组织，是最早发现的血液系统恶性肿瘤之一。按组织病理学改变，淋巴瘤可分为霍奇金淋巴瘤（Hodgkin lymphoma，HL）和非霍奇金淋巴瘤（non Hodgkin lymphoma，NHL）两类。淋巴瘤患者常有乏力、盗汗、消瘦等全身症状，最后出现恶病质。由于病变部位和范围不同，故淋巴瘤的临床表现具有多样性。临床所见肺淋巴瘤主要为非霍奇金淋巴瘤，霍奇金淋巴瘤较为少见。诊断淋巴瘤主要依据病理学检查结果。本例患者以咳嗽、咳痰、乏力、盗汗起病，以高热为主要表现，前期考虑为肺结核合并感染，但抗结核及抗感染治疗无效，后结合颈部淋巴结病理结果诊断为霍奇金淋巴瘤。

（冀　萍　梅早仙）

参考文献

1. Jackson SA, Tung KT, Mead GM. Multipe cavitating pulmonary lesions in Non Hodgkin's lymphoma. Clin Radiol, 1994, 49: 883.
2. 龚红娟, 侯梅凤, 李庆, 等. 呼吸道症状为首发表现的恶性淋巴瘤 29 例临床分析. 临床内科杂志, 2005, 22（11）: 786.
3. Shakil F, Shaza M, Mohan D, et al. Results of surgery for chronic pulmonary Aspergillosis, optimal antifungal therapy and proposed high risk factors for recurrence - a National Centre's experience. J Cardiothorac Surg, 2013, 8: 180.
4. Goundan PN, Mehrotra A, Mani D, et al. Community acquired methicillin-resistant Staphylococcus aureus pneumonia leading to rhabdomyolysis : a case report. Cases J, 2010, 3（1）: 61.
5. Niu X, Hu H, Gao J, et al. A clinical analysis of 40 cases of primary and secondary pulmonary lymphoma. Zhonghua Jie He He Hu Xi Za Zhi, 2014, 37（7）: 502-506.
6. Yoon RG, Kim MY, Song JW, et al. Primary endobronchial marginal zone B-cell lymphoma of bronchus-associated lymphoid tissue : CT findings in 7 patients. Korean J Radiol, 2013, 14（2）: 366-374.
7. Haralabos Parissis. Forty years literature review of primary lung lymphoma. J Cardiothorac Surg, 2011, 6: 23.
8. Hare SS, Souza CA, Bain G, et al. The radiological spectrum of pulmonary lymphoproliferative disease. Br J Radiol, 2012, 85（1015）: 848-864.
9. Katarzyna S, Piotr P, Marek G, et al. Radiological spectrum of pulmonary infections in patients post solid organ transplantation. Pol J Radiol, 2012, 77（3）: 64-70.

病例 7　咳嗽、咳痰、肺部阴影伴纵隔淋巴结肿大

一、入院疑诊

（一）病例信息

【病史】

男性患者, 68 岁, 因咳嗽、咳痰 4 个月余, 于 2010 年 9 月 15 日入院。患者于 2010 年 5 月开始咳嗽, 咳少量白痰, 伴轻度活动后气短, 当时未诊治。6 月 24 日, 患者于当地医院就诊, 胸部 CT 表现疑似感染, 使用莫西沙星治疗 1 周, 咳嗽好转, 无咯血及明显呼吸困难, 但仍有咳痰, 遂来我院门诊就医。门诊给予患者经验性抗菌治疗后, 复查胸部 CT, 未见好转, 遂将患者收住入院以进一步诊疗。病程中, 患者无发热、咯血、胸痛、盗汗、消瘦、声嘶、吞咽困难、腹痛等, 精神、睡眠尚可, 食欲欠佳, 体重有下降。

患者患类风湿关节炎 40 年, 长期服用中药汤剂治疗, 4 年前起至今口服泼尼松、甲氨蝶呤、来氟米特、美洛昔康等治疗; 9 年前曾有短暂性脑缺血发作（transient ischemic attack, TIA）, 3 年前和 2 年前分别行左侧及右侧髋关节置换术（具体不详）; 曾吸烟（30 包年）, 近半年戒烟; 否认家族遗传性疾病病史。

【体格检查】

体温 36.4℃, 呼吸 15 次 / 分, 心率 79 次 / 分, 血压 120/65mmHg, SpO_2 95%；浅表淋巴结未

触及肿大，各关节无红肿，双手掌及双足尺侧偏斜；双肺未闻干湿啰音；心律齐，各瓣膜听诊区未闻病理性杂音；腹部无明显异常；双下肢不肿。

【实验室检查】

血常规、肝肾功能正常，尿常规、大便常规＋潜血正常，ESR 39mm/1h，CRP 75.8mg/L，免疫球蛋白定量正常，肿瘤指标、肺癌筛查阴性，抗核抗体、抗双链 DNA 抗体、ENA、抗中性粒细胞胞质抗体阴性。

【影像学检查】

胸部 CT（2010 年 6 月 24 日）：两下肺近胸膜处多发团块影、索条影，纵隔及左肺门淋巴结肿大、部分融合，最大淋巴结位于气管隆嵴下，大小约 6.3cm×4.3cm，淋巴结中心出现低密度影（图 4-3-7-1）。

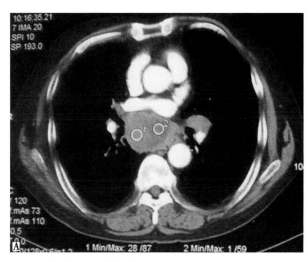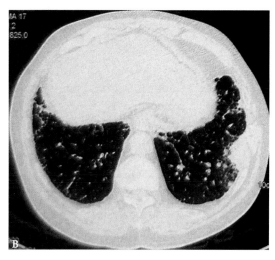

图 4-3-7-1 | 胸部 CT 表现（2010-06-24）
胸部 CT 纵隔窗显示隆嵴下肿大淋巴结肿大融合成团，中心低密度影（A）；肺窗显示左下肺近胸膜处斑片团块影（B）

复查胸部 CT（2010 年 9 月 14 日）：胸膜下部分团块空洞形成，原纵隔内隆嵴下肿大淋巴结内可见空洞影，空洞形态有变化，部分与食管相连；双侧腋窝和纵隔内肿大淋巴结较前增大；双侧胸膜增厚较前明显，右侧叶间裂较前增厚；食管下段管壁增厚，食管旁淋巴结较前增大（图 4-3-7-2）。

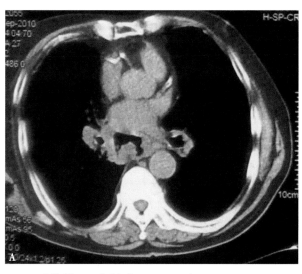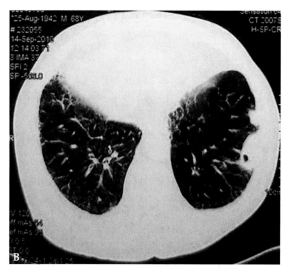

图 4-3-7-2 | 胸部 CT 表现（2010-09-14）
胸部 CT 纵隔窗显示隆嵴下淋巴结原低密度区域出现空腔，部分与食管相连（A）；肺窗显示左下叶胸膜下团片影内出现小空洞影（B）

【支气管镜检查】

支气管镜下见气管隆嵴、右中下叶分嵴增宽，右主支气管、中间段黏膜粗糙充血。超声引导下经支气管镜下纵隔淋巴结穿刺活检结果显示大量淋巴细胞、少许组织细胞及挤压的纤毛柱状上皮，未见瘤细胞；右下叶开口处黏膜活检显示慢性炎症。

（二）临床思辨

【临床特点】

1. 患者为老年男性，病程呈慢性。
2. 临床表现为咳嗽、咳痰，无反复发热、咯血，无明显呼吸困难。
3. 经验性抗生素治疗无明显疗效。
4. 既往有类风湿关节炎、TIA 及髋关节置换史，目前仍服用激素及免疫抑制剂；有长期吸烟史。
5. 胸部影像学检查显示气管隆嵴下淋巴结明显肿大，其内部出现空腔影；左下肺近胸膜实变影，伴有小空洞影。

【思辨要点】

1. 本病例纵隔淋巴结肿大、肺部阴影是感染性疾病还是非感染性疾病所致？

本例患者为老年男性；呈慢性病程；以咳嗽、咳痰为主要表现，无反复发热、呼吸困难；既往有类风湿关节炎病史，长期服用激素和免疫抑制剂。胸部 CT 表现为纵隔淋巴结明显肿大，并形成坏死、空洞，伴有胸膜下团块，部分有小空洞形成。

在感染性疾病中，首先需要考虑结核分枝杆菌感染的可能。但患者在病程中未出现发热，经支气管镜下纵隔淋巴结穿刺未见干酪性坏死性肉芽肿，故为结核的可能性不大。此外，因患者在病程中未出现发热，故患普通感染性疾病可能性不大；真菌感染罕见导致纵隔淋巴结肿大。

因此，综合考虑患者病史、临床表现及辅助检查特点，本病例应以非感染性疾病可能性大。

2. 本病例可能是哪种肺部非感染性疾病？

可引起纵隔淋巴结明显肿大、肺部阴影的疾病有结节病、淋巴增殖性疾病、肺癌和远隔部位恶性肿瘤转移等。

（1）结节病：好发于中年女性，常起病隐匿，临床表现不典型，部分病例为体检所发现。部分结节病病例可同时合并某些自身免疫性疾病。结节病典型的胸部 CT 表现为纵隔和双侧肺门淋巴结肿大，肺内结节以沿淋巴管分布的周边型小结节为主。经支气管镜及相关镜下操作获取标本，如经支气管镜淋巴结活检、经支气管肺活检以及支气管肺泡灌洗液分析等，对诊断结节病有很高价值。淋巴结活检可见非干酪坏死性上皮样肉芽肿。淋巴结坏死在结节病病例中罕见。本例患者的胸部 CT、支气管镜及其他相关检查结果，不足以支持诊断结节病。

（2）淋巴增殖性疾病：如淋巴瘤、Castleman 病等，均可出现多发纵隔淋巴结肿大。淋巴瘤患者可出现淋巴结坏死，伴有肺内结节和团块影；Castleman 病较为罕见，患者很少出现淋巴结坏死，多伴有贫血、免疫球蛋白增高等系统性表现。本病例目前诊断为此类疾病的相关证据不足。

（3）肺或食管恶性肿瘤转移：本例患者有右下肺胸膜下阴影，伴纵隔淋巴结肿大，需要警惕肺部恶性肿瘤转移可能。肺癌中可致巨大纵隔淋巴结肿大的，以小细胞肺癌多见。因肿瘤组织生长过快，局部可以出现内部坏死、空洞形成等表现。部分小细胞肺癌患者原发灶可以很小，但转移灶很明显。本例患者的肺内阴影与典型小细胞肺癌影像表现有所不同，且支气管镜下淋巴结活检结果不支持小细胞肺癌诊断。另外，本病例胸部 CT 显示食管下段管壁增厚，伴纵隔淋巴结肿大，需要警惕食管恶性肿瘤。但患者无明显消化道症状，经支气管镜淋巴结穿刺活检未见瘤细胞，诊断食管恶性肿瘤证据不足。必要时，可行经皮肺穿活检、胃镜等来进一步明确诊断。

（4）类风湿关节炎：患者既往有类风湿关节炎多年，一直未规律治疗。类风湿关节炎的肺内表现可包括肺内结节、间质性肺病、支气管扩张及胸膜病变等，但纵隔淋巴结明显肿大并不多见，因此，难以用类风湿关节炎胸部受累来解释本病例的全部表现。但是，类风湿关节炎会合并多种肿瘤性疾病，从本例患者影像学表现分析，需要高度警惕此种可能（需要获得病理诊断）。

本病例经支气管镜及相关检查未获得阳性结果，为明确诊断，下一步考虑：请胸外科会诊，明确能否行经纵隔镜或胸腔镜行纵隔淋巴结活检；也可以请消化科会诊，明确是否可以行胃镜检查，排除食管瘘；必要时，可以行 CT 引导下经皮肺穿刺活检。

二、诊治过程及确诊

（一）临床信息

【辅助检查】

血清蛋白电泳正常，免疫固定电泳均阴性，T-SPOT 阴性。

便潜血（3 次）阳性。痰细菌、真菌涂片及涂片抗酸染色、弱抗酸染色及痰细菌培养、真菌培养、找瘤细胞（各 3 次）均阴性。

口服泛影葡胺上消化道造影后立即行胸腹部 CT 检查，可看到泛影葡胺进入纵隔内空腔，考虑存在食管瘘。

胃镜检查：镜下见距门齿 30～32cm、食管右前壁环腔 1/2 处有溃疡型肿物，不排除存在食管瘘。于溃疡边缘取 4 块活检样本，病理结果为食管黏膜下及肌壁内大量异形细胞浸润，免疫组化［AE1/AE3（上皮＋），CD20（＋＋），CD3（＋），CD79a（＋＋），Ki-67 指数 98%］证实浸润的异形大细胞为 CD20 阳性淋巴瘤细胞，诊断 B 细胞淋巴瘤（弥漫大 B 细胞型）（图 4-3-7-3）

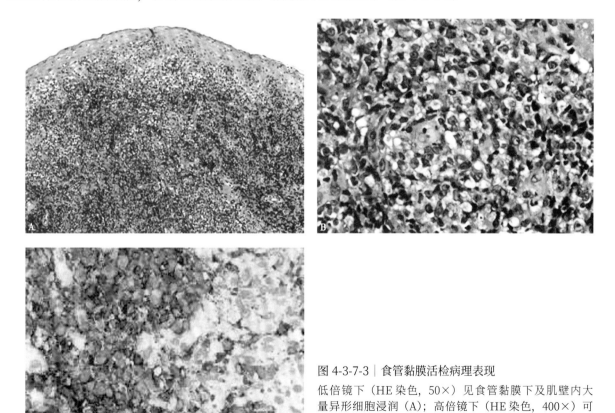

图 4-3-7-3 | 食管黏膜活检病理表现
低倍镜下（HE 染色，50×）见食管黏膜下及肌壁内大量异形细胞浸润（A）；高倍镜下（HE 染色，400×）可见食管黏膜下弥漫成片的异形大细胞（B）；免疫组化（CD20，400×）证实浸润的异形细胞为 CD20 阳性的淋巴瘤细胞（C）

最后诊断：非霍奇金淋巴瘤（弥漫大 B 细胞型），食管瘘。

【治疗过程】

1. 对症支持治疗　明确患者存在食管瘘后，采取禁食、禁水、静脉营养支持，并行经皮内镜引导下胃造瘘术（percutaneous endoscopic gastrostomy，PEG）给予胃肠内营养支持。期间患者曾出现低到中度发热，使用头孢拉定联合甲硝唑后，体温恢复正常。

2. 病因治疗　鉴于弥漫大 B 细胞型淋巴瘤为侵袭性淋巴瘤，且本病例淋巴瘤分期为Ⅳ期 B，预后差（5 年生存率不足 30%），肿瘤生长迅速，已侵蚀食管，需尽早化疗。因病理结果提示 CD20 强阳性，故化疗方案可选择 R-CHOP 方案。又因患者存在食管瘘，第一疗程化疗方案中暂不使用激素。血液科认为，本例患者化疗风险高，可能出现纵隔、食管瘘进一步扩大、食管出血以及继发感染、化疗后溶瘤综合征、消化道大出血等严重并发症。患者及家属详细了解病情后，表示理解可能的并发症，同意进行化疗。在 R-CHO（利妥昔单抗＋环磷酰胺＋表柔比星＋长春地辛）化疗结束当日，患者出现凶险的消化道大出血，经过积极抢救无效死亡。

（二）临床思辨

本例患者为老年男性，因咳嗽、咳痰起病，进一步检查发现纵隔淋巴结肿大，局部逐渐出现空腔影、肺部阴影，支气管镜检查及经支气管镜黏膜活检、淋巴结活检均未明确诊断。后经进一步检查，发现食管瘘，瘘口周围黏膜活检明确诊断为弥漫大 B 细胞型淋巴瘤。患者肿瘤进展迅速，已侵及周围脏器（食管、局部淋巴结等），属于终末期，虽经积极的化疗等治疗，病情仍进一步进展，最终死于消化道大出血。

纵隔淋巴结肿大伴食管瘘多见于食管癌转移、肺癌转移或肿瘤治疗（手术、化疗、放疗或激光治疗）后并发症。其纵隔淋巴结肿大的原因主要是肿瘤发生淋巴结转移，食管瘘的原因大多是肿瘤本身侵及食管壁或肿瘤治疗导致食管穿孔。非霍奇金淋巴瘤以纵隔淋巴结肿大起病并侵及食管、出现食管瘘者非常少见。本例淋巴瘤并发食管瘘的原因不清楚，可能与纵隔内肿大的淋巴结内组织坏死，逐渐侵袭食管壁有关。食管纵隔瘘是食管 - 气管瘘 / 支气管瘘的早期表现，其起病隐匿，不易被发现。食管瘘是淋巴瘤少见的致命并发症。

恶性肿瘤合并食管瘘治疗难、预后差，常需要置入食管支架或手术切除瘘口以避免反复呼吸道感染和纵隔炎。这类患者的肠内营养支持方式主要有：①经鼻放置空肠营养管：这种操作可能会使食管瘘口增大，甚至出现将营养管置入纵隔淋巴结空腔内的可能；②经皮放置 PEG 管：可减少胃 - 食管反流，且留置时间长、手术风险小，但术后可能出现瘘口增大，尤其是在化疗后，所以应尽量在化疗前置入 PEG 管；③开腹行胃空肠造瘘：创伤大，伤口愈合时间长，可能影响化疗时机；④放置食管支架：一般为非可取性支架，置入后出现再狭窄的概率较高，本例患者瘘口大，支架可能难以封堵瘘口。

关键治疗是针对肿瘤的治疗，R-CHOP 是弥漫大 B 细胞淋巴瘤的推荐治疗方案。本例患者因为存在食管病变，疗程初选用的是 R-CHO 方案，但最终还是因消化道大出血去世。患者化疗后出现消化道大出血死亡可能由于化疗后溶瘤导致瘘口增大，或者是淋巴瘤组织累及周围血管所致。因此，早诊断、早发现食管瘘、早治疗是改善这类患者预后的关键。

精要回顾与启示

本病例隐匿起病，呈慢性病程，以常见的呼吸系统症状——慢性咳嗽、咳痰为主要表现，进一步检查才发现纵隔肿物、肺部阴影，继之出现纵隔肿物内空洞影，最后确诊为弥漫大 B 细胞淋巴瘤、食管瘘。但因病情已处于终末期，且进展快，化疗过程中，患者出现消化道大出血。食管 - 纵隔瘘在临床上罕见，在纵隔肿物内出现含气空洞时，建议尽早行泛影葡胺消化道造影术，有可能早期发现这一临床问题，并且相对安全，检查性价比高。绝大部分食管 - 纵隔瘘患者有肿瘤性基础病，是很难解决的临床问题。针对食管瘘，采取禁止经口进食水、胃肠内营养等措施，尤其及早确诊基础病并采取针对性治疗，可能是改善预后的关键。

（黄　慧　徐作军）

参考文献

1. Rodriguez AN, Diaz-Jimenez JP. Malignant respiratory-digestive fistulas. Curr Opin Pulm Med, 2010, 16: 329-333.

2. Papp JP, Penner JA. Esophagomediastinal fistula in Hodgkin's disease. Postgrad Med, 1970, 48: 180-183

病例 8　发热、气喘、双肺磨玻璃影伴小叶间隔增厚

一、入院疑诊

（一）病例信息

【病史】

女性患者，60 岁，主因气喘 1 个月余、发热 20 天入院。1 个月前，患者无明显诱因出现活动后气喘、胸闷，无心悸及心前区疼痛，少许干咳，无痰，无发热及盗汗，无咯血及胸痛，无夜间阵发性呼吸困难、端坐呼吸及咳粉红色泡沫样痰，气喘呈逐渐加重趋势，X 线胸片检查提示间质性肺炎，遂在外院住院诊疗，住院期间，患者出现发热（体温最高 39℃左右），伴畏寒，无寒战，无鼻塞、流涕，无头痛及恶心、呕吐，无腹痛、腹泻，无尿频、尿急、尿痛；胸部 CT 检查示两肺弥漫性高密度影，右肺小结节，右侧乳腺钙化灶，肝及右肾囊肿。先后经左氧氟沙星、头孢替安、舒普深抗感染治疗半个月，患者气喘症状无好转，需间断使用吲哚美辛退热治疗，最高体温由 39℃降至 38℃左右。为进一步诊治，患者以"双肺弥漫病变待查"入院。发病以来，患者精神、食欲差，睡眠一般，体力下降，体重有所减轻，无口干、眼干，无关节、肌肉疼痛，无雷诺现象，大小便正常。

患者 20 年前因子宫平滑肌瘤行子宫切除术；1 年前因左肾囊肿行腹腔镜下左肾囊肿手术治疗；否认高血压、糖尿病、病毒性肝炎、肺结核病史；否认烟酒嗜好；否认药物、食物过敏史；近期家中养一只猫。

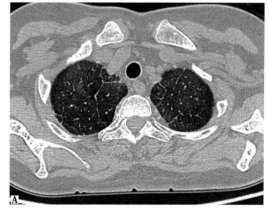

【体格检查】

体温 37.5℃，心率 114 次 / 分，呼吸 25 次 / 分，血压 104/67mmHg，SpO_2 93%（未吸氧），体重 57kg；神清；全身皮肤未见皮疹及出血点，浅表淋巴结无肿大，口唇无发绀，咽无充血；颈软，气管居中；双肺呼吸音清晰，未闻干湿啰音；心界不大，心律齐，未闻病理性杂音；腹软，无压痛及反跳痛，肠鸣音正常；双下肢不肿，未见杵状指。

【影像学检查】

胸部 CT（入院前 1 周）见两肺弥漫性磨玻璃影伴小叶间隔增厚，右叶间胸膜下小结节影（图 4-3-8-1）。

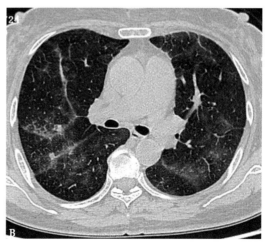

图 4-3-8-1 | 入院前 1 周胸部 HRCT 表现

【实验室检查】

HIV 抗体、梅毒螺旋体抗体、HAV 抗体、HCA 抗体、巨细胞病毒 DNA 及 EB 病毒 DNA 均阴性。

（二）临床思辨

【临床特点】

1. 患者为中年女性，病程呈急性。
2. 主要症状为活动后气喘、发热。
3. 胸部 HRCT 特点为两肺弥漫性磨玻璃影伴小叶间隔增厚，叶间胸膜下小结节。
4. 常规抗感染治疗无效（抗菌谱可覆盖绝大部分细菌，且兼顾非典型病原体感染）。

【思辨要点】

1. 有哪些病因可以导致发热？

发热为本例患者的主要症状，故可将发热作为明确诊断的第一线索。导致发热的病因众多，其中可累及肺部的主要有感染及风湿免疫系统疾病、药物相关性肺病、血清病、心 / 肺梗死、恶性肿瘤、内出血（肺）等，仅凭发热症状不能明确诊断，须根据患者影像学表现等进一步探究病因。

（1）感染性发热：各种病原体，如病毒、细菌、支原体、立克次体、螺旋体、真菌、寄生虫等引起的感染，不论是急性、亚急性或慢性，局部或全身性感染，均可引起发热。

（2）非感染性发热

无菌性坏死物质的吸收：亦称吸收热，是因组织细胞坏死物质吸收所引起的发热，常见于：①机械性、物理性或化学性损害，如大手术后、内出血、大面积烧伤等；②因血管栓塞或血栓形成导致心、肺、脾等脏器梗死或肢体坏死，如急性心肌梗死后发热；③大量组织坏死及细胞破坏，如肿瘤、白血病、淋巴瘤、溶血反应等。

抗原 - 抗体反应：如风湿热、血清病、药物热、结缔组织疾病等。

内分泌与代谢障碍：如甲状腺功能亢进症、严重脱水等。

皮肤散热减少：如广泛性皮炎、鱼鳞病、慢性心功能不全引起的低热等。

体温调节中枢功能失常：称为中枢性发热，是因物理、化学、机械及感染等因素直接损害体温调节中枢，使其功能失常而引起的发热，常见于中暑、安眠药中毒、颅内出血、外伤、炎症等。

脑神经功能紊乱：因脑神经功能紊乱，影响正常的体温调节过程，使产热大于散热，体温升高。此种发热一般为直接损害体温调节中枢，使其功能失常而发热，称为功能性发热。

2. 哪些疾病可以引起胸部影像学表现为弥漫性磨玻璃影伴小叶间隔增厚？

本例患者 HRCT 特征性表现为弥漫性磨玻璃影伴小叶间隔增厚，临床上可引起类似改变的疾病有肺炎（病毒性肺炎、肺孢子菌肺炎）、血管炎（弥漫性肺泡出血）、药物性肺损伤、尿毒症性肺泡炎、淋巴瘤、白血病肺浸润、肺淋巴管癌病、狼疮性肺炎、肺泡蛋白沉积症、细支气管肺泡细胞癌、急性嗜酸性粒细胞性肺炎、肺水肿等。

3. 对于本例患者，根据现有临床资料（临床表现及胸部 HRCT 表现等），应在哪些可能的病种中进行鉴别诊断？

（1）肺泡蛋白沉积症（PAP）：是一种以肺泡腔及终末呼吸性细支气管内富含类似肺泡表面活性物质的脂蛋白样物质沉着为特征的罕见疾病，临床分为先天性和获得性两类，后者又分为原发性和继发性两种。原发性 PAP 患者体内产生抗粒细胞 - 巨噬细胞集落刺激因子（GM-CSF）抗体；继发性 PAP 可见于感染、尘肺和血液系统恶性肿瘤、细胞毒性药物及免疫抑制治疗导致免疫功能损害。PAP 通常表现为咳嗽、咳痰、活动后气短，且症状与影像学表现不平行（通常为症状轻而影像学表现重）。PAP 典型的 HRCT 表现为弥漫性磨玻璃样渗出或实变影，常见地图征或铺路石征，无胸内淋巴结肿大（图 4-3-8-2A）。确诊 PAP 主要依靠组织病理诊断（图 4-3-8-2B）。通过不同方法获得肺活检组织，经病理检查发现肺泡腔内充满颗粒状或块状嗜伊红物质，PAS 染色阳性，是确立 PAP 诊断的可靠方法。但通常支气管肺泡灌洗（BAL）检查即具有诊断价值，PAP 患者的支气管肺泡灌洗液（BALF）具有 3 个特点：①牛奶样外观；②细胞学检查见大量泡沫样肺泡巨噬细胞且 PAS 染色阳性，同时存在多量 PAS 染色阳性的嗜伊红染色非细胞性颗粒状物质；③离心沉渣在电镜下可见含富有磷脂和多肽蛋白的板层样小体。

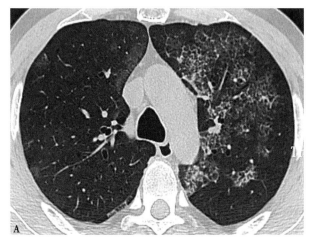 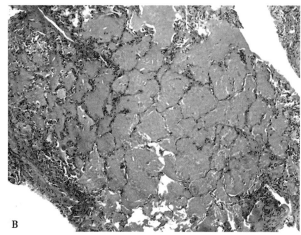

图 4-3-8-2│肺泡蛋白沉积症影像及病理改变

男性患者，47 岁，咳嗽、咳痰伴间断发热 10 个月余。HRCT 见双肺磨玻璃影伴小叶间隔及小叶内间隔增厚，呈地图样分布（A）；经支气管肺活检（TBLB）病理显示肺泡腔内充满颗粒状或块状嗜伊红物质，PAS 染色阳性（B. HE 染色，40×），确诊为肺泡蛋白沉积症

（2）肺水肿（PE）：是在多种疾病基础上发生的过多体液积聚于肺组织内的状态，如肺静脉回流受阻、肺泡毛细血管血压增高、肺泡毛细血管通透性增高、血浆胶体渗透压降低以及肺淋巴回流障碍等均可导致肺水肿。根据体液积聚部位，肺水肿一般可分为间质性肺水肿和肺泡性肺水肿两种，两者往往同时存在，但以某一类型为主。间质性肺水肿起病缓慢，液体主要积聚在肺间质内，特征性影像学表现是肺野透光度降低、肺门影增大、模糊，小叶间隔增厚，可出现 Kelery A、B、C 线和胸腔少量积液，可见支气管袖口征；肺泡性肺水肿起病急骤，液体主要积聚在肺泡内，特征性影像学表现是双肺内中带对称性大范围渗出性病变，典型者可表现为蝶翼征或蝙蝠征，心源性者常伴心影增大（图 4-3-8-3）。绝大部分肺水肿对利尿剂治疗反应良好。

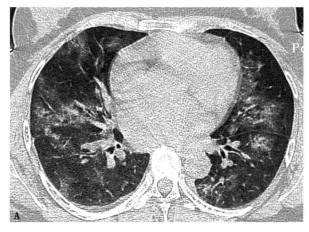 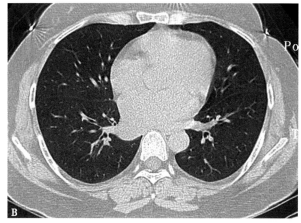

图 4-3-8-3│肺泡性肺水肿胸部 HRCT 表现

女性患者，40 岁，阵发性咳嗽半个月，伴胸闷、气喘，活动后明显，夜间不能平卧，有二尖瓣重度关闭不全病史，诊断为肺泡性肺水肿。治疗前胸部 HRCT 示双肺弥漫性磨玻璃影，似以肺门为中心，心影增大（A）；强心、利尿治疗后复查 HRCT 显示磨玻璃影消失，心影恢复正常（B）

（3）急性狼疮性肺炎（acute lupus pneumonitis, ALP）：是由系统性红斑狼疮引起的肺非感染性急性炎症改变。ALP 临床起病急、预后差，表现为发热、干咳、呼吸困难、胸痛，甚至出现咯血；双肺底可闻及湿啰音；血气分析提示低氧血症；肺功能检查提示严重限制性通气功能障碍和弥散功能降低，X 线胸片或胸部 CT 可见双肺弥漫性磨玻璃影或斑状阴影（图 4-3-8-4）；抗菌治疗无效，糖皮质激素、免疫抑制剂可使病情缓解。在临床实践中，狼疮性肺炎很难明确诊断，须经痰涂片、痰培养、支气管肺泡灌洗液涂片及培养排除细菌感染，才能确诊。由于系统性红斑狼疮患者免疫力低下，合并感染的可能性较大，故临床上多采用抗生素、糖皮质激素联合用药。

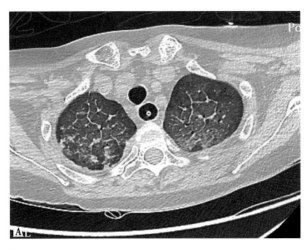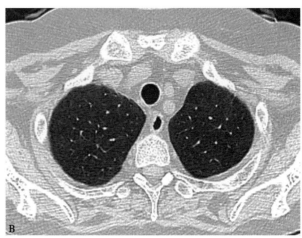

图 4-3-8-4 | 急性狼疮性肺炎胸部影像学表现

女性患者，46 岁，患有系统性红斑狼疮，糖皮质激素治疗减量过程出现发热伴咳嗽、咳痰，活动后胸闷、气喘，无端坐呼吸，诊断为急性狼疮性肺炎。入院时，胸部 HRCT 示双肺磨玻璃影伴小叶间隔增厚（A）；激素冲击治疗后，肺部病变基本吸收（B）

（4）药物性肺损伤（DILI）：众所周知，很多药物可以导致 DILI，常见的有博来霉素、白消安、甲氨蝶呤（图 4-3-8-5）和胺碘酮等。据报道，近 10 年来上市的小分子靶向抗肿瘤药（如吉非替尼）及生物制剂（如利妥昔单抗）也可以引起严重肺损伤。DILI 的临床表现并不具有特异性，发病呈急性或亚急性，也可以为慢性，主要症状包括咳嗽、咳痰、活动后气短、咯血，可伴有发热。诊断 DILI 的金标准是药物激发试验，但这种诊断方法风险较高，故可操作性不强。临床诊断 DILI 通常基于可疑药物暴露史，因此采集病史尤为重要。除此之外，诊断 DILI 必须排除其他可能引起肺损伤的诱因，如感染等，因此 BALF 病原学检查在鉴别诊断中具有重要意义。药物性肺损伤的组织病理学特点包括弥漫性肺泡损伤、嗜酸细胞性肺泡炎、机化性肺炎等。

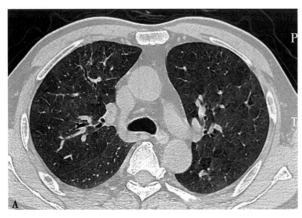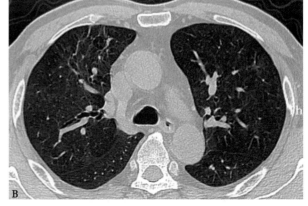

图 4-3-8-5 | 药物性间质性肺炎胸部影像学表现

男性患者，65 岁，因蕈样肉芽肿服用甲氨蝶呤过程中出现发热，抗感染治疗效果不佳，诊断药物性间质性肺炎。入院时胸部 HRCT 示双肺磨玻璃影（A）；停用甲氨蝶呤 2 个月后复查，见肺内高密度影有所减轻（B）

（5）细支气管肺泡细胞癌（BAC）：是肺腺癌的一个特殊亚型，占非小细胞肺癌的 3%～30%，占肺腺癌的 20%～40%，女性患者多见。与其他非小细胞肺癌亚型相比，BAC 具有独特的临床表现、组织生物学行为、流行病学特点及治疗反应及预后。1999 年，世界卫生组织将 BAC 严格定义为：肺癌细胞沿肺泡结构鳞片状扩散，无基质、淋巴管、血管和胸膜侵犯，即单纯细支气管肺泡癌；一旦癌细胞侵犯间质、脉管和胸膜，则归为混合型侵袭性腺癌。临床上，后者远多于前者。根据病变的大体形态及影像学表现，BAC 又可分为 3 种类型：①孤立性肺结节型：单一病灶，多位于肺组织周边脏层胸膜下，圆形或分叶状，切面呈灰白色，通常无出血和肿瘤坏死。有的肿瘤组织中可见瘢痕形成并导致肺表面胸膜皱缩凹陷。②多发结节型：多个大小不等的结节分布于 1 个或多个肺叶。③弥漫型（或称肺炎型）：常见于黏液型细支气管肺泡癌，肿瘤组织累及数个肺叶或双侧肺，病变质地硬，影像学表现类似大叶型肺炎（图 4-3-8-6）。病理诊断是 BAC 诊断的金标准，并且常要根据完整的手术切除标本才能排除癌组织浸润，做出确切诊断。有时，即使活检小标本（如经支气管镜或经皮肺穿刺活检组织）具有 BAC 的组织学特点，也不能明确诊断为细支气管肺泡癌，仅可做出"腺癌，细支气管肺泡癌可能"的诊断。但是，临床上除对于孤立性肺结节型病变会采用手术治疗完全切除外，对于弥漫型病变及多发性结节型病变，因已失去手术机会，仍采用支气管镜或经皮肺穿刺方式诊断。

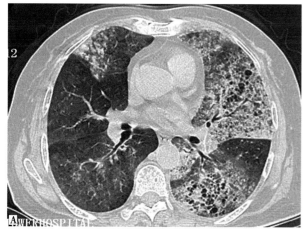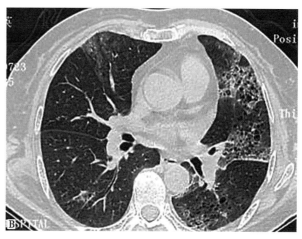

图 4-3-8-6 ｜ 细支气管肺泡细胞癌胸部影像学表现

女性患者，66 岁，间断咳嗽、咳痰半年，加重伴气喘半个月，经皮肺穿刺活检诊断为细支气管肺泡细胞癌。入院时胸部 HRCT 示双肺磨玻璃影、实变影及囊腔影（A）；服用分子靶向药物盐酸埃克替尼 1 个月后复查，磨玻璃影及实变影明显吸收（B）

（6）弥漫性肺泡出血（diffuse alveolar hemorrhage，DAH）：是由各种原因导致肺泡 - 毛细血管内皮细胞广泛受损所致，多继发于系统性红斑狼疮、ANCA 相关性血管炎、肺肾出血综合征、药物性肺损伤、凝血异常、肿瘤侵犯等，也可见于感染性肺部疾病，如肺孢子菌肺炎、病毒性肺炎（如 H_1N_1 肺炎）等。除了原发病的临床表现外，弥漫性肺泡出血患者的典型临床表现包括：活动后气短及外周血血红蛋白下降，多数患者伴咯血，胸部 CT 表现呈渐进性弥漫性肺泡渗出（图 4-3-8-7）。临床上，DAH 往往是呼吸危重症的同义词，病情通常进展迅速、死亡率较高。支气管肺泡灌洗检查对该病具有重要诊断价值，可连续回收血性灌洗液（20～30ml，4～5 次），且颜色逐渐加深。虽然 BALF 检查有助于明确肺泡出血并排除感染，但无助于病因学诊断，后者往往需要肺活检或结合其他临床资料。

（7）肺孢子菌肺炎（PCP）：起病缓慢，症状呈进行性加重，肺部体征较少，多数患者肺部听诊无异常，部分患者可闻散在湿啰音。典型的影像学表现为弥漫性肺间质浸润（图 4-3-8-8），以网状结节影为主，随病情进展，迅速发展为肺泡实变，病变广泛而呈向心性分布，与肺水肿相似，在实变病灶中夹杂有肺气肿和小段肺不张，出现马赛克征（以肺野外带最明显）；罕有气胸或胸腔积液等胸膜病变；亦可表现为局限性结节阴影、单侧浸润。对高危人群，结合临床表现和 X 线检查可考虑诊断，根据病原学检查结果可以确诊。痰找病原体阳性率极低，可用 3% 高渗盐水雾化后诱导咳痰；支气管肺泡灌洗（BAL）和经支气镜肺活检阳性率可达 80%～100%。BAL 可以与肺活检同期发现肺孢子菌，可用于早期诊断。

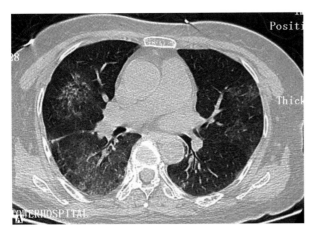
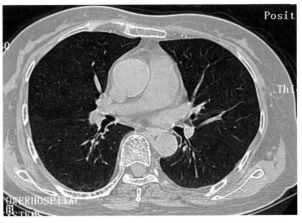

图 4-3-8-7 | 系统性血管炎伴弥漫性肺泡出血胸部影像学表现

女性患者，62 岁，咳嗽、痰中带血、发热、胸闷 1 周，血 p-ANCA 阳性，血红蛋白进行性下降（最低仅 49g/L），支气管肺泡灌洗液呈洗肉水样，诊断为系统性血管炎伴弥漫性肺泡出血。入院时胸部 HRCT 见双肺磨玻璃影（A）；甲泼尼龙治疗 1 个月后复查，磨玻璃影基本吸收（B）

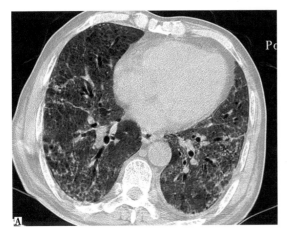
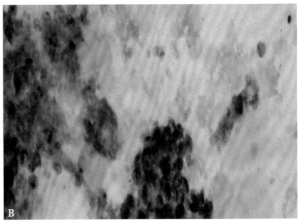

图 4-3-8-8 | 肺孢子菌肺炎胸部 CT 和病理表现

男性患者，67 岁，咳嗽伴气喘半年，近 10 余天出现发热，且咳喘加重。胸部 HRCT 示双肺弥漫性磨玻璃影，内见散在囊样透亮影及条索影（A）；BALF 沉淀六铵银染色（1000×）可见肺孢子菌孢子（B）

（8）过敏性肺炎（HP）：又称外源性过敏性肺泡炎（EAA），是指易感个体反复吸入有机粉尘抗原后诱发的肺部炎症反应性疾病，以肺间质单核细胞性炎症渗出、细胞性细支气管炎和散在分布的非干酪样坏死性肉芽肿为特征性病理改变。其临床过程可表现为急性、亚急性和慢性，急性者常于暴露抗原后 6～24 小时出现短暂发热、寒战、肌肉关节疼痛、咳嗽、呼吸困难和低氧血症，脱离抗原暴露后 24～72 小时症状消失。急性 HP 的 HRCT 表现为大片状或斑片性磨玻璃和气腔实变影（图 4-3-8-9），内有弥漫性分布的边界难以区分的小结节影（沿小叶中心和细支气管周围分布）；亚急性 HP 的 HRCT 表现为弥漫性分布的边界不清的小结节影（沿小叶中心和细支气管周围分布），可伴斑片样过度充气区；慢性 HP 的 HRCT 表现为小叶间隔和小叶内间质不规则增厚，蜂窝肺伴牵拉性支气管或细支气管扩张和肺大疱，间或混有斑片性磨玻璃样变。

（9）肺淋巴管癌病（PLC）：是肿瘤细胞在肺内各级淋巴管内及小血管中浸润和蔓延的一种特殊类型的肺内转移癌，80% 见于腺癌肺转移，如肺癌、乳腺癌、胃癌、胰腺癌、前列腺癌和妇科肿瘤等。临床研究表明，PLC 大约占肺内转移瘤 6%～8%。其主要症状是咳嗽和活动后气短。典型胸部 CT 表现包括：支气管血管束呈结节样增粗，小叶间隔不均匀增厚（或形成不规则形状），肺实质磨玻璃样渗出，肺门或纵隔淋巴结增大，胸腔积液等（图4-3-8-10）。确诊PLC主要依靠组织病理学证据，即观察到肺淋巴管内转移生长癌栓，因此需要进行肺活检，包括开胸肺活检（OLB）、电视辅助胸腔镜（VATS）肺活检、经支气管肺活检（TBLB）、经胸壁针吸肺活检。肺淋巴管癌病是肺内或肺外肿瘤的淋巴转移方式，一旦确诊则提示肿瘤分期已届晚期，患者往往一般情况较差，生存时间有限。

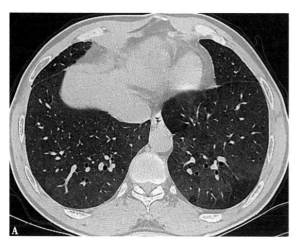
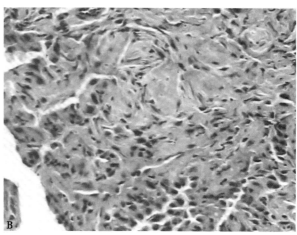

图 4-3-8-9 │ 外源性过敏性肺泡炎胸部影像和病理表现

男性患者，53岁，职业为水泥厂工人，出现进行性活动后胸闷、气促8个月。胸部HRCT示两肺弥漫性磨玻璃影，其内见结节影（A）。病理检查可见毛细支气管及其远端组织非坏死性肉芽肿改变（B. HE染色，400×）

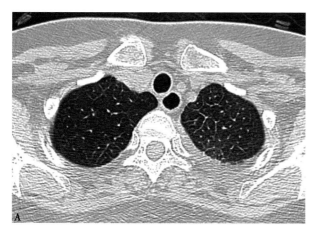
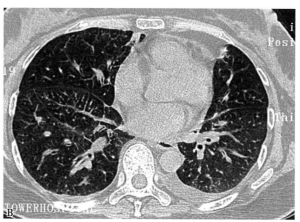

图 4-3-8-10 │ 胃印戒细胞癌伴肺淋巴管癌病胸部 HRCT 表现

女性患者，50岁，频发剧烈咳嗽、咳痰伴气喘2个月，经胃镜进行胃黏膜活检，病理确诊为胃印戒细胞癌伴肺淋巴管癌病。胸部HRCT显示双肺弥漫性小叶间隔增厚伴磨玻璃样渗出，叶间裂增厚，心包及双侧胸腔见少量积液

（10）急性嗜酸性粒细胞性肺炎（acute eosinophilic pneumonia，AEP）：于1989年首先由Badesch和Allen描述。其临床特征为发热、胸膜性胸痛、肌痛及急性呼吸衰竭；X线胸片表现为肺弥漫性阴影；胸部CT主要表现为双肺斑片状分布的磨玻璃影、实变影，常伴小叶间隔增厚，有时可见边界不清的小结节影。BALF中嗜酸性粒细胞比例显著增高是AEP的特征。诊断标准包括：①急性发热，病程＜5天；②低氧血症；③X线胸片间弥漫性肺泡浸润影或混合性肺泡间质浸润影；④BALF中嗜酸性粒细胞增多超过25%；⑤无寄生虫、真菌或其他感染证据；⑥对糖皮质激素反应好；⑦停用糖皮质激素后复发少。

本例患者临床病程为急性，起病至今病情相对稳定（既无恶化，也无好转），对抗感染治疗反应不佳；否认特殊用药史，可排除药物性肺损伤；无心血管基础疾病病史，无端坐呼吸及夜间阵发性呼吸困难表现，可排除急性肺水肿；无免疫缺陷表现，且 HIV 抗体、巨细胞病毒 DNA 及 EB 病毒 DNA 均阴性，可基本排除肺孢子菌肺炎、巨细胞病毒肺炎；虽近期有宠物接触史，但脱离接触后症状不能自行缓解，不符合过敏肺炎表现；实验室检查显示血清肌酐水平正常，血红蛋白水平无进行性下降，可排除弥漫性肺泡出血、尿毒症性肺泡炎；无典型皮疹、关节炎及口腔溃疡等系统性红斑狼疮表现，故为急性狼疮性肺炎可能性不大；外周血象无明显异常，不支持白血病诊断；影像表现未见明显铺路石征及地图样分布，不符合肺泡蛋白沉积症表现；其病程及症状严重程度不支持急性嗜酸性粒细胞性肺炎诊断（必要时可进一步行支气管肺泡灌洗以排除）。

上述疾病一一排除后，目前需要集中鉴别肿瘤性疾病，如肺泡细胞癌、淋巴瘤和肺淋巴管癌病。弥漫性肺泡细胞癌患者除有喘息症状外，还常有频繁咳嗽、痰多而黏稠表现，而本例患者咳嗽症状并不明显。淋巴瘤主要原发于淋巴结及脾，结内恶性淋巴瘤病变累及肺部者并不少见，结外肺淋巴瘤在临床上也可见到。对于肺淋巴管癌病，常可发现原发病灶癌肿来源，但有时原发灶难以发现。因此，肺组织病理诊断对于本病例的确诊尤为重要，应积极完善术前检查，排除手术禁忌证后尽快行肺活检，可优先采取创伤较小的 TBLB，若结果为阴性，可行 VATS 肺活检。

二、诊治过程及确诊

（一）临床信息

【实验室检查】

1. 一般检查

血常规：WBC 6.1×10^9/L，N% 64.6%，L% 19%；Hb 90g/L，PLT 102×10^9/L。

血气分析（室内空气）：pH 7.54，$PaCO_2$ 32mmHg，PaO_2 62mmHg，HCO_3^- 27.4mmol/L，HCO_3^- 28.6mmol/L，SaO_2 94%。

凝血分析：PT 16.3s，APTT 47.3s，FIB 4.4g/L，D-二聚体 1.21mg/L。

生化：AST 47U/L，LDH 1434 U/L，CK-MB 37U/L，ALB 29.2g/L，TG 3.31mmol/L。

2. 免疫相关检查　自身抗体谱未见异常（包括抗核抗体、抗 ENA 抗体 -Sm、RNP、SSA、SSB、抗中性粒细胞胞质抗体），补体 C3 0.68g/L，补体 C4 0.11g/L，免疫球蛋白 IgA 5.26g/L。

3. 肿瘤标志物检查　CEA 及 CY-211 正常，NSE 27.89ng/ml。

【影像学检查】

1. 心脏彩超　二尖瓣、三尖瓣轻度反流；轻度肺动脉高压；左心室舒张功能减退。

2. 复查胸部 HRCT　显示双肺磨玻璃样渗出，右肺明显。双侧少量胸腔积液、少量心包积液。纵隔及肺门淋巴结无肿大。与院外胸部 CT 相比，患者的左下肺也出现了磨玻璃样渗出。

【支气管镜检查】

经检查，明确患者不存在禁忌证后，行支气管镜检查，镜下未见各级气管及支气管管腔、管壁异常；于左上叶前段行支气管肺泡灌洗，右上叶行 TBLB。支气管镜刷片未见抗酸杆菌及恶性肿瘤细胞。

BALF 检查：细胞分类为组织细胞 98%，淋巴细胞 2%；涂片未见肺孢子菌、抗酸杆菌及恶性肿瘤细胞，GMS 染色阴性；细菌培养及真菌培养菌阴性。

TBLB 病理检查：肺组织毛细血管内见异型淋巴细胞（图 4-3-8-11A、B）。免疫组化染色：CD3 阴性、CD20 阳性（图 4-3-8-11C）、CK 阴性、Ki-67（约 20%）阳性。病理诊断为血管内大 B 细胞淋巴瘤。

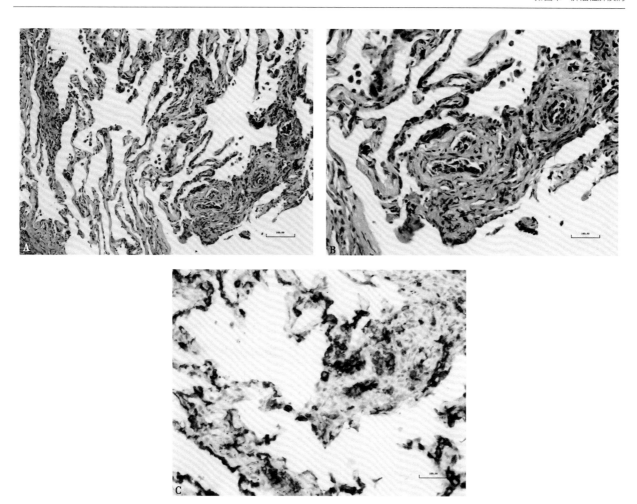

图 4-3-8-11 │ TBLB 病理表现

A. HE 染色，100×；B. HE 染色，200×；C. 免疫组化染色 CD20 阳性，200×

最后诊断：肺血管内大 B 细胞淋巴瘤。

（二）临床思辨

血管内淋巴瘤是一种全身性疾病，是非霍奇金淋巴瘤的罕见类型，以肿瘤细胞几乎均位于血管（小动脉、小静脉和毛细血管）腔内为特征，外周血和骨髓中一般找不到肿瘤细胞，也不伴有淋巴结肿大，绝大多数为 B 细胞性淋巴瘤，极少数为 T 细胞性淋巴瘤。

1. 肺血管内淋巴瘤有哪些临床表现？

以呼吸系统症状和体征为主要表现的血管内淋巴瘤非常少见，除发热外，常有气短表现，实验室检查可见乳酸脱氢酶（LDH）、血沉（ESR）及白细胞介素 -2（IL-2R）受体升高。肺血管内淋巴瘤在 HRCT 上多表现为弥漫性磨玻璃影、结节状实变影、小叶间隔增厚、叶间胸膜增厚、支气管血管束增粗，偶有条索状网状结节影、胸膜下楔形密度影及马赛克征。其影像表现主要与病理变化有关：血管内淋巴瘤以肿瘤细胞位于血管（主要是毛细血管和细小动 / 静脉）腔内为基本特征，而肺组织中，肺泡间隔具有丰富的毛细血管网，沿支气管血管束和小叶间隔存在丰富的细小动 / 静脉和毛细血管，当肿瘤侵犯上述血管时，即导致肺泡间隔增厚（胸膜、小叶间隔）、支气管血管束增粗，当相应区域血流阻塞后即可出现肺泡渗出（磨玻璃影）、肺梗死（胸膜下楔形密度影）、马赛克灌注。

2. 肺血管内淋巴瘤如何诊断？

肺血管内淋巴瘤多发生于成年人，其临床症状和影像学表现均不具有特征性，实验室检查见乳酸脱氢酶显著升高可能有一定提示意义，确诊需肺活检。临床上，遇到 HRCT 主要表现为小叶间隔增厚伴磨玻璃影或胸膜下楔形密度影，且血清乳酸脱氢酶显著升高时，要高度怀疑该病，可进一步行 TBLB 检查（由于支气管旁组织有丰富的血管，故 TBLB 取到肿瘤细胞的概率相对较大），必要时可考虑行外科胸腔镜检查。

3. 肺血管内淋巴瘤如何治疗？

肺血管内淋巴瘤属于非霍奇金淋巴瘤，治疗可参照其他非霍奇金淋巴瘤，因其多表现为双肺弥漫性病变，故以化疗为主，一般不考虑放疗。常用的化疗方案有 CHOP（环磷酰胺＋表柔比星＋长春新碱＋泼尼松）、ESHAP（依托泊苷＋顺铂＋阿糖胞苷＋泼尼松龙）、R-CHOP（利妥昔单抗＋环磷酰胺＋表柔比星＋长春地辛＋泼尼松）。其中，B 细胞来源者，恶性度高，大多对化、放疗敏感，缓解期较长，治愈率较高；而 T 细胞来源者，恶性度低，对放、化疗敏感，但较难长期控制，生存率较低。

精要回顾与启示

发热、气喘是呼吸系统疾病最常见的临床症状，而胸部 CT 表现为小叶间隔增厚伴磨玻璃影亦可见于多种弥漫性间质性肺病。若患者胸部 CT 表现为类似间质性肺炎改变，同时有咳嗽、发热、呼吸困难症状，血 LDH 水平明显升高，在鉴别诊断时需考虑到肺血管内淋巴瘤可能，尽早实施必要的病理检查，从而使患者及早得到确诊及针对性治疗。

（夏　伟　蔡后荣）

参考文献

1. 李朝霞，刘又宁，陈良安，等. 肺泡蛋白沉积症的临床研究. 中国呼吸与危重监护杂志，2006，5（3）：181-184.

2. 陆大山，尤正芳. 肺水肿 108 例的影像学诊断与鉴别诊断分析. 现代医药卫生，2009，25（5）：742-743.

3. 康传红. 系统性红斑狼疮胸部 CT 征象及其临床意义. 中国医药指南，2011，9（32）：326-327.

4. 孟爱宏，王保法，袁雅冬，等. 急性药物性肺损伤临床分析：附典型病例. 中国全科医学，2009，12（20）：1872-1874.

5. 刘艳群，王开禄，黄玲，等. 细支气管肺泡细胞癌误诊临床分析. 临床肺科杂志，2011，16（4）：580-581.

6. 鲍隽君，韩一平，萧毅，等. 弥漫性肺泡出血. 中国呼吸与危重监护杂志，2011，9（6）：649-651.

7. 林明，林晟，陈愉生，等. 肺孢子菌肺炎临床资料分析和经验总结. 中国人兽共患病学报，2011，27（12）：1146-1150.

8. 班承钧，代华平，张曙，等. 外源性过敏性肺泡炎高分辨率 CT 特点及其诊断价值. 中华医学杂志，2010，90（16）：1105-1108.

9. 徐芝君，应可净. 肺淋巴管癌病诊治进展. 国际呼吸杂志，2009，29（16）：1021-1024.

10. 杨杰，蔡后荣. 急性嗜酸性粒细胞性肺炎的研究进展. 中国呼吸与危重监护杂志，2015，14（3）：313-316.

11. 秦岭，施举红，刘鸿瑞，等. 影像学表现为双肺弥漫磨玻璃影的肺非霍奇金淋巴瘤的临床特点. 中华医学杂志，2011，90（46）：3283-3286.

12. Magdalena MB, Elzbieta W, Elzbieta R, et al. Pulmonary Intravascular large B-cell lymphoma as a cause of severe hypoxemia. J Clin Oncol, 2007, 25（15）: 2137-2139.

13. Souza CA, Quan K, Seely, et al. Pulmonary intravascular lymphoma. J Thorac Imaging, 2009, 24: 231-233.

第四节｜其他肺部肿瘤

病例 1　咳嗽伴右肺门占位性病变

一、入院疑诊

（一）病例信息

【病史】

男性患者，34 岁，1 年前开始无明显诱因出现咳嗽，以干咳为主，无畏冷、发热、咯血，多次在当地医院就诊，考虑为上呼吸道感染，予对症处理后症状有所减轻，但停药后又出现咳嗽，程度轻，未就诊。3 天前，因咳嗽较前加重，患者在当地医院就诊，X 线胸片可见右中肺近肺门处有一个团块状阴影。患者来我院住院以进一步诊治。发病以来，患者精神、食欲、睡眠尚可，大小便正常，体重无明显变化。

患者既往身体健康，吸烟（约 20 支 / 天 ×17 年），不饮酒。

【体格检查】

体温 36.0℃，心率 78 次 / 分，呼吸 18 次 / 分，血压 108/65mmHg，SpO_2 99%（FiO_2 21%）。正常面容，全身浅表淋巴结未触及肿大。气管居中，胸廓无畸形，双侧语颤正常、对称，叩诊呈清音，双肺呼吸音清，未闻干湿啰音，无胸膜摩擦音。心律齐，未闻心脏病理性杂音。腹部未见异常。杵状指，双下肢无水肿。

（二）临床思辨

【临床特点】

1. 患者为青年男性，病程长。
2. 主要症状和体征为反复干咳，查体未见明显阳性体征。
3. 影像学检查显示右肺中叶近肺门及心缘旁占位性病变。
4. 自发病以来（1 年左右），患者曾在外院按上呼吸道感染接受对症治疗，症状无改善。

【思辨要点】

肺部占位性病变的常见症状和体征有咳嗽、咳痰、咯血、胸痛、肺内局部湿啰音或干啰音，但这些表现并无病因特异性。针对肺部占位性病变，在确立诊断的过程中首先需要思考以下问题：

本病例的肺部占位性病变是不是感染所致？如果是感染所致，可能的致病病原体有哪些？

本例患者为年轻男性，慢性起病，以反复干咳为主要症状，X 线胸片提示右肺占位性病变。患者既往身体健康，否认结核接触史，无长期服用糖皮质激素及免疫抑制剂史。对于这种情况，首先应注意排查感染性疾病，但常见病原体肺炎（如链球菌、卡他莫拉菌、流感嗜血杆菌及非典型病原体等所致）可能性小，因此应重点排查特殊感染（如结核分枝杆菌、真菌感染）可能。

结核分枝杆菌感染：本例患者为年轻男性，以干咳、肺部占位性病变为主要表现，需考虑结核分枝杆菌所致结核球可能。结核球是肺结核的一种特殊表现，因干酪病灶被纤维包膜包裹而形成，可表现为肺部占位性病变。结核球的胸部影像学表现特点为：①肺上叶尖后段及下叶背段为好发部位；②病灶大小一般以直径 2~4cm 多见，约占 80%；③病灶形状多为类圆形，较大者可有分叶（少见且较浅）；④病灶边缘光滑、锐利，外周可有粗索条影相连，无细毛刺；⑤常有空洞形成；⑥常有斑状钙化；⑦常有卫星灶；⑧病灶旁可见小泡性肺气肿；⑨纵隔淋巴结可钙化；⑩胸膜改变：胸腔积液、胸膜增厚；⑪病灶周边支气管扩张征；⑫引流支气管征；⑬淋巴结环形强化；⑭如果有活动性病变，抗结核治疗可使病变缩小。本例患者既往无结核病史，无结核接触史，无乏力、咯血、午后低热、消瘦、夜间盗汗等结核中毒症状，X 线胸片所示病灶位于右肺中叶（与结核球好发部位不符），无钙化灶、卫星灶，故考虑为结核分枝杆菌感染可能性不大，可进一步行胸部平扫加增强 CT 以排除，也可查 PPD 试验、结核分枝杆菌感染 T 细胞斑点试验协助诊断。

真菌感染：多发生于免疫功能低下人群，但免疫功能正常、无特殊病原学相关接触史的真菌感染患者亦不少见。肺部真菌感染的影像学表现无特异性。肺曲霉菌病和肺隐球菌病的影像学表现主要为肺部肿块影、渗出性病变和结节。本例患者无免疫功能异常病史，无长期应用激素或免疫抑制剂情况，无发热，无咯血或拉丝样痰，无胸痛、呼吸困难，故考虑真菌感染可能性不大。

本病例病程长，影像学检查显示肺部占位性病变呈浅分叶状，边缘见短毛刺，其内隐约见小透亮区，须重点排查肿瘤。

二、诊治过程

（一）临床信息

【实验室检查】

血常规：WBC 8.2×10^9/L，N% 72.3%，Hb 136g/L，PLT 250×10^9/L。

生化、血凝、尿粪常规、HIV 抗体。

肿瘤相关检查：CYFRA 21-1 4.77ng/ml，NSE 16ng/ml，CEA、AFP 未见异常。

【肺功能检查】

未见异常。

【影像学检查】

全腹 B 超、颅脑 MRI、全身骨显像未见明显异常。

胸部 CT（平扫＋增强）：右肺中叶支气管开口处及心缘旁占位性病变（4.6cm×5.2cm），肿物所在处支气管完全阻塞，增强后明显强化（图 4-4-1-1）。

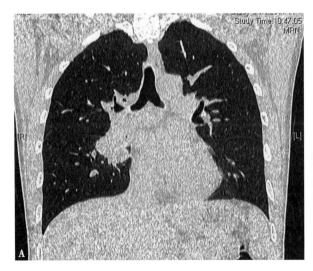
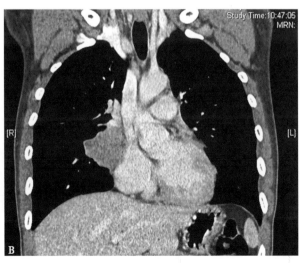

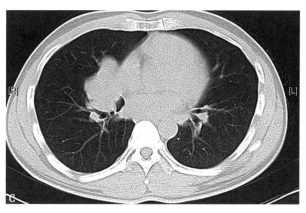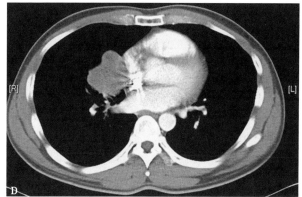

图 4-4-1-1 | 胸部 CT 表现
右肺中叶支气管开口处以远阻塞、截断，相应右肺门心缘旁占位性病变，增强后明显强化

（二）临床思维

1. 本例患者肺部占位性病变可能为何种因素所致？

患者胸部增强 CT 提示右肺中叶支气管开口处以远阻塞、截断，相应右肺门心缘旁占位性病变（4.6cm×5.2cm），增强后明显强化，病灶周围无钙化灶、卫星灶。肺部占位性病变增强后明显强化与结核分枝杆菌感染所致病灶为低强化不符，结合患者无低热、盗汗、消瘦、咯血等结核中毒症状，可排除肺结核。因真菌感染影像表现多样，无明显特异性，需病理检查进一步鉴别。相关实验室检查提示肿瘤标志物 CYFRA21-1、NSE 轻度升高，结合患者慢性病程以及影像学表现，须重点排查肿瘤性病变。

（1）炎性假瘤：肺炎吸收不完全，逐渐机化、形成纤维包膜所致。其影像学表现特点为密度浓而均匀，少见钙化，边缘锐利，周围可见数条细长索条影相连，无卫星灶，中等度强化。本例患者为青年男性，慢性病程，不能排除该病可能，可行经支气管肺活检协助诊断。

（2）错构瘤：肺错构瘤在肺部良性肿瘤中占首位，病变多为单发，大多数为肺内实质型，右肺多于左肺，肺下叶多于上叶。临床上，大部分病例没有症状，肿瘤发展至一定大小，刺激气管或支气管造成气管狭窄或阻塞时，才出现咳嗽、发热、气短、血痰等表现。肺错构瘤的病理学特征是正常组织的不正常组合和排列，主要成分包括软骨、脂肪、平滑肌、腺体、上皮细胞等，有时还有骨组织或钙化。根据发生部位，错构瘤可分为周围型及中心型。本例患者病灶位于肺门周围，主要须与中心型错构瘤鉴别。中心型错构瘤主要位于段以上支气管，瘤体脂肪组织较多，边缘光整，无分叶，爆米花样钙化及其中的脂肪密度为特征性表现，无卫星灶，增强时无明显强化。本例患者的胸部影像学表现与错构瘤不符，故可基本排除该病。

（3）肺部原发性恶性肿瘤：本病例呈慢性病程，肿瘤标志物 CYFRA21-1、NSE 轻度升高，结合胸部 CT 提示肺门占位性病变，须注意排查肺癌可能。根据影像学表现（右肺中叶支气管开口处以远阻塞、截断及相应右肺门心缘旁占位性病变，增强后明显强化），首先须与中心型肺癌鉴别。中心型肺癌的病理组织分型发生于支气管的肺癌多数为鳞癌，也可为未分化癌，腺癌少见。本例患者右肺门占位性病变截断支气管，增强后明显强化，符合肺癌表现，相关鉴别主要依赖病理及免疫组化结果。

（4）转移瘤：少数肺内单发结节或肿块样改变可见于直肠癌、乳腺癌或黑色素瘤等的肺转移。Cahan 曾总结 800 例肺孤立性肿物，提出以下原则：①原发肿瘤为鳞癌时，肺内肿物多为原发；②原发肿瘤为腺癌时，肺内肿物为原发或转移的概率各半；③原发肿瘤为骨肉瘤、黑色素瘤时，肺内肿物多为转移。相关鉴别主要依赖病理检查。

综上所述，对于本例患者右肺占位性病变，急需获取病理结果以明确诊断。

2. 获取气道内占位性病变病理活检组织的手段有哪些？

对于中心型肺部占位性病变的诊断手段首选支气管镜检查。支气管镜一般经鼻腔或口腔，或气管套管插入，具有外径细、可弯曲、亮度大、视野清晰等优点，不仅可直接观察气管、支气管病变的形态、部位和范围，而且可做活体组织和细胞学检查。对纵隔内气管和支气管旁淋巴结及黏膜下病变可以通过针吸活检明确诊断。此外，还可以通过支气管镜进行局部注药、热疗、高频电刀等，治疗气管和支气管肿瘤。本病例支气管镜检查见右中叶支气管被新生物完全阻塞（图 4-4-1-2）。支气管镜刷检找瘤细胞涂片见癌细胞，不排除肺小细胞癌。活检示肺低分化鳞状细胞癌，免疫组化：CD65 阴性，CgA 阴性，CK（pan）（＋＋＋），P63（＋＋＋），SY 阴性。

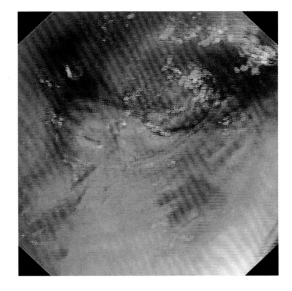

图 4-4-1-2 | 支气管镜检查

三、临床确诊

（一）临床信息

入院后所做系列检查提示右中叶病变为恶性占位的可能大，但纵隔内尚未见肿大淋巴结，全腹彩超、颅脑 MRI、全身骨显像等检查未发现远处靶器官转移，分期属于早期，有手术指征，请外科会诊，行右中肺癌根治术。

术中见距支气管切端 1.1cm 处见一中心型肿物（5cm×4cm×4cm），无包膜，界不清，切面灰白色，质硬，似已侵及肺被膜，胸膜瘢痕形成，周边肺组织未见卫星灶。

术后病理检查结果：右中下叶占位被癌巢组织浸润，间质纤维组织和淋巴组织增生，侵犯支气管及肺被膜，支气管切端未见癌浸润，诊断为肺淋巴上皮瘤样癌。肺门淋巴结癌转移 1/23 个。肿瘤分期：T2N1M0 Ⅰb 期。肿瘤组织免疫组化染色 CK56（＋＋）；EBV 原位杂交染色、EB 病毒编码 RNA（Epstein-Barr virus-encoded RNAs，EBER）染色肿瘤细胞核阳性率 70%（图 4-4-1-3）。

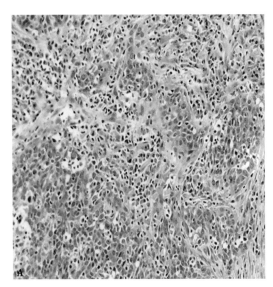

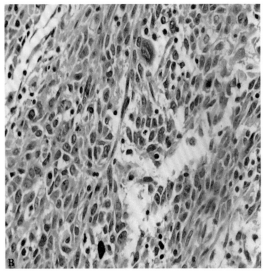

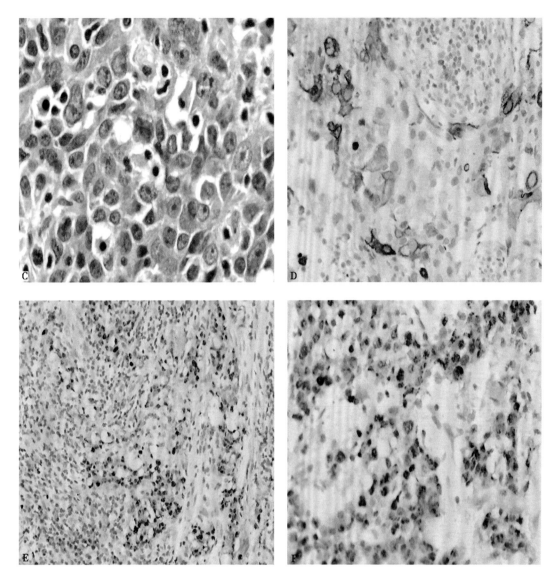

图 4-4-1-3 | 肿瘤病理表现

低倍镜下可见肿瘤细胞巢，间质中见较多淋巴细胞浸润，少部分为浆细胞（A. HE 染色，100×）；中倍镜下可见肿瘤细胞呈巢状分布，细胞异型性明显，可见核分裂象，视野中央可见一巨大瘤细胞（B. HE 染色，200×）；高倍镜下可见肿瘤细胞异型性明显，核不规则，呈上皮样，巢状排列，核仁大，瘤细胞间质中可见少量散在淋巴细胞浸润（C. HE 染色，400×）；免疫组化染色: CK56 阳性，主要在肿瘤细胞巢周边细胞胞质表达（D. 200×）；EBV 原位杂交染色（E. 100×）；EBER 染色肿瘤细胞核阳性率 70%（F. 200×）

最后诊断：原发性肺淋巴上皮瘤样癌（右肺）。

患者行右中肺癌根治术且明确诊断后，采取 TP 方案（紫三醇脂质体 210mg，第 1 天；顺铂 40mg，第 1～3 天）化疗 4 周期，复查胸部 CT 示支气管残端未见明显肿块征，右肺上叶散在少许炎性病变，右侧有中等量积液（图 4-4-1-4）。

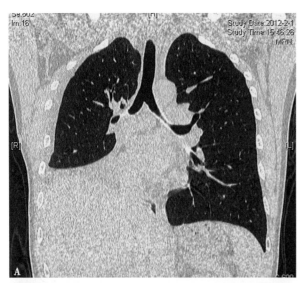

图 4-4-1-4 | 化疗后复查胸部 CT 表现

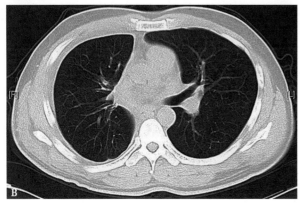
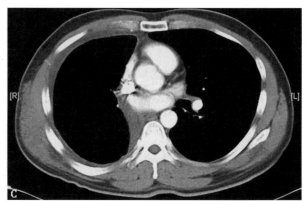

（二）临床思辨

本例患者为年轻男性，以慢性咳嗽就诊，影像学检查提示肺部占位性病变，经手术病理证实为原发性肺淋巴上皮瘤样癌（lymphoepithelioma-like carcinoma，LELC）。

LELC 是一种少见的肺部肿瘤，为肺大细胞癌的一个亚型。其发病机制目前尚不清楚，但许多研究表明与 EB 病毒感染密切相关（此特点在亚洲患者中尤为明显）。同时，该病的发生具有一定地域性和种族性，如中国南方多见。临床上，肺 LELC 发病率无明显性别差异，与吸烟无关，发病年龄幅度较大，8～78 岁均可发病，较其他组织学类型肺癌平均年龄小、预后好。

与其他类型肺癌相比，LELC 具有一些独特的影像学特点：早期病灶大多贴近胸膜，靠近纵隔；晚期病灶易侵犯大血管与支气管，增强后呈持续强化。其影像学表现主要须与中心型肺癌相鉴别。中心型肺癌影像学表现以软组织肿块、阻塞性肺炎或阻塞性肺不张为主要征象，增强一般不出现持续强化，纵隔可有淋巴结增大，但很少侵犯大血管。

肺 LELC 主要依靠组织病理检查结果确诊，CK 表达阳性，且可有 EB 病毒感染依据。

精要回顾与启示

对于青年患者的肺部单发肿块，须高度警惕肿瘤可能，尽快明确诊断。对于肿瘤早期患者，首选手术治疗联合化疗方案，有可能延长生存期。肺 LELC 的发生与 EB 病毒感染密切相关，预后较其他类型大细胞肺癌好。肺可发生原发性 LELC，所以一旦患者肺部出现 LELC 形态学表现，在排除转移性 LELC（尤其鼻咽 LELC）后可考虑肺原发性 LELC。LELC 的临床表现无特异性。对于影像学表现为肺野中内带、下叶，靠近并侵犯纵隔胸膜的肺部占位性病变，需警惕该病的可能。

（苗　彦　许　航　陈愉生）

参考文献

1. 陆大山. 肺结核球的影像诊断与鉴别诊断. 实用心脑肺血管病杂志, 2011, 19 (1): 103-104.
2. 王葆青, 张含之, 范壁君, 等. 中国大陆地区肺隐球菌病临床表现的 Meta 分析. 中国临床医学, 2013, 2 (3): 351-354.
3. 张位龙, 王健文, 郑海波. 中央型巨大肺错构瘤 X 线和 CT 误诊 2 例. 现代诊断与治疗, 2013, 24 (10): 2387-2388.
4. 步军 梁治平 曾旭文, 等. 不典型肺部转移瘤的 CT 表现及其鉴别. 实用医学杂志, 2007, 23 (13): 2047-2048.
5. 韩安家, 熊敏, 顾莹莹, 等. 肺淋巴上皮瘤样癌临床病理特点和预后. 中华病理学杂志, 2001, 30 (5): 328 - 331.
6. 张冬坤, 苏晓东, 龙浩, 等. 原发性肺淋巴上皮瘤样癌的临床分析. 中华肿瘤杂志, 2008, 30 (1): 72-74.
7. Castro CY, Ostrowski ML, Barrios R, et al. Relationship between Ep steth-Barr virus and lymphoepithelioma-like carcinoma of the lung : a clinicopathologic study of 6 cases and review of the literature. Hum Pathol, 2001, 32 (8): 863-872.
8. Ho JC, Wong MP, Lam WK. Lymphoepithelioma-like carcinoma of lung. Respirology, 2006, 11 (5): 539-545.
9. Ooi GC, Ho JC, Khong PL, et al . Computed tomography characteristics of advanced primary pulmonary lymphoepithelioma like carcinoma. Eur Radiol, 2003, 13 (3): 522-526.
10. 龚岩, 陈卫国, 叶华秀, 等. 原发性肺淋巴上皮瘤样癌的影像学表现: 附 10 例报告及文献复习. 南方医科大学学报, 2010, 30 (6): 1401-1403.

病例 2 高热、肺实变伴纵隔淋巴结肿大

一、入院疑诊

（一）病例信息

【病史】

男性患者, 56 岁, 15 天前受凉后出现轻微咳嗽, 咳少量白痰, 无流涕, 伴发热, 体温高达 39.7℃, 可自行降至正常, 伴乏力、盗汗, 自服头孢类抗生素无好转, 于外院就诊。X 线胸片及 CT 检查示左上肺实变影, 纵隔淋巴结肿大, 诊断为肺炎。先后经哌拉西林 / 他唑巴坦、莫西沙星及亚胺培南抗感染及化痰等治疗 2 周, 病情无明显好转, 患者仍有发热, 体温高达 39℃以上, 服用解热镇痛药对症降体温, 遂入院诊治。患者自发病以来, 无胸背部疼痛, 无夜间阵发性呼吸困难, 无头晕、头痛, 无恶心、呕吐, 精神、食欲尚可, 大小便正常, 近 3 个月体重下降 5kg。

患者既往身体健康, 否认高血压、冠心病、糖尿病病史, 否认肝炎、结核等传染病病史, 否认手术、外伤史, 否认输血史, 否认药物、食物过敏史, 否认特殊化学品及放射线接触史, 吸烟 30 余年 (平均每天 20 支), 无醉酒史。

【体格检查】

体温 38.2℃, 心率 102 次 / 分, 呼吸 22 次 / 分, 血压 130/70mmHg ; 神志清楚, 急性病容, 全身皮肤及黏膜未见皮疹, 全身浅表淋巴结未触及肿大, 口唇无发绀; 气管居中, 胸廓对称、无畸形, 双

侧呼吸动度一致；双肺叩诊清音，听诊左上肺可闻湿啰音；心律齐，心音有力，各瓣膜区未闻病理性杂音。其余体检结果未见异常。

【实验室检查】

血常规：WBC 8.03×10^9/L，N% 78.7%，RBC 4.67×10^{12}/L，Hb 124g/L，PLT 247×10^9/L。

血气分析：pH 7.462，$PaCO_2$ 39.6mmHg，PaO_2 82mmHg。

生化：ALB 29.60g/L，ALT 91U/L，其余项目正常。

其他：CRP 122mg/L，ESR 32mm/1h，尿便常规、凝血相关指标正常。

【影像学检查】

胸部X线和CT均可见左肺上叶实变（图4-4-2-1），增强CT可见实变影内虫蚀样空洞、纵隔气管前淋巴结明显肿大（图4-4-2-2、图4-4-2-3）。

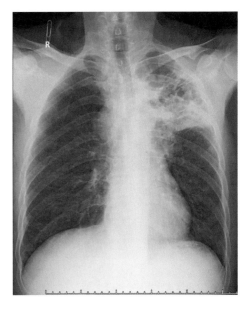

图 4-4-2-1 | 发病第 3 天 X 线胸片
X 线胸片可见左上肺大片高密度影

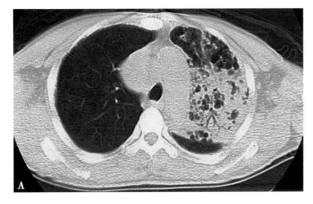
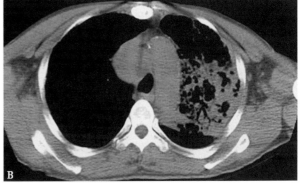

图 4-4-2-2 | 发病第 7 天胸部 CT 表现
胸部 CT 显示左上肺实变渗出影，边界清晰，其间见充气支气管征及多发虫蚀样改变

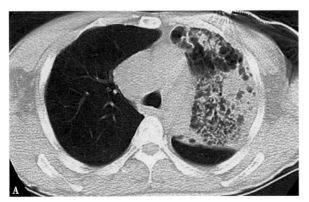
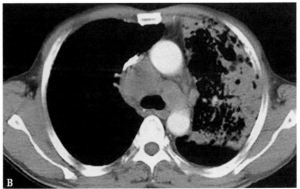

图 4-4-2-3 | 发病第 17 天胸部增强 CT 表现
胸部 CT 可见左上肺实变渗出影较前增多，气管前间隙、主肺动脉窗多发肿大淋巴结影

（二）临床思辨

【临床特点】

1. 患者为中年男性，急性起病。

2. 主要症状和体征为高热、干咳少痰，左上肺可闻湿啰音。

3. 实验室检查提示外周血白细胞不高，CRP 升高，血沉略增快，肝功能有轻度异常。

4. 影像学检查示左上肺斑片状渗出、实变影内有虫蚀样空洞，纵隔气管前间隙、主肺动脉窗淋巴结肿大。

5. 发病 15 天过程中，患者先后使用多种抗感染治疗（哌拉西林 / 他唑巴坦、莫西沙星、亚胺培南），均无效，仍有高热，而且肺内病变无好转。

【思辨要点】

肺部疾病的常见症状和体征（如发热、咳嗽、咳痰、胸痛、呼吸困难、肺内湿性啰音或哮鸣音）并无病因特异性，许多原因均可表现为同样的症状和体征，在确立诊断的过程中需要思考以下问题：

1. 本例患者所患肺部疾病是否与感染相关？

本例患者为中年男性，平时身体健康，社区起病，有发热、呼吸道症状，肺部可闻及湿啰音，胸部影像学检查可见渗出性病灶，符合肺炎特点。患者出现轻度肝功能异常，可能与高热本身相关。血沉为非特异性指标，略增快可能也与感染本身有关。

依据感染获得的场所和病原学特点可将肺炎分为：①社区获得性肺炎（CAP），常见革兰阳性球菌、非典型病原体、普通病毒等病原感染；②早期院内获得性肺炎，感染病原体同 CAP；③晚期院内获得性肺炎，常见革兰阴性杆菌、肠球菌、耐甲氧西林金黄色葡萄球菌、多耐药 / 广泛耐药 / 全耐药菌等感染；④免疫功能低下时肺炎，多为机会型感染，如巨细胞病毒、肺孢子菌等感染；⑤吸入性肺炎，多为口腔厌氧菌或化学吸入性肺损伤。依据感染病原不同，肺炎又分为普通感染和特异型感染。前者包括常见的细菌、病毒和真菌感染，后者主要包括结核分枝杆菌、非结核分枝杆菌和诺卡菌等病原感染。

本例患者既往身体健康，无特殊用药史、无醉酒误吸史，目前症状如果为感染所致，考虑 CAP 可能性大。CAP 如果经多种抗感染规律治疗无效，称为"无反应性肺炎"。其发生原因包括：①抗感染药物未覆盖感染病原，包括细菌、病毒和真菌；②感染病原对抗菌药物产生耐药；③感染病原变为特殊病原体，如结核分枝杆菌，对常规抗菌药物无应答；④初始阶段治疗有效，新发感染病原使病情再次加重。

本例患者无结构性肺病病史，原发于非发酵菌（铜绿假单胞菌、鲍曼不动杆菌和嗜麦芽窄食单胞菌等）感染的可能性小，也不存在合并新发感染病原、产生耐药病菌和原生质菌等状况，因此须重点考虑抗感染药物未覆盖感染病原。患者曾使用 β 内酰胺类 / 酶抑制剂、氟喹诺酮类、碳青霉烯类抗感染药物，所覆盖的感染病原包括肺炎链球菌、流感嗜血杆菌、非典型病原体（肺炎支原体、肺炎衣原体和军团杆菌）、常见革兰阴性菌（肺炎克雷伯菌等）和厌氧菌等。未覆盖的普通病原包括病毒、真菌、个别种类细菌（如金黄色葡萄球菌和广泛耐药或全耐药革兰阴性杆菌等）和结核分枝杆菌。

金黄色葡萄球菌包括甲氧西林敏感性（MSSA）和耐甲氧西林金黄色葡萄球菌（MRSA），均可引起社区获得性感染。MRSA 常引起皮肤和软组织感染坏死，因其可产生杀白细胞素（panto-valentine, PVL），破坏白细胞，导致外周血白细胞水平下降及肺组织坏死。因此，若 MRSA 引起肺部感染，常较为严重，且感染发展迅速，以坏死性肺炎和脓胸为主，可有高热、咳脓痰甚至脓毒症休克等临床表现（图 4-4-2-4）。从现有临床资料来看，本病例并不符合 MRSA 所致肺部感染表现。广泛耐药或全耐药革兰阴性杆菌引起的感染多为院内获得性因素，本例患者既无基础肺病病史，也无院内获得性感染的机会和环境，因此广泛耐药或全耐药大肠杆菌或肺炎克雷伯菌感染的可能性很小。

病毒也是导致成年人社区获性肺炎的一种常见病原体。流感病毒、鼻病毒、腺病毒和呼吸道合胞病毒等引起感染者，外周血白细胞多为正常或降低。而且，病毒性肺炎可以从初始的单叶段病灶很快发展为多叶段受累，但很少发生肺组织坏死和气囊样改变（图 4-4-2-5）；要么短期内病情迅速加重，发展为重症肺炎，甚至急性呼吸窘迫综合征（ARDS），要么呈自限性，逐渐好转，很少呈迁延状态或亚急性过程。本病例与上述情况不符，故由病毒引起肺部感染的可能性很小。

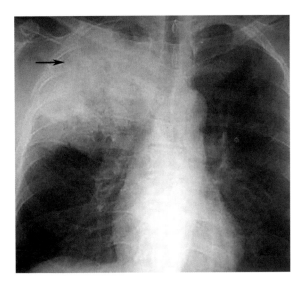

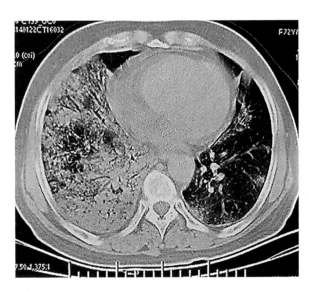

图 4-4-2-4 | 社区获得性 MRSA 肺炎胸部 X 线表现
男性患者，28 岁，发热、咳嗽、咳痰、胸痛，胸部 X 线可见右上肺大片实变影，诊断为社区获得性 MRSA 肺炎。

图 4-4-2-5 | 甲型 H_1N_1 流感病毒性肺炎胸部 CT 表现
胸部 CT 可见双肺多叶段大片磨玻璃高密度和实变影，右肺更明显

　　真菌感染常继发于免疫功能低下和粒细胞缺乏状态，但也有少数免疫功能正常状态者原发真菌感染。典型的肺曲霉菌感染胸部影像学表现为晕征和新月征，也可见巨大空洞，但空洞气液平较少见（图 4-4-2-6）。肺孢子菌肺炎（PCP）以干咳、呼吸困难、顽固性低氧血症为主要临床表现，影像学表现为双肺弥漫间实质性肺病，如小叶间隔增厚、磨玻璃密度影（图 4-4-2-7）。念珠菌导致肺部感染的概率很低，多为导管相关性或抗菌药物所致二重感染，罕见原发感染，诊断有一定难度。本例病例的临床过程和胸部影像学表现与真菌感染相距甚远，基本可以排除真菌感染的可能。

　　患者有发热、体重下降等全身症状，有咳嗽等呼吸系统症状，胸部影像学表现为左肺上叶实变影。肺结核好发部位为双肺上叶和下叶背段，胸部影像可出现渗出、实变及空洞影等（图 4-4-2-8）。因此，对于本例患者，需要进一步排查结核病。

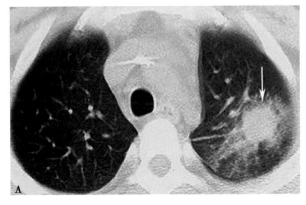

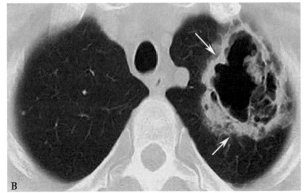

图 4-4-2-6 | 侵袭性肺曲霉菌病胸部影像学表现
胸部 CT 可见晕征（A）和空洞（B）（箭头）

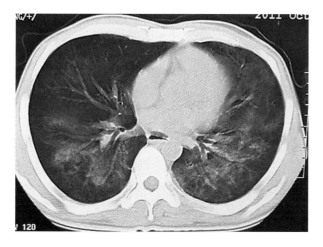

图 4-4-2-7│肺孢子菌肺炎胸部影像学表现
胸部 CT 可见双肺多发磨玻璃影及小叶间隔增厚影

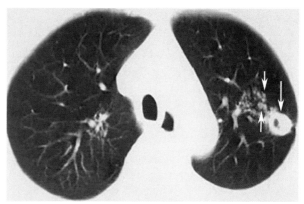

图 4-4-2-8│肺结核胸部影像学表现
胸部 CT 可见发生于肺上叶的结核病变，空洞伴卫星灶（箭头）

综上所述，根据现有临床资料（包括各项检查结果和经验治疗反应），对于本病例，尚不能排除金黄色葡萄球菌感染的可能，亦不能明确是否为结核分枝杆菌、非结核分枝杆菌或诺卡菌等特殊病原菌引起的感染，而由病毒和真菌引起感染的概率很小，需要继续给予经验性抗感染治疗，同时完善相关检查。

2. 本例患者所患如不是感染性肺部疾病，可能是什么病？

本例患者主要临床表现为发热，伴随呼吸道症状，胸部影像学检查显示肺部渗出影像，抗菌治疗无效，须考虑以下几种非感染性疾病可能。

风湿免疫病的临床表现除了发热外，往往伴有肾、关节、皮肤、肌肉和血液等多系统损伤，单一集中累及肺组织者少见；而且风湿免疫病累及肺时，胸部影像学检查大多呈现双肺弥漫性间质改变，表现为磨玻璃样高密度影、实变、网格状影、蜂窝状及牵拉支气管扩张影（图 4-4-2-9），很少单一肺叶受累。本例患者无类似关联病症，仅表现为左上肺叶受累进行性加重，故发生风湿免疫病性肺损伤的可能性不大，但仍需进一步检查相应临床指标以排除。

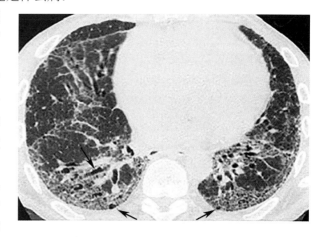

图 4-4-2-9│系统硬化症肺损伤胸部 CT 表现
胸部 CT 可见弥漫性间质改变，呈磨玻璃高密度、网格状、蜂窝状及牵拉性支气管扩张改变

急性或亚急性嗜酸性粒细胞性肺炎和隐源性机化性肺炎（COP）等疾病可有发热和肺部实变影表现，实变影可呈单叶段或多叶段分布，迅速进展为空洞性病灶的可能性不大。因此本病例可排除此类疾病可能。

发热伴肺部病变还有可能发生于肿瘤性肺疾病，如原发性非霍奇金肺淋巴瘤（肺黏膜相关淋巴样组织淋巴瘤）和中心性肺癌导致阻塞性肺炎等。肺淋巴瘤往往表现为发热、肺结节或实变、纵隔淋巴结肿大、胸腔积液，进展程度具有个体差异。相应影像学表现可为单发结节或局部实变影，多在支气管血管束周围分布，严重者可累及整个肺叶，一般不呈现空洞性改变，更罕见肺气囊样病灶，可出现多发结节和多部位实变，半数以上患者可出现支气管充气征。本病例虽然影像学表现不典型，但是患者全身症状明显（发热、纵隔肿大淋巴结），抗感染治疗效果不佳，目前尚不能排除肺淋巴瘤，需要进一步完善病理学检查。中心性肺癌所致阻塞性肺炎及肺不张的临床表现可类似肺炎，经支气管镜和胸部 CT 检查大多可明确诊断。本病例虽然胸部 CT 未见左上肺叶段支气管内阻塞迹象，但患者已 56 岁，有吸烟史，存在发生肺癌的危险因素，须行支气管镜检查以明确诊断。

二、诊治过程

（一）临床信息

【实验室检查】

1. 一般检查

（1）血常规（多次检查）：WBC（6.20～10.58）×10^9/L，N% 60%～88.6%，血红蛋白和血小板均正常。

（2）复查 ESR 42mm/1h。

（3）肝功能：①入院时，ALT 91U/L，AST 44U/L，ALB 29.6g/L；②保肝治疗后，ALT 40U/L，AST 28U/L，ALB 38.3g/L。

（4）肿瘤标志物：CEA 等均阴性。

（5）血气分析：pH 7.424，PaCO$_2$ 40.6mmHg，PaO$_2$ 86mmHg。

2. 免疫相关检查　自身抗体阴性（包括抗核抗体、抗 dsDNA、Sm 抗体、抗线粒体抗体等）。

3. 感染相关检查　PCT 0.52μg/ml，复查 CRP 142mg/L，PPD 试验阴性，T-SPOT 阴性，痰抗酸染色阴性（3 次）。血清病原抗体均阴性（包括梅毒螺旋体、HIV、结核分枝杆菌、肺炎支原体、肺炎衣原体、军团杆菌等）。真菌检测（G 试验）阴性。痰培养、血培养均阴性。

【支气管镜检查】

支气管镜下见左肺固有上叶支气管被一带蒂新生物完全阻塞，表面有少许分泌物，其余支气管未见明显异常；对气管前淋巴结进行穿刺活检涂片细胞学检查。择期行左上支气管肿物电刀消融切除术，术后复查，支气管镜下见远端支气管通畅（图 4-4-2-10）。

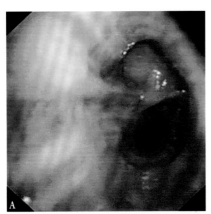
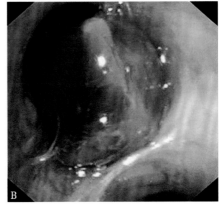
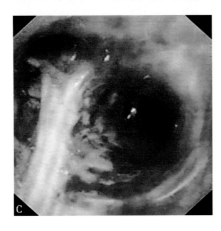

图 4-4-2-10 | 支气管镜检查镜下表现
首次支气管镜检查，镜下见左肺固有上叶支气管可见带蒂外生性肿物（A、B）；行左上支气管肿物电刀消融切除术后复查，镜下见远端支气管通畅（C）

【影像学检查】

经气管镜切除支气管内肿物解除气道阻塞等，并且继续给予经验性抗感染治疗 10 天，复查胸部 CT，左肺上叶病变未明显吸收（图 4-4-2-11）。

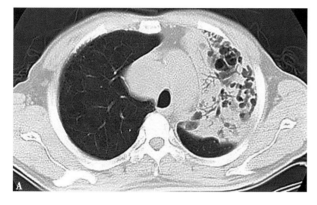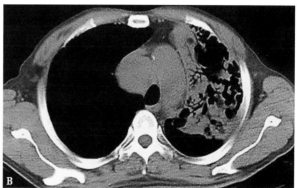

图 4-4-2-11 | 发病后 27 天胸部 CT 表现

胸部 CT 肺窗（A）、纵隔窗（B）可见左上肺仍有实变影

【治疗过程】

支气管镜检查发现气道内新生肿物，复查感染相关指标，显示血沉、CRP、PCT 仍持续升高，提示炎症反应明显，高度怀疑存在阻塞性肺炎。因考虑患者在之前的经验性抗感染治疗中，未曾使用针对 MRSA 作用药物，故给予利奈唑胺联合头孢哌酮 / 舒巴坦抗感染及退热等对症支持治疗，但患者胸部病变未见好转。

鉴于患者生命体征平稳，通气、换气指标正常，遂于其入院第 12 天停用抗生素。

（二）临床思辨

经过进一步经验性抗感染治疗，并行支气管镜下肿瘤消融术解除气道梗阻问题后，患者胸部病变仍未见好转，故可基本排除阻塞性肺炎。利奈唑胺可覆盖 CA-MRSA，如果显效，经过 1 周疗程，患者临床症状应有所改善。但本例患者经过利奈唑胺静脉滴注治疗 7 天后，仍有高热，肺部病变未见吸收，不符合 CA-MRSA 感染的特点。PPD、T-SPOT、结核抗体检测、痰液抗酸染色均阴性，且临床表现以持续高热为主，未见明显结核超敏反应，呼吸道症状不典型，故肺结核可能性不大。自身抗体均阴性，结合临床表现，可基本排除风湿免疫病。患者常规病原学检查结果均为阴性，且支气管镜下发现肿瘤样病变，使其诊断更加倾向于非感染性疾病。此时，及早获得病理结果对下一步诊治具有重要价值。

三、临床确诊

（一）临床信息

组织病理：气管前淋巴结 TBNA 涂片细胞学检查可见较多坏死物及异形细胞，未见淋巴细胞，考虑为非小细胞癌；左侧支气管肿物病理提示大细胞癌，免疫组化显示 CK 阳性，LAC 阳性，符合淋巴上皮瘤样癌表现（图 4-4-2-12）。

最后诊断：左肺淋巴上皮瘤样癌。

明确诊断后，患者转往肿瘤专科医院进行化疗。电话随访得知，患者在化疗期间仍有发热（体温 38.5℃左右），使用退热药物可使体温降至正常；治疗 3 个周期后，患者病情未见改善，一般情况进行性恶化，3 个月后死亡。

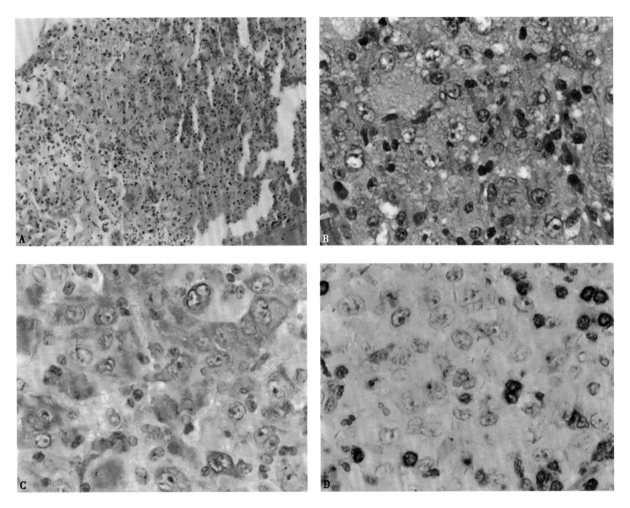

图 4-4-2-12 │ 淋巴结活检病理表现

A. HE 染色，100×；B. HE 染色，400×；C. 免疫组化 CKpan 阳性，400×；D. 免疫组化 LAC 阳性，400×

（二）临床思辨

肺淋巴上皮瘤样癌（LELC）的影像学特点为病灶以周围型单发肿块或结节为主，多发生于肺野中内带及下叶，靠近并侵犯纵隔胸膜。肿块呈圆形、类圆形和不规则形，直径多较大，边缘较光整，毛刺征不明显，多数病灶可见浅分叶，空洞及钙化少见。据多数文献报道，肺 LELC 患者大支气管一般不受侵犯。本病例胸部影像学检查显示病变分布在左肺上叶，以实变为主，可见虫蚀样空洞，类似大叶肺炎及干酪样肺炎表现，与既往文献报道不同。但是，纵隔淋巴结肿大和支气管镜下发现给临床鉴别诊断提供了参考依据。此外，肺 LELC 与肺淋巴瘤的影像学表现相似（本病例曾一度考虑为淋巴瘤），可用免疫组化染色法区分二者。

精要回顾与启示

淋巴上皮瘤样癌（LELC）是一种罕见的特殊类型恶性肿瘤，属于非小细胞肺癌，病理为确诊依据。肺 LELC 的影像学表现无特异性，确诊主要依据病理检查结果。临床表现异质性大，可无症状，有症状者主要表现为咳嗽，发热少见。本例患者仅有轻微咳嗽，而以高热为主要表现，故在前期诊断中曾考虑为感染，但抗感染治疗无效；支气管镜治疗解除气道梗阻后，患者仍有高热，也进一步排除了阻塞引起的感染。故本例患者发热考虑与肺 LELC 本身有关。

（于洪志　李　莉）

参考文献

1. Webb WR. Thoracic Imaging Pulmonary and Cardiovascular Radiology. 2nd Edition. Philadelphia：Lippincott Williams & Wilkins，2011.
2. YC Huang，C Hsueh，SY Ho，et al. Lymphoepithelioma-Like Carcinoma of the Lung：An Unusual Case and Literature Review. Case Reports in Pulmonology，2013，2013（4）：143405.
3. 王承志，宁晖，王咏梅，等. 肺原发性淋巴上皮样癌临床病理分析. 重庆医学，2013（28）：3425-3426.
4. Hoxworth JM，Hanks DK，Araozetal PA. Lymphoepithelioma-like carcinoma of the lung：radiologic features of an uncommon primary pulmonary neoplasm. The American Journal of Roentgenology，2006，186（5）：1294-1299.
5. Chang YL，Wu CT，Shih JY，et al. New aspects in clinicopathologic and oncogene studies of 23 pulmonary lymphoepithelioma-like carcinomas. The American Journal of Surgical Pathology，2002，6（26）：715-723
6. 钟南山，刘又宁. 呼吸病学. 第 2 版. 北京：人民卫生出版社，2012.
7. Richard K. Albert，Stephen G. Spiro，James R. Jett. Clinical respiratory medicine- 3rd ed. Philadelphia：Elsevier Inc，2008.

病例 3　发热、咳嗽、胸痛伴肺实变

一、入院疑诊

（一）病例信息

【病史】

男性患者，39 岁，因发热、咳嗽伴右侧胸痛入院治疗。患者于 5 天前无明显诱因出现发热（体温最高达 39.0℃），伴咳嗽，咳少量黄痰及血丝痰，无畏冷、寒战、胸痛、盗汗、气促，自行服用盐酸莫西沙星，体温一度降至正常。3 天前，患者再次出现发热（体温最高达 37.8℃，均为午后出现发热），咳嗽较前加剧，并出现右侧胸痛（深呼吸时加重），自感活动后轻微气促，自服复方甘草合剂，症状缓解不明显，遂来我院就诊。发病以来，患者食欲尚可，大小便正常，体重无明显变化。

患者无烟酒嗜好；既往身体健康，否认接触结核病患者及禽类粪便，家族中无遗传性疾病患者；近 2 年体检查血常规发现血红蛋白波动于 160～180g/L。

【体格检查】

体温 36.6℃，心率 103 次 / 分，呼吸 20 次 / 分，血压 135/75mmHg。意识清楚，全身浅表淋巴结未触及，口唇无发绀。胸廓无畸形，右肺呼吸音稍减低，双肺未闻啰音。心律齐，各瓣膜听诊区未闻病理性杂音。腹平软，肝、脾肋下未触及。无杵状指（趾），双下肢无水肿。

【实验室检查】

血常规：WBC 8.9×10^9/L，N% 68.3%，Hb 183g/L，PLT 167×10^9/L。

【影像学检查】

胸部 CT 示右肺上叶、中叶、下叶感染性病变伴右侧胸腔少量积液及胸膜增厚（图 4-4-3-1）。

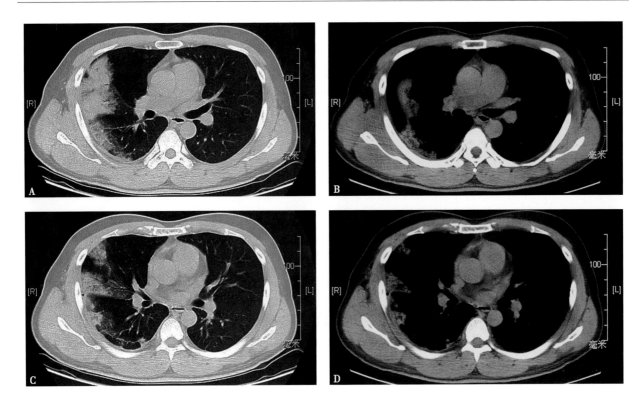

图 4-4-3-1 | 胸部 CT 表现
胸部 CT 可见右肺上叶、中叶及下叶多发实变影及渗出影

（二）临床思辨

【临床特点】

1. 患者为青年男性，起病急。
2. 主要症状和体征为发热、咳嗽、咳血丝痰、胸痛，右肺呼吸音稍减弱。
3. 实验室检查示外周血白细胞正常。
4. 影像学检查显示右肺斑片状渗出影、实变。
5. 发病 5 天过程中，患者曾口服盐酸莫西沙星 3 天，体温高峰有下降。

【思辨要点】

发热、咳嗽、咳痰、胸痛、呼吸困难、肺内湿啰音是感染性肺疾病的常见症状和体征，可发生于许多疾病。

对于出现上述表现的患者，应首先判断是否为感染性疾病，并在确立诊断的过程中思考：患者所患如果是感染性肺部疾病，引起感染的原因是什么？如果不是，应重点考虑哪些非感染性疾病？

本例患者为青年男性，急性起病，有发热伴呼吸道症状，门诊查胸部 CT 提示右肺多发斑片状实变及渗出影，经盐酸莫西沙星抗感染治疗后体温有下降趋势，故应首先考虑感染性疾病可能。患者在社区起病，既往无基础疾病，应重点考虑社区获得性肺炎。社区获得性肺炎的常见病原菌主要有肺炎链球菌、卡他莫拉菌、流感嗜血杆菌及非典型病原体等。根据患者的症状（发热、咳嗽、咯血、胸痛），尤其应注意肺炎链球菌感染的可能，可选择能够覆盖肺炎链球菌的药物进行经验性抗感染治疗。由于患者发病后曾自行口服盐酸莫西沙星，并且体温似乎有下降，下一步治疗可继续静脉滴注盐酸莫西沙星抗感染治疗，并择期复查肺 CT 以评估疗效。

此外，根据现有临床资料，对于本病例还应注意与以下非感染性疾病相鉴别：结缔组织疾病继发肺损害的临床表现除了发热外，往往伴有肾、关节、皮肤、肌肉和血液等多系统损伤，单一累及肺组织者少见，且累及肺时肺内病变多为双肺弥漫性间质损伤或弥漫性肺泡出血、多发结节或渗出性病变，很少发生单侧肺叶受累。因此，本病例为结缔组织疾病肺损伤的可能性不大。肿瘤继发阻塞性肺炎也可有发热症状，但本例患者胸部CT未见气道内占位性病变，病变主要位于肺野外带，故不支持阻塞因素所致。另外，肺淋巴瘤患者的胸部影像学表现也可见肺实变，但通常抗感染治疗无效。对于本例患者，可行经验性抗感染治疗，并观察疗效以协助诊断。

二、诊治过程（1）

（一）临床信息

【辅助检查】

1. 血常规　WBC 8.0×10^9/L，N% 75%，Hb 152g/L。
2. 血生化　未见明显异常。
3. D-二聚体　0.88μg/ml。
4. 肿瘤相关检查　肿瘤标志物 CEA、AFP、PSA、CA199 均正常。
5. 感染相关检查　CRP 101.00mg/L；ESR 30mm/1h；肺炎支原体（mycoplasma pneumoniae, MP）-IgG 阴性，MP-IgM 阴性；痰液培养显示正常菌群生长；痰涂片未检出抗酸杆菌。
6. 动脉血气分析（室内空气）　pH 7.437，$PaCO_2$ 35.4mmHg，PaO_2 73.6mmHg，SaO_2 96.4%。
7. 心电图　未见异常。

【治疗过程】

患者入院后，继续静脉滴注盐酸莫西沙星（400mg，每天1次），但病情无好转，仍有反复低热（均在 38℃以下，多于夜间出现），咳嗽、胸痛、气促症状亦无缓解。

（二）临床思辨

本病例抗感染治疗无效的原因可能有哪些？

临床上，对于社区获得性肺炎，若初始经验性抗感染治疗 72 小时症状未改善，需考虑无反应性肺炎可能。而引起无反应性肺炎的常见原因主要分两个方面：①感染未控制：所用药物未覆盖致病菌，继发耐药，特殊病原体感染，出现感染相关并发症（如胸膜炎及其他部位感染、败血症等）；②非感染性疾病：肿瘤相关性疾病（如肿瘤引起的阻塞性肺炎、淋巴瘤、放射性肺炎），炎症性肺疾病（如隐源性机化性肺炎、肉芽肿性血管炎、过敏性肺炎、嗜酸性粒细胞性肺炎等）。

（1）感染未控制：本例患者所用抗感染药物（盐酸莫西沙星）可以覆盖社区获得性肺炎常见病原菌，甚至结核分枝杆菌；患者既往不曾滥用抗生素，不存在发生耐药菌感染的危险因素；体检未发现有胸腔积液征，无胸膜摩擦音，也无其他系统感染的症状。因此，所用药物未覆盖致病菌、继发耐药及出现感染相关并发症导致治疗无效的可能性不大，应警惕特殊病原体（如结核分枝杆菌、隐球菌）感染，可进一步查 PPD 试验、痰结核分枝杆菌涂片、血隐球菌荚膜抗原试验，同时可进行支气管镜检查获取支气管分泌物送病原学检测及肺活检，以协助诊断。

（2）酷似肺炎的非感染性疾病：本例患者除了发热外，伴有咯血、胸痛、气促症状，但均较轻微。入院后查血气分析，提示患者存在低氧血症；胸部 CT 提示单侧肺多发片状影，并非双肺弥漫性改变。患者既往无心肺基础病，影像学表现与其低氧血症和气促表现不一致，虽然心电图未见典型 $S_IQ_{III}T_{III}$ 改变，血 D-二聚体无明显升高，仍须警惕肺栓塞引起肺梗死的可能。仔细阅读患者胸部 CT 平扫纵隔窗，右肺动脉干似存在异常低密度影，不能排除肺栓塞。因此，对于本例患者，在准备支气管镜检查前，先行 CT 肺血管造影（CTPA）以排除该病，同时了解肺内病变是否进展。

三、诊治过程（2）

（一）临床信息

【实验室检查】

心肌肌钙蛋白（cTnI）及脑钠肽（BNP）均正常。抗心磷脂抗体（anticardiolipin antibody，ACA）阴性。

【影像学检查】

1. CTPA　右肺动脉及诸分支腔内见大片状、条状充盈缺损，右肺动脉最大径约2.3cm；提示右肺动脉及诸分支栓塞，右肺野多发梗死。

2. 双下肢B超　双下肢深、浅静脉未见明显异常。

3. 心脏彩超　右肺动脉内异常回声充填，考虑有血栓形成；心脏功能未见明显异常。

【治疗过程】

对于本病例，根据上述检查结果，考虑诊断为右肺动脉血栓栓塞症并右肺梗死。患者胸部影像学检查见右肺多发斑片影，且有发热症状，考虑为肺梗死并引起发热。患者无低血压（收缩压 < 90mmHg），无合并右室功能障碍或心肌损伤表现，故为低风险性肺栓塞，初始治疗采取抗凝方案。治疗14天后，复查肺CTPA，见左、右肺动脉及诸分支腔内充盈缺损，右侧为重，病灶较前有所进展。鉴于本例患者栓塞大，右肺动脉干完全堵塞，初始抗凝治疗2周无效，故调整治疗方案为尿激酶（50～75万U/d）小剂量溶栓联合抗凝治疗。但12天后再次复查CTPA，显示病变较前大致相仿。

（二）临床思辨

本例患者CTPA显示存在肺栓塞，但抗凝剂溶栓治疗无效，可能的原因是什么？

本例患者经CTPA诊断为肺栓塞，临床症状相对轻，未见明显急性右心功能不全表现，心脏彩超未发现右心功能障碍，且无明确的栓塞易患因素，经抗凝及溶栓治疗后病情仍有进展，需警惕原发性肺动脉肉瘤。该病的临床症状、体征、动脉血气分析、心脏超声，甚至肺动脉造影检查结果均与肺血栓栓塞症相似，故临床上极易误诊为肺栓塞。需要依靠手术病理确诊。

肺栓塞和肺动脉肉瘤鉴别要点如下：①原发性肺动脉肉瘤患者常无下肢深静脉血栓栓塞史，血D-二聚体常无升高。②原发性肺动脉肉瘤多发生于主肺动脉干及双侧肺动脉干，且右侧多于左侧；而肺栓塞以右肺及双下肺、外周肺动脉最为多见，发生于主肺动脉者较少。③肺栓塞在CTPA中多表现为杯口状充盈缺损（图4-4-3-2），这与血流方向及纤维蛋白溶解系统的激活密切相关；原发性肺动脉肉瘤难以被血流影响，故其迎血流面光滑并可向外凸出（图4-4-3-3），这可能与肿瘤的生长方式有关。另外，虫蚀征具有特征性，有助于肺动脉肉瘤与肺动脉栓塞性疾病的鉴别诊断。④在 18F-脱氧葡萄糖-正电子发射体层显像中，原发性肺动脉肉瘤最大标准化摄取值是7.63±2.21，而血栓则为2.31±0.41。PET/CT有助于发现肺动脉肉瘤转移病灶。⑤抗凝及溶栓治疗对于原发性肺动脉肉瘤无效或反而可加重病情。

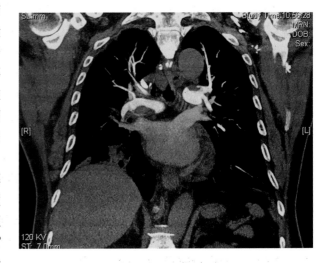

图 4-4-3-2 | 肺栓塞 CTPA 影像

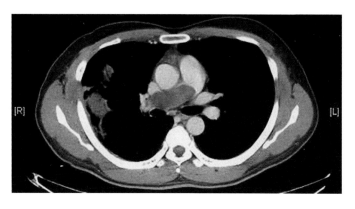

图 4-4-3-3 | 肺动脉肉瘤 CTPA 影像

四、临床确诊

(一)临床信息

患者在全身麻醉下行肺动脉切开探查术。术中，切开右肺动脉后取出 3 个白色瘤体。瘤体周围包膜完整，未见侵犯血管外膜以及血管外组织。

对瘤体进行病理检查：显微镜下见梭形细胞肿瘤，间质中可见较多小血管，瘤细胞可见明显核异型，并见异型巨细胞，符合动脉内膜肉瘤表现（图 4-4-3-4）；免疫组化 CD34（＋＋），CD31（＋＋），Vimentin（＋＋＋），S100 阴性，CK（pan）阴性，Desmin 阴性，Actin（SM）阳性，MyoD1 阳性，Ki67（30%）阳性，ALKp80 阴性，FⅧ阴性，DOG1 阴性，CD117 阳性，Actin（pan）阴性。

最后诊断：原发性肺动脉内膜肉瘤。

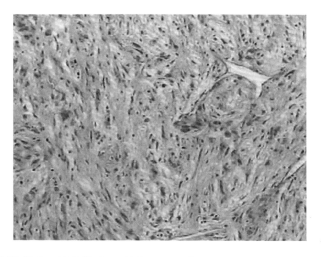

图 4-4-3-4 | 病理检查示梭形细胞肿瘤，核异型（HE 染色，200×）

(二)临床思辨

原发性肺动脉肉瘤是一种发生于体循环和肺循环大、中动脉的恶性间叶肿瘤，非常罕见，且临床症状多样，常被误诊为血管栓塞。本例患者首发症状类似急性肺炎，诊治过程曲折，但较及时地进行了评估、鉴别，从而避免了长时间误诊。患者胸部 CT 平扫纵隔窗内见右肺动脉干有异常密度阴影，为临床诊断提供了线索。关于肺动脉肉瘤是否在胸部 CT 平扫中即可发现异常，有待更多的病例总结。

精要回顾与启示

影像学表现以肺实变为主的疾病很多。其中，急性起病的肺实变可发生于肺水肿、肺炎、肺出血，而慢性起病的肺实变见于肺泡蛋白沉积症、肺肿瘤、肉芽肿性疾病、炎症性疾病（曲霉菌、结核、其他真菌感染）、肺梗死等。尤其对于表现缺乏特征性的局限性肺实变，鉴别诊断较为困难。有些病例可能按肺炎进行治疗，但反复更换抗生素治疗仍无效，不仅延误了病情，也增加了病患的经济负担。因此，对于临床表现常见，但常规治疗无效的患者，要引起重视，不放过任何蛛丝马迹，警惕罕见病。

（姚秀娟　岳文香　陈愉生）

参考文献

1. Levy E, Korach A, Amir G, et al. Undifferentiated sarcoma of the pulmonary artery mimicking pulmonary thromboembolic disease. Heart, Lung and Circulation, 2006, 15(1): 62-63.
2. 濮欣，窦瑞雨，黄小勇，等. 肺动脉肉瘤临床及影像学表现. 心肺血管病杂志，2014, 33（3）: 417-421.
3. 甘辉立，张健群，冯磊，等. 肺动脉肉瘤的诊断和外科治疗. 中华医学杂志，2014, 94（16）: 1252-1254.
4. Chun IK, Eo JS, Paeng JC, et al. Pulmonary artery sarcoma detected on F-18 FDG PET/CT as origin of multiple spinal metastases. Clinical nuclear medicine, 2011, 36（8）: e87-e89.

病例 4　咳脓痰、咯血，左上肺空洞伴类圆形肿块

一、入院疑诊

（一）病例信息

【病史】

男性患者，39 岁，因间断咳脓痰、咯血 14 年，于 2015 年 5 月 15 日入院。患者自 2001 年开始出现间断性咳嗽，咳脓痰，痰量多时每天可达 100～200ml，有时痰中带血，抗感染、止咳化痰、止血等治疗可使咯血停止，咳嗽、咳脓痰缓解，但症状反复出现，每年冬春季节、受凉后常发生。2015 年 4 月 6 日，患者受凉后出现咳嗽、咳痰加重，脓痰每天 200ml，症状较以前重，并出现咳嗽时伴胸痛、呼吸困难、乏力，走路需搀扶，平常活动即出现气促，但无明显畏寒、高热、夜间盗汗等不适。当地医院诊断为"继发性肺结核并左上肺空洞，支气管扩张并感染，肺癌待排除"，给予哌拉西林抗感染，以及异烟肼、利福平、吡嗪酰胺、乙胺丁醇抗结核治疗 2 周。患者咳嗽、咳脓痰、乏力、活动后气促等症状均有所缓解。为明确左肺病变原因，患者转来我院进一步诊治。患者近 1 个月来精神、食欲、睡眠欠佳，大小便正常，体重减轻 5kg。

患者否认既往肝炎、肺结核病史以及相关家族病史；无手术、外伤史，无药物过敏史、输血史；平时生活规律，不吸烟，不酗酒。

【体格检查】

体温 36.7℃，心率 80 次 / 分，呼吸 20 次 / 分，血压 114/64mmHg。慢性面容，自动体位。皮肤、巩膜无黄染，浅表淋巴结无肿大。头颅、五官无畸形。双侧瞳孔等大、等圆，对光反射灵敏。鼻翼无扇动，外耳道无流脓。口唇无发绀。咽稍充血。扁桃体无肿大。颈软，气管居中，甲状腺无肿大。胸廓对

称、无畸形。左肺呼吸音稍低，可闻湿啰音；右肺呼吸音正常，无啰音。心前区无隆起、无震颤，心界无扩大，未闻心脏病理性杂音。腹平软，无压痛及反跳痛，肝、脾未扪及，移动性浊音阴性，肠鸣音正常。脊柱、四肢无畸形。双下肢无水肿。双膝反射正常，巴氏征阴性。

【实验室检查】

血常规：WBC $9.6×10^9/L$，N $6.9×10^9/L$，Hb 126g/L，PLT $386×10^9/L$。

凝血常规：FIB 4.39g/L，D- 二聚体 0.96mg/L，其余指标正常。

血气分析：pH 7.428，PaO_2 87mmHg，$PaCO_2$ 39mmHg，HCO_3^- 25.8mmol/L，SaO_2 97%。

【影像学检查】

胸部 CT 可见左肺存在多种类型病变，如支气管柱状或囊样扩张、渗出性病变、空洞样改变和肺大疱，其中左上肺空洞内可见类圆形肿块，提示左肺支气管扩张，左上肺空洞并曲霉菌球形成可能（图 4-4-4-1）。

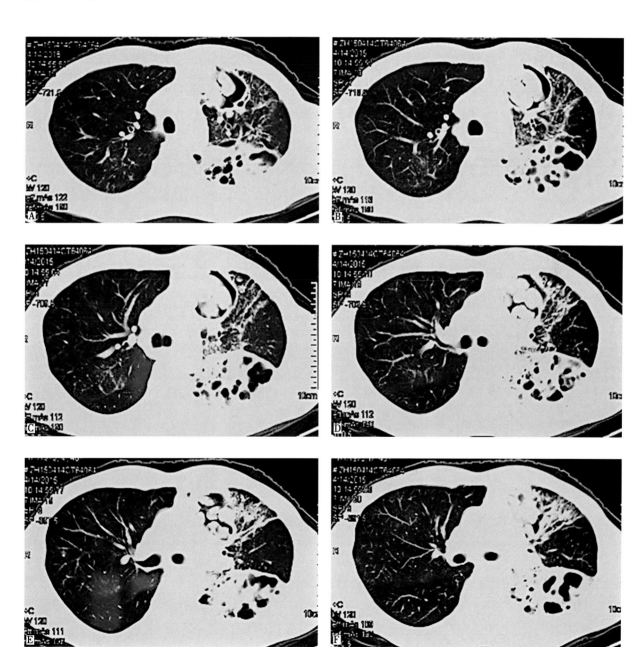

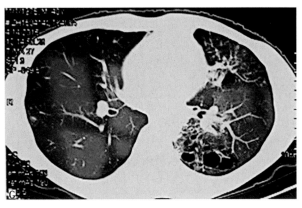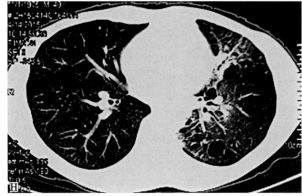

图 4-4-4-1｜胸部 CT 表现

【支气管镜检查】

支气管镜下见肺左上叶支气管内有脓性分泌物，支气管病变表面被大量坏死物覆盖（图 4-4-4-2）。支气管分泌物抗酸染色阴性。

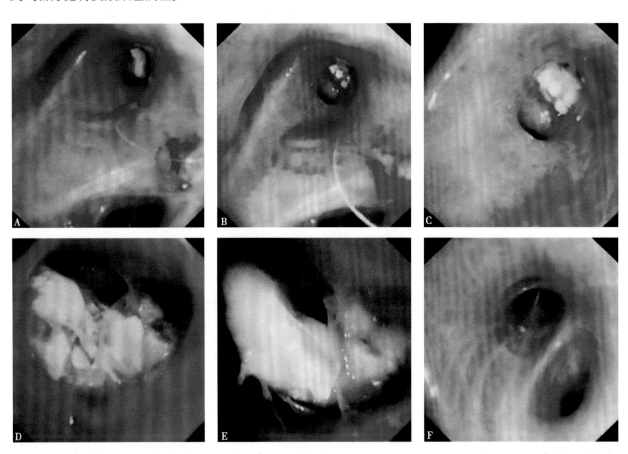

图 4-4-4-2｜支气管镜检查镜下表现

A. 左上下叶开口；B. 左上叶支气管；C、D、E. 左上叶前支；F. 左下叶支气管

（二）临床思辨

【临床特点】

1. 患者为男性，39 岁，慢性病程（14 年）。

2. 主要症状为咳嗽、咳脓痰、咯血，抗感染治疗能缓解。

3. 左肺可闻湿啰音。

4. 实验室检查显示外周血白细胞数正常，支气管分泌物抗酸染色阴性。

5. 胸部 CT 显示左肺柱状、囊样扩张，左下肺肺大疱，左上肺空洞病变，空洞内见类圆形肿块。

6. 支气管镜检查镜下见左上叶支气管内有脓性分泌物，支气管病变表面被大量坏死物覆盖。

7. 青霉素类抗生素及抗结核药物治疗有效。

【思辨要点】

患者年轻时起病，呈慢性病程，主要表现为咳嗽、咳脓痰、咯血，抗感染治疗能缓解症状，符合肺部慢性感染性病变的特点。胸部 CT 显示左肺有柱状、囊样扩张，支气管镜检查见左上叶支气管内有脓性分泌物，诊断支气管扩张症依据充分。

此时还需要思考：本病例的基本病因是什么？

本病例目前诊断左肺支气管扩张症的依据充分，但病因仍有待进一步明确，以便采取针对性治疗。

结核继发支气管扩张：一般支气管扩张病变多发生在下肺，特别是左下肺，结核性支气管扩张则常见于上肺。本例患者有咯血表现，胸部 CT 显示左上肺病变较重，左下肺相对正常，且左上肺有空洞性病变，支气管镜下可见支气管腔内有较多脓性分泌物，黏膜表面有较多坏死物，不排除左肺结核并支气管结核。但空洞性肺结核和支气管结核常为开放性肺结核，痰菌阳性率较高，支气管分泌物集菌检查阳性率更高，而本病例支气管分泌物抗酸染色为阴性，故结核继发支气管扩张支持证据少。

侵袭性肺真菌感染：本例患者胸部 CT 显示，左上肺明显存在空洞性病变，并可见球形、类圆形病变，与曲霉菌球非常相似。空洞性病变为真菌滋生提供了条件。因此，对于本病例应当考虑肺曲霉菌病可能。曲霉菌球是由曲霉菌菌丝和黏蛋白等缠绕形成的球状物。这种球状物常存于肺部空洞或空腔内，患者常有咯血症状。曲霉菌球本身没有血液供应，难以用药物根治。本病例病程长（14 年不愈），有咯血表现，胸部 CT 表现初看与曲霉菌球很相似。但仔细阅读患者胸部 CT，发现病变与一般曲霉菌球病变略有差别：左上肺球形、类圆形肿物像壁灯一样嵌在左纵隔面上，并非位于体位的最低点，其最低位置仍有空隙，提示病变不随体位改变而变化，无球状物（曲霉菌球）在肺空洞内可以滚动的征象。因此，可以考虑通过 CT 增强扫描来明确左上肺肿物内是否存在血液供应来与曲霉菌球相鉴别。

肿瘤：本例患者左上肺的球形、类圆形肿物与左纵隔相连，不随体位改变而变化，提示空洞内的病变有可能是纵隔病变延伸而来，或者是整体性病变出现部分坏死，形成球形、类圆形结构。结核和肿瘤都可以出现这样的变化。

综上所述，本例患者左肺支气管扩张诊断明确，但左上肺空洞及球形、类圆形肿块性病变的性质仍不明确，最可能的诊断是肿瘤或结核，需要行活检确诊。

二、诊治过程

（一）临床信息

【病情观察】

患者入院后，经莫西沙星抗感染以及对症支持治疗，咳嗽、咳脓痰症状有所缓解，咯血减少。因为支气管镜黏膜活检病理结果为慢性炎症，遂进一步行 CT 引导下肺穿刺活检。穿刺术后，患者每天咳少许血痰，术后第 3 天突发大咯血，一次咯鲜血 400ml，经支气管动脉栓塞术止血。术后第 4 天，患者咳出数根白色毛发（3～5cm 长，如猪毛样）。追问病史得知，患者初发病时曾咳出过一团毛发样物质。

【实验室检查】

血常规：WBC $6.7×10^9/L$，N $3.2×10^9/L$，Hb 110g/L，PLT $310×10^9/L$。凝血常规：FIB 4.33g/L，D- 二聚体 0.49mg/L，其余指标正常。肝、肾功能正常。乙肝病毒检测阴性，CEA、CK-19、AFP、G 试验 /GM 试验、PCT 等均正常。ESR 50mm/1h；结核抗体阴性；T-SPOT 阴性；PPD 皮试阴性。痰培养见正常咽喉杂菌，痰真菌培养 3 次均为阴性。

【影像学检查】

胸部 CT：可见左肺支气管扩张并感染，左上肺有空洞性病变及肿块（增强扫描见肿块性病变不均匀强化），左侧有少量胸腔积液（图 4-4-4-3）。

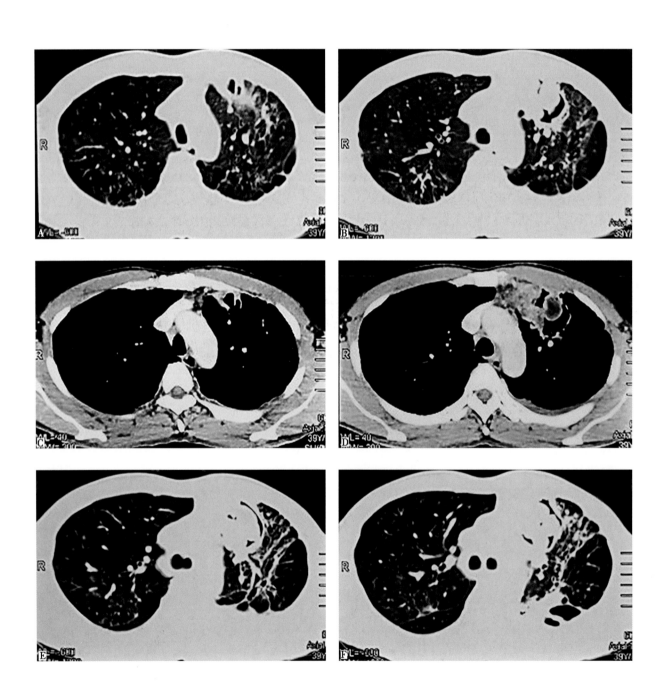

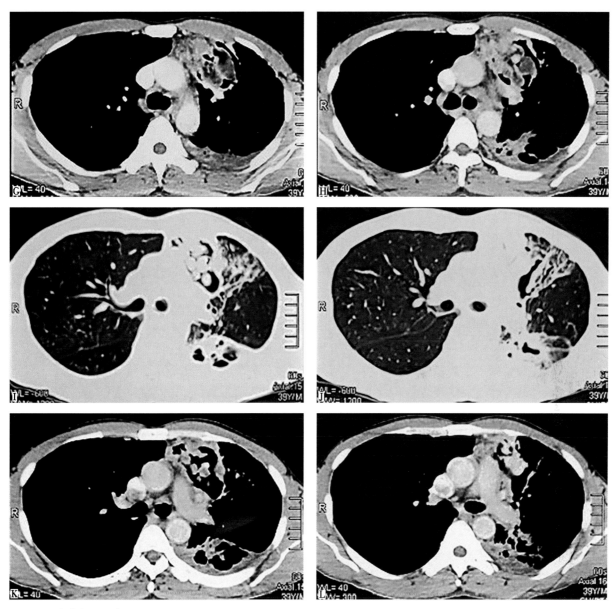

图 4-4-4-3 | 胸部 CT 表现

胸部 CT 可见左肺支气管扩张并感染，左上肺空洞性病变及肿块（A、B、E、F、I、J），肿块不均匀强化，伴左侧少量胸腔积液（C、D、G、H、K、L）

【支气管镜检查】

支气管镜下见肺左上叶支气管内有丝状物。气道分泌物抗酸染色阴性，真菌培养阴性（图 4-4-4-4）。

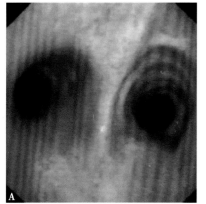
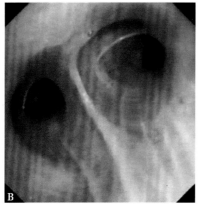
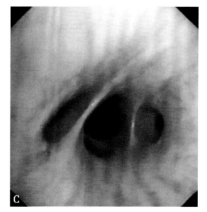

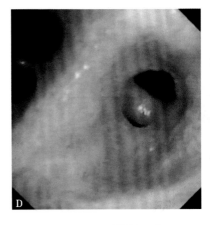
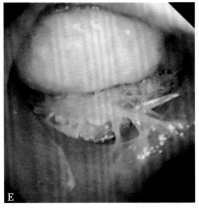
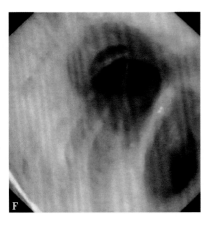

图 4-4-4-4 复查支气管镜镜下表现

镜下见左上叶支气管内有丝状物

A. 气管隆嵴；B. 右上叶支气管；C. 右中下叶支气管开口；D. 左上叶尖后段支气管；E. 左上叶前段支气管；F. 左下叶支气管

【组织病理学检查】

经支气管肺活检示肺左上叶支气管黏膜慢性化脓性炎（图 4-4-4-5）。

经皮肺穿刺活检示左上肺组织慢性炎症（图 4-4-4-6）。

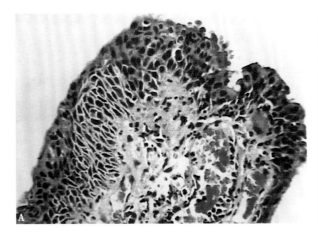
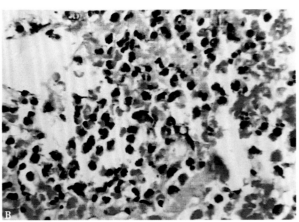

图 4-4-4-5 | 经支气管肺活检结果（HE 染色，400×）

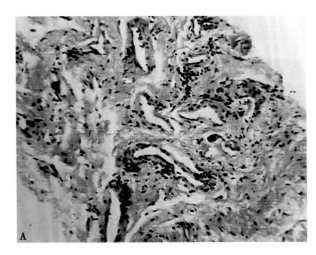
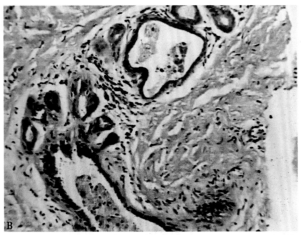

图 4-4-4-6 | 左上肺病变经皮穿刺活检结果（HE 染色，200×）

（二）临床思辨

本病例的病变位于左肺部，支气管扩张、空洞、肿块等多种病变共存。结合临床表现以及各项辅助检查结果，可以明确患者存在支气管扩张及细菌感染，但左上肺空洞、肿块的病因仍难确定。考虑有以下几种可能：

肺结核：本病例慢性咳嗽、咯血、在结核好发部位出现空洞性病变、病变以左上肺较重等临床特点，均与肺结核相似。但患者未出现午后或夜间低热、盗汗，PPD 皮试阴性，结核抗体阴性，T-SPOT 阴性，支气管分泌物抗酸染色阴性，经支气管肺活检及肺穿刺活检均未发现干酪样坏死或肉芽肿等病变，与活动性肺结核特点不符，故推测为该病可能性不大，但根据现有临床证据还不能完全排除。

肺真菌病：左上肺空洞及曲霉菌球样病变是考虑本病例诊断为肺真菌（曲霉菌）病的重要依据。曲霉菌球可见于肺部空洞性病变或空腔内，患者常可出现咯血，但曲霉菌球本身没有血液供应，CT 增强扫描不会出现强化现象。而本例患者肺CT增强扫描发现左上肺肿块不随体位滚动，病变呈不均匀强化，可以排除曲霉菌球。因此，本病例可以排除肺真菌（曲霉菌）病。

肺肿瘤：对于胸部 CT 显示左上肺有类圆形肿块，增强扫描显示病变不均匀强化的病例，需要考虑肿瘤可能。而且，支气管扩张和肺结核是肺癌的少见病因之一，相应表现可出现于肺癌患者。另外，患者在住院期间咳出毛发，提示可能存在畸胎瘤。

综上所述，除了支气管扩张的诊断明确外，本病例左上肺病变的性质仍不明确，确诊较困难，且存在肿瘤的可能，有手术探查的指征。

三、临床确诊

（一）临床信息

经胸外科会诊，患者及其家人同意，行左肺全切手术，术后病理诊断为支气管扩张并成熟型囊样畸胎瘤（结节肿块 5cm×4cm×3cm）（图 4-4-4-7）。

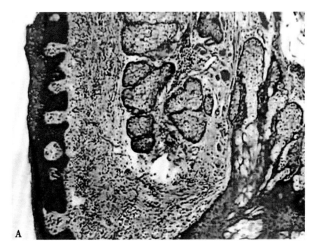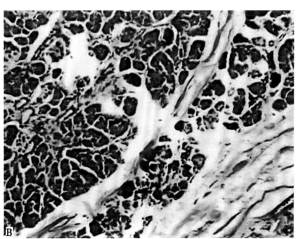

图 4-4-4-7 ｜左肺组织病理检查
A. HE 染色，50×；B. HE 染色，100×

最后诊断：成熟型肺畸胎瘤。

（二）临床思辨

本病例病程长达 14 年，最终经胸外科手术后组织病理学检查，确诊为成熟型肺畸胎瘤。回顾其较为曲折的诊治过程，以下问题值得思考：

1. 肺畸胎瘤是一种什么样的疾病？

畸胎瘤由胚胎发育过程中残存的胚层细胞发展而成，瘤体内可含有来自 3 种胚层的组织，如肌肉、毛发、骨等组织。肺畸胎瘤可分为成熟型、幼稚型及恶性畸胎瘤 3 种类型，临床上所见多为良性，恶性肺畸胎瘤很少见。肺畸胎瘤多发于青壮年，患者早期可以无任何症状，合并感染后，可出现咳嗽、咳脓痰、咯血，病情严重者可出现呼吸困难等症状，有时可以咳出毛发、牙齿或骨样结构。X 线胸片可见圆形、椭圆形大小不等的实性或囊性阴影，囊内密度不均，常与支气管扩张难以鉴别。胸部 CT 扫描可更清楚地显示囊内结构。影像学检查发现牙齿或钙化影，或患者咳出毛发、牙齿或骨样物，有助于明确诊断。经皮肺活检或手术探查可确诊。

2. 为什么本病例较长时间未能确诊？

胸部畸胎瘤多见于纵隔，肺内畸胎瘤非常少见。肺畸胎瘤好发生于上肺，瘤体较大或合并感染者常有咳嗽、咳脓痰、咯血等临床表现。本病例为青壮年发病，表现为咳嗽、咳脓痰、咯血，咳出毛发，瘤体位于左上肺，符合肺畸胎瘤的特点。本病例从出现症状到确诊历时 14 年，主要是由于肺畸胎瘤在临床上很少见，临床医师缺乏诊断经验所致。患者咳嗽、咳脓痰、咯血等症状以及影像学表现均符合常见病——支气管扩张的表现，而咳出毛发等重要病史信息被忽略。

精要回顾与启示

患者咳嗽、咳脓痰、咯血 14 年，发病之初曾咳出毛发样物，未引起重视。胸部 CT 表现为左肺支气管扩张并感染，左上肺空洞，并见球状、类圆形肿块。曾疑诊肺结核和肺真菌病。再分析胸部 CT 表现发现，左上肺曲霉菌球样肿块不随患者体位变动而滚动，增强扫描见病变不均匀强化。患者住院后再次出现咳出毛发，手术后病理检查确诊为成熟型畸胎瘤并支气管扩张。其诊治过程中有 3 点启示应引起注意：①询问病史时要全面，特别是对于诊断较困难的病例，一个细微的病史信息可能为明确诊断提供重要线索。本病例诊治之初，如果接诊医师注意到患者曾咳出毛发，则有可能更早确诊。②分析影像学表现要注意细微的差别。在本病例的诊断过程中，如果注意到胸部 CT 所示左上肺空洞内肿块不随患者体位变动而变化位置，就能判断出其不符合曲霉菌球的特点。肺部病变活检是明确诊断的重要依据，有手术指征时宜手术探查。

（顾其华 胡成平）

参考文献

1. Judson MA, Stevens DA. The treatment of pulmonary aspergilloma. Curr Opin Investig Drugs, 2001, 2（10）: 1375-1377.

2. Maasilta PK, Salminen US, Taskinen EI. Malignant teratoma of the lung. Acta Oncol, 1999, 38（8）: 1113-1115.

3. Giunchi F, Segura JJ. Primary malignant teratoma of lung : report of a case and review of the literature. Int J Surg Pathol, 2012, 20（5）: 523-527.

4. Mondal SK, Dasgupta S. Mature cystic teratoma of the lung. Singapore Med J, 2012, 53(11): e237-239.

病例 5 活动后胸闷、气喘伴双肺弥漫性小结节

一、入院疑诊

（一）病例信息

【病史】

女性患者，35 岁，主因活动后胸闷、气喘 1 个月入院。1 个月前，患者在外院行子宫平滑肌瘤切除术，术后出现活动后胸闷、气喘，乏力明显，无明显咳嗽、咳痰，无畏寒、发热，无潮热、盗汗，无胸痛、咯血，无夜间阵发性呼吸困难，无咳粉红色泡沫痰，无双下肢水肿，于当地医院就诊。胸部 CT 检查显示两肺弥漫性病变。先后经左氧氟沙星抗感染及试验性抗结核治疗，患者自觉症状无好转，遂来我院住院以进一步明确诊断及治疗。自发病以来，患者精神尚可，食欲欠佳，睡眠较多，二便如常，体重无明显变化。

1 个月前（2010 年 10 月 20 日）于外院行子宫平滑肌瘤切除术，有输血史。

【体格检查】

休温 36.1℃，心率 57 次 / 分，呼吸 21 次 / 分，血压 102/61mmIIg。神志清，精神可，发育及营养状况良好。双肺未闻干、湿啰音。心界不大，心律齐，心音有力，各瓣膜听诊区未闻病理性杂音。腹平坦，无腹壁静脉曲张，未见胃肠型及蠕动波。全腹无压痛，无反跳痛、肌紧张，未触及肿块，肝、脾肋下未触及。肠鸣音 4 次 / 分。其余检查未见异常。

【实验室检查】

血常规: WBC $8.23×10^9$/L，N% 86.3%，Hb 113g/L。PPD 试验阳性; 血抗结核抗体阴性; T-SPOT 阴性。

（二）临床思辨

【临床特点】

1. 患者为中年女性，亚急性起病。
2. 主要症状和体征为活动后胸闷、气喘，乏力明显，无发热、盗汗、体重下降。
3. 实验室检查显示外周血中性粒细胞百分比升高，PPD 试验阳性，血抗结核抗体阴性，T-SPOT 阴性。
4. 影像学检查显示两肺弥漫性病变。
5. 患者起病前 1 个月有子宫平滑肌瘤切除术史; 本次起病以来，先后接受抗感染治疗（氟喹诺酮类）及抗结核治疗，症状较前无改善。

【思辨要点】

对于胸部影像学检查示双肺弥漫性改变者，在确立诊断的过程中首先需要思考以下问题:

1. 肺部弥漫性病灶常见于哪些疾病?

影像学表现中的肺部弥漫性改变可发生于多种肺疾病。本例患者的影像学表现符合弥漫性结节状影。其病理分类可根据结节源于肺间质或气腔分为间质性结节和气腔结节。这两种病变常同时发生，从 HRCT 表现上区分困难，需要通过病理检查加以甄别。弥漫性结节状影的 CT 分类则是根据结节与肺小叶中心、小叶间隔、胸膜及支气管血管束的关系，分为随机分布、淋巴管周围分布和小叶中心分布。其中，随机分布结节的特点为与肺小叶结构无确定关系，结节大小不一，主要见于粟粒性肺结核、粟粒性霉菌感染、血行播散性转移瘤、矽肺及组织细胞增生症等疾病。淋巴管周围分布结节主要分布于胸膜下、支气管血管周

围的轴心间质内或小叶间隔，多见于结节病，少见疾病有矽肺及煤工尘肺和淋巴管癌病。小叶中心结节主要影响次级肺小叶的中心区域，最常见于支原体、细菌性支气管肺炎或肺结核等感染性疾病以及亚急性过敏性肺炎等非感染性疾病，影像学表现主要是边缘模糊、边界不清的磨玻璃样改变，与树芽征相似，很少累及胸膜下或叶间胸膜表面。另外，小叶中心结节也可见于血管炎性疾病，如肉芽肿性血管炎。

2. 结合病史及实验室检查，对于本例患者，应考虑哪些疾病可能？

本例患者为中年女性，既往身体健康，本次患病主要表现为活动后胸闷、气喘，未出现发热及咳嗽、咳痰等感染症状，实验室检查虽提示中性粒细胞百分比升高，但经抗感染治疗未见症状改善。这些临床证据（患者病史、体征及实验室检查）均不支持肺部常见感染的诊断，因此须考虑特殊病原体感染或非感染肺部疾病的可能。

(1) 肺转移癌：肺是恶性肿瘤转移最高发的器官。常见发生肺转移的原发肿瘤部位有女性生殖系统、消化系统和呼吸系统。肺部转移性肿瘤一般生长在肺组织内，病灶多位于肺外周，不易引起呼吸道症状；当转移瘤累及肺范围广泛时，患者可出现呼吸困难、咳嗽，甚至哮喘样症状；发生肋骨转移时，可出现胸痛；侵犯胸膜、主支气管或邻近结构时，可出现咳嗽、痰中带血丝、胸痛、胸闷、气急等。肺转移性癌典型的胸部影像学表现为肺野外 1/3 有边界清晰的圆形实性结节影，一般直径 < 2cm，可单发或多发，分布于一侧或两侧肺野，下肺多见（图 4-4-5-1）。肺部多发病灶若是同时发生的转移所致，则病灶大小相似；若为多次转移所致，则病灶大小不一。胸部 CT 是目前诊断肺转移肿瘤最常用的影像学方法。理论上，HR 胸部 CT 可以检出肺内直径为 2～6mm 的微小早期转移灶（图 4-4-5-2）。肺转移肿瘤的胸部 CT 典型表现为两肺内及胸膜下随机分布的病灶，多呈大小不等、圆形 / 类圆形及结节灶，可分为结节型、弥漫型及淋巴管型及空洞型。其中，结节型病灶主要是血行转移所致，通常是肺小动脉和静脉内的瘤栓所致，常呈球形，边缘光滑，多数病灶大小相近、密度均匀，多分布于周边。弥漫型病灶为经血道或淋巴道转移所致，表现为多发片状密度增高影，边缘模糊，呈粟粒性表现，圆形，边缘清楚，大小均匀。对于多发转移癌，结合临床病史，诊断较容易。若无相关病史，需要考虑行有创检查（如经支气管肺活检、经皮肺穿活检、开胸肺活检及胸腔镜肺活检）以明确诊断。

(2) 支气管肺泡细胞癌：是肺腺癌的一种特殊亚型，多见于女性，其发生与瘢痕或肺间质纤维化或先天性肺囊性畸形等因素有一定关系。根据影像学表现，支气管肺泡细胞癌可分为结节型、弥漫型及肺炎型。不同类型的支气管肺泡细胞癌临床表现差异很大：结节型病灶分布于肺野周边，表现为孤立结节和多发结节（图 4-4-5-3），常无症状，预后较好；弥漫型临床症状常呈进行性加重，咳嗽频繁，初始为干咳、痰少，痰中偶有少量血丝或小血点，或见少许血色黏痰，数周后咳嗽明显加重，常呈阵咳，并伴有胸闷、喘息，痰量随之增多（大量泡沫痰），进而出现呼吸困难；肺炎型则基于病灶累及的范围和程度不同而有不同表现，影像学检查可见肺炎样浸润影，轮廓模糊，可呈小叶性或大叶性分布，临床表现则介于结节型和弥漫型之间。PET-CT 可提示多发性支气管肺泡细胞癌诊断；术后组织病理学检查是诊断该疾病的金标准；支气管镜检查和经皮肺穿刺活检是很常用的检查手段。

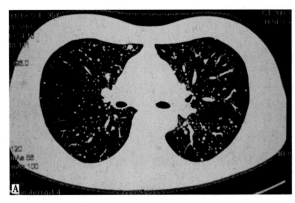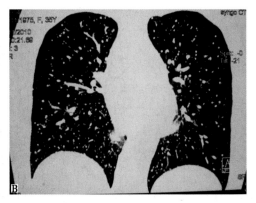

图 4-4-5-1 | 转移性肺癌胸部 CT 表现

胸部 CT 示双肺多发小结节影，边界清楚

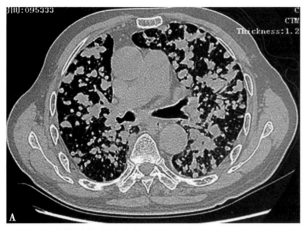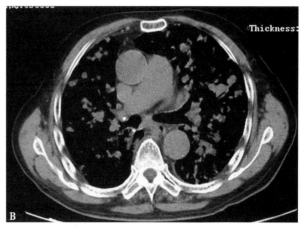

图 4-4-5-2 | 转移性肺癌胸部 HRCT 表现

胸部 HRCT 示肺内弥漫性小结节影呈周边型分布

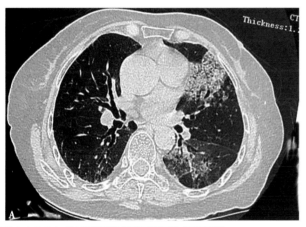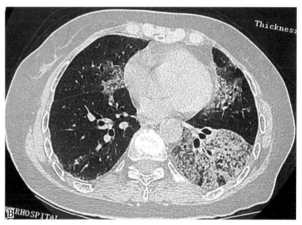

图 4-4-5-3 | 支气管肺泡细胞癌胸部 CT 表现

胸部 CT 可见双肺散在小结节影，左肺部分融合实变影，内见蜂窝样透亮区

（3）肺结核：继发型肺结核几乎占成人肺结核的全部，临床表现可急可缓，多为午后低热、盗汗、乏力、食欲缺乏、消瘦等，呼吸道症状为咳嗽、咳痰、咯血、不同程度胸闷或呼吸困难。胸部影像学可表现为多种类型，也可见弥漫性肺内结节，但以支气管播散为主，常伴树芽征，无随机分布性特点。急性血行播散型肺结核患者常表现为急性起病，胸部 X 线及 CT 检查可见从肺尖至肺底呈大小、密度和分布"三均匀"的粟粒样结节影（图 4-4-5-4）。本例患者的临床表现和胸部影像学均与之不一致，故可基本排除肺结核诊断。

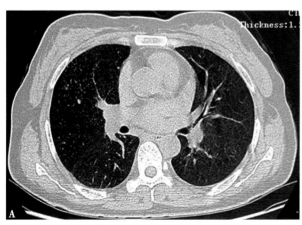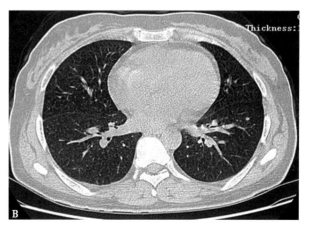

图 4-4-5-4 | 肺结核胸部 CT 表现

胸部 CT 可见两肺弥漫分布粟粒性结节影，位置、大小一致，与支气管血管束分布无关，边缘模糊不清

（4）肺结节病：原因不明，其病理改变有 3 种，分别为非干酪性肉芽肿、非特异性间质性肺炎及肺纤维化，其中非干酪性坏死性上皮样细胞肉芽肿具有病理诊断意义。临床表现有 3 种情况：①无症状；②全身症状；③受累器官表现。胸部结节病的影像学表现包括肺门和纵隔淋巴结肿大、肺内病变及胸膜病变 3 个方面，其中肺内病变可见以上中肺野为主的小结节（1～5mm），通常位于支气管血管束周围及胸膜下、叶间裂附近（图 4-4-5-5），最后确诊仍依赖于病理学检查。

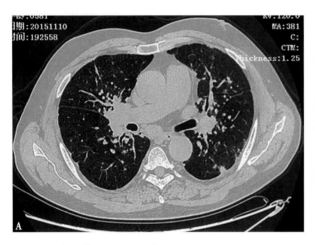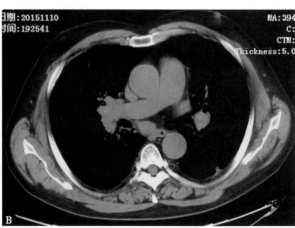

图 4-4-5-5 | 结节病胸部 CT 表现
胸部 CT 可见两肺小结节影，沿支气管血管束周围分布，纵隔窗见双侧肺门处淋巴结对称性肿大

（5）矽肺：又称硅肺、硅沉着病，是尘肺中最为常见的一种类型，由于长期吸入大量游离二氧化硅粉尘所引起，主要表现为肺部广泛结节性纤维化。患者早期症状不明显，随着病情进展可出现多种症状。气促常较早出现，呈进行性加重。患者早期常感胸闷、胸痛。胸闷和气促程度与病变范围及性质有关。胸部 CT 主要表现为矽肺结节、肺间质纤维化、胸膜改变及其他合并症等。肺内小结节直径大多为 1～10mm，边缘清、锐利，结节内部可见高密度钙化灶，主要分布于支气管血管束周围（图 4-4-5-6）。根据粉尘暴露史、影像学表现，结合临床表现和实验室检查结果，排除其他肺部类似疾病后，可做出矽肺诊断。

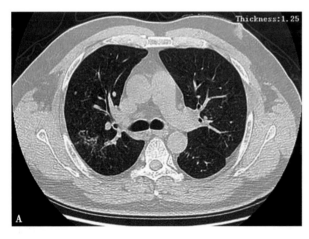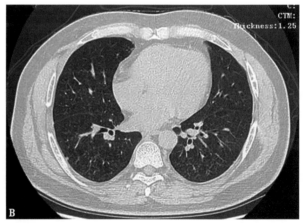

图 4-4-5-6 | 矽肺胸部 HRCT 表现
胸部 HRCT 可见双肺多发小结节影，边界清楚

本例患者临床病程为亚急性，起病表现为活动后胸闷及气喘，在过去 1 个月病程中未出现急性加重，亦无咳嗽、咳痰、咯血、发热、消瘦、盗汗及体重下降，不适症状无快速进展趋势，病情相对稳定（既无恶化也无好转）。另外，患者既往身体健康，无相关恶性肿瘤病史，免疫力正常，无服用免疫抑制剂或其他特殊药物史，未接触肺结核患者，无吸烟史，也没有粉尘接触史。查体未见肺部和其他系统异常。影像学表现为两肺弥漫随机分布的高密度小结节，直径为 1～3mm，未出现沿支气管血管束分布

或集中于某叶／某段表现，未见斑片影、磨玻璃影，纵隔窗未见钙化影或淋巴结肿大征象，并未见胸膜增厚或浸润。抗感染及正规抗结核治疗均无效。

对于本病例，结合综合上述分析及患者临床经过和影像学表现，目前暂不考虑肺结核、矽肺、肺朗格汉斯细胞组织细胞增多症及肺结节病，需考虑肺部原发或转移性肿瘤。患者发病前有子宫平滑肌瘤手术切除史，两者在时间上极为靠近，有显著相关性，但子宫平滑肌瘤为良性肿瘤，而转移似乎不符合良性肿瘤的生长特点。因此，及时行支气管镜检查，寻找病原学依据是下一步诊治的关键，必要时考虑外科肺活检。

二、诊治过程及确诊

（一）临床信息

【实验室检查】

1. 一般检查

血常规：WBC 5.3×10^9/L，N% 62.0%，L% 29.0%，Hb 126g/dl，PLT 212×10^9/L，ESR 17mm/1h。

肝功能：ALT 7.2U/L，AST 21.7U/L，LDH 143U/L，CK 23U/L，ALB 45.4g/L，Cr 39μmol/L。

尿便常规、凝血检查未见异常。

2. 免疫相关检查　免疫球蛋白正常，自身抗体谱（包括抗核抗体，类风湿因子，抗ENA抗体-Sm、RNP、SSA、SSB，抗线粒体抗体，抗中性粒细胞胞质抗体）未见异常。

3. 肿瘤标志物检查　CEA 2.37ng/ml，CYFRA21-1 1.45ng/ml，NSE 9.96U/ml，AFP 3.47ng/ml，CA72-4 ＜ 0.2U/ml，CA-125 14.6ng/ml，CA19-9 8.48U/ml，CA15-3 9.08U/ml，CA242 5.02U/ml。

4. 性激素水平　促卵泡激素（follicle stimulating hormone，FSH）3.23mIU/ml，黄体生成素（luteinizing hormone，LH）5.24mIU/ml，孕激素（progestational hormone，PRGE）＜ 0.64nmol/L，雌二醇（estradiol，E_2）189.0pmol/L，催乳素（prolactin，PRL）195.0mIU/L，睾酮（testosterone，TES）1.08nmol/L。

【肺功能检查】

肺通气功能，除残气量稍偏低外，其余指标基本正常；弥散量基本正常。

【影像学检查】

1. 骨ECT　未见异常。

2. 胸部HRCT　双肺弥漫小结节影随机分布，纵隔及双侧腋窝有多发小淋巴结（图4-4-5-7）。与院外胸部CT相比，患者胸部影像学表现并未出现明显改变。

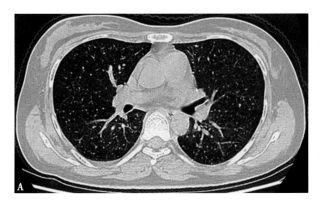
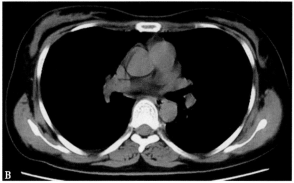

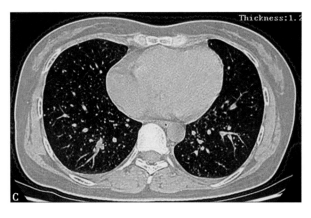
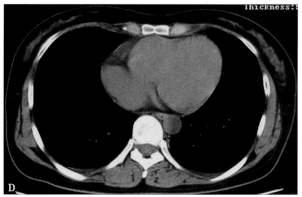

图 4-4-5-7 | 入院后复查胸部 HRCT 表现

胸部 HRCT 可见两肺弥漫随机分布的高密度小结节，直径为 1～3mm。未出现沿支气管血管束分布或集中于某叶 / 某段表现，未见斑片影、磨玻璃影，纵隔窗未见钙化影或淋巴结肿大征象，未见胸膜增厚或浸润

【支气管镜检查】

支气管镜检查，镜下见各段气管、主支气管、支气管均通畅，黏膜光滑，未见出血及新生物；于右肺下叶外、后、背基底段行 TBLB，取组织 5 块。病理检查提示肺泡间隔轻度增宽，肺泡腔内见少数组织细胞；局灶区可见肉芽肿性结构（抗酸染色阴性）；少量支气管黏膜有慢性炎症。右肺下叶刷片未查见癌细胞，抗酸染色阴性。

【胸腔镜肺活检】

因支气管镜检查未能确定诊断，不排除转移性肺肿瘤可能，经患者及家属同意，并排除相关手术禁忌后，行胸腔镜肺活检术，取右肺中叶及下叶标本 2 块。肺组织病理显示：肺组织内见多灶性增生的梭形平滑肌细胞结节，梭形平滑肌细胞异型性不显著，未见核分裂象及坏死（图 4-4-5-8）。免疫组化：梭形细胞表达 ER（＋＋＋），PR（＋＋），HMB45 阴性，S100 阴性，A103 阴性，desmin（＋＋＋），actin（＋＋），EMA 阴性，CK 阴性，SP-B 阴性，CD34 阴性，BCL-2（±），CD99（±），D2-40 阴性，CR 阴性，ki67 约 1% 阳性。诊断为肺良性转移性平滑肌瘤。

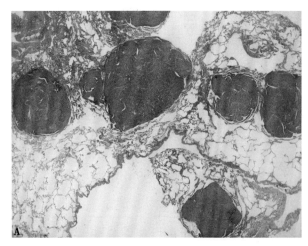
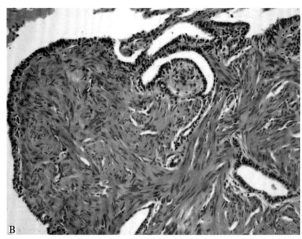

图 4-4-5-8 | 胸腔镜肺活检病理结果

肺组织内见多灶性增生的梭形平滑肌细胞结节（A. HE 染色，50×）；梭形平滑肌细胞异型性不显著，未见核分裂象及坏死（B. HE 染色，200×）

最后诊断：肺良性转移性平滑肌瘤。

因免疫组化提示该病与激素水平有关，在完善性激素水平检查，并经相关科室会诊后，认为本病例病情与雌激素水平相关，予他莫昔芬（三苯氧胺）抗雌激素治疗。

（二）临床思辨

1. 良性平滑肌瘤为何会出现肺部转移？

原位浸润及远处转移一般被认为是恶性肿瘤的生长方式。因此，对于肺良性转移性平滑肌瘤的组织来源和性质尚存在争议。目前，对其来源性质的考虑包括：①肺部及子宫是两个独立来源的原发性肿瘤，同静脉内平滑肌瘤病和系统性平滑肌瘤病一样，为多灶、独立性平滑肌增生性病变；②因为大部分肺良性转移性平滑肌瘤患者都有行刮宫术或子宫平滑肌瘤切除术史，有人认为可能是手术增加了良性平滑肌瘤蔓延、转移能力，造成其播散；③个别研究认为，子宫原发病灶即为高分化子宫平滑肌肉瘤，其宫外转移的病灶有的可以表现为良性，有的可以表现为恶性，因此一部分患者可表现为良性生长方式。

2. 良性肿瘤出现转移有哪些临床特点及病理表现？

肺良性转移性平滑肌瘤在临床上十分罕见，多为个案报道，好发于有子宫平滑肌瘤病史的育龄女性，多见于35～55岁。其最常见的转移部位是肺和淋巴结，尤其是肺。肺部转移多出现在手术或治疗后3个月到20年不等的时间内，平均时间为14.9年，常为多发，大部分患者早期无症状或表现为轻微咳嗽、胸痛、呼吸困难，常于临床查体时偶然发现。病理组织学检查示转移部位肿瘤与子宫原发性肿瘤具有相似的组织病理形态特点，少数转移瘤的细胞更丰富，易见核分裂象。

3. 肺良性转移性平滑肌瘤病如何治疗？预后如何？

对于肺良性转移性平滑肌瘤病，可采取随访观察、手术切除、子宫切除和双侧卵巢切除及使用孕激素、芳香化酶抑制剂和促黄体激素释放激素类似物药物去势治疗等多种治疗措施。其中，手术联合激素治疗被认为是治疗肺良性转移性平滑肌瘤病的最佳方式。有条件者，根治性手术切除是肺良性转移性平滑肌瘤的主要治疗方法。对于不能行手术切除者，长效促性腺激素释放激素类似物被认为是最佳选择。肺良性转移性平滑肌瘤的病程进展缓慢，预后相对较好。

精要回顾与启示

弥漫性间质性肺疾病可由许多种病因导致。对于育龄期女性患者，出现两肺弥漫随机分布的高密度小结节影像学表现时，要仔细询问其月经史、子宫平滑肌瘤病史及相关手术史，谨慎甄别是否存在良性平滑肌转移瘤，必要时尽早给予外科肺活检，以明确诊断。

（演 欣 蔡后荣）

参考文献

1. 董莘. 肺良性转移性平滑肌瘤. 中华临床医师杂志（电子版），2013，7（14）：6655-6657.
2. Yili Fu, Hui Li, Bo Tian, et al. Pulmonary benign metastasizing leiomyoma：a case report and review of the literature. World J Surg Oncol，2012，10：268.
3. Galvin SD, Wademan B, Chu J, et al. Benign Metastasizing Leiomyoma：A Rare Metastatic Lesion in the Right Ventricle. Ann Thorac Surg，2010，89（1）：279-281.

病例 6　发热伴肺实变

一、入院疑诊

（一）病例信息

【病史】

男性患者，45 岁，以反复咳嗽、咳痰、发热、胸痛 2 个月入院。2 个月前，患者出现阵发性咳嗽，咳黄痰，体温波动于 37～38℃，双侧胸部阵发性闷痛，以深吸气及体位变化时明显，体温可自行降至正常，症状反复，未重视。12 天前，患者再次出现发热，体温 38.5℃，伴有咳嗽、咳黄黏痰，双侧胸部闷痛加重，体温不能自行下降，于外院就诊，初步诊断为"双肺炎症"。经抗感染、退热等对症治疗后，患者症状好转。6 天前，患者体温再次升高（达 39.0℃），伴咳嗽、咳黄痰、胸痛，于我院门诊就诊，诊断为肺部感染。经头孢他啶联合左氧氟沙星抗感染治疗，患者体温有所下降（波动于 37～38.5℃），但咳嗽、咳黄痰、胸痛无好转。

患者确诊鼻咽癌 6 年，曾接受放化疗 30 余次，未见复发；口咽部出血（表现为涕中带血、回吸性血痰）1 年，每次量 50～100ml，经外院对症治疗后好转。

【体格检查】

体温 38.2℃，心率 96 次 / 分，呼吸 21 次 / 分，血压 131/86mmHg，SpO_2 92%（FiO_2 21%）。神志清醒，精神状态一般，全身浅表淋巴结未触及肿大。口唇无发绀、苍白。双侧扁桃体 I 度肿大。双肺可闻弥漫性干、湿啰音。心律齐，各瓣膜未闻病理性杂音，无心包摩擦音。腹部查体未见阳性体征。双下肢无水肿。

【影像学检查】

鼻咽 MRI：可见鼻咽癌放化疗后改变，鼻咽部未见明显肿瘤残留或复发。

胸部 CT：可见双肺多发病变、部分实变，左肺下叶背段部分支气管轻度扩张，肺门及纵隔内有数个轻度肿大淋巴结。

（二）临床思辨

【病例特点】

1. 患者为中年男性，亚急性起病。

2. 主要症状和体征为反复发热，伴咳嗽、咳黄痰、胸痛；双肺呼吸音粗，可闻及弥漫性粗湿啰音。

3. 影像学检查显示病变累及双肺多个部位，部分可见实变，左肺下叶背段部分支气管轻度扩张，肺门及纵隔内有数个轻度肿大淋巴结。

4. 外院抗感染处理后病情一度好转，但病程反复，胸部影像学表现进展。

【思辨要点】

咳嗽、咳痰、胸痛、肺内湿啰音或哮鸣音是肺部疾病的常见症状和体征，无病因特异性。其中，发热伴肺部症状、肺实变伴典型支气管充气征常见于肺炎、肺部肿瘤、成人 Still 病以及急性纤维素性渗出性肺炎（acute fibrinous and organizing pneumonia，AFOP）等。

在确立诊断的过程中需要思考：导致患者出现上述临床表现的病因可能有哪些？

（1）肺炎：感染是发热伴肺部病变最常见的原因。本病例的总体临床过程与肺部炎症一致，但仍需完善实验室检查以明确病原。在经验性抗感染治疗过程中观察病情有助于鉴别诊断。

在临床上，肺炎可依据感染病原的不同分为普通感染和特异型感染。前者的致病病原体包括常见的细菌、病毒和真菌，后者的致病病原体主要包括结核分枝杆菌、非结核分枝杆菌和诺卡菌等。

病毒性肺炎：严重急性呼吸道综合征（severe acute respiratory syndrome, SARS）、中东呼吸综合征（middle east respiratory syndrome, MERS）或 H_1N_1 等流感病毒（图 4-4-6-1）所致的病毒性肺炎，常发病急骤，胸部影像学表现主要为间质性病变，可在数天内进展为"白肺"。腺病毒所致的病毒性肺炎可出现肺实变表现，该病多发生于儿童，但也有成年人发病的报道，除累及肺部以外，还可累及肝、肾、血液系统等，其病程有自限性。本例患者的临床表现与上述情况不符，可检测呼吸道病原协助鉴别。

细菌性肺炎：本例患者入院前曾使用三代头孢、喹诺酮类药物。这些药物覆盖了常见革兰阳性菌、革兰阴性菌、非典型病原，未覆盖耐药的革兰阳性菌和革兰阴性菌。耐药革兰阳性菌主要指耐甲氧西林金黄色葡萄球菌（MRSA），其所致感染发展迅速，临床表现较重，有咳脓痰的症状，外周血白细胞水平极高，胸部影像学表现可为多发肺气囊样改变。本例患者的临床和胸部影像学表现与此不符，因此为 MRSA 感染的可能性小，但尚不能完全排除之。另外，患者在本次入院治疗前，曾在外院辗转治疗，不排除继发耐药革兰阴性杆菌感染可能，需要进行多次呼吸道分泌物找病原等检查来鉴别。

真菌感染：本例患者外观消瘦，曾在外院接受广谱抗生素治疗，需注意念珠菌二重感染可能（念珠菌性肺炎可表现为肺实变影），需积极寻找病原学依据以助鉴别。另外，曲霉菌感染常继发于免疫功能低下的情况，病情进展迅速且凶险，其典型胸部影像学表现为晕征和新月征（图 4-4-6-2），与本例患者情况不符，可基本排除。

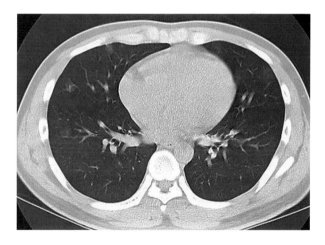

图 4-4-6-1 | H_1N_1 感染胸部影像学表现
胸部 CT 可见双肺多发小斑片磨玻璃实变影

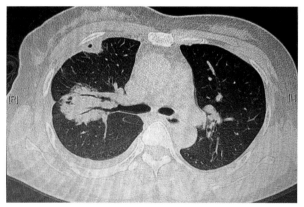

图 4-4-6-2 | 肺曲霉菌病胸部影像学表现
胸部 CT 可见右上肺肿块样高密度影，伴支气管充气征

特殊感染：本例患者外观消瘦，双肺多发病变，抗感染治疗后病情反复，须注意排除肺结核，尤其肺结核所致干酪性肺炎（图 4-4-6-3、图 4-4-6-4）。肺结核的胸部影像学表现可为实变，密度多不均匀（中心密度高，边缘模糊），其中可有多个融合区，好发于上叶尖后段和下叶背段，病变肺段体积缩小，胸廓塌陷，大多数同时可见空洞、钙化、卫星灶等，由于沿支气管传播，病变多在相邻的多叶段内。本例患者的胸部影像学表现与此不符，可进一步查 PPD、T-SPOT 检测、痰抗酸染色等以排除该病。

综上所述，本病例为病毒感染可能性小，耐药革兰阴性菌感染可能性相对较大，不排除 MRSA 感染可能，另外还须进一步鉴别有无结核分枝杆菌、非结核分枝杆菌、真菌等特殊病原菌感染，需要完善相关检查。同时，还应注意排除非感染性疾病。

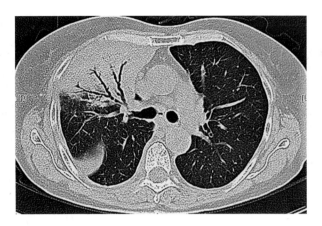

图 4-4-6-3｜干酪性肺炎胸部影像学表现

胸部 CT 可见右上肺大片高密度实变影，伴支气管充气征

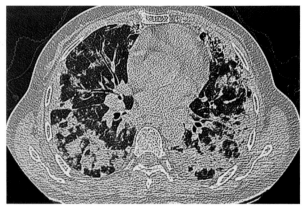

图 4-4-6-4｜干酪性肺炎胸部影像学表现

胸部 CT 可见双中下肺可见较弥漫斑片状高密度影，病灶沿支气管分布，并见树芽征

（2）肺部恶性肿瘤：一般来说，对于年龄在 40 岁以上患者的难治肺炎表现，应警惕肺部恶性肿瘤的可能。

鼻咽癌肺部转移：本例患者既往有鼻咽癌病史，因此首先需注意其有无肺内转移性恶性肿瘤可能。相关检查未发现患者鼻咽癌有复发迹象。另外，转移性肺部肿瘤（图 4-4-6-5）多为血源传播，胸部 CT 表现多为单发或多发肺部结节影，CT 增强可见不均匀强化，而本例患者的胸部 CT 表现为多发实变影。因此，本病例的表现与鼻咽癌肺部转移不符。

细支气管肺泡癌：肺炎型细支气管肺泡癌为一种肺腺癌，可表现为多发肺实变影，抗感染治疗无效。胸部 CT 显示肺内实变影，受累支气管曲折、僵直、不规则狭窄、中断等，呈枯枝征，可见空泡征或磨玻璃样改变，病变周围毛刺样改变或胸膜牵拉征等有助于鉴别（图 4-4-6-6）。根据活检病理结果可明确诊断。

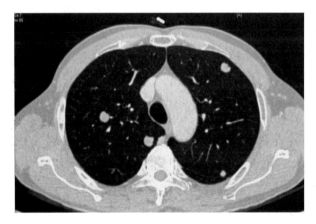

图 4-4-6-5｜肺转移性肿瘤胸部影像学表现

男性，71 岁，前列腺癌肺转移，胸部 CT 可见双肺多发类圆形结节影

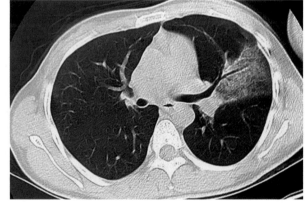

图 4-4-6-6｜细支气管肺泡癌胸部影像学表现

胸部 CT 可见左上叶舌段大片磨玻璃影

全身血液系统肿瘤肺部浸润：例如，肺黏膜相关淋巴瘤可出现肺部实变影，支气管充气征达远端实变肺野（图 4-4-6-7）。该病诊断较困难，也较少发生，主要依据骨髓、淋巴结、肿瘤活检等检查明确诊断。本例患者反复发热，有患该病可能，需进一步检查鉴别。

（3）成人 Still 病：患者反复发热、抗感染治疗效果欠佳，需注意与成人 Still 病肺内表现相鉴别。该病的主要表现为间质性肺炎、浸润性肺炎和胸膜炎（图 4-4-6-8），多伴有关节疼痛或肿胀、皮疹，可累及多个系统。其诊断需在排除器质性疾病后方能做出。对于本病例，目前还有待完善相关检查，以排除之。

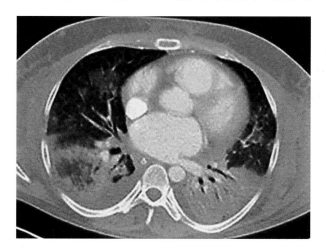

图 4-4-6-7│肺黏膜相关淋巴瘤胸部影像学表现
胸部 CT 可见双肺中下大片磨玻璃高密度及实变影，并见支气管充气征

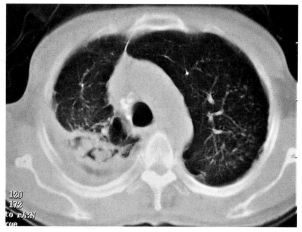

图 4-4-6-8│成人 Still 病胸部影像学表现
胸部 CT 可见双上肺间质性改变、实变和胸腔积液，其中右侧更为明显

（4）急性纤维素性渗出性肺炎（AFOP）：亚急性起病，临床和影像学表现（图 4-4-6-9）无特异性，诊断主要依赖于肺组织活检。

（5）其他结缔组织疾病肺损害：往往伴有肾、关节、皮肤、肌肉和血液等多系统损伤，单一肺组织受累者少见，常有弥漫性间质损伤或弥漫性肺泡出血，影像学表现可为肺实变影，常见肺泡出血，如血管炎累及可出现咯血（图 4-4-6-10）。本例患者未出现类似关联病症，故发生结缔组织疾病肺损害的可能性不大，但仍需进一步检查相应临床指标以排除之。

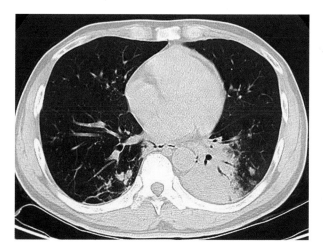

图 4-4-6-9│急性纤维素性渗出性肺炎胸部影像学表现
胸部 CT 可见以左下肺受累为主的实变影

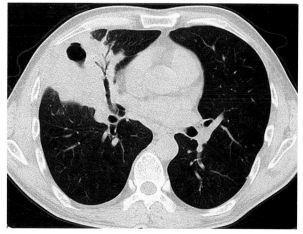

图 4-4-6-10│ANCA 相关性血管炎胸部影像学表现
胸部 CT 可见右中上肺高密度实变影伴空洞性改变

二、诊治过程

（一）临床信息

【实验室检查】

1. 血常规　WBC（12.1～14.0）×10^9/L，N% 72.0%～86.7%，Hb 55～99g/L，PLT（485～608）×

10^9/L，网织红细胞（reticulocyte，RC）1.4%，铁蛋白 681.10mg/L。

2. 凝血功能　PT 15.0s，FIB 7.44g/L，D- 二聚体 1.02μg/ml。

3. 生化　①入院时，ALB 33g/L，ALT 108U/L，AST 67U/L；②经保肝治疗后，ALB 27g/L，ALT 64U/L，AST 37U/L。

4. 血气分析（FiO_2 29%）　pH 7.482，$PaCO_2$ 32.1mmHg，$PaO_2$91.8mmHg，SaO_2 98.1%，HCO_3^- 25.3mmol/L，氧合指数 316mmHg。

5. 感染相关检查　CRP（多次）106.00～128.00mg/L；PCT 0.46ng/ml；ESR 96～124mm/1h；EBV-IgG 阳性；呼吸道感染多种病原体抗体、HIV 均阴性；痰涂片（共 2 次，痰标本合格）检出革兰阳性球菌（2 次），酵母样真菌少许（1 次）；痰培养见白色念珠菌（1 次）；支气管肺泡灌洗液培养阴性（细菌＋真菌）；支气管分泌物培养（细菌＋真菌）见白色念珠菌；G 试验、GM 试验均阴性；新型隐球菌荚膜抗原测定阴性。T-SPOT、结核分枝杆菌抗体、PPD 试验均阴性；支气管肺泡灌洗液、支气管分泌物未检出抗酸杆菌。血培养 2 次均阴性。

6. 免疫相关检查　体液免疫、T 细胞亚群正常；自身抗体（ANA、抗 Ro-52）阳性，其他（包括 RF、抗 CCP、抗 dsDNA、Sm 抗体、抗线粒体抗体等）均阴性。

【影像学检查】

胸部 CT：双肺多发高密度实变影，病灶以双肺中下为主（图 4-4-6-11）。

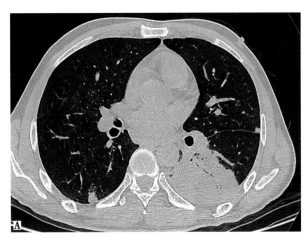 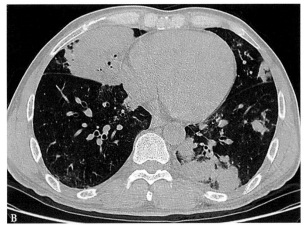

图 4-4-6-11 | 入院后复查 CT 表现

【支气管镜检查】

镜下见气道炎症反应，气道刷检未见肿瘤细胞。

支气管肺泡灌洗液细胞学检查：灌洗液为白色浑浊液体；细胞分类为中性粒细胞 46%，淋巴细胞 25%，嗜酸细胞 5%，巨噬细胞 8%，单核细胞 16%；未见肿瘤细胞；PAS 染色阴性，六胺银染色见少量菌团。

支气管黏膜活检（左下叶背段肺组织）：细支气管肺泡上皮轻 - 中度不典型增生，少量慢性炎症细胞浸润，间质纤维增生。

【治疗过程】

经美罗培南联合左氧氟沙星静脉治疗 2 天，美罗培南联合万古霉素静脉治疗 9 天，患者体温未下降，反而升高（达 40.6℃），咳痰量减少。

（二）临床思辨

患者入院后所做系列检查显示：①患者炎症指标、血沉均有升高，支气管镜检查见气道炎症反应，BALF 细胞分类可见中性粒细胞、淋巴细胞和单核细胞均有增多，存在感染可能，但不能排除非感染因素所致；②痰培养阴性，G 试验、GM 试验、新型隐球菌荚膜抗原测定均阴性，不支持曲霉菌、念珠菌、隐球菌感染诊断；③结核相关检测均阴性，不支持肺结核诊断；④血气分析示低氧血症，与肺部病变范围大相关；⑤凝血检查提示高凝状态（本例患者有肿瘤、炎症等高凝危险因素）；⑥自身抗体阴性，但结合其他临床表现，暂不考虑结缔组织疾病；⑦支气管镜检查见肺内气道通畅，未见任何阻塞征象，故基本可以排除阻塞性肺炎；⑧支气管黏膜活检示细支气管肺泡上皮轻 - 中度不典型增生，此表现虽然可见于非癌性疾病（如肺结核、机化性肺炎、肺梗死及支气管扩张症等），但也需警惕肺部肿瘤；⑨胸部 CT 可见病灶进展；⑩经验性抗感染治疗反应差。

以上检查结果显示支持感染的证据不足，但仍不能完全排除，也不能排除肺部肿瘤可能（不能排除肿瘤性发热），需完善相关检查以明确诊断。

三、临床确诊

（一）临床信息

全身 PET-CT：①右肺中叶、左肺下叶见团片状密度增高影，双肺野斑片状、结节状密度增浓影，代谢增高，气管隆嵴下间隙见高代谢结节影，不能排除恶性病变；②纵隔内见多发肿大淋巴结，代谢未见增高。

骨髓穿刺：可见中性粒细胞比例增多、核左移，血小板增多，增生性贫血。骨髓活检病理结果提示骨髓增生活跃，无骨髓纤维化，无特异性炎症及转移瘤。

左肺组织活检：可见肺组织中间质肌成纤维细胞增生和血管增生，炎症细胞浸润（图 4-4-6-12A、B）。免疫组化表达：CK（pan）（上皮，＋＋），CD68（组织细胞，＋），IgG 阳性，IgG-4 阴性，CD38（浆细胞，＋＋），Actin（SM）（肌成纤维细胞，＋＋）（图 4-4-6-12C、D），CD20 阴性，CD3（T 细胞，阳性），CD31（＋＋），CD34（血管，阳性），S100 阴性，F Ⅷ（血管，阳性），ALKp80 阴性，D2-40（血管，阳性），Nestin 阴性，CD21 阴性，CD35 阴性，CD117 阴性，Desmin 阴性。结合临床表现及影像学表现，诊断为肺炎性肌成纤维细胞瘤。

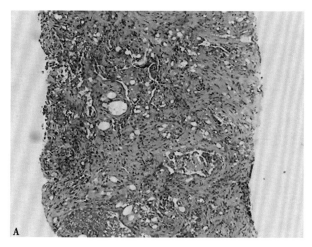
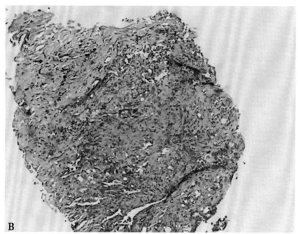

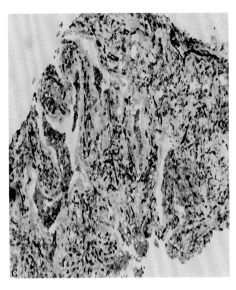
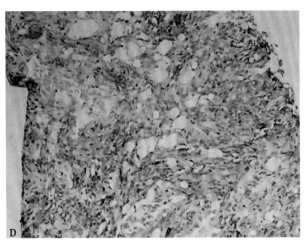

图 4-4-6-12 | 左肺组织活检病理表现

左肺组织活检可见肺组织中间质肌成纤维细胞增生和血管增生，炎症细胞浸润（A. HE 染色，100×；B. HE 染色，100×）；Actin（SM）组化染色可见大量肌成纤维细胞阳性（C. 200×）；CD31 染色可见血管内皮细胞和组织细胞阳性（D. 200×）

最后诊断：肺炎性肌成纤维细胞瘤。

明确诊断后，考虑到患者双肺多发病变，无手术指征，采取停用前述抗感染药物，给予甲泼尼龙，患者未再发热，咳嗽、咳痰、胸痛症状缓解，但复查胸部 CT 仍显示病变进一步发展（图 4-4-6-13）。

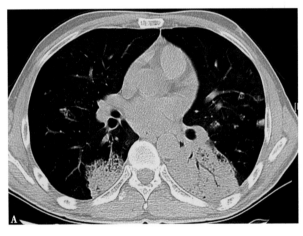
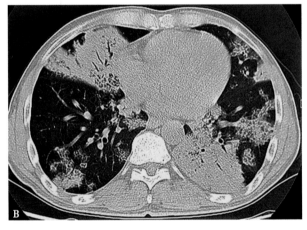

图 4-4-6-13 | 激素治疗 18 天后复查胸部 CT 表现

胸部 CT 可见双肺病灶进一步增多，以结节和团块状实变为主

（二）临床思辨

炎性肌成纤维细胞瘤（inflammatory myofibroblastic tumor，IMT）是一种较少见的软组织肿瘤，可发生于任何年龄，好发于青少年和儿童，尤其是男性。肺是其好发部位。手术切除肿瘤是 IMT 的首选治疗方法。良性 IMT 预后好，恶性 IMT 预后差。

IMT 主要由肌成纤维细胞组成，伴淋巴细胞、浆细胞、嗜酸性粒细胞、中性粒细胞等炎性细胞浸润。激素抗炎治疗可能具有一定效果。

IMT 的临床及影像学表现无特异性。80% 病例的胸部影像学表现为一个边界规则的孤立肿块，位于支气管内，可伴有阻塞性肺炎和肺不张。本例患者表现为斑片状实变影。激素治疗无效，胸部 CT 显示病灶进展，提示患者病情未得到控制，可能还需要加用免疫抑制剂等。

精要回顾与启示

炎性肌成纤维细胞肿瘤是一种罕见的非感染性炎性类肿瘤性疾病，其病因和发生机制尚不明确，临床表现缺乏特异性，可表现为发热伴肺实质局灶性实变，肺活检病理是确诊的主要依据，可缩短诊断周期，有利于早干预，改善预后。对于弥漫性病变并具有恶性生物学行为者，可给予糖皮质激素试验性治疗；对局灶性病变，可考虑手术治疗（对良性病变手术与否存在一定争议）；对局灶恶性病变，则建议尽早手术。

（洪如钧 岳文香 陈愉生）

参考文献

1. 宋道前. 肺转移瘤的影像学征象分析及诊断探讨（附 76 例报告）. 现代医用影像学，2009，18（6）：369-372.
2. 刘一. 成人 Still 病 4 例的肺脏表现并文献复习. 临床肺科杂志，2009，14（3）：290-292.
3. 陈愉生. 成人 Still 病伴机化性肺炎一例. 中国呼吸与危重监护杂志，2008，7（2）：146-149.
4. 徐艳. 纤维素性机化性肺炎（AFOP）1 例及文献复习. 临床肺科杂志，2014，19（1）：186-188.
5. 林令博. 甲型 H1N1 肺炎的影像学特征. 山东大学学报（医学版），2011，49（9）：136-139.
6. 陈穗. 肺炎性肌成纤维细胞瘤的病理演变及其诊断和治疗. 医学综述，2009，15（3）：471-472.
7. 单秀红. 肺炎性肌成纤维细胞瘤二例. 中华结核和呼吸杂志，2009，32（15）：774-777.

病例 7　发热伴肺部阴影

一、入院疑诊

（一）病例信息

【病史】

男性患者，53 岁，2 个月前饮酒后出现昏迷，诊断为脑干梗死、高血压病，在外院重症监护病房（intensive care unit，ICU）、神经内科住院治疗，期间曾行气管切开及机械通气，后神志逐渐清醒，但是遗留语言障碍、吞咽困难、进食呛咳、右侧肢体偏瘫。半个月前（住院期间），患者出现发热（体温最高时达 40℃）、咳嗽、咳痰，血白细胞 10.58×10⁹/L，X 线胸片示双下肺斑片影，考虑为卒中相关肺炎，先后使用头孢哌酮 / 舒巴坦钠、亚胺培南、万古霉素及伏立康唑联合抗感染治疗 2 周余，仍有高热，体温波动在 38.5℃左右，肺内阴影较前进展。患者入院进一步诊治。患者自发病以来，食欲、饮食尚可，二便无异常，体重无明显变化。

患者为化工原料货车司机，吸烟 30 余年，饮酒 20 余年；既往患有高血压病，但未系统治疗；否认过敏史、结核病史、肝炎病史。

【体格检查】

体温 36.3℃，呼吸 21 次 / 分，心率 78 次 / 分，血压 110/73mmHg。神志恍惚，语言表述能力低。双瞳孔直径 3mm，光反应灵敏，格拉斯哥昏迷指数（Glasgow coma scale，GCS）14 分。右颈部、腹股沟区分别可触及直径约 2cm、1.5cm 质韧淋巴结。双肺叩诊清音，听诊未闻干湿啰音。心脏未见异常。腹软，肝、脾未触及，肝区无叩击痛，Murphy 征（±），未见黄疸。左侧肢体活动自如，肌力 5 级；右侧肢体偏瘫，肌力 0 级。双下肢无水肿。

【实验室检查】

血常规：WBC 7.45×10^9/L，N% 92.1%，Hb 92g/L，PLT 120×10^9/L。

尿常规和便常规：未见异常。

凝血检查未见异常。D-dimer 0.1ng/L。

血气分析：pH 7.436，$PaCO_2$ 34.5mmHg，PaO_2 82.7mmHg。

生化：ALT 174U/L，AST 241U/L，ALB 22.1g/L，CRP 38.3mg/L，血浆乳酸 6.58 mmol/L。

【胸部影像学】

胸部 X 线和胸部 CT 均可见双肺多发斑片状高密度影（图 4-4-7-1），其中 CT 可见双肺实变、磨玻璃和支气管充气征（图 4-4-7-2）。

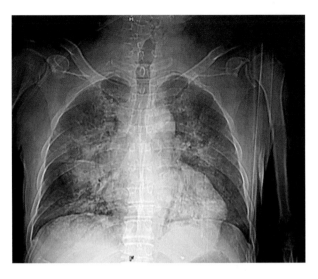

图 4-4-7-1 ｜ X 线胸片

X 线胸片可见双肺多发片状高密度影

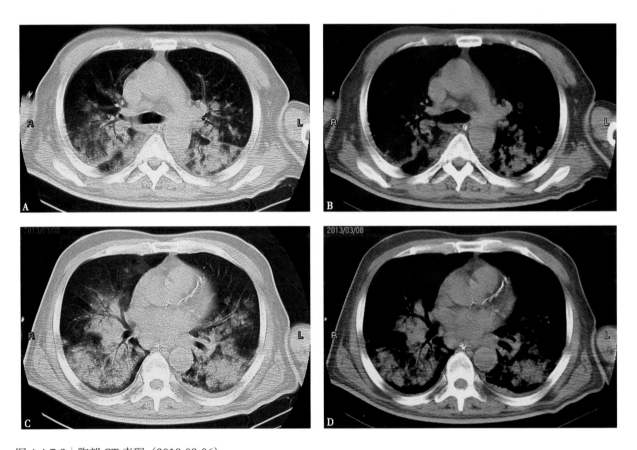

图 4-4-7-2 ｜胸部 CT 表现（2013-03-06）

胸部 CT 显示双肺多发高密度实变及磨玻璃密度影，边界欠清晰，可见支气管充气征，气管前间隙可见肿大淋巴结

（二）临床思辨

【临床特点】

1. 患者为中年男性，在急性脑血管病康复过程中急性起病。

2. 主要症状和体征为高热、咳嗽、少痰；浅表淋巴结可及肿大；肺部无明显啰音；右侧肢体偏瘫。

3. 实验室检查提示外周血白细胞总数不高，中性粒细胞比例高、贫血、低白蛋白血症，肝功能异常、CRP 增高、血乳酸增高。

4. 影像学检查显示双肺斑片状实变、磨玻璃密度影，病灶进展快。

5. 发病 14 天过程中，多种抗感染治疗（头孢哌酮 / 舒巴坦、氟康唑、伏立康唑、万古霉素）均无效，患者仍有高热，且肺内病变有加重趋势。

【思辨要点】

很多肺部疾病常见症状和体征（如咳嗽、咳痰、胸痛、呼吸困难、肺内湿性啰音或哮鸣音等）并无病因特异性，同一个症状 / 体征可由多种原因引起。本例患者病程中有发热、咳嗽症状，影像学检查可见双肺实变及磨玻璃影，具有肺部感染性疾病常见表现。对于疑似感染性肺疾病的病例，在确立诊断的过程中需要思考以下问题：

1. 本例患者所患是不是感染性肺疾病？

本病例的特点为：①主要症状为发热、咳嗽、咳痰，胸部影像学检查见肺部阴影，外周血白细胞、CRP 升高；②存在脑血管病，有误吸的风险；③在医院内起病，曾接受建立人工气道及机械通气。上述情况提示患者存在典型的肺部感染，且胸部病变以双下肺背部分布为主。患者在外院曾做痰液细菌学检查，发现肺炎克雷伯菌，也符合吸入性肺炎的特征。但是，经过针对常见肺部感染病原体的抗感染治疗，患者病情未见好转。这需要进一步分析原因，包括排查肺部非感染性疾病。

可引起类似上述肺部感染表现的非感染性疾病有如下几种：①风湿免疫病：临床表现除发热外，往往伴有肾、关节、皮肤、肌肉和血液等多系统损伤，单一集中累及肺组织者少见，并且累及肺组织时多表现为双肺弥漫性间质损伤或弥漫性肺泡出血；胸部影像学表现可为普通型间质性肺炎（UIP）、非特异性间质性肺炎（NSIP）和机化性肺炎等多种改变（图 4-4-7-3）。本例患者无类似关联病症，故发生风湿免疫病性肺损伤的可能性不大，但仍需进一步检查相应临床指标以排除之。②急性或亚急性嗜酸性粒细胞性肺炎：表现为发热和肺部渗出性病变，同时有外周血、组织嗜酸性粒细胞增加。本病例根据现有临床资料，尚不能排除该病，需要进一步完善相关检查。③药物性肺损伤：本例患者没有特殊用药史，故发生药物性肺损伤的可能性不大。④肿瘤性肺疾病：也可出现发热伴肺部病变，如原发性肺非霍奇金淋巴瘤和中心性肺癌导致阻塞性肺炎伴空洞（图 4-4-7-4）等。肺淋巴瘤往往表现为肺实变，病情进展的程度具有个体差异，因病理改变为淋巴瘤细胞浸润，一般不呈现空洞性改变，更罕见肺气囊样病灶。肺炎型肺癌胸部影像学表现可见肺部实变影（图 4-4-7-5），经支气管镜、细胞学、组织病理学检查大多可明确诊断。本病例根据现有临床资料，尚不能排除该病，须进行血液肿瘤标志物、支气管镜等检查以进一步明确诊断。

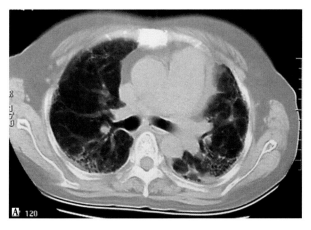
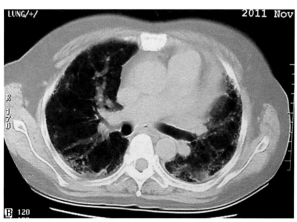

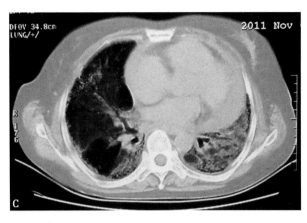

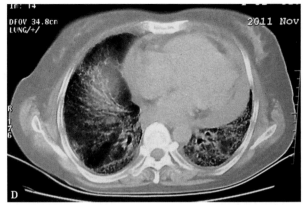

图 4-4-7-3 | 硬皮病继发肺间质病变胸部 CT 表现
胸部 CT 可见双肺多发网状、磨玻璃影和牵拉性支气管扩张

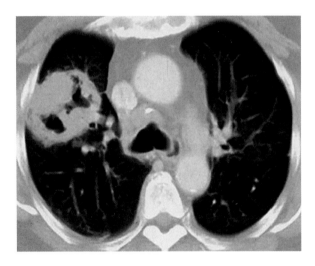

图 4-4-7-4 | 右上肺鳞癌空洞胸部影像学表现
胸部 CT 显示右上肺空洞性肿块，可见毛刺，空洞内壁不光滑

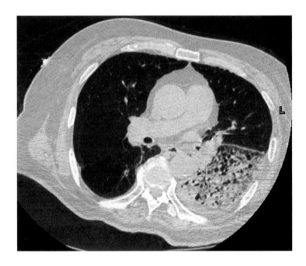

图 4-4-7-5 | 肺炎型肺癌胸部影像学表现
胸部 CT 可见左下肺大片磨玻璃实变影

　　从现有资料分析，本病例仍以感染性肺疾病可能性大，但广谱抗感染治疗效果不佳，故考虑可能存在耐药菌、特殊病原体及肺外病灶。患者肝功能异常，有可能为临床诊断提供新的线索，如药物肝损伤和肝脏原发疾病等，需要完善相关检查，并进一步分析。同时，对于非感染性疾病，目前尚不能完全排除，需要进一步完善相关检查。

　　2. 本例脑梗死患者是否存在感染性肺疾病？

　　本例患者有脑血管疾病基础，在住院治疗脑血管病期间出现呼吸道病变，临床上应首先考虑是否发生吸入性肺炎（图 4-4-7-6）。本例患者无结构性肺病病史，原发非发酵菌（铜绿假单胞菌、鲍曼不动杆菌和嗜麦芽窄食单胞菌等）感染的可能性小，也不存在合并新发病原体感染、产生耐药病菌和原生质菌等状况，因此前一阶段抗感染治疗无效最可能的原因是抗感染药物未覆盖致病病原体。患者曾使用头孢哌酮、亚胺培南、万古霉素、氟康唑、伏立康唑治疗，所覆盖的病原体包括肺炎链球菌、流感嗜血杆菌、常见革兰阴性菌（肺炎克雷伯菌等）和厌氧菌、常见真菌、金黄色葡萄球菌等，未能兼顾非典型病原体（如肺炎支原体、肺炎衣原体和军团杆菌）和广泛耐药或全耐药革兰阴性杆菌，以及分枝杆菌、肺孢子菌等少见病原体。院内感染非典型病原体、病毒者比较少见，因此，对于本病例，要高度怀疑耐药革兰阴性菌感染可能。

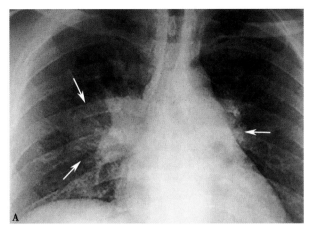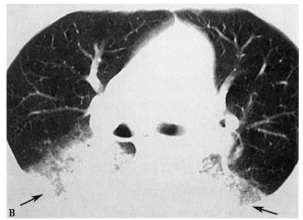

图 4-4-7-6 | 吸入性肺炎胸部影像学表现

X 线胸片（A）及胸部 CT（B）可见双下肺渗出性病变

二、诊治过程

（一）临床信息

【实验室检查】

1. 一般检查

血常规（多次检查）：WBC 7.45～11.73×10⁹/L，N% 68.2%～95.4%，Hb 70～118g/L，PLT 正常。ESR 62mm/1h。

肝功能：①入院时，ALT 174U/L，AST 241U/L，ALB 22.1g/L，Cr 65μmol/L；②保肝治疗后，ALT 125～301U/L，AST 115～241U/L。

血气分析：正常。

2. 免疫相关检查　自身抗体（包括抗核抗体、抗 dsDNA、Sm 抗体、抗线粒体抗体等）阴性，免疫球蛋白（包括 IgG、IgM、IgA、IgE）水平不高，血清血管紧张素转换酶（serum angiotensin-converting-enzyme，SACE）、血钙均在正常范围内。

3. 感染相关检查　PCT 1.62μg/ml，CRP 135mg/L，PPD 试验阴性，T-SPOT 阴性；CD4、CD8 计数在正常范围内；血清病原抗体（包括梅毒螺旋体、HIV、结核分枝杆菌、肺炎支原体、肺炎衣原体、军团杆菌等）均阴性；真菌检测（G 试验和 GM 试验）均阴性。支气管肺泡灌洗液（BALF）流感病毒核酸检测阴性；血培养均阴性（2 次）；痰病原检测（包括普通细菌、真菌、抗酸染色和寄生虫）均阴性（5 次）；大便抗酸染色和寄生虫检测均阴性。

【支气管镜检查】

镜下见双肺各叶段支气管通畅，无明显分泌物，未见气管、支气管内明显异常（图 4-4-7-7）。

BALF：细胞总数 0.65×10⁶/ml，巨噬细胞百分比 75%，中性粒细胞百分比 5%，嗜酸性粒细胞百分比 2%，淋巴细胞百分比 15%。

【影像学检查】

腹部 X 线平片及 CT：未见肝区占位性病变，胆囊饱满（图 4-4-7-8）。

腹部 B 超：见胆囊增大、胆汁淤积，未见脓肿、胆管扩张及结石。

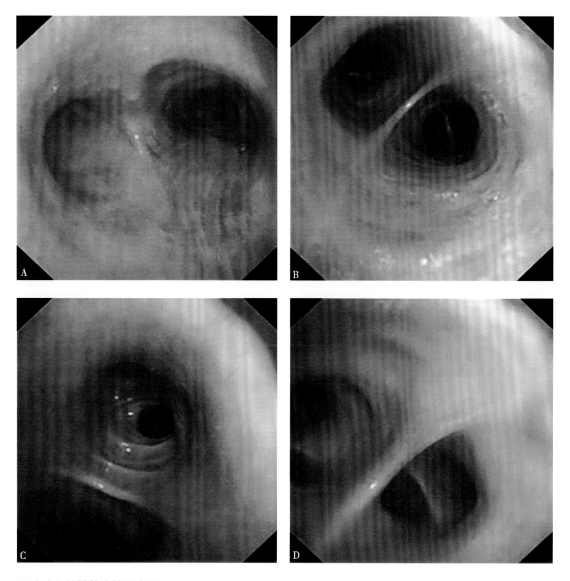

图 4-4-7-7 | 支气管镜检查镜下表现
镜下见各叶段支气管通畅，未见明显分泌物及肿物

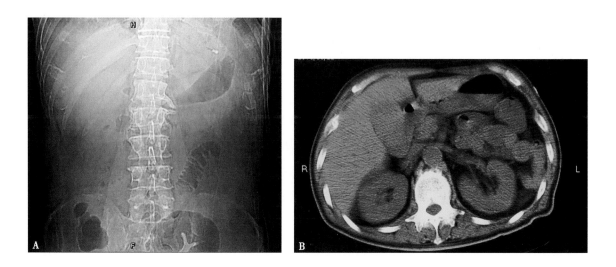

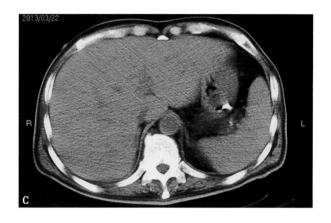

图 4-4-7-8 | 腹部 X 线平片及腹部 CT 表现
腹部 X 线平片示轻度肠管积气（A）；腹部 CT 示胆囊饱满，肝实质内未见占位及囊性病变（B、C）

【治疗过程】

对于本病例，临床考虑为感染性疾病可能性大，并且高度怀疑为耐药阴性菌感染，亦不排除前期治疗未能覆盖的非典型病原体，故先后给予哌拉西林钠他唑巴坦钠联合环丙沙星、莫西沙星、利耐唑胺、伏立康唑等经验性抗感染治疗，但效果不佳，患者肺部阴影未见明显吸收（图 4-4-7-9）。

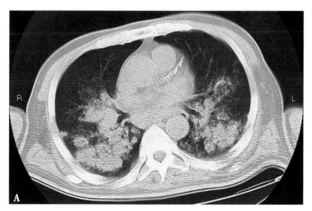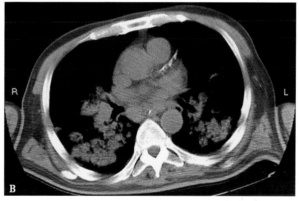

图 4-4-7-9 | 复查胸部 CT 表现
调整方案继续抗感染治疗 10 天后，复查胸部 CT，见双下肺病变吸收不明显

（二）临床思辨

患者入院后所做系列检查显示：①血沉增快，CRP、PCT 高，提示炎症反应明显，但患者一般情况未见恶化趋势；②自身抗体均阴性，结合临床表现，基本可排除风湿免疫病；③支气管镜检查见肺内气道通畅、分泌物不多，未见阻塞的任何征象，故基本可以排除阻塞性原因所致的阻塞性肺炎；④胸部 CT 可见病灶以渗出性实变为主，患者肺部体征不明显且无低氧血症临床表现；⑤常规病原学检查结果均为阴性。根据上述检查结果及治疗反应（抗感染治疗效果不佳），考虑本病例为感染性疾病所致的可能性不大。

此时，应思考本病例如果是非感染性疾病所致，下一步可采取哪些检查措施，以明确诊断？

本例患者病程已近 4 周，期间比较规范地应用了多种抗感染药物，未见任何疗效，也无明显病情加重趋势。查体未见黄疸、肝区无叩击痛、腹软、Murphy 征（±）。入院后的系列检查结果提示，机体存在明显炎症反应以及肝功能异常。肝 CT 未见占位性病变，胆囊饱满；B 超见胆囊增大，胆汁淤积，未见脓肿、胆管扩张及结石。上述检查结果不支持急性肝胆系统感染的诊断。

综合分析各种临床表现及辅助检查结果，考虑本病例的炎症反应可能由非感染因素导致，发热、肺部阴影及肝酶升高可能是全身性疾病的表现。为了进一步鉴别诊断，可通过有创手段获取标本进行相关检测，包括 CT 引导下穿刺、B 超引导下穿刺、气道超声内镜引导下穿刺和外科胸腔镜手术等。

三、临床确诊

（一）临床信息

【支气管镜检查】

镜下见各气管、支气管大致正常。于左肺下叶行 TBLB，病理结果显示为肺间质少量炎症细胞浸润（图 4-4-7-10），抗酸染色、PAS 染色、六胺银染色均阴性。肺活检病理结果虽然仍不能明确诊断，但基本可以排除结核病和常见细菌、真菌感染。

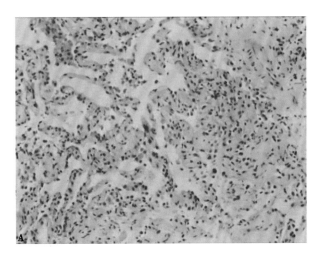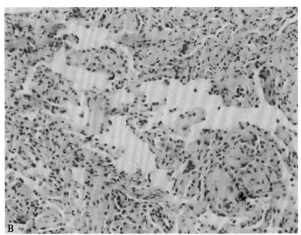

图 4-4-7-10 | 左下肺 TBLB（HE 染色，200×）

【淋巴结活检及其他相关信息】

患者全身炎症反应明显，浅表及纵隔淋巴结肿大（图 4-4-7-11），肝肺受累，应注意淋巴增殖性疾病，如结节病、淋巴瘤、肿瘤转移等。因实验室检查显示 SACE 不高，血钙正常，BALF 淋巴细胞百分比不高，TBLB 病理未见肉芽肿病变，不支持结节病；支气管镜检查未见支气管腔内占位性病变，胸部 CT 未见肺部占位性病变，肿瘤转移诊断依据不足。

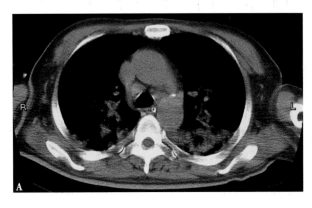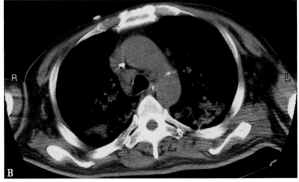

图 4-4-7-11 | 胸部 CT 表现
胸部 CT 可见纵隔淋巴结肿大，抗感染治疗前后肺内高密度阴影无变化

在此情况下，明确肿大淋巴结性质对下一步诊断意义重大。遂在局部麻醉下，对患者实施右锁骨上淋巴结活检。病理检查可见淋巴滤泡及窦组织结构尚存，窦内脂肪化生，可见大量淋巴滤泡，套区细胞增生，滤泡间区及副皮质区可见浆细胞浸润（图 4-4-7-12）；免疫组化 CD20、CD3、CD21、CD79a 阳性，Ki67 指数 60%。病理表现符合浆细胞型 Castleman 病。

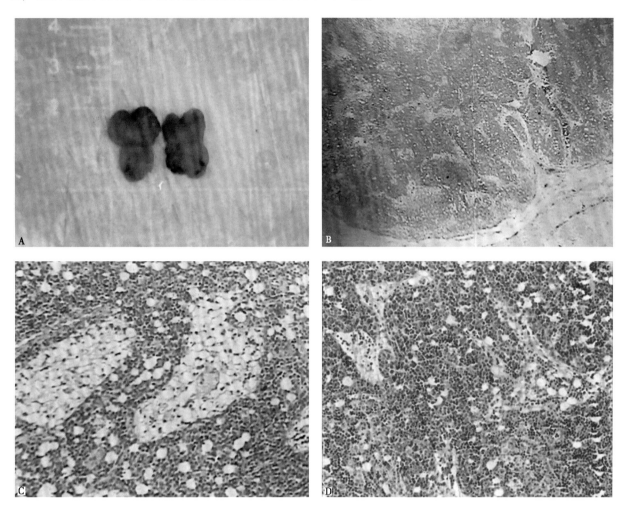

图 4-4-7-12 ｜淋巴结活检病理表现
A. 右锁骨上淋巴结大体标本；B. 淋巴结病理（HE 染色，10×）：滤泡间区及副皮质区可见大量浆细胞样淋巴细胞增生；
C、D. 淋巴结结构部分保存，滤泡减少，淋巴窦扩张，区间可见大量浆细胞（HE 染色，200×）

　　最后诊断：浆细胞型 Castleman 病。

（二）临床思辨

　　经过一系列经验的、循证的临床诊断、治疗过程，本病例最终诊断为浆细胞型 Castleman 病（Castleman's disease，CD），就此也可解释为何普通经验性抗感染治疗无效。

　　本例患者发病前期，按吸入性肺炎治疗，符合临床规范；肝功能异常，考虑为药物损伤或感染继发所致，也符合常理。但是，对于广谱抗感染治疗无效的"肺炎"表现，需要慎重分析是否确实为感染所致。在合并不能用常见原因解释的肺外器官损害时，应考虑可能存在全身性疾病，不能盲目调整抗菌药物，而应积极进行相关检查。

　　CD 属原因未明的慢性淋巴组织增生性疾病，又名巨大淋巴结增生症、血管滤泡性淋巴样增生症、淋巴结错构瘤等，1956 年首次报道。其临床表现无特异性，主要依靠病理检查来明确诊断。免疫调节异常可能是 CD 的始发因素，如 AIDS 患者可同时发生 CD 和 Kaposi 肉瘤，少数 CD 可转化为 Kaposi

肉瘤。有学者认为，该病与人类8型疱疹病毒（human herpes virus 8，HHV-8）感染有关。也有学者提出，该病与白介素-6（interleukin-6，IL-6）过度产生相关。CD的病理分型包括透明血管（hyaline vascular，HV）型、浆细胞（plasma cell，PC）型和混合型；临床分型包括单中心型和多中心型。其临床表现为多部位淋巴结肿大，发热、乏力、盗汗、体重下降等全身症状，并且可有肾病综合征、淀粉样变、贫血、低白蛋白血症等多系统累及表现，预后差。CD最常见纵隔和肺门淋巴结肿大，多中心型CD可侵犯肺实质，多表现为淋巴细胞性间质性肺炎（LIP），可见大量浆细胞在肺间质内浸润。胸部CT表现主要为小叶中心性分布的磨玻璃样小结节病灶，边缘模糊，小叶间隔增厚以及薄壁肺气囊。

精要回顾与启示

Castleman病是一种少见病，病因仍不明，临床表现无特异性，主要依靠病理检查来明确诊断。本例患者因脑血管病住院卧床治疗，于院内出现高热、呼吸道症状、肺部阴影，痰液检查发现致病菌，但是强有力的抗感染治疗收效甚微，同时持续存在肝功能异常使得诊断更加扑朔迷离，最终经淋巴结活检病理结果证实为Castleman病。

（于洪志　武俊平）

参考文献

1. Castleman B，Towne V. CASE records of the Massachusetts General Hospital weekly clinicopathological exercises：case 40011. N Engl J Med，1954，250（1）：26-30.
2. 张泽英，蒋婧瑾，周建英. 胸部受累的巨淋巴结增生症10例临床分析. 中华结核和呼吸杂志，2008，32（4）：268-271.
3. Barua A，Vachlas K，Milton R，et al. Castleman's disease－a diagnostic dilemma. Journal of Cardiothoracic Surgery，2014，19：170.
4. 田欣伦，葛莉，徐作军，等. 累及肺实质的多中心性巨淋巴结增生的临床及病理特征. 中华结核和呼吸杂志，2014，37（5）：337-341.

病例8　双肺多发囊性病变伴纵隔、肺门淋巴结肿大

一、入院疑诊

（一）病例信息

【病史】

女性患者，53岁，家庭妇女，因间断咳嗽、活动后呼吸困难10年，呼吸困难进行性加重5年，于2013年5月入院。患者自2003年1月起无明显诱因出现咳嗽，以干咳为主，偶尔咳少量白色黏痰，活动后呼吸困难，无胸痛、憋喘、咯血、盗汗等；2003年7月开始咳嗽、呼吸困难加重，出现咯血1次（约5ml），于当地医院就诊。胸部CT显示纵隔及肺门多发淋巴结肿大，双肺弥漫性分布磨玻璃样小叶中心型结节伴多发小薄壁空腔（肺气囊）。全麻下行纵隔镜淋巴结活检，术中见颈部及气管右前（主动脉弓上缘平面）多枚淋巴结肿大。淋巴结病理报告提示淋巴结反应性增生。当地医院诊断为结节病，给予口服泼尼松龙（30mg/d）联合环磷酰胺（200mg/d，1个月）治疗。患者用药后，症状减轻，遂逐渐减少泼尼松龙剂量（每2周减10mg），减至10mg/d时症状又加重，以夜间为著，伴有

胸闷，不能平卧入眠。2004 年 7 月，患者再次住院治疗。口服泼尼松 50mg/d 2 个月后，逐渐减量至 15～20mg/d 维持，患者症状减轻且较稳定，能耐受一般日常活动。2008 年 10 月，患者症状再次加重，活动耐力明显下降，联合甲氨蝶呤 10mg/w 治疗 2 个月，咳嗽、咳痰症状略有减轻，但活动后呼吸困难无缓解。近 1 年，患者呼吸困难呈进行性加重，活动明显受限，稍动即出现呼吸困难，采取长期家庭氧疗，且多次住院治疗。发病以来，除了被诊断为结节病外，还曾疑诊肉芽肿性血管炎和肺淋巴管平滑肌瘤病等。

患者既往有子宫平滑肌瘤剔除术史、右髋部外伤史，否认糖尿病、高血压病、冠心病等病史，否认家族遗传性疾病病史。

【体格检查】

体温 36.8℃，血压 122/82mmHg，心率 96 次 / 分，呼吸 28 次 / 分；口唇发绀，全身浅表淋巴结未触及肿大；双肺呼吸音低，未闻干湿啰音；心界不大，各瓣膜听诊区未闻病理性杂音；肝 - 颈静脉回流征阴性，腹部及神经系统查体无异常发现；双下肢无水肿，无杵状指。

【实验室检查】

血气分析（室内空气）：pH 7.43，PaO_2 62mmHg，$PaCO_2$ 33mmHg，HCO_3^- 21.9mmol/L，SaO_2% 92%。

血常规：WBC $9.75×10^9$/L，N% 73%，L% 17%，Mo% 10%，RBC $4.31×10^{12}$/L，Hb 105g/L。

血沉：102mm/1h。

生化：ALB 36.5g/L，球蛋白（globulin，GLB）65.7g/L，钙磷等电解质水平正常。血清血管紧张素转换酶（SACE）26U/L。

肺癌相关肿瘤标志物均阴性，HBV、HCV 和 HIV 均阴性。

凝血功能正常，血清 D- 二聚体正常。

免疫相关检查：血清自身抗体（抗 Sm、抗 SSA、抗 SSB、抗 Jo-1 抗体、抗 Sc1-70 抗体等）均阴性。免疫球蛋白：IgG 45.9g/L，IgA 8.5g/L，IgM 3.42g/L，补体 C3、C4 正常。

病原学检查：痰细菌培养、真菌培养、痰涂片查抗酸杆菌均阴性，PPD 试验阴性。

甲状腺功能正常；脑钠肽（BNP）正常。

【影像学检查】

2003 年 7 月胸部 CT 显示纵隔及肺门多发淋巴结肿大，双肺弥漫性分布磨玻璃样小叶中心型结节，边界不清，可见散在多发小薄壁空腔（肺气囊）（图 4-4-8-1）。9 年后（2012 年）复查胸部 CT 显示纵隔及肺门多发肿大淋巴结，较前（2003 年）无明显变化，但多发肺大疱更为明显（图 4-4-8-2）。

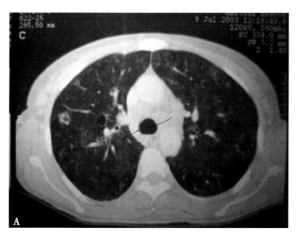
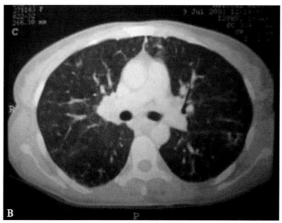

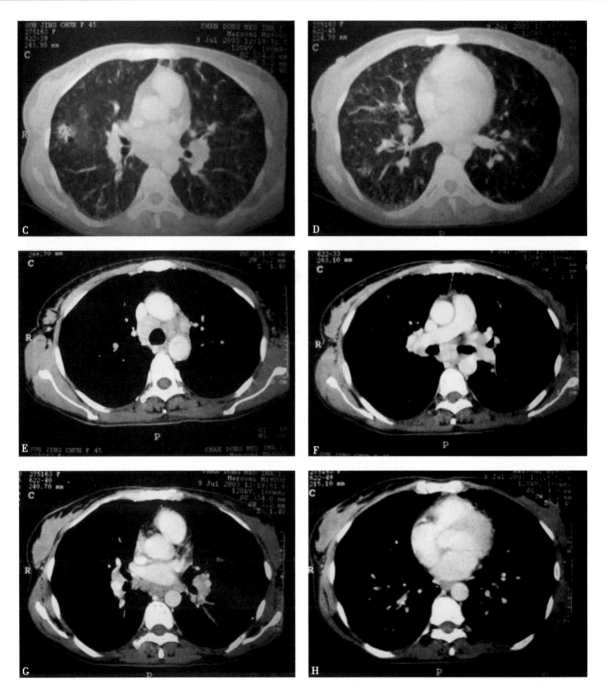

图 4-4-8-1 | 2003 年胸部 CT 表现

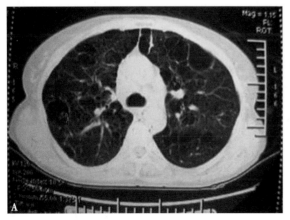
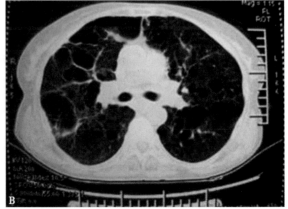

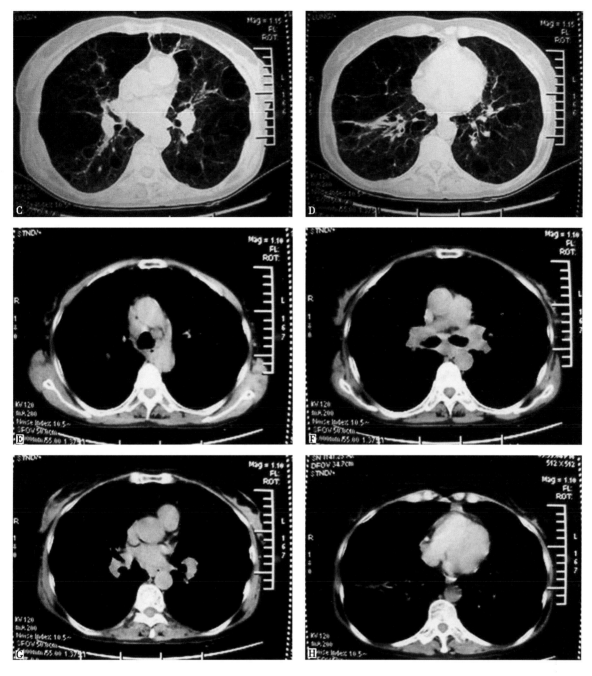

图 4-4-8-2 ｜ 2012 年胸部 CT 表现

【肺功能检查】

　　TLC 0.54L，FEV$_1$/FVC 0.44，FEV$_1$/pre 0.29，弥散 / 通气比 0.44。

【心脏彩超】

　　心脏结构及室壁运动未见明显异常。

（二）临床思辨

【临床特点】

　　1. 患者为中老年女性，病程呈慢性，病情进行性加重。

2. 主要症状和体征为反复咳嗽，进行性加重的劳力性呼吸困难，口唇发绀，双肺呼吸音低，未闻干湿啰音。

3. 实验室检查显示多克隆免疫球蛋白升高、ESR 升高；自身抗体谱、肿瘤标志物、PPD 试验、HIV 等阴性。

4. 肺功能检查提示重度阻塞性通气功能障碍合并重度弥散功能障碍。

5. 胸部 CT 早期表现为双肺弥漫性分布的磨玻璃样小叶中心型结节，边界不清，并可见散在小肺气囊，合并纵隔及肺门多发淋巴结肿大，其中纵隔及肺门肿大淋巴结与 2003 年相比无明显变化。

6. 糖皮质激素、免疫抑制剂等治疗反应欠佳。

【思辨要点】

本病例以干咳、进行性加重的劳力性呼吸困难为主要临床表现，纵隔淋巴结活检诊断为结节病，但在使用糖皮质激素情况下病情仍持续进展。

1. 本例患者出现呼吸困难进行性加重的原因是什么？

呼吸困难在临床极为常见，其病因错综复杂，主要可分为肺源性呼吸困难（如阻塞性、限制性通气障碍和肺血管疾病）及肺外呼吸困难（如心源性、神经肌肉病变等）。本例患者出现渐进性劳力性呼吸困难，肺功能检查提示重度阻塞性通气功能障碍伴弥散功能减低，胸部 CT 见双肺多发肺大疱，未见肺动脉段增宽、胸腔积液等改变，超声心动图等未提示心脏结构改变或射血分数减低、肺功能高压，BNP 正常。分析其呼吸困难加重的原因，可能主要与病变进展，肺实质破坏，肺有效通气面积明显减少相关。

2. 对于本例患者，结节病诊断的依据是否充分？

糖皮质激素一直是结节病治疗的首选药物，对缓解症状、减少肉芽形成有一定疗效。多数患者对糖皮质激素反应良好，但也有少数患者反应不佳或不能耐受激素不良反应，对于后者可考虑使用免疫抑制剂。

本例患者在持续应用激素情况下，临床症状仍缓慢进展，病程中曾短时间应用环磷酰胺等药物，但症状仍无改善，因此结节病诊断依据不足，需通过病理检查进一步排除。

二、诊治过程

（一）临床信息

【实验室检查】

详细回顾患者发病 11 年来的诊疗资料，异常的实验室检查项目主要为持续的多克隆高免疫球蛋白血症以及血沉增快；肿瘤标志物、PPD 试验、自身抗体等指标则持续为阴性（表 4-4-8-1）。

表 4-4-8-1　发病 11 年间血清总蛋白、白蛋白、球蛋白及其亚型和血沉一览表

检查时间	TP (g/L)	ALB (g/L)	GLB (g/L)	IgG (g/L)	IgA (g/L)	IgM (g/L)	ESR (mm/1h)
第 1 年 5 月	95	23	72				102
第 1 年 7 月	86	31	55				146
第 2 年 7 月	87	26	61	54	9.56	7.31	118
第 3 年 10 月	115	26.3	88.7				
第 4 年 8 月	108.3	26.5	81.8				
第 5 年 11 月	116.8	23.2	93.6				
第 6 年 10 月	112.9	22.8	90.1	63	11.9	3.42	140

续表

检查时间	TP （g/L）	ALB （g/L）	GLB （g/L）	IgG （g/L）	IgA （g/L）	IgM （g/L）	ESR （mm/1h）
第 9 年 4 月	96.4	26.0	70.4				
第 10 年 2 月	95.2	29.5	65.7	45.9	8.5	3.42	102
第 10 年 10 月	97.9	36.5	61.0				57
第 11 年 4 月	88.8	33.7	55.1	21.6	5.39	2.56	

最初就诊时间：2003 年 1 月
正常值：血清总蛋白（TP）60～80g/L，白蛋白（ALB）40～60g/L，球蛋白（GLB）20～30g/L，IgG 7～16g/L，IgA 0.7～4g/L，IgM 0.4～2.3g/L，红细胞沉降率（ESR）0～20mm/1h

【肺功能检查】

患者肺功能检查显示混合性通气功能障碍［初期以限制性通气功能障碍为主，后期则以阻塞性通气功能障碍（重度）为主］，弥散功能呈进行性减退（表 4-4-8-2）。

表 4-4-8-2　发病 11 年期间肺功能演变

检查时间	VC/pre	FEV$_1$/pre	FEV$_1$/FVC	TLC/pre	MVV/pre	DL$_{co}$/VA
第 2 年 4 月	0.66	0.68	1.78/2.0，0.89	1.15	0.63	0.60
第 3 年 10 月	0.68	0.61	1.52/1.89，0.8	0.62	0.60	0.61
第 10 年 2 月	0.57	0.29	0.73/1.67，0.44	0.54	0.24	0.44

【影像学检查】

患者患病 11 年间胸部 CT（图 4-4-8-3、图 4-4-8-4）始终可见纵隔及肺门肿大淋巴结，肺实质内开始为双肺弥漫性分布的磨玻璃样小叶中心型结节，边界不清，并可见散在薄壁囊腔（肺气囊），之后薄壁囊腔逐年增多，小结节和磨玻璃影逐渐减少，未见牵拉性支气管扩张、蜂窝等纤维化改变。

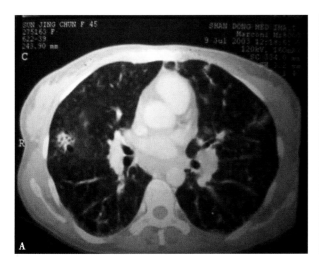
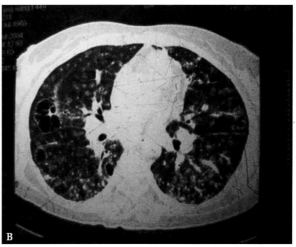

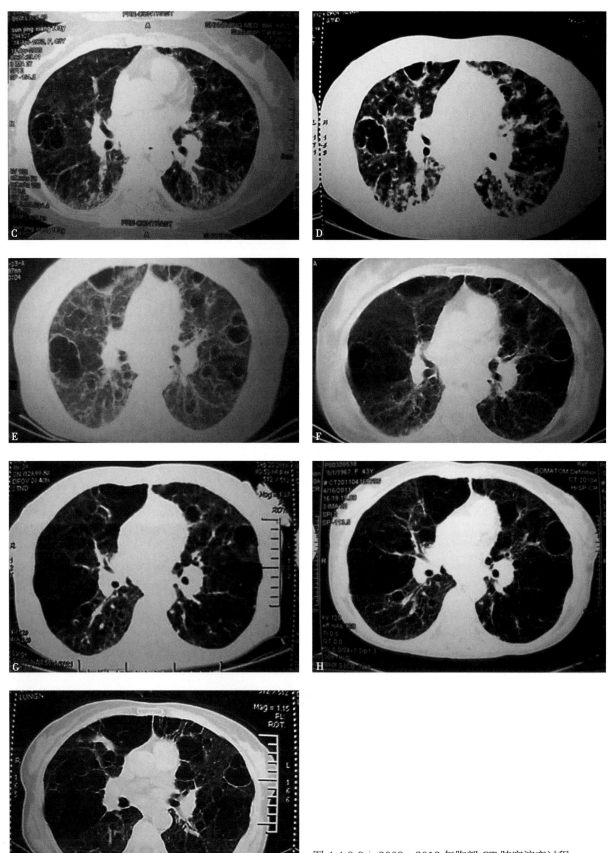

图 4-4-8-3 | 2003—2012 年胸部 CT 肺窗演变过程
A. 第 1 年; B. 第 2 年; C. 第 3 年; D. 第 4 年; E. 第 6 年; F. 第 7 年; G. 第 8 年; H. 第 9 年; I. 第 10 年

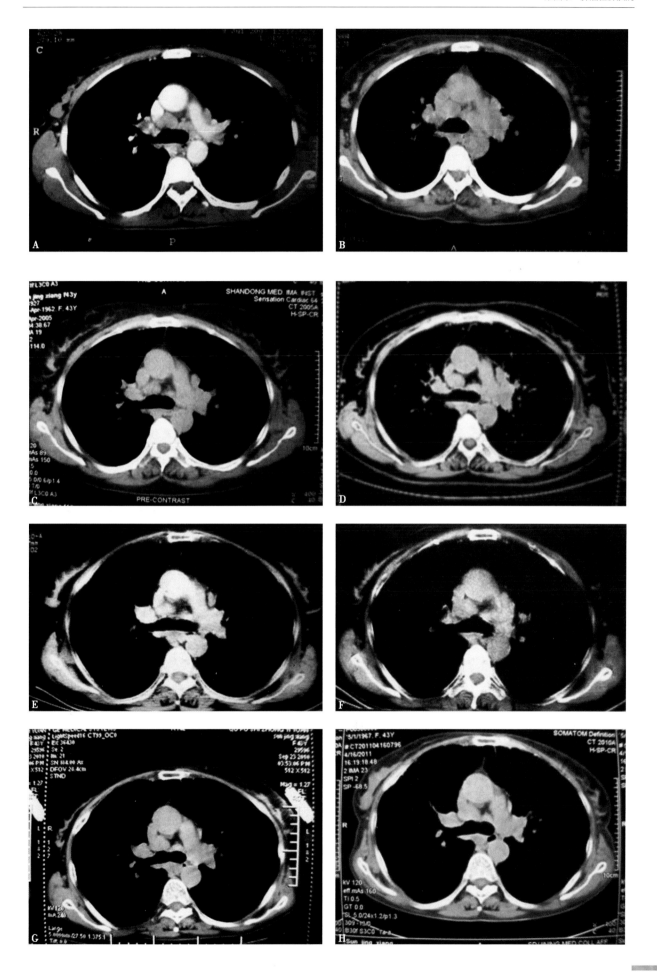

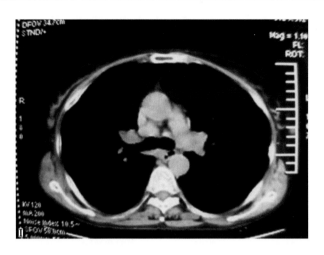

图 4-4-8-4 ｜ 2003—2012 年胸部 CT（纵隔窗）演变过程

A. 第 1 年；B. 第 2 年；C. 第 3 年；D. 第 4 年；E. 第 6 年；F. 第 7 年；G. 第 8 年；H. 第 9 年；I. 第 10 年

（二）临床思辨

根据现有临床资料，对于本病例，需要做哪些鉴别诊断？

上述临床资料显示，本病例的基本特点为：慢性起病、病程长，病变局限在肺内，血沉快，多克隆免疫球蛋白水平增高；影像学表现为肺内弥漫性小结节和磨玻璃影、薄壁囊腔，随时间推移发展为双肺多发肺大疱，肺实质破坏明显，导致渐进性呼吸困难，最终发展至呼吸衰竭。

针对上述临床特点，须对下列疾病进行鉴别诊断：

（1）淋巴管平滑肌瘤病（LAM）：育龄期妇女若双肺出现多发肺气囊，需要考虑该病。LAM 以不典型平滑肌细胞（LAM 细胞）过度增生为特征，可因小气道平滑肌细胞异常增生堵塞远端气道及淋巴管而出现气胸、乳糜胸等改变。但 LAM 的影像学改变并不包括肺内磨玻璃样渗出性小结节，并且不伴有免疫球蛋白异常增加，与本病例情况不符。

（2）肺朗格汉斯细胞组织细胞增多症（PLCH）：也可出现双肺多发薄壁囊腔。该病 90% 发生于吸烟者，其囊状影分布不均且大小不等，常伴有多发性结节，个别患者可有肺门和纵隔淋巴结肿大。但 PLCH 的结节状和囊性病变主要分布在肺上部区域，双下肺肋膈角病灶少见，并且不伴有免疫球蛋白的异常增加，与本病例情况不符。

（3）IgG4 相关性肺疾病（IgG4-related disease, IgG4-RD）：可有多克隆性高免疫球蛋白血症，其影像学可表现为实性结节影、磨玻璃样改变或蜂窝肺。Inoue 等根据 CT 特点把 IgG4 相关性肺疾病分为实性结节型、多发圆形磨玻璃影型、肺泡间质型和支气管血管束型 4 种主要类型。其中，支气管血管束型和肺泡间质型的 CT 表现与肺淋巴组织增生性疾病等难以鉴别，本例患者血清 IgG4 正常，不符合该病特征，但还需要对淋巴结组织进行 IgG 和 IgG4 组化染色，以进一步排除。

（4）淋巴细胞间质性肺炎（LIP）：HRCT 可显示边界不清的小叶中央磨玻璃影样结节和胸膜下小结节、支气管血管束增厚等，病变多分布于下叶，80% 患者可出现薄壁囊腔；病理特征为弥漫性肺间质致密淋巴细胞浸润。本病例的影像学与 LIP 相似。但是，特发性 LIP 很少同时合并有纵隔淋巴结肿大和免疫球蛋白异常增加。

（5）多中心型 Castleman 病（CD）：属于淋巴组织增生性疾病的一种，可以出现纵隔及肺门淋巴结肿大；由于浆细胞在肿大淋巴结异常表达，可导致免疫球蛋白异常增高，血沉也相应增快；病变累及肺时，其病理组织学表现为 LIP。本例患者的临床表现、影像学表现和实验室检查指标的异常改变均符合 CD 的特点，但确诊还需要依赖病理及免疫组织化学检测。

（6）淋巴瘤：也可出现多发淋巴结肿大，常伴持续或周期性发热、消瘦、脾大等症状。本病例病程迁延时间长，无慢性发热，未出现肺外淋巴结受累，故诊断该病依据不足。

（7）其他：纵隔和肺门多发淋巴结肿大还可能发生于肺癌和肺结核。本病例病程迁延时间长，未出现结核中毒症状；胸部 CT 检查显示结节影和磨玻璃影逐渐减少，未出现占位性病变；肿瘤标志物正常；痰涂片未查到抗酸杆菌，PPD 试验阴性。上述表现不支持肺癌和肺结核诊断。对于其他全身性疾病，如结缔组织疾病等，目前没有相应诊断依据。

三、临床确诊

（一）临床信息

【实验室检查】

免疫球蛋白 G 亚类：IgG1 13.33g/L，IgG2 4.14g/L，IgG3 0.41g/L，IgG4 0.11g/L。

球蛋白 κ 轻链 16g/L，λ 轻链 11.4g/L。

【组织病理学】

重新对本例患者纵隔淋巴结的病理切片进行组化染色可见：HE 染色显示淋巴结正常结构大致存在，淋巴组织增生活跃，可见滤泡结构，滤泡间有大量成熟浆细胞浸润；免疫组化显示 CD20、CD3、CD38、CD138 和 IgG 部分细胞呈阳性，Ki-67 增殖指数 5% 阳性，仅少数细胞呈 IgG4 阳性（IgG4 阳性浆细胞数 < 10 个 /HP，IgG4/IgG < 10%）（图 4-4-8-5）。

结合病史和血清 IgG4 水平，本病例可排除 IgG4-RD，诊断为多中心性浆细胞型 Castleman 病。

最后诊断：多中心性浆细胞型 Castleman 病。

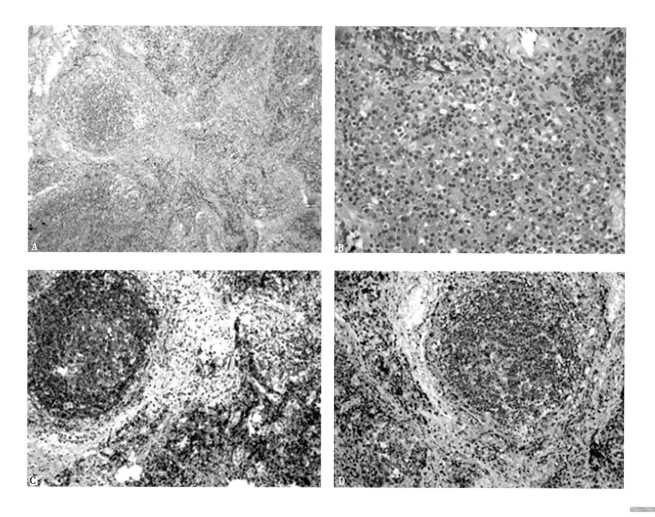

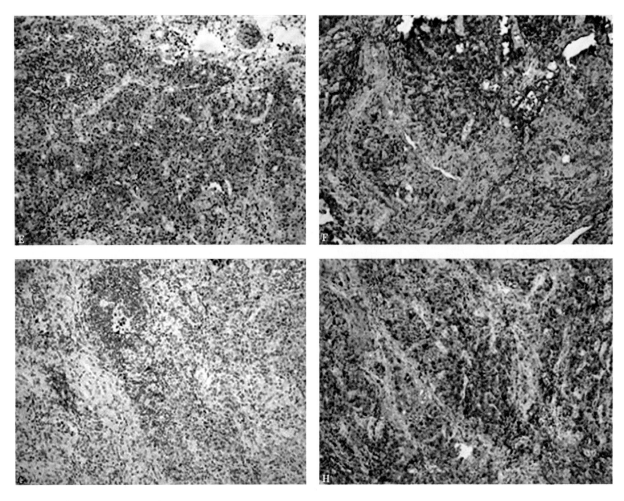

图 4-4-8-5 │纵隔淋巴结病理表现

HE 染色可见淋巴结结构、滤泡结构，其间有大量分化成熟的浆细胞（A. HE 染色，100×；B. HE 染色，400×）；组化染色 CD20（C. 200×）、CD3（D. 200×）、CD138（E. 200×）和 IgG 部分细胞呈阳性（F. 200×），Ki-67 增值指数 5%（G. 200×），仅少数细胞呈 IgG4 阳性（H. 200×）

（二）临床思辨

Castleman 病（CD）是一组少见的非典型淋巴组织增殖性疾病，又称为巨大淋巴结增生症、血管淋巴滤泡增生症、血管瘤样淋巴结增生症和淋巴样错构瘤等，由 Castleman 等在 1956 年首次报道。该病突出的临床表现为无痛性淋巴结肿大，大多数病例表现为局限性淋巴结病变，最常侵犯纵隔淋巴结，颈部、后腹壁、腋窝及盆腔等部位的淋巴结也可被侵犯，含有淋巴组织的器官（如肺、喉、腮腺、胰腺、肌肉等）可被累及。其肿大淋巴结的组织病理学表现为：①肿大淋巴结结构基本保持完整；②滤泡增生明显；③血管增生。CD 可进一步分为透明血管（hyaline vascular，HV）型、浆细胞（plasma cell，PC）型和混合型。HV 型突出表现为滤泡血管呈玻璃样变，伴滤泡生发中心萎缩；PC 型则突出表现为滤泡间质中浆细胞浸润增多，伴滤泡生发中心增生；混合型具有二者的共同表现。

临床上多将 Castleman 病按累及范围分为局限型 Castleman 病（unicentric Castleman's disease，UCD）和多中心型 Castleman 病（multicentric Castleman's disease，MCD）。UCD 表现为孤立淋巴结或纵隔内某一组淋巴结肿大，临床多无症状，90% 以上为透明血管型，多可手术切除，预后较好。MCD 表现为一组以上的淋巴结或淋巴结外器官受累，通常有低热、盗汗、乏力等全身症状，实验室检查提示贫血、血沉加快、多克隆性高免疫球蛋白血症等，绝大多数为浆细胞型，手术切除困难，预后较差。目前，多数研究认为，IL-6 在 CD 发生发展过程中起重要作用，而 HIV 或 HHV-8 等病毒感染与 MCD 预后关系密切。

对于局限于肺内的 MCD，其肺实质病理组织学表现为 B 淋巴细胞和大量浆细胞在肺实质内的浸润；HRCT 可见肺门和（或）纵隔巨大淋巴结增生，肺实质改变类似 LIP，表现为边界不清的小结节、磨玻璃影、肺气囊、小叶间隔增厚以及外周支气管血管束增粗、双侧少 - 中量胸腔积液等。Johkoh 等报道一组（12 例）胸内 MCD，影像学表现为肺实质广泛浸润，全肺均受累，弥漫分布的小叶中心性模糊小结节、磨玻璃样改变、散在肺气囊等改变。薄壁气囊可能是由支气管或细支气管周围淋巴细胞间质性肺炎引起气道不全性阻塞而形成。

本例 CD 患者病程长达十余年，影像学资料非常完整，有助于我们对本病肺部病变演变过程深入认识。其胸部 CT 表现始终可见纵隔及肺门淋巴结肿大，肺实质内早期为双肺弥漫性分布的小结节和磨玻璃高密度病灶，边缘较模糊，可见多发散在的肺气囊；病程进入第 5 年后，肺实质内肺气囊进行性增多，而双肺弥漫性分布的小结节和磨玻璃影病灶明显减少；发病 6 年（2009 年）后，肺内的基本改变为多发肺气囊和肺大疱。患者初期以限制性通气功能障碍为主，后期则以重度阻塞性通气功能障碍为主，而弥散功能呈进行性减退，其肺功能变化与肺内肺气囊增加的影像学改变相符。

MCD 没有标准治疗方案，既往多采用激素和（或）化疗，常采用 CHOP 方案（环磷酰胺＋多柔比星＋长春新碱＋泼尼松），但疗效存在争议。

有研究显示，是否合并病毒感染显著影响患者预后，因此诊断明确为 MCD 后，应进行 HIV 及 HHV-8 病毒检测。对于合并 HIV/ HHV-8 感染者，可考虑使用抗 IL-6 单克隆抗体或 IL-6 受体抑制剂，无法获取 IL-6 单抗或受体抑制剂时可考虑使用抗 CD20 单克隆抗体（利妥昔单抗）。对于合并 HIV/ HHV-8 感染者，则应同时启动抗病毒治疗（如更昔洛韦）。其他治疗选择还包括硼替佐米、沙利度胺等，也显示一定疗效。

本例患者基础情况较差，病程迁延时间长达 11 年，可能部分得益于病初阶段给予糖皮质激素联合免疫抑制剂治疗。

精要回顾与启示

Castleman 病是一组少见的非典型淋巴组织增殖性疾病，临床诊断困难。对于多中心型并发弥漫性间质肺病患者，如果发现同时伴有高免疫球蛋白血症，高度疑诊 MCD，需要临床医师仔细甄别临床每一个异常环节和指标。正确诊断的确立往往是一个循环往复的认识过程，需要对之不断认识 - 否定 - 再认识 - 再否定，对少见的"孤儿性"肺病而言，更是如此。

（郑雅莉　张　洋　高占成）

参考文献

1. Inoue D, ZenY, AboH, et al. Immunoglobulin G4-related lung disease : CT findings with pathologic correlations. Radiology, 2009, 251: 260-270

2. Iyonaga K, Ichikado K, Muranaka H, et al. Multicentric Castleman's disease manifesting in the lung : clinical, radiographic, and pathologic findings and successful treatment with corticosteroid and cyclophosphamide. Intern Med, 2003, 42: 182-186.

3. Castleman B, Iverson L, Menedez VP. Localized mediastinal lymphnode hyperplasis resembling thymoma. Cancer, 1956, 9: 822-830.

4. Talat N, Schulte KM. Castleman's disease : systematic analysis of 416 patients from the literature. The oncologist, 2011, 16 (9): 1316-1324.

5. Johkoh T, Muller N, Ichikado K, et al. Intrathroacic multicentric castleman disesae : CT findings in 12 patients. Radiology, 1998, 209: 477-481.

6.　Desar SR, Nicholson AG, Stewart S, et al. Benign pulmonary lymphocytic infiltration and amyloidosis : computed tomographic and pathologic features in three cases. J Thorac Imaging, 1997, 12: 215-220.

病例 9　长期反复发热、咳嗽伴单侧多发肺大疱

一、入院疑诊

（一）病例信息

【病史】

男性患者，56 岁，13 年前起无明显诱因出现反复发热伴咳嗽、咳痰，冬季常见，抗菌药物治疗后多能好转，但仍有慢性咳嗽、咳白痰，9 年前逐渐开始出现活动后气短，6 年来活动耐量进行性下降。1 个月前，患者无明显诱因出现咽痛、轻度咳嗽、少量白痰，应用阿奇霉素 5 天后自觉咽痛好转，仍有咳嗽、咳痰。继而着凉后，患者出现发热，最高体温达 39℃，伴畏寒、肌肉酸痛，无寒战，伴咳嗽、咳白痰及活动后喘憋，夜间可平卧，双下肢无水肿。胸部 CT 示左侧多发肺大疱伴左下肺脓肿，左主支气管腔内可见钙质高密度占位。当地医院先后予阿奇霉素治疗 5 天，哌拉西林联合左氧氟沙星治疗 2 周，万古霉素联合亚胺培南治疗 6 天，患者症状无明显好转，遂至我院住院进一步诊治。自发病以来，患者饮食、精神可，二便正常，无乏力、盗汗，体重减轻 3kg。

患者 6 年前因车祸右肩骨折，行手术治疗；确诊 2 型糖尿病 1 个月，现血糖控制良好；否认结核病史及接触史；否认幼儿期重症肺炎病史；从事建筑业 4 年余，否认粉尘、涂料、放射性物质接触史；吸烟 20 余年（20～30 支 / 天），戒烟 4 年；饮酒 30 年（相当于酒精 80g/d），已戒酒 1 个月余。其母亲患肺心病。

【体格检查】

体温 36.6℃，心率 72 次 / 分，呼吸 18 次 / 分，血压 125/80mmHg。全身浅表淋巴结无肿大。桶状胸，左肺语颤增强，无胸膜摩擦感，无皮下捻发感；左肺叩诊鼓音，右肺叩诊清音；左肺未闻呼吸音，右肺呼吸音清，右侧腋中线第 7、8 肋间可闻及吸气末细湿啰音，未闻干啰音。心律齐，未闻心脏病理性杂音。腹部查体未见异常。双侧下肢无水肿，病理反射未引出。

【实验室检查】

血常规：WBC 15.21×10^9/L，N% 82.64%，Hb 147g/L，PLT 218×10^9/L。

血气分析：pH 7.51，$PaCO_2$ 38.3mmHg，PaO_2 71mmHg，SaO_2 96%。

痰涂片：未见抗酸杆菌、真菌孢子及菌丝。

ANA、ANCA、抗 dsDNA 抗体阴性，T-SPOT 阴性。

【影像学检查】

入院 1 个月前，胸部 CT 见左侧多发肺大疱，左下肺脓肿，其内见液平，左主支气管腔内高密度影，左侧少量胸腔积液（图 4-4-9-1），抗感染治疗后未见好转（图 4-4-9-2）。

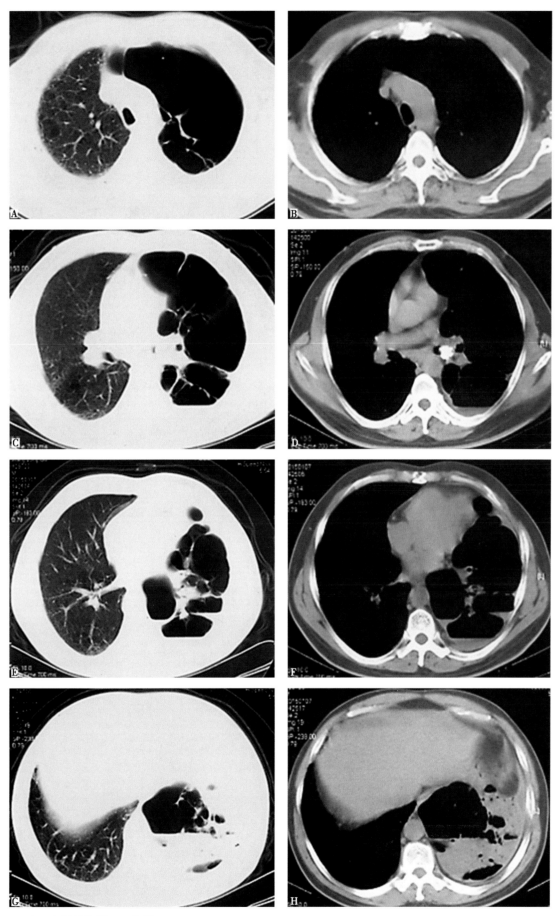

图 4-4-9-1 ┃ 1 个月前胸部 CT 表现

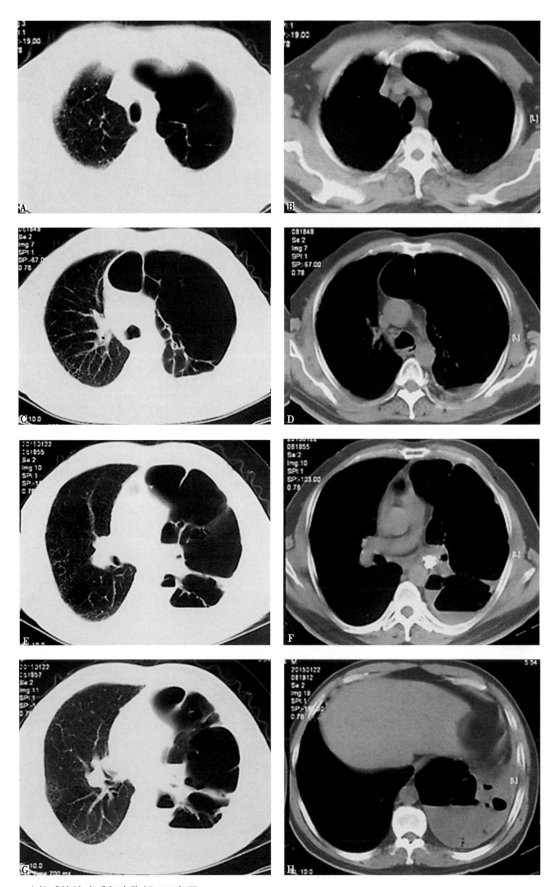

图 4-4-9-2 | 抗感染治疗后复查胸部 CT 表现

（二）临床思辨

【临床特点】

1. 患者为中年男性，病程呈慢性，病情反复发作，逐渐加重。

2. 主要症状和体征为反复发作的发热、咳嗽、咳痰，逐渐出现活动耐量下降；桶状胸，左肺语颤增强，左肺叩诊鼓音，左肺未闻呼吸音。

3. 实验室检查提示外周血白细胞及中性粒细胞百分比略高，免疫相关指标未见异常。

4. 影像学检查显示左肺过度充气，多发肺大疱，其内可见气液平，左主支气管腔内可见钙质密度占位影。

5. 先后经多种抗感染治疗，患者症状及胸部影像学表现均无好转。

【思辨要点】

本病例以反复发热、咳嗽、咳痰为主要临床表现，结合胸部影像学表现，肺部感染诊断明确。但患者本次发病后，应用多种抗生素治疗，效果不佳，可能与左肺结构异常（多发肺大疱）及引流不畅（左主支气管内占位性病变）相关。

1. 本例患者左肺多发肺大疱的原因是什么？

本例患者胸部影像学检查显示左肺多发肺大疱，支气管血管束明显减少，须注意与以下疾病相鉴别。

（1）先天性发育缺陷：先天性一侧肺发育不良好发于右肺，多无临床症状，于体检时偶然发现，常伴其他器官发育异常，胸部影像学检查显示患侧肺透光度增加、血管纤细，很少并发支气管扩张或肺大疱。先天性大叶性肺气肿常见于新生儿，患儿出生不久即出现发绀症状，影像学表现为患侧肺体积增大，邻近肺组织受压不张，肺纹理纤细、稀疏。本例患者的临床特征与该病不相符合，可追溯既往影像学资料进一步确认。

（2）Swyer-James 综合征：也称单侧透明肺综合征。1953 年，Swyer 和 James 首先报道了 1 名 6 岁儿童胸部 X 线检查显示单侧透明肺伴同侧肺动脉细小；次年，MacLeod 报道了 9 名有类似表现的成年患者（因此，Swyer-James 综合征也称为 Swyer-James-MacLeod 综合征或 MacLeod 综合征。目前认为，儿童时期（尤其是 8 岁前）的肺部重症感染是该病的主要病因，腺病毒、麻疹病毒、百日咳杆菌、结核分枝杆菌、支原体、呼吸道合胞病毒、流感病毒等都可为其致病病原体。8 岁前，儿童肺发育尚不成熟，感染会导致细支气管结构和微血管破坏、肺间质纤维化、肺动脉发育障碍、肺泡数目减少、肺体积缩小，为维持肺容积，部分肺泡可异常扩张而出现肺气肿、肺大疱，但肺体积仍偏小，甚至出现毁损肺。该病往往在成年发病，临床表现为反复咳嗽、咳痰、咯血，少数患者可无明显症状。胸部 CT 是诊断此病的必要检查，特征性表现为：①患肺（常见左肺）透亮度增高，体积偏小或正常；②婴幼儿时感染肺叶毁损，但各段、叶支气管尚通畅，血管性肺纹理减少、肺动脉主干或叶动脉发育细小；③合并支气管扩张多见；④呼气相 HRCT 可见马赛克征，表现为双侧闭塞性细支气管炎。本例患者否认幼儿期重症肺炎病史，胸部 CT 显示患侧肺体积无减小，甚至存在过度充气，因此目前无诊断 Swyer-James 综合征证据。

（3）结核分枝杆菌感染：广泛的肺内结核病变可导致支气管扩张、多发空洞和纤维索条形成等，造成肺结构破坏。结核毁损肺的影像学表现多为患侧胸廓塌陷、肺体积缩小，其内可见斑片、纤维索条、钙化影，合并其他病原菌感染（如细菌、真菌）时可有相应表现。本病例支气管内存在钙化病灶、抗生素治疗效果不佳，需考虑结核分枝杆菌感染可能，但患者否认结核病史或接触史，患侧肺过度充气，痰涂片抗酸染色阴性，又似乎不符合结核分枝杆菌感染特点，因此尚需多次痰涂片、支气管镜检查，甚至活检病理以进一步明确诊断。

（4）支气管占位性病变或异物：可形成活瓣，造成吸气时气体顺利进入，呼气时肺内气体排出受阻，使患侧肺内含气增多，肺野透亮度增加。本例患者存在支气管内占位性病变，纵隔向健侧移位，可能因占位性病变形成活瓣导致气体潴留，充气量逐渐增大，破坏肺泡壁，形成肺大疱。另外，左主支气管阻塞，左肺引流不畅，易发生难以控制的感染，而反复感染又会加重肺组织的破坏。因此，本病例由左主支气管内占位导致左肺毁损的可能较大，需进一步确定气道内占位病变的性质。

2．如何判断本病例左主支气管内占位性病变性质？

支气管阻塞的原因主要为异物吸入、支气管结核及支气管内肿瘤等。本例患者无异物吸入病史，故暂可排除此病因。支气管结核为结核分枝杆菌侵犯黏膜下层和软骨，造成管壁不规则增厚、扭曲，管腔扩张或狭窄，较常见管壁内斑点状或砂粒样钙化较常见，极少见管腔内隆起，常伴有肺部结核播散病灶。原发性支气管内肿瘤虽然较少见，但是临床上气道狭窄和阻塞的常见原因之一，可导致呼吸困难及反复肺部感染。良性或低度恶性肿瘤生长缓慢，早期症状不明显，患者多于病程晚期、发生严重通气障碍时就诊，X线胸片常无阳性发现，极易误诊、漏诊。其中，良性占位性病变主要包括炎性肉芽肿、炎性息肉、纤维瘤、错构瘤、平滑肌瘤、软骨瘤、神经纤维瘤、脂肪瘤等；恶性肿瘤多为类癌、黏液表皮样癌、腺样囊性癌等。本例患者的胸部影像学检查显示，占位性病变边缘尚光滑，不伴明显纵隔淋巴结肿大或肺内病灶，故考虑良性可能性大。

综上，下一步诊疗计划包括：①继续完善检查并进行抗感染治疗；②追踪既往影像学资料，以明确肺部结构改变出现时间及左主支气管内占位性病变变化；③完善支气管镜检查，包括镜下活检。

二、诊治过程

（一）临床信息

【实验室检查】

血常规：WBC $5.5 \times 10^9/L$，N% 70.6%，Hb 122g/L，PLT $286 \times 10^9/L$。

血气分析：pH 7.45，$PaCO_2$ 43mmHg，PaO_2 68mmHg，HCO_3^- 29.9mmol/L，SaO_2 94%。

ESR：77mm/1h；CRP：98mg/L；PCT：阴性。

多次痰涂片抗酸染色阴性。

【影像学检查】

近13年来，患者胸部X线和CT均表现为左肺从初始体积大致正常，逐渐出现左肺体积减小，肺实质高密度影肺炎样改变；随着病情发展出现多发肺大疱、肺脓肿和肺毁损（图4-4-9-3～图4-4-9-10），并见左主支气管内病灶逐渐增大，最终导致管腔闭塞。

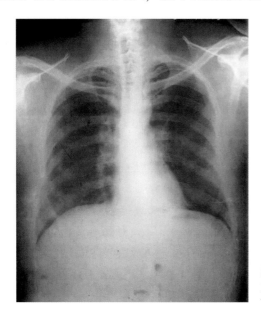

图4-4-9-3 │ 12年半前胸部X线表现

胸部X线除左上肺透过度略增墙外，双肺体积大致正常

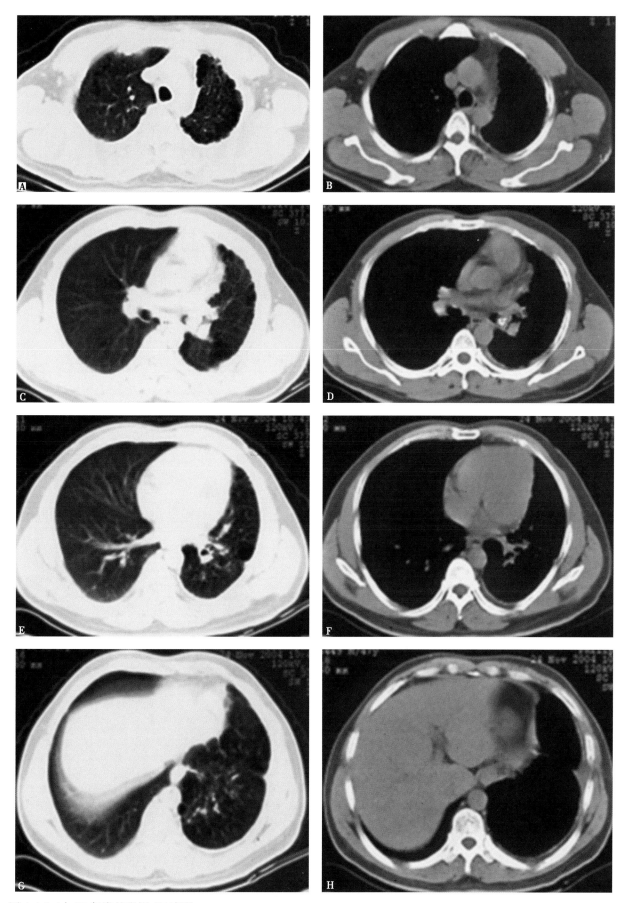

图 4-4-9-4 ｜ 10 年半前胸部 CT 表现

胸部 CT 可见左主支气管被高密度钙化灶不全阻塞，左肺体积缩小，但透过度略有增高，同时伴左侧胸膜弥漫性增厚

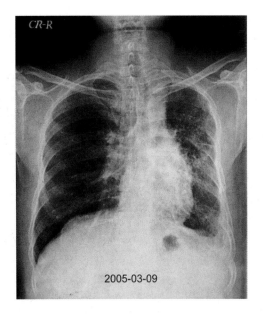

图 4-4-9-5 | 10 年前胸部 X 线表现

胸部 X 线可见右肺体积明显增大，透过度增加，而左肺体积相对缩小

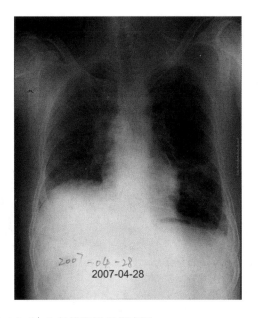

图 4-4-9-6 | 8 年前胸部 X 线表现

胸部 X 线片可见右肺体积略有缩小，而左上肺体积明显增大伴多发大疱形成，肋膈角变钝，透光度明显增加

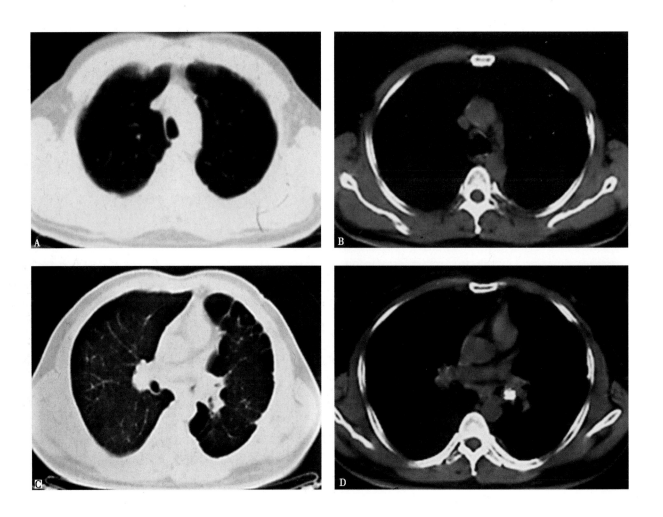

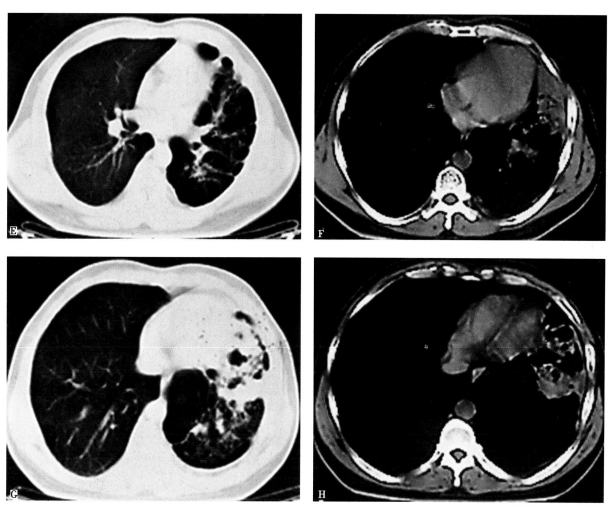

图 4-4-9-7 | 6 年半前胸部 CT 表现

胸部 CT 可见左主支气管被高密度钙化灶阻塞进一步加重，但左上肺体积增大含气增多，左下肺略缩小伴局限性斑片状高密度病灶和膨胀不全；右肺代偿性含气增多；左侧胸膜弥漫性病变减轻

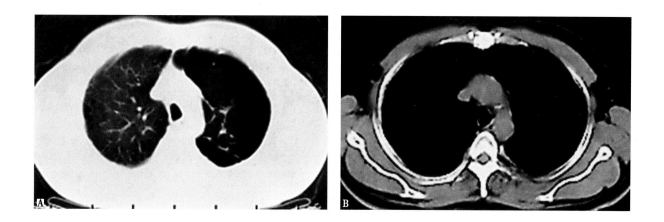

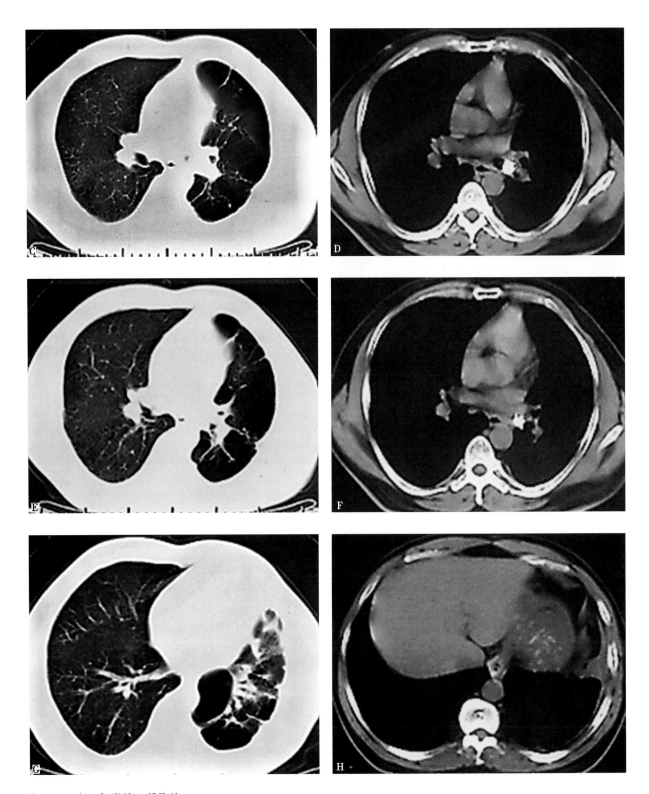

图 4-4-9-8 │ 4 年半前 X 线胸片

胸部 CT 可见左主支气管被高密度钙化灶阻塞进一步加重，管腔几近完全阻塞，左肺体积略缩小伴局限性不张，左上肺代偿性肺气肿和肺大疱进一步加重；右肺代偿性含气增多；未见左侧胸膜病变

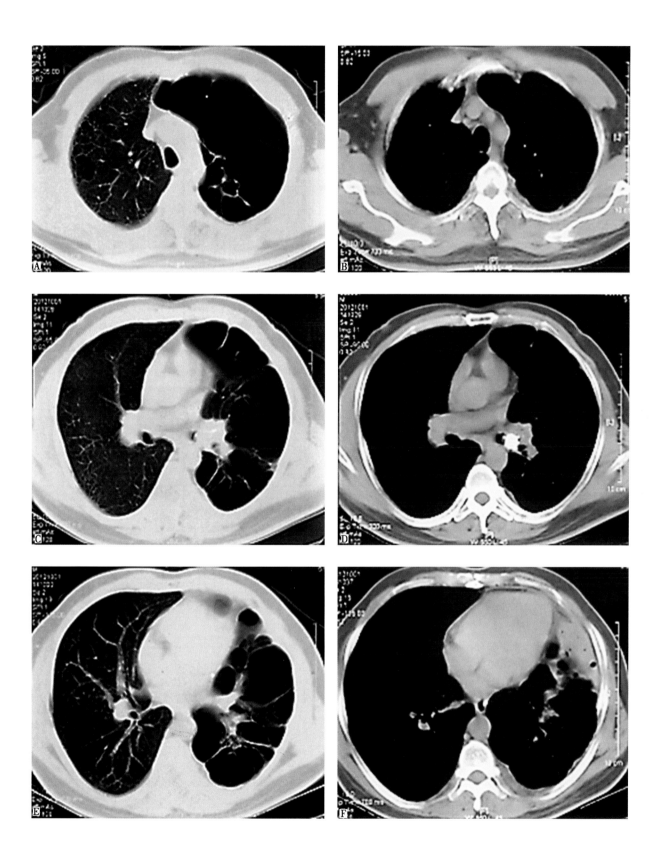

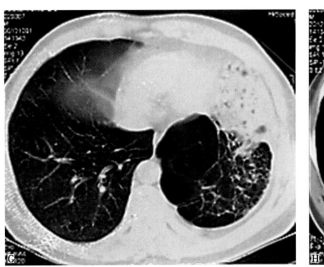
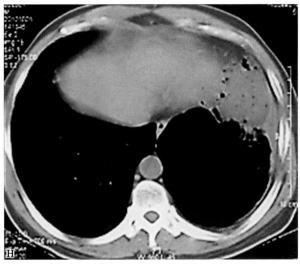

图 4-4-9-9 | 2 年半前胸部 CT 表现

胸部 CT 可见左主支气管被高密度钙化灶管腔几近完全阻塞，左上肺代偿性肺气肿和肺大疱进一步加重，左下肺体积略增大伴多发肺大疱，并见左下肺前内基底段实变；右肺代偿性含气较前有所减轻

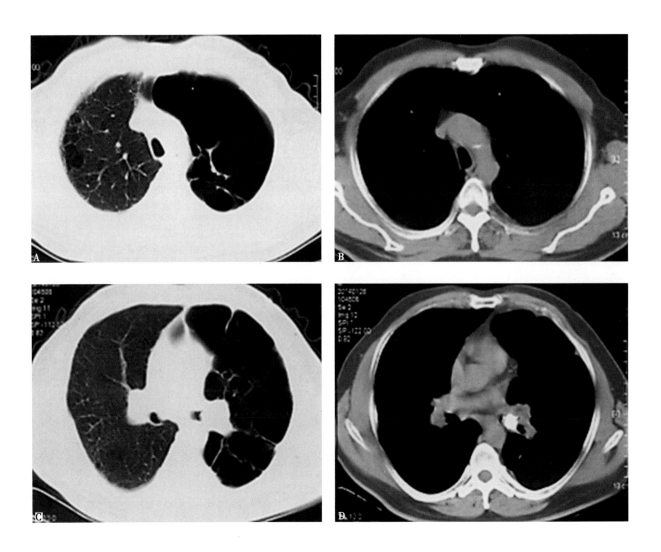

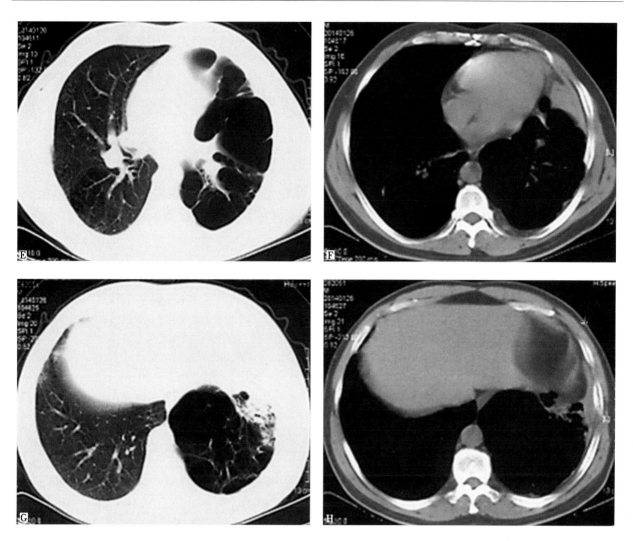

图 4-4-9-10 | 1 年前胸部 CT 表现

胸部 CT 可见左主支气管病灶同前，左上肺代偿性肺气肿和肺大疱进一步加重，左下肺多发肺大疱增多，左下肺前内基底段实变仍存在；右肺代偿性含气未见加重

【支气管镜检查】

患者入院后，行支气管镜检查、占位性病变表面刷检涂片及活检，结果见图 4-4-9-11～图 4-4-9-13。

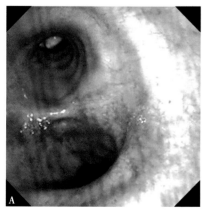
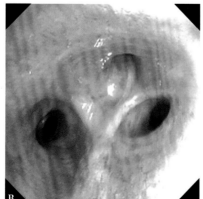
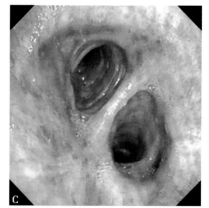

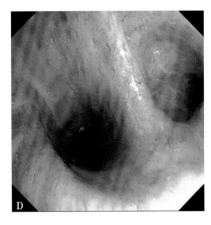
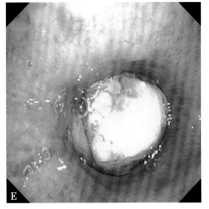

图 4-4-9-11｜支气管镜检查镜下表现

左主支气管远端见球形新生物，表面覆盖白色坏死物，管腔完全阻塞

A. 气管隆嵴；B. 右上叶支气管；C. 右中间支气管；D. 右下叶支气管；E. 左主支气管

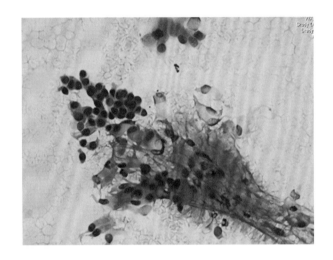

图 4-4-9-12｜左主支气管新生物涂片

血性背景中可见少量支气管黏膜上皮细胞、散在淋巴细胞及中性粒细胞（HE 染色，400×）

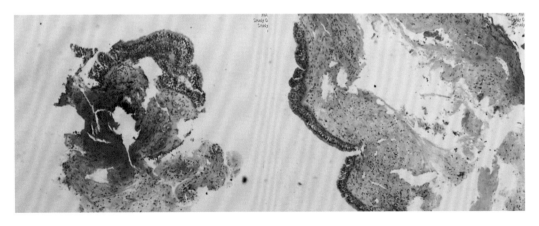

图 4-4-9-13｜经支气管镜左主支气管新生物活检

支气管黏膜组织慢性炎症改变（HE 染色，100×）

（二）临床思辨

根据上述临床资料，我们继续回答之前的问题：

1. 本例患者左肺逐渐出现多发肺大疱的原因是什么？

追溯患者既往影像学资料可了解以下信息：12 年半前，X 线胸片示左肺体积尚正常；10 余年前，胸部 CT 即示左主支气管占位性病变存在，其体积及内部钙化灶逐年增大，左肺因左主支气管阻塞，肺内气体吸入受阻，形成部分肺体积膨胀不全；8 年前，左肺开始出现过度充气，肺野透亮度开始增加，考虑为占位性病变形成活瓣，随着充气量增大，形成多发肺大疱，同时因反复合并肺内感染，加重了肺组织的破坏，最终导致目前的影像学表现。因患者胸部影像学异常表现并非在出生或幼年时即存在，为成年后获得性，故其左侧含气增多并非先天性发育缺陷及 Swyer-James 综合征所致。

10 年前，患者左肺组织尚未完全破坏时，肺内未见结核病灶。这种情况很少见于支气管结核，且支气管镜下直视局部病变以及刷检、活检未见相关阳性证据。本病例支气管镜检查见支气管内占位性病变表面光滑，周围气道光滑，未见干酪样坏死组织，病理检查未见肉芽组织，不支持支气管结核诊断。

综合分析本病例较长的病程及支气管镜下表现、刷检和活检病理结果，目前考虑其占位性病变为良性肿瘤可能性大，进一步明确诊断须完善病变大体病理检查。另外，切除占位性病变有助于改善气道阻塞及反复感染。

2. 对于本例患者，可以选择何种方案解除气道阻塞？

一般情况下，支气管镜下圈套器切除或氩气刀切除气管内肿物对患者损伤小，尤其是针对气管内良性肿物，在目前经支气管介入治疗条件成熟情况下应为首选。但本例患者影像学检查显示目前左肺残存正常肺组织极少，解除阻塞后左肺呼吸功能仍难以恢复，而且今后面临反复感染问题，因此左侧全肺切除可能是最佳治疗选择。下一步须完善检查，明确患者左肺残存功能，并评估其是否能耐受左侧全肺切除术。

三、临床确诊

（一）临床信息

【辅助检查】

1. 肺灌注显像　静脉注射 ^{99m}Tc-MAA 后肺血流灌注显像示右肺显影清晰，形态正常，放射性分布欠均匀（图 4-4-9-14A）；左肺呈放射性缺损区（图 4-4-9-14B）。

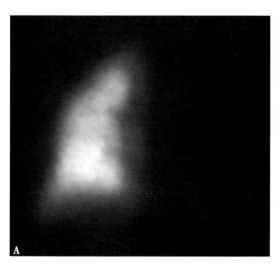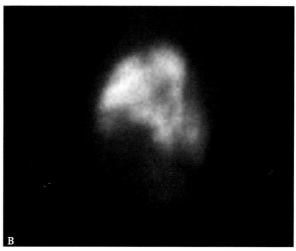

图 4-4-9-14｜静脉注射 ^{99m}Tc-MAA 后肺血流灌注显像

2. 肺功能检查　余肺 FEV_1 0.82L（＞0.8L），DL_{CO} 76.1% 预计值，MVV 58.3% 预计值。

【治疗过程】

经规律抗感染治疗 10 天后，患者体温恢复正常，肺灌注显像证实患者左肺无功能，肺功能检查明确患者可耐受一侧全肺切除术，遂对患者行外科手术，切除左肺及左主支气管肿物并做病理检查（图 4-4-9-15、图 4-4-9-16）。

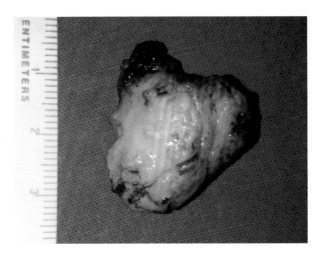

图 4-4-9-15 ｜ 左主支气管内占位性病变标本

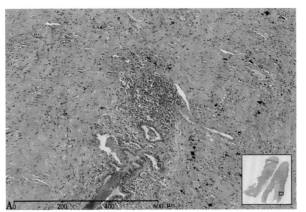
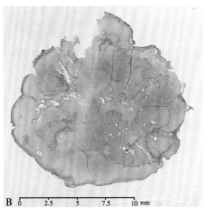

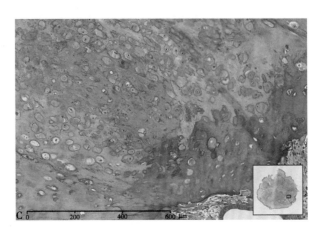

图 4-4-9-16 ｜ 左肺标本病理表现

肺组织正常结构基本消失，以纤维囊壁组织为主，肺组织支气管周灶状淋巴细胞浸润，结合临床表现，考虑符合肺大疱表现（A. HE 染色，100×）；左主支气管肿物为以软骨为主要成分的肺错构瘤（B. HE 染色，4×；C. HE 染色，100×）

最后诊断：左主支气管错构瘤，肺大疱合并感染。

（二）临床思辨

最终经术后病理证实，本例患者左主支气管内占位性病变为错构瘤。

肺错构瘤是最常见的肺部良性肿瘤，占全部肺良性肿瘤的75%，好发于中年男性，多为单发。肺错构瘤主要由不同比例的间叶组织（如软骨、脂肪、平滑肌、结缔组织）组成，夹杂呼吸道上皮，切除后预后良好，较少复发或发生肉瘤变。肺错构瘤可根据发生部位分为肺实质内型和支气管内型，根据病理成分分为软骨型和平滑肌型。肺实质内型错构瘤多位于周边肺，患者多无症状，常偶然发现；支气管内型错构瘤常阻塞气道，患者可出现持续或反复同一部位肺部感染表现或反复咯血。影像学检查对肺错构瘤的诊断有一定帮助，但仅10%～15%患者出现典型的爆米花样钙化（软骨样钙化）表现，肿物多为圆形或类圆形，无分叶或浅分叶，边缘光滑，内含有CT值－140HU～－40HU的局限性脂肪组织或与脂肪区共存的CT值＞170HU的钙化灶，肺门及纵隔多无肿大淋巴结。支气管内型瘤体呈光滑、质韧半球形肿物，基底较宽或有蒂。支气管镜下活检或穿刺活检常因成分多样、质硬、被覆反应增生的柱状纤毛上皮而难以获得有价值的标本，因而确诊率均较低（为10%～20%）。因此，对于支气管内型错构瘤，均应切除。对于早期患者，可行内镜下切除，创伤小且并发症少；对于无法行内镜下切除或复发者，需要外科切除肿瘤；对于形成肺实质损毁者，需要行肺叶切除。

精要回顾与启示

肺部良性肿瘤本身发病率较低，支气管内型错构瘤占肺错构瘤比例也较低，导致漏诊率高。对于单侧肺反复感染的病例，须考虑中心型肿瘤或支气管内肿瘤导致阻塞性肺炎的可能。本例患者在长期病程中，多次影像学检查提示左主支气管内占位性病变，但未引起临床医师高度重视，未行支气管镜检查，未明确占位性病变性质，最终病变进展为左侧毁损肺。因此，对于肺内同一部位反复或持续感染，不要只考虑抗感染，解一时"燃眉之急"，暂时的临床"治愈"可能导致隐匿病情的延误。

肺错构瘤可发生于肺实质内，也可发生于支气管内。支气管内型错构瘤症状出现早，有时难以根据影像学表现明确诊断，支气管镜下活检病理准确诊断率亦较低，需要及时切除治疗。该病首选内镜下切除，阻塞支气管造成肺不可逆病损时需行肺叶切除，整体预后良好。

（暴　婧　高占成）

参考文献

1. Tortajada M, Gracia M, Garcia E, et al. Diagnostic considerations in unilateral hyperlucency of the lung(Swyer-James-MacLeod syndrome). Allergol Immunopathol(Madr), 2004, 32: 265-270.

2. da Silva PS, Lopes R, Neto HM. Swyer-James-MacLeod syndrome in a surgically treated child : a case report and brief literature review. J Pediatr Surg, 2012, 47 (4): e17-22.

3. Alfageme I, Perez-Ronchel J, Reyes N, et al. Endobronchial hamartoma diagnosed by flexible bronchoscopy. J Bronchology, 2002, 9: 212-215.

4. Dimitrakakis G, Challoumas D, Rama Rao Podila S, et al. The challenge of pulmonary endobronchial chondromatous hamartomas. J BUON, 2014, 19: 60-65.

第五章　气道相关疾病

病例 1　喘憋、高热、多脏器功能损害

一、入院疑诊

（一）病例信息

【病史】

男性患者，27 岁，主因"间断喘息 20 余年，咳嗽 2 天，突发喘憋、意识不清半小时"于 2011 年 10 月 6 日凌晨 3 时于我院急诊就诊。患者于 20 年前无明显诱因出现喘息，诊断为"支气管哮喘"，但未进行规律诊治。近 3 年来，患者多于症状发作时，间断进行雾化吸入沙丁胺醇治疗。2 天前，患者出现咳嗽，无咳痰、发热，未进行诊治。半小时前，患者突发喘憋，吸入沙丁胺醇后无明显缓解，并且出现意识不清。急救中心接诊，送患者至我院急诊科，途中给予气管插管及甲泼尼龙 40mg、氨茶碱 0.25g 静脉滴注。

患者既往无其他病史，个人史及家族史无特殊。

【体格检查】

体温 36.7℃，心率 220 次 / 分，呼吸 26 次 / 分，血压 175/96mmHg。意识模糊，发绀，气管插管状态。双瞳孔等大、等圆，直径约 2.5mm，对光反射存在。双肺满布哮鸣音，未闻湿啰音。腹软，肝、脾肋下未触及。四肢肌力 5 级。

【实验室检查】

血气分析（即刻）：pH 6.93，$PaCO_2$ 112mmHg，PaO_2 55mmHg，HCO_3^- 23.5mmol/L，SaO_2 82%。

血常规：WBC $23.48×10^9$/L，N% 42.4%，Hb 133g/L，PLT $196×10^9$/L。

快速 C 反应蛋白（CRP）：10mg/L。

尿常规：尿比重 ≥ 1.030，尿蛋白 ≥ 3.0g。

【心电图和影像学检查】

ECG 呈现快速心房颤动。

X 线胸片（2011 年 10 月 6 日）：双肺纹理重，右心缘饱满（图 5-1-1）。

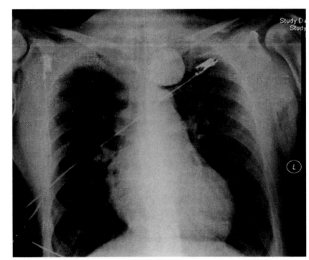

图 5-1-1 | 发病第 2 天 X 线胸片

（二）临床思辨

【临床特点】

1. 患者为青年男性，呈慢性病程，急性加重。
2. 主要症状为反复发作性喘息，喘憋、咳嗽，继而出现意识不清；查体发现双肺满布哮鸣音。
3. 实验室检查显示外周血白细胞增高，尿蛋白（＋），血沉略增快，肝功能有轻度异常。
4. 影像学检查显示肺部无明显渗出样病变，双肺纹理重，右心缘饱满。
5. 患者病情危重，目前用药后仍处于昏迷、气管插管人工通气状态。

【思辨要点】

患者为青年男性，既往有哮喘病史，未进行规律诊治，本次急性发作，表现为喘憋、意识不清，查体可闻及双肺弥漫性哮鸣音，考虑为支气管哮喘急性发作，有Ⅱ型呼吸衰竭、呼吸性酸中毒失代偿、肺性脑病的可能，结合病史及血常规结果，推测可能为上呼吸道感染诱发哮喘急性发作引发的一系列临床并发症。

1. 对于本例患者，若考虑诊断为支气管哮喘急性发作，应注意与哪些疾病进行鉴别？

本例患者为青年男性，既往有哮喘病史，本次咳嗽 2 天后出现喘憋、双肺哮鸣音，高度怀疑哮喘急性发作，同时还应注意排除急性心肌梗死导致急性左心衰竭、肺栓塞、重症肺炎的可能。根据 X 线胸片、心电图、血气分析和心肌酶学等相关检查结果，本病例基本可以排除心肌梗死、重症肺炎的可能。

2. 对于本例重症哮喘患者，应采取哪些重要的临床管理策略？

危重症哮喘是临床上常见的急危重症，能否在发作早期给予及时、有效的处理，直接影响患者的预后。本例患者已经出现Ⅱ型呼吸衰竭、呼吸性酸中毒、肺性脑病，应积极采取以下急救措施：

（1）机械通气：应注意采取保护性通气策略。对于支气管哮喘急性发作患者，在采取机械通气过程中，由于气道痉挛、人机对抗，患者很容易出现气压伤，一旦引起气胸，将使原本危重的病情更为恶化，甚至危及生命。因此，对于呼吸机参数的设置应遵循"小潮气量，允许性高碳酸血症"的策略，同时尽快给予抗炎解痉治疗以解除气道痉挛。

（2）抗炎解痉治疗：选择经静脉给予甲泼尼龙（80mg，每 12 小时 1 次），以尽快控制气道炎症；同时给予沙丁胺醇联合异丙托溴铵雾化吸入和氨茶碱类药物缓解支气管痉挛。

（3）抗感染：支气管哮喘急性发作往往存在感染诱发因素，因此应给予抗感染治疗。鉴于大部分病例为社区获得性感染所致，本病例在未明确病原菌的情况下，可考虑给予莫西沙星。患者已行机械通气，存在呼吸机相关性肺炎危险因素，因此可联合应用头孢他啶。

（4）对症支持：包括合理的液体管理和血流动力学监测等。

二、诊治过程（1）

（一）临床信息

【治疗过程】

患者入院后出现持续高热（体温高达 41.5℃）和快速房颤（心室率 150 次／分左右），经甲泼尼龙和多索茶碱抗炎及解痉平喘，莫西沙星抗感染，胺碘酮联合地尔硫䓬控制心室率，静脉冬眠合剂Ⅰ号［哌替啶 100mg、异丙嗪（非那根）50mg 和氯丙嗪 50mg］控制体温，效果不理想（图 5-1-2）。此外，患者在治疗期间逐渐出现血小板减少、肾功能不全和横纹肌溶解等多系统器官损伤表现。

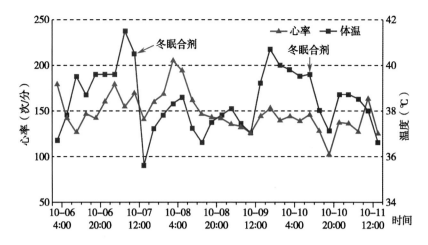

图 5-1-2｜体温及心率变化趋势

图中显示，心率对治疗反应不敏感，冬眠合剂可一过性降低体温至中低度发热状态

【实验室检查】

1. 血常规　入院时 WBC 明显增高，最高达 $23.48×10^9/L$，治疗后下降至正常或低于正常范围；Hb 从 142g/L 逐渐降至 101.2g/L；PLT 进行性下降，第 3 天最为明显，最低降至 $17.1×10^9/L$（表 5-1-1）。

表 5-1-1　血常规监测结果

时间	WBC（×10⁹/L）	N%（%）	Hb（g/L）	PLT（×10⁹/L）
10 月 6 日 3 时	23.48	42.4	142	257
10 月 6 日 16 时	17.47	95.0	133	196
10 月 7 日 8 时	6.00	86.1	116	93
10 月 8 日 12 时	10.15	94.7	116	20
10 月 8 日 16 时	11.66	94.4	114	20
10 月 9 日 12 时	11.17	94.69	115.3	19.0
10 月 10 日 6 时	2.76	83.57	107.8	17.1
10 月 11 日 6 时	4.44	89.45	101.2	17.9

2. 生化指标　肝功能轻度异常；入院第 2 天出现血尿素氮（BUN）、血肌酐（serum creatinine, SCr）明显增高；入院时 CK-MB、MYO 均有增高，治疗期间仍呈渐进性增高（表 5-1-2）。

表 5-1-2　入院后前 6 天血生化指标检查结果

日期	SCr（μmol/L）	BUN（mmol/L）	K（mmol/L）	AST（U/L）	CK（U/L）	CK-MB（ng/ml）	MYO（ng/ml）	TNI（ng/ml）	BNP（pg/ml）
10 月 6 日	56	3.57	4.80	34	80	1.2	209	< 0.05	194
10 月 7 日	198	13.65		59	1531	6.8	> 500	1.13	205
10 日 8 日	147	15.46	3.10						
10 月 9 日	266	32.43	6.34			5.30	825.80	1.29	
10 月 10 日	290	33.95	4.88	103	3730				
10 月 11 日	237	35.75	3.74	152		1.60	4009	1.05	1363

SCr：血肌酐；BUN：血尿素氮；K：钾；AST：天冬氨酸转移酶（aspartate transferase）；CK：肌酸激酶；CK-MB：心肌型肌酸激酶同工酶；MYO：肌红蛋白；TNI：肌钙蛋白 I；BNP：脑钠肽

3. 凝血功能 轻度异常（表5-1-3）。

表5-1-3 入院后前6天凝血功能检查结果

日期	PT（s）	APTT（s）	FIB-c（mg/L）	D-dimer（ng/ml）
10月6日	10.9	33.4	251.92	183.71
10月7日	15.0	32.2	277	347
10月8日	15.4	25.7	292.55	772.36
10月9日	14.1	33.0	219	943
10月10日	17.1	29.2	201	2569
10月11日	18.7	32.4	154	3818

PT：凝血酶原时间；APTT：活化部分凝血激酶时间；FIB-c：血浆纤维蛋白原c；D-dimer：D-二聚体

4. 血气分析 患者入院时已出现Ⅱ型呼吸衰竭、呼吸性酸中毒，经治疗，至入院后第5天才得到较好纠正（表5-1-4）。

表5-1-4 血气分析变化及机械通气条件

时间	pH	$PaCO_2$（mmHg）	PaO_2（mmHg）	HCO_3^-（mmol/L）	SaO_2（%）	机械通气条件
10月6日3时30分	6.93	112	55	23.5	82	机械通气前
10月6日5时	7.14	80	58	27.2	80	IPPV，Vt 400ml，FiO_2 60%，PEEP 5cmH₂O，f 15bpm
10月7日8时	7.13	79	88	21.3	93	IPPV，Vt 400ml，FiO_2 65%，PEEP 6cmH₂O，f 15bpm
10月8日8时	7.30	48	93	23.6	96	IPPV，Vt 400ml，FiO_2 50%，PEEP 5cmH₂O，f 20bpm
10月9日1时	7.27	38	229	17.4	100	SIMV＋PSV，Pins 23cmH₂O，FiO_2 80%，f 16bpm，PEEP 7cmH₂O，PSV 12cmH₂O
10月10日6时	7.43	53	123	35.2	99	SIMV＋PSV，Pins 19cmH₂O，FiO_2 40%，f 16bpm，PEEP 7cmH₂O，PSV 12cmH₂O
10月11日6时	7.53	35	90	29.2	98	SIMV＋PSV，Pins 19cmH₂O，FiO_2 45%，f 16bpm，PEEP 7cmH₂O，PSV 12cmH₂O

$PaCO_2$：动脉血二氧化碳分压；PaO_2：动脉血氧分压；SaO_2：动脉血氧饱和度；IPPV：间歇正压通气（intermittent positive-pressure ventilation）；Vt：潮气量；FiO_2：吸氧浓度分数；PEEP：呼气末正压通气（positive end-expiratory pressure）；f：呼吸频率（respiratory frequency）；SIMV：同步间歇指令通气（synchronized intermittent mandatory ventilation）；PSV：压力支持通气（pressure support ventilation）；Pins：吸气压（pressure of inspiration）

5. 感染相关检查 降钙素原（PCT）1.33μg/L，肺炎支原体、衣原体、军团菌抗体均为阴性。

入院诊断：重症哮喘，呼吸衰竭，心房纤颤。

（二）临床思辨

本例患者入院时处于急性呼吸衰竭伴肺性脑病状态，经积极抗炎、解痉、抗感染及对症支持治疗，病情仍急骤恶化，在短短 6 天内迅速出现血小板减少、肾功能不全、横纹肌溶解等表现，且持续存在顽固高热和快速型心房颤动（房颤），需要尽快明确病因以采取对因治疗。

患者出现多系统器官功能不全的原因是什么？

根据病史、临床表现及相关辅助检查结果，本病例支气管哮喘急性发作、Ⅱ型呼吸衰竭、呼吸性酸中毒失代偿、肺性脑病诊断基本明确。重症哮喘、呼吸衰竭持续时间久的患者可出现其他系统器官功能不全（尤其是心脏、肾及消化系统），但本例患者发病后很快出现肾功能不全、血小板减少、横纹肌溶解，以及顽固性快速心房纤颤和高热，无法用哮喘、呼吸衰竭解释，因此需要进一步探讨是否合并系统性疾病。

（1）重症感染：尤其是病毒或非典型致病菌所致重症感染，可以引起全身多系统异常，包括本例患者所出现的肾功能不全、血小板减少和肌酶水平升高。但是，本病例目前获得的检查结果中没有严重感染证据，故下一步需进行病原学检查以排除之。

（2）血栓性血小板减少性紫癜：对于出现高热、昏迷、血小板减少、肾功能不全伴轻度贫血的患者，应考虑到该疾病的可能，可以通过复查血常规、完善免疫学相关检查及外周血找破碎红细胞、血管性血友病因子（von Willebrand factor，vWF 因子）测定等进一步甄别。

（3）结缔组织疾病：本病例呈现出多系统损害临床表现，应考虑结缔组织疾病的可能，尤其是系统性红斑狼疮，但患者既往无口腔溃疡、关节痛、脱发等症状，又与该病不符，可进一步完善免疫学相关检查以辅助诊断。

三、诊治过程（2）

（一）临床信息

【实验室检查】

外周血找破碎红细胞（2 次）阴性；Coomb 试验阴性；vWF 因子：314.3%。

免疫指标：补体 C3 0.544g/L，补体 C4 0.109g/L，其余指标均正常。

ANA、ANCA、抗 SSA、抗 SSB、抗 RNP、抗 Sm、抗线粒体抗体、抗内皮细胞抗体均阴性；抗肾小球基底膜（glomerular basement membrane，GBM）抗体阴性。

甲状腺功能检查：游离四碘甲状腺原氨酸（FT_4）47.27pmol/L，游离三碘甲状腺原氨酸（FT_3）7.44pmol/L，三碘甲状腺原氨酸（T_3）125.67ng/dl，四碘甲状腺原氨酸（T_4）10.0μg/dl，促甲状腺素（TSH）< 0.011μIU/ml，抗甲状腺球蛋白（antithyroglobulin，aTG）抗体> 500IU/ml，抗甲状腺过氧化物酶抗体（antithyroid peroxidase，aTPO）> 1300.0IU/ml，促甲状腺激素受体抗体 0.486U/L（> 1.18U/L 为阳性）。

补充诊断：①自身免疫性甲状腺炎；②甲状腺功能亢进危象；③横纹肌溶解综合征。

（二）临床思辨

1. 为何考虑本例患者存在自身免疫性甲状腺炎、甲状腺功能亢进（甲亢）危象？

本例患者出现高热、快速型心房颤动，合并全身多系统器官功能不全，甲状腺功能检查证实存在甲状腺功能亢进综合征，结合抗甲状腺球蛋白及抗甲状腺过氧化物酶抗体滴度明显增高，促甲状腺激素受体抗体阴性等检查结果，考虑为自身免疫性甲状腺炎。根据甲亢危象评分标准（表 5-1-5），综合体温、心率、房颤、昏迷及诱发因素等情况，本例患者甲亢危象评分为 105 分，因此甲亢危象诊断基本明确。此外，一系列辅助检查结果中未发现重症感染、血栓性血小板减少性紫癜及结缔组织疾病的诊断线索，因此，考虑横纹肌溶解综合征、血小板减少很可能继发于甲亢危象，而横纹肌溶解综合征可进一步导致肾功能不全。

表 5-1-5　甲亢危象评分标准

观察项目	评分标准	分数
体温（℃）	≤ 37.2	5
	37.3～38.2	10
	38.3～38.8	15
	38.9～39.3	20
	39.4～39.9	25
	≥ 40.0℃	30
心率（次 / 分）	99～109	5
	110～119	10
	120～129	15
	130～139	20
	≥ 140	25
心力衰竭	无	0
	轻度（脚肿）	5
	中度（双肺底湿啰音）	10
	重度（肺水肿）	15
房颤	无	0
	有	10
中枢神经系统	无	0
	轻度（焦虑）	10
	中度（瞻望、昏睡）	20
	重度（癫痫、昏迷）	30
消化系统	无	0
	中度（腹泻、恶心、呕吐、腹痛）	10
	重度（不能解释的黄疸）	20
诱因	无	0
	有	10

2. 本例患者重症哮喘急性发作与甲亢危象之间有什么关系？

相关文献认为，甲亢患者的哮喘发病风险增加，气道肾上腺素治疗反应与甲状腺激素水平负相关，甲亢控制后患者气道高反应性好转。本例患者可能因气道感染导致哮喘急性发作，同时诱发甲亢危象，而二者在后续的发病过程中互相影响，导致目前的临床情况。

3. 对于本例患者下一步应如何治疗？

经过治疗，患者支气管哮喘急性发作、呼吸衰竭情况已趋于平稳，下一步的治疗重点应为控制甲亢危象，可给予丙硫氧嘧啶和碘溶液。鉴于本病例为自身免疫性甲状腺炎导致甲亢危象的可能性大，可采用血浆置换以及时控制病情，避免甲亢危象进一步加重，同时减轻横纹肌溶解综合征对肾功能的进一步损害。

四、诊治过程（3）

（一）临床信息

经甲泼尼龙（40mg，每 12 小时 1 次）抗炎，多索茶碱（200mg，每 12 小时 1 次）平喘，头孢他啶（1g，每 8 小时 1 次）抗感染，丙硫氧嘧啶（100mg，每 8 小时 1 次）及碘溶液鼻饲抗甲亢，艾司洛尔降低心室率，并在 10 月 11—14 日共进行 4 次血浆置换，患者病情逐渐好转：TSH 水平逐渐回升（表 5-1-6），aTG 和 aTPO 水平明显下降，肌酸激酶和肌红蛋白明显下降，肾功能相关指标逐渐恢复正常（图 5-1-3），心律失常趋于控制，并转为窦性心律（逐渐停用降心率药物），清醒后查体显示双上肢肌力正常，双下肢肌力约 II 级。

表 5-1-6　甲状腺功能相关参数治疗前后变化

指标	10 月 8 日	10 月 11 日	10 月 17 日	10 月 24 日	11 月 1 日
FT_3（pmol/L）	7.44	6.01	2.01	1.27	1.54
FT_4（pmol/L）	47.27	48.58	19.02	13.43	9.18
T_3（nmol/L）	125.67	82.44	17.73	8.7	30.7
T_4（nmol/L）	10	11.2	3.7	4	1.6
TSH（mIU/L）	0	11	12	11	2
aTG（IU/ml）	600	500	500	500	156.1
aTPO（IU/ml）	1400	1300	548.2	535	375.7

FT_3：游离三碘甲状腺原氨酸；FT_4：游离四碘甲状腺原氨酸；T_3：三碘甲状腺原氨酸；T_4：四碘甲状腺原氨酸；TSH：促甲状腺素；aTG：抗甲状腺球蛋白；aTPO：抗甲状腺过氧化物酶抗体

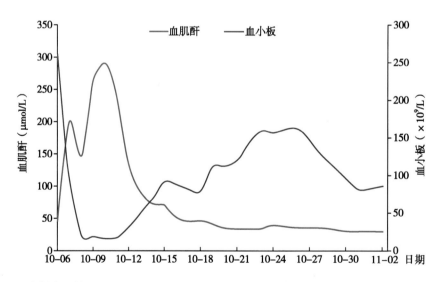

图 5-1-3　血肌酐及血小板变化情况

鉴于患者病情好转，自 2011 年 10 月 13 日开始，逐渐降低呼吸机条件，准备撤机，但患者随即出现呼吸费力、血氧下降，重新加强呼吸支持条件后好转。

2011 年 10 月 19 日查体发现，患者双上肢肌力 I 级，双下肢肌力 0 级，四肢感觉无异常，病理征阴性。

（二）临床思辨

本例患者在其他系统脏器功能逐渐恢复的时候出现了肌无力表现，以四肢肌为主，下肢重于上肢，并且累及呼吸肌，原因是什么？应做何检查以进一步确诊？

综合患者的病史及治疗经过，应考虑如下可能：

（1）吉兰 - 巴雷综合征：又称急性特发性多神经炎或对称性多神经根炎，是一种常见的脊神经和周围神经脱髓鞘疾病，临床表现为进行性上升性对称性麻痹、四肢软瘫以及不同程度的感觉障碍。其诊断必备条件是：四肢运动功能下降进行性加重，腱反射阴性。提示条件包括：①发病 1 周后，脑脊液蛋白升高；②脑脊液细胞；单核细胞 ≤ 10 个 / 高倍视野；③神经肌电图：神经传导速度减慢或阻滞（低于正常值 60%）。对于本例患者，应考虑该疾病可能。

（2）药物相关肌损害：很多药物可以引起肌无力，其中包括氨基糖苷类药物、抗精神病药物、抗心律失常药物和激素类药物。综合分析患者的用药物史，应警惕激素引起肌无力的可能，可进行肌活检协助诊断。同时，如果患者病情允许，可停用该类药物。

（3）甲亢性肌损害：甲亢导致肌无力有多种发病机制，主要包括如下可能：①甲亢肌病：主要累及近端肌，一般不累及呼吸肌，腱反射常存在且活跃；血清肌酸激酶及肌红蛋白多正常；病理学检查可见肌纤维萎缩，甲亢控制后可恢复。本例患者存在这一可能性，但肌力损失程度明显更为严重，不能用甲亢肌病完全解释。②甲亢横纹肌溶解：甲亢可以合并横纹肌溶解，从而导致肌无力，但程度一般比本病例轻。③甲亢周期性麻痹：甲亢患者可由于周期性低钾血症导致肌肉麻痹、无力。本例患者的临床表现不符合该病特征。④甲亢合并胸腺增生及重症肌无力：重症肌无力多累及动眼肌、躯干肌肉和呼吸肌，患者可出现上睑下垂、复视、腾喜龙（依酚氯胺）试验阳性。本例患者胸部 CT 未见胸腺增生，临床情况亦不支持该诊断。

（4）危重病相关多神经病：指脓毒症休克或多器官功能衰竭患者出现多发神经病变，其脑脊液中蛋白水平大多正常，有时因神经轴突退行性变可导致脑脊液蛋白水平轻度升高。该病原因不明，但随着脓毒症和多器官功能衰竭的好转，患者多发神经病变亦可好转。本例患者全身情况好转后，肌力恢复仍差，与该病特点不符。

鉴于以上分析，对于本例患者，应考虑进行腰椎穿刺及肌肉活检以协助明确病因。

五、临床确诊

临床信息

腰椎穿刺结果：脑脊液压力 112mmH$_2$O；脑脊液常规检查未见异常，生化检测显示蛋白轻度增高（0.6g/L）。血及脑脊液神经免疫检查显示：脑脊液及血的寡克隆区带（oligoclonal bands，OCB）阴性；集落刺激因子（colony stimulating factor，CSF）的 IgG 鞘内合成率 11.9mg/24h；CSF 髓鞘碱性蛋白（myelin basic protein，MBP）9.02μg/L；血 MBP 6.58μg/L。

腓肠肌病理结果：横纹肌出现肌纤维坏死、再生，符合肌肉坏死相关疾病的病理改变特点；出现肌纤维肥大、萎缩，肌纤维内空泡形成、核内移、核聚集以及间质增生，符合慢性空泡性肌病样病理改变特点（图 5-1-4）。这种病理改变提示患者在慢性疾病基础上发生急性横纹肌溶解，大多见于内分

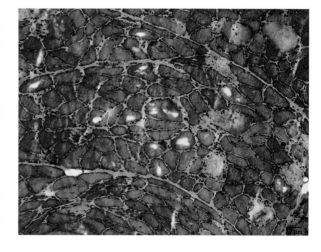

图 5-1-4 | 腓肠肌活检病理表现

可见横纹肌出现肌纤维坏死和再生，部分肌纤维内空泡形成（HE 染色，200×）

泌性肌病。未见肌营养不良、代谢性肌病以及神经源性骨骼肌损害的典型病理改变。

经尽快减停激素，并给予丙种球蛋白、神经营养药物以及相应功能锻炼和营养支持等治疗后，患者病情缓慢好转：肾功能及甲状腺功能恢复正常；双上肢肌力恢复至Ⅳ级；双下肢肌力近端Ⅰ级，远端0级；2011年11月8日成功拔管脱呼吸机。此后，经吸入性糖皮质激素联合长效 β_2 受体激动剂吸入治疗，患者哮喘控制平稳。在随访过程中，患者肌力逐渐恢复，但下肢远端肌力恢复程度有限。

最后诊断：①危重症支气管哮喘；②甲状腺功能亢进（甲亢），甲亢危象，甲亢性心脏病，甲亢性横纹肌溶解综合征，甲亢性肌病。

精要回顾与启示

本例患者以重症哮喘导致呼吸衰竭、肺性脑病急进性起病，继发出现甲亢危象、甲亢性心脏病、甲亢性横纹肌溶解综合征和甲亢性肌病，多种疾病互为因果，相互关联，增加了临床管理的难度。在病程中，根据患者新发快速型房颤考虑到完善甲状腺功能相关检查并最终明确甲亢危象是诊断中的重要转折；本病例诊治过程中另一个重要策略是对甲亢危象合并横纹肌溶解综合征采取了血浆置换治疗。

（公丕花　高占成）

参考文献

1. 黄卫东，姚美芬. 甲亢危象的诊治. 中华危重症医学杂志，2010，1：1-5
2. Luong KV，Nguyen LT. Hyperthyroidism and asthma. J Asthma，2000，37（2）：125-130.
3. Kendall-Taylor P，Turnbull DM. Endocrine myopathies. Br Med J（Clin Res Ed），1983，287（6394）：705-708.
4. Hamilton RJ，Puckett R，Bazemore WC. Ventilator dependence in acute severe asthma due to a variant presentation of Guillain-Barré syndrome. Chest，1989，96（5）：1205-1206.

病例2　重症哮喘、肌痛、肌无力

一、入院疑诊

（一）病例信息

【病史】

男性患者，45岁，因"发作性喘憋20年，加重3天"于2011年12月28日被收住急诊科。患者1991年开始出现反复发作性喘憋，外院诊断为"支气管哮喘"，间断应用沙丁胺醇、地塞米松等，未进行正规诊疗。近3年来，患者几乎每天都有症状，生活处于半自理状态。2011年12月25日，患者出现喘憋明显加重，坐位休息时也有喘息。12月27日，患者至当地医院就诊，经甲泼尼龙（40mg，静脉输注）、茶碱等治疗，效果欠佳，次日病情加重，遂来我院急诊科就医。当时查体：SpO_2 79%，心率168次/分，呼吸45次/分，血压150/75mmHg；喘息貌，几乎不能说话，大汗，发绀明显；双肺满布哮鸣音。血气分析（鼻导管，10L/min）：pH 7.24，$PaCO_2$ 62mmHg，PaO_2 102mmHg，HCO_3^- 26.6mmol/L。急诊科对患者采取气管插管、机械通气，同时泵入镇静药处理，并收住急诊重症监护室。期间查血常规：WBC 9.67×10^9/L，N% 63.8%，嗜酸性粒细胞百分比7.4%，嗜酸性粒细胞总数 0.72×10^9/L，Hb 165g/L，PLT 179×10^9/L；尿蛋白、红细胞均阴性；肾功能、电解质、肌酸激酶（CK）均正常；总IgE 566U/L，烟曲霉特异性免疫球蛋白G、降钙素原、真菌G试验均阴性；ANCA

阴性；痰涂片可见有隔菌丝，分支呈 45°，似曲霉菌；痰培养显示有黄曲霉菌及构巢曲霉菌。胸部 CT 显示双肺多发支气管壁增厚、管腔扩张，多发小叶中心性小结节影。

患者入院后，经镇静（咪达唑仑及吗啡）、肌松（维库溴铵）、机械通气、全身性糖皮质激素应用（12 月 28 日开始静脉注射甲泼尼龙 40mg，2 次 / 天）及雾化吸入激素（布地奈德）、支气管舒张剂（沙丁胺醇＋溴化异丙托品），同时积极补液、纠正电解质及酸碱平衡等综合治疗，仍处于哮喘持续状态，气道峰压持高不降（最高达 70cmH$_2$O），遂于 12 月 29 日起加用维库溴铵 0.8μg/（kg·min）持续泵入，并加大激素量（甲泼尼龙 120mg，2 次 / 天），3 天后激素渐减量（甲泼尼龙 80mg，2 次 / 天 ×3 天至 40mg，2 次 / 天 ×5 天）。期间还加用头孢曲松、阿奇霉素抗感染。12 月 31 日痰涂片见有隔菌丝，考虑为曲霉菌感染，遂加用伏立康唑序贯伊曲康唑治疗。患者于 2012 年 1 月 6 日起病情逐渐改善，气道峰压渐降至 20～25cmH$_2$O，遂停用维库溴铵，次日拔除气管插管改为间断无创通气支持，并转入呼吸内科病房。

患者平素无反复关节肿痛、口腔溃疡，无明显脱发；无高血压、糖尿病病史；否认传染病病史；不嗜烟酒；家族史无特殊。

【体格检查】

体温 36.6℃，血压 130/70mmHg，心率 122 次 / 分，呼吸 18 次 / 分。应答切题，双肺仍可闻明显哮鸣音，心脏未闻病理性杂音，腹部未查及异常，双下肢无水肿，四肢肌力Ⅲ$^+$级，病理征阴性。

（二）临床思辨

【临床特点】

1. 患者为中年男性，病程呈慢性，反复出现发作性喘憋。

2. 患者在急诊科经积极抗炎、平喘、抗感染、呼吸支持等治疗后，呼吸系统症状有所减轻而脱机拔管，但出现明显四肢肌力下降。

3. 发病过程中，患者未出现反复发热、关节肿痛等。

4. 胸部 CT 表现为弥漫性细支气管炎、细支气管扩张（图 5-2-1）。

5. 痰病原学检查提示为曲霉菌感染。

【思辨要点】

1. 什么原因造成患者在反复喘息基础上病情明显急性加重？

本例患者长期以来反复发作喘息，外院诊断为"支气管哮喘"，对症予以支气管扩张剂、糖皮质激素后可以缓解，但未规律治疗，结合此次在急诊科就诊时的症状和治疗反应等，考虑可能为"哮喘急性发作、持续状态"。导致患者此次喘息明显加重的原因可能为：

（1）支气管哮喘：本例患者患支气管哮喘多年，未曾规律治疗，每于急性发作时才就诊、治疗。这可能是导致此次哮喘持续状态的主要潜在因素。

（2）以哮喘为表现的系统性疾病：例如，过敏性支气管肺曲霉菌病（ABPA）、系统性血管炎［如嗜酸粒细胞性肉芽肿性多血管炎（eosinophilic granulomatosis with polyangiitis，EGPA）］在临床上都可以表现为难治性哮喘。ABPA 是真菌定植后（不局限于曲霉菌）引起的高敏性呼吸系统疾病，临床主要表现为咳嗽、喘息，部分患者有棕色痰栓；外周血嗜酸性粒细胞水平升高、总 IgE、特异性 IgE 水平升高；典型胸部 CT 表现为肺内游走性阴影，部分病例可以有中心型支气管扩张；一般系统性糖皮质激素疗效良好，但部分患者容易在停用糖皮质激素后发生病情反复。本例患者虽然有呼吸系统存在曲霉菌的证据和弥漫性细支气管扩张表现，但 IgE 水平和特异性 IgE 水平都不符合 ABPA 特点。EGPA 是 ANCA 相关性血管炎的一种，以难治性哮喘为主要临床表现，常伴有周围神经炎（尤其是在病程后期）；亦常伴有外周血嗜酸性粒细胞水平明显升高，部分患者可以出现 ANCA 阳性；胸部 CT 表现为游走性肺部阴影。本例患者已患病多年，但目前仅有哮喘表现，无其他系统受累，外周血嗜酸性粒细胞水平和 ANCA 结果、胸部 CT 表现等也都不支持 EGPA 诊断。

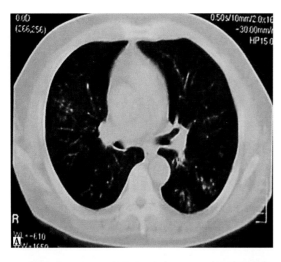

图 5-2-1 | 胸部 CT 表现（2011-12-28）
胸部 CT 显示双肺多发支气管壁增厚、管腔扩张，多发小叶中心性小结节影

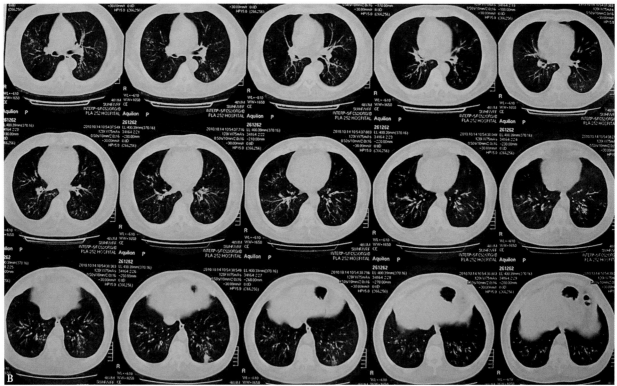

（3）合并曲霉菌感染：哮喘患者因反复使用系统糖皮质激素或因哮喘未得到良好控制继发支气管扩张等因素，容易合并曲霉菌感染，而曲霉菌感染可能会进一步加重哮喘病情。本例患者曾反复使用糖皮质激素，此次入院期间痰检发现明确曲霉菌感染证据，因此需要高度怀疑该病可能，应在积极控制哮喘的同时，尽快减少系统性糖皮质激素的使用剂量，加强抗真菌治疗，以尽快控制病情发展。

2. 本例患者发生重症喘息，行气管插管呼吸机支持后出现肌无力的原因可能有哪些？

（1）镇静剂副作用：本例患者处于哮喘持续状态，为了更好地控制病情，临床采取了肌松、镇静等辅助治疗。肌无力可能是镇静剂等引起的后续效应。这种情况一般在停用上述可疑药物后 2～3 天得以缓解，而且一般不会造成明显肌肉损伤（如出现肌酶水平明显升高等）。

（2）合并横纹肌溶解：部分重症哮喘患者，因为呼吸肌过度做功以及药物等因素，可出现横纹肌溶解，一般表现为肌无力、血肌酶水平明显升高。

（3）系统性疾病的部分表现：ABPA、EGPA 等系统性疾病可导致难治性哮喘，但患者很少会同时出现明显肌无力。

综上所述，对于本例患者，建议继续加强支气管舒张剂和吸入用糖皮质激素治疗，尽快减少直至停用系统性糖皮质激素，同时加强抗真菌治疗，以缓解哮喘症状；同时针对合并的肌无力，应尽快完善血清肌酶谱检查，必要时行肌活检、肌电图等检查来明确病因，并且尽快停用可能影响肌力、造成肌损伤的药物。

二、诊治过程及确诊

（一）临床信息

【辅助检查】

1月8日急查血清 CK 2439U/L、Myo 2425μg/L，cTnI、血肌酐正常。

【治疗过程】

结合上述辅助检查结果，考虑患者存在横纹肌溶解综合征，遂予以加强补液、碱化尿液、利尿治疗（病程前期入量和尿量均＞4000ml/d，后期维持在2000～4000ml/d），同时逐渐减停静脉激素，加强雾化吸入（布地耐德＋复方异丙托溴铵）治疗，并且继续抗曲霉菌治疗，加强补液和功能锻炼。患者血清 CK、Myo 于1月10日达峰值（分别为3201U/L和3655μg/L），随后逐渐下降；自1月25日起，喘息症状逐渐减轻至缓解；1月28日起，可下地行走，四肢肌力恢复至Ⅴ⁻～Ⅴ级；2月1日起，血清 CK 和 Myo 降至正常水平；期间血清肌酐和尿素氮始终保持正常。患者于2月5日出院。

最后诊断：①支气管哮喘；②横纹肌溶解综合征。

（二）临床思辨

横纹肌溶解综合征（rhabdomyolysis syndrome，RMS）是各种原因导致横纹肌损伤后释放大量肌红蛋白等，引起生化指标异常和脏器功能损伤综合征，主要表现为肌痛、肢体无力、茶色尿，常并发电解质紊乱、急性肾衰竭，严重时可危及生命。早期诊断及针对性治疗可改善 RMS 的预后。若 CK 升高至正常值5倍以上，在排除心肌损伤引起 CK 及 Myo 升高后，可诊断 RMS。RMS 的病因主要有外伤性和非外伤性两类。其中，非外伤性因素主要包括药物/毒物、感染、代谢紊乱等。引起 RMS 的常见药物/毒物有降脂药、乙醇（酒精）、毒品、抗精神病药物等，其他如抗组胺药、两性霉素 B、抗病毒药物、糖皮质激素（长期大剂量使用）、肌松剂（长时间使用）、β受体激动剂（过多使用）及茶碱（过量）等也有引起 RMS 的报道。重症哮喘合并 RMS 的具体发病机制尚不明确，可能为：①肋间内外肌、膈肌、腹肌等强烈收缩导致肌肉损伤；②低氧血症使肌肉缺氧、损伤；③长期大剂量使用糖皮质激素、肌松剂及镇静药物，大量使用β受体激动剂，过量使用茶碱等都可致 RMS；④酸中毒可能促进激素受体增加并加重肌溶解等。有研究认为，应用泼尼松＞250mg/d×7d 或氢化可的松＞1000mg/d 为 RMS 易患因素；长期大剂量使用糖皮质激素尤其是与肌松剂联合使用时可引起 RMS。至于多大剂量肌松剂、镇静药物、β受体激动剂、茶碱等可以导致 RMS，尚无相关报道。

本例患者有多年支气管哮喘史，此次急性加重后采取呼吸机辅助通气并使用大剂量糖皮质激素、支气管舒张剂、多种抗生素（包括抗真菌药物）后，病情逐渐改善而顺利脱机。患者发生 RMS 可能与如下因素有关：①哮喘持续状态使肌肉强烈收缩及造成肌肉损伤；②患者在入院初甲泼尼龙的平均用量为140mg/d（累积剂量达1680mg），并且间断用维库溴铵、镇静药物和茶碱，每天应用β受体激动剂（沙丁胺醇累积量为160mg，日均11.5mg），上述药物协同作用导致的不良反应也可能是发生 RMS 的原因之一。

精要回顾与启示

对于反复哮喘发作未能良好控制的患者，需要考虑未规律治疗哮喘、以哮喘为表现的系统性疾病或合并曲霉菌感染等因素，进而有针对性地安排鉴别诊断相关检查和治疗。对于重症哮喘患者，在喘息有所控制后，若出现四肢肌力明显下降，除了考虑镇静肌松药物不良反应外，还需要考虑是否合并横纹肌溶解，须及时化验血清肌酶水平等来明确。重症哮喘一旦合并横纹肌溶解，需要及时分析可能的病因，采取针对性处理和加强水化、碱化尿液等措施，以减少肌溶解过程中释放的多种炎性因子、毒素等导致多脏器损伤。

（黄　慧　徐作军）

参考文献

Li AM, Li CC, Chik KW, et al. Rhabdomyolysis following status asthmaticus. J Paediatr Child Health, 2001, 37: 409-410.

病例 3　咳嗽、低热、喘息伴肺内游走性阴影

一、入院疑诊

（一）病例信息

【病史】

女性患者，50 岁，4 年前受凉后出现咳嗽、咳白痰，无喘息、发热等，当时考虑诊断为气管炎，经对症治疗症状缓解，而后间断发作但无加重趋势，因不影响工作未系统诊治。8 个月前，患者再次出现咳嗽，刺激气味诱发加重，咳少量黄白黏痰，较易咳出，偶有小块白色胶冻样痰栓，伴有发热，体温最高为 38.1℃，无畏寒、寒战，无皮疹、出血点，无乏力、盗汗，自感憋气夜间明显，无活动受限，胸部 CT 显示左肺上叶后段及右肺下叶多发斑片状实变及磨玻璃密度影。接诊医师考虑为肺炎，给予头孢类及阿奇霉素抗感染治疗。治疗 10 天后，患者体温降至正常，咳嗽等症状有所减轻，复查胸部 CT 显示左肺上叶病变大部分吸收，但是右肺下叶病变未见吸收并有新发渗出性病变。1 个月后复查胸部 CT 显示左肺上叶病变基本吸收，右肺下叶病变亦见明显吸收好转。但是，患者仍每天有咳嗽、咳痰症状，间断有棕色胶冻样痰栓咳出。1 个月前，患者咳嗽，咳痰症状加重，喘息明显，伴发热（体温 37.8℃），遂于我院门诊就诊。胸部 CT 显示右肺上叶、左肺舌叶多发斑片状实变、磨玻璃密度影。口服莫西沙星治疗 10 天后，复查胸部 CT 显示，右肺上叶斑片影较前吸收，但左肺舌叶病变较前进展。患者住院进一步诊治。患者发病以来，精神、食欲、睡眠可，二便正常，体重无明显变化。

患者未婚、未育；有高血压病史 10 余年，血压控制良好；10 年前行痔疮手术；否认外伤史、否认输血史；乙肝表面抗原阳性；自诉对多种药物、食品过敏（具体不详）；家中养殖鹦鹉、鸽子 30 余年；吸烟 20 年，平均每天 10 支。

【体格检查】

体温 36.2℃，心率 89 次 / 分，呼吸 21 次 / 分，血压 120/80mmHg。皮肤、黏膜未见皮疹及出血点，浅表淋巴结未触及肿大，巩膜无黄染，鼻腔未见异常分泌物，口唇无发绀，咽无充血，双侧扁桃体无肿大；颈软，无抵抗，气管居中，胸廓对称、无畸形；双肺叩诊清音，双肺呼吸音清，未闻干、湿啰音；心律齐，心音有力，各瓣膜区未闻病理性杂音；腹部平坦，无压痛及反跳痛；双下肢无水肿。

【实验室检查】

血常规：WBC $9.19×10^9$/L，Hb 132g/L，N% 57%，嗜酸性粒细胞比例 13.9%，嗜酸性粒细胞绝对值 $1.28×10^9$/L，PLT $270×10^9$/L。ESR 45mm/1h。

生化：ALB 42.1g/L，ALT 9U/L，CRE 63μmol/L，血糖 4.70mmol/L。

痰抗酸染色：3 次均为阴性。

【影像学检查】

胸部 CT：双肺多发渗出性病变，并呈游走移行趋势（图 5-3-1～图 5-3-4）。

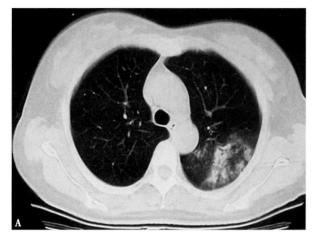
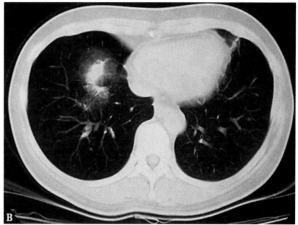

图 5-3-1 | 入院前 8 个月胸部 CT 表现

胸部 CT 显示左上肺、右下肺可见斑片状渗出影，边界欠清晰

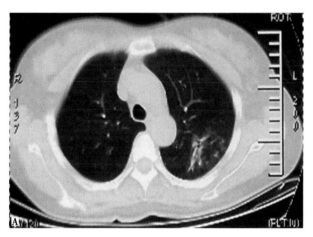
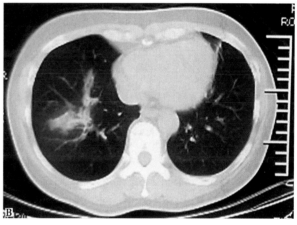

图 5-3-2 | 入院前 7 个半月（抗感染治疗 10 天后）复查胸部 CT 表现

胸部 CT 显示左上肺渗出性病变明显吸收，右下肺可见新发渗出性病变

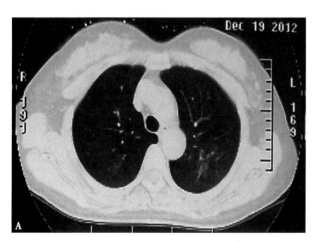
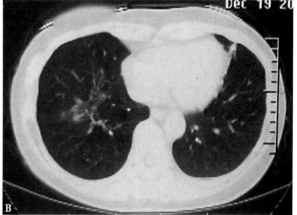

图 5-3-3 | 入院前 6 个月后胸部 CT 表现

胸部 CT 显示左肺上叶病变基本吸收，右肺下叶病变亦见明显吸收

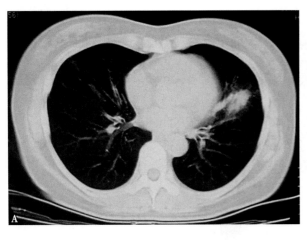
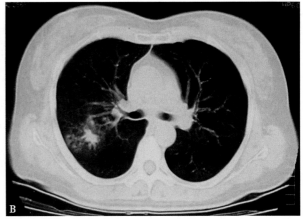

图 5-3-4 | 入院前 1 个月胸部 CT 表现

胸部 CT 显示左肺舌叶、右肺上叶再发渗出性病变

（二）临床思辨

【临床特点】

1. 患者为中年女性，呈慢性病程，有食物、药物过敏史，饲养鹦鹉、鸽子。

2. 主要症状和体征为低热、咳嗽、咳痰（间断有胶冻样痰栓）、喘息。

3. 实验室检查显示外周血白细胞不高，嗜酸性粒细胞升高，血沉略增快。

4. 影像学检查显示双肺多发斑片状渗出性病变，部位呈异质性，病灶发生部位不固定。

5. 发病近 8 个月过程中，经间断抗感染治疗（头孢类、大环内酯类、氟喹诺酮类等），患者仍间断有低热、咳嗽、咳痰，喘息时轻时重，而且肺内病变呈游走性特点，治疗效果不佳。

【思辨要点】

咳嗽、咳痰、喘息均为呼吸系统疾病常见表现，并无病因特异性。本例患者除了有呼吸道症状外，还伴有发热，影像学检查显示肺部阴影，高度怀疑存在肺部感染，但是一些临床表现又与感染不符，所以给临床诊治带来了挑战。

1. 本例患者所患是不是感染性肺疾病？

患者本次就诊主要原因为咳嗽、咳痰、间断低热、喘息及肺部阴影。临床上，依据常见病优先考虑的原则，对于本病例，应首先考虑呼吸系统感染性疾病。

（1）社区获得性肺炎（CAP）：患者在家中发病，结合症状、体征及影像学改变特点，符合 CAP 的诊断标准。CAP 的常见致病菌有革兰阳性球菌、非典型病原体、普通病毒和真菌等。经头孢菌素联合阿奇霉素经验性抗感染治疗，患者症状有所好转，这似乎也符合常见感染的特点。但是，之后患者的胸部影像学表现演变及反复出现的咳嗽、咳痰、喘息、低热，不能用常见病原体感染性疾病来解释。

多种抗感染规律治疗无效的 CAP 称为无反应性肺炎。其发生原因包括：①抗感染药物未覆盖致病原体；②致病病原体对抗感染药物产生耐药；③致病病原体变为原生质菌，对抗菌药物无应答；④初始治疗有效，新发感染使病情再次加重。

（2）肺结核：是常见的呼吸道感染性疾病。本病例病程呈慢性，临床表现为持续咳嗽、咳痰，间断低热，肺部阴影以上肺叶为主，血白细胞水平不高，血沉增高，虽然痰抗酸染色为阴性，但是不能排除菌阴肺结核的可能，需要进一步完善相关检查。

3 次痰涂片及 1 次痰培养阴性的肺结核为菌阴肺结核。其诊断标准为具备以下①～⑥中 3 项或⑦～⑧条中任何 1 项可确诊：①有典型肺结核临床症状和胸部影像学表现（图 5-3-5）；②抗结核治疗有效；③可排除其他非结核性肺部疾病；④ PPD（5 个结核菌素单位）强阳性，血清抗结核抗体阳性；⑤痰结核分枝杆菌 PCR 探针检测呈阳性；⑥肺外组织病理检查证实有结核病变；⑦ BALF 检出抗酸分枝杆菌；⑧支气管或肺部组织病理检查证实有结核病变。另外，肺内移行性病变沿支气管分布，可能是通过气管播散的，所以需要考虑支气管结核，有必要进行支气管镜检查了解支气管情况（图 5-3-6）。

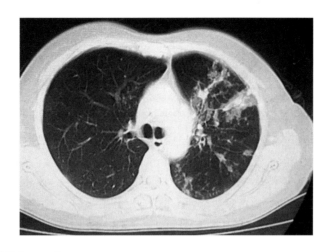

图 5-3-5 | 左肺继发性肺结核胸部 CT 表现

男性患者，42 岁，咳嗽、咳白痰、发热 2 周，痰液抗酸染色阳性，诊断为左肺继发性肺结核。胸部 CT 显示左上肺多发渗出性病变

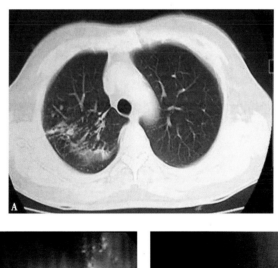

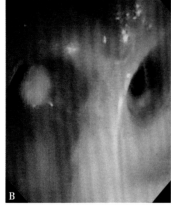
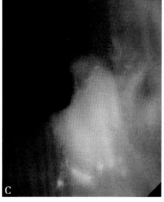

图 5-3-6 | 右上肺继发性肺结核合并支气管结核胸部 CT 及支气管镜下表现

女性患者，62 岁，咳嗽、低热、消瘦 3 个月。胸部 CT 显示右上肺多发渗出性病变（A）；支气管镜检查见右上支气管干酪样坏死物（B、C）。诊断为右上肺继发性肺结核合并支气管结核

（3）宿主免疫功能低下（immunocompromised host, ICH）肺炎：多为机会性感染，致病病原体可有巨细胞病毒、肺孢子菌等。其临床过程不典型。本例患者无影响免疫功能的疾病，也未应用免疫抑制剂，不存在免疫功能低下情况，影像学检查未见弥漫性肺实质性病变或弥漫性间质性改变，故ICH肺炎可能性小。

此外，患者无呛咳、误吸等情况，发生口腔厌氧菌及胃液吸入性肺部感染或肺损伤的可能性不大。

综上所述，对于本病例，目前不能排除感染性疾病，但根据现有临床资料需鉴别结核分枝杆菌等所致感染，完善相关检查。

2. 本例患者所患是不是非感染性肺部疾病？

常见的非感染性肺部疾病有风湿免疫病、特发性间质性肺炎和其他弥漫性肺疾病、肿瘤，以及药物、职业、理化因素所致肺疾病等。

（1）风湿免疫病：临床表现除了发热外，往往伴有肾、关节、皮肤、肌肉和血液等多系统/器官损伤，单一累及肺组织者少见。当累及肺组织时，以间质改变为主，影像学检查可见磨玻璃样、细网状、网状结节状改变以及肺大疱、囊性病变，晚期可有牵拉性支气管扩张、蜂窝样改变（图5-3-7），很少是单一肺叶受累。结合相关疾病病史或特异性风湿抗体检测及HRCT检查结果即可对该病进行初步诊断。本例患者没有类似上述病症表现，故发生风湿免疫病性肺损伤的可能性不大，可进一步进行相应临床指标检测以排除之。

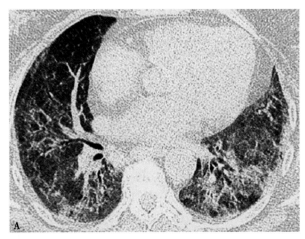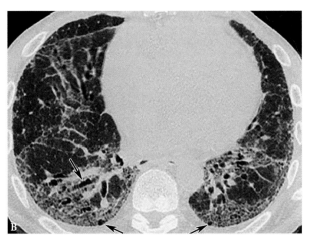

图5-3-7 | 类风湿性关节炎肺间质病变
胸部CT可见磨玻璃影、网状影、牵拉性支气管扩张、蜂窝影

（2）特发性间质性肺炎（IIP）：可分为主要IIP、少见IIP和不能分类IIP 3大类（2012年）。其中，主要IIP按照起病的轻重缓急可进一步分为：①慢性致纤维化性间质性肺炎，包括特发性肺纤维化（IPF）、特发性非特异性间质性肺炎（INSIP）（图5-3-8）；②急性/亚急性间质性肺炎，包括隐源性机化性肺炎（COP）（图5-3-9）、急性间质性肺炎（AIP）；③吸烟相关性间质性肺炎，包括呼吸性细支气管炎伴间质性肺疾病（RB-ILD）、脱屑性间质性肺炎（DIP）。少见IIP包括特发性淋巴细胞性间质性肺炎（ILIP）、特发性胸膜肺弹力纤维增生症（IPPFE）。不同类型IIP的影像学表现各有特点。IIP的临床主要表现为进行性呼吸困难，也可有干咳、乏力、发热、发绀等表现。本例患者目前的临床表现与之不符。

（3）肺嗜酸性粒细胞浸润症（pulmonary infiltration with eosinophilia, PIE）：是一组以肺实质性浸润伴外周血嗜酸性粒细胞增多为特征的疾病。本例患者外周血嗜酸性粒细胞计数（1.28×10^9/L）高于正常值［参考值（0.05~0.5）$\times 10^9$/L］，同时伴有肺部浸润影，临床诊断和鉴别诊断中应考虑该病可能。PIE可依据病因分为原因明确的PIE和原因不明的PIE。

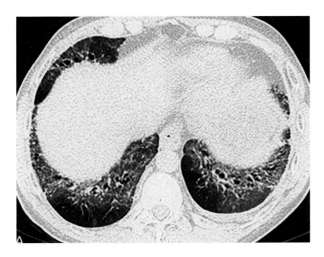

图 5-3-8 ｜ 非特异性间质性肺炎胸部 CT 表现
胸部 CT 显示双下肺磨玻璃影及牵拉性支气管扩张影

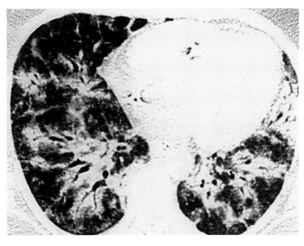

图 5-3-9 ｜ 隐源性机化性肺炎胸部 CT 表现
胸部 CT 显示以支气管束为中心分布的斑片实变影

1）原因明确的 PIE：包括过敏性支气管肺曲霉菌病（ABPA）以及寄生虫感染、药物反应所致 PIE。其中，ABPA 是一种非感染性、炎症性疾病，以机体对寄生于支气管的曲霉菌发生变态反应为主要特点，可表现为复发和缓解交替出现的咳嗽、咳痰、喘息、发热、胸痛等症状，患者往往有咳出痰栓史；典型胸部影像学表现为一过性肺部浸润影，支气管充满痰栓时可形成带状或指套状阴影（牙膏征、指套征），随着病情进展可出现中心性支气管扩张（图 5-3-10）。对于本例患者，临床表现具备 ABPA 相应特征，但还需要完善相关检查以明确诊断；目前所了解到的病史资料不支持寄生虫感染和药物反应所致 PIE。

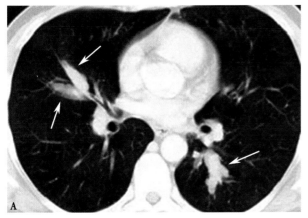

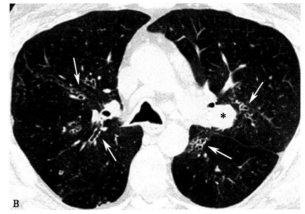

图 5-3-10 ｜ ABPA 胸部 CT 表现
胸部 CT 可见支气管黏液栓形成典型的指套征（箭头）（A）以及中心性支气管扩张（箭头）（B）

2）原因不明性 PIE

单纯性肺嗜酸性粒细胞浸润症：临床症状轻微，可自愈，主要诊断依据为外周血嗜酸性粒细胞增加和游走性肺部浸润影。本例患者的发病过程较长，症状较重，与该病特点不一致。

嗜酸性粒细胞性肺炎（EP）：可分为慢性嗜酸性粒细胞性肺炎（CEP）和急性嗜酸性粒细胞性肺炎（AEP）。CEP 为隐匿起病，确诊前患者常已患病数月。该病的临床表现无特异性，常见发热、乏力等，初期可有咳嗽、少痰，偶有咯血、胸痛，疾病进展后可出现进行性气短，严重者可出现呼吸衰竭，如果不治疗，症状可持续存在；大部分患者外周血和痰液、BALF 中嗜酸性粒细胞水平升高；肺功能呈限制性通气功能障碍。影像学检查对于该病的诊断中十分重要：发病初期可表现为双肺外带分布的渗出、实变影（肺水肿反转表现），随着病情进展可出现典型的与胸膜平行的带状影（图 5-3-11），肺内病变为非游走性，如果不治疗，可持续存在数周，或在同一部位反复发生。本例患者的临床及影像学表现与该病特点不完全符合。AEP 多为急性起病，患者可有发热、干咳、呼吸困难、低氧血症表现，严重时可发生呼吸衰竭；胸部 CT 示双肺弥漫性磨玻璃状、片状、网状阴影（图 5-3-12）；BALF 中嗜酸性粒细胞水平升高，而外周血中嗜酸性粒细胞水平一般不高。

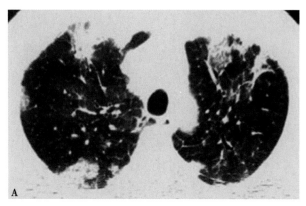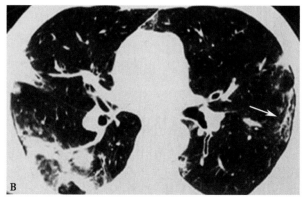

图 5-3-11 | CEP 胸部 CT 表现
胸部 CT 可见双肺外带分布的实变（A）以及与胸膜平行的带状影（B）

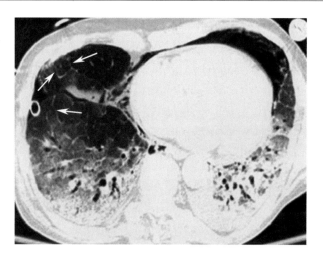

图 5-3-12 | AEP 并右侧气胸置管引流胸部 CT 表现
胸部 CT 显示双下肺磨玻璃影、实变影及小叶间隔增厚（箭头）

嗜酸粒细胞性肉芽肿性多血管炎（EGPA）：是一种以哮喘、血和组织中嗜酸性粒细胞增多、嗜酸性粒细胞性坏死性血管炎伴肉芽肿的血管炎性疾病。临床表现为发热、咳嗽、咯血、呼吸困难及其他系统受累表现（如肺浸润影、神经病变、肾小球肾炎等），胸部影像学检查可见双肺散在浸润影、网格结节状阴影，可见小叶中心性结节形成，周围磨玻璃影（图 5-3-13）。明确诊断需要结合自身抗体、肺功能、支气管肺泡灌洗及肺组织病理检查结果分析、判断。

特发性嗜酸性粒细胞增多症：是一种罕见病，要排除其他引起嗜酸性粒细胞增加的疾病后，结合多个组织器官功能异常的证据进行诊断（许多其他肺部疾病也可造成一定程度的外周血嗜酸性粒细胞增加，如肿瘤、韦格纳肉芽肿等，但不具备肺组织嗜酸性粒细胞增加典型表现）。

（4）过敏性肺炎：主要在职业或生活环境中反复吸入某种抗原引起肺部炎症反应，微生物、动物蛋白或某些化学物质都是致病源。可根据暴露过敏原的强度和持续时间、急性发作时的临床表现（发热、咳嗽、呼吸困难等）、脱离环境后短期能缓解等特点进行诊断。密切接触鸟类是引起过敏性肺炎的常见原因。如果患者持续接触致敏原而反复发作，将逐渐转为亚急性或慢性形式，出现持续进行性发展的呼吸困难，伴咳嗽。过敏性肺炎的胸部影像学表现在急性期为弥漫性磨玻璃影，亚急性期可出现边界不清的小叶中心结节（图 1-2-10）、斑片磨玻璃影及气体陷闭的马赛克征，慢性期可见小叶间隔增厚、蜂窝肺伴牵拉性支气管扩张、肺大疱形成。血液检查结果一般嗜酸性粒细胞、IgE 不高，支气管肺泡灌洗液（BALF）中 T 淋巴细胞（尤其是 CD8$^+$ 细胞）明显升高（CD4$^+$/CD8$^+$ < 1）。本例患者在家中饲养鸽子多年，应注意与之鉴别（鸽子饲养者肺），但其胸部影像学表现以局灶性斑片实变为主，无弥漫肺小叶中心结节改变，故可能性不大。

（5）肿瘤性肺疾病：肿瘤性肺疾病患者也可能出现发热伴肺部病变，如原发性非霍奇金肺淋巴瘤和中心性肺癌导致阻塞性肺炎等。中心性肺癌导致阻塞性肺炎的胸部影像学表现与本例患者情况不符，故可基本排除。原发肺淋巴瘤的影像学表现为单发或多发结节、肿块或实变影，其内可见支气管充气征，与普通肺炎极难鉴别，需要取得病理检查结果来确诊。

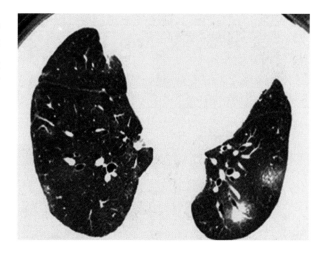

图 5-3-13 | EGPA 胸部影像学表现

胸部 CT 可见左下肺叶散在斑片实变伴磨玻璃影，右下肺胸膜下斑点状浸润影

（6）药物、职业、理化因素所致肺疾病：患者发病与特殊用药史（如细胞毒性药物博来霉素、抗菌药物呋喃妥因以及抗心律失常药物胺碘酮等）或相应职业、理化因素暴露有关。本例患者无特殊服药史，也没有在工作环境接触放射线、粉尘及金属粉末，无气道烧灼伤及误吸史，因此可以排除药物、职业、理化因素相关肺部疾病。

综上所述，根据现有临床资料，对于本例患者，下一步应重点排查肺结核、肺隐球菌病、肺嗜酸性粒细胞浸润症（尤其是 ABPA 和 EGPA）和过敏性肺炎，以便给予针对性治疗。

二、诊治过程

（一）临床信息

【实验室检查】

1. 一般检查

（1）血常规（多次检查）：WBC（7.35～9.19）×10^9/L，N% 57%～63.2%，嗜酸性粒细胞百分比 13.9%～21.2%，嗜酸性粒细胞计数（1.28～1.56）×10^9/L，Hb 和 PLT 均正常。

（2）ESR 45mm/1h。

（3）肝肾功能、血糖、电解质、凝血功能正常。

2. 风湿免疫相关检查 IgE 1100.0IU/ml，自身抗体阴性（包括抗核抗体、抗 dsDNA、Sm 抗体、抗线粒体抗体等），P-ANCA、C-ANCA 均阴性，肿瘤标志物阴性。

3. 感染相关检查 PCT < 0.05μg/ml，CRP 21.6mg/L；PPD 试验阴性，T 淋巴细胞刺激 γ- 干扰素释放试验（T-SPOT）阴性；血清 HBsAg 阳性，HBeAb 阳性，HBcAb-IgG 阳性，HBeAg 阴性，HBsAb 阴性。血清梅毒螺旋体、HIV、HCV、结核分枝杆菌、肺炎支原体、肺炎衣原体、军团杆菌抗体均阴性；真菌检测 G 试验阴性。血培养 2 次，均阴性；痰培养 2 次，均发现曲霉菌；痰普通细菌培养阴性，抗酸染色 3 次均阴性；痰墨汁染色阴性。

【肺功能检查】

轻中度阻塞性通气功能障碍，FEV$_1$ 1.47L，FVC 2.19L，FEV$_1$/FVC 67%，FEV$_1$ 58.8% 预计值，

支气管舒张试验阳性，呼出气一氧化氮（nitric oxide, NO）169.5ppb。

【支气管镜检查】

　　镜下见左舌叶支气管大量黄白色脓性黏稠分泌物阻塞，清除分泌物后，支气管黏膜充血、水肿明显（行组织活检病理检查），未见气管、支气管内其余明显异常（图 5-3-14）。BALF 细胞总数 $0.45×10^6$/ml，巨噬细胞 15%，中性粒细胞 5%，嗜酸性粒细胞 70%，淋巴细胞 2%。BALF 墨汁染色检查未见隐球菌。

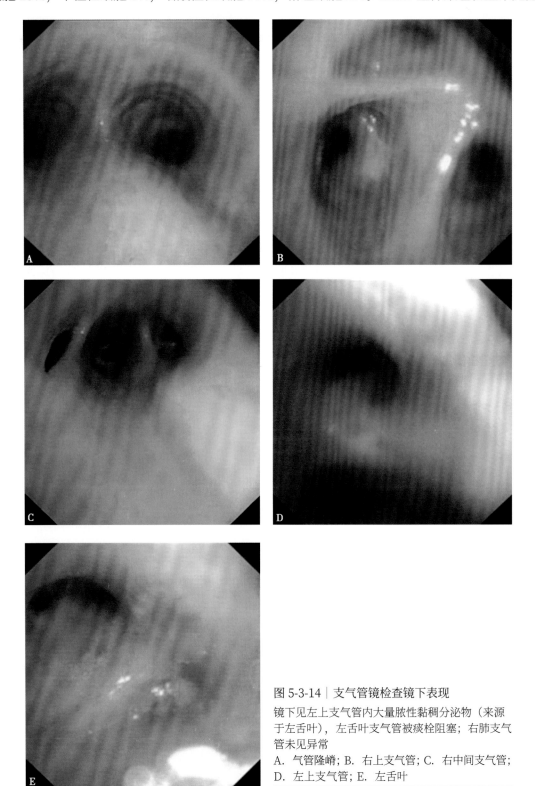

图 5-3-14 | 支气管镜检查镜下表现
镜下见左上支气管内大量脓性黏稠分泌物（来源于左舌叶），左舌叶支气管被痰栓阻塞；右肺支气管未见异常
A. 气管隆嵴; B. 右上支气管; C. 右中间支气管; D. 左上支气管; E. 左舌叶

【影像学检查】

入院后复查胸部 HRCT：右肺上叶病变基本吸收，可见柱状支气管扩张；左肺舌叶可见沿支气管束分布的高密度影周围磨玻璃样渗出性病变较前增多（图 5-3-15）。

鼻窦 CT：左侧蝶窦黏膜肥厚、积液（图 5-3-16）。

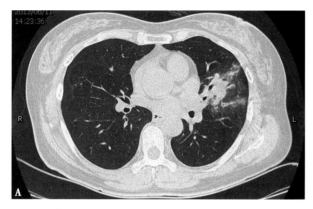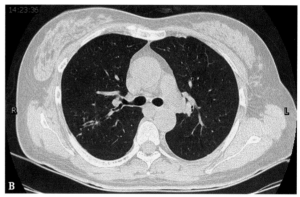

图 5-3-15 | 入院第 2 天胸部 CT 表现

胸部 CT 显示左肺舌叶渗出性病变较前增多，右肺上叶病变吸收

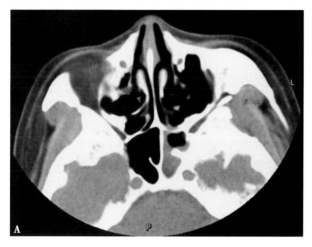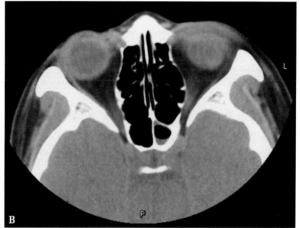

图 5-3-16 | 鼻窦 CT 表现

CT 显示左侧蝶窦黏膜肥厚、积液

（二）临床思辨

患者入院后的系列检查显示：①自身抗体均阴性，结合临床表现，可基本排除风湿免疫病。②支气管镜检查见左舌叶支气管内有脓性分泌物，清除分泌物后未见黏膜明显坏死和增生、肥厚改变，其他支气管通畅；痰结核分枝杆菌抗酸染色阴性，结核抗体、T-SPOT 阴性，故可排除肺结核。③虽然有鸽子接触史，但痰液和 BALF 中均未发现新型隐球菌，且脓性分泌物及影像学表现出现游走性改变也不符合肺隐球菌病特点，故可排除之。④痰培养 2 次，均发现曲霉菌，有一定参考意义。⑤血 IgE 明显升高，肺功能呈现轻度阻塞性通气功能障碍，支气管舒张试验阳性，符合哮喘特点。⑥血液嗜酸性粒细胞百分比高达 21.2%，提示存在肺嗜酸性粒细胞浸润症的可能性大。

1. 患者入院后 2 次痰液培养均发现了曲霉菌，可能是肺曲霉菌病吗？

曲霉菌可引起感染性与非感染性肺部疾病，统称为肺曲霉菌病。

（1）肺曲霉菌感染：又称为侵袭性肺曲霉菌病（IPA），多见于存在粒细胞减少、进行肿瘤化疗、接受器官移植、长期应用激素等免疫抑制情况的患者或有糖尿病、慢性阻塞性肺疾病、营养不良、有创通气和营养不良的患者。该病主要表现为发热、咳嗽、气急，病情进展快，免疫抑制严重者早期即可出现呼吸衰竭；胸部影像学检查可见楔形影、斑片浸润影、孤立或多发性结节影，发病早期的晕轮征和随后出现的空气新月征，以及腔内滚动的曲霉菌球（图 5-3-17）等改变。本例患者表现为慢性病程，不存在免疫抑制及基础疾病等危险因素，胸部影像学检查未见肺部阴影进行性加重，不排除曲霉菌气道定植，引起变态反应，导致非感染性肺部疾病。

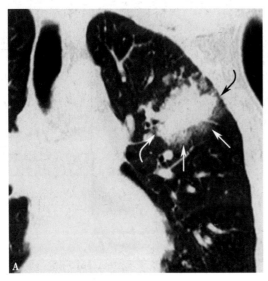
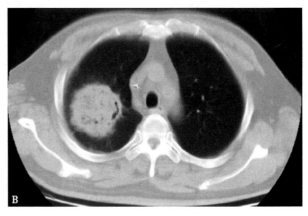

图 5-3-17 | IPA 胸部 CT 表现

胸部 CT 可见晕轮征和腔内曲霉菌球随体位移动（箭头）

（2）曲霉菌引起的非感染性肺部疾病：包括如曲霉菌球、哮喘和 ABPA 等。

曲霉菌球：是曲霉菌在肺内的寄生状态（图 5-3-18），多发生在于结核空洞、大泡性气肿、肺纤维化等患者（在我国以空洞型肺结核常见）。本例患者的临床特点与之不符。

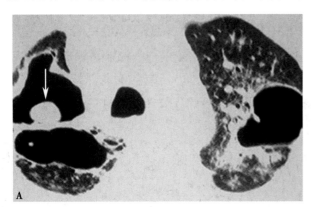
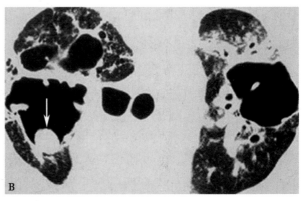

图 5-3-18 | 曲霉球胸部 CT 表现

胸部 CT 显示空洞内球体随体位移动

支气管哮喘：支气管哮喘主要临床表现喘憋，也可伴有嗜酸性粒细胞增高。但是，支气管哮喘尚不能解释本例患者的整个发病过程。

ABPA：符合以下 7 项者可以确诊 ABPA：①反复哮喘发作；②外周血嗜酸性粒细胞增多（≥ $1×10^9$/L）；③血清 IgE 浓度升高（≥ 1000IU/ml）；④胸部 X 线检查见肺部浸润影（病变可固定不变或呈一过性）；⑤曲霉菌抗原皮肤划痕试验出现即刻反应；⑥曲霉抗原沉淀抗体阳性；⑦中心性支气管扩张。但是，临床上符合以上所有条件的患者很少。本例患者具备上述前 4 项，因此应高度怀疑该病。同时，痰中 2 次发现曲霉菌及间断咳出痰栓更能辅助诊断。

2. 本病例有可能是 EGPA 吗?

EGPA 也可以表现为哮喘、嗜酸性粒细胞增加和血清 IgE 浓度升高，但是其为系统性血管炎性疾病，可有多个器官和组织受累，以神经、肌肉、皮肤、肾等受损为常见，最终诊断还需根据受累组织活检发现嗜酸性粒细胞浸润、肉芽肿性血管炎和坏死性血管炎等表现。本例患者以呼吸系统受累为主，要明确诊断，还需结合经支气管肺活检结果。

三、临床确诊

(一) 临床信息

左肺舌叶组织活检结果显示，肺组织呈慢性炎性改变，偶见嗜酸性粒细胞浸润，未见肉芽肿及坏死性血管炎样改变（图 5-3-19），可以排除 EGPA；结合哮喘症状、嗜酸性粒细胞增高和气道吸出分泌物液基制片发现曲霉菌菌丝（图 5-3-20），诊断过敏性支气管肺曲霉病（ABPA）。

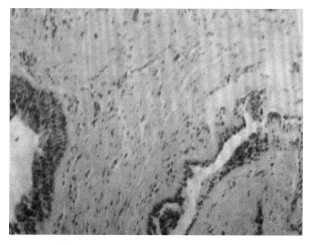

图 5-3-19 左舌叶活检呈慢性炎症表现（HE 染色，200×）

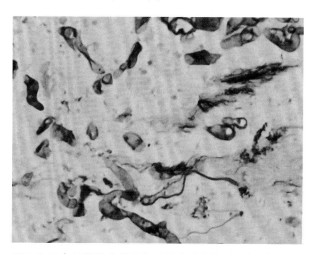

图 5-3-20 气道吸出分泌物可见曲霉菌丝呈褐色（六胺银染色，400×）

最后诊断：过敏性支气管肺曲霉病。

明确诊断后，加用甲泼尼龙（20mg，每天 1 次）及伊曲康唑口服治疗，患者咳嗽、喘息症状明显好转，复查血嗜酸性粒细胞降至正常范围，血清 IgE 降至 456IU/ml。2 个月后，患者 IgE 降至正常，肺功能恢复正常，激素逐渐减量；4 个月后复查胸部 CT 显示左肺病变基本吸收（图 5-3-21），停伊曲康唑和激素治疗；随访 1 年，未见复发。

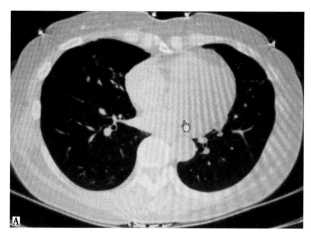

图 5-3-21 ABPA 治疗 4 个月后胸部 CT 表现

（二）临床思辨

临床上，ABPA 在早期容易被误诊为支气管肺炎或支气管哮喘。纵观本病例整个诊治过程，初期因发热、咳嗽、咳痰及肺部阴影诊断为肺炎，但相应治疗未见疗效，难以用感染解释。临床上，对于出现咳嗽、咳痰、喘息时，需要及时进行肺功能检查以早期发现是否存在可逆性气道阻塞，并结合是否存在嗜酸性粒细胞增高、过敏因素或多器官损伤等排除 EGPA 等疾病。

精要回顾与启示

过敏性支气管肺曲霉菌病（ABPA）是肺曲霉病的一种，特征性表现为反复出现哮喘样症状、外周血嗜酸性粒细胞增加和血清 IgE 抗体升高，影像学检查多见沿支气管分布的浸润影和（或）中心性支气管扩张、黏液嵌塞，痰检可发现曲霉菌或其他类型真菌。多数患者并非发病初期就能出现全部症状，临床上保持对其高度警惕十分重要。本例患者入院后经过系列检查，最终确诊为 ABPA。

（于洪志　孙　昕）

参考文献

1. Yeon Joo Jeong, Kun-Il Kim, Im Jeong Seo, et al. Eosinophilic Lung Diseases : A Clinical, Radiologic, and Pathologic Overview. Radio Graphics, 2007, 27: 617-639.
2. Patterson R, Strek ME. Allergic bronchopulmonary aspergillosis. Proc Am Thorac Soc, 2010, 7（3）: 237-244.
3. Simon HU, Rothenberg ME, Brochner BS, et al. Refining the definition of hypereosinophilic syndrome. J Allergy Clin Immunol, 2010, 126（1）: 45-49.
4. Cottin V, Cordier JF. Eosinophilic pneumonias. Allergy, 2005, 60（7）: 841-857.
5. Allen JN. Drug induced eosinophilic lung disease. Clinics in Chest Med, 2004, 25: 77-88.
6. 徐凌, 蔡柏蔷, 徐凯峰, 等. 变态反应性支气管曲霉病 23 例分析. 中华内科杂志, 2007, 46（3）: 208-212.
7. Webb WR. Thoracic Imaging Pulmonary and Cardiovascular Radiology. 2nd Edition. Philadelphia : Lippincott Williams & Wilkins, 2011.
8. 钟南山, 刘又宁. 呼吸病学. 第 2 版. 北京: 人民卫生出版社, 2012.
9. Richard K. Albert, Stephen G. Spiro, James R. Jett. Clinical respiratory medicine. 3rd Edition. Philadelphia : Mosby, Inc, an affiliate of Elsevier Inc, 2008.

病例 4　慢性咳嗽伴气促

一、入院疑诊

（一）病例信息

【病史】

男性患者，38 岁，因反复咳嗽 10 余年，再发、加重伴胸闷气促 1 个月入院。患者于 10 余年前无明显诱因出现反复咳嗽、咳白色黏痰（量少），无发热，无胸痛、咯血等，不伴喘息，曾在当地医院就诊，行 X 线胸片检查未见明显异常，诊断为"慢性支气管炎"，抗感染、止咳等治疗可以缓解症状，但容易反复发作。1 个月前，患者无明显诱因出现上诉症状再发、加重，咳黄脓痰（量少，无痰中带血），伴活动后胸闷、气促，无畏寒、发热、胸痛，无双下肢水肿，睡眠时可以平卧，当地医院给予对症治疗，但效果不佳，遂来我院就诊。门诊以"慢性支气管炎急性发作"将患者收入呼吸科进一步诊治。患者自发病以来，精神良好，食欲正常，大小便正常，体重无明显下降，睡眠良好，体力下降。

患者既往健康状况一般，否认结核、高血压、心脏病、糖尿病、脑血管病史，无食物、药物过敏史，无输血史，无手术、外伤史。

【体格检查】

体温 36.5℃，心率 74 次 / 分，呼吸 18 次 / 分，血压 100/70mmHg。神志清楚；颈软，浅表淋巴结未触及肿大；胸廓对称，乳房正常对称；呼吸运动对称，呼吸正常，肋间隙不增宽，语颤正常；胸骨无叩痛，叩诊清音，双肺呼吸音粗糙，未闻干、湿啰音，无胸膜摩擦音；心前区无隆起，心尖搏动正常，心浊音界正常，心律齐，各瓣膜听诊区未闻病理性杂音，无心包摩擦音；腹软，无压痛及反跳痛，肝、脾肋下未触及；生理反射存在，病理征阴性；双下肢不肿。

【影像学检查】

双肺 CT 示（入院前半个月）：气管及支气管内壁粗糙，气管壁、左右主支气管及右中叶支气管壁钙化。

【实验室检查】

血常规：WBC 10.32×10^9/L，Hb 158g/L，PLT 222×10^9/L，N% 82.7%，N 8.53×10^9/L。

（二）临床思辨

【临床特点】

1. 患者为中年男性，呈慢性病程。
2. 主要症状为反复咳嗽 10 余年，再发并加重伴胸闷、气促 1 个月。
3. 体格检查发现双肺呼吸音粗糙，无明显干、湿啰音。
4. 外院胸部 CT 检查提示气管及支气管内壁粗糙，气管壁、左右主支气管及右中叶支气管壁钙化。
5. 抗感染、止咳治疗效果不佳。

【思辨要点】

1. 以患者的主要临床表现为出发点，应如何考虑下一步的鉴别诊断？

本例患者的主要临床表现为慢性咳嗽、咳痰，在确立诊断时，应注意与以下疾病相鉴别：

咳嗽变异型哮喘：以刺激性咳嗽为特征，灰尘、油烟、冷空气等容易诱发，患者常有家庭或个人过敏性疾病史，抗感染治疗无效、支气管激发试验阳性有助于鉴别诊断。

嗜酸细胞性支气管炎：临床上也可表现为长期慢性咳嗽，但较少出现喘憋，胸部影像学表现可无明显异常或有肺纹理增加，支气管激发试验阴性，容易误诊。诱导痰检查嗜酸细胞比例增加（≥3%）有助于明确诊断。

肺结核：常有发热、乏力、盗汗及消瘦等症状。痰液找抗酸杆菌及胸部 X 线检查有助于鉴别诊断。

支气管肺癌：多数有数年吸烟史，顽固性刺激性咳嗽或过去有咳嗽史，近期咳嗽性质发生改变，常有痰中带血。有时表现为反复同一部位的阻塞性肺炎，经抗感染药物治疗不能完全消退。痰脱落细胞、胸部 CT 及支气管镜等检查，有助于明确诊断。

2. 结合患者胸部影像学特点，应考虑可能为哪些疾病？

本病例胸部 CT 检查提示气管及支气管内壁粗糙，气管壁、左右主支气管及右中叶支气管壁钙化，结合临床表现（反复咳嗽 10 余年，再发、加重伴胸闷气促 1 个月），应重点考虑骨化性气管支气管病（tracheobroncheopathia osteochondroplastica，TO）。

二、诊治过程及确诊

（一）临床信息

综上所述，本病例目前最可能的诊断是骨化性气管支气管病，下一步需要积极完善气管镜检查以明确病因。

【实验室检查】

（1）血常规：WBC $11.25×10^9$/L，Hb 152g/L，血细胞比容（hematocrit，Hct）46.8%，PLT $210×10^9$/L，N% 81.5%，L% 11.6%。

（2）ESR 1mm/1h。

（3）生化：ALT 12U/L，AST 21U/L，ALB 41.46g/L，GLO 21.12g/L；CRP 2.50mg/L。

（4）感染相关检查：HIV 抗体阴性；肺炎支原体抗体滴度＜1：40；EB 病毒抗体阴性。

（5）肿瘤标志物检查：CEA 1.0ng/ml，NSE 15.9ng/ml，CYFRA21-1 1.5ng/ml，CA50 7.04IU/ml。

【影像学检查】

胸部 CT：气管及支气管内壁欠光整，气管壁、左右主支气管及右中叶支气管壁钙化（图 5-4-1）。

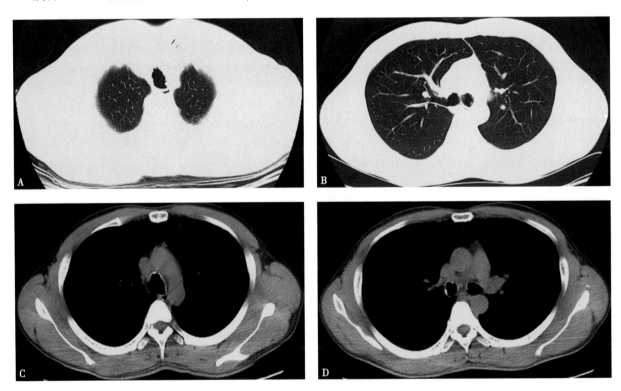

图 5-4-1 | 胸部 CT 表现

【支气管镜检查】

患者入院后第 3 天行支气管镜检查。镜下见气管、左右主支气管管腔均狭窄，软骨环消失，管腔黏膜弥漫分布大小不等的结节，突出管腔（图 5-4-2）。活检时感觉结节质硬。右下叶基底段支气管刷检未见癌细胞和抗酸杆菌。

经气管镜黏膜活检（第 7 天）：支气管纤毛柱状上皮广泛鳞化并具轻度异质性，表皮过度角化，间质呈慢性炎症改变，局部区域可见骨化（图 5-4-3），考虑为骨化性气管支气管病。

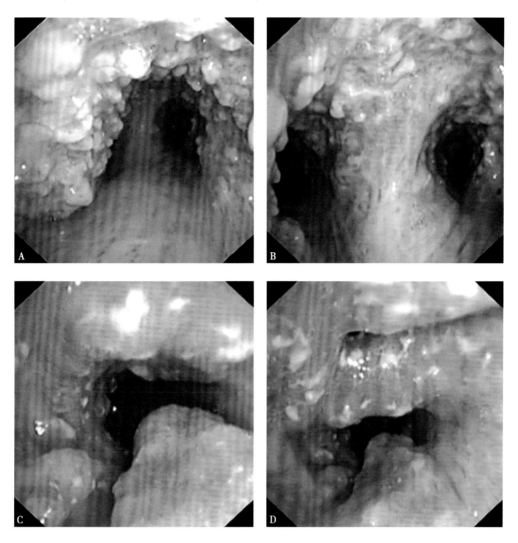

图 5-4-2 | 气管镜检查镜下表现

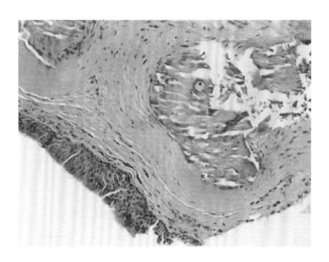

图 5-4-3 | 支气管镜下黏膜活检病理结果（HE 染色，200×）

　　最后诊断：骨化性气管支气管病。

　　患者入院后第 3 周和第 4 周，分别行支气管镜下介入治疗（氩气烧灼及冷冻治疗）（图 5-4-4），同时给予抗感染、舒张支气管、止咳祛痰等治疗，咳嗽、咳痰、胸闷、气促等症状有所缓解。1 个月后，患者出院，定期复查气管镜。

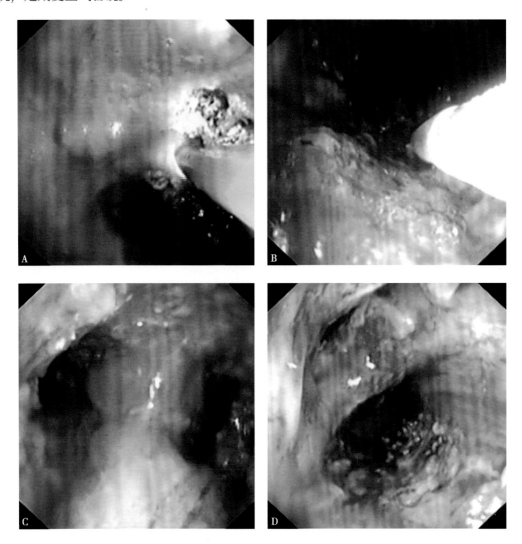

图 5-4-4 | 支气管镜下介入治疗
应用冷冻（A）和氩氦刀（B）处理气道内结节；治疗后，管腔较前明显通畅（C、D）

（二）临床思辨

　　困扰患者 10 余年的疾病终于获得确诊，并经治疗好转。在患者过去 10 余年求医过程中，治疗效果不佳的原因主要是临床医师对呼吸介入检查意识不强，对骨化性气管支气管病认识不足，在缺乏证据的前提下过分强调抗感染在缓解呼吸道症状中的治疗作用。

　　1. 骨化性气管支气管病为什么容易漏诊？

　　骨化性气管支气管病（TO）在临床较少见，其临床表现具有隐匿性，缺乏特异性，易被漏诊或误诊为支气管炎、结核或支气管哮喘。患者症状的轻重与病变范围、管腔阻塞程度有关，绝大多数患者早期没有症状，部分患者表现为咳嗽、轻度咯血，喉部受累时常可出现声音嘶哑、咽部异物感、流涎、疼痛和吞咽困难，阻塞严重时可有呼吸困难，多合并感染，甚至可引起反复发作的肺炎或肺不张。少数病例在气管插管或尸检时被发现。

大部分 TO 患者无明显阳性体征，胸部 X 线常难以发现，但薄层 CT 对气管、支气管壁结节内的钙化影相当敏感。气管、主支气管内多发黏膜下小结节钙化影并突向管腔是 TO 较具特征性的 CT 表现。这些小突起主要位于气管中下段的前壁和外侧壁，很少累及膜部，叶支气管有时可见。同时，可出现气管壁增厚、气管环变形、管腔狭窄等改变。

2. 骨化性气管支气管病如何诊断和治疗？

骨化性气管支气管病（TO）的病因不明，可能与遗传、慢性感染、化学或机械刺激和代谢紊乱等多种因素相关。诊断 TO 主要依靠支气管下黏膜活检。其气管镜下可见大小不等、分布不均的灰黄色结节突向管腔，呈铺路石样改变，可以累及 2～3 级支气管。结节直径通常为 1～5mm，位于气管和主支气管的前壁和侧壁，无蒂或有蒂，可散发或融合成片，质硬，触之易出血。黏膜可正常、充血、呈灰白色、有小血管显露或呈粉红色钟乳石样。管腔可变窄或不规则。气管后壁（膜部）极少受累，声门及声门以上组织、叶支气管及其远端支气管也很少受累。

TO 的病理特点主要为气管、支气管黏膜上皮下软骨骨化或形成钙化灶，50% 患者可合并支气管黏膜上皮鳞状化生，少数患者可见骨化区域内造血骨髓形成。

目前多认为，对于 TO，无特殊治疗方法，治疗目的主要在于改善症状，以采取抗感染、止咳、解痉、吸入激素等对症处理为主。若患者出现气道阻塞，可考虑采取激光、微波凝固、放射、冷冻、糖皮质激素、气管支架、气管镜下摘除结节及手术等治疗方法。

精要回顾与启示

反复咳嗽、咳痰是慢性支气管炎的常见临床表现，但对于抗感染、平喘、止咳等治疗效果不佳的慢性咳嗽，应尽快行胸部 CT 和支气管镜检查，以免造成骨化性气管支气管病的漏诊和误诊。

（阮玉姝　胡　克）

参考文献

1. Danckers M, Raad RA, Zamuco R, et al. A complication of tracheobronchopathia osteochondroplastica presenting as acute hypercapnic respiratory failure. Am J Case Rep, 2015; 16: 45-49.

2. Hantous-Zannad S, Sebai L, Zidi A, et al. Tracheobronchopathia osteochondroplastica presenting as a respiratory insufficiency: diagnosis by bronchoscopy and MRI. Eur J Radiol, 2003, 45: 113-116.

3. Gautam HP. Tracheopathia osteoplastica. Postgrad Med J, 1968, 44: 186-189.

4. Thomas D, Stonell C, Hasan K. Tracheobronchopathia osteoplastica: incidental finding at tracheal intubation. Br J Anaesth, 2001, 87: 515-517.

5. Paaske PB, Tang E. Tracheopathia osteoplastica in the larynx. J Laryngol Otol, 1985, 99: 305-310.

6. Raess PW, Cowan SW, Haas AR, et al. Tracheobronchopathia osteochondroplastica presenting as a single dominant tracheal mass. Ann Diagn Pathol, 2011, 15: 431-435.

7. Willms H, Wiechmann V, Sack U, et al. Tracheobronchopathia osteochondroplastica: A rare cause of chronic cough with haemoptysis. Cough, 2008, 4: 4.

8. Leske V, Lazor R, Coetmeur D, et al. Tracheobronchopathia osteochondroplastica: a study of 41 patients. Medicine (Baltimore), 2001, 80: 378-390.

病例 5　反复声音嘶哑伴支气管壁增厚、局限钙化

一、入院疑诊

（一）病例信息

【病史】

女性患者，46 岁，有饲鸽史，主因反复声音嘶哑 8 年，加重 2 个月入院。患者 8 年前受凉后出现声音嘶哑，伴阵发性干咳，无咳痰及痰中带血，无气促、胸痛，每遇冬春季节变化、疲劳、言语增多时上述症状加重，严重时无法发声。患者曾于当地医院就诊，行电子喉镜检查示急性喉炎，输液治疗后症状好转。2 个月前，患者再次出现声音嘶哑，且较前明显加重，输液治疗效果较差，遂就诊于我院。患者在门诊行电子喉镜检查，提示双侧声道充血肿胀，前中部分有白膜附着，气管黏膜糜烂，结节样隆起，诊断为声带炎、气道内膜肿物。胸部 CT 示气管管壁钙化、毛糙。门诊医师以"气道内肿物待查"将患者收住入院。患者自发病以来无皮疹、关节肿痛，无口腔溃疡及口眼干燥，体重无明显改变。

既往有子宫平滑肌瘤病史，已行子宫全切手术治疗；无烟酒等不良嗜好。

【体格检查】

体温 36.8℃，呼吸 19 次 / 分，心率 55 次 / 分，血压 117/68mmHg，SpO_2 99%。神志清，精神可，全身浅表淋巴结未触及肿大。胸廓对称，双侧呼吸动度均等，双肺叩诊清音，听诊双肺呼吸音粗，未闻明显干、湿啰音及胸膜摩擦音。腹部无明显异常，双下肢不肿。

【影像学检查】

胸部 CT 肺窗示多发不规则结节突向管腔，纵隔窗可见气管、支气管管壁不规则增厚及广泛钙化影，管腔轻度狭窄（图 5-5-1）。

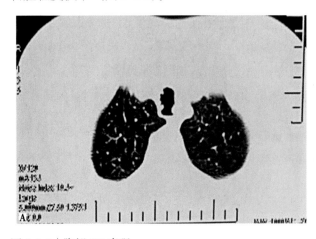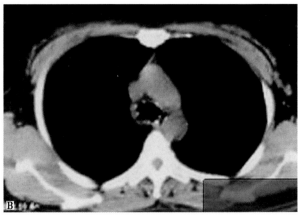

图 5-5-1 | 胸部 CT 表现

（二）临床思辨

【临床特点】

1. 患者为中年女性，呈慢性病程（8 年），病情反复。

2. 临床表现为反复声音嘶哑 8 年，对症治疗后可缓解，但易反复，无反复发热等伴随症状，近 2 个月病情加重。

3. 患者曾在当地医院行电子喉镜检查，提示急性喉炎。此次发病，患者来我院诊治，电子喉镜检查提示双侧声道充血肿胀，前中部分有白膜附着，气管黏膜糜烂，有结节样隆起。

4. 胸部 CT 肺窗示气管、支气管内多发不规则结节突向管腔，纵隔窗可见气管、支气管管壁不规则增厚及广泛钙化影，管腔轻度狭窄。

【思辨要点】

根据上述临床特点，对于本病例，诊断上主要定位在大气道疾病。常见可引起弥漫性大气道壁增厚的疾病有支气管结核、气道淀粉样变、复发性多软骨炎、肿瘤性疾病、骨化性气管支气管病等。

气管、支气管结核：单纯性支气管结核是气管 - 支气管黏膜或黏膜下层发生的结核病变，无肺部结核病灶。其临床表现无特异性，可表现为咳嗽、咳痰、咯血、胸痛、呼吸困难，部分患者伴有低热、盗汗等结核中毒症状。查体可闻干、湿啰音。胸部 CT 检查常可见管腔狭窄，内壁光滑或呈波浪状改变，后期管壁僵硬伴或不伴点状或条索状钙化，可伴肺结核和肺门淋巴结肿大表现。支气管镜检查早期可见黏膜慢性炎，晚期则可见黏膜溃疡或干酪样坏死、肉芽增殖和瘢痕狭窄。规律抗结核治疗有效。痰病原学、支气管镜等检查有助于明确诊断。

气管淀粉样变：临床表现为进行性气促、喘息、咯血或阻塞性肺炎，常以异常轻链克隆呈淀粉样在气管 - 支气管黏膜下层异常沉积，病理表现为气管、支气管黏膜组织刚果红染色阳性且偏振光显微镜下可见黄绿双色折光的嗜伊红物质。支气管镜检查可见气管、支气管黏膜局限或弥漫性鹅卵石样斑块或结节突向管腔，常累及气管膜部。对反复咳嗽、咳痰，影像学表现为气管壁不规则增厚者，需要考虑该病可能，可进行支气管镜检查以明确诊断。

复发性多软骨炎：是一种较少见的炎性破坏性疾病，其特点是软骨组织复发性退化性炎症，表现为眼、耳、鼻、喉、气管、关节、心脏瓣膜等器官组织受累。喉、气管及支气管软骨受累，表现为声音嘶哑、刺激性咳嗽、呼吸困难和吸气性喘鸣。CT 检查显示气管管壁弥漫性增厚伴管腔狭窄，软骨区钙化。临床表现除呼吸道症状外，常伴有鼻及耳郭软骨慢性炎症、内耳功能受损等，糖皮质激素或糖皮质激素联合免疫抑制剂能有效改善病情。本例患者胸部影像学检查未见气管等大气道壁软骨破坏伴气道壁软组织弥漫炎性增厚，临床上未见鼻、耳等部位软骨组织损伤表现，也无气道塌陷所致呼吸困难，因此，可排除复发性多软骨炎。

肿瘤性疾病：本病例气管、主支气管黏膜表面病灶弥漫、病程漫长，未见病灶侵袭性生长等病理表现，故可排除肿瘤性疾病。

骨化性气管支气管病（TO）：是一种罕见的气管内膜良性病变，主要以气管和支气管黏膜下多发骨化和软骨组织结节状增生为特征，通常引起气道狭窄。TO 多见于 50 岁以上的中老年人，极少见于青年人和儿童。TO 准确的发病率尚不清楚。TO 通常无特征性临床表现，多数病例是在死后尸检时确诊的，少部分患者因气道狭窄致气管插管困难而发现。本例患者反复声音嘶哑 8 年、加重 2 个月，电子喉镜检查发现双侧声道充血肿胀，气管黏膜糜烂，结节样隆起，考虑为 TO 可能性大。

综上所述，本病例为 TO 可能性大，但尚不能排除气道淀粉样变、支气管结核，下一步完善各种呼吸道病原学（包括多种细菌、真菌、结核分枝杆菌）检查以及血清蛋白电泳、免疫电泳、轻链定量检测、抗核抗体谱检测、抗中性粒细胞胞质抗体（ANCA）检测、T 淋巴细胞刺激 γ- 干扰素释放试验（T-SPOT）、尿轻链定量检测等多项检查，并完善术前准备，尽早实施支气管镜及组织病理活检确诊。

二、诊治过程及确诊

（一）临床信息

【辅助检查】

血常规、尿常规、凝血功能指标、肿瘤标志物、抗酸杆菌涂片、结核抗体、呼吸道多病毒检查均未见异常，降钙素原（PCT）0.09ng/ml，血沉 3mm/1h，CRP ＜ 0.5mg/L，血生化（肝、肾功能等）

检查正常。

肺功能检查提示阻塞性通气功能障碍。

胸部 CT：气管、支气管不同程度狭窄，管壁钙化、毛糙；右肺下叶炎性病变，黏膜下环形高密度骨化斑块。

支气管镜检查：镜下见自声门至隆嵴及左右主支气管前壁及侧壁有白色结节状物，呈钟乳石样改变，突入管腔，质地较硬（图 5-5-2）。支气管黏膜活检病理示气管、支气管黏膜组织慢性炎症，并见少许骨组织（图 5-5-3）。

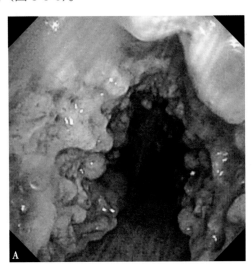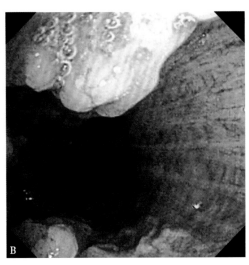

图 5-5-2 支气管镜检查镜下表现

镜下见气管前壁和侧壁密布大小不等的结节，质硬，部分气管内有坏死物覆盖，致管腔明显狭窄，气管膜部病变不明显

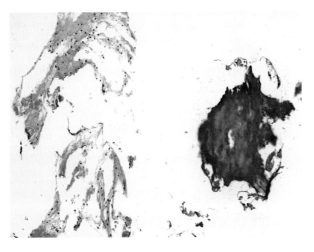

图 5-5-3 支气管黏膜活检结果

显微镜下见支气管黏膜下钙化灶（HE 染色，100×）

最后诊断：骨化性气管支气管病。

经布地奈德、异丙托溴铵等雾化吸入，辅以祛痰等对症治疗，患者症状明显减轻。出院后，患者长期规律吸入布地奈德福莫特罗，门诊随诊时复查胸部 CT 显示较前无显著改变。目前，患者病情相对平稳，间断有少量咳嗽，对症治疗能缓解症状。

（二）临床思辨

TO 在大气道内的结节病灶较小，普通 X 线检查一般难以发现，CT 对发现气道壁钙化影较敏感，是 TO 重要的非侵入性诊断手段，尤其 1mm 以下薄层 CT 扫描，能发现突入气管内结节的钙化及黏膜下的钙化斑，甚至无钙化的结节。TO 典型的 CT 表现为气管、主支气管及叶支气管黏膜下多发钙化结节突向管腔，以前壁及侧壁受累多见，气管膜部极少累及。

TO 可通过支气管镜检查确诊。支气管镜下可见：小气道前壁及侧壁灰白色的疣状结节突向管腔，结节质地较硬，散在分布或相互融合；气道可部分累及甚至全程累及；极少数患者的外周气管黏膜下可见块状病灶，容易堵塞管腔导致肺不张。病理检查可见气管黏膜上皮鳞状化生、软骨、骨组织、钙化及造血骨髓形成。

TO 患者临床表现较轻，肺功能检查不敏感。重度受累者可表现为阻塞性通气功能障碍，流速 - 容积曲线环可出现吸气相及呼气相曲线改变。本例患者肺功能检查示中度阻塞性通气功能障碍。

TO 是一种慢性良性病变，主要是针对气道炎症行抗炎等对症治疗。如果患者出现呼吸困难或气喘，吸入支气管舒张剂和激素（丙酸倍氯米松或布地奈德）可有效缓解症状。长期吸入支气管扩张剂和糖皮质激素，可改善临床预后。少数气道严重狭窄或反复发生阻塞性肺炎的患者需采用放疗、激光气化、外科手术等方法清除病灶。其中，经支气管镜激光气化治疗是目前疗效最确切的方法，但这些治疗的长期疗效尚有待评价。

精要回顾与启示

本例患者起病隐匿，呈慢性病程，病情反复，主要表现为反复咳嗽、咳痰、呼吸困难，无明显发热、咯血，胸部 CT 提示为气管、支气管壁不规则增厚，伴有多发钙化，需与支气管结核、气道淀粉样变、复发性多软骨炎等疾病相鉴别。骨化性气管支气管病漏诊率高，诊断周期较长，对于长期慢性咳嗽患者，尤其是胸部 CT 表现为气管、支气管壁增厚伴有钙化者，应提高警惕，及早行支气管镜检查以明确诊断。

（姜淑娟）

参考文献

1. Rokitansky K, Cited By, Dalgarred JB. Tracheobronchopathia osteochondroplastica. Acta Pathol Microbiol Scand, 1947, 24: 118.

2. Wilks S. Ossific deposits in the larynx, trachea and bronchi. Trans Pathol Soc Lond, 1857, 8: 88.

3. Muller UM, Gielen S, Schuler GC, et al. Endocardial calcification of left atrium, tracheobronchopathia osteoplastica, and calcified aortic arch in a patient with dyspnea. Circ Heart Fail, 2008, 1 (4): 290-292.

4. Vidal A, Lluberas N, Florio L, et al. Massive left atrial calcification, tracheobronchopathia osteoplastica and mitral paravalvular leak associated with cardiac rheumatic disease and previous mitral valve replacement. Int J Cardiol, 2013, 167 (5): e111-e112.

5. Muller UM, Gielen S, Schuler GC, et al. Endocardial calcification of left atrium, tracheobronchopathia osteoplastica, and calcified aortic arch in a patient with dyspnea. Circ Heart Fail, 2008, 1 (4): 290-292.

6. Danckers M, Raad RA, Zamuco R, et al. A complication of tracheobronchopathia osteochondroplastica presenting as acute hypercapnic respiratory failure. Am J Case Rep, 2015, 16: 45-49.

7. Baran A, Güngör S, Unver E, et al. Tracheobronchopathia osteochondroplastica: a case report. Tuberk Toraks, 2004, 52 (2): 183-185.

8. Jabbardarjani H, Radpey BS, Masjedi M, et al. Tracheobronchopathia osteochondroplastica:

presentation of ten cases and review of the literature. Lung, 2008, 186（5）: 293-297.

9. Karan Madan, Loganathan Nattusamy, Sudheer Arava, et al, Tracheobronchopathia osteochondroplastica : a rare cause of difficult intubation. Indian J Chest Dis Allied Sci, 2014, 56（3）: 187-189.

10. Gökhan Kırbaş, Canan Eren Dağlı, bdullah Çetin Tanrıkulu, et al. Unusual combination of tracheobronchopathia osteochondroplastica and AA amyloidosis. Yonsei Med J, 2009, 50(5): 721-724.

病例6　气管壁弥漫性增厚

一、入院疑诊

（一）病例信息

【病史】

女性患者，54岁，2014年4月无明显诱因出现咽痛、咳嗽、咳痰，痰不易咳出，偶咳黄绿色黏痰，伴声音嘶哑，无发热、寒战，无鼻塞、流涕，无胸痛、胸闷、心悸、乏力、盗汗，于外院就诊，血常规正常，喉镜检查考虑为急性喉炎，经头孢类抗生素、氨溴索和中药等治疗，症状无缓解。发病3个月后，患者出现发热，体温最高为38.5℃，咳嗽加重，伴喘息，于外院急诊静脉滴注头孢类抗生素10天，体温降至正常，但仍有咳嗽、咳痰、活动后喘息，无胸闷、心悸、胸痛。为进一步诊治，患者来我院住院。患者自发病以来，饮食、睡眠可，精神欠佳，二便正常，体重无明显改变。

患者否认既往高血压、冠心病、糖尿病、溃疡病史，否认肝炎、结核等传染病史；9年前因子宫内膜异位症行全子宫切除术；否认输血史，否认药物、食物过敏史；否认吸烟史及饮酒史。

【体格检查】

体温37.0℃，心率80次/分，呼吸32次/分，血压140/110mmHg；神志清楚，全身皮肤及黏膜未见皮疹；右侧扁桃体可见0.5cm×0.5cm疱状物，无渗出；双肺叩诊清音，左下肺可闻湿啰音，双肺可闻散在干鸣音，未闻胸膜摩擦音；叩诊心界不大，心律齐；肝、脾肋下未触及；双下肢无水肿；无杵状指/趾。

【影像学检查】

胸部CT：①双肺细小纹理增多，左肺下叶可见磨玻璃高密度影；②气管、主支气管壁弥漫明显增厚（图5-6-1），右肺门多发钙化斑；③双肺门饱满，不除外淋巴结肿大。

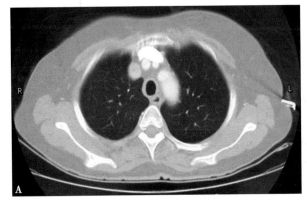
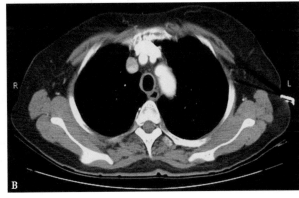

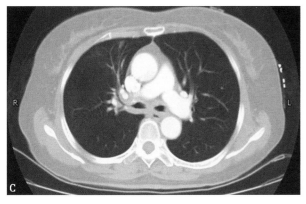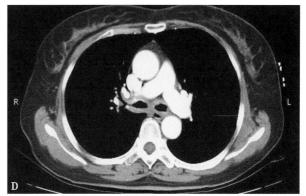

图 5-6-1 | 胸部 CT 表现

【肺功能检查】

除小气道病变外，未见其他异常（2014 年 8 月 23 日）。

（二）临床思辨

【临床特点】

1. 患者为中年女性，慢性起病，有咽炎病史数年。

2. 主要症状和体征为声音嘶哑、咳嗽、咽痛进行性加重伴喘息；喉镜检查提示有喉炎表现；左下肺可闻湿啰音，双肺可闻散在干鸣音。

3. 实验室检查显示血常规正常。

4. 影像学检查提示气管、主支气管壁增厚。

5. 按"喉炎"对症治疗，患者症状无缓解，且有进行性加重趋势。

【思辨要点】

除肺部疾病常见症状和体征（如发热、咳嗽、咳痰、胸痛、呼吸困难、肺内湿啰音或哮鸣音）外，本例患者存在一个特征性表现，即影像学检查显示气管、主支气管壁增厚。针对这一特征，在确立诊断的过程中应鉴别气管、支气管相关性疾病。

1. 本病例是否为感染性疾病所致？

对于本病例，从感染性疾病角度考虑，应重点排除支气管结核（又称支气管内膜结核，即发生在气管、支气管黏膜和黏膜下层的结核病）。原发性支气管结核极少见。成年人最常见的感染途径是肺内病灶中结核分枝杆菌直接植入支气管黏膜，其次是肺内病灶通过支气管周围组织侵犯支气管黏膜。此外，结核分枝杆菌也可经血行播散和淋巴引流侵袭支气管黏膜下层，然后累及黏膜层。支气管结核起病缓慢，症状多样、缺乏特异性，常见症状有咳嗽、咳痰、发热、盗汗、呼吸困难、咯血、胸痛、喘息、声嘶、局限性喘鸣音、体重减轻，也有无临床症状者。常规痰抗酸染色镜检阳性率为 4.3%～68.8%（多数报道在 30% 以下）。痰结核分枝杆菌培养阳性率为 10.7%～100%。引流支气管不通畅、含有结核分枝杆菌的坏死物不易排出体外或毛刷不易刷到、痰含菌量少、病灶为黏膜下浸润、增殖病灶处于相对静止状态、病例选择和检测方法不同等均可导致细菌学检查阳性率不高。支气管镜检查可见气管 / 支气管黏膜肥厚狭窄、充血水肿、糜烂溃疡、有坏死物覆盖（图 5-6-2）以及瘢痕、狭窄。组织病理学改变主要是干酪样、非干酪样肉芽肿，有类上皮细胞、淋巴细胞浸润。支气管结核的胸部 CT 特征是：①病灶多位于双肺上叶、右中叶、左舌叶和下叶背段；②受累支气管病变广泛，呈多支受累；③支气管狭窄、管壁增厚（图 5-6-3）和闭塞；④大多数病例伴有肺结核和肺门淋巴结肿大；⑤病灶无局部外向侵袭性生长的表现。胸部 CT 增强扫描可显示淋巴结环状强化或不张的肺组织中无肿块。本例患者无典型结核中毒症状，影像学检查未见肺内有结核感染病灶，痰涂片检查阴性，可经支气管镜检查进一步排除之。

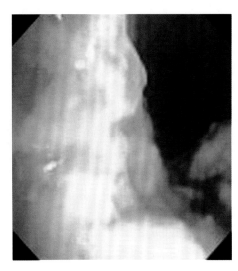

图 5-6-2 | 支气管结核支气管镜下表现

支气管镜下可见气管黏膜表现附着大量干酪样坏死，导致气道管腔狭窄，活检时出血不明显

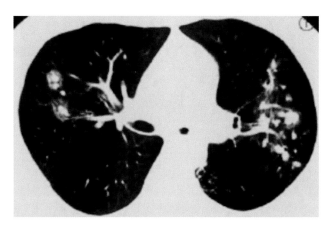

图 5-6-3 | 支气管结核胸部 CT 表现

胸部 CT 可见左主支气管管腔狭窄伴左肺门增大，双肺沿支气管播散的多发病灶

由此可见，本病例为感染因素所致的可能性不大，考虑为非感染疾病。

2. 如果不是感染所致，本例患者所患可能是哪种疾病？

本例患者胸部影像学检查显示一个极具特点性的异常表现，即气管、主支气管壁增厚。可能出现此种改变的非感染性疾病包括骨增生性气管病、支气管结核、复发性多软骨炎、气管肿瘤、气管软化症、淀粉样变以及肉芽肿性多血管炎等。

（1）骨化性气管支气管病（TO）：病因目前尚不清楚，可能与遗传、慢性感染、退行性改变、氧和化学物质刺激、代谢异常、淀粉样变，以及结核分枝杆菌和梅毒螺旋体感染等因素有关。男性较女性更易患该病，多数患者年龄在 50 岁以上。其特征性表现为气管内侧表面多发骨软骨结节，气管后壁膜部无累及，病变局限于气管和支气管内正常有软骨的部分，典型病变部位为气管下 2/3 及主、叶和段支气管。主要以气管和支气管黏膜下多发骨化和软骨组织结节状增生为特征，结节呈白色，质硬，由软骨和透明软骨组成。这种无柄或息肉状结节可使气管和中央部支气管不规则狭窄，边缘呈念珠、钟乳石等多种形状（图 5-6-4）。组织病理学表现为气管支气管黏膜和黏膜下透明软骨灶，可见钙化或含层状骨；黏膜上皮层尚完整，可见骨化性结节与气管、支气管软骨板软骨膜连接。气管后壁保持相对完整。该病病变进展缓慢，常见的早期症状为气短、咳嗽、声嘶、咯血和反复肺部感染。肺功能检查在疾病晚期可呈阻塞性改变。胸部 CT 可见气管软骨增厚，有不规则钙化结节，直径 1～5mm，自气管前壁和侧壁突入腔内，多不累及后膜部（图 5-6-5）。病变发生在段叶支气管，可引起肺不张和阻塞性肺炎。本病例影像学表现为主气管、支气管弥漫性增厚，累及膜部，钙化部位未突入腔内，支气管镜检查见弥漫性黏膜受累，未见典型的多发结节改变，故可基本排除该疾病。

（2）复发性多软骨炎（relapsing polychondritis，RP）：是一种少见的全身多系统受累的疾病，具有反复发作和缓慢进展的炎性改变，累及软骨和其他全身结缔组织，包括耳、鼻、眼、关节、呼吸道和心血管系统等。RP 可发生于各年龄段，以 40～50 岁为发病高峰年龄；男女均可受累，女性患者多累及呼吸道，而且症状较重。其临床表现为耳、鼻、呼吸道软骨炎。临床表现常见慢性咳嗽、咳痰，逐渐发展为呼吸困难、反复呼吸道感染和喘憋，有时会出现气管前和甲状腺软骨压痛、声嘶哑或失声症。气流受限在疾病早期主要是由于气道炎性水肿所致；随着疾病进展，出现气道软骨环破坏，气道塌陷；晚期因气道纤维化和瘢痕收缩，造成气道固定性狭窄。实验室检查结果无特异性，可见轻度贫血、白细胞明显增高、血小板升高、嗜酸性粒细胞增高、血沉增快、低白蛋白血症、高丙种球蛋白血症和低补体血症

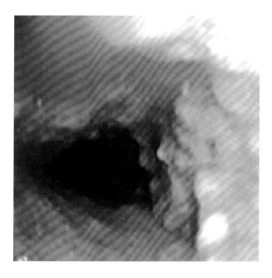

图 5-6-4 | 骨化性气管支气管病支气管镜下表现
支气管镜下可见气管软骨环黏膜表面布满无柄鹅卵石状结节，边缘呈念珠状相互连接

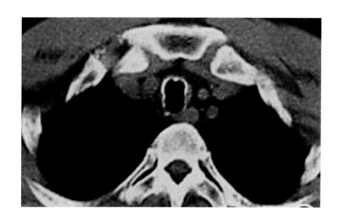

图 5-6-5 | 气管支气管骨化病胸部 CT 表现
胸部 CT 显示气管软骨增厚，有不规则钙化结节，直径 1～5mm，自气管前壁和侧壁突入腔内，膜部累及轻

等。其中，血沉增快最常见，且与疾病活动有关。部分患者类风湿因子及抗核抗体阳性。抗软骨抗体及抗天然胶原 II 型抗体可能有助于 RP 诊断，在活动期一般均阳性，用激素治疗后可转阴性。尿酸性黏多糖水平可提示软骨破坏的程度，在疾病发作期常可达正常值 4 倍以上。胸部 CT 检查可显示气管和支气管树的狭窄程度及范围，并见气管和支气管壁增厚钙化、管腔狭窄变形及纵隔淋巴结肿大。呼气末胸部 CT 扫描可观察气道塌陷程度（图 5-6-6）。高分辨 CT 可显示亚段支气管和肺小叶的炎症。心脏彩超可发现升主动脉瘤或降主动脉瘤、心包炎、心肌收缩受损、二尖瓣或三尖瓣反流、心房血栓等。心电图可出现 I 度或完全房室传导阻滞。支气管镜检查可直接观察受累气道情况，如果见气管 / 支气管树炎症、变形、塌陷等，有助于明确诊断和观察疾病的进程。肺功能流速容量环可显示呼气和吸气相均有阻塞。复发性多软骨炎累及部位为软骨部分，并不累及气管膜部，而本病例气管后壁亦有受累，故可排除该诊断。

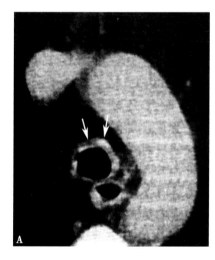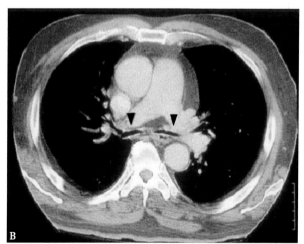

图 5-6-6 | 复发性多软骨炎影像学改变
胸部 CT 显示气管管壁局灶性增厚、钙化，管腔狭窄变形（A）；呼气末可见左右主支气管明显塌陷（B）

　　（3）肉芽肿性多血管炎（GPA）：即韦格纳肉芽肿（WG）。该病病变累及小动脉、静脉及毛细血管，偶尔累及大动脉，其病理改变以血管壁炎症为特征，累及多系统，临床表现多样，可以缓慢起病，持续

一段时间，也可以表现为快速进展性发病。个别患者可因声门下狭窄出现声音嘶哑及喘鸣，表现有咳嗽、胸闷、气短、呼吸困难甚至呼吸衰竭。胸部 CT 特征性改变包括气管壁局限或环形增厚（图 5-6-7）。肺功能检查可显示大气道阻塞征象，可表现为阻塞性或限制性通气功能障碍。符合以下 2 条或 2 条以上者可诊断为 GPA（诊断的敏感性和特异性分别为 88.2% 和 92.0%）：①口腔溃疡，鼻腔脓性或血性分泌物；②胸部影像学表现显示肺内病变多变、多样、多形等；③尿沉渣异常，镜下血尿（RBC > 5/ 高倍视野）或出现红细胞管型；④病理表现为肉芽肿性血管炎性改变，动脉壁或动脉周围，或血管（动脉或微动脉）外区有中性粒细胞浸润。本病例病变位于气管和主支气管，非 GPA 的常见受累部位，同时不伴有鼻窦和肾损伤，因此为 GPA 的可能性不大。

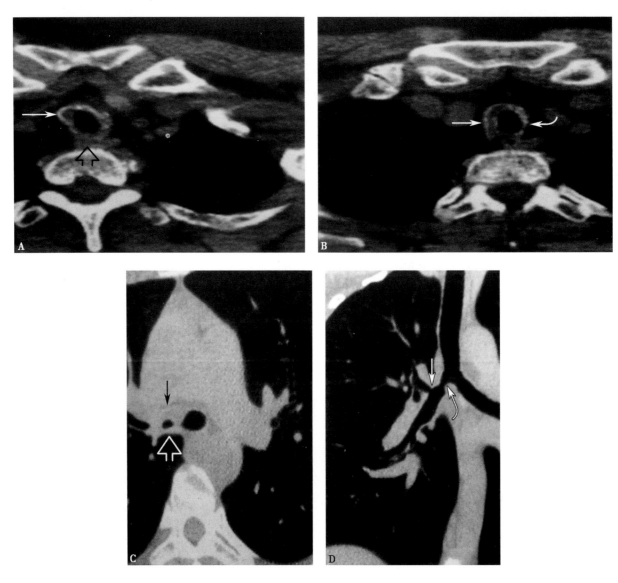

图 5-6-7 | 肉芽肿性多血管炎影像学表现
胸部 CT 可见气管和支气管壁局限或环形增厚

（4）气管支气管淀粉样变：是呼吸道淀粉样变最常见类型。其临床表现缺乏特异性，极易误诊。一般认为，呼吸困难、咳嗽、咯血和声音嘶哑是气管支气管淀粉样变的常见症状。胸部 CT 表现（图 5-6-8）为气管支气管壁增厚、管腔狭窄，可伴有肺门、纵隔淋巴结肿大及肺不张。病理学检查是淀粉样变诊断的金标准（刚果红染色阳性）。对于本病例，目前从病史、症状及影像学表现来看，不能排除该病可能，需行病理检查明确诊断。

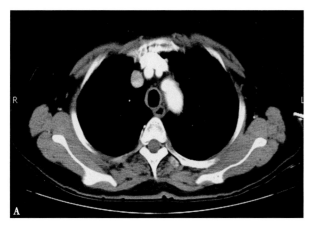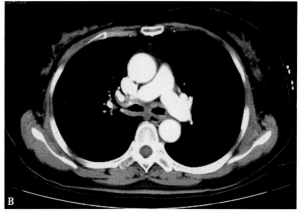

图 5-6-8 | 气管支气管淀粉样变胸部 CT 表现

胸部 CT 可见气管及左右主支气管管壁普遍增厚，左右主支气管管腔变窄

二、诊治过程

（一）临床信息

【实验室检查】

血常规：WBC 6.85×10^9/L，N% 64%，Hb 和血小板均正常。

血生化：Cr 51μmol/L，ALB 44.5g/L，ALT 15U/L。

血气分析：pII 7.544，PaO_2 116mmHg，$PaCO_2$ 23.9mmHg。

免疫相关检查：免疫全项、多种自身抗体、ANCA 均见异常。

感染相关检查：CRP、PCT、G 试验均在正常范围；痰培养见阴沟杆菌阴沟亚种，无致病真菌生长。血清病原抗体均阴性（包括梅毒螺旋体、HIV、结核分枝杆菌、肺炎支原体、肺炎衣原体、军团杆菌等）。

其他：肿瘤标志物未见异常，甲状腺功能正常。

【超声检查】

双侧颈部淋巴结肿大（1.5cm×0.5cm），右侧腋窝淋巴结肿大（0.9cm×0.5cm），双侧腹股沟淋巴结肿大（0.9cm×0.4cm），各淋巴结回声结构正常，未见坏死和相互融合倾向；甲状腺回声不均匀，未见结节和囊性改变；心脏超声见三尖瓣反流，左心室舒张功能下降。

（二）临床思辨

1. 本例患者气管壁增厚的可能原因是什么？

本例患者入院后，经一系列检查、临床过程和前述思辨分析，已排除普通病原和结核分枝杆菌等特殊病原导致的感染性气道疾病、TO、RP 和 GPA 等疾病，气道壁增厚可能为诸如淀粉样变性一类的沉积性疾病，需进一步选择恰当的手段以明确诊断。

2. 对于本病例，此时应如何选择鉴定病因的最佳手段？

对于本例患者，目前应首选支气管镜检查。支气管镜检查是呼吸系统疾病常用辅助检查手段，适应证包括：①不明原因慢性咳嗽；②不明原因咯血或痰中带血；③不明原因局限性哮鸣音；④不明原因声音嘶哑；⑤痰中发现癌细胞或可疑癌细胞；⑥胸部 X 线和（或）CT 检查提示肺不张、肺部结节或块影、阻塞性肺炎、炎症不吸收、肺部弥漫性病变、肺门和（或）纵隔淋巴结肿大、气管支气管狭窄以及不明原因胸腔积液等；⑦肺部手术前检查；⑧胸部外伤（怀疑有支气管裂伤或断裂）；⑨肺或支气管感染性疾病病因学诊断；⑩机械通气时气道管理；⑪疑似气管、支气管瘘。本例患者有行支气管镜检查的适应证。

三、临床确诊

（一）临床信息

支气管镜检查，镜下见两侧支气管黏膜明显充血、水肿，部分糜烂，触之易出血；右上支气管明显狭窄，镜体不能通过，右下支气管亦稍有狭窄，未见明显肿物（图 5-6-9）。

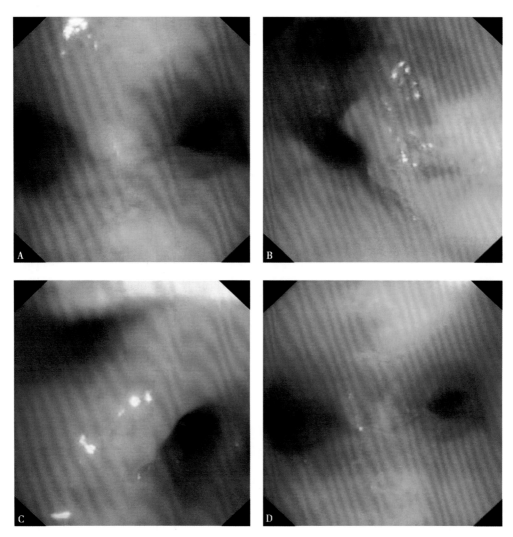

图 5-6-9 │ 支气管镜检查镜下表现
镜下见双侧支气管黏膜明显充血、水肿，部分糜烂，触之易出血

经气管肺活检病理结果：支气管黏膜组织慢性炎症，黏膜下粉染均质无定型物（图 5-6-10）；刚果红染色阳性，偏光显微镜可见苹果绿（图 5-6-11），符合淀粉样变。

最后诊断：气管支气管淀粉样变。

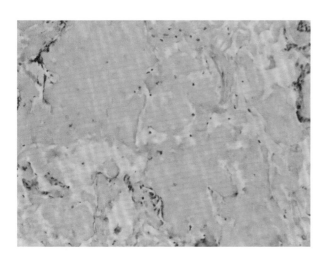

图 5-6-10　经支气管肺活检病理结果（苏木伊红染色，200×）

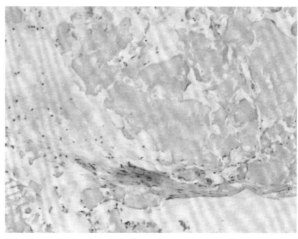

图 5-6-11　经支气管肺活检病理检查结果（刚果红染色，200×）

（二）临床思辨

实现早期诊断是临床治疗的关键所在。本病例病程长，确诊明显滞后，延误了治疗。气管支气管淀粉样变属于少见病，很多临床医师对该病认识不足，并且其临床表现及常规检查结果无特异性，因此易发生误诊或漏诊。若病变仅累及气管黏膜，胸部 CT 可见气管支气管壁增厚、管腔狭窄和管壁钙化，钙化灶可呈块状或长条状。活检组织刚果红染色阳性是该病诊断的金标准。

精要回顾与启示

淀粉样变是由多种前体蛋白之一在组织中呈淀粉样沉积所致，包括免疫球蛋白轻链、血清淀粉样相关蛋白（急性期反应物家族成员）和甲状腺素运载蛋白等。其临床表现主要取决于淀粉样变的类型和受累组织器官。呼吸道淀粉样变可累及呼吸道各部位，其中以气管支气管淀粉样变最常见，几乎所有病例均会出现。由于临床表现缺乏特异性，该病极易误诊。一般认为，呼吸困难、咳嗽、咯血和声音嘶哑是气管支气管淀粉样变的常见症状。该病胸部 CT 表现为气管 / 支气管壁增厚、管腔狭窄，可伴管壁钙化。组织病理是诊断淀粉样变的金标准：支气管黏膜下及血管壁周围或肺泡间隔处可见均质、粉染、无结构的淀粉样物质沉积。这种沉积的淀粉样物质对刚果红有嗜染性，刚果红染色光镜下呈橘黄色，偏光显微镜下呈荧光苹果绿色（红绿二色性）双折光体。对于该病，目前尚缺乏有效的治疗药物，临床主要采取病因治疗（糖皮质激素、免疫抑制剂、秋水仙碱等效果甚微）和对症介入治疗。

（马龙艳　于洪志）

参考文献

1. Truong M, Kachnic LA, Grillone GA. The Role of Radiation Therapy for Progressive Airway Amyloidosis. International Journal of Radiation Oncology, Biology Physics, 2007, 69（2）: 122.
2. Nishda S, Hagihara K, Shima Y, et al. Rapid improvement of AA amyloidosis with humanized anti-interleukin 6 receptor antibody treatment. Ann Rheum Dis, 2009, 68: 1235-1236.

病例 7　慢性咳嗽、喘憋伴气道壁增厚

一、入院疑诊

（一）病例信息

【病史】

男性患者，59 岁，10 余年前无明显诱因反复出现咳嗽、咳痰（少量白黏痰），2 年前开始出现活动后喘憋，伴咳嗽、咳痰。近半年，患者症状逐渐加重，在当地医院行胸部 CT 检查，提示支气管炎、肺气肿改变，双肺多发支气管壁增厚，其内可见高密度影伴钙化灶。肺功能检查提示为中度阻塞性通气功能障碍，FEV_1/FVC 56.36%，FEV_1 实测值 / 预测值 46.3%，支气管激发试验阴性。

患者 12 年前确诊高血压病，血压最高达 190/120mmHg，规律服用硝苯地平缓释片（20mg/d），未监测血压；确诊 2 型糖尿病 2 年余，规律口服降糖药物（具体不详），未监测血糖；否认肝炎和结核病史及密切接触史；否认过敏史；无毒物、粉尘及放射性物质接触史；吸烟 40 余年（每天 30 支），已戒 2 年；饮酒 40 余年，每天饮酒量折合酒精（乙醇）80g；适龄结婚，育 1 子 1 女；无家族遗传性疾病病史。

【体格检查】

体温 37.2℃，心率 83 次 / 分，呼吸 20 次 / 分，血压 130/80mmHg。全身皮肤、黏膜无苍白及黄染，全身浅表淋巴结未触及肿大。气管位置居中。桶状胸，胸壁静脉无曲张，胸骨无压痛。双肺叩诊过清音，肺下界下移。双肺呼吸音低，双上肺可闻呼气相哮鸣音。心界不大，心律齐，未闻心脏病理性杂音，无心包摩擦音。腹部查体未见异常，双下肢不肿。

【实验室检查】

血常规：WBC $6.48×10^9/L$，L% 28.1%，Mo% 11.3%，N% 58%，嗜酸性粒细胞百分比（eosinophil percentage，EO%）2.0%，嗜碱性粒细胞（basophil，BA%）0.6%，RBC $5.20×10^{12}/L$，Hb 159g/L，Hct 44.3%，PLT $263×10^9/L$。

【影像学检查】

胸部正侧位 X 线片：双肺纹理粗重，右侧水平裂胸膜增厚，右肺门影密度增高，左肺门影不大，心影未见异常，两侧肋膈角锐利（图 5-7-1）。

胸部 CT：右主支气管腔内可见附壁稍低密度影，密度欠均匀，CT 值为 12～35HU；右肺上叶及中叶可见索条影，右上叶体积缩小，膨胀不全；右上叶支气管管腔明显狭窄，腔内可见钙化结节；左主支气管起始部和多叶支气管壁增厚，部分呈结节状，局部可见钙化影，增强扫描可见中等程度强化；纵隔内多发小淋巴结，双侧肺门区多发结节状钙化影；肺动脉主干不宽，心影不大，双侧胸腔无积液，双侧胸膜未见明显增厚。甲状腺右叶后部可见一小结节状稍高密度影，增强扫描显示明显强化（图 5-7-2）。

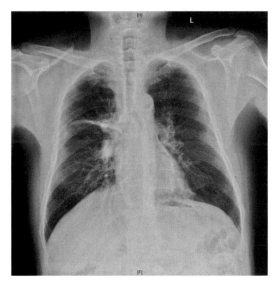

图 5-7-1 | 胸部正位 X 线片

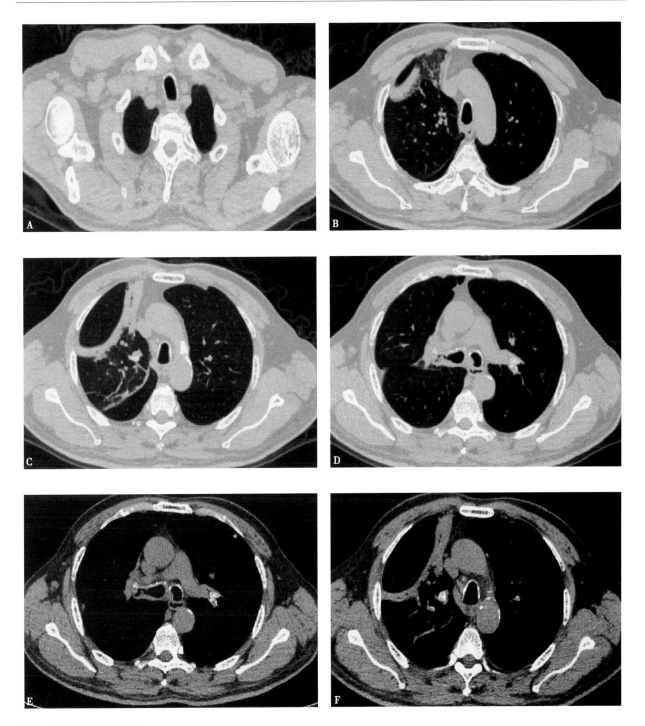

图 5-7-2｜胸部 CT 表现

右主支气管腔内可见附壁稍低密度影，密度欠均匀；右肺上叶及中叶可见索条影，右上叶体积缩小，膨胀不全；右上叶支气管管腔明显狭窄，腔内可见钙化结节；左主支气管起始部管壁呈结节状增厚

【肺功能检查】

FEV$_1$/FVC 50%，FEV$_1$ 0.9L（45% 预计值），TLC 7.71L（128% 预计值），DL$_{CO}$ 5.99mmol/(min·kPa)（68.7% 预计值）。支气管舒张试验阴性。

（二）临床思辨

【临床特点】

1. 患者为中老年男性，呈慢性病程。既往有长期大量吸烟史，已戒烟 2 年；饮酒 40 余年；患糖尿病和高血压病。

2. 主要症状和体征为无明显诱因反复咳嗽、咳痰 10 年，近 2 年出现活动后喘憋；双肺呼吸音低，双上肺可闻哮鸣音。

3. 血常规检查未见异常；肺功能检查提示阻塞性通气功能障碍、弥散功能下降。

4. 胸部 CT 检查提示双肺支气管血管束增重，右肺上叶可见条片状高密度影，局部可见结节状钙化影，增强扫描显示右肺上叶强化明显；双肺可见多发斑片状稍高密度影和磨玻璃影，以双肺下叶为著。气管及支气管壁增厚，部分呈结节状，局部可见钙化影，增强扫描可见中等程度强化。纵隔内可见多发小淋巴结，双侧肺门区可见多发结节状钙化影。

【思辨要点】

本例患者为中老年男性，既往有大量吸烟史，已戒烟 2 年，在 10 余年前开始无明显诱因出现反复咳嗽、咳痰，2 年前开始出现活动喘憋，符合慢性阻塞性肺疾病的演变过程，同时肺功能检查结果也符合慢性阻塞性肺疾病。但在查体过程中发现，患者双肺呼吸音降低，双上肺可闻哮鸣音；胸部 CT 检查显示除支气管炎和肺气肿改变外，还可见双肺多发支气管管壁增厚，其内可见高密度影伴钙化灶。

那么，哪些原因可能导致支气管管壁增厚、管腔狭窄呢？

（1）感染：支气管黏膜急、慢性炎症（如急、慢性支气管炎、支气管结核等）均可导致弥漫性气管 / 支气管壁增厚。本例患者既往有长期吸烟史，从 10 余年前开始出现反复咳嗽、咳痰，胸部影像学检查显示支气管炎改变，不能排除黏膜慢性炎症导致弥漫性气管、支气管管壁增厚可能。但是，慢性感染极少导致气管、支气管管壁增厚部位内高密度影伴钙化。支气管结核虽然可以出现管壁增厚伴高密度钙化灶，但多为局限性的气管、支气管管壁增厚。

（2）肉芽肿性多血管炎：即韦格纳肉芽肿，是一种原因不明，累及全身多系统的坏死性肉芽肿血管炎，通常以鼻黏膜和肺组织局灶性肉芽肿性炎症为起始表现，继而进展为血管弥漫性坏死性肉芽肿性炎症。韦格纳肉芽肿的胸部影像学改变除肺内结节、实变、磨玻璃影和空洞性病变外，大约 15% 患者可出现气管壁增厚，50% 患者可出现支气管壁增厚。这种气管、支气管病变表现多为局灶性的，可导致声门下气管和大气道狭窄。

（3）淀粉样变：指多种原因导致的淀粉样物质在体内各脏器细胞间沉积。所谓淀粉样物质，其实是不同类型前体蛋白样物质，诸如免疫球蛋白轻链、血清淀粉样相关蛋白（急性期反应物家族成员）、甲状腺素运载蛋白和 β_2- 微球蛋白等。其遇碘时可被染为棕褐色，发生类淀粉样反应，故称为淀粉样变。淀粉样变可侵犯多个或单个器官，呼吸系统各个部位均可受累。肺部淀粉样变可表现为单结节型、多结节型、粟粒型或肺间质弥漫型；也可累及气管支气管树，表现为结节性钙化或环壁增厚；如果引起气道梗阻，还可出现肺不张或阻塞性肺炎表现。

（4）结节病：是一种原因不明的以非干酪样坏死性上皮细胞肉芽肿为病理特征的系统性疾病。结节病的肺实质改变较为常见，咽部、气管和支气管等也会被累及，表现为光滑、不规则、结节样或肿块样狭窄。

（5）复发性多软骨炎：是一种少见的累及全身多系统的疾病，具有反复发作和缓解的特点，表现为进展性的炎性破坏性改变，可累及软骨和其他结缔组织，包括耳、鼻、眼、关节、呼吸道和心血管系统等。复发性多软骨炎在呼吸道的表现仅累及气管和主支气管的软骨部分，后壁膜部不受累。影像学表现为气管壁均匀增厚，密度增高，可见弥漫性钙化。软骨炎症及其结构破坏导致气管软化，使得呼气相横断面积减少。

（6）骨化性气管支气管病：表现为气管、支气管黏膜下多发性骨质或软骨组织结节状增生并突向管腔。影像学表现以轻度弥漫性气管、支气管狭窄伴结节形成为主要特征，气管软骨形成钙化结节凸入腔内，下段气管最常受侵，可延伸至段支气管水平。该病进展缓慢，以存在慢性阻塞性肺疾病基础的老年男性最易发生，人群整体发病率较低。

二、诊疗过程及确诊

（一）临床信息

【实验室检查】

尿常规：比重 1.015，pH 6.0，葡萄糖（＋），蛋白（－），酮体（－）。

血生化：ALT 21U/L，AST 20U/L，γ-谷氨酰胺转肽酶（gamma-glutamyl transpeptidase，γ-GT）33U/L，ALP 82U/L，乳酸脱氢酶（LDH）160U/L，α-羟丁酸脱氢酶（alpha-hydroxybutyrate dehydrogenase，α-HBD）116U/L，肌酸激酶（CK）64U/L，总蛋白（total protein，TP）61.1g/L，白蛋白（ALB）37.3g/L，BUN 4.48mmol/L，肌酐（Cr）64μmol/L，尿酸（uric acid，UA）303μmol/L，血糖 5.99mmol/L，胆固醇（cholesterol，CHO）3.98mmol/L，甘油三酯（triglyceride，TG）0.86mmol/L，HDL 1.02mmol/L，LDL 2.32mmol/L，总胆红素（TBIL）7.8μmol/L，直接胆红素（direct bilirubin，DBIL）2.9μmol/L，钙（Ca）2.14mmol/L，磷（P）1.37mmol/L，A/G 1.57，钾（K）3.46mmol/L。

心肌损伤标志物：肌红蛋白（myoglobin，MYO）12.0ng/ml，TnI＜0.001ng/ml，CK-MB 1.0ng/ml，脑钠肽（BNP）13.0pg/ml。

糖化血红蛋白（HbA1c）6.6%；M 蛋白鉴定（血）阴性。

肿瘤标志物：AFP 3.00ng/ml，CA19-9 7.26U/ml，CEA 1.96ng/ml，骨胶素 CYFRA21-1 1.55ng/ml，神经元特异性烯醇化酶 19.95ng/ml，PSA 1.230ng/ml。

ESR 5mm/1h。

凝血分析：PT 10.1s，凝血酶原活动度（PTA）107%，INR 0.95，FIB 336mg/dl，APTT 36.7s，纤维蛋白原降解产物（fibrin degradation products，FDP）1.0μg/ml，D-Dimer 50ng/ml。

免疫指标：IgA 1.87g/L，IgG 9.3g/L，IgM 0.468g/L，补体 C3 0.910g/L，补体 C4 0.294，抗链球菌溶血素 O（antistreptolysin O，ASO）＜25.0IU/ml，类风湿因子（rheumatoid factors，RF）＜20.0IU/ml，CRP 5.73mg/L，血 ANCA 阴性。

血 κ 轻链 543mg/dl，λ 轻链 415mg/dl，κ/λ 1.31。

结核分枝杆菌抗体阴性，肺炎衣原体抗体 0.10，肺炎支原体抗体测定＜1：20，嗜肺军团菌抗体 IgG 0.07，嗜肺军团菌抗体 IgM 0.06。

血清蛋白电泳：ALB 57.2%，α$_1$ 球蛋白 7.0%，α$_2$ 球蛋白 9.6%，β$_1$ 球蛋白 6.6%，β$_2$ 球蛋白 4.2%，γ 球蛋白 15.4%。

【支气管镜检查】

镜下见在气管隆嵴处有结节样隆起，双侧支气管壁多发息肉样隆起，管腔狭窄或阻塞，未见出血及脓性分泌物（图 5-7-3）。

于隆起处行组织活检，病理结果提示为黏膜慢性炎症伴间质淀粉样变及玻璃样变（图 5-7-4A）刚果红染色阳性（图 5-7-4B），考虑为气管支气管淀粉样变。

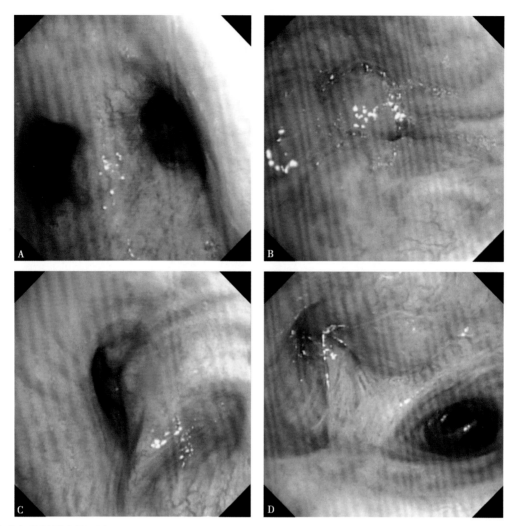

图 5-7-3 ｜支气管镜检查镜下表现

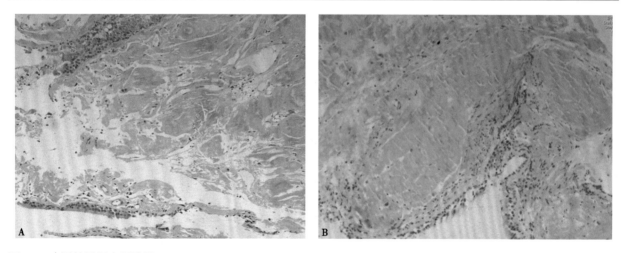

图 5-7-4 ｜活检组织病理结果

A. HE 染色，200×；B. 刚果红染色（阳性），200×

【治疗过程】

实验室检查结果除血糖水平偏高外，未见其他明显异常，可考虑排除感染性疾病及免疫相关性疾病等。支气管镜检查镜下表现和活检病理检查结果均提示为气管支气管淀粉样变。于全麻下行气道内肿物电切除术，清除阻塞气道的肿物后，患者症状改善（图 5-7-5）。

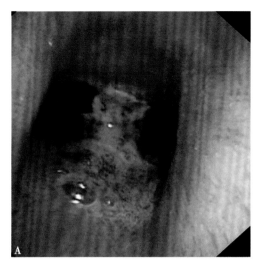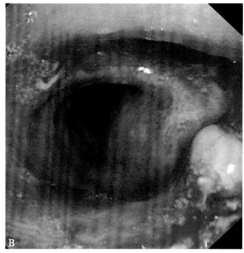

图 5-7-5 ｜ 行电切除术后支气管镜下表现

镜下见气管隆嵴左右结节状隆起（A）及左主支气管肿物（B）被清除

最后诊断： ①气管支气管淀粉样变；②慢性阻塞性肺疾病（重度）；③ 2 型糖尿病；④高血压病。

（二）临床思辨

本例患者为中年男性，呈慢性病程，既往有长期大量吸烟史，10 余年前开始出现反复咳嗽、咳痰，2 年前出现活动后喘憋，伴咳嗽、咳痰，查体可见桶状胸，双肺叩诊过清音，肺功能检查提示阻塞性通气功能障碍，符合慢性阻塞性肺疾病特点。但经支气管扩张剂、激素等雾化吸入治疗后，患者症状无明显改善。此外，患者双肺呼吸音减弱，双上肺可闻及呼气相哮鸣音。这些表现与慢性阻塞性肺疾病不一致。胸部 CT 可见气管、支气管弥漫性管壁增厚，部分呈结节状改变，局部可见钙化影。根据上述临床表现和影像学资料，应该考虑到本例患者可能在慢性阻塞性肺疾病基础上，存在其他病变，加重了喘憋症状，有必要行气管镜检查。通过经支气管肺活检，患者气道内的病变得到了明确诊断。

精要回顾与启示

淀粉样变可发生于各个组织器官，由多种原因产生异常前体蛋白在组织中沉积所致，其临床表现因累及的组织器官不同而不同。淀粉样变累及肺时可分为气管支气管型、肺结节实变型和肺间质型 3 种类型，其中气管支气管淀粉样变的影像学特征包括阻塞性肺炎、肺不张、气管支气管局灶性或弥漫性狭窄。由于缺乏特异性临床表现和辅助检查结果，淀粉样变易被误诊。其诊断依赖活检组织病理特点确定——刚果红染色阳性。该病的治疗应针对不同病因采取相应措施，包括病因治疗和对症治疗。

（徐　钰　张荣葆　高占成）

病例 8　咳嗽、咳痰伴间断发热

一、入院疑诊

（一）病例信息

【病史】

男性患者，26 岁，主因"咳嗽、咳痰 1 年半，伴间断发热，加重 5 个月"入院。患者 1 年半前受凉后出现咳嗽、咳痰（白色黏稠，不易咳出）、间断发热，伴乏力，曾诊断为肺结核，经抗结核治疗 1 个月（具体用药方案不详），发热有缓解，咳嗽、咳痰无好转，胸部 CT 提示"间质性肺炎"，支气管镜检查未见异常，经支气管肺泡灌洗后咳嗽、咳痰缓解。5 个月前，患者再次出现类似症状，发热可自行缓解，体温最高为 38.5℃，抗感染治疗不佳，遂来我院住院治疗。发病以来，患者无体重明显下降，食欲、二便正常。

患者否认结核病、肝炎接触史；在中药房工作，经常接触中药粉尘。

【体格检查】

体温 37.0℃，心率 100 次 / 分，呼吸 18 次 / 分，血压 100/70mmHg。体形较肥胖，口唇略发绀；胸廓及呼吸动度对称，双肺呼吸音粗，未闻干、湿啰音；心音有力，心律齐；腹软，腹部皮肤可见紫纹；无杵状指（趾）。

【实验室检查】

血常规：WBC 18.98×10^9/L，N% 93.66%，RBC 6.364×10^9/L。

血沉 2mm/1h；CRP 26.7mg/L。

血气分析（吸氧 2L/min）：pH 7.41，PaO_2 56mmHg，$PaCO_2$ 46mmHg，SaO_2 89%。

【影像学检查】

X 线胸片：双侧肺多发斑片影，以右肺为著（图 5-8-1）。

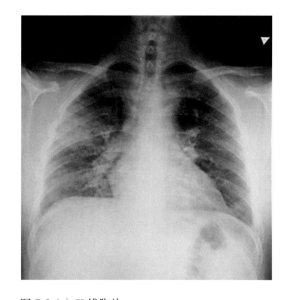

图 5-8-1 ┃ X 线胸片

（二）临床思辨

【临床特点】

1. 患者为青年男性，呈慢性病程。

2. 主要症状和体征为间断发热、咳嗽，咳白黏痰，痰不易咳出。

3. 实验室检查显示外周血白细胞计数、中性粒细胞比例升高，C 反应蛋白升高，血沉正常。

4. 血气分析提示 I 型呼吸衰竭。

5. 影像学检查显示双侧肺部多发斑片影，右侧为著。

6. 入院前曾进行抗结核治疗 1 个月，发热症状有缓解。

【思辨要点】

本例患者在病程中表现为间断发热、咳嗽、咳痰，X 线胸片显示肺部斑片状阴影，因此病变范围初步锁定在呼吸系统。此时，我们需要思考两个问题：

1. 本例患者是否存在肺部感染？

本例患者外周血白细胞计数、中性粒细胞比例增高，C 反应蛋白升高，胸部影像学检查显示斑片影，均提示有感染的可能。但在诊断肺部感染之前，应该排除风湿免疫病所致肺部损害、肺部肿瘤或肿瘤肺部转移。

风湿免疫病多有肺部损害，常表现为肺部间质性改变、肺泡出血等，同时常伴有肺外表现，如关节痛、皮疹、脱发、光过敏、肌痛和肾损害等，实验室检查可见血沉增快、相关免疫指标升高，抗生素治疗无效。本例患者无明显肺外症状，血沉正常，抗结核治疗后症状似有缓解，因此患风湿免疫病的可能性不大，但还需完善相关免疫学检查指标以排除之。

支气管肺泡癌是腺癌的一种类型，患者可出现咳嗽伴大量泡沫痰液，可发生于年轻人，胸部影像学检查可见局灶性或弥漫性肺实质高密度影。本病例目前不能排除这一可能。肺转移瘤胸部影像学表现常为多发结节影，患者发热少见。本例患者的 X 线胸片显示双侧肺部病变呈斑片状，为肺转移瘤的可能性不大。本例患者病程较长，不发热期间一般情况较好，无体重明显下降，食欲、二便正常，患肿瘤的可能性较小，但仍需进一步行胸部 CT、支气管镜检查以及病理检查等以排除之。

2. 如果本例患者所患是感染性疾病，可能为何种感染？

在肺部感染性疾病中社区获得性肺炎较为常见，常为革兰阳性球菌、非典型病原体等病原感染所致。临床特点为起病急、病程短，常见症状有发热、咳嗽、咳痰，使用常规抗感染药物（如头孢类、大环内酯类、喹诺酮类等）多可奏效。本例患者病程迁延，抗生素治疗效果不明显，因此所患为社区获得性肺炎的可能性较小。另外，从患者病史和治疗过程来看，患院内获得性感染的可能性亦不大。

肺部真菌感染（如曲霉菌、隐球菌感染等）多发生于免疫功能低下状态。本例患者既往身体健康，胸部影像学表现为多发斑片影，与典型真菌感染影像学表现不同，但仍需进一步检查排除。另外，患者在中药房工作，经常接触中药粉尘，应考虑曲霉菌支气管感染和定植可能。

病毒性肺炎常发生于免疫功能低下患者，病程短，进展迅速，出现呼吸衰竭时，病情危重，可有呼吸窘迫表现。本例患者为青年男性，既往基本健康，此次患病病程长，虽有双侧肺斑片状阴影及 I 型呼吸衰竭，但一般情况尚可，血气分析结果中 pH 值处于正常范围，说明是慢性呼吸衰竭，为病毒性肺炎所致可能性不大。

我国是肺结核高发国家，且肺结核的临床症状和影像学表现复杂多样，病程有长有短。本例患者曾进行抗结核治疗，症状有所缓解，因此不能排除肺结核的诊断，需进一步检查确定。

二、诊治过程

（一）临床信息

【治疗过程】

入院后，经左氧氟沙星抗感染、鼻导管吸氧、乙酰半胱氨酸及氨溴索祛痰治疗，患者初期仍有间断低热，体温最高 37.6℃，两天后体温降至正常，咳嗽、咳痰较前有所好转。

【实验室检查】

肺炎支原体抗体、结核菌素试验、血清结核抗体、肺吸虫抗原及抗体均为阴性；痰培养未发现真菌及抗酸杆菌；免疫相关检查（包括抗核抗体、抗 dsDNA、Sm 抗体等）结果均为阴性。

【影像学检查】

胸部 CT：双侧多发高密度阴影，右肺可见明显腺泡征（图 5-8-2）。

【支气管镜检查】

由于患者入院时存在呼吸衰竭，不宜立即行支气管镜检查，遂待症状好转后执行。

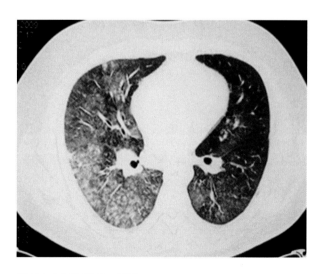

图 5-8-2 | 胸部 CT 表现

镜下见支气管内无明显异常，支气管分泌物涂片见大量退变支气管黏膜上皮细胞，多量中性粒细胞，少量淋巴细胞。支气管肺泡灌洗液细胞分类为中性粒细胞 80%，巨噬细胞 18%，淋巴 2%；真菌、细菌及抗酸杆菌检查均阴性；病理检查见大量退变中性粒细胞、淋巴细胞，少量肺泡上皮细胞及吞噬细胞，未见肿瘤细胞。

（二）临床思辨

分析患者入院后的检查结果，可以得出如下结论：①免疫相关检查结果均为阴性，结合病史，基本可排除风湿免疫病的可能；②胸部 CT 未见明确肿块及纵隔淋巴结肿大，支气管分泌物涂片及支气管肺泡灌洗也未见肺部肿瘤证据，因此可不考虑肺部肿瘤可能；③血液、痰、支气管分泌物及支气管肺泡灌洗液检查均未查到真菌、结核分枝杆菌感染证据，故诊断真菌感染和结核感染证据不足；④虽然痰液和支气管肺泡灌洗液培养均未获阳性结果，但气道分泌物涂片及支气管肺泡灌洗液中均见大量中性粒细胞，且患者经抗生素治疗后体温下降，临床症状好转，仍提示存在细菌感染可能性。

但是，在肺部感染影像学改变中，大叶性肺炎典型表现为实变、大片高密度阴影，在肺叶、肺段分布，其中可见支气管充气征；小叶性肺炎典型表现为斑片状阴影，外周密度较浅，边缘模糊；间质性肺炎典型表现为不规则条索、网状、点状影。而本例患者胸部 CT 表现为双侧肺可见高密度阴影，右下肺可见密集腺泡征，似梅花花瓣，在肺部感染影像学表现中实属罕见。

因此，下一步诊断思路主要围绕以下问题：本例患者是否有患其他疾病的可能，而当前的感染表现只是在该疾病基础上合并出现的？

影像学上腺泡征的出现是由于原本含有气体的肺泡内充满某种物质。这种物质可以是血液、毛细血管渗出液，也可以是腺体分泌物。因此，应考虑如下几种可能性：

（1）弥漫性肺泡出血：原因可为系统性小血管炎、药物毒副作用等所致。本例患者无明确相关病史及阳性检测结果，无咯血、咳血痰等症状，血红蛋白及红细胞计数无下降，支气管肺泡镜灌洗未见血性灌洗液，故此种可能性较小。

（2）肺泡蛋白沉积症：病理学特征为肺泡及细支气管腔内充满 PAS 染色阳性物质。影像学特点是双肺斑片状影，以肺门为中心呈蝶翼样分布，病变与正常组织分界清楚，呈地图征，斑片状高密度影内部由于小叶间隔增厚形成典型铺路石征。该病可分先天性、继发性和免疫性 3 类，治疗方法是全肺灌洗。本例患者病史、症状及影像学特点均不支持该病诊断。

（3）过敏性肺泡炎：是易感者吸入有机粉尘等引起的变态反应性肺疾病，细菌、真菌、植物蛋白等均可为抗原直接致病。该病急性期胸部影像学表现为数量不等、边界模糊的小叶中心结节影及实变；亚急性期胸部影像学表现以磨玻璃影为主；慢性期胸部影像学表现主要为纤维化蜂窝状改变，伴有牵拉性支气管扩张等。本例患者经常接触中药植物粉尘，不能排除此诊断，需进一步细问病史，以协助诊断。

三、临床确诊

（一）临床信息

进一步询问病史得知，患者咳出痰的性状奇特——呈支气管塑型分支状。临床观察发现，患者咳嗽剧烈，痰液黏稠、不易咳出；咳出物质呈团状、白色，在清水中展开，呈树枝状、乳白色，表面光滑、有光泽，质韧、有弹性，长约 15cm，起始部直径约为 0.6cm，有 3～4 级分支（图 5-8-3）。咳出物病理

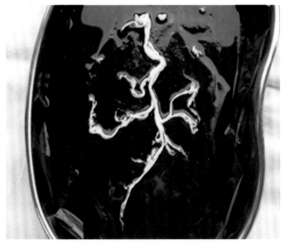

图 5-8-3 | 咳出的支气管塑型物质
咳出物中可见按支气管分叉走行的乳白色树枝状塑型结构，长度约 10cm

检查显示，大量纤维素样无结构物质中散在炎性细胞（图 5-8-4）。患者每间隔 2～3 天咳出树枝样乳白色塑型物数次。

结合病史、临床表现、痰液性状及病理结果，诊断本病例为塑型性支气管炎、外源性过敏性肺泡炎（中药粉尘所致，有密切接触史），同时有肺部感染因素参与。

经抗炎、化痰治疗后，患者咳嗽、咳痰症状较前有所好转，但仍间断咳黏痰，偶尔咳出管型样痰。30 天后复查，胸部影像学表现较前明显好转（图 5-8-5）。患者病情稳定后出院，回当地继续治疗。

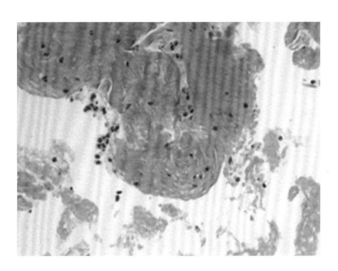

图 5-8-4 | 支气管塑型物质病理表现（HE 染色，200×）

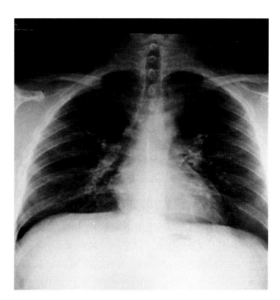

图 5-8-5 | 治疗 30 天后复查 X 线胸片
X 线胸片显示右肺多发片状阴影明显好转

最后诊断：塑型性支气管炎，外源性过敏性肺泡炎合并肺部感染。

（二）临床思辨

塑型性支气管炎是一种综合征，特征性表现是咳出管型样呼吸道分泌物，常见于儿童，在成年人中较少见。

1. 塑型性支气管炎的病因和形成机制是什么？

塑型性支气管炎的病因可分为原发性和继发性两类，以继发性多见，常见继发于支气管哮喘或过敏性疾病、细菌性支气管炎、支气管扩张等。本病例可能与患者接触中药粉尘有关，外源性过敏性肺泡炎所致可能性大。

塑型性支气管炎的形成机制目前仍不甚明了。有学者提出与气道变态反应相关的"铸型"学说，认为是具有特应性体质者在病原体作用下，发生变态反应，气道内黏膜下血管扩张，通透性增高，腺体分泌旺盛，产生大量纤维蛋白和黏蛋白，滞留于气道内，大量气道分泌物脱水、浓缩、凝固，形成管型样分泌物，这些分泌物脱落、咳出，即为管型样痰。但"铸型"学说仍不能解释支气管塑型形成机制的全貌，有待进一步研究发现。

塑型性支气管炎的临床特征性表现为咳管型样痰，痰呈树枝状，可为淡粉色或乳白色，质韧、有光泽，有多级分支（少则 3～4 级，多则 6～8 级）。常见症状为咳嗽、咳痰、胸闷、气短，常伴有发热或咯血、口唇发绀；无明显特征性体征，胸部听诊有时可闻及湿啰音、哮鸣音；症状重者可出现低氧血症、呼吸衰竭表现，甚至危及生命。本例患者为青年男性，一般状况较好，入院初虽有 I 型呼吸衰竭，但咳出管型样痰后症状明显缓解。

2. 塑型性支气管炎如何治疗？

对于塑型性支气管炎可采取如下治疗措施：①通过支气管镜，反复冲洗或机械牵拉，移除气道内管型分泌物。对于重症，尤其是无力咳痰、症状危急的患者，使用硬质支气管镜或冷冻技术，利用机械力量将粗大的管型拉出，可能是唯一有效的抢救措施。②雾化吸入气管扩张剂、吸入性糖皮质激素和黏液溶解剂（如 N- 乙酰半胱氨酸等）。③使用糖皮质激素抗炎、大环内酯类药物调节免疫功能，对于原发性塑型性支气管炎有一定益处。

精要回顾与启示

本病例的诊断过程稍显曲折。塑型性支气管炎形成的管型多见于儿童，成年患者少见，多为感染和过敏等因素导致的非感染性渗出所致，临床表现缺乏特异性，症状可因累及的肺叶段的范围和程度不同而不同，影像学检查可见肺内磨玻璃高密度影、实变或肺不张。重症塑型性支气管炎可因急性呼吸衰竭而危及生命，因此对于此类患者需尽快明确病因，实施相应治疗措施。

（余 兵 高占成）

参考文献

1. Moser C, Nussbaum E, Cooper DM. Plastic bronchitis and the role of bronchoscopy in the acute chest syndrome of sickle cell disease. Chest, 2001, 120: 608-613.
2. Schultz KD, Oemermann CM. Treatment of cast bronchitis with low-dose oral azithromycin. Pediatr Pulmonol, 2003, 35: 139-143.

第六章　肺血管和肺免疫相关疾病

病例 1　反复发热、胸痛伴咯血

一、入院疑诊

（一）病例信息

【病史】

　　女性患者，35 岁，主因"间断发热 5 个月，阵发性胸痛伴咯血 2 个月余"于 2015 年 3 月 16 日收入院。5 个多月前，患者受凉后出现寒战、发热（体温最高达 39.8℃），伴头痛、流涕、大汗、乏力、肌肉酸痛，偶有咳嗽、咳白色黏痰，无喘憋、胸痛、盗汗，无腹痛、腹泻、关节疼痛，口服对乙酰氨基酚、清热解毒软胶囊，未见好转。胸部 CT 显示双肺散在小结节影。静脉滴注左氧氟沙星、头孢西丁、哌拉西林钠他唑巴坦钠（具体时间和先后顺序不详）后，患者症状好转。4 个月前，患者再次出现发热（多于午后开始，体温最高为 38℃），伴乏力、食欲缺乏，偶有咳嗽、咳白色黏痰，无寒战、盗汗、咯血症状。胸部 CT 显示除双肺散在小结节影外，还可见右上肺空洞。患者口服头孢类抗生素（具体不详）后，症状好转，但停药仍间断发热。2 个半月前，患者出现胸骨后及左侧胸痛，呼吸时加重；胸部 CT 示双肺多发高密度影，伴膨胀不全、右侧胸腔积液和肺动脉增宽；超声心动图示先天性心脏病动脉导管未闭，肺动脉内径增宽，左心室扩大，二尖瓣轻 - 中度反流。临床按"肺炎、胸膜炎"，先后给予静脉滴注青霉素、盐酸莫西沙星和左氧氟沙星治疗，患者体温降为正常，胸痛一度缓解，但不久后胸痛再次加重，表现为胸骨后、左侧、右侧胸痛，呼吸时加重，身体取前倾屈曲位可缓解，且仍有间断发热（体温最高为 38.5℃）。复查胸部 CT 示双肺散在斑片状高密度影减小，右肺下叶形成空洞影，胸腔积液完全吸收。患者住院进一步诊治。自发病以来，患者精神可，食欲可，大小便正常，体重无明显变化。

　　患者 4 个月前出现反复智齿疼痛合并一过性口腔溃疡；有先天性心脏病（动脉导管未闭），未治疗；有剖宫产手术史；无吸烟史，饮酒 15 年（相当于乙醇 200g/d）；其妹妹罹患白塞病。

【体格检查】

　　体温 38℃，呼吸 22 次 / 分，血压 110/60mmHg，心率 88 次 / 分。全身皮肤、黏膜无黄染、出血点和皮疹。左侧腋窝可触及单个黄豆大小淋巴结，质韧，无触痛，无粘连，其余浅表淋巴结无肿大。扁桃体无肿大。双肺呼吸音清，未闻干、湿啰音。心界向左扩大，心律齐，胸骨左缘第 2 肋间可闻 4/6 级连续性双期杂音，局部可触及震颤，其余瓣膜听诊区未闻病理性杂音。腹部查体未见异常。双下肢无水肿。

【实验室检查】

发病以来血常规及血沉检查结果见表 6-1-1-1。

表 6-1-1-1　血常规及血沉检查结果

日期	WBC（10⁹/L）	N（%）	L（%）	Hb（g/L）	PLT（10⁹/L）	ESR（mm/1h）
2014 年 10 月 14 日	5.50	79.5	13.8	113	147	—
2014 年 12 月 17 日	5.96	62.1	29.5	112	253	42
2015 年 1 月 6 日	7.85	71.8	18.9	107	257	86
2015 年 1 月 23 日	6.45	69.7	22.9	105	216	25
2015 年 3 月 5 日	8.66	65.3	27.6	116	266	—
2015 年 3 月 13 日	—	—	—	—	—	32
2015 年 3 月 16 日（入院）	8.21	80.5	13.4	110	251	—

WBC：白细胞；N：中性粒细胞；L：淋巴细胞；Hb：血红蛋白；PLT：血小板；ESR：血沉

CRP 35.29mg/L（2014 年 12 月 17 日）。

结核抗体阳性（2015 年 1 月 6 日），痰抗酸杆菌涂片未发现抗酸杆菌（2014 年 12 月 31 日），T-SPOT 阴性（2015 年 3 月 13 日）。

【影像学检查】

胸部 CT（2014 年 10 月 16 日）：双肺散在小结节影，未见结节空洞改变、肺门和纵隔淋巴结肿大和胸腔积液征象（图 6-1-1-1）。

胸部 CT（2014 年 12 月 23 日）：双肺散在结节影，边界模糊，右肺上叶见薄壁空洞影，未见肺门和纵隔淋巴结肿大，未见双侧胸膜积液（图 6-1-1-2）。

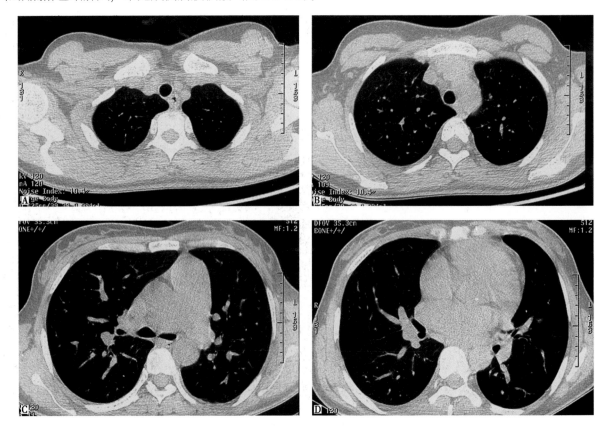

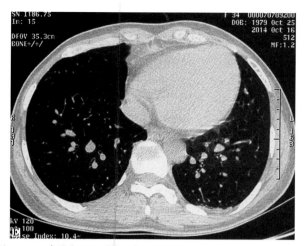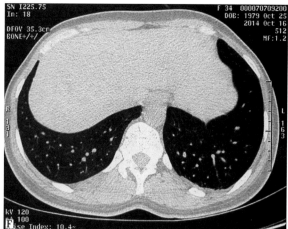

图 6-1-1-1 | 胸部 CT 表现（2014-10-16）

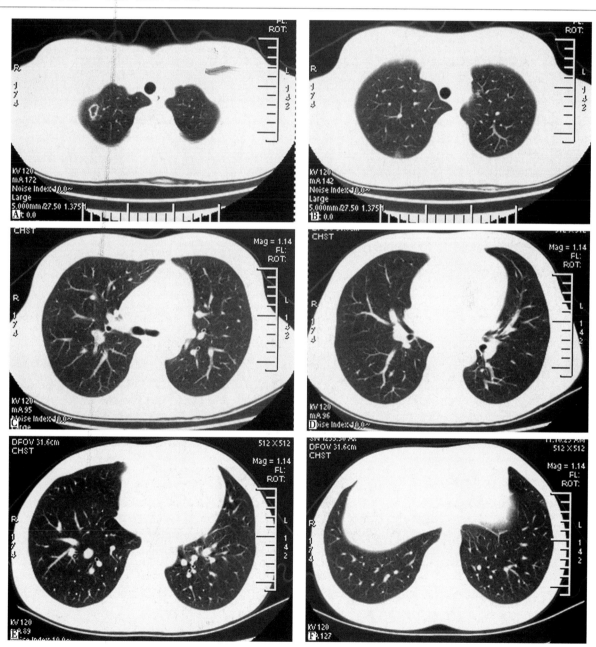

图 6-1-1-2 | 胸部 CT 表现（2014-12-23）

胸部 CT（2015 年 1 月 6 日）：双肺多发高密度影，右下肺明显，双侧少量胸腔积液，肺动脉增宽，纵隔未见肿大淋巴结影（图 6-1-1-3）。

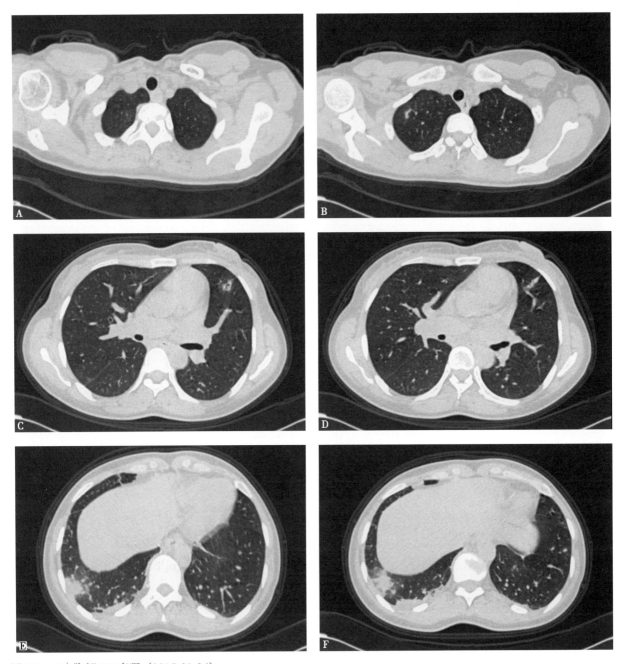

图 6-1-1-3 ｜ 胸部 CT 表现（2015-01-06）

胸部 CT（2015 年 1 月 23 日）：双肺内散在斑片状高密度影较前有所吸收，右肺下叶斑片影可见小空洞形成，双侧胸腔积液吸收、好转（图 6-1-1-4）。

胸部 CT（2015 年 3 月 1 日）：仅见右肺小结节影、索条影，右下肺近肋膈角处高密度楔形影，未见胸腔积液（图 6-1-1-5）。

超声心动图（2015 年 1 月 8 日）：射血分数（EF）56.1%，先天性心脏病动脉导管未闭，肺动脉内径增宽，左心室扩大，二尖瓣轻中度反流。

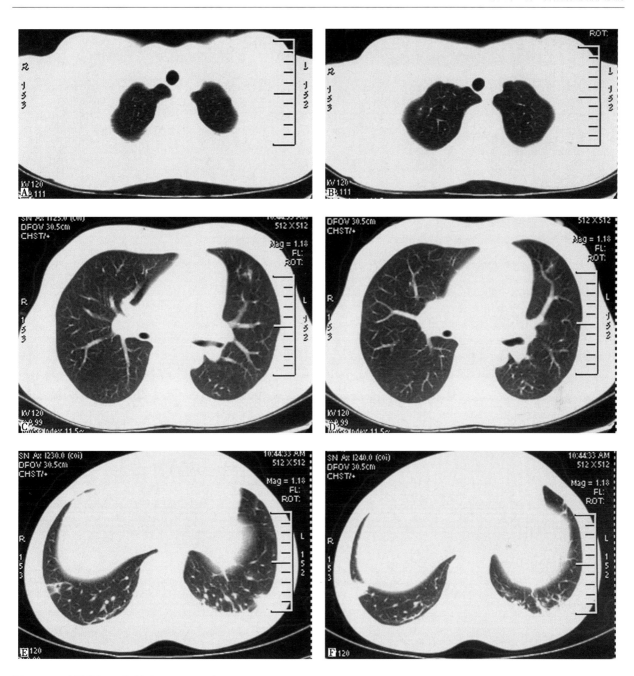

图 6-1-1-4 | 胸部 CT 表现（2015-01-23）

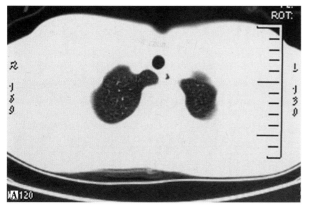

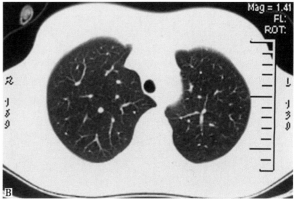

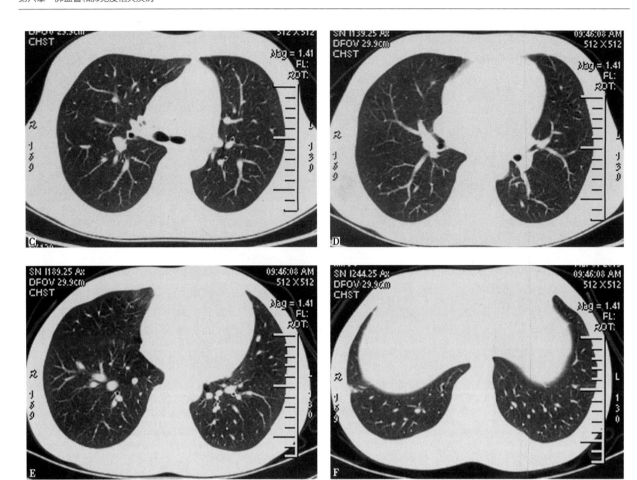

图 6-1-1-5 | 胸部 CT 表现（2015-03-01）

（二）临床思辨

【临床特点】

1. 患者为青年女性，急性起病，反复发作。
2. 主要症状和体征为反复发热、间断少量咯血、胸痛。
3. 患者有肺动脉导管未闭病史，未治疗；一妹妹罹患白塞病。
4. 实验室检查显示外周血白细胞正常、血沉增快，CRP 增高。
5. 影像学检查显示肺部斑片状渗出影、实变、囊性空洞形成，病灶变化快。
6. 反复多轮抗细菌治疗初期可减轻或缓解症状，但作用不能持续。

【思辨要点】

本例患者患有肺动脉导管未闭，5 个月来反复发热、咯血、胸痛，肺部出现动态变化的多灶性、多形性病变（有磨玻璃影、实变、空洞等形态）。针对这些特点，在确立诊断过程中需要思考以下问题：

1. 哪些疾病可能出现反复发热、咯血、胸痛，伴肺内多部位、多形态伴空洞性病变？

（1）感染性疾病：例如，肺内支气管播散或血行播散性感染、感染性心内膜炎、脓毒性栓塞等，均可引起反复发热、咯血、胸痛，胸部 CT 可见肺内多灶、多形性病变。致病菌包括细菌、真菌、结核分枝杆菌等。本病例病程中，患者反复应用抗感染治疗，初期均有短暂好转，体温恢复正常、症状减轻，说明头孢、左氧氟沙星类药物有作用，因此考虑为感染性疾病可能性大。此外，患者患有先天性动脉导管未闭，故尤其应警惕感染性心内膜炎。

（2）自身免疫性疾病：血管炎、系统性红斑狼疮、白塞病等疾病进展累及肺部时，患者可出现发热、咯血等症状，肺内可出现多灶、多形态病灶。其中，白塞病是一种可累及全身的血管炎性疾病，最常见的表现为反复口腔溃疡、生殖器溃疡和虹膜炎，肺部表现包括肺动脉瘤、肺动脉栓塞、肺部结节（图 6-1-1-6）、磨玻璃影、胸膜肥厚、胸腔积液、淋巴结增大、肺气肿或肺大疱。本例患者有白塞病家族史，故应警惕该病。

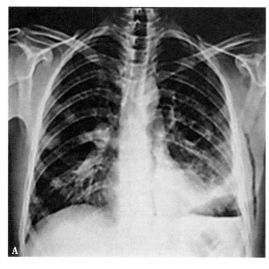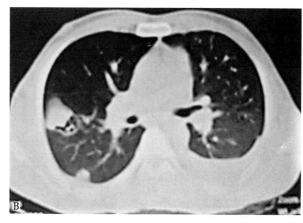

图 6-1-1-6 | 白塞病胸部影像学表现

男性患者，32 岁，主因发热、咳嗽、咯血、体重下降 2 个月入院；反复出现口腔溃疡、生殖器溃疡、下肢结节性红斑，皮肤针刺试验阳性；肺部实变活检提示出血、机化性血栓、血管增生。胸部 X 线片可见双肺多发斑片影伴左侧胸腔积液（A）；胸部 CT 提示双肺多发结节、实变，左侧胸腔积液（B）。诊断为白塞病

（3）肿瘤性疾病：患者可出现咯血、胸痛、发热等症状，肺部影像学表现可有磨玻璃影、实变影、空洞性病变等，随时间延长而进展。本病例经抗感染治疗后，病灶有所缩小、吸收，故考虑为肺部肿瘤性病变的可能性小。

2. 如果本病例为感染性疾病所致，病变部位在何处？致病病原体是什么？如何明确诊断？

本例患者有肺动脉导管未闭基础疾病，目前无左心系统远端受累表现，但肺内呈现多发病变，故考虑为右心系统受累的感染性心内膜炎可能性大。根据感染性心内膜炎改良 DUKE 诊断标准，经胸、食管超声心动及肺动脉增强 CT 可协助明确感染性栓子来源。对先天性心脏病患者而言，较多见右心感染性心内膜炎，感染病原常为葡萄球菌及链球菌。

对于本病例，可在患者病情稳定的前提下，停用抗生素，取血培养，以协助明确病原学诊断。

血培养结果有助于明确菌血症、感染性心内膜炎的诊断。血培养采样原则：局部充分消毒，双部位或三部位采血，每个部位分别抽取 20ml，于床旁直接接种（需氧菌培养瓶 8～10ml、厌氧菌培养瓶 8～10ml、结核真菌培养瓶 2～5ml）。

二、诊治过程

（一）临床信息

【实验室检查】

病原检测：肺炎衣原体抗体阴性，肺炎支原体抗体阳性（1∶40），嗜肺军团菌 IgG 及 IgM 抗体阴性。HBV、HCV、HIV、梅毒螺旋体抗体检测均阴性。取左上肢及右上肢血，做血培养 24～48 小时，均见革兰阳性球菌——粪肠球菌，且对氨苄西林、左氧氟沙星、青霉素 G、替考拉宁、万古霉素均敏感。

免疫相关检查：免疫球蛋白 G 18.8g/L，自身抗体（ANA、ANCA、ENA）未见异常。

【影像学等辅助检查】

心电图（2015 年 3 月 17 日）：窦性心律，心电轴不偏，ST-T 段无异常。

腹部彩超（2015 年 3 月 17 日）：未见异常。

妇科彩超（2015 年 3 月 17 日）：子宫腔有少量积液。

双下肢静脉彩超（2015 年 3 月 17 日）：双下肢深、浅静脉血流通畅。

经食管超声心动图（2015 年 3 月 19 日）：心脏各瓣膜未见明显赘生物。

【气管镜检查】

支气管镜下表现：可见部分支气管黏膜下毛细血管扩张，未见其他异常（图 6-1-1-7）。

支气管肺泡灌洗液（右中肺内侧段）：细胞总数 $0.31×10^6$/ml；其中，巨噬细胞 72%，淋巴细胞 23%，分叶核细胞 5%，嗜酸性粒细胞 0%，嗜碱性粒细胞 0%；普通细菌涂片偶见革兰阴性菌；真菌涂片未找到真菌菌丝；浓缩抗酸杆菌阴性。

【眼科会诊】

未见眼底异常。

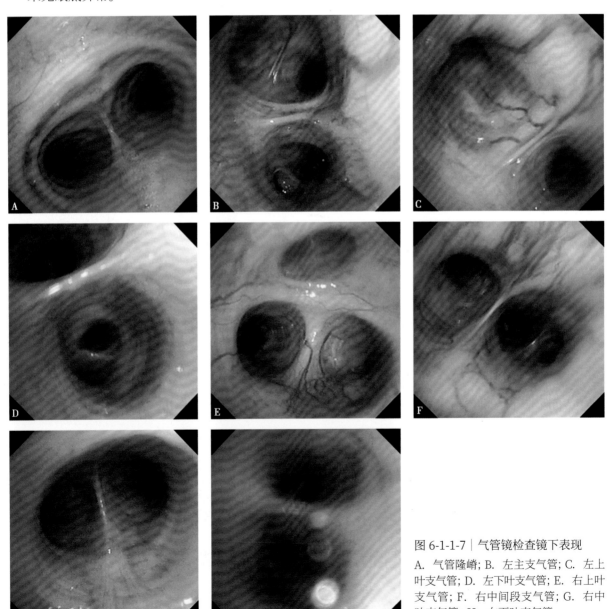

图 6-1-1-7 | 气管镜检查镜下表现

A. 气管隆嵴；B. 左主支气管；C. 左上叶支气管；D. 左下叶支气管；E. 右上叶支气管；F. 右中间段支气管；G. 右中叶支气管；H. 右下叶支气管

（二）临床思辨

患者入院后的系列检查显示：①一次血培养（多部位 6 管血标本）均培养出粪肠球菌；②两次超声心动检查（包括经食管超声）均未见赘生物；③支气管镜下表现基本正常，未见气道感染表现；④无反复口腔、生殖器溃疡以及皮肤、眼等症状，免疫学检查阴性，皮肤针刺反应阴性。

1. 本病例，目前是否可以明确病原菌为粪肠球菌？来源于何处？

本病例多部位取样血培养结果一致，均见粪肠球菌，因此考虑菌血症诊断明确，肺部病灶明确为粪肠球菌感染。粪肠球菌是口腔常见定植菌，本例患者曾有反复智齿疼痛及一过性口腔溃疡病史，而无腹痛、腹泻、肛周破溃等病史，故考虑粪肠球菌来源于口腔牙源性感染的可能性。

2. 本病例是否合并感染性心内膜炎？

对于本病例，牙源性感染不能解释无口腔症状时的反复发热及病情迁延，因此还应考虑有合并感染性心内膜炎的可能性。对常规超声检查未显示明确赘生物者，如果存在肺动脉导管未闭基础病，则应关注右心系统是否存在异常，尤其应密切观察动脉导管肺动脉开口血流易形成湍流的部位，可行肺动脉增强 CT、肺动脉超声仔细甄别。

三、临床确诊

（一）临床信息

肺动脉增强 CT（2015 年 3 月 20 日）：肺动脉宽 3.5cm，肺动脉主干左侧内壁略毛糙，可见点状充盈缺损区（图 6-1-1-8）。与 2015 年 1 月 6 日胸部 CT 相比，左肺下叶有新出现的多发病灶，原多发感染病灶大部分有所吸收，原右侧胸腔积液吸收（图 6-1-1-9）。

超声心动图（2015 年 3 月 24 日）：根据影像学检查提供的信息，再次行超声心动检查，发现动脉导管开口对侧肺动脉壁有黄豆大小赘生物，随血流漂动（图 6-1-1-10）。

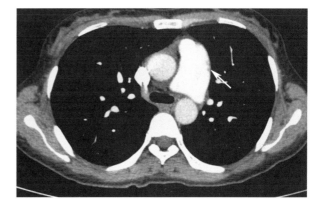

图 6-1-1-8 | 肺动脉增强 CT 表现（2015-03-20）

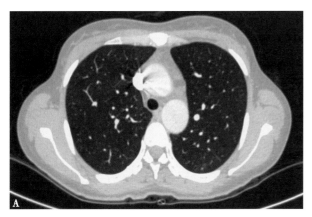

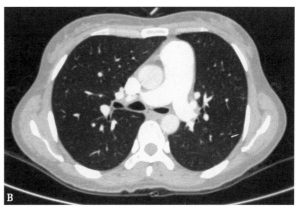

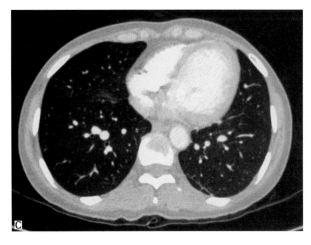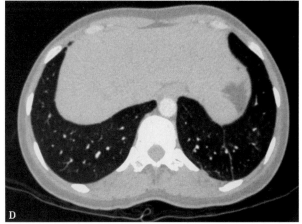

图 6-1-1-9｜胸部 CT 表现（2015-03-20）

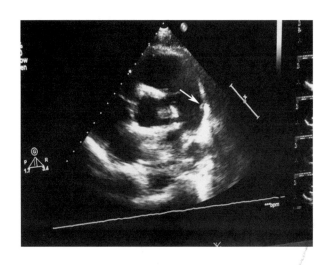

图 6-1-1-10｜超声心动图

腹部 CT（2015 年 3 月 25 日）：肝 S4 段见低密度灶，肠系膜上见少许小淋巴结，右肾小血管平滑肌脂肪瘤可能。

最后诊断： ①脓毒性肺栓塞；②肺动脉导管未闭；③感染性肺动脉内膜炎。

根据药敏试验结果，采取规律青霉素 G 联合左氧氟沙星抗感染治疗后，患者体温恢复正常，未再发热、咯血。

（二）临床思辨

本病例诊疗过程中，从肺动脉导管未闭基础疾病出发，结合反复发热、胸痛、咯血的临床表现，考虑到右心肺动脉内膜炎可能，并通过停药、取血培养找到粪肠球菌的确切证据，同时有针对性地寻找动脉导管未闭病理生理改变可能累及的部位（如肺动脉和右心室等），从而明确了感染性肺动脉内膜炎的诊断。由于反复肺动脉菌栓栓塞导致肺内感染，虽曾进行多次抗感染治疗，但疗程不足，为治疗效果不佳的原因。

如何选择最佳治疗方案是此时关键所在。

1. 对于感染性心内膜炎，应如何选用抗生素？

根据 2014 年《成人感染性心内膜炎预防、诊断、治疗专家共识》，粪肠球菌对氨苄西林和青霉素敏感。对敏感肠球菌可采取静脉滴注阿莫西林（2g，每 4 小时 1 次）4～6 周，或静脉滴注青霉素（2.4g，每 4 小时 1 次）联合庆大霉素（1mg/kg，每 12 小时 1 次 4～6 周，或阿莫西林（2g，每 4 小时 1 次）至少 6 周。

2. 肺动脉导管未闭患者发生细菌性心内膜炎时，应如何选择手术时机？

一般来讲，对于肺动脉导管未闭患者，在发生细菌性心内膜炎时，应暂缓手术，可先给予抗感染治疗，待感染控制后 2～3 个月再进行手术。

精要回顾与启示

本病例最终确诊为肺动脉导管未闭、感染性肺动脉内膜炎合并脓毒性肺栓塞，患者反复发热、并发胸痛、咯血，肺内影像学表现呈现多部位、多形态特点。本例患者在病程中反复进行抗感染治疗，均短期有效，但病情迁延，与给药频度及疗程不足相关。在诊疗过程中，多次超声心动检查未发现赘生物，最终依靠临床思维的指引，予以停用抗生素后规范取血培养，并完善肺动脉增强 CT 以及仔细进行肺动脉超声检查得以明确赘生物部位、完善诊断。可见，建立合理的临床思路，对正确诊断至关重要。

（暴　婧　高占成）

参考文献

1. Bilgin G, Sungur G, Kucukterzi V. Systemic and pulmonary screening of patients with Behçet's disease during periodic follow-up. Respiratory Medicine, 2013, 107 (3): 466-471.
2. Seyahi E, Melikoglu M, Akman C, et al. Pulmonary artery involvement and associated lung disease : a series of 47 patients. Medicine, 2012, 91 (1): 35-48.
3. Malekmohammad M, Emamifar A. Pulmonary Nodules as an Initial Manifestation of Behçet's Disease. Case Reports in Rheumatology, 2014, 2014: 869817.
4. Bathoorn E, Heitbrink MA, Reichert CL, et al. A turbulent cause of bilateral pneumonia. European Respiratory Journal, 2009, 33 (6): 1513-1516.
5. 中华医学会心血管病学分会. 成人感染性心内膜炎预防、诊断和治疗专家共识. 中华心血管病杂志, 2014, 42 (10): 806-816.
6. Sugimura Y, Katoh M, Toyama M. Patent ductus arteriosus with pulmonary endarteritis. Internal Medicine, 2013, 52 (18): 2157-2158.

病例 2　咳嗽、胸痛、咯血伴发热

一、入院疑诊

（一）病例信息

【病史】

男性患者，49 岁，因"咳嗽、胸痛、咯血 10 余天，发热、气喘 1 周"入院。患者于 10 余天前无明显诱因开始出现咳嗽、胸痛（为持续性牵拉痛，以左侧为甚，无放射痛，与呼吸无明显关联）伴咯血（以痰中带血丝为主），无恶心、呕吐、气喘，在当地医院进行对症治疗（具体不详），但症状无明显好转。1 周前，患者开始出现发热，初为低热（最高体温 37.8℃），伴活动后气喘，体力明显下降，无腹胀、腹泻、全身皮疹、头晕、头痛等，于县医院住院，诊断为"支气管扩张合并咯血"。经止血、抗感染及对症治疗后，患者胸痛症状稍好转，但咯血量较前增多，活动后气喘较前加重，且体温达 39.8℃，遂转我院进一步诊治。起病以来，患者精神、饮食、睡眠一般，大小便尚可，体力、体重下降。

患者既往有慢性胆囊炎病史，否认高血压、糖尿病、冠心病、肝炎、结核等病史，无手术、外伤史，否认食物、药物过敏史。

【体格检查】

体温 38.8℃，心率 117 次 / 分，呼吸 20 次 / 分，血压 110/80mmHg，SpO_2 92%（未吸氧）。神志清楚，颈软，口唇无发绀，锁骨上淋巴结未触及肿大；双肺呼吸音粗糙，右下肺可闻及湿啰音；心律齐；腹部平软，无压痛及反跳痛；双肾区无叩痛；双下肢不肿，生理反射存在，病理征阴性。

【影像学检查】

胸部 CT（入院前 1 周，当地县医院）：双下肺部分支气管轻度扩张并感染，并见右下肺索条影，双侧少量胸腔积液（图 6-1-2-1）。

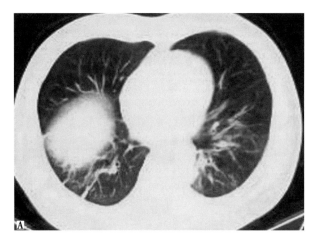
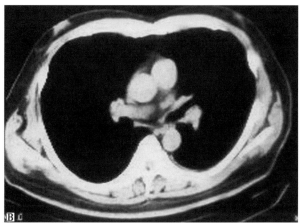

图 6-1-2-1 | 胸部 CT 表现（入院前 1 周，当地县医院）
胸部 CT 显示双下肺部分支气管轻度扩张并感染，并见右下肺索条影（A），双侧少量胸腔积液（B）

（二）临床思辨

【临床特点】

1. 患者为中年男性，急性起病。
2. 主要症状为咳嗽、胸痛、咯血 10 余天，发热、气喘 1 周。
3. 体温 38.8℃，心率 117 次 / 分，SpO_2 92%（未吸氧）；双肺呼吸音粗糙，右下肺可闻及湿啰音。
4. 胸部 CT 显示双下肺部分支气管轻度扩张并感染，双侧少量胸腔积液。
5. 抗感染、止血治疗效果不佳。

【思辨要点】

本例患者出现的咳嗽、胸痛、咯血均为呼吸系统疾病常见症状，需要结合病史、辅助检查结果等进行鉴别诊断。其中，咳嗽并无特异性，多种疾病均可出现；胸痛常见于胸膜炎、肺栓塞、肺癌；咯血常见于支气管扩张症、肺结核、肺血管疾病、肺癌、真菌感染等。因此，对于本病例，目前应重点分析以下疾病可能。

肺结核：病变部位多分布于肺尖和下叶背段，可见浸润渗出、纤维硬结和空洞坏死性病灶，但咯血多见于未经治疗病程较长的结核病患者，也常见于结核病灶好转后继发支气管扩张者。本例患者支气管扩张病变位于下肺，也未见相应结核样病灶，故可排除结核可能。

支气管肺癌：痰中带血是中心性支气管肺癌的常见症状之一，胸部 CT 可见气道内占位病变、阻塞性肺不张或阻塞性肺炎。支气管镜检查有助于明确诊断。

支气管扩张：多有反复咯血伴有慢性咳痰，痰量较多；X 线胸片可显示环状或条纹状阴影，或有囊肿形成。有肺结核病史者可出现结核后支气管扩张。

急性肺栓塞：肺栓塞（pulmonary embolism，PE）是内源性或外源性栓子堵塞肺动脉或其分支引起肺循环障碍的临床和病理生理综合征。血栓多源于深静脉，脱落后引起肺血栓栓塞症（pulmonary thromboembolism，PTE）。肺栓塞的临床表现多种多样，主要取决于血管堵塞程度，发生速度和心、肺基础状态，轻者可无任何症状，重者可发生休克甚至猝死。其典型临床表现为同时出现胸痛、咯血、呼吸困难（"肺梗死三联征"）。本例患者的临床表现（胸痛、咯血、活动后气喘）与肺栓塞表现相似，应高度警惕，须积极完善 D- 二聚体检测以及 CT 肺动脉血管造影（CT pulmonary angiography，CTPA）等检查，以明确诊断。

二、诊治过程及确诊

（一）临床信息

【实验室检查】

血常规：WBC 9.18×10^9/L，RBC 4.26×10^{12}/L，Hb 123g/L，N% 77.0%。

生 化：ALT 109U/L，AST 65U/L，TBIL 20.60μmol/L，DBIL 10.53μmol/L，TG 0.94mmol/L，HDL-c 0.71mmol/L，血糖 4.89mmol/L，Cr 86.0μmol/L，BUN 3.46mmol/L，CRP 192.51mg/L。

凝血功能：PT 18.3s，PTA 77.0%，INR 1.18，APTT 49.9s，FIB 5.80g/L。

其他：ESR 80mm/1h，PCT 0.12 ng/ml，NT-proBNP 105pg/ml，D-dimer > 10.0μg/ml。

【影像学和其他检查】

胸部 CT、支气管动脉 CT 血管造影（CT angiography，CTA）和 CTPA 显示：①双肺动脉主干及分支多发栓塞（图 6-1-2-2），右下肺渗出性实变（图 6-1-2-3）；②双侧支气管动脉未见扩张；③双侧少量胸腔积液。

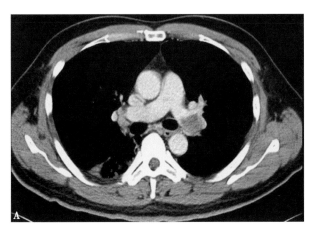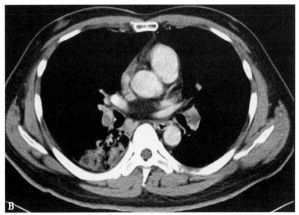

图 6-1-2-2 | CTPA 表现

CTPA 显示双肺动脉主干及分支多发栓塞

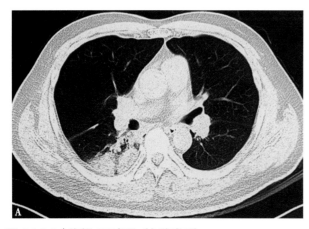
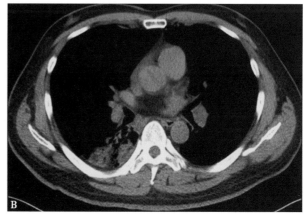

图 6-1-2-3 | 胸部 CT 表现（入院当天）

胸部 CT 可见右下肺渗出性实变病灶

心电图：窦性心动过速。

心脏彩超：①三尖瓣中量反流；②肺动脉高压；③左心室收缩功能正常，舒张功能减低。

双侧下肢静脉彩超：双下肢深静脉通畅。

最后诊断：急性肺血栓栓塞症。

诊断明确后，经抗凝（低分子肝素、华法林）、抗感染及吸氧等治疗 1 周，患者体温恢复正常，胸痛、咯血、胸闷、气喘等症状明显缓解。

（二）临床思辨

肺血栓栓塞症（PTE）的症状缺乏特异性，常需要采取特殊检查技术才能确诊，故检出率偏低，容易发生漏诊和误诊。本例患者即被误诊为"支气管扩张症合并咯血"。

1. 肺栓塞为什么容易误诊？

（1）肺栓塞的症状、体征无特异性。肺栓塞常见的症状有：①不明原因的呼吸困难及气促：是肺栓塞最常见的症状，尤以活动后明显，需与劳力性心绞痛相区别。②胸痛：突然发生，多与呼吸有关，咳嗽时加重，患者常难以耐受，酷似心绞痛发作，可能与冠状动脉痉挛、心肌缺血有关。除冠心病心绞痛外，肺栓塞所致胸痛还需要与夹层动脉瘤相鉴别。③咯血：提示肺梗死，多在梗死后 24 小时内发生，常为少量咯血。④烦躁不安、惊恐，甚至濒死感：可能与胸痛或低氧血症有关。⑤晕厥：少部分大块肺栓塞可引起循环障碍，其表现可为 PTE 的唯一或首发症状。⑥腹痛：有时会发生，可能与膈肌受刺激或肠缺血有关。⑦发热：多为低热，少数患者体温可达 38.5℃ 以上。肺栓塞可出现以上症状的不同组合，但仅有不足 1/3 患者出现典型的肺梗死胸膜性疼痛、呼吸困难和咯血（肺梗死三联征）。

（2）肺栓塞常是静脉血栓形成的合并症，栓子通常来源于下肢和骨盆的深静脉，通过循环到肺动脉引起栓塞。对于没有合并下肢深静脉血栓的患者，更容易漏诊和误诊。

（3）很多基层医院不具备做 CTPA 的条件，故难以明确诊断。

（4）肺栓塞在发生肺梗死后，胸部 X 线或 CT 表现容易被误诊为肺部感染。肺梗死可在发病后 12~36 小时或数天内出现胸部影像学改变，表现为肺野局部片状影、肺不张或膨胀不全，肺不张侧可见膈肌上抬，有时合并少量至中量胸腔积液。最典型的胸部影像征象为尖端指向肺门的楔形阴影。

2. 急性肺栓塞如何治疗？

急性肺栓塞的治疗目主要是帮助患者渡过危险期，缓解栓塞所致心肺功能紊乱，尽可能多地恢复和维持循环血量及组织供氧，并防止复发。

（1）一般治疗：绝对卧床，保持大便通畅，避免用力；对于烦躁、惊恐者，可予镇静剂；对于疼痛者，可使用止痛剂；对发热、咳嗽，可予相应对症处理；对发生低氧血症者，可采取鼻导管或面罩吸氧，必要时行机械通气治疗。

（2）溶栓治疗：对于不存在禁忌证的高危患者，溶栓是一线治疗选择。发生栓塞 14 天内进行溶栓治疗均有效，但最佳溶栓时间在 48 小时内。常用溶栓药物有尿激酶和组织型纤维蛋白溶酶原激酶（recombinant tissue plasminogen activator，rtPA），其作用均是激活体内和位于病灶局部的纤维蛋白溶酶原，加速栓子内纤维蛋白溶解，使血栓溶解。

（3）抗凝治疗：适用于非大面积、次大面积肺栓塞，无抗凝禁忌证者。临床疑诊 PTE 时也可先给予肝素和低分子肝素，续用华法林。

（4）其他治疗：如经肺动脉导管碎解和抽吸血栓、球囊血管成形术、局部小剂量溶栓、腔静脉静脉滤器置入术、外科肺动脉血栓摘除术等。外科血栓摘除术死亡率高，主要适用于危及生命的急性肺栓塞（包括肺动脉主干、主要分支完全阻塞）、有溶栓禁忌证或溶栓无效的患者。

精要回顾与启示

肺血栓栓塞症（PTE）是一种常见疾病，误诊率高，病死率高。PTE 的症状、体征无特异性，发生典型"肺梗死三联征"（胸痛、呼吸困难和咯血）者不足 1/3。PTE 患者胸部 X 线或 CT 表现为肺野局部片状影、肺不张或膨胀不全，肺不张侧可见膈肌上抬，有时合并少量至中量胸腔积液，容易被误诊为肺炎、支气管扩张症等疾病。因此，在临床思辨基础之上及时选择恰当的诊断方法至关重要。

（阮玉姝　胡　克）

参考文献

1. 葛均波，徐永健. 内科学. 北京：人民卫生出版社，2013：99-106.
2. Torbicki A, Perrier A, Konstantinides S, et al. Guidelines on the diagnosis and management of acute pulmonary embolism : the Task Force for the Diagnosis and Management of Acute Pulmonary Embolism of the European Society of Cardiology (ESC). Eur Heart J, 2008, 29: 2276-2315.
3. Konstantinides SV, Torbicki A, Agnelli G, et al. 2014 ESC guidelines on the diagnosis and management of acute pulmonary embolism. Eur Heart J, 2014, 35: 3033-3073.
4. Douketis J, Tosetto A, Marcucci M, et al. Risk of recurrence after venous thromboembolism in men and women : patient level meta-analysis. BMJ, 2011, 342: d813.
5. Desai SR.Unsuspected pulmonary embolism on CT scanning : yet another headache for clinicians？Thorax, 2007, 62: 470-472.
6. Limbrey R, Howard L. Developments in the management and treatment of pulmonary embolism. Eur Respir Rev, 2015, 24 (137): 484-497.

病例 3　趾外伤、发热伴肺部阴影

一、入院疑诊

（一）病例信息

【病史】

男性患者，45 岁，因"发热伴咳嗽、咳痰 1 个月"于 2011 年 8 月 25 日入院。患者于 2011 年 7

月16日右蹈趾被砸伤，局部少量出血，自行以白酒局部消毒，3天后局部结痂愈合。7月下旬，患者出现发热（体温最高41.0℃），伴咳嗽、咳黄痰，无咯血、胸痛、呼吸困难，自服感冒药治疗无效。8月初，患者出现双季肋部疼痛，深呼吸时加重，于当地医院就诊。查血常规：白细胞（10.3～20.5）×10⁹/L，中性粒细胞占68%～85%；胸部X线片见双下肺可疑结节影，予抗感染治疗无效。8月9日，患者出现咯鲜血，共约30ml；胸部CT见肺内多发渗出性病变伴空洞。当地医院予止血及头孢曲松钠、替硝唑治疗2天，后因血培养结果显示星座链球菌，于8月13日起改用青霉素联合左氧氟沙星治疗5天。患者自8月12日起，咯血量减少，但每天最高体温仍＞38.5℃，8月18日复查胸部CT示肺内病变较前加重，遂转入我院住院治疗。近1个月来，患者体重下降4kg。

患者曾于1995年因外伤行"剖腹探查、肝脏修补术"；吸烟（约30支/天）及饮酒（约200g/d）20余年，均未戒；婚育、家族史无特殊。

【体格检查】

体温37.7℃，心率70次/分，呼吸15次/分，血压125/76mmHg。神清语利，浅表淋巴结不大，无发绀，双下肺可闻少量湿啰音，三尖瓣区可闻2/6级收缩期杂音，腹部查体未见异常，双下肢不肿，无杵状指（趾），右蹈趾甲周有陈旧淤斑。

【影像学检查】

胸部CT示双肺多发结节、空洞影，左舌叶、右下叶大片渗出影（图6-1-3-1），一周后加重（图6-1-3-2）。

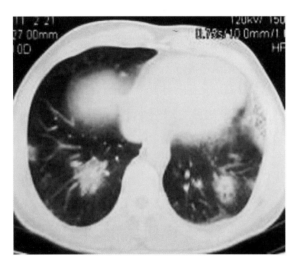

图6-1-3-1 | 胸部CT表现（2011-8-10）
胸部CT显示双肺多发结节、空洞影，左舌叶、右下叶大片渗出影

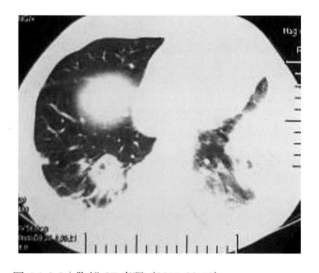

图6-1-3-2 | 胸部CT表现（2011-08-18）
胸部CT显示双肺阴影较前增多、加重，并出现双侧胸腔积液，左侧明显

（二）临床思辨

【临床特点】

1. 患者为中年男性，呈急性病程。
2. 主要症状为发热（中-高热）、咳嗽、咳黄痰，后期伴有咯血。
3. 实验室检查提示以中性粒细胞升高为主的白细胞水平升高；曾有一次血培养结果为星座链球菌。
4. 胸部影像学检查见双肺多发结节、空洞影，短期内迅速进展。
5. 患者发病前曾有足趾外伤破损病史。

6. 患者既往因曾外伤行"剖腹探查、肝修补术"，有大量吸烟史。

【思辨要点】

本病例出现的发热、肺部阴影是感染性疾病还是非感染性疾病所致？需要做哪些检查协助诊断？

1. 感染性疾病　本病例为急性起病，临床表现为发热，伴咳嗽、咳黄痰，胸部 CT 表现为进展性双肺多发结节及空洞阴影，血常规表现为以中性粒细胞为主的白细胞水平升高，曾有一次血培养显示星座链球菌，但针对性抗感染疗效欠佳。根据这些情况，目前考虑以肺部感染性疾病所致可能性大，需进一步甄别导致感染的病原体。

（1）胸部影像学表现分析：双肺空洞和结节逐渐增多、增大，且随机分布，由左舌叶和右下叶后基底段进展到双下叶大片渗出，胸腔积液由少量进展到双侧中等量，行抗感染治疗后病情仍有进展，双下肺病变进展迅速（左下肺明显），沿血行播散。导致此情况发生有以下几种可能：①血源性肺脓肿：本例患者发病前有足部外伤史，未做特殊处理，病程中逐渐出现咳嗽、咳黄痰，间断咯血，胸部影像学表现提示为血行播散的肺内病灶；②脓毒性肺栓塞（SPE）：本例患者病程中有明确感染征象，并出现肺梗死三联征（咯血、胸痛、呼吸困难），需考虑 SPE 可能。

（2）可能的病原体：血行感染后容易导致肺部空洞的病原体有如下几种。

1）革兰阳性球菌

链球菌：本病例有一次血培养结果提示为星座链球菌，因此应高度怀疑这一病原体导致的感染。链球菌引起肺部多发空洞并不常见，且针对性抗生素应该有效，但若感染灶一直没有清除、反复有菌栓脱落，则病情很难控制。本例患者对于针对性抗感染治疗反应不佳，可能有如下原因：①高耐药链球菌感染；②星座链球菌并非唯一的致病菌；③链球菌感染导致右心感染性心内膜炎、菌血症继发脓毒性肺栓塞时，可出现上述肺部影像学改变。

金黄色葡萄球菌（简称金葡菌）：敏感金葡菌对包括青霉素在内的多种抗生素都敏感，但耐甲氧西林金葡菌（MRSA）仅对万古霉素类、利奈唑胺等敏感。本例患者发病初曾有皮肤破损、感染，需要警惕本菌感染的可能，可以先予以经验性抗生素治疗。

2）革兰阴性杆菌：肺炎克雷伯菌是比较容易引起肺部空洞影的革兰阴性杆菌。但肺炎克雷伯菌肺炎多发生于老年人，特别是有基础疾病者。本例患者虽有大量吸烟史，但无明确的基础肺病，且胸部 CT 未见肺炎克雷伯菌肺炎典型的钟乳石征，头孢曲松和左氧氟沙星无明显疗效，故肺炎克雷伯菌所致感染的可能性不大。

3）结核分枝杆菌：肺结核患者可能出现肺内多发空洞，但病变多在上肺，并可见沿支气管播散的树芽征。本例患者病情进展迅速，可行痰涂片抗酸染色等检查进一步排除结核分枝杆菌感染。

4）真菌：尤其是曲霉菌感染，容易出现肺部空洞阴影，但曲霉菌肺炎通常发生于抵抗力低下人群。本例患者无免疫抑制基础病，且胸部 CT 表现无曲霉菌肺炎典型晕征，不符合曲霉菌肺炎特点。

5）其他少见病原菌：如诺卡菌、放线菌等感染均可以出现空洞影，但这类菌感染多发生于免疫抑制状态。本例患者既往身体健康，经验性抗感染治疗方案已覆盖上述病原，但疗效差，故发生类似病原感染的可能性不大。

2. 非感染性疾病　对于本病例，鉴于针对性抗生素治疗无明显疗效，还需要警惕非感染性疾病可能。患者此次发病，病程短，故肿瘤性疾病所致可能性不大，应重点排查系统性血管炎，尤其是肉芽肿性多血管炎。患者以发热、咯血、双肺多发空洞影为主要表现，短期内病情进展迅速，但无眼部和肾等其他系统受累表现，可复查 ANCA、尿沉渣等进一步排除。

上述分析，本病例为感染性疾病，尤其是革兰阳性菌感染可能性大。同时，鉴于患者对于经验性抗感染治疗反应不佳，需要高度警惕是否有感染性心内膜炎、脓毒性肺栓塞的可能，应尽早复查血培养以获得病原学证据，并完善心脏彩超（必要时行经食管心脏超声）、CT 肺动脉血管造影（CTPA）和肺静脉血管造影（computed tomographic venography，CTV）等检查。在排除感染性心内膜炎后，必要时可以行支气管镜检查，获取支气管分泌物或支气管肺泡灌洗液等来明确诊断。

二、诊治过程及确诊

（一）临床信息

【辅助检查】

血常规：WBC 10.73×10^9/L，L% 19.3%，Hb 106g/L，PLT 566×10^9/L。

血生化：ALT 127U/L，GGT 70U/L，ALP 31U/L，AST 44U/L，ALB 34g/L，其余指标未见异常。

血沉（ESR）101mm/1h，C反应蛋白73.1mg/L。

感染相关检查：外周血培养（需氧菌、厌氧菌）5次，均阴性。T淋巴细胞刺激 γ-干扰素释放试验（T-SPOT）阴性。抗核抗体（ANA）、抗可提取核抗原（anti-extracted nuclear antigens, ENA）、抗中性粒细胞胞质抗体（ANCA）阴性。痰细菌、真菌、抗酸杆菌涂片及培养3次，均阴性。痰六胺银染色阴性。

心脏彩超（2011年8月29日）：三尖瓣隔瓣右房侧可见条状回声，大小约9mm×14mm，舒张期嵌入三尖瓣瓣口，左心室射血分数（left ventricular ejection fraction, LVEF）68%，三尖瓣隔瓣赘生物可能性大，轻度三尖瓣关闭不全，左室松弛功能降低。

胸部CT＋CTPA＋CTV（2011年9月1日）：多发肺动脉栓塞；双肺结节、空洞、大片渗出影较前（2011年8月18日）有明显吸收，双侧胸腔积液也有所吸收（图6-1-3-3～图6-1-3-5）；未见明确深静脉血栓形成。

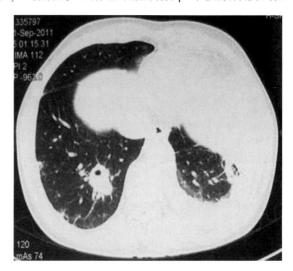

图 6-1-3-3 | 胸部 CT 表现（2011-09-01）
胸部 CT 显示双肺阴影较前吸收，胸腔积液有减少

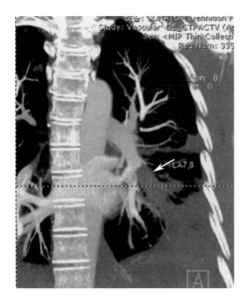

图 6-1-3-4 | CTPA 表现（2011-09-01）
CTPA 显示左下叶内前段肺动脉栓塞，伴左侧胸腔积液

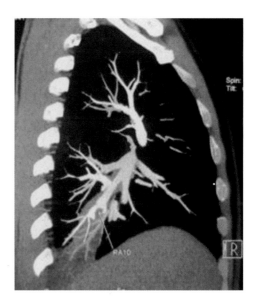

图 6-1-3-5 | CTPA 表现（2011-09-01）
CTPA 显示右下叶外后段肺动脉栓塞，伴后肋膈角少量胸腔积液

【治疗过程】

对于本病例，结合患者右足外伤史、临床表现及辅助检查诊断，考虑为血源性肺脓肿可能性大，不排除感染性心内膜炎 - 脓毒性肺栓塞，因此于 8 月 25 日起予以万古霉素（每次 1g，1 次 /12 小时）联合阿米卡星（每次 0.6g，每天 1 次）治疗。8 月 25 － 29 日，患者最高体温＜ 38℃，但自 8 月 30 日起再次出现高热，体温最高达 40.2℃。结合心脏超声检查结果，考虑为感染性心内膜炎、脓毒性肺栓塞所致，遂于 8 月 31 日起调整治疗方案为万古霉素（每次 1g，1 次 /12 小时）联合复方阿莫西林克拉维酸针剂（每次 1.2g，1 次 /8 小时）。治疗 2 天后，患者最高体温降至 37.5℃以下。

9 月 1 日，结合 CTPA 结果，认为可以明确诊断为感染性心内膜炎、脓毒性肺栓塞。心外科会诊认为，感染性心内膜炎诊断明确，治疗后肺内病灶已明显吸收，建议尽早手术以清除感染源。遂于 9 月 5 日在全身麻醉低温体外循环下行三尖瓣感染病灶清除术、三尖瓣成形术。三尖瓣赘生物细菌、真菌涂片及培养、抗酸染色均阴性。

术后继续以原方案进行抗感染治疗，并给予肝素、序贯华法林抗凝，国际标准化比值维持在 2.0～2.5。9 月 27 日序贯抗感染治疗方案改为口服莫西沙星（每次 0.4g，1 次 / 天）联合复方阿莫西林克拉维酸片剂（每天 0.625g，2 次 / 天）。患者病情稳定，于 10 月 9 日出院。

最后诊断：感染性心内膜炎、脓毒性肺栓塞。

患者出院后无不适主诉，生活能自理；间断监测国际标准化比值维持在 1.8～2.6；11 月 8 日停用所有抗生素；11 月 28 日复诊后停用华法林，复查 CT 肺动脉成像（图 6-1-3-6）见肺内阴影明显吸收，未见明确肺栓塞。

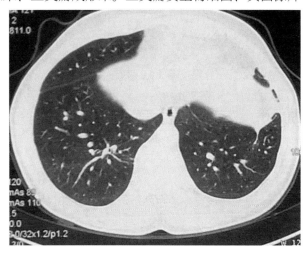

图 6-1-3-6 | 胸部 CT 表现（2011-12-29）
胸部 CT 显示双肺病变较前明显吸收，胸腔积液已完全吸收

（二）临床思辨

脓毒性肺栓塞（SPE）是肺栓塞的一种特殊类型，因导致肺栓塞的栓子中存在病原微生物，可引起脓毒血症和局部化脓性感染。近年来，SPE 的易患因素以置入心血管内介入装置（如起搏器、深静脉置管等）以及使用激素、多种免疫抑制剂、化疗药物等为主，而静脉应用非法药物成瘾等比例有明显下降。此外，肝脓肿也是导致 SPE 的少见原因。SPE 缺乏特异性临床表现，以葡萄球菌和克雷伯菌为主要致病菌。近年来，间断有免疫抑制人群发生真菌性 SPE 的报道。SPE 患者胸部 CT 多数表现为双肺病变，以结节、空洞、斑片影为主，常伴有胸腔积液，少数患者可有典型肺梗死表现（尖端向肺门的楔形影）。

SPE 的诊断目前一般采用如下标准：①肺内存在单发或多发感染性肺栓塞病灶；②存在导致肺栓塞事件的肺外活动性感染病灶；③排除其他因素导致的肺内阴影；④抗感染治疗后肺内阴影有吸收。在临床上，对于多发的肺内感染性病灶，需要警惕是否存在 SPE 的可能。SPE 需要与肺脓肿、非感染性肺栓塞鉴别。

对于 SPE 的治疗，以清除肺外感染病灶、积极合理的抗感染治疗为主。积极处理肺外感染性病灶尤为重要，需要及时清除瓣膜赘生物、置入装置等感染源。因可能导致肺梗死后出血风险增大及更多的感染性栓塞灶，不建议在感染未得到有效控制时予以抗凝治疗。若感染得以有效控制，肺栓塞仍持续存在，可考虑采取抗凝治疗。

精要回顾与启示

回顾本病例的诊治过程：患者在发病前有右足外伤史，继之出现高热、咳嗽、咳黄痰、胸膜炎样胸痛，并有间断咯血，胸部 CT 提示短期内明显进展的双肺多发结节、空洞阴影，因此考虑血源性肺感染可能性大；一次血培养结果显示星座链球菌，但多种经验性抗感染治疗效果不理想，需要警惕其他病原体感染或感染源没有清除或反复菌栓脱落的可能；后经心脏超声和 CT 肺动脉成像等确诊为感染性心内膜炎、脓毒性肺栓塞；在抗生素治疗后，体温一度得到控制、肺内阴影明显吸收，但之后又反复高热，考虑感染源未清除，而积极采取心外科手术来清除感染源、修复心瓣膜，使病情得到有效控制。可见，对于感染性心内膜炎导致的 SPE，在积极控制感染后，尽早清除感染源病灶，对控制病情发展和改善预后十分重要。

（黄　慧　徐作军）

参考文献

1. Cook RJ, Ashton RW, Aughenbaugh GL, et al. Septic pulmonary embolism : presenting features and clinical course of 14 patients. Chest, 2005, 128: 162-166.
2. Lee SJ, Cha SI, Kim CH, et al. Septic pulmonary embolism in Korea : Microbiology, clinicoradiologic features, and treatment outcome. J Infect, 2007, 54: 230-234.
3. Ali A, Raza S, Khan R, et al. Septic pulmonary embolism in a patient with defibrillator lead endocarditis. Am J Respir Crit Care Med, 2012, 185: e2.

第二节 ｜ 免疫相关肺疾病

病例 1　发热、脓血痰伴肺部厚壁空洞影

一、入院疑诊

（一）病例信息

【病史】

女性患者，54 岁。因"发热半个月余，咳嗽、脓血痰 2 周"收住院。患者于 2011 年 11 月 20 日无明显诱因出现夜间发热，最高体温达 39℃，无咳嗽、寒战、呼吸困难等症状，未予治疗，出汗后白天体温自行下降。11 月 24 日，患者于当地医院就诊，血常规化验结果为 WBC 14×10⁹/L、N% 80.1%。静脉滴注青霉素 4 天后，患者体温高峰有所下降，但开始出现咳嗽、咳痰，痰呈血性脓痰，较黏稠、无异味，100ml/d，夜间或平躺咳嗽较重，咳嗽剧烈时有左胸疼痛。11 月 25 日，患者于当地医院就诊，胸部 CT 提示左肺上叶厚壁空洞，抗感染（头孢曲松 4g，每天 1 次）、止血等对症治疗（8 天）效果欠佳，咳嗽、咳痰进行性加重。11 月 30 日起，患者再次出现高热，最高体温达 39℃，于我院门诊就诊，血常规检查显示 WBC 14.11×10⁹/L、N% 83.1%、PLT 338×10⁹/L。胸部 CT（2011 年 12 月 3 日）提示左肺上叶尖后段厚壁空洞，拟诊肺脓肿。经抗感染治疗 4 天（头孢曲松联合甲硝唑 ×4 天＋莫西沙星 ×2 天），患者体温高峰下降至 38.5℃，痰量及性状无明显变化，治疗期间还出现右耳道溢液，耳鼻喉科会诊考虑为急性中耳炎。为求进一步诊治住院。患者自发病以来，精神、食欲、睡眠欠佳，大、小便无明显异常，体重无明显变化。

2011 年 4 月患者被诊断患急性中耳炎，X 线胸片未见明显异常。患者无高血压、糖尿病史，否认传染病史；在当地水泥厂从事电机安装、维护工作 28 年，长期接触水泥粉尘；否认放射线及毒物接触史；否认烟酒嗜好；月经及婚育史、家族史无特殊。

【体格检查】

体温 37.1℃，呼吸 20 次 / 分，心率 99 次 / 分，血压 135/80mmHg，SpO$_2$ 99%；浅表淋巴结未触及肿大；左肺可闻管状呼吸音，肺部未闻干、湿啰音；心脏、腹部查体未见异常，双下肢不肿。

【影像学检查】

胸部 CT（2011 年 12 月 3 日）：左上肺后段见厚壁空洞（图 6-2-1-1）。

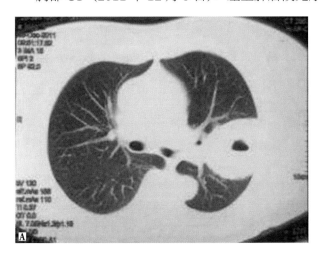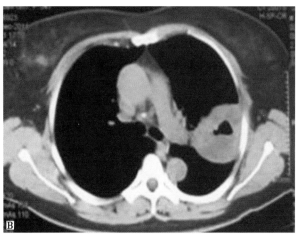

图 6-2-1-1 | 胸部 CT（2011-12-03）

（二）临床思辨

【临床特点】

1. 患者为中老年女性，急性起病。
2. 临床表现为发热半个月余，咳嗽、脓血痰 2 周。
3. 青霉素、三代头孢＋甲硝唑＋莫西沙星等经验性抗感染治疗效果欠佳，病程中出现急性中耳炎。
4. 患者既往身体健康，有粉尘接触史，无吸烟史。
5. 辅助检查提示以中性粒细胞升高为主的白细胞升高，胸部 CT 表现为左上叶厚壁空洞。

【思辨要点】

1. 本病例是感染性疾病还是非感染性疾病所致？

（1）感染性疾病：本例患者急性起病，外院经验性广谱抗感染治疗似有部分疗效，胸部 CT 提示肺内厚壁空洞影，有感染性疾病可能。可以引起肺内厚壁空洞影的感染性疾病有：①肺脓肿：可分为原发性和继发性。患者无明确受凉、呛咳史，口腔未见齿龈炎；无明确原发病致血源性肺播散，且肺内病灶为单发（非血源性肺脓肿的常见表现）；有急性中耳炎反复病史；病初在应用青霉素后体温高峰有下降。因此，需考虑有中耳炎引流不畅所致可能。②肺结核：患者体温高峰出现在晚间，胸部 CT 所示厚壁空洞位于左上叶尖后端（为结核好发部位），似有肺结核可能；但患者起病急、病程较短，除空洞病灶外未见卫星灶，又与肺结核表现有所不同。③机会致病菌感染：患者经抗感染治疗效果欠佳，需考虑合并机会致病菌（如真菌、放线菌、诺卡菌等）感染可能。但患者无导致免疫力低下的基础病，故可以进一步寻找是否存在糖尿病等潜在因素。

（2）非感染性疾病：①肿瘤：患者咳脓血痰，胸部 CT 显示厚壁空洞，需考虑肺癌合并感染的可能。但患者六七个月前查 X 线胸片未见异常，此次发病病程相对较短，不符合肿瘤发病特点。②系统性血管炎：患者咳嗽、发热、白细胞升高等临床表现，结合影像表现，患化脓性中耳炎，需考虑系统性血管炎，尤其是肉芽肿性多血管炎可能。

综上所述，对于本病例，考虑为感染性疾病所致可能性大，但需要警惕系统性血管炎等非感染性疾病的可能。

2. 根据本病例现有临床资料，在肺部感染性疾病中，需要鉴别哪些情况？

容易导致肺部单发空洞影的病原体有：

（1）革兰阳性球菌：患者有急性中耳炎合并症，需要考虑 MRSA 感染可能。但一般金黄色葡萄球菌（金葡菌）肺炎进展迅速，很快发展为双肺多发病变，多数患者有病初皮肤破损、感染的情况。本病例从病情的演变特点看，病变局限于上叶后段，且为单发，与金葡菌肺炎特点不符。

（2）革兰阴性杆菌：肺炎克雷伯菌肺炎好发于老年人，特别是有基础疾病者。胸部影像学表现以片状实变型或脓肿形成型多见，可以短期内形成空洞，洞壁多较光滑，直径很少超过 2cm。本例患者既往身体健康，没有反复抗菌药物使用史，病灶范围大，且三代头孢联合新型喹诺酮类抗菌药物经验治疗无效，不符合典型肺炎克雷伯菌肺炎特点。

（3）结核分枝杆菌：本例患者急性起病，病程较短，除肺左上叶厚壁空洞外，未见卫星灶。这些表现不符合感染结核分枝杆菌后较缓慢起病的临床特点，也无病灶沿支气管播散的征象，因此，不支持肺结核诊断。

（4）真菌：尤其是曲霉菌感染，容易出现肺部空洞阴影、脓血痰。但曲霉菌肺炎通常发生于有免疫抑制状态的机体抵抗力下降的人群，与本例患者情况不符。

（5）其他少见菌：如诺卡菌、放线菌等感染，均可以出现空洞影。诺卡菌是机会致病菌，经皮肤、呼吸道感染，一般发生于免疫抑制状态下的患者，也可见于免疫力正常的患者，CT 表现以实变影为主，多数病例新型喹诺酮类有效。放线菌是一种革兰染色阳性的兼性厌氧菌，是人类口腔、胃肠道及女性生殖道的正常菌群。肺放线菌感染的胸部影像学表现与病程有关。胸部 CT 主要表现为片状实变、空洞、多发肺内结节、局限性胸膜增厚、胸腔积液，长期误诊和（或）漏诊的患者，还可出现胸膜瘘、胸壁窦道形成等。

综上所述，对于本例患者下一步应排查口腔疾病、抵抗力低下以及糖尿病等相关危险因素；完善病原学检查，如多次留痰、及时送检各种痰病原学（包括多种细菌、真菌、结核分枝杆菌）；完善尿常规、抗核抗体谱、ANCA、糖化血红蛋白、ESR、CRP 等；必要时行支气管镜检查、经皮肺穿活检及肺组织病原学检查。

二、诊治过程

临床信息

【辅助检查】

血常规：WBC $16.16×10^9/L$，N% 87.3%，Hb 124g/L，PLT $340×10^9/L$。

尿常规：蛋白 0.3g/L，24 小时尿总蛋白定量 1.28g/24h，红细胞 200/μl（异常形态 100%）。

便常规：未见异常。

血感染相关检查：G 试验、GM 试验、T 淋巴细胞刺激 γ- 干扰素释放试验、腺苷脱氨酶、肺炎支原体 IgM、军团菌抗体、肺炎衣原体、布氏杆菌抗体均阴性。

ESR 84mm/1h；CRP 111.97mg/L。

血糖：空腹血糖 9.3mmol/L，三餐后 2 小时血糖分别为 14.2mmol/L、12.8mmol/L、15.5mmol/L。

肿瘤相关检查：肺癌标志物、癌抗原系列均阴性。

自身抗体：ANCA 1∶160，抗蛋白酶 3（protease-3，PR_3）228RU/ml，其他自身抗体阴性。

痰液检查：痰细菌涂片见少量革兰阳性球菌；痰真菌涂片及涂片抗酸染色、弱抗酸染色及痰细菌培养、真菌培养、找瘤细胞（各 3 次）均阴性。

【病情变化】

患者入院后，经哌拉西林联合他唑巴坦、美罗培南和万古霉素等治疗，体温高峰及临床症状均无明显改善，并且出现全身多处关节疼痛，伴有明显双眼球结膜充血，眼科会诊考虑为双眼前葡萄膜炎。

三、临床确诊

（一）临床信息

患者为中老年女性，主要表现为发热半个月余，咳嗽、脓血痰 2 周；病程中出现中耳炎，住院诊疗期间发生双眼葡萄膜炎，结合 ESR、CRP 明显升高，镜下血尿、蛋白尿、ANCA 强阳性，临床考虑诊断为 ANCA 相关血管炎、肉芽肿性多血管炎（GPA），故停用抗感染药物，改用甲泼尼龙（80mg，每天 1 次），7 天后改为泼尼松（60mg/d）联合环磷酰胺静脉注射（0.2g，隔天 1 次）。患者体温逐渐降至正常并维持，中耳炎、葡萄膜炎等症状也逐渐缓解。加用糖皮质激素后，应用胰岛素调整血糖至理想水平。

用糖皮质激素治疗 1 个月后（2011 年 12 月）复查胸部 CT，见左肺空洞影较前有所吸收（图 6-2-1-2），随后逐渐减少激素用量。在激素减到 4 片 / 天时（2012 年 3 月），因血白细胞水平下降停用环磷酰胺，此时复查 ANCA 阴性，PR_3 降至 26RU/ml。

2012 年 5 月，患者再次出现低热，伴 ESR、CRP 升高。胸部 CT 显示左肺空洞已基本闭合，但左舌叶、右下肺出现新渗出影（图 6-2-1-3）。将泼尼松加至 60mg/d，并加用环磷酰胺治疗后，患者症状改善，肺部阴影逐渐吸收。至 2013 年 8 月，激素减量至 5mg/d，停用环磷酰胺 1 周（累积量 67g）时复查胸部 CT，见左肺索条影（图 6-2-1-4）。

之后，患者病情一直平稳。2014 年 9 月复查，提示胸部病变较 2013 年变化不大，遂停用泼尼松。2015 年 10 月，患者在门诊复查，ESR、CRP 正常，ANCA、PR_3 阴性，胸部 CT 显示左上肺索条影大致同前。

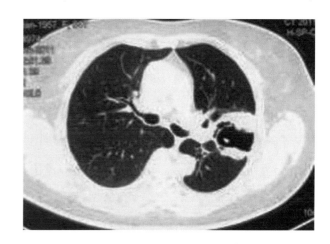

图 6-2-1-2 | 2011 年 12 月复查胸部 CT 表现

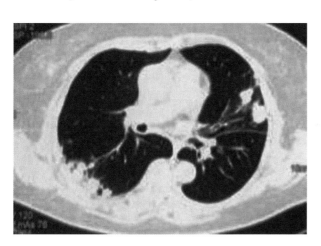

图 6-2-1-3 | 2012 年 5 月复查胸部 CT 表现

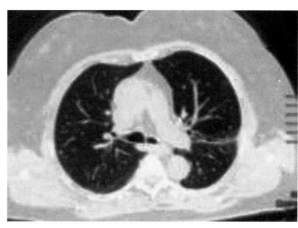

图 6-2-1-4 | 2013 年 8 月复查胸部 CT 表现

最后诊断： ANCA 相关性血管炎。

（二）临床思辨

ANCA 相关性血管炎是一类系统性小血管炎，包括 GPA、显微镜下多血管炎（microscopic polyangiitis，MPA）、嗜酸粒细胞性肉芽肿性多血管炎（EGPA）。ANCA 是一种针对中性粒细胞和单核细胞胞质成分的自身抗体，为诊断系统性血管炎等相关疾病的血清学标志物。应用间接免疫荧光法可将 ANCA 分为细胞质型 ANCA（cANCA）和核周型 ANCA（pANCA）两类。cANCA 的靶抗原主要为蛋白酶 3（PR$_3$），所致的血管炎往往较多出现肉芽肿，肾外器官受累较广泛，特别与 GPA 密切相关。pANCA 的靶抗原主要为髓过氧化物酶（myeloperoxidase，MPO），所致的血管炎多伴有慢性肾损害，主要与 MPA（约 70% 阳性）和 EGPA（约 50% 阳性）等密切相关，但也可见于原发性局灶性坏死性肾小球肾炎、药物性血管炎等。

GPA 既往称韦格纳肉芽肿（WG），是一种病因未明、多系统受累的血管炎性疾病，最初由 Friedrich Wegener 详细阐述，以上和（或）下呼吸道坏死性肉芽肿病变、坏死性血管炎、局灶性肾小球肾炎（即所谓 Wegener 三联征）为主要临床特征。患者多在 45～60 岁，无明显性别差异；典型表现为上呼吸道（耳鼻咽喉区域）、下呼吸道及肾脏受累，50%～90% 病例有肺部受累，常伴有发热、乏力、体重下降等全身症状。肺部受累时，患者常有咳嗽、脓痰 / 脓血痰、咯血，胸部 CT 主要表现为肺内多发结节、空洞影，部分表现为单发病灶，少部分可以表现为气管狭窄、弥漫性肺泡出血等。除上下呼吸道、肾脏受累外，部分患者还有眼部（常见）、皮肤（多见）、神经系统（少见）、胃肠道（罕见）、心脏（罕见）等受累。目前，临床诊断 GPA 还是沿用 1990 年美国风湿病协会（American Rheumatism Association，ACR）的诊断标准：①鼻或口腔炎症；②胸部影像检查可见肺内结节状浸润或空洞；③肾脏损害，尿沉渣发现红细胞管型或＞ 5 个红细胞 / 高倍视野；④活检表现为肉芽肿性炎症。符合以上标准中 2 项或 2 项以上，即可诊断 GPA（敏感性为 88%，特异性为 92%）。GPA 根据受累部位，可以分为局灶性 GPA、系统性 GPA。局灶性 GPA 以上呼吸道受累为主，ANCA 阳性率为 50%～80%，容易在停药后复发。系统性 GPA 则至少有肺、肾等中的一个重要脏器受累，ANCA 阳性率可达 90%。对于系统性 GPA，在诱导治疗阶段（4～6 个月），建议采取足量激素联合环磷酰胺治疗，近年来临床研究发现，也可用激素联合利妥昔单抗方案；待病情平稳，进入维持治疗阶段（18～24 个月），采取小剂量激素维持联合免疫抑制剂（如环磷酰胺、硫唑嘌呤、利妥昔单抗等）治疗。对于局灶性 GPA，也可以激素联合甲氨蝶呤治疗。对于轻症非活动性或常规治疗无效的进行性加重患者，可选用磺胺甲噁唑 / 甲氧苄啶（复方新诺明，SMZeo）作为辅助治疗手段（对部分病例有效）。对活动期或危重病例，可采用血浆置换作为临时治疗，但需与激素及其他免疫抑制剂合用。GPA 容易复发（复发率＞ 50%），治疗要足量、足疗程。GPA 总体预后较好，5 年生存率＞ 80%。

精要回顾与启示

本例患者急性起病，以发热、脓血痰为主要临床表现，以单发厚壁空洞为主要影像学表现，很容易被误诊为肺部感染性疾病。鉴于多种抗感染药物治疗无效，并且患者出现中耳炎、眼葡萄膜炎、血尿和蛋白尿等多系统受累表现，应考虑系统性血管炎的可能，尽早完善 ANCA 检测，必要时行病变部位活检以明确诊断，以尽早采取针对性治疗，改善预后。GPA 很容易复发，一般建议诱导治疗和维持治疗的总疗程为 2 年左右。提早停药（尤其是停用免疫抑制剂）可能导致复发。本病例就是在治疗中因为骨髓抑制而过早停用环磷酰胺，引起复发，后来经足疗程治疗后，病情一直平稳，可见足疗程治疗对于本类患者的重要性。

（黄　慧　徐作军）

参考文献

1. Lutalo PM, D'Cruz DP. Diagnosis and classification of granulomatosis with polyangiitis（aka Wegener's granulomatosis）. J Autoimmun, 2014, 48-49: 94-98.
2. Lynch JP 3rd, Tazelaar H. Wegener granulomatosis（granulomatosis with polyangiitis）: evolving concepts in treatment. Semin Respir Crit Care Med, 2011, 32: 274-297.
3. Comarmond C, Cacoub P. Granulomatosis with polyangiitis（Wegener）: clinical aspects and treatment. Autoimmun Rev, 2014, 13: 1121-1125.
4. Thai LH, Charles P1, Resche-Rigon M, et al. Are anti-proteinase-3 ANCA a useful marker of granulomatosis with polyangiitis（Wegener's）relapses？Results of a retrospective study on 126 patients. Autoimmun Rev, 2014, 13: 313-318.

病例2 咳嗽、活动后气短伴双肺多发团片实变影

一、入院疑诊

（一）病例信息

【病史】

男性患者，58岁，因"间断咳嗽、活动后气短2个月"入院治疗。患者于2013年10月无明显诱因情况下出现咳嗽、少量白痰，伴活动后气短、胸闷，无咯血、胸痛、发热，于2013年11月在当地医院就诊。胸部CT可见双肺多发团块病变；行双肺内病灶穿刺，病理检查示组织慢性炎症伴纤维组织增生及少量嗜酸性粒细胞浸润，部分血管壁内可见小淋巴细胞浸润，管壁增厚，考虑不排除血管炎。因头孢哌酮治疗10天未见明显疗效，当地医院给患者加用泼尼松60mg/d并转至上级医院进一步诊治。化验提示：血常规、尿常规、ESR均正常，癌胚抗原、抗核抗体、RF、ENA抗体、ANCA阴性，痰细菌培养、真菌培养以及抗酸染色均阴性；复查胸部CT（2013年11月26日）显示右上叶病变较前有部分吸收；行双侧病变部位穿刺活检，病理检查示大部分肺泡结构消失，代以多量增生的成纤维细胞灶，并见较多淋巴、浆细胞浸润，个别肺泡腔内见泡沫细胞聚集，未见明确血管炎及肉芽肿改变，考虑机化性肺炎可能性大。经口服甲泼尼龙40mg/d，1周后改为20mg/d，患者自觉活动后气短有所减轻。为进一步明确诊断和治疗，患者于2013年12月初来我院门诊就诊。再次对经皮肺穿刺活检组织进行病理会诊，发现部分肺泡腔内见息肉样纤维组织增生，伴较多淋巴细胞、浆细胞及散在的嗜酸性粒细胞浸润，肺泡间隔增宽、纤维组织增生，血管壁见淋巴细胞浸润，未见明确的肉芽肿性病变。12月7日，患者住院诊治。

患者自发病以来，无明显口、眼干，无反复关节肿痛、皮疹，食欲、二便正常，体重无明显下降。在外院住院期间发现肾囊肿。

患者曾有长期大量吸烟史40年（20支/天×40年），已戒1个月，不嗜酒。婚育、家族史无特殊。

【体格检查】

生命体征平稳；浅表淋巴结未触及肿大；双肺未闻干、湿啰音；心脏和腹部查体未见异常，双下肢不肿。

【影像学检查】

胸部CT示右上叶后段、左肺下叶团块状实变影，周围有磨玻璃影及索条影（图6-2-2-1）。

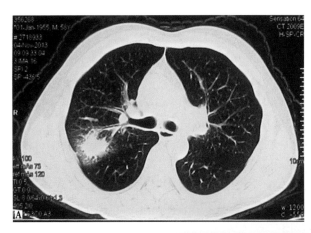
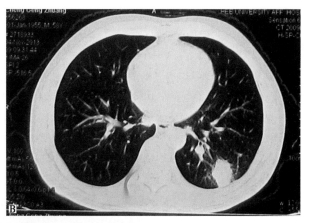
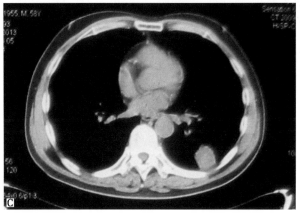

图 6-2-2-1 | 胸部 CT 表现（2013-11-04）

（二）临床思辨

【临床特点】

1. 患者为中老年男性，隐匿起病，呈慢性病程。

2. 主要临床表现为间断咳嗽、咳痰 2 个月，病初有活动后气短，无咯血、胸痛、发热等伴随症状。

3. 既往查体发现肾囊肿，有大量吸烟史，不嗜酒。

4. 病初胸部 CT 提示双肺散在团片状实变影，伴有双肺门及纵隔淋巴结肿大。外院 2 次（4 个部位）肺穿刺活检均见细支气管腔、肺泡腔内息肉状纤维组织增生，肺组织内较多淋巴细胞、浆细胞及散在嗜酸性粒细胞浸润。

5. 肺内病变在使用糖皮质激素后短期内有吸收。

【思辨要点】

1. 本病例是感染性疾病还是非感染性疾病所致？

肺部团片状实变可以由多种病因引起，包括感染和非感染性疾病。感染性疾病中，多种病原体（肺炎链球菌、支原体等）所致的社区获得性肺炎以及多种真菌（曲霉菌、念珠菌、隐球菌等）、结核分枝杆菌感染等都可以表现为肺内实变。但本例患者在整个临床发病诊治过程中，无明确发热等感染中毒症状，且在使用系统性糖皮质激素治疗后病灶有所改善，因此考虑本病例肺部阴影为非感染性疾病所致可能性大。

2. 对本病例，需对哪些肺部非感染性疾病进行鉴别诊断？

可引起团片状肺部实变阴影的肺非感染性疾病中，常见的有隐源性机化性肺炎（COP）、亚急性 / 慢性嗜酸性粒细胞肺炎、肺部肿瘤（如淋巴瘤）等。

（1）COP：多见于中年人群，一般以亚急性病程多见，临床上常表现为低 - 中度发热、咳嗽、活动后气短 / 呼吸困难，部分患者可以表现为呼吸困难进行性加重，少部分患者可以伴有咯血、胸痛等症状。肺部影像学表现以近胸膜分布的大片实变影最为常见，少部分病例可以表现为局限性团片影、反晕征、结节影等。肺脏病理表现为细支气管及肺泡腔内机化，炎性细胞不多见。一般来说，糖皮质激素对该病有明显疗效，但部分患者容易在减停糖皮质激素后复发。本例患者肺穿刺活检病理结果除了显示细支气管及肺泡腔内机化外，还可见较多浆细胞、淋巴细胞及一些嗜酸性粒细胞浸润，这不是 COP 典型肺脏病理表现。另外，患者无明显呼吸困难表现，胸部 CT 表现也不符合 COP 典型表现。

（2）嗜酸性粒细胞肺炎：尤其是慢性嗜酸性粒细胞肺炎，胸部 CT 表现主要为肺部实变影。该病多见于 50 岁左右女性；多数患者既往有哮喘史；外周血和肺内嗜酸性粒细胞水平明显升高；临床表现常见低 - 中度发热，活动后气短、咳嗽等；对糖皮质激素反应良好，但复发率高。本病例虽有肺组织内散在嗜酸性粒细胞浸润，但是以浆细胞和淋巴细胞浸润为主，不伴有血嗜酸性粒细胞水平明显升高，因此暂不考虑该病诊断。

（3）肿瘤性疾病：多种类型淋巴增殖性疾病、肺癌等肺部肿瘤性疾病也可以出现肺内实变影，但本例患者肺穿刺活检病理结果不支持上述肿瘤性疾病诊断。

（4）其他少见、罕见病：如结缔组织疾病相关性间质性肺疾病（CILD），尤其是肌炎 / 皮肌炎间质性肺病、IgG4 相关性疾病相关性肺病、结节病、药物性间质性肺病、放射性间质性肺炎等，也可以出现肺内团片状实变影。对于本例患者，从肺穿刺活检病理结果看，尤其要关注 CILD、IgG4 相关性疾病相关性肺病的可能。

CILD：以机化性肺炎为主要病理表现的以肌炎 / 皮肌炎间质性肺疾病多见。肌炎 / 皮肌炎患者可以有肌痛、肌无力、皮疹等表现，急性期血清肌酶水平可以升高，Jo-1 抗体阳性患者更容易出现肺间质病；部分患者没有典型的皮疹、肌酶升高等，而以肺间质病为主要表现；肺脏病理除肺泡腔机化外，还常可以看到明显的淋巴细胞浸润。本例患者目前没有肌炎 / 皮肌炎相关临床表现，可以进一步排查。

IgG4 相关性疾病：是近年才发现，并被逐渐认识的一种系统性自身免疫性疾病。患者一般有血清 IgG4 水平明显升高，可以累及多个系统。肺部受累可以是某些 IgG4 相关性系统性疾病中的一个表现，也有仅有肺部受累的 IgG4 相关性疾病。特征性病理表现包括纤维组织明显增生（纤维化）、淋巴浆细胞增生以及闭塞性脉管炎。诊断原则：若符合上述病理表现中的至少两条以及 IgG4$^+$ 浆细胞 /IgG$^+$ 浆细胞＞ 40%，为高度可能的 IgG4 相关性肺部疾病；符合上述病理表现中的一条并如下一条，即有其他器官 IgG4 相关性疾病证据或血清 IgG4 > 135mg/dl，为可能的 IgG4 相关性肺部疾病；其他为非 IgG4 相关性肺部疾病。IgG4 相关性疾病肺部受累可以表现为孤立性结节 / 团块、团片状实变影等。本病例肺组织中有明显机化、淋巴细胞及浆细胞浸润，需要高度怀疑该病。

综上所述，本病例为肺非感染疾病所致可能性大，其中以 CTD-ILD、IgG4- 相关性疾病相关性肺病可能性大，可以行 ANA 谱等自身抗体、血清肌酶、IgG4 血清水平检测以及肺组织 IgG4$^+$ 浆细胞特染等来进一步明确诊断。

二、诊治过程及确诊

（一）临床信息

【辅助检查】

血、尿常规、血生化、ESR、CRP、血管紧张素转化酶、血清补体、免疫球蛋白（Ig）水平大致正常。

ANA、ENA、ANCA、T-SOPT 均正常。

总 IgE：302.0kU/L（N ＜ 60kU/L）

血清 IgG 亚型分析：IgG1 5530mg/L，IgG2 9330mg/L，IgG3 343mg/L，IgG4 4840mg/L。

诱导痰真菌涂片、痰涂片抗酸染色、弱抗酸染色及痰细菌培养、真菌培养、找瘤细胞（各 3 次）均为阴性。

肺功能：FEV$_1$/FVC 88.7%，FEV$_1$ 3.3L（99.8% 预计值），TLC 6.11L（89.6% 预计值），DL$_{CO}$ 6.99mmol/（min·kPa）（73.7% 预计值），提示为轻度孤立性弥散功能减低。

借阅外院病理片会诊：肺组织内有较多浆细胞浸润，行特殊染色，发现 IgG4$^+$ 浆细胞达 16 个 / 高倍视野，浆细胞中 IgG4$^+$/IgG$^+$ 达 56%。结合影像学表现及血清 IgG 亚型分析结果，诊断 IgG4 相关性肺疾病。

最后诊断：IgG4 相关性肺疾病。

鉴于患者病情已有改善，予以甲泼尼龙治疗（20mg/d×4w，之后每周减 2mg，至 12mg/d 时维持 3 个月，之后每 2 周减 2mg，以 4mg/d 做维持量）。期间，于口服甲泼尼龙剂量为 12mg/d 时复查胸部 CT，见双肺内阴影已基本吸收（图 6-2-2-2）；外周血 IgG4 水平为 1310mg/L；患者无明显不适。

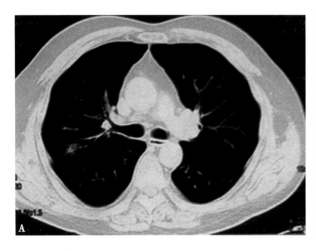
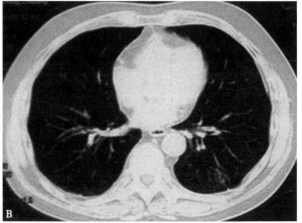

图 6-2-2-2 | 复查胸部 CT 表现（2014-06-10）

（二）临床思辨

IgG4 相关性疾病是 2003 年才正式命名的系统性疾病，可以累及全身多个器官、系统，以累及胰腺、泪腺、唾液腺等多见。2005 年 Zen 等发现，IgG4 相关性疾病中肺部也会受累。之后，IgG4 相关性疾病呼吸系统受累的特点逐渐被认识、报道。

IgG4 相关性疾病呼吸系统受累或 IgG4 相关性肺部疾病主要累及以下 4 个部位。

（1）胸膜：主要表现为胸膜结节、胸腔积液（部分为乳糜性胸腔积液）。

（2）肺门和（或）纵隔淋巴结：主要表现为肺门纵隔淋巴结肿大，PET-CT 可见淋巴结摄取明显升高；部分表现为纤维化性纵隔炎。

（3）肺实质：可以表现为间质性肺炎，胸部影像学表现可以主要有 4 种表型：①结节状实变，需要与肺部肿块鉴别；②支气管血管束增厚和（或）小叶间隔增厚；③双下肺弥漫性网格影伴牵张性支气管扩张，类似非特异性间质性肺炎的影像表现；④多发圆形磨玻璃阴影，需要与支气管肺泡癌鉴别。此外，近年来也有一些散在病例报道表明，部分 IgG4 相关性疾病表现为类似机化性肺炎。

（4）气管 / 支气管：可以表现为哮喘，气管 / 支气管扭曲、变形和狭窄。

IgG4 相关性疾病呼吸系统受累或 IgG4 相关性肺部疾病的治疗与其他器官或系统 IgG4 相关性疾病治疗方案一样。大部分患者对糖皮质激素敏感，但部分患者容易复发，有些患者需要糖皮质激素联合免疫抑制治疗。

精要回顾与启示

对于肺部孤立或散在、多发团片状实变影，除考虑隐源性机化性肺炎、嗜酸性粒细胞肺炎等疾病外，还需要警惕 IgG4 相关性疾病肺部受累可能。及时进行血清 IgG 亚型水平测定、肺组织标本 IgG4⁺ 浆细胞特殊染色等，有助于该病诊断和鉴别诊断。

（黄　慧　徐作军）

参考文献

1. Cottin V, Cordier JF. Cryptogenic organizing pneumonia. Semin Respir Crit Care Med, 2012, 33: 462-475.
2. Katz U, Shoenfeld Y. Pulmonary eosinophilia. Clin Rev Allergy Immunol, 2008, 34: 367-371.
3. Hare SS, Souza CA, Bain G, et al. The radiological spectrum of pulmonary lymphoproliferative disease. Br J Radiol, 2012, 85: 848-864.
4. Campbell SN, Rubio E, Loschner AL. Clinical review of pulmonary manifestations of IgG4-related disease. Ann Am Thorac Soc, 2014, 11 (9): 1466-1475.
5. Raj R. IgG4-related lung disease. Am J Respir Crit Care Med, 2013, 188 (5): 527-529.

病例 3　咯血、发热伴胸闷

一、入院疑诊

（一）病例信息

【病史】

女性患者，28 岁，因咯血、发热 1 周入院。患者 1 周前开始无明显诱因出现咯血，为痰中带血，鲜红色，咯血量不大，伴咳嗽，无黄痰，伴发热，体温最高达 39℃，发热无明显规律，伴心悸、胸闷，无畏寒、头痛、呕吐、流涕、喷嚏、胸痛、腹痛、腹泻等，于当地医院就诊，胸部 CT 示双肺弥漫性磨玻璃高密度影，诊断为"咯血待查：肺部感染？"。经抗感染、止血及对症治疗，患者仍发热，咯血症状无明显缓解，胸闷气喘症状较前加重，遂至我院就诊。胸部 CT 提示：①双肺渗出性病灶（考虑为双肺感染伴肺泡积血）；②双侧胸腔少量积液；③双侧甲状腺弥漫性增大，其内密度不均（考虑为弥漫性甲状腺肿）。门诊以"咯血原因待查"将患者收住我科。

起病以来，患者精神、食欲、睡眠稍差，大小便正常，体重变化不明显。

患者既往有甲状腺功能亢进史，目前口服甲巯咪唑（他巴唑）治疗；有剖宫产术史；对头孢类抗生素过敏。

【体格检查】

体温 37℃，心率 104 次 / 分，呼吸 20 次 / 分，血压 112/66mmHg。神志清楚，精神差，贫血貌，全身皮肤、黏膜无黄染，浅表淋巴结未触及肿大，全身无皮疹及出血。双侧甲状腺扪及Ⅲ度肿大。双肺呼吸音粗，可闻及湿啰音，无哮鸣音。心律齐，各心脏瓣膜听诊区未闻病理性杂音。腹平软，无压痛及反跳痛，未触及腹部包块。双下肢不肿。神经系统体征正常。

【实验室检查】

血常规：WBC $7.73×10^9$/L，N% 80.8%，RBC $2.06×10^{12}$/L，Hb 53g/L，PLT $346×10^9$/L。

SpO_2：吸室内空气情况下，SpO_2 86%；吸氧后，SpO_2 可达 92%。

【影像学检查】

当地医院胸部 CT 检查报告（入院前一周）：双肺可见散在斑片状高密度影，考虑为双肺感染（未见 CT 片）。

胸部 CT（入院当天）：①双肺渗出性病灶，考虑为双肺感染伴肺泡积血；②双侧胸腔少量积液；③双侧甲状腺弥漫性增大，其内密度不均，考虑为弥漫性甲状腺肿（图 6-2-3-1）。

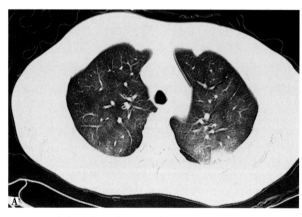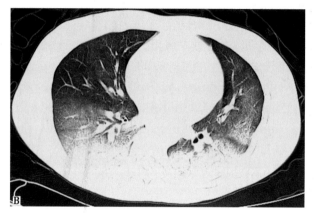

图 6-2-3-1 | 入院当天胸部 CT 表现

胸部 CT 显示双肺弥漫性渗出性病灶（A）；双侧胸腔少量积液（B）

（二）临床思辨

【临床特点】

1. 患者为年轻女性，呈急性病程。

2. 主要症状为咯血、发热 1 周，伴心悸、胸闷、活动后气短，呈进行性加重，无胸痛。体格检查见贫血貌，双肺呼吸音粗，可闻及湿啰音。

3. 吸室内空气情况下，SpO_2 86%；吸氧后，SpO_2 可达 92%。

4. 胸部 CT 特点为双肺弥漫性渗出性病灶，双侧胸腔少量积液。

5. 血常规检查提示：WBC $7.73×10^9$/L，N% 80.8%，RBC $2.06×10^{12}$/L，Hb 53g/L，PLT $346×10^9$/L。

6. 抗感染、止血治疗效果不佳。

【思辨要点】

许多疾病可以导致咯血，呼吸系统疾病是最常见的病因，循环系统疾病也比较常见。此外，血液系统疾病、结缔组织疾病、传染性疾病以及一些医源性因素等也可导致咯血。肺部影像学表现可为病因诊断提供重要依据。

对于本例类似咯血伴双肺弥漫性病灶患者，在诊断过程中需要考虑哪些疾病可能？

（1）心源性肺水肿：见于有心脏基础疾病者，肺部阴影酷似弥漫性肺泡出血（diffuse alveolar hemorrhage syndrome, DAHS）表现。典型表现为 X 线胸片显示双侧肺门旁对称的蝶形阴影，有咳粉红色泡沫痰症状，心脏听诊可闻病理性杂音，无短期内出现贫血，心电图、心脏彩超提示左心扩张，射血分数减低。脑钠肽升高对心源性肺水肿诊断有重要参考价值。

（2）肺动脉栓塞：可有气短、咯血、呼吸困难等症状，但肺部阴影非弥漫性，无进行性贫血，多有下肢深静脉血栓或长期卧床、行外科手术等病史，D- 二聚体升高。MRI、CTPA 等有助于明确诊断。

（3）急性呼吸窘迫综合征（ARDS）：是指严重感染、创伤、休克等肺外疾病后出现的以肺泡毛细血管损伤为主要表现的临床综合征。其临床特征有呼吸急促和窘迫、进行性低氧，X线胸片呈现弥漫性肺泡浸润；也可以出现少量咯血，但极少出现严重贫血。

（4）粟粒性肺结核：多有乏力、食欲缺乏、盗汗、发热等结核中毒症状，X线呈现为双肺广泛而均匀分布的大小一致、密度均匀的粟粒状结节。

（5）弥漫性肺出血综合征（diffuse alveolar hemorrhage syndrome，DAHS）：是以咯血、贫血、呼吸困难和胸部影像学表现呈弥漫性肺泡浸润或实变为特征的致命性的临床综合征。该病临床少见，常为一系列疾病过程中的严重并发症，病情凶险，进展快，诊断和治疗极为困难。患者发病后，可于短期内死于呼吸衰竭。DAHS损伤的部位主要是肺脏微循环体系，包括肺泡毛细血管、小动脉、小静脉。其病理改变呈急性过程：肺实质和间质性水肿伴 I 型肺泡上皮细胞损伤、弥漫性炎症、肺泡腔内出血、透明膜形成；间质毛细血管有纤维素样栓子、毛细血管壁纤维素样坏死、肺泡腔内有红细胞和含铁血黄素，慢性期存在含铁血黄素的肺泡巨噬细胞。慢性反复发作的肺泡出血可引起肺泡间隔增厚、胶原沉积及肺间质纤维化。DAHS的病因很多（理论上，任何损伤肺泡微循环的疾病都可以导致肺泡出血），表现多样，鉴别诊断十分困难。常见病因为自身免疫性疾病，如抗肾小球基膜肾炎（Goodpasture 综合征）、系统性红斑狼疮（SLE）、ANCA相关性小血管炎、过敏性紫癜等，其他原因有肿瘤化疗、骨髓移植、毒物、化学药物、凝血功能异常、微生物感染、特发性肺含铁血黄素沉着症等，还有部分病例病因不明。DAHS可以表现为急性、亚急性、反复发作逐渐加重，主要临床特点为咯血、弥漫性肺泡渗出、贫血、缺氧性呼吸衰竭。咯血可能出现几小时或几天，1/3 患者没有咯血症状。弥漫性肺泡渗出可能出现在单侧。部分患者可有干咳、胸痛或发热以及基础疾病的临床表现。

综合分析本例患者目前的临床表现及相关病史特点（咯血、严重贫血、气喘、低氧血症、双肺弥漫性渗出性病灶），应高度怀疑弥漫性肺泡出血综合征。

二、诊治过程及确诊

综上所述，本病例可能的诊断为弥漫性肺泡出血综合征，目前需要积极完善相关检查，以明确导致弥漫性肺泡出血综合征的病因，如 ENA 多肽抗体、ANCA、痰细胞学检查、痰找抗酸杆菌、血气分析、补体 C3、补体 C4、抗 GBM 抗体、ANCA 及病毒检测等。

（一）临床信息

【实验室检查】

血常规：WBC 7.73×10^9/L，RBC 2.06×10^{12}/L，Hb 53g/L，Hct 16.2%，平均细胞容积（mean corpuscular volume，MCV）78.4fL，红细胞平均血红蛋白含量（mean corpuscular hemoglobin，MCH）25.7pg，PLT 346×10^{12}/L，N% 80.8%。

肝功能、血生化、心肌酶、C反应蛋白等：ALT 15U/L，AST 22U/L，TP 58.65g/L，ALB 27.10g/L，A/G 0.86，GLU 4.74mmol/L，LDH 146IU/L，HBD 115IU/L，CK 36IU/L，CK-MB 8IU/L，K 3.75mmol/L，Na 141.6mmol/L，Cl 111.2mmol/L，Ca 1.96mmol/L，BUN 2.95mmol/L，CREA 17.9μmol/L，CRP 77.71mg/L，NT-proBNP 96pg/ml。

尿常规：潜血（＋），蛋白（－）。

大便常规：潜血阴性。

凝血功能：PT 13.7s，PTA 82.6%，INR 1.14，APTT 33.3s，FIB 4.37g/L，TT 10.2s；D-dimer 1.53μg/ml。

痰培养见口腔正常菌群；肺炎支原体抗体（被动凝集法）＜ 1∶40；结核抗体阴性；痰找抗酸杆菌阴性。

HBsAg、梅毒螺旋线抗体、HCV 抗体、HIV 抗体均阴性。

肿瘤标志物检查：CEA 0.7ng/ml，NSE 15.9ng/ml，CYFRA21-1 2.0ng/ml，CA50 9.40IU/ml。

甲状腺功能：FT_3 8.16pmol/L，FT_4 34.70pmol/L，TSH 0.007mIU/ml，aTG 390.0U/ml。

血气分析：pH 7.376，$PaCO_2$ 42.3mmHg，PaO_2 45.2mmHg，HCO_3^- 24.2mmol/L，SaO_2 80.1%。

MPO-ANCA 阳性，PR_3-ANCA 阳性（2 次）；抗 GBM 抗体阴性；ENA 多肽抗体均阴性；补体 C3、补体 C4 以及呼吸道多种病毒检测均为阴性。

痰细胞学检查未见癌细胞。

最后诊断：ANCA 相关性血管炎并弥漫性肺泡出血综合征。

【治疗过程及临床转归】

因咯血及呼吸困难症状进行性加重，在患者入院第 4 天开始给予甲泼尼龙（0.5g/d）冲击治疗（3 天），并输红细胞及血浆，同时给予止血、抗感染、护胃、抗病毒、吸氧及其他对症治疗。患者咯血次数及量均明显较少，心悸、胸闷症状较前明显缓解，经皮氧饱和度 97%（吸氧状态下）。1 周后复查胸部 CT，提示双肺弥漫磨玻璃高密度影较前明显吸收（图 6-2-3-2）。

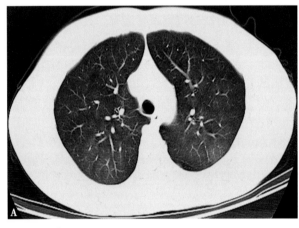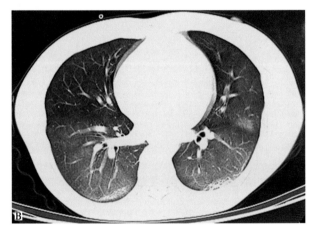

图 6-2-3-2 | 复查胸部 CT 表现

血常规：WBC 4.16×10^9/L，RBC 2.96×10^{12}/L，Hb 75g/L，Hct 24.3%，MCV 82.1fL，MCH 25.3pg，PLT 386×10^9/L，N% 86.4%。ESR 65mm/1h。

肝功能、血生化：ALT 34U/L，AST 34U/L，TBIL 13.63μmol/L，DBIL 4.90μmol/L，ALB 32.66g/L，A/G 0.97，BUN 6.66mmol/L，CREA 30.9μmol/L；CRP 8.04mg/L；血红蛋白、白蛋白较前升高，血沉、CRP 均较前下降。

治疗方案调整：甲泼尼龙减量为 80mg（2 次／天），并继续给予止血、抗感染、护胃、抗病毒、输血及对症治疗。

10 天后，患者仍咯少量血丝，伴乏力，无畏寒、发热、心悸、胸闷、胸痛、恶心、呕吐、腹胀、腹泻、关节疼痛等。血常规：WBC 8.09×10^9/L，RBC 3.45×10^{12}/L，Hb 83g/L，N% 68.8%；ESR 9mm/1h。甲泼尼龙减量为 40mg（2 次／天）。

2 周后，患者咳嗽、咯血较前明显增多，仍痰中带血，每天咯血量约 20ml，伴低热，无心悸、胸闷、胸痛、恶心、呕吐、关节疼痛等。体格检查：体温 37.7℃，心率 78 次／分，呼吸 22 次／分，血压 100/60mmHg；神志清楚，贫血貌，全身皮肤、黏膜无黄染，浅表淋巴结未触及肿大，全身无皮疹及出血；双侧甲状腺Ⅲ度肿大，双肺呼吸音粗，可闻及少许湿啰音，心律齐；腹平软，无压痛及反跳痛，未触及腹部包块；双下肢不肿。复查胸部 CT 提示双肺病灶较前增多，部分病灶较前范围增大（图 6-2-3-3）。复查显示 WBC 9.41×10^9/L，RBC 3.06×10^{12}/L，Hb 70g/L（较前下降），ESR 26mm/1h，考虑为活动性出血所致。

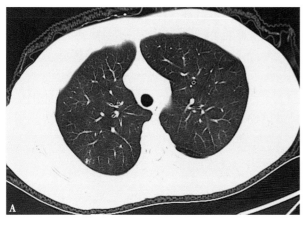
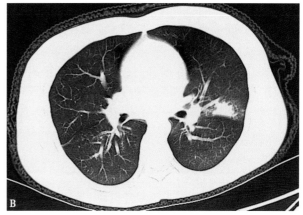

图 6-2-3-3 | 胸部 CT 表现

因激素治疗效果不佳，患者仍有活动性出血，肺部病灶较前进展，遂加用免疫抑制剂治疗和血浆置换治疗。1 个月后，患者咳嗽较前明显减少，偶有咯血（少许暗红色血丝），无畏寒、发热、心悸、胸闷、胸痛、恶心、呕吐、关节疼痛等。双肺呼吸音粗，双下肺仍可闻及少许湿啰音；心律齐，各心脏瓣膜听诊区未闻病理性杂音；腹平软，无压痛及反跳痛，未触及腹部包块；双下肢不肿。复查胸部 CT 提示双肺病灶基本吸收（图 6-2-3-4）。

患者出院后继续口服激素，2 年无复发，之后停用激素。

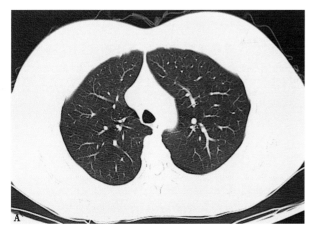
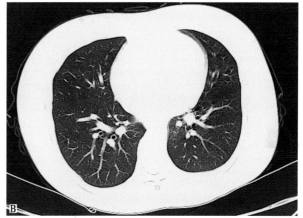

图 6-2-3-4 | 血浆置换后复查胸部 CT 表现

（二）临床思辨

确诊为 ANCA 相关性血管炎并弥漫性肺泡出血综合征后，患者经两年治疗，实现临床治愈。

1. 弥漫性肺泡出血综合征如何诊断？

（1）病史采集及体格检查：需在采集详细的用药及职业病病史基础上，排除肺局部出血、上呼吸道出血、胃肠道出血、充血性心力衰竭、肺炎和其他弥漫性肺疾病。

（2）实验室检查：如常规血液分析、尿液分析（尿蛋白及显微镜血尿在 GPA 及显微镜下多血管炎早期可以普遍存在），以及 ANCA、抗 GBM 抗体、ANA 抗体及抗磷脂抗体和补体 C3、C4 等。

（3）影像学检查：在没有临床症状之前，X 线胸片及胸部 CT 就可有异常表现，但没有特异性。例如，X 线胸片显示散在或弥漫性肺泡渗出；胸部 CT 可能显示双肺毛玻璃样改变与正常区域共存。

（4）支气管镜及支气管肺泡灌洗（BAL）检查：对于怀疑 DAHS 的大部分患者，应尽早行支气管镜检查，以证明肺泡出血并排除感染。如果在同一部位连续行 BAL，灌洗液呈洗肉水外观，并且逐渐加深，可以考虑诊断 DAHS。BALF 标本应常规做细菌、真菌培养，如果必要还要行寄生虫及病毒方面的检查。对怀疑 DAHS 的患者是否行经支气管肺活检（TBLB），目前还存在争议，原因在于获取的标本太小对诊断的帮助不大，并且会普遍造成人为肺泡组织机械损伤，所以 TBLB 很少用于鉴别 DAHS 的病因。

（5）病理检查：是诊断的关键。组织标本可以在容易获得的部位获取，比如皮肤等部位。如果怀疑系统性血管炎或 Goodpasture 综合征，应该立即进行肾活检（除常规组织病理检查外，必要时还要进行免疫荧光和电镜检查），必要时可以采取外科肺活检（外科肺活检可以提供诊断 DAHS 肯定的病理证据，但仍难以鉴别 DAHS 的病因）。

2. 弥漫性肺泡出血综合征如何治疗？

对于绝大部分 DAHS 患者来说，激素冲击和免疫抑制剂仍是标准治疗，其中，免疫抑制剂包括环磷酰胺（cyclophosphamide, CYC）、硫唑嘌呤（azathioprine, AZA）、甲氨蝶呤（methotrexate, MTX）、吗替麦考酚酯（mycophenolate mofetil, MMF）、依那西普（etanercept），可以用于一线激素治疗效果差的严重病例。血浆置换可以用于 DAH 合并 Goodpasture 综合征或其他血管炎患者，因为这些患者体内致病性免疫球蛋白和免疫复合物的滴度高。

3. 弥漫性肺泡出血综合征的预后如何？

在采取激素和免疫抑制治疗以前，DAHS 的病死率为 75%。激素治疗能降低病死率，但患者 5 年病死率仍为 50%。免疫抑制剂联合激素治疗可以降低 5 年病死率至 12%。

精要回顾与启示

DAHS 是一种临床综合征而不是一个独立疾病。导致 DAHS 的病因很多，部分患者仍病因不明。该病常危及生命，应为临床医师认识并引起重视。当影像学检查显示肺泡弥漫渗出，并有血氧饱和度下降、咯血、贫血等症状时，要高度怀疑 DAHS。仔细询问病史、严格进行体格检查及系统的实验室检查常可以发现潜在的病因。对于怀疑 DAHS 的患者，应常规行支气管镜及 BAL 检查（由于患者一般情况差并强烈拒绝行支气管镜检查，没有获得相关检查结果，是本病例的缺憾）。如果患者有 DAHS 的证据及怀疑有肾病时，行肾活检常有助于鉴别病因并指导治疗。及早认识 DAHS 至关重要，因为及时诊断和治疗可以降低 DAHS 的病死率。

（阮玉姝　胡　克）

参考文献

1. Colby TV, Fukuoka J, Ewaskow SP, et al. Pathologic approach to pulmonary hemorrhage. Ann Diagn Pathol, 2001, 5: 309-319.

2. Ioachimescu OC, Stoller JK. Diffuse alveolar hemorrhage : diagnosing it and finding the cause. Cleve Clin J Med, 2008, 75: 258-280.

3. 张敏思. 1 例脂肪栓塞致弥漫性肺泡出血的救治体会. 甘肃中医学院报, 2011, 28（4）: 51-52.

4. MS Park. Diffuse Alveolar Hemorrhage. Tuberc Respir Dis（Seoul）, 2013, 74（4）: 151-162.

5. Schnabel A, Holl-Ulrich K, Dalhoff K, et al. Efficacy of transbronchial biopsy in pulmonary vaculitides. Eur Respir J, 1997, 10: 2738-2743.

6. Travis WD, Colby TV, Lombard C, et al. A clinicopathologic study of 34 cases of diffuse pulmonary hemorrhage with lung biopsy confirmation. Am J Surg Pathol, 1990, 14: 1112-1125.

7. Fauci AS, Haynes BF, Katz P, et al. Wegener's granulomatosis : prospective clinical and therapeutic experience with 85 patients for 21 years. Ann Intern Med, 1983, 98: 76-85.

第七章　胸膜相关疾病

病例 1　胸闷、胸痛、淋巴结肿大

一、入院疑诊

（一）病例信息

【病史】

女性患者，48 岁，因间断胸闷、憋气、胸痛 2 个月，于 2011 年 5 月 24 日入院。患者于 2 个月前无明显诱因出现胸闷、憋气，无胸痛、发热、咳嗽等不适，无乏力、盗汗，起初未予重视，症状逐渐加重，在当地医院住院行抗感染治疗，未见好转，期间出现胸痛、胸闷加重，并发现右侧胸腔积液和颈部淋巴结肿大，颈淋巴结活检考虑为增殖性结核病，遂转入我院进一步治疗。

患者 40 年前患肺结核，自诉已治愈。其母亲死于肺癌。

【体格检查】

体温 36.4℃，心率 85 次 / 分，呼吸 20 次 / 分，血压 110/75mmHg。神志清醒，能合作；右颈部可触及多个肿大淋巴结；口唇无发绀；右下肺呼吸音低，未闻干、湿啰音；心、腹未见明显异常；双下肢不肿。

【实验室检查】

血液检查：肿瘤标志物除 NSE 19.28μg/L，其余项目正常；结核抗体阳性；CRP 2.75mg/dl ；血清血管紧张素转化酶（serum angiotensin converting enzyme，SACE）45U/L，乳酸脱氢酶（LDH）197U/L，腺苷脱氨酶（adenosine deaminase，ADA）13.8U/L。

胸腔积液：淡黄色；有核细胞 16.76×10^9/L，RBC 0.2×10^9/L，N% 2%，L% 98%；总蛋白（TP）55g/L，ADA 17.6U/L，LDH 164U/L，CRP 5.7mg/L ；未发现肿瘤细胞。

右锁骨上淋巴结活检：淋巴结肉芽肿性病变，首先考虑为增殖性结核病，结节病待排除。

【影像学检查】

颈部淋巴结 B 超：右颈部多个低回声结节，最大约 28mm×12mm，轮廓尚清楚，内无明显血流信号。

胸部 CT：纵隔内见多组淋巴结肿大，斜裂胸膜区多发小结节影，双肺间质纹理增多，双侧胸腔积液，少量心包积液（图 7-1-1）。

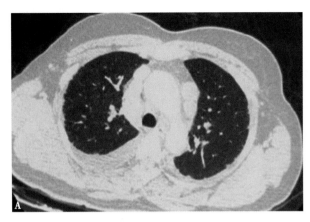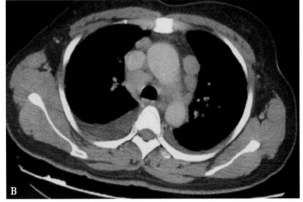

图 7-1-1 | 胸部 CT 表现

胸部 CT 可见纵隔多组淋巴结肿大，双肺间质纹理增多，双侧胸腔积液，右侧胸腔积液更为明显

（二）临床思辨

【临床特点】

1. 患者为中年女性，慢性病病史。
2. 主要症状和体征为胸闷、胸痛、淋巴结肿大。
3. 实验室检查显示外周血白细胞不高，CRP 升高，血沉略增快，肝功能轻度异常。
4. 影像学检查见两肺门及纵隔内多个淋巴结肿大，双侧胸腔积液。
5. 发病 2 个月过程中，经多种抗感染治疗均无效，胸腔积液无吸收。

【思辨要点】

胸腔积液的鉴别一般从辨别是漏出液还是渗出液开始。符合下列三项标准中任何一项者为渗出液：①胸腔积液蛋白与血清蛋白之比＞0.5；②胸腔积液 LDH＞200U/L 或大于正常血清 LDH 最高值的 2/3；③胸腔积液 LDH 与血清 LDH 之比＞0.6。根据上述诊断标准，本例患者胸腔积液明确为渗出液。

渗出液一般分为感染性胸腔积液、恶性胸腔积液、结缔组织疾病相关性胸腔积液及其他原因胸腔积液。对于本病例，首先需要明确是感染性胸腔积液还是非感染性胸腔积液。

常见非感染性胸腔积液有恶性胸腔积液以及肺栓塞、胃肠道疾病、结节病、尿毒症、石棉沉着病、物理性和医源性损伤等所致胸腔积液，其中恶性胸腔积液最为常见。恶性胸腔积液为恶性肿瘤直接侵犯或转移至胸膜所致，常见于肺癌、乳腺癌、淋巴瘤，其他还有卵巢癌转移等，也可发生于原发性胸膜恶性肿瘤（即恶性胸膜间皮瘤）（图 7-1-2）。恶性胸腔积液是晚期肿瘤的重要并发症，通常胸腔积液增长较快且持续存在（图 7-1-3）。本例患者在出现胸腔积液的同时发现淋巴结肿大，淋巴结活检结果暂不考虑为恶性疾病，且胸腔积液增长速度不快，反复查胸腔积液细胞学未发现肿瘤细胞，故恶性胸腔积液诊断依据不足。肺栓塞所致胸腔积液多为肺梗死状态下发生的血性渗出，本例患者 CT 肺动脉造影未发现肺动脉栓塞，故可基本排除肺栓塞可能。结节病引起的胸腔积液可表现为多种形式，本例患者纵隔淋巴结肿大明显，SACE 45U/L，需进一步鉴别之。对于其他非感染性胸腔积液，如胃肠道疾病、风湿免疫病、尿毒症、石棉沉着病、物理性或医源性损伤等所致胸腔积液，患者无相应基础病，故暂不考虑。

感染性胸腔积液最常见的原因是肺炎旁积液、化脓性和结核性胸膜炎（脓胸）。肺炎旁积液指因细菌性肺炎、肺脓肿或支气管扩张感染加重引起的胸腔积液（图 7-1-4），大多数为胸膜反应性渗出，液体较少，随肺炎好转而吸收，极少数患者可演变成脓胸。急性化脓性胸膜炎患者常有高热、脉速、呼吸急促、胸痛、食欲缺乏、全身乏力、白细胞增多等表现，胸部影像学检查可见短期内出现多发包裹性胸腔积液或大量脓性渗出物在胸腔内积聚（图 7-1-5）。结核性胸膜炎早期表现为胸膜纤维素性渗出，继而出现浆液性渗出。由于大量纤维蛋白沉着于胸膜，可形成包裹性胸腔积液或广泛胸膜增厚，胸膜常有结核结节形成（图 7-1-6）。典型临床表现结合胸部 X 线影像、ESR 增快、PPD 试验强阳性，胸腔积液符合渗出液改变特点，且 ADA > 45U/L，并排除其他原因，方可考虑诊断结核性胸膜炎。本例患者多次

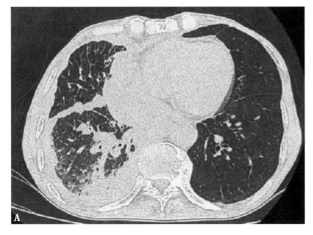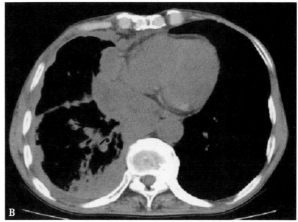

图 7-1-2 | 胸膜间皮瘤影像学特点
胸部 CT 显示右侧胸膜弥漫性结节状增厚，累及肋胸膜、纵隔胸膜及叶间胸膜，右侧包裹性胸腔积液；右肺体积缩小伴肺膨胀不全。诊断恶性间皮瘤

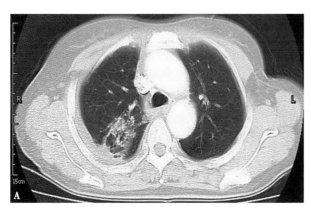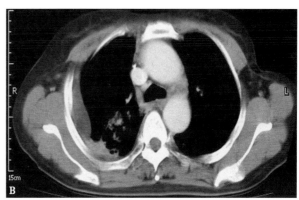

图 7-1-3 | 恶性胸腔积液影像学特点
胸部 CT 显示右肺上叶尖后段斑片影，边界模糊。右侧胸廓内缘与右肺之间可见包裹性胸腔积液，伴右侧胸膜局限性增厚。诊断右上肺癌

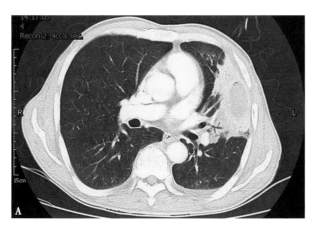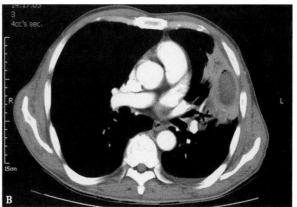

图 7-1-4 | 肺炎旁积液的影像学特点
胸部 CT 显示左肺上叶实变，并可见肺脓肿，邻近胸膜腔可见包裹性胸腔积液

查胸腔积液，ADA 水平均未达到诊断结核性胸膜炎的标准，且无发热、盗汗等结核中毒症状，故为结核性胸膜炎的可能性比较小。但是，个别结核性胸膜炎病例临床表现不典型，常规检查结果差异较大，因此，对于本病例还需行胸膜活检以进一步排除。

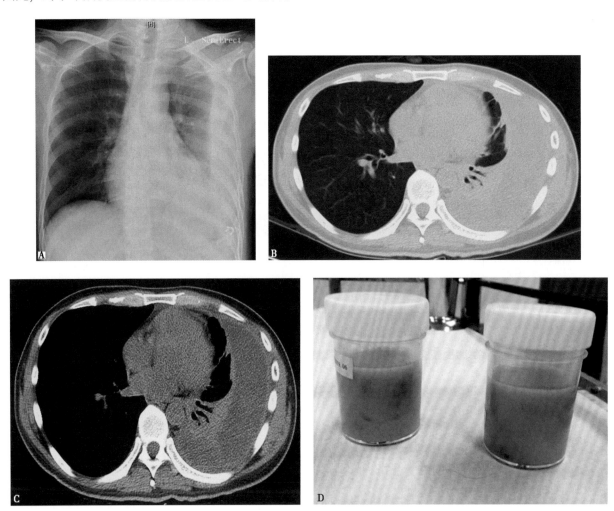

图 7-1-5 │化脓性胸膜炎的影像学特点

男性，34 岁，肾移植术后 3 周，发热、咳嗽、咳痰 6 天。胸部 X 线片显示左侧大量胸腔积液（A），胸部 CT 显示左侧胸腔积液伴胸膜肥厚（B、C）。胸腔积液可见脓性外观（D）。胸腔积液生化检测结果：TP 43.1g/L，LDH 6769U/L，血糖 0.59mmol/L，ADA 80.4U/L

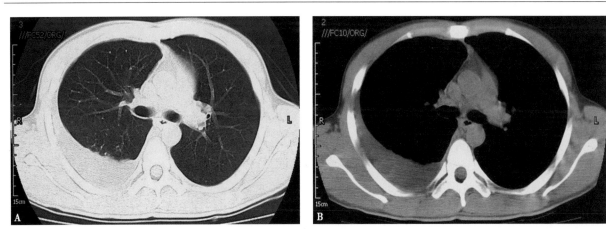

图 7-1-6 │结核性胸膜炎影像学特点

胸部 CT 显示右侧胸廓内缘与肺野之间可见带状水样密度影，密度均匀，与肺边界清晰，边缘与胸廓内缘呈钝角相交，可见脏、壁层的胸膜增厚

二、诊治过程

（一）临床信息

【实验室和其他辅助检查】

一般检查：血常规、肝肾功能均正常。T-SPOT阴性，PPD试验18mm，结核抗体阳性，PCT＜0.05，血肿瘤标志物CA125 272.4U/ml，血钙2.8mmol/L，痰结核分枝杆菌涂片阴性。

血气分析：pH 7.466，PaO_2 68.8mmHg，$PaCO_2$ 35.3mmHg，SaO_2 93.5%。

肺功能检查：提示轻度限制性通气功能障碍，小气道病变，单位弥散量基本正常，残／总百分比增高。FEV_1 1.64L（75%预计值）；FEV_1/FVC 86%（117%预计值）。

胸腔积液：细胞学检查见大量增殖活跃的间皮细胞及较多淋巴细胞，未发现肿瘤细胞（图7-1-7）。其他检查结果见表7-1-1。

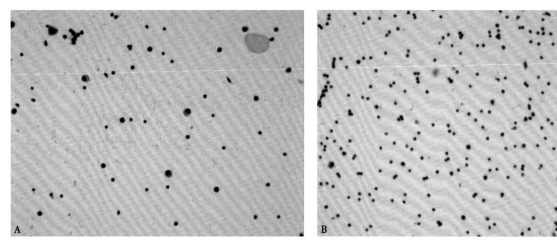

图 7-1-7 │ 胸腔积液细胞病理表现（HE 染色，400×）

表 7-1-1　胸腔积液常规和生化检查结果

相关指标 \ 日期	5月24日	5月31日	6月3日	6月10日
WBC（×10^9/L）	4800	3650	3500	3250
单核细胞比例（%）	90	90	90	90
蛋白（g/L）	53.2	47.4	44.4	45.7
LDH（U/L）	188	155	349	246
ADA（U/L）	15.9	15.1	18.7	24.5
ACE（U/L）	44.4	34.4	35.1	44.7
GLU（mmol/L）	6.95	5.36	5.45	7.82
氯化物（mmol/L）	110.8	110.3	112	109.9

LDH：乳酸脱氢酶；ADA：腺苷脱氨酶；ACE：血管紧张素转化酶；GLU：葡萄糖

【影像学检查】

超声检查：右侧颈部多发肿大淋巴结，双侧胸腔积液。

胸部CT：两肺门及纵隔内多个淋巴结肿大，斜裂胸膜区多发小结节，两肺间质纹理增多，双侧胸腔积液，右侧胸腔积液较前明显增多（图7-1-8）。

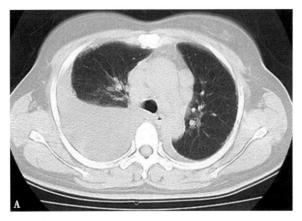
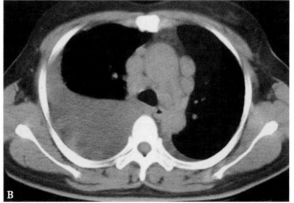

图 7-1-8 ｜ 胸部 CT 表现

【胸腔镜检查】

镜下可见右胸壁层胸膜多发结节（图 7-1-9）。胸腔积液沉淀抗酸染色阳性。

胸膜活检病理结果显示干酪性肉芽肿改变（图 7-1-10），颈部淋巴结活检可见非干酪性肉芽肿改变（图 7-1-11），考虑为结节病。

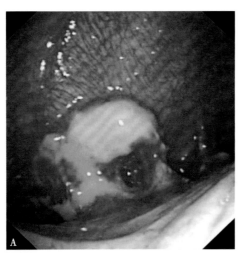
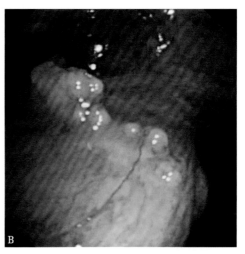

图 7-1-9 ｜ 胸腔镜下表现

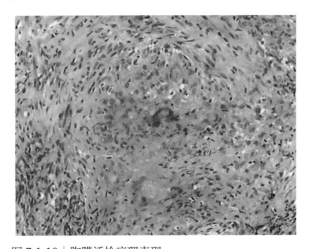
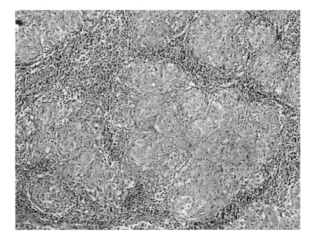

图 7-1-10 ｜ 胸膜活检病理表现
胸膜活检病理结果提示类上皮细胞肉芽肿伴多核巨细胞及中心凝固性坏死，符合结核病表现（HE 染色，400×）

图 7-1-11 ｜ 颈淋巴结活检病理表现（HE 染色，100×）

（二）临床思辨

入院后的系列检查显示：①中等量到大量胸腔积液；②呼吸困难逐渐加重（未经治疗）；③胸腔镜下可见右胸壁层胸膜多发结节；④胸膜活检病理表现为凝固性坏死；⑤胸腔积液为渗出液，抗酸染色阳性；⑥胸部影像学检查显示纵隔淋巴结对称肿大；⑦淋巴结活检有淋巴结肉芽肿性病变；⑧血管紧张素转化酶（angiotensin converting enzyme，ACE）升高；⑨高血钙。

1. 根据现有临床资料，本病例可以确诊结核性胸膜炎吗？

本例患者无发热等结核中毒症状，胸腔积液 ADA 不高，与典型结核性胸膜炎表现有所不同，但是以下临床特点符合结核性胸膜炎诊断条件：①中等量到大量胸腔积液；②未经治疗，呼吸困难是逐渐加重的；③胸腔镜下可见右胸壁层胸膜多发结节；④病理表现为凝固性坏死；⑤胸腔积液化验为渗出液，抗酸染色阳性。因此，根据病理改变特征，本病例可以明确结核性胸膜炎的诊断。

2. 根据现有临床资料，本病例可以确诊结节病吗？

结节病的诊断标准：①胸部影像学检查显示双侧肺门及纵隔淋巴结对称肿大，伴或不伴有肺内网格、结节状或片状阴影（图 7-1-12）；②组织学活检证实有非干酪性坏死性肉芽肿，且抗酸染色阴性；③ SACE 活性增高；④血清或支气管肺泡灌洗液（BALF）中可溶性白介素 2 受体（soluble interleukin-2 receptor，sIL-2R）高；⑤ PPD 试验阴性或弱阳性；⑥ BALF 中淋巴细胞＞10%，且 $CD4^+/CD8^+$ 比值≥3；⑦血钙、高尿钙症；⑧排除结核病或其他肉芽肿性疾病。以上 8 项中，①、②、③为主要条件，其他为次要条件。本例患者胸部影像学检查显示双侧肺门及纵隔淋巴结肿大，双肺间质改变；淋巴结活检显示非干酪性坏死性肉芽肿，且抗酸染色阴性；SACE 活性增高，且有高血钙，符合结节病的诊断。

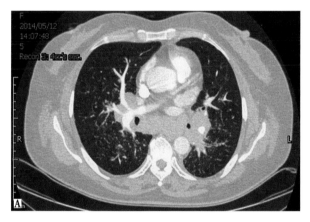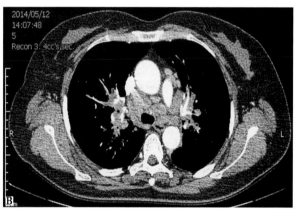

图 7-1-12｜典型的结节病影像学特点
胸部 CT 显示，结节病 Ⅱ 期表现为淋巴结病和肺实质病变

3. 如何鉴别诊断结核病和结节病？

结核病与结节病在（尤其是不典型结核病）临床中容易混淆。二者区别主要有以下几项：①结节病临床表现不典型，50% 以上患者无症状，早期可出现干咳、乏力、发热，晚期可出现气短，皮肤表现为红斑结节；结核病常见临床表现为低热、乏力、盗汗等全身中毒症状。②结节病可多系统、多器官受累；结核病一般累及单个系统。③结节病胸部 CT 常提示双侧肺门淋巴结对称性肿大；结核病胸部 CT 表现为少部分淋巴结肿大，而且以单侧肿大为主。④结节病结核菌素试验阳性率＜1/3；结核病结核菌素试验几乎持续阳性。⑤结节病 ACE 常升高。⑥结节病病理表现为非干酪坏死肉芽肿；结核病病理表现为干酪性坏死肉芽肿。⑦部分结节病患者有自愈倾向，部分疾病进展患者需要糖皮质激素治疗；结核病则需要给予抗结核药物治疗。

三、临床确诊

（一）临床信息

【治疗过程】

结合患者病史、临床表现及各项检查结果，本病例结核性胸膜炎诊断明确，并且考虑合并结节病。治疗方案采取异烟肼（isoniazid，INH）0.3g（每天1次）、利福平（rifampicin，RFP）0.45g（每天1次）、乙胺丁醇（ethambutol，EMB）0.75g（每天1次）、吡嗪酰胺（pyrazinamide，PZA）0.5g（每天3次）抗结核，同时给予激素治疗。患者症状缓解，出院后亦无不适主诉，坚持2HRZE/10HRE方案抗结核治疗，胸腔积液逐渐吸收。7周后复查胸部CT，发现纵隔淋巴结明显缩小（图7-1-13）。正规治疗1年后，患者停药，胸部CT提示纵隔肺门未见明显肿大淋巴结（图7-1-14）。

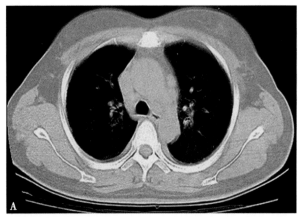
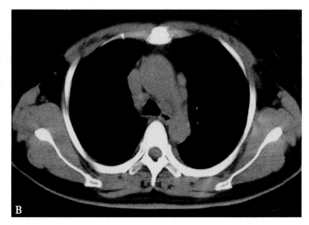

图7-1-13 | 治疗7周后复查胸部CT表现
胸部CT显示纵隔淋巴结明显缩小，胸腔积液明显吸收

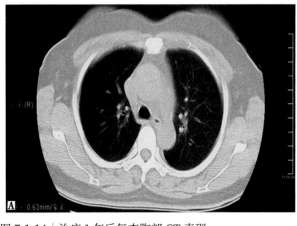
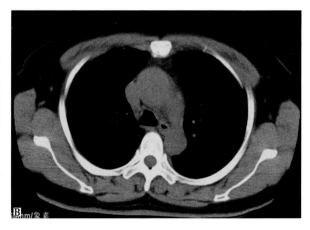

图7-1-14 | 治疗1年后复查胸部CT表现

最后诊断：结核性胸膜炎合并结节病。

（二）临床思辨

本病例胸腔镜下可见右胸壁层胸膜多发结节，病理表现为凝固性坏死，胸腔积液抗酸染色阳性，可以明确结核性胸膜炎诊断。同时，患者胸部影像学检查显示双侧肺门及纵隔淋巴结肿大，双肺间质改变；淋巴结活检为非干酪性坏死性肉芽肿，且抗酸染色阴性；SACE活性增高，且有高血钙，符合结节病的诊断。用任何单一的诊断都不能解释患者的病变特点，所以考虑两种疾病同时存在。经过治疗，患者胸腔积液完全吸收，纵隔肿大淋巴结明显减小，临床治疗效果确实。国内外均有结核病合并结节病的报道。刘鸿瑞和刘彤华报道，8%结节病合并结核病。Kostina等报道，约0.63%结节病患者同时患有结核，包括局灶性肺结核、播散性肺结核以及浸润性肺结核。

精要回顾与启示

结核病一般累及单个器官，典型的病理学变化是形成干酪性上皮样肉芽肿，病因是结核分枝杆菌感染。结节病是一种多系统、多器官受累的疾病，最常累及肺，病理表现以形成非干酪性上皮样肉芽肿为特征，病因至今不明。结核病合并结节病在临床上比较罕见，需要仔细甄别，以免发生漏诊和误诊。

（董淑丽　梅早仙　侯志丽）

参考文献

1. Darry IC, Joel KG, Harold AO, et al. Steinbeg's diagnostic surgical pathology. 4th ed. Philadelphia : Lippineott Williiams & Wilkins, 2004.
2. Diacon AH, Van de Wal BW, Wyser C, et al. Diagnostic tools in tuberculosis pleurisy : a direct comparative study. Eur Respir J, 2003, 22: 589-591.
3. 王臻, 童朝晖, 李红杰, 等. 局部麻醉下可弯曲电子胸腔镜检查在结核性胸膜炎诊断中的价值. 中国内镜杂志, 2008, 14（5）: 557-558.
4. 马卫霞, 张敏, 张才擎, 等. 内科胸腔镜在结核性胸膜炎中的诊断价值. 中华临床医师杂志, 2011, 5（10）: 3078-3080.
5. 孙永昌, 姚婉贞, 沈宁, 等. 结节病胸膜病变分析并文献复习. 中华结核和呼吸杂志, 2006, 4（29）: 243-246.

病例2　咳嗽、咳痰伴肺部肿块

一、入院疑诊

（一）病例信息

【病史】

男性患者，69岁，慢性咳嗽、咳痰、喘息20余年，冬春季节及受凉后加重，近5年先后于我院住院治疗6次，诊断为"慢性阻塞性肺疾病急性加重、肺心病、高血压病"。胸部CT提示双肺纹理增粗、紊乱。患者规律吸入沙美特罗氟替卡松（50/500μg）及噻托溴铵及化痰、平喘药物治疗。本次入院前1个月，患者因咳喘加重而于外院就诊，经平喘对症治疗后，未见好转。胸部CT提示左侧少量自发性气胸伴皮下气肿和少量胸腔积液，右肺下叶团块状影。患者为进一步治疗而入我院。患者自发病以来，精神、食欲欠佳，二便无异常，体重无明显变化，伴有间断腰痛。

患者既往有高血压病、脑梗死及肺结核病史；青霉素类药物及莫西沙星过敏；有长期吸烟史。

【体格检查】

体温36.8℃，脉搏96次/分，呼吸22次/分，血压130/70mmHg。急性病容；左侧胸壁触及皮下气肿，右下肺叩诊浊音，呼吸音减低；心律齐，心率96次/分，未闻明显心脏病理性杂音；腹部未见明显异常；双侧下肢无水肿。

【实验室检查】

血常规: WBC 12.18×10⁹/L, PLT 276×10⁹/L, N 10.50×10⁹/L; 血生化: ALT 14U/L, Cr 56mol/L, ADA 20.6U/L; 可溶性细胞角蛋白 19 片段 7.50ng/ml; G 试验阴性; 抗结核分枝杆菌抗体阴性; 痰结核分枝杆菌快速检测阴性。

【影像学检查】

胸部影像学表现变化见图 7-2-1～图 7-2-3。

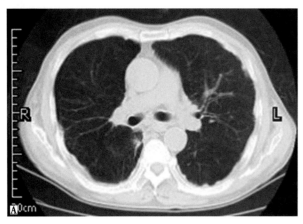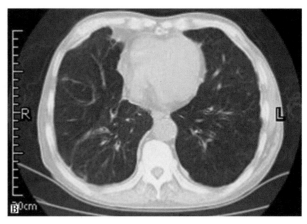

图 7-2-1 | 胸部 CT 表现（2013-09-25）
胸部 CT 提示双侧肺气肿

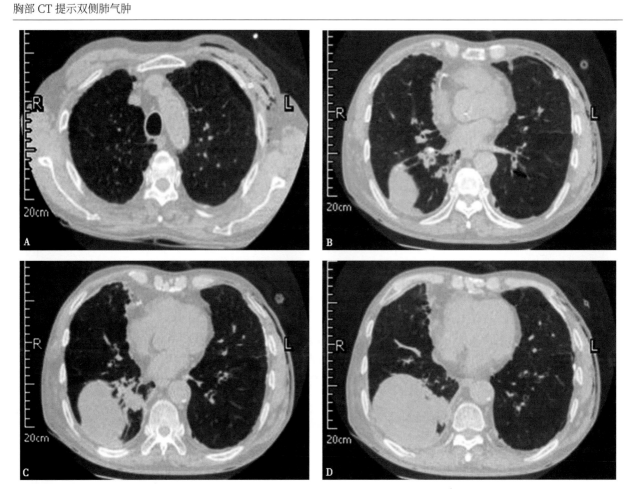

图 7-2-2 | 胸部 CT 表现（2014-05-05）
胸部 CT 显示左侧少量自发性气胸伴皮下气肿和少量胸腔积液，右肺下叶团块状影

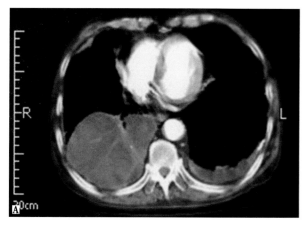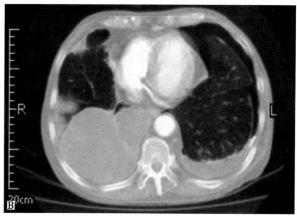

图 7-2-3 | 胸部增强 CT 表现（2014-05-05）

胸部 CT 显示右下可疑包裹性积液，胸膜不规则增厚，伴外压性肺不张，左侧少量液气胸

（二）临床思辨

【临床特点】

1. 患者为老年男性，有慢性咳喘病史多年，诊断为慢性阻塞性肺疾病（慢阻肺），反复急性加重。

2. 主要症状和体征为咳嗽、咳痰伴气喘，活动后明显，伴有间断腰痛；双肺呼吸音低，可闻及干、湿啰音。

3. 实验室检查显示外周血白细胞略高。

4. 既往多次查胸部 CT，提示双侧肺气肿；本次入院查胸部 CT 显示左侧少量自发性气胸伴皮下气肿和少量胸腔积液，右肺下叶团块状影。

5. 患者本次发病后，经吸入沙美特罗氟替卡松（50/500μg）及噻托溴铵及化痰、平喘药物治疗，症状无改善。

6. 患者既往有肺结核病史。

【思辨要点】

咳嗽、咳痰、胸痛、呼吸困难、肺内湿啰音均为肺部疾病的常见症状和体征，并无病因特异性。对于本例患者，目前应考虑以下问题：

1. 本病例是不是感染性肺部疾病所致？如果是，可能是哪种感染类型？哪种病体原所致？

本例患者既往有慢阻肺病史，并且反复发生急性加重而住院治疗，此次咳嗽、气喘症状加重，血象增高，故首先考虑为慢阻肺急性加重（acute exacerbation of chronic obstructive pulmonary disease, AECOPD），AECOPD 可由多种原因引起，目前认为大部分由下呼吸道感染所致，其中以细菌感染为主。AECOPD 常见致病菌为肺炎链球菌、流感嗜血杆菌和卡他莫拉菌等，其他还有铜绿假单胞菌、肺炎克雷伯菌等革兰阴性杆菌。本例患者经抗感染治疗后，症状未见改善，需注意排除肺炎合并肺炎旁积液（图 7-2-4）。但患者未见肺炎征象，故可排除之。

本例患者既往有肺结核病史，需甄别结核感染可能。结核性胸膜炎影像学表现一般为单侧胸腔积液伴胸膜增厚或包裹性胸腔积液（图 7-2-5），与本例患者临床症状和影像学表现不符，可排除之。

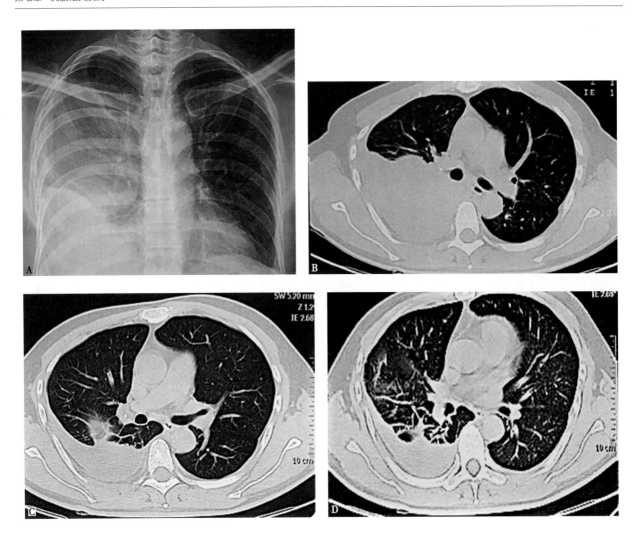

图 7-2-4 | 肺炎旁积液胸部影像学表现

男性患者，49 岁，胸痛、发热、呼吸困难 3 天，治疗前 X 线胸片（A）及胸部 CT（B）可见右侧大量胸腔积液；治疗后胸腔积液减少（C、D）

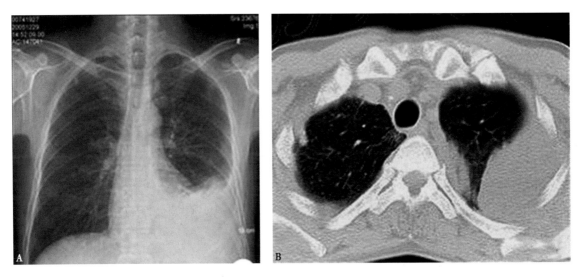

图 7-2-5 | 结核性胸膜炎胸部影像学表现

X 线胸片可见左侧中等量胸腔积液（A）；胸部 CT 可见左侧较大量胸腔积液，肺尖即可见并呈包裹倾向（B）

真菌感染常继发于免疫功能低下和粒细胞缺乏状态，主要为曲霉菌和肺孢子菌感染两种类型。本例患者胸部影像学表现与真菌感染表现不一致，故可以排除真菌感染的可能。

综上所述，对于本病例，由其他细菌、病毒和真菌引起感染所致的概率很小。

2. 本病例如果不是感染性疾病所致，可能是哪种疾病？

本例患者有慢阻肺病史，胸部影像学检查显示肺内近胸膜处有包块，存在肿瘤性病变可能。

（1）胸膜转移瘤：是胸膜肿瘤中最常见的情况。肿瘤发生胸膜转移时，胸部影像学检查常见胸膜不规则增厚、胸腔积液，增强后有强化；常有原发肿瘤病灶和其他器官受累表现（图 7-2-6）；常合并肋骨破坏和肺内转移。本病例影像学检查未见原发肿瘤影像，但最终仍需依靠组织活检病理结果鉴别。

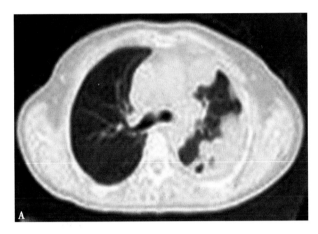
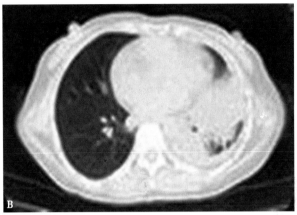

图 7-2-6 肺腺癌胸膜广泛转移胸部影像学表现
胸部 CT 可见左上结节影伴左侧胸腔积液和胸膜多发结节

（2）周围型肺癌：胸部影像学表现，在早期多呈局限性小斑片阴影，边缘不清，密度较淡，易误诊为炎症或结核；随着肿瘤增大，阴影逐渐增大，密度增高，呈圆形或类圆形或分叶状，其间可见空泡征、钙化、支气管充气征；边缘可见毛刺征、胸膜凹陷征、血管集束征等（图 7-2-7），往往与胸膜呈锐角相交，需依据病理检查结果确诊。

（3）胸膜淋巴瘤：原发性胸膜淋巴瘤少见，胸部影像学表现可为胸膜弥漫饼状或环状增厚，主要依据病理检查结果明确诊断。

（4）恶性血管周细胞肿瘤：血管周细胞瘤或血管周外皮细胞瘤是由血管周外皮细胞形成的间叶组织肿瘤，较为罕见。胸部影像学检查可见胸膜结节样增厚合并胸腔积液，可出现肺内转移。依据病理检查结果可明确该病诊断（图 7-2-8）。

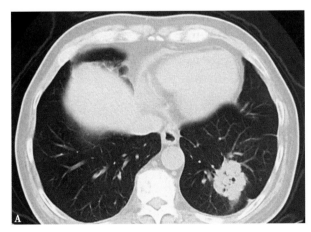
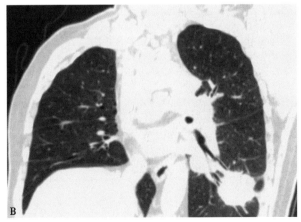

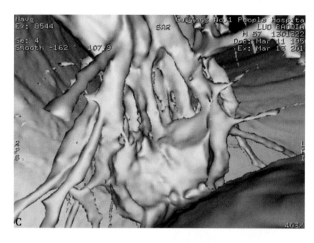

图 7-2-7 | 周围性肺癌胸部影像学表现

胸部 CT 横断位见空泡征（A）、分叶征、细毛刺征（B）、血管集束征及胸膜凹陷征（C）

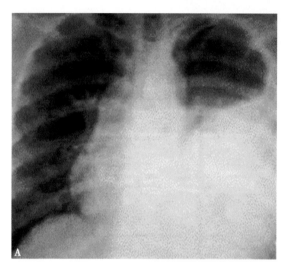
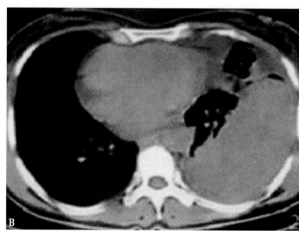
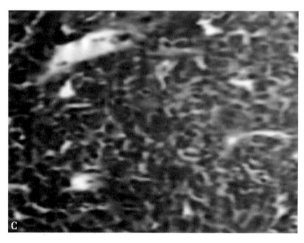

图 7-2-8 | 恶性血管周细胞肿瘤影像学和病理表现

X 线胸片示左侧胸膜腔中大等量积液，部分包裹形成（A）；胸部 CT 示左侧胸膜结节样增厚，胸腔积液（B）；病理学检查，镜下见圆形、卵圆形瘤细胞成簇状聚集在小血管（C. HE 染色，400×）

二、诊治过程

（一）临床信息

【实验室检查】

1. 一般检查　血常规（多次检查）：WBC（10.0～12.18）×10⁹/L，中性粒细胞增高，Hb 和 PLT 均正常。肝功能、肾功能基本正常。

2. **免疫相关检查**　自身抗体（包括抗核抗体、抗 dsDNA、Sm 抗体、抗线粒体抗体等）阴性。

3. **感染相关检查**　PCT 正常，T-SPOT（2014 年 5 月 27 日）：ESAT-6 28SFCs/10^6PB，CFP10 12SFCs/10^6PB。梅毒螺旋体、结核分枝杆菌、肺炎支原体、肺炎衣原体、军团杆菌、包虫等血清抗体均阴性。真菌检测 G 和 GM 试验均阴性。

4. **其他**　可溶性细胞角蛋白 19 片段 7.50ng/ml；唾液酸 867mg/L，乳酸脱氢酶（LDH）188U/L，腺苷脱氨酶（ADA）6.9U/L，血管紧张素转化酶（ACE）19.0U/L。

【影像学检查】

入院后，经抗感染、抗结核及止咳平喘治疗 1 个月，患者症状及影像学表现均未见好转。

胸部 CT：右肺下叶团块状低密度灶伴代谢不均匀增高，不排除包裹性积液可能（图 7-2-9）。

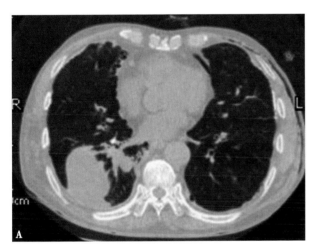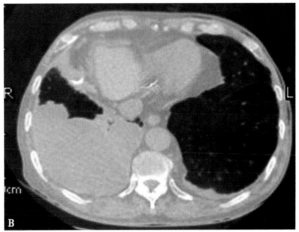

图 7-2-9 ｜ 入院 1 个月后复查胸部 CT 表现
胸部 CT 显示右肺下叶团块状低密度灶伴代谢不均匀增高，不排除包裹性积液可能，左侧少量胸腔积液伴胸膜增厚

胸部增强 CT：两肺多发结节影，后纵隔及右肺门区、右下肺占位性病变，部分胸腰椎旁（右侧）软组织肿胀；左侧气胸；纵隔内多发肿大淋巴结影，右肺门钙化灶（图 7-2-10）。

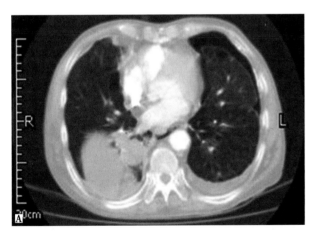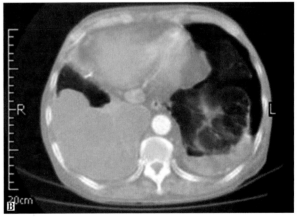

图 7-2-10 ｜ 入院 1 个月后复查胸部增强 CT 表现
增强 CT 显示右下肺占位性病变进行性增大，左侧少量液气胸伴胸膜增厚

（二）临床思辨

患者有咳喘病史 20 余年，冬春季节及受凉后加重，近 5 年多次于我院住院治疗，此次入院依据既

往病史，首先考虑诊断"慢阻肺急性加重"。由于影像学检查提示右下肺占位性病变，经抗感染治疗后，复查胸部 CT 未见改善，故考虑为非感染性病变（如肿瘤、肉芽肿性疾病等），可通过有创手段获取标本进行病理检测，包括 CT 引导下穿刺、B 超引导下穿刺、气道超声内镜引导下穿刺和外科胸腔镜手术等，探究病因。鉴于本例患者年龄较高，一般状况差，不能耐受外科手术，故选择微创手段获取组织病理。

三、临床确诊

（一）临床信息

经 B 超引导下肺活检，病理检查结果考虑为恶性上皮型间皮瘤（图 7-2-11）。

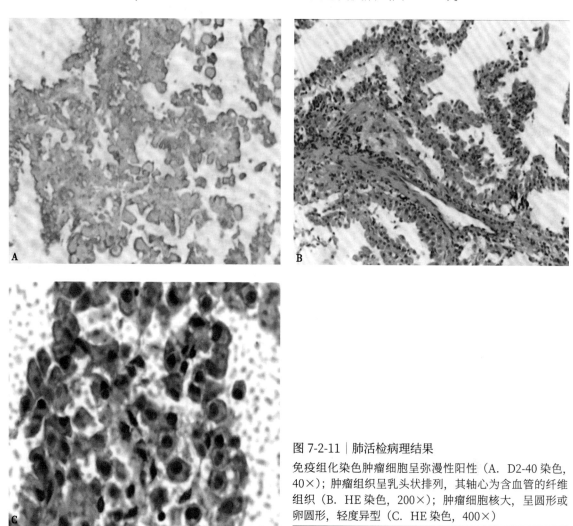

图 7-2-11 │ 肺活检病理结果
免疫组化染色肿瘤细胞呈弥漫性阳性（A. D2-40 染色，40×）；肿瘤组织呈乳头状排列，其轴心为含血管的纤维组织（B. HE 染色，200×）；肿瘤细胞核大，呈圆形或卵圆形，轻度异型（C. HE 染色，400×）

最后诊断：恶性胸膜间皮瘤。

（二）临床思辨

相关文献报道，胸膜间皮瘤的影像学表现主要分为局限型和弥漫型（图 7-2-12～图 7-2-16），可见胸膜不规则增厚、单发 / 多发结节伴胸腔积液等征象。局限型呈局部丘状或卵圆形软组织样密度肿块，基底部宽与胸膜相连，但以肺内团块影为首发表现者少见。需要依据病理明确诊断。

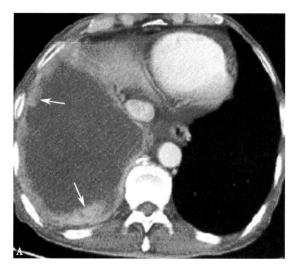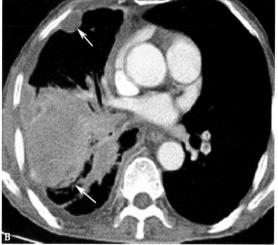

图 7-2-12 │ 胸膜间皮瘤胸部影像学表现

男性患者，66 岁，胸部增强 CT 显示右侧胸膜肿块状增厚、多发结节，呈不均匀强化，伴同侧胸腔积液

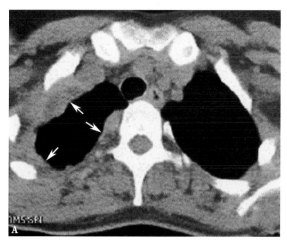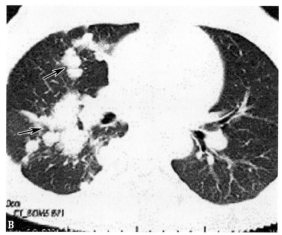

图 7-2-13 │ 胸膜间皮瘤胸部影像学表现

女性患者，33 岁，胸部 CT 显示右侧胸膜呈弥漫增厚（厚度＞1cm），胸膜腔缩小；右肺内多发转移结节，大多沿叶间胸膜蔓延

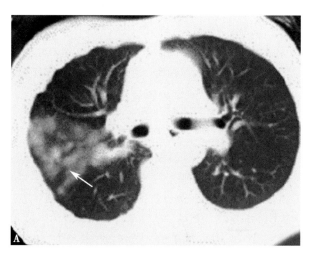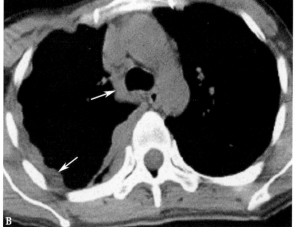

图 7-2-14 │ 胸膜间皮瘤胸部影像学表现

女性患者，36 岁，胸部 CT 显示右侧胸膜、水平裂胸膜及纵隔胸膜弥漫性结节状增厚，厚度＞1cm

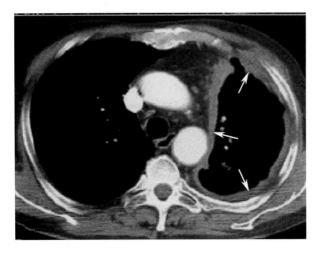

图 7-2-15 | 胸膜间皮瘤胸部影像学表现

男性患者，74 岁，胸部 CT 显示左侧胸膜环状增厚，增强后胸膜均匀强化，左侧胸腔缩小

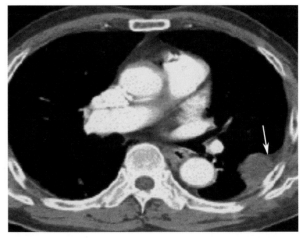

图 7-2-16 | 胸膜间皮瘤胸部影像学表现

男性患者，70 岁，胸部 CT 显示左侧胸膜局限性肿块，宽基底与胸膜相连（与胸膜以钝角相交），邻近肋骨未见破坏，增强后呈中度不均匀强化

精要回顾与启示

恶性胸膜间皮瘤（malignant pleural mesothelioma，MPM）是一种是源于胸膜间皮表面的恶性肿瘤，近年发病率逐渐上升，预后较差。石棉是 MPM 的首要致病因素，在全球 MPM 患者中＞80% 男性患者有石棉暴露史。胸膜间皮瘤可表现为胸膜增厚，常为结节状、肿块状或环状，厚度＞1cm 对该病诊断有价值。局限型呈局部丘状或卵圆形软组织样密度肿块，基底部宽与胸膜相连，部分患者出现淋巴结钙化，易误诊为结核性胸膜炎。因其侵袭生长，可见局部肋骨破坏或椎体转移等。胸膜环状增厚多为中晚期表现，病变累及整个胸廓，患侧胸廓因胸膜普遍增厚而固定，呈冻结征，对诊断具有重要意义。因此，对胸膜增厚伴胸腔积液原因不明确时，可行局部穿刺活检或胸腔镜组织活检明确诊断。

（史丽霞 于洪志）

参考文献

1. Ryu JH, Lee SW, Lee JH, et al. Randomized double-blind study of remifentanil and dexmedetomidine for flexible bronchos copy. Br J Anaesth, 2012, 108（3）: 503-511.

2. Greco M, Landoni G, Biondi-Zoccai G, et al. Remifentanil in cardiac surgery: A meta－analysis of randomized controlled trials. J Cardiothorac Vase Anesth, 2012. 26（1）: 110-116.

3. 杨萱，李垮，刘宝琴，等. 艾滋病合并细菌性肺炎的病原菌分布及耐药性. 中国感染控制杂志, 2011, 10（2）: 109-112.

4. 程龙，李建生，马利军，等. 老年细菌性肺炎患者免疫功能的变化. 中华老年医学杂志, 2001, 20（6）: 433-436.

5. 孙恭慧. 肺炎合并胸腔积液 48 例临床分析. 现代中西医结合杂志, 2008, 17（35）: 5487-5488.

6. 蔡祖龙，高建华，宋学坤，等. 早期周围型肺癌的 CT 诊断: 附 65 例分析. 中国医学影像学杂志, 1999（7）: 1-4.

7. 彭光明，蔡祖龙，白友贤，等. 血管连接在 CT 诊断周围型小肺癌中的价值. 中华放射学杂志, 1995, 29（1）: 47-48.

8. Peto J, Decarli A, La Vecchia C, et al. The European mesothelioma epidemic. Br J Cancer,

1999, 79: 666.

9. Ceresoli GL, Locati LD, Ferreri AJ, et al. Therapeutic outcome according to histologic subtype in 121 patients with malignant pleural mesothelioma. Lung Cancer, 2001, 34: 279-287.

10. 金恩浩, 安光哲, 赵志梅, 等. 胰腺实性 - 假乳头状瘤 1 例. 实用放射学杂志, 2008, 24（12）: 1724-1725.

11. 许春苗, 曲金荣, 李辛, 等. 胰腺实性假乳头状瘤的 CT 征象和病理对照. 实用放射学杂志, 2011, 27（4）: 564-567.

12. Waite K1, Gilligan D. The role of radiotherapy in the treatment of malignant pleural mesothelioma. Clin Oncol（R Coll Radiol）, 2007, 19（3）: 182-187.

13. wang ZJ, Reddy GP, Gotway MB, et al. Malignant pleural mesothelioma : evaluation with CT, MR imaging, and PET. Radiographics, 2004, 24（1）: 105-119.

第八章　其他肺部疾病

病例 1　Chiari 畸形致慢性呼吸衰竭

一、入院疑诊

（一）病例信息

【病史】

女性患者，50 岁，因"夜间睡眠时打鼾伴晨起头痛 15 年余，加重伴双下肢水肿 2 年"，于 2007 年 5 月 15 日入院。患者 15 余年前开始出现夜间睡眠时打鼾，鼾声不均匀。据家人描述，患者夜间睡眠中有呼吸暂停现象，伴梦多，无憋醒，无梦语、梦游，无甩动肢体、拍打同床人等睡眠异常动作。患者晨起头痛、口干，10 多分钟后可缓解。近 2 年，患者上述症状加重，伴双下肢水肿，未予诊治。近半年，患者日间嗜睡明显，伴有明显记忆力减退、疲乏无力，睡眠后不能解乏，但无活动后气短表现。1 个月前，患者于外院行多导睡眠监测，诊断为睡眠呼吸暂停低通气综合征，为进一步诊治入院。

患者患乙型肝炎 20 余年；慢性咳嗽、咳痰多年；患高血压病 2 年，最高 230/110mmHg，服药血压可控制在正常范围内；双下肢静脉曲张病史 10 余年；吸烟 30 年，40 支 / 天。

【体格检查】

体温 36.5℃，心率 68 次 / 分，呼吸 18 次 / 分，血压 110/70mmHg，BMI 32.7kg/m² （体重 87kg，身高 1.63m）。神志清楚，对答准确。口唇轻度发绀，球结膜水肿；双肺叩诊清音，未闻干湿啰音；心界不大，心律齐，各瓣膜听诊区未闻病理性杂音；腹部检查无异常；小腿部皮肤可见浅静脉曲张迂曲，双下肢见可凹性水肿，右下肢较重；无杵状指（趾）。

【实验室检查】

入院即刻血气分析：pH 7.34，$PaCO_2$ 63mmHg，PaO_2 33mmHg，HCO_3^- 34mmol/L，SaO_2 75%。

血常规：Hb 192g/L，Hct 56%。

血生化：ALT 52U/L，Cr 61μmol/L。

血沉：29mm/1h。

【其他辅助检查】

胸部 CT：未见肺内异常。

肺功能检查：FEV_1/FVC 79.42%，FEV_1 64.5% 预计值。

多导睡眠监测（polysomnography，PSG）（2007 年 5 月 24 日）：呼吸紊乱指数（apnea hyponea index，AHI）37 次 / 小时，最长呼吸暂停 156 秒，最低 SpO_2 30%，平均 SpO_2 76.0%（图 8-1-1～图 8-1-3）。

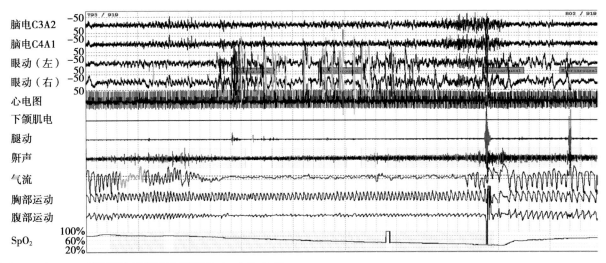

图 8-1-1 │ REM 睡眠期多导睡眠监测截图（5 分钟／屏）

患者在快速眼球运动（rapid eye movement，REM）睡眠期出现较长时间呼吸暂停（气流曲线中紫色部分）和频繁低通气（气流曲线中绿色部分），并存在与之相应的脉搏血氧饱和度（SpO$_2$）下降（SpO$_2$ 曲线中黄色部分）

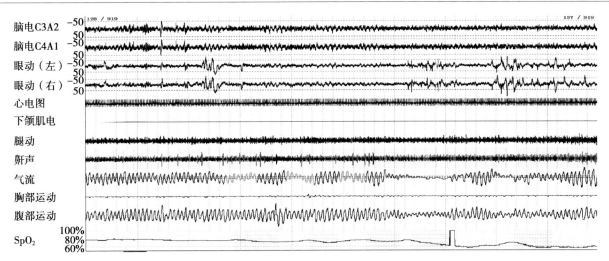

图 8-1-2 │ non-REM 睡眠期多导睡眠监测截图（5 分钟／屏）

患者在非快速眼球运动（non-REM）睡眠期也有频繁低通气（气流曲线中绿色部分），并存在与之相应的脉搏血氧饱和度（SpO$_2$）下降（SpO$_2$ 曲线中黄色部分）

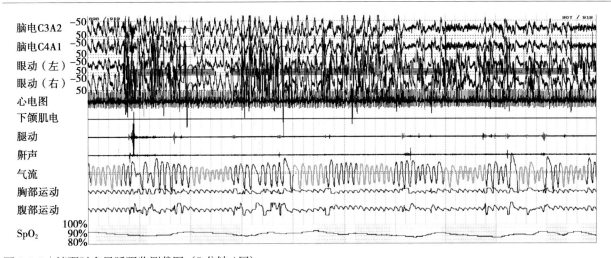

图 8-1-3 │ 清醒时多导睡眠监测截图（5 分钟／屏）

患者在清醒时呼吸不规则，呼吸幅度深浅不一，类似低通气（气流曲线中绿色部分），并存在与之相应的脉搏血氧饱和度（SpO$_2$）下降（SpO$_2$ 曲线中黄色部分）

（二）临床思辨

【临床特点】

1. 患者为中老年女性，呈慢性病程。
2. 主要症状和体征为打鼾、白天嗜睡，晨起头痛，但活动后无明显气短；体形肥胖；口唇轻度发绀，球结膜水肿。双肺、心脏和腹部查体未见异常。双下肢水肿。
3. 实验室检查显示外周血红细胞增多，血气分析提示Ⅱ型呼吸衰竭。
4. PSG 显示中度睡眠呼吸暂停低通气综合征合并重度低氧血症。

【思辨要点】

慢性呼吸衰竭是各种原因导致通气和换气障碍而形成的较为严重的临床综合征，多由于胸肺部慢性疾病所引起，也可以由肺外因素引起。其常见症状和体征包括呼吸困难、发绀以及与原发病相关的症状和体征。

检查发现，本例患者存在慢性Ⅱ型呼吸衰竭、血气紊乱，但没有明显呼吸困难。出现这种情况的原因可能是什么？

慢性Ⅱ型呼吸衰竭是慢性肺泡低通气发展的严重临床结局，动脉血 CO_2 分压（$PaCO_2$）是反映肺泡通气量大小的可靠指标。$PaCO_2$ 超过 45mmHg 即表示存在肺泡低通气。当 $PaCO_2$ 达到 $50\sim70$mmHg 时，与其相伴的低氧血症可导致红细胞增多、肺动脉高压、肺心病、呼吸衰竭等一系列病理生理改变及临床症状，称为肺泡低通气综合征。很多原因可通过影响呼吸控制系统的一个或数个环节致肺泡低通气（表 8-1-1、表 8-1-2）。

表 8-1-1 引起慢性肺泡低通气的可能病因

病因	常见疾病
周围及中枢化学感受器病变	颈动脉体病变
	长期低氧血症
	代谢性碱中毒
神经系统病变	
脑干病变	原发性肺泡低通气
	脑干脑炎
	脑干梗死、出血
	脑干肿瘤
	延髓脊髓灰质炎
结节病	神经元脱髓鞘变性
脊髓病变	颈段脊髓外伤
	脊髓灰质炎
	运动神经元病变
周围神经病变	吉兰-巴雷综合征
肌肉病变	重症肌无力
	肌营养不良
	肌肉萎缩
胸廓疾病	脊柱畸形
	强直性脊柱炎
	胸廓成型术后
	严重胸膜病变
	肥胖低通气综合征

病因	常见疾病
上气道病变	上呼吸道狭窄 阻塞性睡眠呼吸暂停综合征（obstructive sleep apnea syndrome，OSAS）
肺部疾病	囊性纤维化 慢性阻塞性肺疾病
其他因素	甲状腺功能减退症 镇静安眠类药物中毒

表 8-1-2　慢性肺泡低通气发生机制

受损环节	缺陷部位或原因	主要表现
控制中枢	脑干呼吸神经元或神经网络	化学感受反射受损 睡眠呼吸紊乱
感受器	代谢性碱中毒 外周化学感受器 中枢化学感受器	pH 升高 低氧反应降低 高 CO_2 反应降低
效应器	神经肌肉病变 胸廓病变	最大吸气压降低 呼吸力学性质改变

　　肺泡低通气可根据发生机制分为三类：①脑干功能或器质性病变可引起呼吸节律改变，尤以睡眠状态下显著，此类患者称为"不愿呼吸者"；②呼吸效应系统受损时，经有意识过度呼吸仍不能达到正常通气量，称为"不能呼吸者"；③原发性代谢性碱中毒者的低通气属代谢性控制系统正常代偿，故称"不应呼吸者"。

　　对于本例患者，根据病史和体格检查结果，可以排除肌肉疾病和胸廓疾病。患者有大量吸烟史，有可能发生慢阻肺所致呼吸衰竭，但肺功能检查提示患者存在较轻程度气流阻塞，胸部 CT 仅提示局限性肺气肿，因此不能单纯以慢阻肺解释慢性呼吸衰竭的原因。患者常年打鼾，白天嗜睡伴晨起头痛，且两次 PSG 均提示重度睡眠呼吸暂停低通气综合征合并重度低氧血症。睡眠呼吸暂停低通气综合征有可能导致慢性 II 型呼吸衰竭。患者体形肥胖、白天嗜睡并且存在肺泡通气不足、水肿和打鼾、睡眠呼吸紊乱，符合典型的肥胖型睡眠呼吸暂停表现。Hb、Hct 和 HCO_3^- 显著升高提示存在慢性呼吸功能不全。夜间睡眠呼吸暂停引起慢性间歇性缺氧，与高碳酸血症及睡眠剥夺相互作用，使得患者白天呼吸调节钝化。如此恶性循环，使得呼吸中枢反应性下降，导致患者白天出现低通气，进而发生慢性呼吸衰竭。

　　通气不足的一个主要症状是呼吸困难或气短，初期只在活动时出现，逐渐发展到静息状态下亦可发生，尤其是以呼吸控制系统效应器病变为主的"不能呼吸者"表现明显，而以化学感受器敏感性降低为主的"不愿呼吸者"的气短症状并不明显。

　　综上所述，对于自觉无明显呼吸困难，血气分析提示慢性呼吸衰竭，特别是 II 型呼吸衰竭者，应全面鉴别引起慢性肺泡低通气的各类病因，需考虑化学感受器敏感性下降或呼吸中枢功能不良导致的"不愿呼吸者"。

二、诊治过程

（一）临床信息

【治疗过程】

　　采取无创呼吸机治疗后（双水平正压通气，夜间吸氧 1L/min，吸气压 26cmH$_2$O，呼气压 8cmH$_2$O），患者夜间鼾声消失，双下肢水肿消失，夜间平均 SpO$_2$ 为 86.5%，最低 SpO$_2$ 70%。复查白天动脉血气分析显示，pH 7.35，$PaCO_2$ 57mmHg，PaO_2 44mmHg，HCO_3 31.5mmol/L，SaO_2 77%。

自主过度通气试验发现，患者进行连续 4～5 次深大呼吸后脉搏血氧饱和度明显升高，可以达到 97% 以上，而恢复平静呼吸时脉搏血氧饱和度再度下降至 88% 左右（图 8-1-4），运动后的脉搏血氧饱和度亦有明显升高。

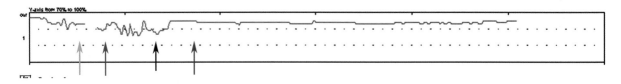

图 8-1-4│吸氧、自主过度通气试验和给予双水平正压通气时的脉搏血氧饱和度变化

绿色箭头为吸氧，红色箭头为未吸氧平静呼吸，黑色箭头为过度通气，蓝色箭头之后为佩戴 BiPAP 呼吸机。脉搏血氧饱和度曲线持续时间为 50 分钟，本图显示曲线为 1 小时间期

应用重复呼吸法进行低氧、高二氧化碳通气反应性测定，结果显示患者两项指标均明显低于正常人群。经过 2 周以上双水平正压通气（bi-level positive airway pressure ventilation，BiPAP）呼吸机治疗，患者低氧、高二氧化碳通气反应性均未见明显改善（表 8-1-3）。

表 8-1-3　患者 BiPAP 治疗前后低氧、高二氧化碳通气反应性

	治疗前	BiPAP 治疗 2 周后	正常值
低氧反应性（$\Delta VE/\Delta SaO_2$）[L/（min·%）]	−0.053	−0.062	0.35±0.14
高 CO_2 反应性（$\Delta VE/\Delta PaCO_2$）[L/（min·mmHg）]	0.43	0.39	1.26±0.54

（二）临床思辨

为什么无创通气治疗没有完全纠正本例患者白天血气紊乱情况？

回顾 PSG 记录可以看到，患者在 REM 睡眠期出现较长时间呼吸暂停和频繁低通气（图 8-1-1），在 non-REM 睡眠期也有频繁低通气（图 8-1-2），在清醒时呼吸不规则，呼吸幅度、深浅不一，并且存在与之相应的脉氧饱和度下降（图 8-1-3）。这种清醒状态下呼吸模式的异常提示，本例患者的慢性呼吸衰竭不是单纯由于阻塞性睡眠呼吸暂停低通气综合征所致，可能还存在呼吸中枢调节障碍。

自主过度通气试验显示，患者的低氧血症和高碳酸血症可以完全纠正（SpO_2 75%～97%、PaO_2 33～83mmHg，$PaCO_2$ 64～43mmHg），运动后的脉搏血氧饱和度亦有明显升高，这些现象不能用慢阻肺合并 OSAS 来解释。

一般来说，无器质性原因的睡眠呼吸障碍患者经 2 周治疗有效去除睡眠呼吸紊乱后，白天血气会有所改善，甚至恢复正常，呼吸中枢敏感性可显著提高。然而，本例患者经 2 周治疗后，上述指标均无改善，提示可能存在呼吸中枢调节功能异常。

三、临床确诊

（一）临床信息

【影像学检查】

头颅 MRI：双侧半卵圆中心、基底节区多发腔隙灶，I 型 Chiari 畸形（图 8-1-5）。

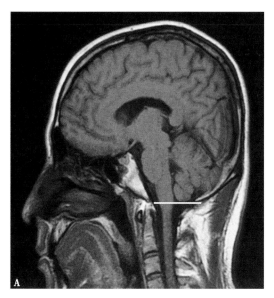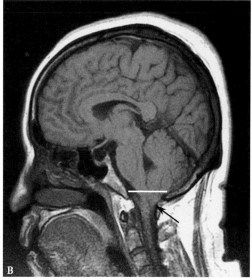

图 8-1-5 ｜头颅 MRI 矢状位图像

A. 正常表现；B. 小脑扁桃体疝入枕骨大孔水平以下 8mm（本例患者）

【治疗过程】

经神经外科会诊，考虑患者存在 Chiari 畸形有手术指征，遂于 6 月 1 日在全麻下行硬脑膜后颅窝减压术。术后，复查血气分析，各项指标较术前明显好转（6 月 10 日，未吸氧）：pH 7.45，$PaCO_2$ 47.0mmHg，PaO_2 51.2mmHg，HCO_3^- 33.1mmol/L，SaO_2 90.7%；复查 PSG（6 月 11 日），最长呼吸暂停时间 116s，平均暂停时间 24s，总暂停时间 2040s，AHI 58 次 / 小时，睡眠中最低 SpO_2 46%，平均 $SpO_2$84.6%（图 8-1-6）。患者病情好转，并于 6 月 12 日出院。

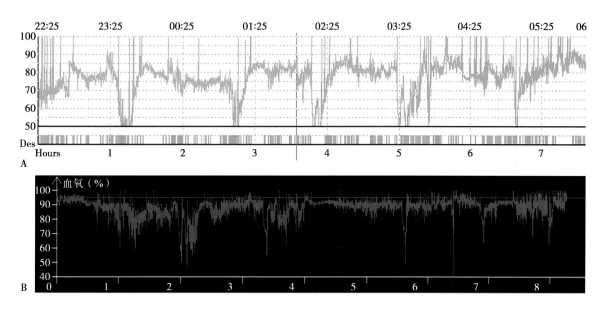

图 8-1-6 ｜手术前后 PSG 比较

术前 PSG（A）、术后 PSG（B）整夜 SpO_2 趋势比较，可见术后 SpO_2 明显改善

最后诊断：Chiari 畸形致慢性呼吸衰竭。

（二）临床思辨

Chiari 畸形（Chiari malformation, CM）无论单独存在或与脊髓空洞症并存，均可引起各种突发或缓慢进展的呼吸障碍，包括中枢性肺泡低通气、睡眠呼吸暂停以及因吞咽困难导致误吸引起的急性呼吸功能不全。此类患者睡眠中的呼吸紊乱表现通常由上气道功能不全和呼吸控制异常两种机制引起。上气道功能不全主要与阻塞性呼吸暂停有关，而呼吸控制异常则在中枢性睡眠呼吸暂停的病理生理变化中扮演重要角色。通过 PSG 观察呼吸模式可以发现，上述两种机制在本病例中均有体现，而且呼吸控制异常对呼吸节律和幅度的影响延续到白天清醒状态。

与其他原因引起的呼吸衰竭不同，CM 所致呼吸衰竭可通过自主过度通气纠正。本例患者肺通气功能基本正常，在自主过度通气后，血氧饱和度可恢复正常，提示呼吸效应系统正常而呼吸驱动低下是导致白天低通气和慢性呼吸衰竭的主要原因。自主过度通气纠正试验有助于发现中枢呼吸驱动下降所致慢性呼吸衰竭。这也是本病例诊治过程给予临床工作的重要启示。

本例患者明显肥胖、白天嗜睡、肺泡通气不足、水肿、打鼾与睡眠呼吸紊乱，符合典型的肥胖睡眠呼吸暂停综合征表现。Hb、Hct 和 HCO_3^- 显著升高，提示存在慢性呼吸功能不全。患者无低钾等电解质紊乱，无典型的阻塞性通气功能障碍，不存在呼吸肌肉无力，自主过度通气可使 PaO_2 和 $PaCO_2$ 恢复至正常水平，说明呼吸衰竭的原因并非"不应呼吸"和"不能呼吸"，而是中枢呼吸调节功能受损所致的"不愿呼吸"。其原因在于：①清醒状态下存在呼吸节律不规整、呼吸幅度和血氧饱和度波动大；②睡眠状态下存在与中枢呼吸调节功能失调相关的肺泡低通气和呼吸不足，且 REM 期更明显；③呼吸中枢调节功能测定发现低氧和高二氧化碳反应性均明显降低。因此，患者的化学感受器不敏感，不能刺激脑干呼吸神经元发出足够强的冲动以产生足够通气量。其行为控制系统、传导通路及效应器官均正常，有意识深大呼吸尚可使通气量达到正常；入睡后，行为调节功能减弱或消失，则低通气加重。呼吸中枢调节功能降低是睡眠呼吸紊乱的易患因素。对无器质性原因的睡眠呼吸障碍患者，经 2 周治疗，有效去除睡眠呼吸紊乱后，白天动脉血气会改善，甚至恢复正常，呼吸中枢敏感性显著提高。本例患者经 2 周治疗后，上述指标均无改善，提示存在引起呼吸中枢调节功能异常的病因。

通过手术治疗解除对延髓呼吸中枢的压迫后，患者睡眠状态下血氧和白天血气水平明显改善，支持 Chiari 畸形与呼吸中枢功能低下有关。这与 Zolty 等报道相符合。成年人通过外科手术治疗 Chiari 畸形相关睡眠呼吸暂停的研究显示，手术可以明显改善此类患者的中枢性睡眠呼吸障碍，但是对仍存在阻塞性睡眠呼吸暂停（obstructive sleep apnea, OSA）者，仍应给予无创通气治疗。本例患者在手术后呼吸衰竭得到部分纠正，而 AHI 增加可能与呼吸中枢敏感性恢复后呼吸驱动增强、呼吸力量增加致吸气时咽腔内负压增大而发生气道阻塞有关。术后 PSG 检查发现 OSA 增多也支持这一推测。

精要回顾与启示

慢性呼吸衰竭是内科较为严重的临床综合征，多由于胸肺部慢性疾病所致，肺外因素常难以引起临床医生足够的重视。睡眠呼吸紊乱可导致血气紊乱，甚至诱发 II 型呼吸衰竭。Chiari 畸形是一种先天性小脑扁桃体延髓联合畸形。由于此畸形压迫延髓导致睡眠呼吸紊乱，进而发展为慢性呼吸衰竭少有报道，临床上容易被忽视。常规头颅 CT 检查由于未能包括脑干及枕骨大孔区而可能无法发现此异常，容易造成此类疾病的漏诊。

Chiari 畸形相关呼吸调节障碍的临床表现为中枢性睡眠呼吸暂停和低通气，白天清醒状态下呼吸不规整，可导致慢性呼吸衰竭。缺氧状态可以通过自主过度通气试验纠正，表现为典型的中枢性呼吸调节功能不全。手术治疗对 Chiari 畸形引起的中枢性睡眠呼吸暂停及呼吸调节异常效果显著，但不能去除并发的其他类型睡眠呼吸暂停，因此手术后应进行密切随访，必要时进行家庭无创通气治疗。

（董霄松 韩 芳）

参考文献

1. 韩芳，李玉茜. 匹克威克综合征与睡眠呼吸医学. 中华结核和呼吸杂志，2008，31：717-718.
2. 高莹卉，王慧玲，李静，等. 睡眠呼吸紊乱与呼吸衰竭及心力衰竭关系的研究. 中华结核和呼吸杂志，2012，35：429-434
3. 韩芳，陈尔璋，魏海琳. 阻塞性睡眠呼吸暂停综合征患者睡眠状态下呼吸中枢控制功能的改变及测定方法. 中华结核和呼吸杂志，1998，21：471-476.
4. Han F, Chen E, Wei H, et al. Treatment effects on carbon dioxide retention in patients with obstructive sleep apnea-hypopnea syndrome. Chest, 2001, 119: 1814-1819.
5. Zolty P, Sanders MH, Pollack IF. Chiari malformation and sleep-disordered breathing : a review of diagnostic and management issues. Sleep, 2000, 23: 637-643.
6. 韩芳. 睡眠呼吸障碍性疾病诊疗和管理的新策略. 中华医学杂志，2013，93：403-404.
7. 赵蒙蒙，张希龙. 阻塞性睡眠呼吸暂停低通气综合征的诊断与治疗. 中华医学杂志，2012，92：1228-1230.
8. Gagnadoux F, Meslier N, Svab I, et al. Sleep-disordered breathing in patients with Chiari malformation : improvement after surgery. Neurology, 2006, 66: 136-138.
9. Achiron A, Kuristzky A. Dysphagia as the sole manifestation of adult type I Arnold-Chiari malformation. Neurology, 1990, 40: 186-187.
10. Haponik EF, Givens D, Angelo J. Syringobulbia-myelia with obstructive sleep apnea. Neurology, 1983, 33: 1046-1049.
11. Dauvilliers Y, Stal V, Abril B, et al. Chiari malformation and sleep related breathing disorders. J Neurol Neurosurg Psychiatry, 2007, 78: 1344-1348.
12. Bullock R, Todd NV, Easton J, et al. Isolated central respiratory failure due to syringomyelia and Arnold-Chiari malformation. BMJ, 1988, 297: 1448-1449.
13. Fish DR, Howard RS, Wiles CN, et al. Respiratory arrest : a complication of cerebellar ectopia in adults. J Neural Neurosurg Psychiatry, 1988, 51: 714-716.
14. Ely EW, McCall WV, Haponik EF. Multifactorial obstructive sleep apnea in a patient with Chiari malformation. J Neurol Sci, 1994, 126: 232-236.

病例 2　呼吸困难伴血性胸腔积液

一、入院疑诊

（一）病例信息

【病史】

　　女性患者，58 岁，半年前无明显诱因出现活动后胸闷、气喘，休息后缓解，未影响正常生活，遂未就诊，半年来自觉症状逐渐进展，1 个月前开始走平路数百米即感胸闷、气喘，10 天前胸闷、气喘明显加重（稍动即喘）。患者于当地医院就诊，查胸部 CT 示双肺多发磨玻璃高密度影，双肺门影增大，左侧胸腔积液；心脏超声示左心室射血分数（EF）56%，重度肺动脉高压（具体数值不详）；左侧胸腔穿刺抽出血性液体 1000ml，为渗出液。经无创呼吸机辅助通气、低分子肝素抗凝、利尿、平喘、降肺动脉压等对症治疗，患者胸闷、气喘症状无明显改善。发病以来，患者无畏寒、发热、头晕、头痛、咳嗽、咳脓痰、胸痛、咯血、咳粉红色泡沫样痰、恶心、呕吐、腹痛、腹泻、口干、四肢关节肿痛及四肢乏力、皮疹、红斑、雷诺现象、双下肢水肿，饮食、睡眠不佳，大小便正常，体重无明显变化。

　　患者为农民，既往身体健康，否认犬类、牛羊等动物接触史，无吸烟、饮酒嗜好。

【体格检查】

体温 36.6℃，心率 73 次 / 分，呼吸 24 次 / 分，血压 140/93mmHg，SpO_2 92%（储氧面罩吸氧 5L/min）。口唇发绀，浅表淋巴结未触及肿大，颈静脉充盈，肝颈静脉回流征阴性；呼吸稍促，左肺呼吸运动减弱，左下肺语颤减弱，左下肺叩诊浊音，左下肺呼吸音低，未闻干、湿啰音；心界不大，心律齐，各瓣膜区未闻病理性杂音；腹平软，肝、脾肋下未触及，双下肢无水肿。

【实验室检查】

血常规：WBC $8.3×10^9/L$，N% 76.2%，Hb 121g/L，PLT $197×10^9/L$；尿常规正常；ESR 23mm/1h；CRP 42.1mg/L；血气分析：pH 7.466，$PaCO_2$ 29.8mmHg，PaO_2 50.5mmHg，SO_2 88%（未吸氧）；脑钠肽（BNP）315.0pg/ml。

【影像学检查】

胸部 CT 平扫：左下肺膨胀不全，左侧胸腔积液，两肺索条影（图 8-2-1）。

胸部 CT 增强扫描及肺动脉重建：中央肺动脉扩张、迂曲，宽窄不均，外周肺动脉纤细，右肺动脉部分分支未见显影，呈盲端，左肺动脉分支增多；主肺动脉直径约 3.5cm，右心房、右心室扩大（图 8-2-2）。

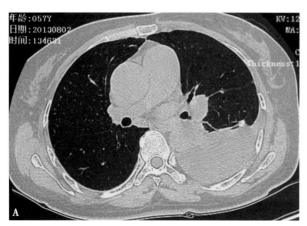
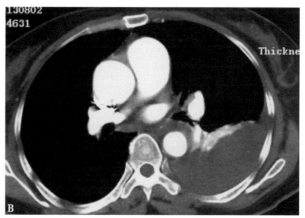

图 8-2-1 | 胸部 CT 表现
胸部 CT 显示左下肺膨胀不全，左侧胸腔积液

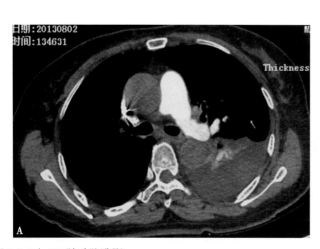
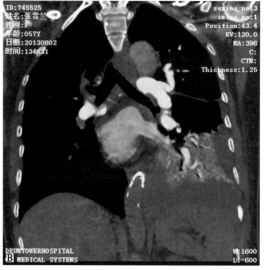

图 8-2-2 | CT 肺动脉造影
CT 肺动脉造影显示右肺动脉呈盲端，部分分支未见显影，左肺动脉分支增多

（二）临床思辨

【临床特点】

1. 患者为中年女性，慢性起病，病程长。

2. 主要症状和体征为活动后呼吸困难逐渐加重，左下肺叩诊浊音，左下肺呼吸音低。

3. 血气分析示 I 型呼吸衰竭，ESR 略增快，CRP 升高，BNP 升高，胸腔积液为血性渗出。

4. 影像学检查显示左侧胸腔积液；右肺动脉部分分支未见显影，呈盲端；肺动脉高压。

5. 入院前 10 天在外院经无创呼吸机辅助通气、低分子肝素抗凝、利尿、平喘、降肺动脉压等对症治疗及胸腔穿刺抽液，患者胸闷、气喘无改善，且进一步加重，治疗无效。

【思辨要点】

1. 本例患者呼吸困难是否仅由胸腔积液引起？

本例患者的呼吸困难症状已持续半年，以活动后呼吸困难为特点，且逐渐加重。支气管哮喘常表现为反复发作的呼吸困难，胸闷、气喘往往突然发作，可以自行缓解或用药后缓解，而发作间歇期可完全恢复正常，与本例患者情况不符。从病史分析，慢性支气管炎也可以排除。特发性间质性肺炎也表现为逐渐加重的活动后呼吸困难，但肺部听诊可闻 Velcro 音，影像学表现可见磨玻璃影、网格影，甚至蜂窝影（图 8-2-3），但很少合并胸腔积液，与本例患者情况不符。另外，胸腔积液发生后若不处理，往往很快进展，很少呈迁延状态或慢性过程，且本例患者经胸腔穿刺抽液后呼吸困难并未改善，因此，胸腔积液只是加重呼吸困难的原因。

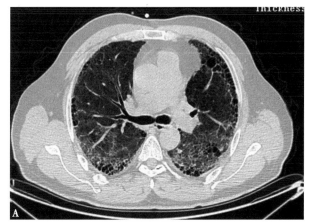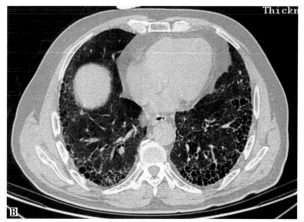

图 8-2-3 | 特发性肺间质纤维化胸部影像学表现

胸部 CT 显示双肺外带、下肺为主的磨玻璃影、网格影及蜂窝影

2. 胸腔积液可能的病因有哪些？

胸腔积液根据性质可分为漏出液和渗出液。漏出液的常见原因有充血性心力衰竭、肝硬化、肾病综合征和低蛋白血症等。充血性心力衰竭患者常有心脏基础病，呼吸困难多为夜间阵发性，影像学表现多为双侧胸腔积液，常伴有磨玻璃影、小叶间隔增厚等肺淤血表现（图 8-2-4），与本例患者情况不符。感染性胸腔积液常见于肺炎旁胸腔积液和结核性胸膜炎。肺炎旁胸腔积液主要是由于细菌性肺炎、肺脓肿和支气管扩张感染所引起的胸腔积液（图 8-2-5），起病急，常表现为寒战、发热、咳嗽、咳痰，血白细胞升高等，与本例患者情况不符。结核性胸膜炎亚急性起病，患者多有低热、乏力、盗汗、消瘦等结核全身中毒症状，影像学表现除胸腔积液表现外，常可见肺结核浸润病灶（图 8-2-6）。非感染性胸腔积液常见原因有恶性胸腔积液、结缔组织疾病引起的胸腔积液。恶性胸腔积液中，绝大多数为恶性肿瘤胸膜转移所致，胸腔积液外观多为血性，肺癌胸膜转移引起者的影像学表现常可见肺部肿块影

（图 8-2-7），胸腔积液细胞学检查往往可以明确诊断。结缔组织疾病常可引起渗出性胸腔积液，患者多同时伴有皮疹、红斑、口干、关节痛、雷诺现象等结缔组织疾病症状，本例患者未出现类似症状，故为结缔组织疾病可能性不大。

综上分析，对于本例患者，依据现有临床信息，尚难判断胸腔积液的病因，需尽快抽取胸腔积液，完善相关检查以明确性质，寻找病因。

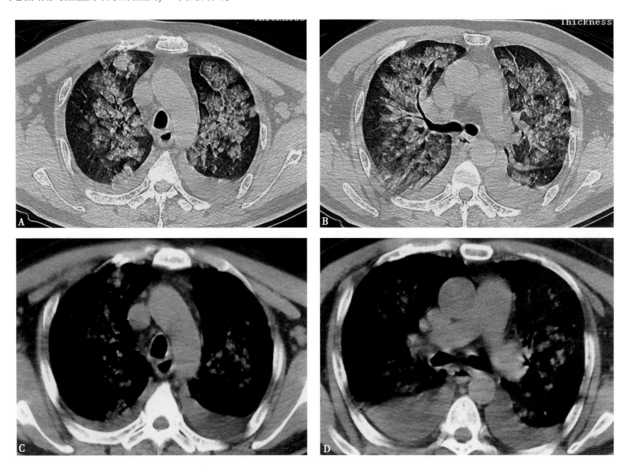

图 8-2-4 | 急性左心衰竭胸部影像学表现

男性患者，51 岁，突发胸闷、气喘 4 小时，诊断为急性前间壁心肌梗死、急性左心衰竭。胸部 CT 可见双肺对称分布的磨玻璃影、光滑的小叶间隔增厚及双侧胸腔积液

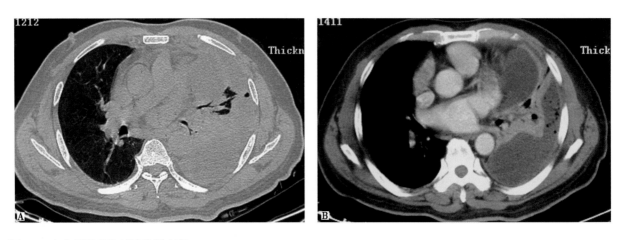

图 8-2-5 | 左侧肺炎胸部影像学表现

男性患者，60 岁，咳嗽、左侧胸痛伴高热 4 天。胸部 CT 可见左肺实变伴多发包裹性胸腔积液。诊断为左侧肺炎、肺炎旁胸腔积液

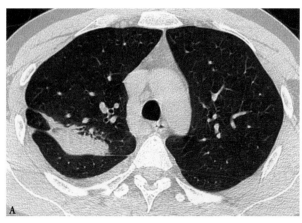
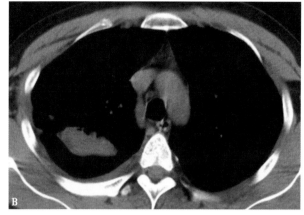
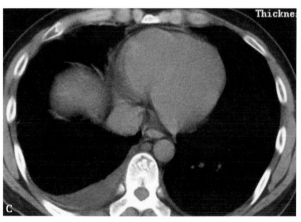

图 8-2-6 | 肺结核并结核性胸膜炎胸部影像学表现

男性患者，29 岁，右侧胸痛半个月余，发热 4 天。胸部 CT 可见右上肺结节高密度影伴卫星灶，右侧胸腔积液和叶间积液。诊断为右上肺结核、右侧结核性胸膜炎

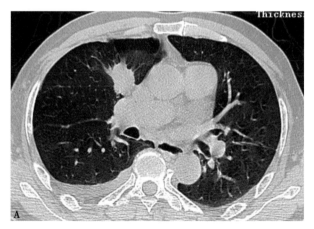
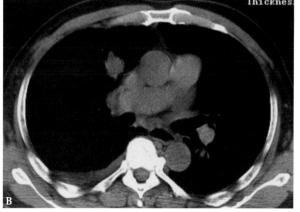

图 8-2-7 | 右肺腺癌并胸膜转移胸部影像学表现

男性患者，65 岁，咳嗽、咳痰、气喘 10 余天。胸部 CT 可见右中叶结节影伴毛刺，右侧少量胸腔积液，诊断为右肺腺癌伴胸膜转移

3. 对于本病例，依据现有临床信息，是否可以排除肺栓塞？

肺栓塞也可以引起渗出性胸腔积液，尤其易引起血性胸腔积液（图 8-2-8）。肺栓塞多发生于有长期卧床、下肢制动、手术、肿瘤、慢性阻塞性肺疾病、妊娠或口服避孕药物等高危因素者，主要症状有呼吸困难、胸痛、咯血、晕厥等。本例患者以呼吸困难逐渐加重为主要表现，并出现顽固性低氧血症、肺动脉高压，伴胸腔积液，首先需考虑肺栓塞的可能，故入院后即行 CT 肺动脉血管造影（CTPA）检查，

但结果显示右肺动脉部分分支呈盲端样表现，不符合肺动脉栓塞的影像学表现，故可以排除之，需进一步寻找右肺动脉部分分支不显影的原因。

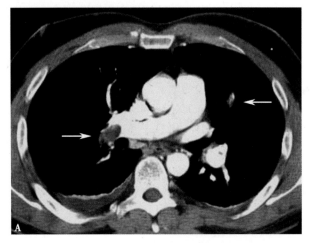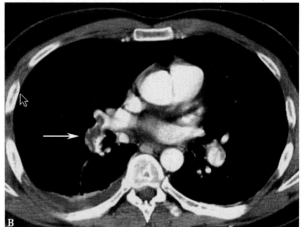

图 8-2-8 | 肺动脉栓塞伴右侧胸腔积液胸部影像学表现
胸部 CT 示双侧肺动脉多发充盈缺损，伴右侧少量胸腔积液

二、诊治过程

（一）临床信息

【病情变化】

患者入院后，接受持续高浓度（10L/min）储氧面罩吸氧，第 3 天夜间出现双上肢血压测不出，双下肢血压 105/62mmHg，双侧桡动脉搏动细弱，但无皮肤湿冷、脉搏增快等休克表现，仔细听诊，双侧锁骨下可闻收缩期血管杂音。

【辅助检查】

1. 一般检查

血常规：WBC 8.3×10^9/L，N% 76.2%，Hb 和 PLT 均正常。

ESR：入院时 23mm/1h，治疗后 12mm/1h。

肝、肾功能：①入院时，ALT、AST 均正常，ALB 29.0g/L，Cr 60μmol/L；②治疗后，ALB 34.2g/L。

BNP：入院时 315.0pg/ml，治疗后 114.0pg/ml。

肿瘤相关检查：血 CEA、CA72-4、CA199、CA15-3、CA242、CA50、NSE、CYFRA2、AFP 均正常，CA125 43.20U/ml。

凝血相关检查：PT、INR、APTT 正常。

2. 免疫相关检查　自身抗体（包括抗核抗体、抗 dsDNA、Sm 抗体、抗线粒体抗体等）阴性，抗中性粒细胞胞质抗体阴性，IgM 2.79g/L，IgA、IgG、补体 C3、补体 C4 均正常。

3. 感染相关检查　PCT ＜ 0.2ng/ml，CRP 42.1mg/L。结核抗体阴性，痰病原检测（包括普通细菌、真菌、抗酸染色）5 次，均阴性。HIV 抗体、梅毒螺旋体特异性抗体均阴性；淋巴细胞免疫分型均正常。

4. 胸腔积液相关检查　胸腔积液常规：血性胸腔积液，蛋白定性阳性，有核细胞计数 6.12×10^9/L，中性粒细胞 85%，淋巴细胞 15%；胸腔积液生化：LDH 1970U/L，ADA 12.0U/L、TP 51.5g/L，ALB 24.1g/L；胸腔积液 γ- 干扰素、CEA 在正常范围，抗酸杆菌阴性；胸腔积液涂片见多量红细胞、炎症细胞及少量间皮细胞，未见恶性肿瘤细胞。

5. **超声心动图**　中度肺动脉高压 60mmHg，二尖瓣轻 - 中度、三尖瓣轻度反流，左心室舒张功能减退，EF 59%。

6. **血管彩超**　左、右锁骨下动脉和椎动脉开口以远段重度狭窄。

（二）临床思辨

本例患者入院后的系列检查提示：①根据胸腔积液常规和生化检查结果，胸腔积液性质为渗出液，可排除引起漏出液的一些疾病；②胸腔积液 ADA、γ- 干扰素均在正常范围，抗酸杆菌阴性，诊断结核性胸膜炎依据不足；③血肿瘤标志物指标均正常，胸腔积液 CEA 在正常范围，未查见恶性肿瘤细胞，基本可以排除恶性胸腔积液；④自身抗体均阴性，抗中性粒细胞胞质抗体阴性，结合临床表现，基本可排除干燥综合征、类风湿性关节炎、系统性红斑狼疮等结缔组织疾病；⑤B 型尿钠肽升高，考虑与中度肺动脉高压引起的右心功能不全有关。

患者以呼吸困难为主要症状，发展为Ⅰ型呼吸衰竭，病程中出现双上肢血压测不出（"无脉"），血管彩超示左、右锁骨下动脉椎动脉开口以远段重度狭窄，CTPA 示右肺动脉部分分支不显影，呈盲端，病变累及多个动脉。根据上述临床特征，需考虑如下可能病因。

结节性多动脉炎： 是一种累及中、小动脉的全层坏死性血管炎，可因受累动脉部位不同而出现多种临床表现，可仅局限于皮肤（皮肤型），也可波及多个器官或系统（系统型），以肾、心脏、神经系统及皮肤受累最常见，肺血管很少受累。皮肤型以沿浅表动脉分布的皮下结节为特征，有压痛，呈玫瑰红、鲜红或接近正常皮色，皮损也可呈多形性。系统型常有不规则发热、乏力、关节痛、肌痛、体重减轻等周身不适症状；侵犯肾（最常见），可引起蛋白尿、血尿、肌酐、尿素氮水平升高；侵犯心血管系统，可引起心绞痛、心律失常、心力衰竭等；侵犯消化系统，可引起腹痛、消化道出血等；侵犯神经系统，可引起单神经炎或多神经病等。血管造影发现肾、肝、肠系膜及其他内脏的中小动脉有瘤样扩张或节段性狭窄，对诊断该病有重要价值。本例患者缺乏上述表现，且有多个大动脉受累，与结节性多动脉炎以中小动脉受累为主不同。

白塞病： 是一种以细小血管炎症为病理基础，反复发作，以复发性口腔溃疡、外阴生殖器溃疡和眼部红肿疼痛、视力下降为主要临床症状的综合征，可引起皮肤、关节、心血管、胃肠道、神经系统和泌尿系统等多系统损害，特征性皮肤损害常表现为结节性红斑、毛囊炎、痤疮样皮疹等，较少并发肺部病变。发生肺小动脉炎时可引起小动脉瘤或局部血管栓塞，出现咯血、胸痛、气短、肺栓塞等症状。血管病变可表现为周围深或浅静脉血栓形成，动脉受累极少见。本例患者未发生口 - 眼 - 生殖器三联征及多系统损害，为多个大动脉受累，故可以排除白塞病。

血栓闭塞性脉管炎： 为周围血管的慢性闭塞性炎症病变，主要累及四肢中小动脉和静脉，下肢较多见，表现为肢体缺血、剧痛、间歇性跛行、足背动脉搏动减弱或消失，并且经常发生游走性血栓性浅静脉炎和血管痉挛症状，如雷诺现象。严重者可有肢端溃疡和坏死等。本例患者情况与该病不符，故可以排除。

动脉粥样硬化： 主要发生在 40 岁以上男性人群；动脉粥样硬化所致四肢动脉狭窄和闭塞，下肢较上肢多见；常同时伴有冠状动脉及脑动脉硬化。

先天性主动脉缩窄： 为主动脉局部狭窄，婴儿型发生于主动脉峡部，成人型发生于动脉分支起始部；多见于男性；表现为上肢血压高，脉压大，而下肢血压显著低于上肢血压，脉压也小；血管杂音局限于胸骨旁或背部脊椎旁；一般无其他动脉受累表现。本例患者临床症状与该病不符。

多发性大动脉炎： 为主动脉及其分支的慢性、进行性、非特异性血管炎性疾病，可根据受累动脉不同而分为不同临床类型，其中以头臂动脉受累引起上肢无脉症最多见，其次是降主动脉、腹主动脉受累致下肢无脉症和肾动脉受累引起肾动脉狭窄性高血压，也可见肺动脉和冠状动脉受累而出现肺动脉高压和心绞痛，甚至急性心肌梗死。肺动脉受累患者常见临床表现为心悸、胸闷和呼吸困难。本例患者临床表现及各项检查结果提示存在血管闭塞、中度肺动脉高压，高度支持多发性大动脉炎的诊断，进一步确诊需行血管造影检查。

三、临床确诊

(一)临床信息

由于患者处于持续高浓度储氧面罩给氧状态，改为双鼻导管吸氧后，血氧下降至 83%～85%，复查血气分析显示 pH 7.44，$PaCO_2$ 33.7mmHg，PaO_2 47mmHg，SaO_2 86%，氧合指数 77mmHg，无法耐受血管造影检查。在与患者家属充分沟通后，采取大剂量激素冲击治疗。

静脉滴注甲泼尼龙（80mg，每 8 小时 1 次）3 天后，患者左上肢血压可以测出，为 114/78mmHg；4 天后，患者气喘症状明显减轻，复查血气分析见明显改善 [pH 7.50，$PaCO_2$ 37mmHg，PaO_2 79mmHg，SO_2 97%（吸氧 6L/min），氧合指数 176mmHg]；10 天后，患者可以下床活动，复查胸部 CT 示左侧胸腔积液明显吸收（图 8-2-9）。加用糖皮质激素治疗 12 天后，通过数字减影血管造影技术（digital subtraction angiography，DSA）行肺动脉测压、肺动脉造影、主动脉造影术，结果显示左右肺动脉主干狭窄，远端分支纤细，右上肺动脉缺如（图 8-2-10）；肺动脉压力 38mmHg；降主动脉段及腹主动脉肾动脉水平以下血管扭曲，有不规则程度狭窄（图 8-2-11）；左锁骨下动脉近端狭窄，以远血管显影良好（图 8-2-12），右锁骨下动脉主干闭塞，存在大量侧支循环（图 8-2-13），腋动脉显影良好。继续静脉滴注甲泼尼龙并逐渐减量，复查血气分析示氧合指数逐渐改善，患者气喘症状消失，联合使用环磷酰胺 0.4g（每 2 周静脉滴注 1 次），激素减量（泼尼松 20mg，每天 2 次）。患者出院。

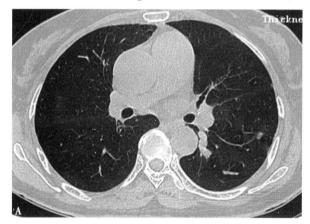
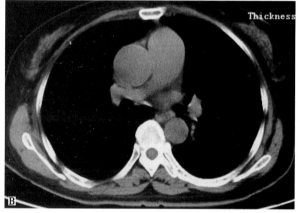

图 8-2-9 | 激素治疗 10 天后复查胸部 CT 表现

经激素治疗 10 天及行胸腔穿刺抽液后，胸部 CT 显示患者左侧胸腔积液明显吸收

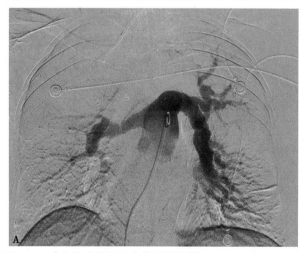
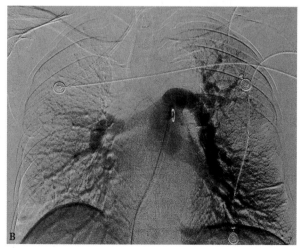

图 8-2-10 | 主肺动脉及左右肺动脉造影

造影后显示左右肺动脉主干狭窄，远端分支纤细，右上肺动脉闭塞

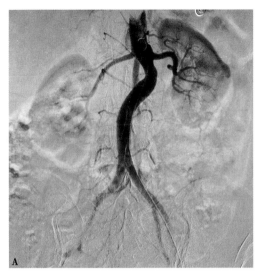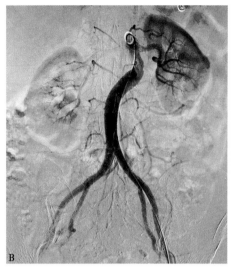

图 8-2-11 | 升主动脉及腹主动脉造影
造影见降主动脉段及腹主动脉肾动脉水平以下血管扭曲，不同程度狭窄

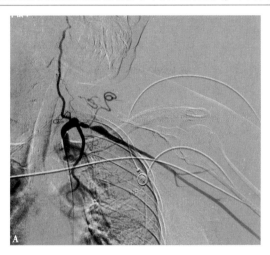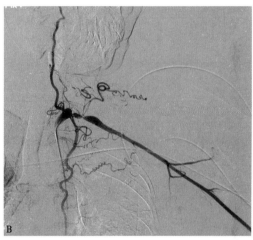

图 8-2-12 | 左锁骨下动脉造影
造影见左锁骨下动脉近端狭窄，以远血管显影良好

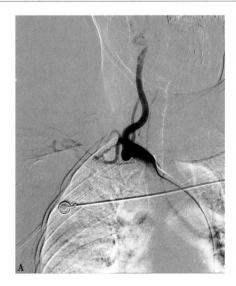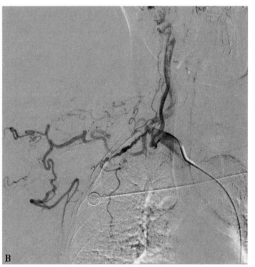

图 8-2-13 | 右锁骨下动脉造影
造影见右锁骨下动脉主干闭塞，存在大量侧支循环

最后诊断：多发性大动脉炎。

（二）临床思辨

多发性大动脉炎（Takayasu's arteritis，TA）是一种少见的病因不明的慢性非特异性血管炎性疾病，1908 年由日本学者 Takayasu 首先报道。TA 病变主要累及主动脉及其分支，如无名动脉、锁骨下动脉、颈动脉、椎动脉、肾动脉及冠状动脉、肺动脉等，受累血管可发生全层动脉炎，引起管腔狭窄或闭塞，从而产生器官局部缺血症状。该病以青年女性发病为主，男女比例为 1∶8，遗传、感染及免疫因素可能与 TA 的发病密切相关。

根据病变特点，TA 临床表现可分为 3 期。①疾病早期：临床表现无明显特异性，主要为非特异性全身症状，如发热、乏力、食欲缺乏、消瘦等；②疾病发展期：随着病情进展，受累血管出现狭窄或阻塞，表现为相应器官缺血症状及体征，如头痛、眩晕、晕厥、视力减退、胸痛、四肢间歇性活动疲劳、动脉搏动减弱或消失、血压不对称、血管杂音等；③并发症期：通常表现为心肌梗死、高血压、动脉瘤、心功能不全等相关症状。

诊断多发性大动脉炎主要依据临床症状、体征和影像学检查。1990 年美国风湿病学会制订了多发性大动脉炎分类诊断标准，内容包括：①发病年龄＜ 40 岁；②肢体间歇性运动障碍；③肱动脉搏动减弱；④双上肢收缩压差＞ 10mmHg；⑤一侧或双侧锁骨下动脉或腹主动脉区闻及血管杂音；⑥动脉造影异常。符合上述 6 条中 3 条者可诊断该病。目前公认血管造影是诊断 TA 最有效的手段，红细胞沉降率及 C 反应蛋白是判断疾病是否活动的重要指标。

本例患者以胸闷、活动后气喘为主要表现，双侧锁骨下闻及收缩期血管杂音，病程中出现"无脉"征，心脏彩超提示中度肺动脉高压，CTPA 及血管造影均提示肺动脉及全身多处动脉狭窄、闭塞，可明确诊断为多发性大动脉炎。经大剂量激素治疗，患者症状迅速改善，左侧胸腔积液吸收，呼吸衰竭纠正，更加支持多发性大动脉炎的诊断。

此时还需要思考：本例患者的血性胸腔积液可以用多发性大动脉炎解释吗？

文献报道的多发性大动脉炎肺动脉受累发生率不一（14%～86%），单独累及肺动脉发生率为 4%。Lupi 等研究表明，大动脉炎患者中发生肺动脉狭窄者占 50%，肺动脉完全闭塞者较为罕见。肺动脉受累常表现为心悸、胸闷、呼吸困难，可引起胸腔积液。本例患者出现血性胸腔积液，考虑为肺动脉受累、肺动脉高压引起血管渗漏所致，经激素治疗，胸腔积液吸收可证实此推测。

精要回顾与启示

以单侧血性胸腔积液为主要表现的多发性大动脉炎极为罕见。本例患者不存在典型的头昏、眩晕、晕厥、四肢间歇性活动疲劳等器官缺血的临床症状，容易误诊为肺部本身疾病引起的胸腔积液。但患者病程中出现"无脉"，颈部闻及收缩期血管杂音，提示有可能存在血管病变，为诊断提供了重要的线索，并结合 CTPA 和颈部血管超声检查结果，及时进行经验性治疗，不仅为患者最终确诊创造了机会，而且治疗效果显著也更加支持临床诊断。血性胸腔积液则考虑为肺动脉受累和血管渗漏等多种因素所致。患者最终经血管造影明确诊断为多发性大动脉炎。

（曹　敏　蔡后荣）

参考文献

1. Arnaud L, Kahn JE, Girszyn N, et al. Takayasu's arteritis : An update on physiopathology. Eur J Intern Med, 2006, 17: 241-246.
2. Numano F, Okawara M, Inomata H, et al. Takayasu's arteritis. Lancet, 2000, 356（9234）: 1023-1025.

3. Mwipatayi BP, Jeffery PC, Beningfield SJ, et al. Takayasu Arteritis. Clinical features and management : report of 272 cases. ANZ J Surg, 2005, 75: 110-117.

4. Arend WP, Michel BA, Bloch DA, et al. The American College of Rheumatology 1990 criteria for the classification of Takayasu arteritis. Arthritis Rheum, 1990, 33: 1129-1134.

5. Park JH. Conventional and CT angiographic diagnosis of Takayasu arteritis. Int J Cardiol, 1996, 54 (Suppl): S165-171.

6. Fujita K, Nakashima K, Kanai H, et al. A successful surgical repair of pulmonary stenosis caused by isolated pulmonary Takayasu's arteritis. Heart Vessels, 2013, 28: 264-267.

7. Toledano K, Guralnik L, Lorber A, et al. Pulmonary arteries involvement in Takayasu's arteritis : two cases and literature Review. Semin Arthritis Rheum, 2011, 41: 461-470.

8. Lupi E, Sanchez G, Horunit S, et al. Pulmonary artery involvement in Takayasu's arteritis. Chest, 1975, 67: 69-74.

9. Nakabayashi K, Kurata N, Nangi N, et al. Pulmonary artery involvement as first manifestation in three cases of Takayasu arteritis. Int J Cardiol, 1996, 54 (Suppl): S177-S183.

10. Achari V, Prakash S. Takayasu's disease presenting with pain chest, prolonged pyrexia and pleural effusion. J Assoc Physicians India, 2005, 53: 722-724.

11. Kawai T, Yamada Y, Tsuneda J, et al. Pleural effusion associated with aortitis syndrome. Chest, 1975, 68: 826-828.

12. Schattner A, Klepfish A. Left pleural effusion and fever of unknown origin — a clue to thoracic arterial pathology. J Gen Intern Med, 2012, 27: 1084-1087.

病例 3　咳嗽、气短伴弥漫性肺钙化

一、入院疑诊

（一）病例信息

【病史】

女性患者，56 岁，咳嗽伴气喘 6 个月余，加重半个月，于 2009 年 5 月 18 日入院。6 个月余前，患者无明显诱因出现咳嗽，以干咳为主，无明显咳痰，活动后稍感气喘，无畏寒、发热、胸闷、胸痛等。起初，患者未予重视，上述症状逐渐加重。半个月前开始，患者自觉咳嗽剧烈，影响睡眠，活动后气喘明显，并伴有畏惧陌生人的精神症状，遂至当地县级医院就诊，胸部 X 线片可见肺内斑片状高密度影，阿奇霉素、左氧氟沙星抗感染治疗 5 天以及心理疏导，但效果不佳。患者咳嗽、气喘症状无明显改善，遂来我院住院进一步诊治。起病以来，患者食欲、睡眠可，大小便正常，体重无明显变化。

患者因 2 年来反复腹痛确诊慢性胰腺炎；1 年前因心悸发现有主动脉瓣狭窄，未予特殊治疗；否认手术及外伤史、急慢性传染病病史、高血压病史、糖尿病病史；否认食物、药物过敏史，无吸烟、饮酒嗜好。

【体格检查】

体温 37.0℃，心率 81 次 / 分，呼吸 20 次 / 分，血压 116/80mmHg，SpO₂ 98%（吸氧 2L/min）；口唇无发绀，浅表淋巴结未触及肿大，双侧甲状腺未触及肿大；两肺呼吸音偏低，未闻明显干、湿啰音；心律齐，胸骨右缘二肋间可闻 2/6 级收缩期吹风样杂音；腹软，肝、脾肋下未触及；双侧下肢无水肿。

【辅助检查】

血常规、生化正常。Ca^{2+} 2.56mmol/L，P 0.79mmol/L。

心脏彩超：升主动脉增宽，左心房增大，左室心肌增厚，心肌回声增强，室壁运动减弱，左心室舒张功能减退。

胸部CT：两肺见多发斑片影，左下肺见钙化影，心室壁见钙化影（图8-3-1）。

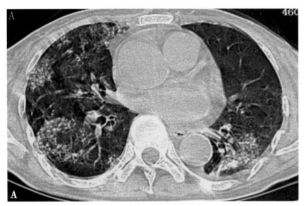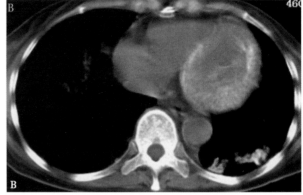

图 8-3-1 | 入院时胸部 CT 表现
胸部 CT 显示两肺多发斑片影（A），左下肺斑片影中可见钙化形成，并见左心室壁钙化影（B）

（二）临床思辨

【临床特点】

1. 患者为中年女性，慢性起病。
2. 主要症状为咳嗽、气喘，肺部查体阴性。
3. 患者因2年来反复腹痛确诊为慢性胰腺炎，半个月前曾出现精神症状。
4. 辅助检查：Ca^{2+} 2.56mmol/L，P 0.79mmol/L；心脏彩超示左室心肌增厚，心肌回声增强，室壁运动减弱；影像学检查见两肺多发斑片影、左下肺钙化影、心室壁钙化影。
5. 普通抗感染治疗（阿奇霉素、左氧氟沙星）无效，患者咳嗽、气喘症状无改善。

【思辨要点】

本例患者以咳嗽、气喘为主要症状，属于肺部病变常见临床表现，无特异性，但影像学检查见肺、心室壁高密度影，具有特殊意义。

在确定诊断的过程中首先需要思考：广泛肺组织钙化影是否为钙磷代谢异常所致？

（1）排除肺结核、矽肺等非钙磷代谢异常性疾病。

肺结核：严重肺结核的临床表现可有呼吸困难，但常伴有咳嗽、咳痰、乏力、盗汗、消瘦、午后低热等，影像学表现特点为病灶大多累及上叶尖后段和下叶背段，大小、形态不一，可为结节影、斑片影、实变影、卫星灶等（图8-3-2）。陈旧性肺结核病灶常可表现为钙化灶。本例患者否认结核病史，无结核高危因素（如免疫力低下、高血糖等），影像学检查示钙化部位广泛，两肺多叶、段均有累及，故因为结核可能性不大，可进一步检查结核抗体、痰抗酸杆菌涂片等相应指标以排除之。

矽肺：是一种职业相关性肺病，是由于长期接触二氧化硅粉尘所导致的。临床表现为进行呼吸困难、咳嗽。胸部影像学表现为两肺多发微结节影，以上肺为主，部分合并有钙化，肺门和纵隔淋巴结肿大，淋巴结可形成典型的蛋壳样钙化。本例患者无相关职业史，故可排除矽肺。

（2）鉴别可引起钙磷代谢异常的疾病，包括甲状旁腺功能亢进（原发或继发于肾衰竭）、恶性肿瘤、肺泡微结石症等。

甲状旁腺功能亢进：原发性甲状旁腺功能亢进症在临床上较少见，因甲状旁腺腺瘤、增生或癌引起甲状旁腺素自主性分泌过多而导致高钙、低磷血症。继发性甲状旁腺功能亢进常见于肾衰竭患者，由于低钙血症，刺激甲状旁腺而引起甲状旁腺分泌较多甲状旁腺激素。甲状旁腺激素可促进破骨细胞活性，

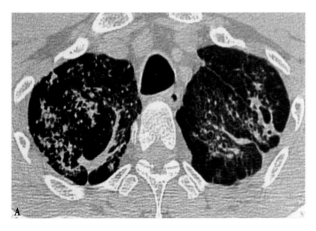
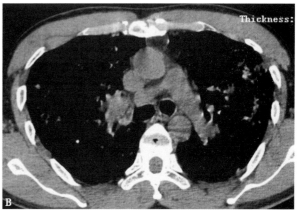

图 8-3-2│肺结核胸部影像学表现
胸部 CT 可见双上肺弥漫小结节病灶，小结节有融合趋势，伴空洞形成和纤维索条

钙自骨骼释放入血，使血钙升高。血钙升高可累及全身多个部位，以骨、泌尿系统为主，累及肺部者较少见。临床表现复杂多样，主要表现为反复发作的泌尿系结石、骨骼病变；少数患者可有高血钙所致神经肌肉兴奋性降低表现，如疲乏、无力、恶心、呕吐、便秘、腹胀等；还有部分患者可发生转移性钙化，如关节、心肌、动脉壁、胃黏膜、肺等处发生钙化，并表现为相应症状。本例患者无高血压、糖尿病、肾炎等基础疾病，入院时肾功能正常，故肾衰竭引起继发性甲状旁腺功能亢进诊断依据不足，可进一步完善甲状旁腺 B 超、甲状腺锝 99- 甲氧基异丁基异腈（^{99m}Tc-MIBI）显像检查，明确有无甲状旁腺病变，以协助诊断。

恶性肿瘤：可直接破坏骨组织，使骨钙释放入血，导致高钙血症。另外，部分肿瘤（如肺癌、肾癌等）可以产生甲状旁腺素样物质及破骨细胞活化因子，刺激破骨细胞，使大量钙从骨骼释放入血。钙盐在体内器官沉积，可导致多器官钙化密度影。本例患者无相关症状，可进一步完善肿瘤相关指标检查，以协助诊断。

肺泡微结石症：是以肺泡内存在弥漫性分布钙化的含钙、磷盐为主的微小结石为特点的弥漫性肺疾病，是一种隐性遗传性疾病。该病主要是由于 *SLC34A2* 基因突变，导致磷酸钙清除障碍，使之在肺泡内沉积形成。患者早期多无明显症状和体征。一般血液检查显示钙磷代谢无异常改变。胸部 CT 可见两肺弥漫性钙化结节影，随着病情进展可融合成高密度片状影（图 8-3-3）。病理检查可见肺泡内含有洋葱皮样物体，大部分呈致密钙化。该病临床确诊较为容易，经支气管镜和胸部 CT 检查大多可明确。本例患者家族无相关疾病病史，患肺泡微结石症可能性较小，可进一步完善支气管镜检查以协助诊断。

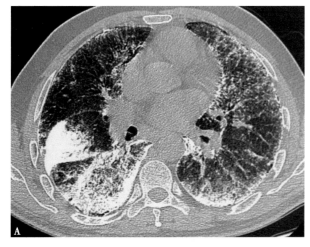
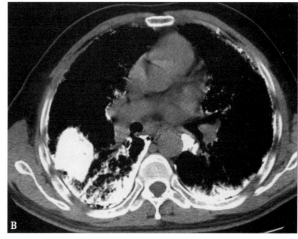

图 8-3-3│肺泡微结石症胸部影像学表现
胸部 CT 可见双肺野弥漫高密度影，伴双肺实质钙化，以坠积部位为主，并见胸膜钙化线和胸膜下小气囊征

综合分析相关资料以及患者既往慢性胰腺炎和精神异常病史、临床表现、辅助检查结果等，考虑本病例可能与钙盐代谢异常性疾病相关，但尚难以明确诊断，需要进一步完善相关检查，排除其他病因。

二、诊治过程及确诊

（一）临床信息

【实验室检查】

血常规、ESR、CRP、肿瘤标志物指标均正常。

肝、肾功能：①入院时，ALT 61U/L，AST 44U/L，ALB 30.5g/L，Cr 65μmol/L；②保肝治疗后，ALT 30U/L，AST 18U/L，ALB 32.3g/L。

结核抗体、PPD 试验、痰抗酸杆菌涂片均为阴性。

血电解质：Ca^{2+} 2.56mmol/L，P 0.79mmol/L。

其他：血清甲状旁腺激素（parathyroid hormone，PTH）128pmol/L，24 小时尿钙 2mmol/L，24 小时尿磷 7mmol/L。

【肺功能检查】

FVC 37.7% 预计值，FEV_1 43.5% 预计值，FEV_1/FVC 97.13%，提示中重度混合性通气功能障碍。

【心脏辅助检查】

超声心动图：左室心肌增厚，心肌回声增强，室壁运动减弱，EF 46%；主动脉瓣狭窄。

心电图：正常。

【支气管镜检查】

镜下见双肺各叶段支气管通畅，未见气管、支气管内明显异常。支气管肺泡灌洗液抗酸杆菌涂片阴性。经支气管肺活检（TBLB）见右肺下叶肺泡腔及肺泡隔多量钙化物沉积（图 8-3-4）。

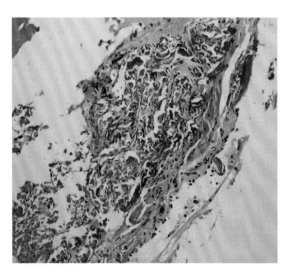

图 8-3-4 | 经支气管肺活检病理结果（HE 染色，200×）

【影像学检查】

甲状腺 B 超：右侧甲状旁腺见实质性占位性病变（约 2.3cm×1.48cm）。

99mTc-MIBI 显像：右叶甲状腺下极部位可见甲状旁腺高功能腺瘤（图 8-3-5）。

头颅、双手 X 线平片：骨质疏松（图 8-3-6）。

99mTc-MDP 骨闪烁显像：双肺野可见类似骨显像影（图 8-3-7）。

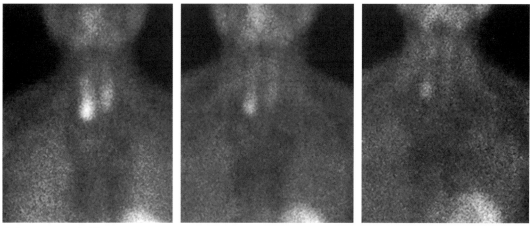

图 8-3-5 | ^{99m}Tc-MIBI 显像

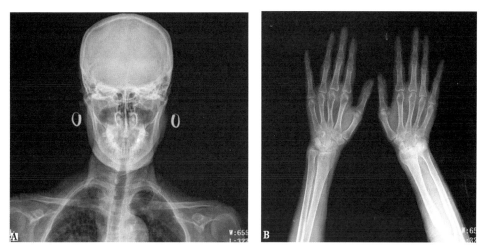

图 8-3-6 | 头颅、双手 X 线平片
X 线平片可见头颅（A）和双手（B）骨质疏松

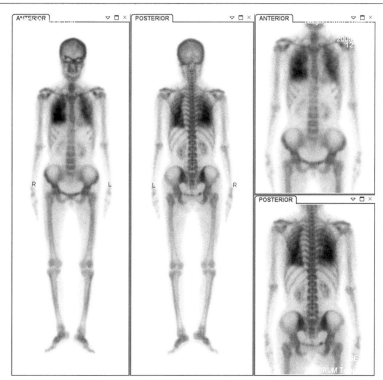

图 8-3-7 | ^{99m}Tc-MDP 骨闪烁显像

【病理检查】

行甲状旁腺切除术，样本病理检查示甲状旁腺腺瘤（图8-3-8）。

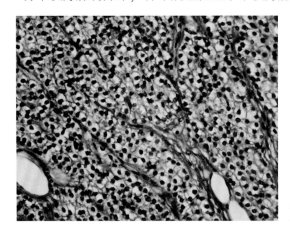

图 8-3-8｜甲状旁腺切除样本病理表现（HE 染色，400×）

最后诊断：①原发性甲状旁腺功能亢进；②转移性肺钙化；③转移性心肌钙化。

术后11个月，胸部CT示双肺多发斑片影明显减少，左下肺钙化及心室壁钙化较前减轻（图8-3-9）；^{99m}Tc-MDP 骨闪烁显像示双肺野骨外显影较前好转（图 8-3-10）。

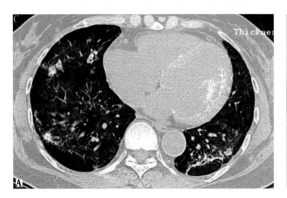
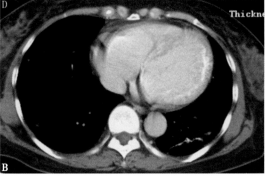

图 8-3-9｜术后 11 个月复查胸部 CT 表现

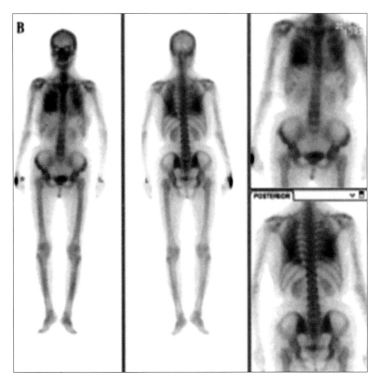

图 8-3-10｜术后 11 个月 ^{99m}Tc-MDP 骨闪烁显像

（二）临床思辨

Mulligan 在 1947 年最先提出转移性肺钙化（metastatic pulmonary calcification，MPC）概念，认为 MPC 是由于长期钙及磷酸盐水平增高，导致钙在肺组织中沉积。当钙 - 磷乘积大于 70 时，MPC 最可能发生。但是，MPC 偶尔也可发生于钙 - 磷乘积正常者。该病最常见的原因为慢性肾衰竭、原发或继发性甲状旁腺功能亢进、破坏性骨损害等。

MPC 通常无症状，少数患者可出现呼吸困难，甚至呼吸衰竭。由于血钙升高可致钙盐沉积在正常肺泡、肺泡间隔、支气管壁、肺血管壁等，病理表现为肺泡及肺泡间隔钙质沉着，肺组织变硬，肺泡间隔增宽，进而发生纤维化。呼吸困难症状与钙盐肺内沉积过多导致限制性功能障碍及弥散功能障碍有关。本例患者以活动后气喘为主要表现，可能与大量钙盐沉积于肺部，导致肺通气及弥散功能障碍有关。及早诊断并治疗原发病对于改善 MPC 患者的症状及疾病预后有非常重要的作用。

MPC 影像学表现缺乏特异性。X 线胸片表现为弥漫或局限分布的片状影；胸部 CT 可见散在分布的斑片影、毛玻璃影，也可见多发弥漫性钙化结节影，可以肺间或基底段分布为主，也可整个肺叶弥漫分布。本例患者影像学表现以两肺散在分布的斑片状影为主。

MPC 的诊断较困难，特别对于钙 - 磷乘积正常者，若排除了其他可能引起肺钙化的疾病，如结核、肺泡微结石症、矽肺，需要考虑 MPC 的可能。^{99m}Tc-MDP 骨闪烁显像术有助于协助诊断。钙 - 磷乘积是指血钙、血磷值［以百分毫克（mg/dl）为单位）的乘积，正常值为 30～40。其中，［Ca］1mmol/L=4mg/dl；［P］1mmol/L=3.1mg/dl。若（［Ca］×［P］）>40，则钙和磷以骨盐形式沉积于骨组织；若（［Ca］×［P］）<35，则妨碍骨的钙化，甚至可使骨盐溶解，影响成骨。

根据辅助检查结果，考虑本病例病因为原发性甲状旁腺功能亢进，手术切除甲状旁腺，病理检查显示为甲状旁腺腺瘤。甲状旁腺激素分泌过多可致高钙、低磷。本例患者钙磷乘积在正常范围内，经支气管肺活检见肺泡腔及肺泡隔有多量钙化物沉积，胸部 CT 见两肺散在斑片状影，^{99m}Tc-MDP 骨闪烁显像见双侧肺野骨外显影，排除了肺结核、矽肺等常见疾病。因此，本病例诊断为甲状旁腺腺瘤伴发转移性肺钙化。

MPC 的治疗以控制钙磷平衡为主，积极治疗引起钙磷代谢紊乱的病因，如慢性肾功能不全、原发或继发性甲状旁腺功能亢进等，病情可好转。本病例影响钙磷平衡的主要原因为甲状旁腺腺瘤，手术切除病变的甲状旁腺，术后 11 个月复查胸部 CT 显示病灶较前明显吸收。

精要回顾与启示

以呼吸系统症状和体征为首发表现的原发性甲状旁腺功能亢进较少见，容易误诊为肺部疾病。提高对原发性甲状旁腺功能亢进的认识是明确诊断的前提。如果患者出现呼吸道症状，且影像学表现可见多发钙化影，应甄别转移性肺钙化可能，及时获取肺部病变组织病理检查结果，完善 ^{99m}Tc-MDP 骨闪烁显像检查，以协助诊断。

（桂贤华 蔡后荣）

参考文献

1. Bilezikian JP, Silverberg SJ. Asymptomatic primary hyperparathyroidism. N Engl J med, 2004, 350（17）: 1746-1751.
2. Cooper RA, Riley JW, Middleton WR, et al. Transient metastatic calcification in primary hyperparathyroidism. Aust N Z J Med, 1978, 3（8）: 285-287.
3. De Nardi P, Gini P, Molteni B, et al. Metastatic pulmonary and rectal calcifications secondary to primary hyperparathyroidism. EUR J Surg, 1996, 162（9）: 735-738.

4. Mulligan RM. Metastatic calcification. Arch Pathol, 1947, 43: 177-230.

5. Stanbary SW, Lamb GA. Parathyroid function in chronic renal failure. Q J Med 1966, 35: 1-23.

6. Chan ED, Morales DV, Welsh CH, et al. Calcium deposition with or without bone formation in the lung. Am J Respir Crit Care Med, 2002, 165（12）: 1654-1669.

7. Ozlem Alkan, Naime Tokmak, Senay Demir, et al. Metastatic pulmonary calcification in a patient with chronic renal failure. Radiol Case Rep, 2009, 3（4）: 14-17.

8. Kaltreider HB, Baum GL, Bogaty G, et al. So-called "metastatic" calcification of the lung. Am J Med, 1969, 46: 188-196.

9. Mootz JR, Sagel SS, Roberts TH. Roentgenographic manifestations of pulmonary calcifications: A rare cause of respiratory failure in chronic renal disease. Radiology, 1973, 107（1）: 55-60.

10. Sanders C, Frank MS, Rostand SG, et al. Metastatic calcification of the heart and lungs in end-stage renal disease: detection and quantification by dual-energy digital chest radiography. AJR, 1987, 149（5）: 881-887.

11. Hartman TE, Muller NL, Primack SL, et al. Metastatic pulmonary calcification in patients with hypercalcaemia: findings on chest radiographs and CT scans. AJR, 1994, 162（4）: 799-802.

12. Jost RG, Sagel SS. Metastatic calcification in the lung apex. AJR, 1979, 133（6）: 1188-1278.

13. Castaigne C, Martin P, Blocklet D. Lung, gastric, and soft tissue uptake of Tc-99m MDP and Ga-67 citrate associated with hypercalcemia. Clin Nucl Med, 2003, 28（6）: 467-471.

14. Rosenthal DI, Chandler HL, Azizi F, et al. Uptake of bone imaging agents by diffuse pulmonary metastatic, Am Roentgen Ray Soc, 1977, 129（5）: 871-875.

15. Cohen AM, Maxon HR, Goldsmith RE, et al. Metastatic pulmonary calcification in primary hyperparathyroidism. Arch Intern Med, 1977, 137（4）: 520-522.

16. Madhusudhan KS, Shad PS, Sharma S, et al. Metastatic pulmonary calcification in chronic renal failure. Int Urol Nephrol, 2012, 44（4）: 1285-1287.

病例 4　胸闷、气促伴血痰

一、入院疑诊

（一）病例信息

【病史】

男性患者，19 岁，因反复胸闷、气促半个月，伴咳嗽、血痰 1 周入院。患者半个月前开始出现胸闷、气促，活动后加重，伴左侧胸背部阵发性刺痛，能忍受，无畏寒、发热，来我院急诊就医。X 线胸片显示右侧气胸（肺压缩 90%）。行胸腔闭式引流后，患者胸闷、气短有所好转。1 周前，患者胸闷、气促症状加重，伴有咳嗽、咳痰，血痰（每天 10 余口），无畏寒、发热、盗汗、心前区疼痛以及下肢水肿等不适，再次至我院就诊。

患者既往体质良好；4 个月前有双侧肺炎病史，于当地医院进行抗感染治疗后好转；无糖尿病、心脏病、肾病、肺结核病史；从事销售工作，不吸烟，不饮酒。

【体格检查】

体温 37.2℃，呼吸 19 次/分，心率 86 次/分，血压 107/69mmHg；浅表淋巴结未触及肿大，皮肤、巩膜无黄染；气管居中，右侧呼吸音略低，语颤减弱，两肺未闻明显干、湿啰音；心律齐，各瓣膜区未闻明显病理性杂音；腹软，无压痛反跳痛，肝、脾未触及；双下肢不肿，神经系统查体未见异常。

【实验室检查】

血常规：WBC $5.9×10^9$/L，N% 66.5%，L% 23%，Hb 112g/L，PLT $395×10^9$/L。

CRP：8.5mg/L。

生化：ALT 16U/L，AST 12U/L，ALB 38.2g/L，球蛋白（globulin，GLB）31.5g/L，肾小球滤过率（glomerular filtration rate，GFR）118.23ml/min。

凝血功能：PT 13s，APTT 38s，D-二聚体 2448μg/L。

【影像学检查】

胸部 CT：右侧少许气胸，双下肺高密度斑片影，双侧少量胸腔积液（图 8-4-1）

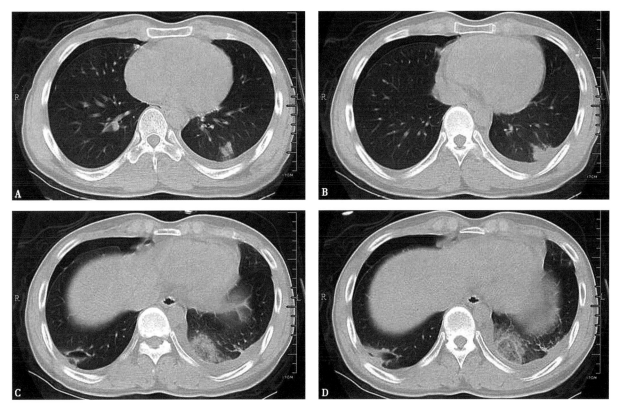

图 8-4-1 | 胸部 CT 表现

（二）临床思辨

【临床特点】

1. 患者为青年男性，既往无基础疾病，亚急性起病。

2. 主要临床症状及体征为反复胸闷、气促、痰血，无发热、盗汗、消瘦等症状，右侧呼吸音降低，两肺未闻干、湿啰音。

3. 实验室检查显示 WBC、CRP 等炎症指标轻微升高，生化指标正常，D-二聚体略增高。

4. 胸部 CT 提示右侧少许气胸，双下肺胸膜下多发渗出实变灶，双侧少量胸腔积液。

【思辨要点】

社区获得性肺炎（CAP）是指在医院外或入院 48 小时内罹患的感染性肺实质炎症。目前 CAP 的临床诊断标准包括：①新近出现咳嗽、咳痰，或原有呼吸道疾病症状加重，并出现脓性痰，伴或不伴胸痛；②发热；③肺实变体征和（或）湿啰音；④ WBC $> 10 \times 10^9/L$ 或 $< 4 \times 10^9/L$，伴或不伴核左移；⑤胸部 X 线检查显示片状、斑片状浸润性阴影或间质性改变，伴或不伴胸腔积液。符合以上①～④项中任何一项加第⑤项，可建立临床诊断。

本例患者发生右侧气胸，在经胸腔闭式引流后，仍有反复胸闷、胸痛、咳嗽、咳痰等症状，胸部 CT 显示双下肺胸膜下渗出实变灶，同时伴有炎症指标轻微升高，似乎符合 CAP 诊断标准，但仍须进一步分析临床表现、实验室检查结果及肺部影像学表现是否符合 CAP 的临床过程，同时排除肺结核、肺部肿瘤、肺栓塞、肺嗜酸性粒细胞浸润症、肺血管炎等其他疾病可能。

患者为年轻男性，既往无基础心肺疾病病史，此次以胸闷、气促起病，胸部 CT 提示右侧气胸基本吸收，但双下肺出现渗出性实变灶。若为肺炎所致，在气胸吸收好转的情况下，应该不会引起明显胸闷、气急症状。另外，一般来说，肺炎合并肺炎旁积液的临床表现相对较重，但本例患者起病过程中无发热，而且炎症指标（如白细胞及 CRP）只是轻微升高，与肺炎合并肺炎旁积液的临床表现特点不甚相符。因此，本例患者的临床过程似乎难以完全用 CAP 来解释。

患者因胸闷、气促加重入院。引起胸闷、气促的肺部原因主要包括：①通气功能障碍，如阻塞性通气功能障碍（慢阻肺、哮喘、气道肿瘤）以及限制性通气功能障碍（胸廓畸形、大量胸腔积液、肺纤维化）；②通气血流比例失调，如肺栓塞和动静脉分流等；③弥散功能障碍，如间质性肺炎等。总体说来，引起呼吸困难的肺部原因主要是气道、肺实质、间质、血管和胸膜腔疾病。根据现有临床资料，本病例可基本排除气道和胸腔疾病，下一步需重点排除肺血管和间质性疾病可能。

患者胸部 CT 影像特点为左肺病灶以胸膜下为主，特别是脊柱旁出现楔形渗出影，与 CAP 渗出实变影不同的是，出现反晕轮征。反晕轮征是相对于晕轮征而言的，表现为病灶中心密度呈磨玻璃状，周围高密度，厚度在 2mm 以上。起初认为，反晕轮征是隐源性机化性肺炎（COP）的特异性表现，后来发现其他多种疾病同样存在类似表现。HRCT 显示反晕轮征的感染性疾病主要有结核分枝杆菌和毛霉菌感染（图 8-4-2），而非感染性疾病中则以 COP 为主（图 8-4-3），其余非感染性疾病如 GPA、肺栓塞等也可见类似征象。本例患者短期内出现左肺病灶，无发热、盗汗症状，无真菌感染的宿主因素，因此真菌和结核分枝杆菌感染诊断依据不足，需进一步鉴别排除非感染性疾病可能，如 COP 和肺栓塞等。

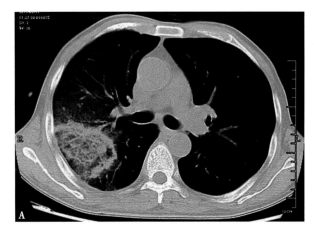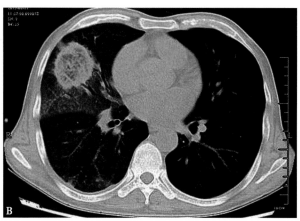

图 8-4-2 | 毛霉菌感染胸部 CT 表现

男性患者，52 岁，白血病化疗后出现粒细胞缺乏，伴有发热、痰血，经支气管肺活检确诊为毛霉菌感染。胸部 CT 提示多发团块状渗出性改变，呈反晕轮征

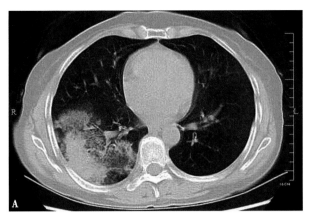
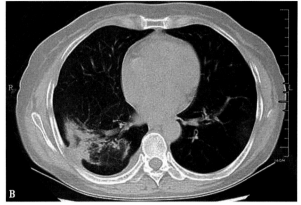

图 8-4-3 | COP 胸部影像学表现

女性患者，58 岁，反复发热、咳嗽 1 个月余，抗感染治疗效果不佳，糖皮质激素治疗后好转。胸部 CT 提示右肺渗出实变灶，呈现反晕轮征。CT 引导下肺穿刺提示肺组织慢性炎症伴机化

综上，本病例以胸闷、气促伴咳嗽、血痰为主要临床表现，影像学检查显示肺部有渗出实变阴影，但发热症状不明显，炎症指标未见显著升高，且胸部影像学改变难以解释胸闷、气促加重，因此，需着重鉴别非感染性疾病，如肺栓塞、血管炎和 COP 等可能性。

二、诊治过程

（一）临床信息

【实验室检查】

免疫相关检查：ANA 阴性，ANCA 阴性，类风湿相关检查阴性。

感染相关检查：痰细菌培养阴性；痰真菌培养阴性；T-SPOT 阴性。

BNP：168pg/ml。

【影像学检查】

肺动脉 CTPA：双侧肺动脉多发充盈缺损，提示肺栓塞（图 8-4-4）。

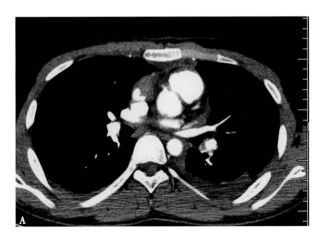
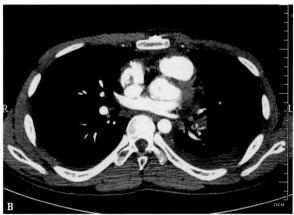

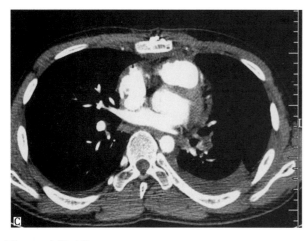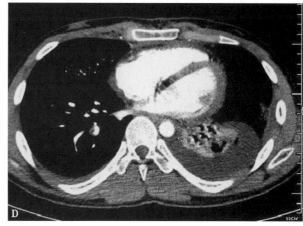

图 8-4-4 | 肺动脉 CTPA

（二）临床思辨

根据相关辅助检查结果，ANA、ANCA、类风湿因子均阴性，感染性指标及细菌学培养、结核 T-SPOT 均阴性，但肺动脉 CTPA 检查提示双侧肺动脉分支存在充盈缺损，本病例双侧肺动脉栓塞诊断基本明确。

肺动脉栓塞是指内源性或外源性栓子堵塞肺动脉或其分支，引起肺循环障碍的临床和病理生理综合征，是呼吸系统危急症之一，也是引起患者猝死的常见原因。肺栓塞的临床表现有胸痛、咯血、呼吸困难等，称为肺梗死三联征。但在临床上，同时出现 3 种症状的肺栓塞病例不足 30%，因此，极易引起漏诊、误诊。D- 二聚体是交联纤维蛋白在纤溶系统作用下产生的可溶性降解产物，常用于肺栓塞的鉴别诊断。但 D- 二聚体升高也可出现在感染、手术后、恶性肿瘤等多种情况。D- 二聚体对于肺栓塞的诊断敏感性高，但特异性较低，因此，其阴性预测价值更大。

引起肺动脉栓塞的病因很多，包括脂肪栓塞、羊水栓塞、空气栓塞、异物栓塞等。其中，最主要、最常见的种类为肺动脉血栓栓塞，即深静脉系统或右心血栓脱落，栓塞肺动脉或其分支。肺动脉栓塞后可发生肺出血或坏死者称肺梗死。

一旦确定了肺栓塞诊断，一方面需要根据患者的危险分层选择抗凝或溶栓治疗，一方面要积极寻找栓子来源。血栓形成的高危因素包括内皮损伤、血流缓慢、血液高凝状态。临床上，引起深静脉血栓形成的高危因素包括恶性肿瘤、结缔组织疾病、手术创伤后、长期服用激素类药物以及长期卧床等。此外，房颤、心瓣膜赘生物也是心脏疾病导致肺栓塞的常见原因。

三、临床确诊

（一）临床信息

在进行抗凝治疗的同时，再次详细询问病史，未发现患者存在肺栓塞高危因素；同时，继续完善四肢、颈部及髂血管 B 超，未见有血栓形成；心电图提示窦性心律；心脏超声检查发现右心房占位，考虑为右心房黏液瘤；给予手术治疗（图 8-4-5）。

最后诊断：右心黏液瘤并发肺栓塞。

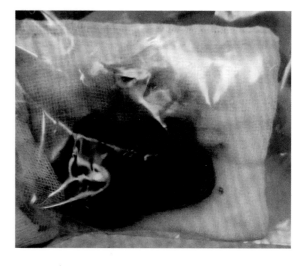

图 8-4-5 | 黏液瘤大体标本

（二）临床思辨

心脏黏液瘤是最常见的原发性心脏肿瘤，中青年多见，大多数在 30～50 岁，女性略多见。黏液瘤位于左心房者最为多见，约占 80%，次之为右心房，约占 15%；心室黏液瘤少见。心脏黏液瘤的最大危害是肿瘤组织坏死、脱落后，形成体、肺循环栓塞，如脑血管栓塞、肺栓塞。左心房黏液瘤如果堵塞二尖瓣，可造成心脏泵血功能障碍，发生猝死。这也是本例患者在无其他基础疾病的情况下，反复出现肺炎样改变和肺栓塞的原因。

精要回顾与启示

肺栓塞是呼吸系统常见疾病，也是具有潜在致死性的危重疾病。肺栓塞的临床表现不具有特征性，发热、咳嗽、胸痛、咯血、气促、呼吸困难都是呼吸系统疾病的常见临床症状。同时出现胸痛、咯血、呼吸困难三联征的肺栓塞不足 30%。并且，肺栓塞在普通胸部 CT 表现上无特征性，发生肺梗死后出现胸膜下楔形梗死灶与 CAP 病灶较难鉴别。因此，对于肺栓塞，往往难以在第一时间进行明确诊断，需要引起临床医师足够的重视。同时，尽快明确引起肺栓塞的病因也是目标治疗的关键。本例患者及时发现了右房黏液瘤，并采取手术治疗，从而实现了目标治疗。

（许攀峰　周建英）

参考文献

1. 中华医学会呼吸病学分会. 社区获得性肺炎诊断和治疗指南（2016）. 中华结核和呼吸杂志, 2016, 39（4）: 253-279.
2. Marchiori E, Zanetti G, Escuissato DL, et al. Reversed Halo Sign High-Resolution CT Scan Findings in 79 Patient. Chest, 2012, 41（5）: 1260-1266.
3. Konstantinides SV, Torbicki A, Agnelli G, et al. 2014 ESC guidelines on the diagnosis and management of acute pulmonary embolism. Eur Heart J, 2014, 35（43）: 3033-3069.

后记

历经两年努力，在整理本书稿之后，我感慨良多，真诚感谢各位专家在回放解析特殊病例中的辛劳耕作、无私奉献和聪颖睿智，深感作为一名呼吸与危重症医学科医师，培养和建立正确良好临床思维理念既重要又必要。众所周知，成年人呼吸系统疾病具有年龄跨度大、疾病谱广、临床表现复杂多样、病程轻重转化迅速、与全身多系统器官间关联密切等众多特点，尤其是我国正逐步进入老龄化社会，并且伴随雾霾等环境气候因素对呼吸系统可能发生的长期影响，使呼吸系统疾病的构成更加复杂化，其所造成的社会负担也日渐加重。故借此机会和大家共同商榷在临床职业生涯中如何培养和建立正确的临床思维。

在对疾病的临床管理中，首当其冲的核心是尽早明确诊断，这是建立合理临床思维的关键环节，是制订和选择实施精准治疗策略的保证，也是准确评估疾病预后的前提。因此，在临床工作中要体现以下5个方面的结合，即准确的既往病史与现存体征相结合，病史、体征与实验室检测结果相结合，病史、体征与多学科检查结果（包括呼吸生理-影像-病理等）相结合，无创检查（血液、体液等液体活检）与有创（介入检查等）检查相结合以及临床征象与基础理论相结合。前4个方面的有机结合重点集中于"临床过程"，临床征象与基础理论的结合在于诠释疾病机制，有利于认识疾病发生、发展的轨迹，有助于提升认识疾病和临床思维的能力和水平。

由此可见，"培养和建立正确的、良好的临床思维"是每一位临床医务工作者终生孜孜追求的理想目标之一。"临床思维"实际上就是临床实践和基础理论有机结合提升的过程。"临床"就是"临近病床"，从患者那里了解病情，掌握第一手资料，发现关键问题和细节，故"临床"即为"实践"；而"思维"则是利用所学的理论知识对所掌握的临床资料进行归纳和总结，分析和判断，上升到理性，得出合理诊断，制订合理方案；再应用到"临床"进行实践检验，再进一步"思维"，如此循环往复，直至得出正确的诊断和治疗方案。在临床上要尽可能缩短这种"循环"，要尽可能避免不必要的"往复"，因为有些危重症患者的病情在客观上没有机会容许我们进行如此的"循环"和"往复"。因此，正确的"临床思维"就是要求我们既要有正确的临床实践，又要具备正确的理性推论，从而能够在尽短的时间内实施正确的医疗方案，达到救治患者的最终目的。

一、学会"回放"所学基础知识、结合临床"实景"全面分析

不少临床医师往往拘泥于就"病"论"病"，片面追求实践、实践、再实践，认为临床医学就是一门实践医学，成天忙碌于繁重的临床工作中，缺乏在工作中将所学的基础知识与所遇的临床现象进行联系，在工作中运用所学的基础知识解释临床现象的习惯，将过去所学的解剖学、生理学、免疫学等绝大部分基础医学知识统统"还给了"老师。这样不仅使自己的业务水平处于某个低级别平台，而且极有可能延误疾病诊断，更何谈给患者实施正确的治疗呢？这主要是因为过分强调和重视"临床"，而忽略了基础理论与临床现象的有机结合，用基础知识去诠释临床现象。在临床上，如果不能正确认识疾病的发生机制、免疫状态、病理和病理生理表现，就很难深入了解和发现其特征性改变，得出正确的结论。

我们曾经诊疗一位43岁男性患者，因为间断发热和胸部影像学检查发现双肺病变，2年来辗转于多家医院，先后诊断细菌性肺炎、真菌性肺炎和肺结核，使用了多种抗生素和抗结核药物治疗，体温可

降为正常，无肺部和其他系统异常体征，但肺内病变持续存在，并有加重趋势。其临床特点是病程长、症状轻、体征少、影像表现重。胸部 HRCT 显示双肺实质内病变以磨玻璃样改变为主，病灶呈地图样分布，病灶内呈铺路石样改变（图 1）。

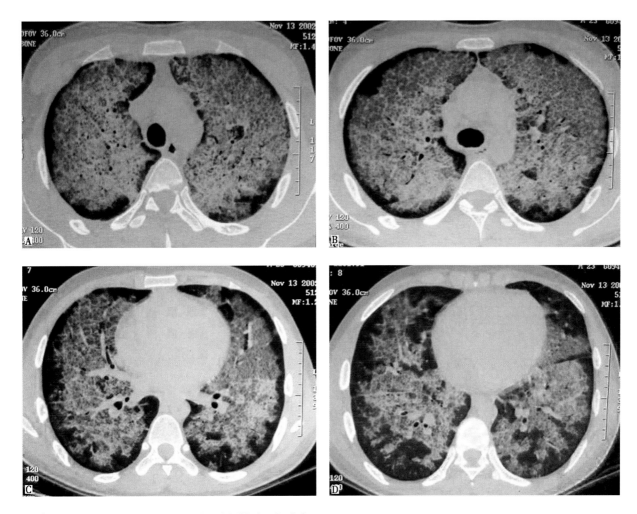

图 1｜肺泡蛋白沉积症胸部 HRCT 所见弥漫铺路石征改变

　　对这一患者，临床上应如何分析、判断其病情呢？首先，我们要识别患者机体的免疫状态，是免疫功能正常还是免疫功能低下？这对判定机体是否易患感染或判定感染类型十分重要。如果患者免疫功能正常，无论是临床表现、治疗反应，还是疾病的发展和转归等，都很难用感染性肺部疾病（如病毒、支原体、衣原体、军团杆菌、普通细菌、结核分枝杆菌和真菌等感染）来合理解释上述临床现象，因此，患者的临床表现很可能是由于非感染性肺部疾病所致。那么，在非感染性肺部疾病中，该患者并无理化因素（包括放射等）、药物损伤和风湿免疫病等相关病史，而且与特发性间质性肺炎等影像学改变也大相径庭，因此可以排除这些因素引起肺内类似改变的可能。少数支气管肺泡癌（即黏液型或非黏液型腺癌）引起的肺内多发病变也可表现为铺路石征，但支气管肺泡癌临床表现往往为咳大量白色泡沫样痰，听诊肺内可闻痰鸣音或哮鸣音，而且由于肺内高密度影是癌细胞所形成的，部分病灶会有融合趋势，形成软组织影，在纵隔窗表现为高密度软组织影，同时，融合的软组织密度和增厚肺小叶间隔密度应该是一致的。而肺泡蛋白沉积症（PAP）肺部高密度影的形成主要是肺泡壁 II 型上皮细胞分泌的类磷脂样表面活性物质在肺泡腔内沉积所致，其 CT 值密度要低于水的密度，因此 PAP 在纵隔窗时不显影。这样，通过胸部影像学检查即可初步鉴别 PAP 和肺部恶性肿瘤形成的铺路石征。

　　经过上述一一排除，最后只剩下一类疾病，即原发性肺疾病，如嗜酸性粒细胞性肺炎、肺淀粉样病变、肺血管炎性病变和肺泡蛋白沉积症。前三种疾病，除临床表现与该患者情况不符合外，影像学表现也有所不同（往往由于肺泡内炎性渗出导致肺内实变、淀粉样变，甚至可引起肺内广泛钙化，很难形成铺路石征象）。铺路石征的形成主要是由于小叶间隔增厚，同时小叶内肺泡腔中存在异常的密度低于小叶间隔组织的物质，即 CT 值＜ 0HU。CT 值＜ 0 HU 的组织密度阴影多考虑为脂肪和类脂质样物质，因为患者无类脂肪样物质吸入史，因此，肺泡内的这些异常物质可能是类脂质样物质的沉着，患者所患疾病极有可能为肺泡蛋白沉积症。肺泡蛋白沉积症的发生机制主要是肺泡 II 型上皮细胞分泌类脂质样物质过多或肺泡内吞噬细胞对其代谢能力减弱。目前认为，主要是由于机体产生粒细胞 - 单核细胞集落刺激因子（GM-CSF）抗体或造血干细胞表达 GM-CSF 相对或绝对不足导致肺泡内吞噬细胞的代谢能力减弱，引起肺泡 II 型上皮细胞分泌的类脂质样物质在肺泡内过多沉着，在临床上即表现为肺泡蛋白沉积症。该患者最后经肺组织活检，病理诊断为肺泡蛋白沉积症，与临床诊断一致。

另外，由于肺泡腔中沉着的"蛋白"在本质上是类脂质样表面活性物质，不溶于水，在肺泡腔中以"水包油"的形式存在，其结构是类磷脂膜形式，因此电镜下其外观表现为小球形状（图 2A），其截面在透视电镜下表现为类洋葱皮环形结构组成的嗜锇板层小体结构（图 2B）。对有条件的医疗机构可通过支气管肺泡灌洗液沉淀物的电镜检查确诊 PAP，并不是每一 PAP 患者都需要病理活检。

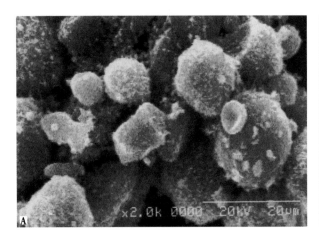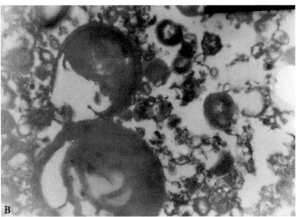

图 2 | PAP 患者支气管肺泡灌洗液沉淀电镜检查结果

扫描电镜（2000×）下可见类磷脂样物质形成了大小不等的球形结构（A）；透射电镜（5000×）下可见类磷脂样物质断面的嗜锇板层小体结构（B）

由此可见，对一个高水平的临床医师来讲，掌握疾病相关的基础知识是十分必要的，有时能够圆满地诠释某些临床征象或现象，并对诊断和治疗起到点"睛"的作用。

二、拓宽视野，更新知识，重视终身教育

不可否认，临床经验的多少和准确的判断能力在一定程度上与临床实践的时间成正比。随着临床实践时间的延长，临床诊断和处理的经验自然会有不少的积累和沉淀。医师对亲自诊疗过的病例会有深刻的印象，再遇到类似情况，即可以在较短时间内做出正确的诊断、鉴别诊断并给予合理的治疗。然而，仅依赖于经验的积累和沉淀是远远不够的，因为一些少见病、新发病患者的就诊是临床医师可遇而不可求的，而且随着对疾病基础研究的不断深入，某一特定疾病的发病机制和诊疗过程等也可能有新的突破，需要临床医师重新认识，及时调整临床诊疗路径。

诸如肺淋巴管癌病（图 3）、肺淋巴管平滑肌瘤病（图 4）和弥漫性肺淋巴管瘤病（图 5）等以累及肺内淋巴系统为主的少见"孤儿"性肺疾病，发病率低，不可能在临床中经常遇到，大多数临床医师难以仅依赖在临床实践中亲自诊断病例获得相关诊疗经验，而需要利用工作以外的时间通过与同行交流或查阅网络信息、图书和刊物等多种途径，认识这些疾病的临床特征，掌握其发展规律和处理原

则，以备不时之需。如果可能，加强国际交流和联系，可以加快知识更新的速度，大大拉近我们与国外同行之间的距离，有效提高我们对一些罕见疾病的甄别能力，使临床思维能力形成良性螺旋式上升的模式。

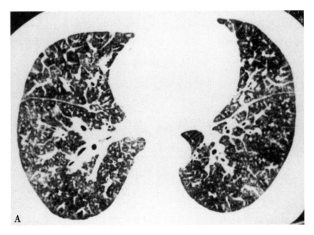
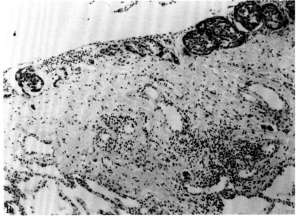

图 3｜肺淋巴管癌病胸部 HRCT 及肺活检病理表现

胸部 HRCT 可见肺内弥漫性沿淋巴管分布的周边型结节，伴小叶间隔不规则增厚（A）；肺病理活检可见胸膜间皮层、胸膜下层及肺间质中淋巴管扩张，腔内有大量肿瘤细胞生长（B. HE 染色，200×）

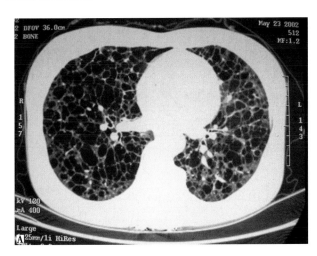
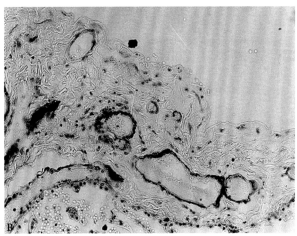

图 4｜肺淋巴管平滑肌瘤病胸部 HRCT 及肺活检病理表现

胸部 HRCT 可见肺内弥漫性多发囊性结构改变（A）；组织病理学检查可见淋巴管在胸膜间皮层、胸膜下和肺间质弥漫生长和扩张（B. 免疫组化 D2-40 染色，400×）

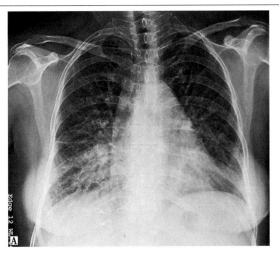
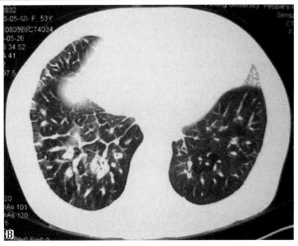

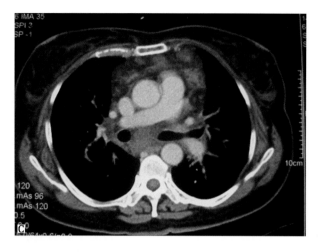

图 5 | 弥漫性肺淋巴管瘤病胸部影像学表现
X 线胸片可见纵隔增宽，双下肺野间质改变（A）；胸部 CT 肺窗可见双侧支气管血管束增粗、磨玻璃影，双肺野内弥漫小叶间隔增厚（B）；增强 CT 纵隔窗示肺门、纵隔多发淋巴结肿大，弥漫的纵隔软组织浸润影（C）

三、开拓思路，重视总结，提高认识

临床医师建立合理的临床思维，其中一个重要的环节就是要重视对既往诊治过的特殊病例进行深入总结，从而加深和拓宽对这些疾病的认识范围，加强甄别能力，提高对疾病发生机制的认识。

例如，过去认为胸膜腔内液体更新依赖于血管内静水压和胶体渗透压之差。体循环中微循环的静水压超过胶体渗透压，故胸膜腔积液由壁层胸膜渗出；肺循环中微循环的胶体渗透压高于静水压，因此胸腔液体由脏层胸膜重吸收。该理论忽略了胸膜外间质和肺间质存在间质腔及胸膜淋巴管，忽略了胸膜对水和溶质的选择通透性，因此尚需完善。

20 世纪 90 年代，国外有关专家由动物实验结果推断，人体胸膜腔内液体在正常状态下由壁层胸膜微循环滤过，经壁层胸膜淋巴管回流，而非通过压力梯度进行更新。壁层胸膜淋巴管直接开口于壁层胸膜上，形成小孔，参与胸腔内液体循环；而引流肺内淋巴管则起源于肺间质内。脏层胸膜位于肺与胸膜腔之间，起隔离作用，不参与胸膜腔液体的循环。按照这一新的胸膜腔液体循环理论，右心衰竭时体静脉阻力增加，即胸壁静脉内静水压增加，淋巴回流受阻，使壁层胸膜滤过增加的同时，壁层淋巴引流减少，理论上易产生胸腔积液，但临床上所见甚少。相反，在左心衰竭时，由于肺静脉内压力异常升高，可导致肺间质水肿，此时壁层胸膜淋巴引流正常，理论上不易形成胸膜腔积液，但临床上在左心衰竭时更易出现胸腔液或叶间积液，在左心功能纠正后，积液随之消失（故称之为"假瘤性"积液）。因此，这一理论与临床现象相悖。循证医学中首要的一点应该是"医学循证"，才能使所谓的临床理论或假说成立。由此推测，这一理论仍需进一步补充和完善。

我们对已往诊断的肺淋巴管癌病（图 3）和肺淋巴管平滑肌瘤病（图 4）病例的病理改变进行总结分析，发现：肺淋巴管癌病患者胸膜肺组织中胸膜间皮细胞层、胸膜结缔组织内、胸膜下及肺内淋巴管内充满大量癌栓；肺淋巴管平滑肌瘤病患者胸膜肺组织中脏层胸膜间皮细胞层下、胸膜结缔组织内、肺间质内和气管、血管周边淋巴管有明显扩张，并见淋巴管内充满大量淋巴液，伴管壁周边平滑肌增殖。故此，我们提出新的胸膜腔液体可能的循环模式：脏层胸膜既有滤过功能，也有重吸收功能，肺内淋巴引流直接开口于脏层胸膜，与壁层胸膜一样，同时参与胸液循环，并在胸腔积液的形成中起重要作用。

由此可见，应用现有理论对既往病例进行总结分析，不仅可以提高对疾病的认识，建立合理的临床思维，也可能有更多意外的发现，找到深入研究的切入点。

四、不断审视常见病与罕见病之间的辨证关联

随着经验性治疗措施（或策略）在临床上广泛应用，一些感染性疾病由于病原诊断不及时或错误，而采取经验性抗感染治疗，导致针对性抗感染治疗难以及时、准确，剂量和疗程难以足量、到位。例

如，由于金黄色葡萄球菌、结核分枝杆菌、诺卡菌、布氏杆菌和放线菌以及真菌等感染易发生漏诊或误诊，而反复经验性抗感染用药可导致敏感菌转化为耐药菌，造成临床医师在临床诊断和治疗诸多环节茫然失措。另一方面，由于相当比例临床医师在病因不明确的情况下，不规范使用甚至滥用糖皮质激素（简称激素），如错误地作为"退热药"使用，导致一些感染性疾病（如肺结核）病情加重，一些非感染性疾病（如血管炎等风湿免疫病）或少见病的临床典型表象在一定时间内被人为掩盖，导致诊断路径更加曲折，诊断周期延长。对发热 3 周以上待查者，在感染灶不明确时，不仅要慎用抗感染药物，更要慎用激素。

临床上常会遇到诸如肺结核等一些常见疾病的临床表现既不典型也不常见，甚至表现出一些少见或罕见疾病的临床征象，使不少临床医师常感叹现在的"常见病并不常见"；而一些罕见的孤儿性肺病却表现出某些常见疾病的临床征象，如肺泡蛋白沉积症（尤其是合并感染时）常被误认为肺炎而长期给予抗感染治疗，在这一疾病诊断明确后则发现"少见病也不少见"。所以，在临床思维中要不断审视和鉴别常见病和罕见病之间可能的辨证关联，及时在疾病的普遍性中寻找蛛丝马迹，发现其各自的特殊性。

就罕见病的定义而言，世界卫生组织（WHO）指出，罕见病为患病人数占总人口 0.65‰～1‰的疾病。世界各国根据自己国家的具体情况，对罕见病的认定标准存在一定差异：美国定义为每年患病人数少于 20 万人（或发病人口比例＜ 1/1500）的疾病；日本定义为患病人数少于 5 万（或发病人口比例为 1/2500）的疾病；中国定义为新生儿发病率小于万分之一、人群患病率＜ 1/50 万）的疾病。

呼吸系统罕见病是指与呼吸系统相关的发病率极低的疾病，又称呼吸"孤儿"病，如各种特发性间质性肺炎、原发性肺泡蛋白沉积症、肺淋巴管平滑肌瘤病和肺黏膜相关性淋巴瘤等。尽管呼吸系统罕见病或孤儿性肺病患病率低，但由于我国人口总量大，总体患病人数并不少。绝大部分疾病的临床表现异质性大，常规实验室检查结果和胸部影像学表现无特异性，因此，有效提高对疾病的分子水平检测和病理检查能力，对医师和患者增强诊断信心、治疗依从性、达到理性预期结果有着重要意义。因此，临床"呼吸人"对所遇到的疑难杂症，应在"临床 - 放射 - 病理 / 病原"这一模式下，给予循证诊断，积极施以有创检查，避免"无为而治"。

五、具备高度的职业责任感和义务感，保持临床、科研和教学互动

对医务工作者而言，"医师"这一称号高尚、神圣。对所看护、救治的患者，每一位医师要保持高度的责任感，恪守和履行义务。在执行医疗行为过程中，以临床细节为起点，以患者病情为核心，细致入微地察言观色，寻找发病过程中的每一个环节、症状、异常体征和实验室检查结果的异常细节，预估医疗行为的结果，是建立临床思维的基础；以临床科研、基础 - 临床科研为阶石，是提高和拓展临床思维的手段；以教学相长为依托，在传承已建立的临床思维的同时，使自己的临床实践条理化，并升华为理性过程。

总而言之，回顾这些年来自己的临床经验，我深深感到要培养良好的临床思维，一定要具备爱心、细心、真心、耐心的医疗素养，具备扎实的基本技能、基础理论和临床实践能力，注重理论与临床的密切联系和有机结合，勤于思考，敢于否定和自我否定，善于发现问题和细节，善于对临床现象和问题进行观察和总结，抓住疾病的特征，同时阅读文献和相关资料，积极开拓视野、拓展知识面和知识结构。而要达到这些，就需要临床医师的医疗行为实行"一贯制"，在工作中逐步提高和完善，并贯穿医学生涯的始终，为患者提供最高水平的医疗服务。

高占成

2018 年 5 月

索引